全国中医药行业高等教育"十三五"规划教材

全国高等中医药院校规划教材（第十版）

黄帝内经病证学概论

（供中医学、针灸推拿学、中西医临床医学等专业研究生用）

主　编

王庆其（上海中医药大学）

副主编（以姓氏笔画为序）

邢玉瑞（陕西中医药大学）　　　　陈　晓（上海中医药大学）

周安方（湖北中医药大学）　　　　袁德培（湖北民族学院医学院）

钱会南（北京中医药大学）

编　委（以姓氏笔画为序）

王小平（山东中医药大学）　　　　田永衍（甘肃中医药大学）

刘凯军（江西中医药大学）　　　　张　焱（长春中医药大学）

陈　钢（成都中医药大学）　　　　岳小强（中国人民解放军第二军医大学）

周发祥（河南中医药大学）　　　　郑红斌（浙江中医药大学）

赵　博（贵阳中医学院）　　　　　曹继刚（湖北中医药大学）

秘　书

陈　晓（上海中医药大学）

中国中医药出版社

·北　京·

图书在版编目（CIP）数据

黄帝内经病证学概论 / 王庆其主编 . —北京：中国中医药出版社，
2016.8

全国中医药行业高等教育"十三五"规划教材

ISBN 978 - 7 - 5132 - 3056 - 8

Ⅰ . ①黄…　Ⅱ . ①王…　Ⅲ . ①《内经》- 症状 - 理论 - 研究生 -
教材　Ⅳ . ①R221②R441

中国版本图书馆 CIP 数据核字（2016）第 316478 号

中国中医药出版社出版
北京市朝阳区北三环东路 28 号易亨大厦 16 层
邮政编码　100013
传真　010 64405750
廊坊市晶艺印务有限公司印刷
各地新华书店经销

开本 850×1168　1/16　印张 26.5　字数 661 千字
2016 年 8 月第 1 版　2016 年 8 月第 1 次印刷
书号　ISBN 978 - 7 - 5132 - 3056 - 8

定价 59.00 元
网址　www.cptcm.com

如有印装质量问题请与本社出版部调换
版权专有　侵权必究

社长热线　010 64405720
购书热线　010 64065415　010 64065413
微信服务号　zgzyycbs

书店网址　**csln.net/qksd/**
官方微博　**http：//e.weibo.com/cptcm**

淘宝天猫网址　**http：//zgzyycbs.tmall.com**

编写说明

本教材是全国中医药行业高等教育"十三五"规划教材，由国家中医药管理局教材办公室、全国中医药高等教育学会教材建设研究会统一组织编写，供高等中医药院校中医学、针灸推拿学、中西医临床医学等专业研究生学习使用。

《黄帝内经》创立了中医学的理论体系，成为中医理论的渊源。正因为如此，长期以来，学术界常将《黄帝内经》看作一部单纯的理论著作。经过多年的学习、研究发现，《黄帝内经》不仅是一部讨论中医学理论的书籍，它本身的内容还汇集了汉以前丰富的临床医疗实践经验。如果说《黄帝内经》是中国传统文化的璀璨明珠，那么其中的理论体系和病证学则是中医学的两朵奇葩。《黄帝内经》中有关病证的记载是后世中医临床医学发展的根和源。有鉴于此，《黄帝内经病证学概论》突破陈说，对《黄帝内经》中有关病证的内容进行系统的梳理、提炼、研究，并结合后世的临床应用，予以适当发挥，从而形成一本新型的研究生教材，旨在为全面学习、继承经典、发展临床医学提供参考。

本书的编写原则：立足原著，正本清源；提要钩玄，发遑古义；融会新知，激活临床；充分体现继承性、创新性和实用性。总论部分重点阐述黄帝内经病证学概述、原理及研究概况等；各论部分选择《黄帝内经》叙述较为详尽的26类病证进行重点阐述，各病证按病证概论、临证指要、病案举隅、内经原文四部分进行编写。本教材所辑原文，《素问》据1963年人民卫生出版社出版的《黄帝内经素问》，《灵枢》据1963年人民卫生出版社出版的《黄帝内经灵枢》。

本教材总论由王庆其、陈晓编写；各论风病类、前阴及小便病类由陈钢编写，热病类由赵博编写，咳嗽类、喘病类由王庆其编写，呕吐哕类、胀病类由郑红斌编写，泄泻类由钱会南编写，虚弱类、睡眠病类、眩晕类由田永衍编写，汗病类、心痛类由王小平编写，偏枯类、痹病类由刘凯军编写，厥病类、痉病类由周发祥编写，痿病类、消渴类由曹继刚编写，积聚类、胁痛类由岳小强编写，水病类由袁德培编写，头痛类由周安方编写，腹痛类由邢玉瑞编写，腰痛类、神志病类由张焱编写。全稿完成后由主编、副主编、秘书统一修改定稿。

本教材在体例设计、内容编排上力求创新，既能反映古今医家对《黄帝内经》的研究成果，又可体现时代特色。编写过程中，编者们虽尽心竭力，但仍可能有疏漏或错误之处，恳请同道专家及使用本教材的师生提出宝贵意见，以便再版时修订提高。

《黄帝内经病证学概论》编委会

2016年6月

目　录

总　论

第一章　概　述

《黄帝内经》（简称《内经》），是我国现存医学文献中最早的一部经典著作。《内经》总结了秦汉以前的医疗经验，汲取和融会了古代哲学及自然科学的成就，从宏观角度论述了天、地、人之间的相互联系，讨论和分析了医学科学最基本的命题——生命规律，并创建了相应的理论体系和防治疾病的原则和技术。两千余年来，历代医家正是在《内经》所提供的理论原理、应用技术及其所采用的方法论的基础上，通过不断的探索、实践和创新，使中医学术得到持续的发展，为中华民族的生存、繁衍及人民的身体健康做出了不可泯灭的贡献。这也是《内经》之所以被历代奉为"医家之宗"的重要缘由。及至今日，《内经》对中医学术的研究发展及临床实践仍具有重要的指导价值。

《内经》创立了中医学的理论体系，成为中医理论的渊源。正因为如此，长期以来，学术界常把《内经》看作一部单纯的理论著作，其实这一看法不够全面。翻看《内经》162篇，直接以病证及其治疗名篇者有40余篇。如《素问》中有"热论""评热病论""疟论""气厥论""咳论""举痛论""痹论""痿论""厥论""刺热论""刺疟""刺腰痛""刺齐论""刺志论""长刺节论"之名。《灵枢》中有"寒热病""癫狂""厥病""杂病""周痹""胀论""五癃津液别""淫邪发梦""水胀""寒热""痈疽"等名。在这些篇章专题讨论了该病的病因病机、临床表现、证候分类、治疗原则及预后等，内容涉及内、外、妇、儿、五官各科，约占整部《内经》的1/4。即使在其他篇章里，在讨论某些理论问题时，也常以临床病证为范例进行剖析和演绎。如果把这部分内容计入临床医学范畴，那么所占《内经》的篇幅超过了一半。无怪乎金代医家张子和说，《内经》是一部治病的法书。其中的含义应该有二：一是说《内经》所论述的理论原理是临床诊治疾病的指南和法规；二是说《内经》汇聚了秦汉以前临床医疗的经验和成就，这些经验可以直接指导临床防治疾病。

第一节　《内经》病证名称辨析

《内经》时代，关于疾病的概念尚未形成确切的定义，因此在《内经》中对于病、证、症的描述常难以分清，这给后世学习和研究带来了一定困难。如同一名称，后世理解时，有作病名的，亦有作证名的，还有认为只是症状名而已。故有必要将《内经》中有关病、证、症的论述进行整理分析，以了解两千多年前古人对疾病名称的认识。

一、《内经》关于"病"的辨识

"病",在《内经》中常见的形式为"病名曰(某病)""名曰(某病)"或直呼某病,或具备病的特点但未有"病名曰""名曰"。

《内经》中被直呼为病的有:热病、寒热病、厥病、胎病、婴儿病、少阳病、太阳病、阳明病等(《灵枢》)。被明确赋予"病名曰""名曰"的有:肺痹、肝痹、肾痹、心痹、脾痹、疝瘕、瘕(《素问·玉机真藏论》);阴阳交、风厥、劳风、风水(《素问·评热病论》);骨痹(《素问·逆调论》);寒疟、温疟、瘅疟(《素问·疟论》);鼓胀、血枯、伏梁、厥逆(《素问·腹中论》);阳厥、酒风(《素问·病能论》);息积、伏梁、厥逆、脾瘅、胆瘅、厥、肾风(《素问·奇病论》),以及《灵枢·痈疽》中的18种痈疽。共54种。

现行"病"的概念是在病因的作用下,机体邪正交争、阴阳失调而出现的具有一定发展规律的演变过程,具体表现出若干特定的症状和各阶段的相应证候。如疠风、脾瘅、劳风等。

如疠风之病因病机为"风气与太阳俱入,行诸脉俞,散于分肉之间,与卫气相干,其道不利……卫气有所凝而不行……荣气热胕,其气不清",症见皮肤溃疡,肌肉愤膹,麻木不仁,鼻柱坏而色败。再如脾瘅,由"肥美之所发也,此人必数食甘美而多肥,肥者令人内热,甘者令人中满",使脾不能为胃行其津液,津液在脾,其气上溢而出现口甘、腹满之症,可转为消渴。可见《内经》当时确实对某些病的病因病机、病变过程、症状了解得比较全面,概括亦很符合临床对这些病的认识。

其他的名称则不同,如热病,"今夫热病者,皆伤寒之类也"(《素问·热论》),是外感热病的总称,非某一单独的病。厥病,为《灵枢》中的一篇名,是厥心痛、真心痛、厥头痛与真头痛等一类病证的总称。再如阴阳交,其虽有"汗出辄复热,而脉躁急不为汗衰,狂言不能食"等证候,但此属外感热病过程中的一组危重的症状,提示病已进入邪盛正衰、阴液亏损、心包受邪、胃气已败阶段,与其说是病,不如说是病机更为确切。

值得注意的是,《内经》中还有一部分虽未被名,但确实是具有病的基本要素,可归于病的一类,如薄厥、煎厥、肠覃、石瘕等。薄厥之病,起于大怒等情志过激,病机为怒则气上,血随气升,"形气绝而血菀于上";症见突然昏厥,不省人事,若"有伤于筋,纵,其若不容"。既然对病有认识,那么当然就有对病的鉴别诊断。薄厥可与煎厥相互鉴别,煎厥是由阳亢阴虚,精气虚衰,加之暑热相逼,两热相合,如煎如熬,导致突然昏厥。但与薄厥不同的是,临床没有"伤于筋"的表现。

综上所述,《内经》时代对于病已有所认识,亦有了初步辨病论治的方式,但这部分内容比较少,因为当时对病名、证名、证候之名的分界并不清楚,更没有层次上的不同,故有"名曰"病者可能是病也可能是证,而不"名曰"病者可能是病的情况。

二、《内经》关于"证"的辨识

"证"之一字,在《内经》成书时尚未出现,但在王冰所补的《素问·至真要大论》中出现了1次,即"气有高下,病有远近,证有中外,治有轻重,适其至所为故也",但未对证做进一步的阐述。

按现行"证"之含义,是指疾病在发生发展过程中,以一组相关的脉证表现出来的、能不同程度地揭示病位、病性、病因、病机,为治疗提供依据,指明方向的证候。《内经》中有许多疾病的描述可属此类"证"的范畴。

如以脏腑辨证方法分析证的各种证候,是《内经》中常见的方法,见于《素问·刺热》《素问·咳论》《素问·胀论》《素问·痹论》《素问·痿论》《素问·刺疟论》《灵枢·厥病》等篇章中。

热病,《素问·刺热》将其分为肝热病、心热病、脾热病、肺热病和肾热病,"肝热病者,小便先黄,腹痛多卧身热,热争则狂言及惊,胁满痛,手足躁,不得安卧""心热病者,先不乐,数日乃热,热争则卒心痛,烦闷善呕,头痛面赤无汗"。而肝热病、心热病、脾热病、肺热病、肾热病可以认为是热病的 5 种证型。又如,痹病,《素问·痹论》将其分为皮痹、肉痹、筋痹、骨痹、脉痹和心痹、肝痹、肺痹、脾痹、肾痹等多种证型。

再如《素问·热论》,用六经辨证的方法,将伤寒的 6 个阶段证候特点显示出来:"伤寒一日,巨阳受之,故头项痛,腰脊强;二日阳明受之,阳明主肉,其脉侠鼻,络于目,故身热目疼而鼻干,不得卧也……六日厥阴受之,厥阴脉循阴器而络于肝,故烦满而囊缩。"厥证,《素问·厥论》中分为十二经之厥,"巨阳之厥则肿首头重,足不能行,发为眴仆;阳明之厥,则癫疾欲走呼,腹满不得卧,面赤而热,妄见而妄言;少阳之厥,则暴聋颊肿而热,胁痛,胻不可以运"。如《素问·刺腰痛》中分析腰痛证:足太阳脉腰痛,引项脊尻皆如重状;少阳腰痛,如以针刺皮中,不可以俯仰;阳明腰痛,不可以顾。整篇共论述了 16 种脉的不同的腰痛证。

《内经》还有以病因、虚实、阴阳、寒热、五体、表里、上下、标本、顺逆、气血津液辨证等命名的方法。总之,可以说明当时对于证的辨识已经相当丰富。

三、《内经》关于"症"的认识

《内经》中没有"症"字,《内经》论述症状,用得较多的是"愿闻其状""愿闻其形""病形""病能""形状"等。《内经》对于症状的描述是非常详尽的,略去重复的不计,有 1340 种,加之"七篇大论"中的 450 种,共计近 1800 种。比之《诸病源候论》有过之。当然,因《内经》是诸多医家的作品,故对同一症状的描述,用词亦有不同,以致造成名称颇多的情况。如鼻塞,作"鼻鼽""鼽窒""窒鼻""鼽";如面色青,就有"颜青""色青""面青""色苍苍然"等义同词不同的描写。

同为小便不利,又可称为"水溺涩""癃""癃闭""闭癃""气癃""内闭不得小溲""不得小便""小便闭""前闭"等。可见当时对症状的描述不规范。这亦是症状多的原因之一。此外,还可看出当时医生对症状观察十分仔细,如对心痛的观察,真心痛者是"手足清至节,心痛甚,且发夕死,夕发旦死"。而其他心痛者则可能有"心痛引喉""心痛引小腹满""心痛引背不得息""心痛引背食不下""心痛引腰脊"等牵引痛、放射痛的症状。

如泄泻,又分溏瘕泄、洞泄、濡泻、飧泄、溏出糜、下利、出黄如糜、泄利、虚泄、气泄、后泄、泄注、大泄、遗矢、漏病等。

对于众多的症状,大部分已在论病、论证时涉及。但还有相当多的症状则是在论述经脉病变时出现的。如《灵枢·经脉》中每一条经脉均有"是动则病""是主(某)所生病""气绝"等,其后就罗列出一连串的症状。这与本文第二部分所论经脉辨证的不同之处在于彼是以某一病证为主,辨证分为几种类型;此是将经脉病变或气绝时可能出现的症状归于一处。

《灵枢·邪气脏腑病形》则是将五脏脉象的急缓大小滑涩与症状相互联系起来论述的。还有的是对单个症状进行细致分析的，如《灵枢·口问》对嚏、欠、嚏、噫、哕、振寒、唏、泣涕、涎下、太息、啮舌、耳中鸣等12种症状逐个分析机理，其分析可谓细致入微。

可见，症状虽小且单纯，但医生还是想方设法要理清其头绪和病理。

综上所述，《内经》时期，对症状的认识最为详尽，而对证的认识不多，但从字里行间分析，《内经》对许多病采用了分证叙述的方式，已初步构建了辨证的框架，为准确施治奠定了基础。《内经》对于病的认识，反映了当时的医学水平，所记载的病种很多，认识详略不一，亦有一些辨病论治的内容。

第二节　《内经》病证分类情况

历代对于《内经》病证的研究当首推秦伯未的《内经类证》。全书分中风病、伤寒病、温热病、暑病、湿病、霍乱病、疟疾等44类，每病又下设若干证，计311证。后有张吉等编著的《内经病证辨析》，将其分为六淫病证、五脏系统病证、精气血津液病证、情志病、内科杂病、妇科病、口腔病、痈疽病等9类病，下设类证计180个。王洪图主编的《黄帝内经研究大成》，将其分为六淫、形体、脏腑病证，妇人病证，官窍病证，疮痈病证4大类，下列273个类证。

王庆其主编的《内经临床医学》通过对《内经》病证的系统梳理，将其分为风病类、热病类、疟疾类、咳嗽类、喘病类、呕吐哕类、泄泻类、肠澼类、虚弱类、汗病类、血病类、睡眠病类、眩晕类、偏枯类、厥病类、痉病类、痿病类、痹病类、癫狂类、隔病类、黄疸类、积聚类、胀满类、水肿类、消渴类、头痛类、肩背痛类、心痛类、胁痛类、腹痛类、腰痛类、疝气类、前阴类、小便病类、虫病类、外科类、妇科类、眼科类、耳科类、鼻科类、喉科类、口腔科类，计42类，下列230余个病证。

可见，《内经》时代认识的疾病比较广泛，虽然所记载的内容详略不一，但从中我们可以窥见当时的医疗水平，这些内容为后世临床医学的发展奠定了基础。所以我们今天研究《内经》中的临床医学具有深远意义。

第三节　黄帝内经病证学的学术特点

《内经》中有相当丰富的病证诊治理论，其学术特点大致如下。

一、发病有因，非鬼作祟

《内经》对疾病的认识是从朴素的唯物论和辩证法出发，认为任何疾病都是可以认识的，其发生均有原因可循，由一定的致病因素作用于人体才令人发病，所以，没有一种疾病是无缘无故地发生的。

《内经》作者所处的年代巫医不分，崇尚鬼神的风气甚浓。但《内经》作者高举"道无鬼神，独来独往"（《素问·宝命全形论》）的无神论旗帜，勇敢地宣告与鬼神、巫术彻底决裂，"拘于鬼神者，不可与言至德"（《素问·五藏别论》）。对于有的疾病病因不明显或难以确定者，人们就往往会认为是鬼神所致，《内经》则分析指出，虽然从表面上看，"其毋所遇邪气，又毋怵惕之志，卒然而病者"，其实"此亦有故邪留而未发，因而志有所恶，及有所慕，血气内乱，两气相搏，其所从来者微，视之不见，听之不闻，故似鬼神"。说明患者体内本身已有故邪，又有七情刺激，两者相加，渐积而发，从而产生疾病，说明疾病根本与鬼神无关。

二、百病始生，阴阳三部

《内经》的医家在探索疾病病因时，首先将病因分为阴阳两大类。《素问·调经论》云："夫邪之生也，或生于阴，或生于阳。其生于阳者，得之风雨寒暑；其生于阴者，得之饮食居处，阴阳喜怒。"这段原文说明两点：其一，把自然界气候变化与人的疾病紧密结合，自然界风热火湿燥寒六气在太过不及，或非其时而至，或变化急骤，人的生理变化不能与之相适应时，便成为非常之气，侵犯机体发生疾病，即外感致病因素。因其病邪从外而入，故属阳；其二，认为人本身情志饮食劳伤等因素也会影响脏腑功能，成为发病的内在因素。因其病邪自内而发，故属阴。病因阴阳两分法，实际上就是病位内外的分类法。这种分类方法，主要依据病位的所在，结合其阴阳属性，确定其病因在阴、在阳。病因阴阳两分法对于区分疾病的外感内伤，辨别疾病的阴阳虚实表里属性，以及分析判断具体病邪的属性都有指导价值。

《灵枢·百病始生》的病因三部分类是在阴阳两分法的基础上发展而来的。"黄帝问于岐伯曰：夫百病之始生也，皆生于风雨寒暑，清湿喜怒。喜怒不节则伤藏，风雨则伤上，清湿则伤下，三部之气，所伤异类，愿闻其会。岐伯曰：三部之气各不同，或起于阴，或起于阳，请言其方。喜怒不节则伤藏，藏伤则病起于阴也；清湿袭虚，则病起于下；风雨袭虚，则病起于上，是谓三部。至于其淫泆，不可胜数。"可见，其是以发病部位确定邪气的性质，从而进行病因分类。病位在外，属阳，多为风雨寒暑清湿等外邪所致；病位在内，属阴，多由饮食、喜怒、劳倦引起。而在外者，又有上部属阳为风雨所感，下部属阴为清湿所袭。它将三部病因归于阴阳学说，说明各类病邪致病特点与发病部位有一定规律性。勾勒出病因－阴阳三部分类的轮廓，为临床辨析病因提出了初步的纲领。

三、分析病机，创十九条

《内经》称之为"病机"，是疾病病理变化的关键。疾病发生后，其发展变化虽有一定规律可循，但因病邪性质、发病部位、禀赋体质、气质性格、治疗经过、环境气候等诸多因素的不同，使之出现复杂多变的局面，令医生难以把握。故古代医家对疾病发出"至于其淫泆，不可胜数"的感叹。如何从纷繁复杂的临床表现中迅速抓住要领，去繁从简，采取针对性的治疗，从而达到桴鼓相应、拔刺雪污的疗效，是古代医家在探索人的生理病理变化中的重中之重。总结成功与失败的经验教训，古代医家认为辨识病机是最重要的环节。

《内经》中有关病机分析论述颇多，其中最著名的有"病机十九条"，这是古代医家对当时临床常见的病机变化进行的总结。《素问·至真要大论》告诉我们仅掌握发病的病因和"盛者泻之，虚者补之"的治疗原则是不够的，更重要的是必须懂得"审察病机"。具体方法是"谨守病机，各司其属""有者求之，无者求之""盛者责之，虚者责之""审察病机，无失气宜"。

十九条病机的内容提示我们，在审察病机时，既要确定疾病发生的部位，又要弄清疾病的原因和性质。"病机十九条"的学术意义决不囿于其内容本身，还为后世医家提供了分析病机的示范，对后世病机理论的发展具有很大影响。

四、辨证方法，已立雏形

《内经》在先秦时期辨证经验的基础上，经过众多医家的总结发展，已经形成了多种辨证方法。《内经》辨证虽未形成体系，但已初步建立起辨证的框架。后世所立脏腑辨证、经络辨证、病因辨证、气血津液辨证、八纲辨证、体质辨证均可在《内经》中找到其雏形。其中需要特别指出的是，《内经》对脏腑辨证的记述比较系统，不但通过特征性症状辨脏腑病证，还按虚、实、寒、热进行分类，并且对于同一种病证根据其兼证不同分别归属于不同的脏腑，此外还结合五官、五体、五府的症状表现来判断脏腑病位。由于经络"内属于藏府，外络于支节"，因而在《内经》中谈经络证候不能离脏腑；谈脏腑证候亦不能离经络。《内经》中广泛运用了经络辨证的方法，可分为六经、十二经、奇经八脉辨证。在病因辨证过程中可辨六淫、辨饮食、辨情志和其他病因。"病机十九条"对病机的分析是审证求因的依据，亦反映了中医辨证的基本方法。

《内经》中并无"八纲"一词，但其却奠定了八纲辨证的理论基础。"察色按脉，先别阴阳"（《素问·阴阳应象大论》），已经将阴阳作为辨证的基本纲领，且通过"阳盛则热，阴盛则寒"来辨阴阳寒热属性，而"邪气盛则实，精气夺则虚"（《素问·通评虚实论》）至今仍是八纲辨证中虚实的定义，尤其对于脏腑、经络、气、血、津液病证进行了虚实分析，使辨证更加准确。《内经》开体质辨证之先河，对体质进行多种分类，并从阴阳、勇怯两方面来辨体质。此外《内经》运用有关气、血、津液的理论，通过分析疾病的证候特征，来辨气、血、津液的病变。

以上表明，《内经》中已有多种中医辨证方法之雏形，把辨证的具体内容概括为以审察病因、分析病位、判断虚实寒热属性、辨析病证轻重缓急和动态变化为特点的整体辨证过程，为后世辨证方法的不断发展奠定了基础。

五、认识病证，知病终始

《内经》临床学中最重要的内容是记载了约五百种病证，有的是专篇论述，有的则散论于各篇之中，而有的仅是简单的症状描述及归类。其中专篇论述的病证，如热病、咳病、痛病、风病、痹病、痿病、厥病、水肿病、脾瘅、积证、痈疽、胀证、腰痛、癫痫、狂证等，对其病因病机、疾病传变、临床症状、治则治法、预后、预防等疾病的整个过程和治疗均做了较为详细的论述。这部分内容是古代医家认识具体病证的重要文献，对临床有很大的指导意义，至今仍有不少内容被中医各科的教材所引用。

如《素问·痹论》专篇论述痹证的病因病机、分类、疾病传变、临床症状、辨证分型、治则治法，其曰："风寒湿三气杂至，合而为痹也。其风气胜者为行痹，寒气胜者为痛痹，湿气胜者为著痹也。"从病因上强调了风、寒、湿三气杂至合而为痹，认为多种外邪的共同作用是痹证发病的条件，也是痹证病因学的特点，提示了病情的复杂性，要求诊治时必须全面考虑，分清主次。对于痹的分类，提出了行痹、痛痹、著痹的病因分类法，这对临床辨证论治起到了提纲挈领的作用。行痹，由风邪偏盛所致，"风为百病之长""善行而数变"，故表现为肢体关节酸楚、疼痛，痛处游走不定，波及范围较广。痛痹，由寒邪偏盛所致，寒性凝滞，故导致气滞血凝、痹阻不通，以疼痛为主症，寒主收引，故伴有挛急僵硬等症状，寒为阴邪，得温则痛减，遇寒则增剧。著痹，由湿邪偏盛所致，湿性黏腻重着，故表现为肢体关节沉重，麻木不仁，证情缠绵不愈。这些要点均是临床辨证之眼目。

六、四诊合参，尤重色脉

《内经》中倡导的诊断方法是全面诊察，四诊合参。四诊，即望、闻、问、切诊法，是中医独特诊法。《内经》限于当时的历史条件和科技水平，在收集疾病信息方面，无法凭借诊断仪器，因而充分调动一切感知觉功能，以望闻问切四诊方法全面地捕捉患者的症状和体征。长期的医疗实践不仅使各种诊断技艺日臻成熟，而且逐渐形成了系统的诊断体系，即通过察形观色，司外揣内；切脉动静，脉象主病。然后对四诊得来的信息分析处理，进而测知疾病的阴阳寒热、表里虚实，最后做出正确的诊断。

《灵枢·邪气藏府病形》说："色脉形肉，不得相失也。故知一则为工，知二则为神，知三则神且明矣。"指出望色、切脉与诊察形体、揣度尺肤当相参合，如此才称得上一位技术全面的医生。工巧神圣，是对医者高超诊断技艺的高度概括和赞誉。

《内经》认为医家不可偏执于某一种诊法而摒弃另外几种方法。在《素问·征四失论》中说："诊病不问其始，忧患饮食之失节，起居之过度，或伤于毒，不先言此，卒持寸口，何病能中？"那些"坐持寸口，诊不中五脉，百病所起"的医家被其斥之为"弃术于市"的愚人。

在诊法的具体内容论述中，《内经》偏重望诊和切诊两部分，望诊部分又重在色诊；切诊部分中以脉诊内容尤为详细。

如色诊，望色以知病性，有望头面部的明堂图；有常色、善色、恶色的具体描述，并强调了望色的要点，"察其浮沉，以知浅深；察其泽夭，以观成败；察其散抟，以知远近；视色上下，以知病处"。这些至理良言至今仍为临床诊病指南。

再如脉诊，从诊脉部位而言，《内经》常用人迎寸口对比法、三部九候诊脉法，以及独取寸口法。从诊脉方法而言，《内经》有"切循扪按"四法，并提出了平息调脉法，即医生可以调节自己的呼吸节律测知患者的脉率；同时，《内经》还指出诊脉最佳时间，以及胃气脉、真脏脉的概念及区别，并重视脉应四时。从脉象主病而言，不同的脉象提示不同的病变。古人从临床实践中总结出一部分异常脉象与病变之间的对应关系。根据诊察到的脉象，可以了解到其体内阴阳气血寒热虚实的病理变化，从而测知其五脏真气的盛衰、胃气的存亡。《素问·脉要精微论》云："夫脉者，血之府也。长则气治，短则气病；数则烦心，大则病进；上盛则气高，下盛则气胀；代则气衰；细则气少；涩则心痛；浑浑革至如涌泉，病进而色弊；绵绵其去如弦绝，死。"总结上述诊脉方法，可归纳为以下几点：其一，观察脉体应指部位的长短，可以了解气血的运行正常与否；脉形的粗细可观察病证的虚实；脉体的大小可以掌握病势的发展。其二，观察脉的频率、节律可以判断脏气的正常与衰败。其三，观察脉盛的前后上下分部的不同，提示邪气盛滞上下部位。其四，观察脉气滑利艰涩的状况，可了解气血的运行情况。

此外，还有尺肤诊、虚里诊、腹诊等，总之，切诊的方法非常丰富。其中虚里诊是古代对心尖搏动的最早记载。

七、揆度预后，观神有无

《内经》已经认识到医生诊治时应对疾病预后有基本的判断和评估，使之对疗效有所把握。《内经》评估预后的方法和内容有多种，诸如观脉有无胃气、病有四易治及四难治等。其中，有一项内容是不可缺少的，甚至可以说是至关重要的，即医生要观察患者的神机盛衰与否。《素问·汤液醪醴论》云"帝曰：形弊血尽而功不立者何？岐伯曰：神不使也。帝曰：何谓神不使？岐伯曰：针石，道也。精神不进，志意不治，故病不可愈。今精坏神去，荣卫不可复收。何者？嗜欲无穷，而忧患不止，精气弛坏，荣泣卫除，故神去之而病不愈也"。"神"指的是人身之"神"，是以精、气、血、津液为物质基础的生命机能，包括病人对治愈疾病的愿望、信心等精神状态及自我抗病能力、对针药治疗的及时反应等方面。一旦神机的物质基础"形弊血尽"，则神机将无以依附，表现为病人的精神状态低迷、抗病能力低下、对各种针药的治疗无所反应，等。"神不使"的原因，是"嗜欲无穷，而忧患不止"，导致"精气弛坏，荣泣卫除"，从而到达"精神不进，志意不治"，神机丧失，对任何治疗措施都不能做出反应的困境。诚如张介宾对神机作用所做的分析："凡治病之道，攻邪在乎针药，行药在乎神气。故施治于外，则神应于中，使之升则升，使之降则降，是其神之可使也。若以药剂治其内而脏气不应，针艾治其外而经气不应，此其神气已去，而无可使矣，虽竭力治之，终成虚废已尔，是即所谓不使也。"（《类经·论治类》）

有神机存在则预后良好，病势虽凶，犹能挽回；无神机运转则预后凶险，医家虽竭尽全力，仍可能回天乏术。因此，医生察病治病、判断预后，对患者的神机存亡的观察和判断，是其临床医学的特色之一。

八、治之大则，用之不惑

《素问·移精变气论》说："治之要极，无失色脉，用之不惑，治之大则。逆从倒行，标本不得，亡神失国。"《素问·异法方宜论》云："得病之情，知治之大体也。"这些表明，《内经》早已道出疾病治疗是有原则、有层次的。"治之大则"是对疾病治疗的总要求，它是在《内经》基本学术思想指导下，以保证或恢复人体健康为目的，体现整体观念和辨证论治精神的治疗疾病总体性原则。诸如治病求本、异法方宜、标本先后、三因制宜、协调阴阳、因势利导、升降浮沉、攻邪养正和"治未病"等，皆可属于《内经》云"治之大则"。

其次，在治之大则的指导下，针对不同证候而提出的具体治疗理法，包括寒热温清、虚实补泻、表里异治、正反逆从等，《内经》称其为"治之大体"，即多种治法的集合。这些治法每每因病位、病性、虚实的不同而有变化，故它们是针对每一个具体病证而制定的具体治疗方法。如《素问·至真要大论》云："寒者热之，热者寒之，温者清之，清者温之，散者收之，抑者散之，燥者润之，急者缓之，坚者实之，脆者坚之，衰者补之，强者泻之，各安其气，必清必静，则病气衰去，归其所宗，此治之大体也。""诸寒之而热者取之阴，热之而寒者取之阳。"等。

这些临床指导性颇强的治则治法为临床医家提供了治病的方法，指明了治疗疾病的切入点，使医家临证用之不惑。

九、治疗手段，针灸为主

治疗疾病，除了要确定治之大则、治之大体之外，还要选用恰当的治疗手段，方能取得桴鼓相应的疗效。《内经》中记载的治疗手段丰富，包括砭石、毒药、灸焫、九针、导引、按摩、放血、放水、截趾、敷贴、熏洗、汤浴、吐纳、祝由、劝慰、食疗等。《灵枢·病传》说："黄帝曰：余受九针于夫子，而私览于诸方，或有导引行气、跻摩、灸、熨、刺、焫、饮药之一者，可独守耶，将尽行之乎？岐伯曰：诸方者，众人之方也，非一人之所尽行也。"此"诸方"，即指多种治疗方式和手段。

由于历史条件的限制，《内经》在治疗疾病时，以砭石、针灸为主，而略于方药。针灸，尤其是针刺治病，在《内经》中得到广泛应用。《灵枢·九针十二原》说："余欲勿使被毒药，无用砭石，欲以微针通其经脉，调其血气，营其逆顺出入之会，令可传于后世，必明为之法。"可见，在治疗中，古人提倡多用针刺，少用毒药，尽力避免药石对人体的副作用。《灵枢》在"九针十二原""官针""九针"中还介绍了九针的形态和作用，为临床治疗各种疾病提供了依据。如《灵枢·官针》云："凡刺之要，官针最妙。九针之宜，各有所为，长短大小，各有所施也，不得其用，病弗能移。"针刺可用以治疗痈疽疮疡，并可用于切开排脓，如《灵枢·玉版》说："故其已成脓血者，其唯砭石铍锋之所取也。"针刺可用以治疗内伤杂病，如《素问·血气形志》云："形乐志苦，病生于脉，治之以针石。"《内经》详细论述了针刺的经脉、俞穴、刺法、禁忌等内容，尤其在《灵枢》中内容最为丰富，故其在晋代被称为《针经》。

第二章 黄帝内经病证学原理

第一节 黄帝内经病证学的指导思想

《内经》融合医学和其他自然、人文科学的成就，集秦汉及之前临床医疗经验之大成，构建了中医学理论体系，也确立了有关临床医学的指导思想，为后世中医临床医学的发展奠定了坚实的基础。黄帝内经病证学的指导思想可概括为：以形神合一之"人"为医疗重点；以注重个体化、动态化为诊治原则；以调动和激发自主抗病力、达到平衡和协调为核心治疗目标；以"治未病"为医疗至高境界。

一、以形神合一之"人"为医疗重点

1. 重在医患病之"人" 众所周知，中医学研究的对象重点是完整的"人"，而不是构成人的器官或组织；中医临床诊疗服务对象重点是患病的"人"，而不是人所患的病。这与《内经》有关人命为贵，而医为仁术的认识紧密相关。

中医学深深地根植于中国传统文化的肥沃土壤之中，《内经》临床医学指导思想的确立与其时代的社会文化背景有着密切的联系。在中国传统文化之中，对人生命的尊重历来被置于极其重要的地位。道家认为"道大，天天，地大，人亦大。域中有四大，而人具其一焉。(《老子》)"说明"道"是一切事物之本源，是宇宙运行的根本规律。天地为万物父母，而人则为万物之首。道家的天人关系主张"人为贵"；儒家也持相同的观点，《春秋繁露·人副天数》说："天地之精所以生物者莫贵于人。"《内经》对人生命的态度显然遵循了儒道二家的观点："天覆地载，万物悉备，莫贵于人。人以天地之气生，四时之法成。君王众庶，尽欲全形。(《素问·宝命全形论》)"强调了天地之间，万物之中，以人的生命最为贵重。因此，无论皇家贵族还是黎民百姓，都依靠天地自然之气而生存，随四时生长收藏的规律而生活，人人都希望保全身心的健康。这种以人为贵，重视人生命价值的认识是《内经》以"人"为医疗重点的思想基础。正由于此，后世孙思邈以"人命至重，有贵千金，一方济之，德逾于此(《千金要方·序》)"作为承担救死扶伤，保全生命的医生必须具备的道德修养和职业精神。

所以，基于"人命为贵"认识的中医学就不是一般纯技术的学问，而被赋予了更高层次的要求，也就是道德的要求。《灵枢·师传》说："黄帝曰：余闻先师，有所心藏，弗著于方。余愿闻而藏之，则而行之，上以治民，下以治身，使百姓无病，上下和亲，德泽下流，子孙无忧，传于后世，无有终时。"表达了以医学普济天下的美好愿望。

《内经》以"人"为医疗重点的指导思想还体现在医患关系的认识上。《素问·汤液醪醴论》说："病为本，工为标，标本不得，邪气不服，此之谓也。"这里"病"是指病人及其所患疾病，"工"指医生及其医疗手段。而在两者关系中，前者是主要的、根本的，为"本"；后者

是次要的、枝节的，为"标"。也就是说，治疗的重点应该放在病人之上，各种治疗措施要以人为本，适应病人的体质、年龄、性别、地位、经济状况、病势、病程、病状等具体情况，如此才能标和本相互发生作用，产生治疗效果。否则，容易导致"标本不得，邪气不服"的不良结果。

2. 形神合一之"人"　既然医为"仁术"，那么在医疗过程中就应该处处体现对人生命的尊重，体现"仁爱"之心。人作为万物之灵，不同于世界上其他事物，不但有血有肉，而且还有精神意识思维和情感，所以，《内经》特别强调，人有形、有神，形神和谐才为健康之"完人"。自然，从形神合一出发，诊治"完人"成为了黄帝内经病证学重要的指导思想之一。值得指出的是，《内经》在认识形神合一的同时，清醒地认识到"神"是依附于"形"而存在的，且世界上并没有超自然的"鬼神"存在。

追根溯源，《内经》的这一思想，与中国传统文化对于形神关系的认识有关。中国古代一些具有可贵理性思维的哲人，严肃认真地思考和探讨了形体与精神的关系。荀子明确提出了"形具而神生"的命题，强调了精神对形体的依赖。还进一步分析了产生鬼神观念的认识根源，认为"凡人之有鬼也，必以其感忽之间、疑玄之时正之"（《荀子·解蔽》）。在他看来，世上本来并没有什么鬼神，人们之所以觉得鬼神存在，一般是以自己在神志不清的时候所产生的错觉来做判断的。这种对形神关系唯物的解释，无疑成为了中医理论中有关形神关系认识的思想基础。

可以说，在中国古代优秀文化的影响下，《内经》厘清了形神关系，树立了较为科学的形神观，也就决定了中医学研究和医疗服务的重点在于"人"，而且是形神兼具的"完人"，在临床诊疗上必须从形神两方面考察患者。如《内经》认为养生的目的不仅是身年虽寿而动作不衰，而更应是"形与神俱"（《素问·上古天真论》）；病理上既有"肝藏血，血舍魂，肝气虚则恐，实则怒"（《灵枢·本神》）之形伤导致神伤的变化，又有"恐惧而不解则伤精，精伤则骨酸痿厥，精时自下"（《灵枢·本神》）之神伤导致形伤的情况；在诊断上既"察色按脉"（《素问·阴阳应象大论》观其脏腑盛衰变化，又"察观病人之态，以知精神魂魄之存亡"（《灵枢·本神》）；治疗上既视形体脏腑盛衰补虚泻实，又重"凡刺之真，必先治神"（《素问·宝命全形论》），主张"告之以其败，语之以其善，导之以其所便，开之以其所苦"（《灵枢·师传》）。可见《内经》治病始终把治神放在第一位。

正因为《内经》临床医学的研究和服务重点在"人"，所以在诊疗中还十分重视人具有的社会属性，重视社会因素在疾病发生、发展和治疗过程中的影响作用。医师必须了解患者"人事"变化，把"人事"也作为病情，而"必问贵贱，封君败伤"（《素问·疏五过论》）等社会信息。

总之，《内经》认为人是形神合一的万物之灵，其生命弥足珍贵，因此，中医学在临床医疗过程中，始终把人作为服务的对象，把形神和谐作为治疗痊愈的目标。所以说，以形神合一之"人"为医疗重点是其临床医学重要的指导思想。

二、以注重个体化、动态化为诊治原则

1. 注重个体化诊治原则　关于注重个体化诊治原则指导思想的基础，亦与前述中医学注重患病的"人"的思想有关。注重患病的人，把每个个体的人，作为一个重要的研究对象。长

期对个体的人诊疗的经验告诉《内经》的作者，患同样的病，在个体的表现是不同的，病机也是不一的，预后是相异的，这就决定了治疗也是个体化的。如《灵枢·通天》说："古之人善用针艾者，视人五态乃治之。"《灵枢·论痛》云："同时而伤，其身多热者易已，多寒者难已。"认为体质不同，对外界致病因素的反应亦会有差异，并可影响疾病的预后和转归。《素问·征四失论》将"不适贫富贵贱之居，坐之薄厚，形之寒温，不适饮食之宜，不别人之勇怯"列为"治之三失"。可以说，《内经》注重病变个体化诊疗原则的指导思想，是中医学辨证论治临床诊疗体系重要的思想基础之一。

2. 注重动态化诊治原则　运动变化是事物存在的本质属性，也是生命存在的固有特征。《素问·玉版论要》说："道之至数……神转不回，回则不转，乃失其机。"运动变化是生命存在的基本形式。"天之生物，故恒于动，人之有生，亦恒于动。"（《格致余论》）《内经》认为，病变不仅是个体化的，而且是动态化的，医生在诊疗中必须掌握疾病动态变化的规律，采取相应的诊疗措施，方有比较好的疗效。《素问·六微旨大论》说："非出入，则无以生长壮老已；非升降，则无以生长化收藏。"认为生命的活力是在不断运动中实现的，一旦运动停止，生命也走到了尽头；同样，疾病的病理变化也是在阴阳消长、正邪盛衰的不断运动变化中产生和发展的，并且包含量变到质变的过程，即《素问·天元纪大论》所说"物之生谓之化，物之极谓之变"，反映在病理上便表现为"重寒则热""重热则寒""重阳必阴""重阴必阳"等变化。因此，从运动变化的角度认识疾病，是中医理论的重要学术观点之一。基此，也就有了疾病传变的概念，有了对疾病变化规律不断探索的理论和学说。如"是故百病之始生也，必先客于皮毛，邪中之则腠理开，开则入客于络脉，留而不去，传入于经，留而不去，传入于府，廪于肠胃"（《素问·皮部论》），论述了外邪由表入里的传变过程。再如"五藏之久咳，乃移于六府"（《素问·咳论》），论述了疾病脏腑间传变的规律。当然，在永恒的运动变化中，也存在相对稳定的阶段或状态，如《素问·热论》中伤寒第一阶段，病在太阳，第二阶段病在阳明，第三阶段病在少阳等。抓住这一阶段或状态的病理特征，即为正确治疗奠定了基础。可见，古代哲学的动静之辩对《内经》理论的建立产生过深刻的影响。而后世张仲景《伤寒杂病论》创六经辨证论治体系、温病学家创卫气营血辨证论治体系等，都是在《内经》注重动态化诊治原则的思想指导下建立起来的。

三、调动和激发自主抗病力，达到平衡和协调为核心治疗目标

1. 注重调动和激发自主抗病力　《内经》认为，疾病的发生，是邪气和正气两方面作用的结果，"此必因虚邪之风，与其身形，两虚相得，乃客其形"（《灵枢·百病始生》），强调了虚邪与正气虚同时存在才可致病。在两者之中，正虚起着主导作用，邪气侵入定居的场所往往为正虚之处，即"邪之所凑，其气必虚，阴虚者，阳必凑之"（《素问·评热病论》）。因此，在预防和治疗疾病时，充分调动和激发自主抗病力，即调动激发正气的抗邪作用，是《内经》临床诊疗中又一指导思想。

如《内经》认为，自然反常气候是滋生邪气的原因，但在人与自然的关系中，人并不是完全被动的，人可以通过积极主动地调节、适应自然的变化，维护天人阴阳之气的协调，从而保持健康。《素问·生气通天论》说："苍天之气，清净则志意治，顺之则阳气固，虽有贼邪，弗能害也。此因时之序。故圣人抟精神，服天气，而通神明。失之则内闭九窍，外壅肌肉，卫气

散解，此谓自伤，气之削也。"人包括精神在内的一切生命活动正常与否，与自然界阴阳之气变化有关。顺应四时气候变化的规律，可使阳气固密，御邪防病。所以人可以通过聚合精神等调节手段，适应自然界阴阳之气的变化，保持机体健康。

调动和激发自主抗病力还表现在治疗疾病时，充分利用正气抗邪而形成的祛邪的病势，因势利导，借力发力，可达到事半功倍的效果。《灵枢·逆顺肥瘦》说："临深决水，不用功力，而水可竭也，循掘决冲，而经可通也。"将治病比作从堤坝最深处开掘，不费功力而水皆放尽；再比类循着地下孔穴开挖水渠的工作，因其势而方便省力，效果显著。

是否能调动和激发自主抗病力，也关系到治疗措施能否取效的关键。《素问·汤液醪醴论》有"神不使"之说，即强调治疗措施只有在正气抗邪能力尚存时才能发挥作用。当正气衰败，形弊血尽时，正气已败，再好的治疗方法也不能发挥应有的疗效，即神气不能役使。强调了治疗的核心目标不是邪气，也不是具体治疗方法，而是在于调动激发正气，祛邪外出的指导思想。

2. 平衡和协调为核心治疗目标　《内经》治疗的核心目标，是达到平衡和协调。包括人与自然的平衡协调，形与神的平衡协调，以及人各脏腑经络组织间的平衡协调。《内经》认为，人健康的前提就是各层次平衡协调的维持，人发生疾病的根本原因是上述各层次平衡和协调的丧失。如"血气不和，百病乃变化而生"（《素问·调经论》）；"气相得则和，不相得则病"（《素问·五运行大论》）；"至而和则平，至而甚则病，至而反者病，至而不至者病，未至而至者病"（《素问·至真要大论》）。所以临床诊治的核心目标之一，就是用各种治疗措施，恢复平衡和协调。《素问·生气通天论》说"凡阴阳之要，阳密乃固。两者不和，若春无秋，若冬无夏，因而和之，是谓圣度。故阳强不能密，阴气乃绝；阴平阳秘，精神乃治；阴阳离决，精气乃绝"，即用阴阳的观点阐述了平衡协调的重要意义。在这一思想指导下，《内经》在治疗上十分强调"以平为期"（《素问·三部九候论》），"平治于权衡"（《素问·汤液醪醴论》），"谨守病机，各司其属，有者求之，无者求之，盛者责之，虚者责之。必先五胜，疏其血气，令其调达，而致和平"（《素问·至真要大论》）等，诸如此类的治疗原则。

四、"治未病"重于治已病

在《黄帝内经》病证学指导思想中最有战略意义的是"治未病"的思想。对于"治未病"，《内经》有比较充分的论述。

《素问·四气调神大论》指出："是故圣人不治已病治未病，不治已乱治未乱，此之谓也。夫病已成而后药之，乱已成而后治之，譬犹渴而穿井，斗而铸锥，不亦晚乎！"其"治未病"包含两层意义：

一是指"未病先防"即强调养生防病。通过精神调摄、运动保健、饮食调养、起居调节等方法，保养正气，通畅经络，可使脏腑功能正常，达到保持健康，抵御邪气的目的。纵然有暂时邪气入侵，也能通过自身调节，很快祛邪外出，保持阴阳平衡。正如《素问·经脉别论》所说"勇者气行则已，怯者则着而为病也"。

二是指"既病防变"即强调发病之初早期诊断，早期治疗，防止病邪深入。《素问·八正神明论》说："虚邪者，八正之虚邪气也。正邪者，身形若用力，汗出腠理开，逢虚风。其中人也微，故莫知其情，莫见其形。上工救其萌芽，必先见三部九候之气，尽调不败而救之，故曰上工。下工救其已成，救其已败。救其已成者，言不知三部九候之相失，因病而败之也。知其所在者，知诊三部九候之病脉处而治之，故曰守其门户焉，莫知其情，而见邪形也。"此指正邪相对于虚邪对人体的危害比较轻浅，发病的早期临床症状明显，而上工经过仔细观察就能在疾病的萌芽状态发现病情，采取有效的治疗措施。

《素问·刺热》曰："肝热病者，左颊先赤；心热病者，颜先赤；脾热病者，鼻先赤；肺热病者，右颊先赤；肾热病者，颐先赤。病虽未发，见赤色者刺之，名曰治未病。热病从部所起者，至期而已；其刺之反者，三周而已；重逆则死。诸当汗者，至其所胜日汗大出也。"也是说明疾病虽然未发，但通过对先兆表现的掌握也可以达到救其萌芽的作用。龚廷贤在《万病回春》中提出了"病家十要"，其中第三要"宜早治，始则容易，履霜不谨，坚冰而至"，亦是这个道理。

《灵枢·逆顺》云："上工，刺其未生者也。其次，刺其未盛者也。其次，刺其已衰者也。下工，刺其方袭者也，与其形之盛者也，与其病之与脉相逆者也。故曰：方其盛也，勿敢毁伤，刺其已衰，事必大昌。故曰：上工治未病，不治已病。此之谓也。"说明遵循"治未病"的原则，掌握针刺的时机的重要性。另一方面随着病情的进展，邪气由浅入深，由表及里的传变，如果在疾病传变之前采取有效的治疗措施，阻断疾病的传变，也是"治未病"的重要内容。薛立斋指出中风病的发病特点"病之生也，其机甚微，其变甚速。达士知机，思患而预防之，庶不至于膏肓"，两者思想几乎一脉相承。

综上所述，黄帝内经病证学的指导思想，是古人长期临床实践的理论总结，是无数医家临床经验和思考的成果，也是中国传统文化对中医学影响和渗透的结晶。相比《内经》所蕴含的丰富的理论和实践，本文所罗列若干的指导思想可能只发掘了其中部分而已，但这些指导思想的确在其后的中医学的发展过程中，起到了重要的指导作用。今天，它们仍然指导着中医临床的预防、诊断、辨证和治疗的各个环节，显示了其巨大的学术生命力。

第二节　黄帝内经病证学的病因病机理论

一、病因学说

中医学归纳导致病证发生的"六淫""七情"和饮食、劳伤、居处等病因，在《内经》中都有相当的认识。

《内经》认为，虽然临床所涉病因颇多，但其可概括为阴阳两大类。如《素问·调经论》指出："夫邪之生也，或生于阴，或生于阳。其生于阳者，得之风雨寒暑。其生于阴者，得之饮食居处，阴阳喜怒。"即风寒暑湿燥火等所有外因都归于"阳"性病因的范畴；而所有情志、饮食、居处等病因则属于"阴"性病因。

《内经》对风寒暑湿燥火外邪的认识是建立在对自然界六气属性认识的基础上的。如《灵枢·岁露论》云："所谓风者，皆发屋，折树木，扬沙石，起毫毛，发腠理者也。"揭示风邪就像自然界中对世间万物具有极大破坏力的大风一样，其性轻扬，迅捷，易袭人体之阳位。再如自然界之寒气可使物体收缩，使水凝结成冰，其性凝涩，故犯人体之寒邪也有凝滞收引之性，因此，"寒气入经而稽迟，泣而不行，客于脉外则血少，客于脉中则气不通，故卒然而痛"（《素问·举痛论》），感寒则"皮肤急腠理闭"（《灵枢·岁露论》）。

总之，六淫之邪从外而至，病发初期大多在属阳之表，故为"阳"性病因。

情志不节可直接伤及五脏。《灵枢·百病始生》云："喜怒不节则伤藏。"具体而言，怒伤肝，喜伤心，思伤脾，忧伤肺，恐伤肾。五脏内藏五志，脏伤多反过来造成进一步的情志失常。如《灵枢·本神》载："怵惕思虑者则伤神。"而不同情志对神所造成的伤害也各不相同，如大悲则"竭绝而失生"、大喜则致"神惮散而不藏"。

饮食致病，大体上有3种途径：伤脏腑、伤气、伤形。而这三者之中，伤脏腑是核心病机。《素问·生气通天论》即指出："阴之所生，本在五味，阴之五宫，伤在五味。"《素问·痹论》亦云："饮食自倍，肠胃乃伤。"《素问·阴阳应象大论》论述了饮食失宜损伤脏腑之气，"气伤于味"。《素问·生气通天论》论述了大饮对气机的影响，"因而大饮，则气逆"。《素问·阴阳应象大论》指出饮食五味失宜伤形，"味伤形"。

此外，过劳、居住环境、外伤等致病因素，《内经》中也有论述。此类病因大多从脏腑内容所发，证候表现多在里，故属"阴"性病因。

二、发病学说

1. 正不胜邪则病

（1）两虚相得，乃客其形 《灵枢·百病始生》云"两虚"的概念既包含了邪之虚，即此邪为四时不正之气，又包含了人体之虚："故邪不能独伤人，此必因虚邪之风，与其身形，两虚相得，乃客其形。"《素问·评热病论》云"邪之所凑，其气必虚"，这个"虚"字，即人体之虚。《灵枢·岁露论》的"三虚"除了外邪犯人的时间季节问题，还包含了患者自身年老体衰这一因素，"乘年之衰，逢月之空，失时之和，因为贼风所伤，是谓三虚"。说明正气在发病中起到主导作用。

（2）勇者气行则已，怯者著而为病 人体正气的强弱不仅与其年龄、性别及养生方式有关，还与其先天体质有密切关系。《素问·经脉别论》论述了素体强壮之人，即便感受外邪，也可通过自身调节将疾病消于无形；而体质怯弱之人受到同样的外邪侵犯，则无力抗邪外出，也无力通过自身正气的调节，恢复机体的正常机能，因此会"著而为病"。

（3）须避外邪 《内经》对外邪致病的认识是辩证而全面的。全书不仅强调正气的重要性，还指出虚邪对人体的破坏性，而《素问·刺法论》论述了瘟疫毒邪其性峻猛，无论什么样的体质都应以避之为上："余闻五疫之至，皆相染易，无问大小，病状相似，不施救疗，如何可得不相移易者。岐伯曰：不相染者，正气存内，邪不可干，避其毒气。"在特殊的情况下，人的抵抗力即正气的作用还是有限的，只有隔离才是上策。

（4）因加而发 《灵枢·贼风》提示我们，微弱的邪气反复侵犯人体，积累到一定程度，就会超出正气的承受能力，从而导致疾病发生："其有热则汗出，汗出则受风，虽不遇贼风邪气，必有因加而发焉。"又如《素问·痹论》记载了痹证内传于脏腑，成为脏腑痹的原因之一，即反复感受风寒湿邪："五藏皆有合，病久而不去者，内舍于其合也。故骨痹不已，复感于邪，内舍于肾；筋痹不已，复感于邪，内舍于肝；脉痹不已，复感于邪，内舍于心；肌痹不已，复感于邪，内舍于脾；皮痹不已，复感于邪，内舍于肺；所谓痹者，各以其时重感于风寒湿之气也。"

2. 生病起于过用 《素问·经脉别论》提出"生病起于过用"的发病观："故饮食饱甚，汗出于胃。惊而夺精，汗出于心。持重远行，汗出于肾。疾走恐惧，汗出于肝。摇体劳苦，汗出于脾。故春秋冬夏，四时阴阳，生病起于过用，此为常也。"所谓"过用"，即使用太过，超越常度。无论什么"过"则为害，就人体而言各种"过用"因素均可造成机体疲于耐受，脏腑功能损伤而发病。"过用"的因素很多，依《内经》所论主要有饮食五味、精神情志及劳逸等。

三、病机学说

1. 百病之生，皆有虚实 《素问·调经论》有"百病之生，皆有虚实"之论，也正因此，后世认为分析疾病中邪正的虚实关系，是辨证的基本要求。

（1）邪正之要，不离虚实 虚实是从邪正双方力量的对比看疾病的病机，有无则是从机体内循环的状态言病机。何为虚实？《素问·通评虚实论》最早给出了虚实的概念："邪气盛则实，精气夺则虚。""实"是指邪气盛；"虚"是指正气虚，即"精气"不足。正气能抗邪者，为实证；反之，即为虚证。具体而言，阴阳气血津精的不足、脏腑、经络等组织器官的功能减退，运化无力皆属虚；而病邪偏盛，使人体正气不能战胜之，则为实。此处"邪"可为外邪，也可为内邪。

《内经》又通常以"不足"和"有余"来指代虚实病机。如《素问·调经论》详细阐述了形神气血虚实在临床上的不同表现："神有余则笑不休，神不足则悲……气有余则喘咳上气，不足则息利少气……血有余则怒，不足则恐……形有余则腹胀，经溲不利，不足则四支不用。"

（2）气血以并，阴阳相倾 虚实之义，不止邪正，还包含了"有无"。《素问·调经论》提出了虚实有无相伴而生的现象："气血以并，阴阳相倾，气乱于卫，血逆于经，血气离居，一实一虚。"这种"虚与实邻"（《灵枢·官能》）相伴共生的关系，系针对人体的整体而言，如杨上善在《黄帝内经太素》中曰"是以言虚不无其实，论实不废其虚，故在身未曾无血气也"，指明了虚实伴生是以全身气血为基础和范围的。在全身范围内，局部阴阳气血津液分布相对不足，则必有另一处阴阳气血津液相对过多的现象。阴阳气血津液偏聚为有，名实，偏失为无，称虚。如《调经论》关于"阳虚则外寒"及"阳盛则外热"，分别以气不通达于表和气滞于表为阳虚、阳盛之解。

虚实有无的概念表现了内经对人体本身正气的重视。邪实只是病机理论的一部分。而人体之所以发病，关键是其内环境的失衡，这包含了邪气之盛衰，还包含了正气的强弱及人体内循环的情况，不论是祛邪还是补虚，不论是调和气血还是津液，都是为了恢复人体内环境的稳定正常。

2. 阴阳为纲，以决死生

（1）阴阳之要，阳密乃固 《内经》论阴阳，多处表现了对阳气的重视。比如《素问·生气通天论》将阳气比作人体这个小世界的太阳，人"失其所则折寿而不彰"。该篇用大量篇幅阐述了阳气的生理病理。我们认为，经文对阳气的重视，不仅因为阳气代表着运动、生长等对于生命体来说有极其必要的积极一面，另一方面人体受邪的直接原因往往是卫阳失常。"阴阳之要，阳密乃固"，这个"固"字，正是固密的意思。卫外失常则四时邪气客而伤人。如感暑邪，实证喘而喝喝有声；虚证神昏谵语。感寒邪，则发热无汗，汗出而散；湿邪侵犯，其症头如布裹。湿热不除，则出现人小筋脉的短缩和弛缓，短缩的称之为拘挛，弛缓的称之为痿证。受风，则头面水肿。

倘卫阳失守，开阖不得，则外邪入内流连为病。寒邪伤阳，不能柔筋则为伛偻；邪阻营血，郁于局部肉腠，郁而化热则为痈肿；外邪自经络入脉不去则为瘘管；邪从经腧传化入内迫五脏神气故为善畏、惊骇；阳虚自汗，腠理空虚，风寒外束，阳气与风寒交争故消铄、俞闭，随卫气运行而发热，是为风疟之疾。卫阳之气偏阻于身半，则人体半身失去气血荣养，发为偏枯。

（2）阴阳有道，反常则病

①阴阳盛衰，寒热为征：《内经》中阴阳的盛衰往往是相对的。因为阴阳的对立性，阴胜则阳衰，阴衰则阳胜。《素问·阴阳应象大论》云"阴胜则阳病"，指酸苦涌泄之品太过。即"阴胜"，则伤人阳气而病；"阳胜则阴病"，指辛甘发散之品太过，即"阳胜"，则伤人阴气而病。阴阳盛衰最常见的表现为寒热。《素问·阴阳应象大论》云："阳胜则热，阴胜则寒。"《素问·脉要精微论》则进一步补充："阳气有余为身热无汗，阴气有余为多汗身寒。"《素问·调经论》云："阳盛生外热……阴盛生内寒……阳虚生外寒……阴虚生内热。"

②阴阳互化，极则生变：疾病发展过程中，阴阳失调还可表现为阴阳的相互转化。阴阳转化包括由阳转阴和由阴转阳。《素问·阴阳应象大论》阐述了人体阴阳相互转化的病理现象："重阴必阳，重阳必阴。"而阴阳在临床上最直接的表现就是寒热症状，因此作者又补充道，"寒极生热，热极生寒。重寒则热，重热则寒"，将阴阳相互转化的现象清晰地凸现了出来。

在临床上，由于阴邪过胜或阳邪过胜，导致阴阳失调，导致另一方被格拒于外，从而在症状上表现出与其病机本质相反的假象。如《素问·至真要大论》则具体描述了火极似水，阳格阴于外的表现："诸禁鼓栗，如丧神守，皆属于火。"此种病证实质上是阴阳二气在互根依存的基础上的暂时格拒，后世称为"阴极似阳，阳极似阴""真热假寒，真寒假热"等。

③阴阳离决，精气乃绝：《素问·生气通天论》云"阴阳离决，精气乃绝"，提示阴阳离决预示着生命的终结。《灵枢·经脉》详细描述了此病机的临床表现："五阴气俱绝则目系转，转则目运，目运者为志先死，志先死则远一日半死矣。六阳气俱绝则阴与阳相离，离则腠理发泄，绝汗乃出，故旦占夕死，夕占旦死。"

3. 脏腑病机　脏腑病机是《内经》病机学说的核心内容。

（1）反常则病　即逆其正常生理则病。脏腑的功能特点是其病机的根源。五脏、六腑、奇恒之腑各具不同生理功能特点。《素问·五藏别论》指出，五脏的共同生理功能特点为生化和贮藏精气，满而不能实；六腑的共同生理功能特点为受盛和传化水谷，故实而不能满。因此，如五脏精气停留为实（气滞、痰饮、瘀血等），或五脏不充满而衰少（气、血、阴、阳不足等）均为病态。且五脏主藏，其性向内，藏的是精、气、血、津液、神（如心藏脉、藏神，肝藏血、藏魂，肺藏气、藏魄，脾藏营、藏意，肾藏精、藏志等），但藏中兼泻。如果五脏之精过耗，则脏不藏精，会有疾病发生。虽然脏主藏，并不是说五脏不会将精外输。实际上，正是五脏以其各自的气化功能将水谷精华由气血的运行输布周身才能维持生命。因此，脏之气机失常，则会有疾病发生。

六腑容纳传化水谷，分阶段性充实，虚实更替。传化下行，排泄糟粕，但不能如五脏藏精气，如六腑装满充实（为食滞、燥结等）即为传化失常的病态。

（2）一脏失守，病及全身　《内经》脏腑病机充分体现了整体观念，一脏有病，可以表现为全身多处病变。脏病相关病机首先涉及本脏的功能失调。如心主神明，故心病可表现为心神扰乱的悲喜、惊狂；肝藏魂，肝病则见肝魂失藏的烦闷、怒恐等。如《灵枢·本神》云："是故五藏主藏精者也，不可伤，伤则失守而阴虚，阴虚则无气，无气则死矣……肝气虚则恐，实则怒……脾气虚则四支不用，五藏不安，实则腹胀经溲不利……心气虚则悲，实则笑不休……肺气虚则鼻塞不利，少气，实则喘喝胸盈仰息……肾气虚则厥，实则胀，五藏不安。必审五藏之病形，以知其气之虚实，谨而调之也。"

其次，一脏失守，还可表现为本脏所主的器官、组织、分部的病变和证候。例如肝脏病变常见目眩、筋急、爪枯等证候。《素问·至真要大论》即云："诸风掉眩，皆属于肝。"

另外，一脏之病，还可出现本脏的经脉所过部位的病变、病证及与本脏密切相关的脏腑及其经脉的病变。前者如肝病胁下痛引少腹，痛病或囊缩、颠顶痛等，《素问·热论》即载"六日厥阴受之，厥阴脉循阴器而络于肝，故烦满而囊缩"；后者如《灵枢·经脉》载肝气乘脾则出现"呕逆，飧泄"等脾胃运化失常的病证表现。

《内经》六腑病机不外乎每一腑本身的功能异常，或其累及所属经络循行部位。如《灵枢·邪气藏府病形》对六腑病的认识："大肠病者，肠中切痛而鸣濯濯，冬日重感于寒即泄，当脐而痛，不能久立……胃病者，腹膜胀，胃脘当心而痛，上支两胁，膈咽不通，食饮不下……小肠病者，小腹痛，腰脊控睾而痛，时窘之后，当耳前热，若寒甚，若独肩上热甚，及手小指次指之间热，若脉陷者……三焦病者，腹气满，小腹尤坚，不得小便，窘急，溢则水，留即为胀。……膀胱病者，小腹偏肿而痛，以手按之，即欲小便而不得，肩上热，若脉陷，及足小指外廉及胫踝后皆热，若脉陷……胆病者，善太息，口苦，呕宿汁，心下澹澹，恐人将捕之，嗌中吤吤然，数唾。"

4. 气血津精病机

（1）气的病理　《素问·举痛论》有"百病生于气"之说，"余知百病生于气也，怒则气上，喜则气缓，悲则气消，恐则气下，寒则气收，炅则气泄，惊则气乱，劳则气耗，思则气结"，提示气的病理大体可分为气虚和气机失调两大方面。气涣散（即气缓之剧）、气消、气泄、气耗使气不足而虚，气上、气下、气收、气乱、气结，则皆属于气机运行的失常。

（2）血的病理　《内经》对血的病理变化的论述比较复杂，概括起来有血虚、血瘀和血溢三类。

①血虚：《灵枢·寒热病》云："身有所伤，血出多……四支懈惰不收，名曰体惰。"指外伤出血过多导致血虚失养而产生"体惰"病。《素问·宣明五气》言："久视伤血。"《灵枢·天年》云："数中风寒，血气虚。"《素问·痹论》云："病久入深，荣卫之行涩，经络时疏。"表明外伤、劳倦、情志、多病、久病等可使营血亏耗而形成血虚。

此外，《灵枢·口问》论及"胃不实则诸脉虚"，即脾胃虚弱，水谷运化失司，必然导致血虚，说明了血的生成不足还主要同脾胃病变有关。

②血瘀：《内经》无"血瘀"之名，而有"恶血""结血""留血""凝血""衃血""血聚""血著"等多种称呼。形成血瘀的机理，有以下几个方面：第一，邪痹于脉而瘀。《素问·离合真邪论》论述了寒邪侵入，血流受阻："夫邪之入于脉也，寒则血凝泣。"第二，经络受伤成瘀。《灵枢·邪气藏府病形》记载因外伤而局部血瘀不行，"有所堕坠，恶血留内"；

《灵枢·百病始生》论述了经脉因不良生活习惯过劳而受损，血溢脉外成瘀："起居不节，用力过度，则络脉伤……肠胃之络伤，则血溢于肠外。"第三，情志失调，气郁致瘀。《素问·生气通天论》论曰"大怒则形气绝，而血菀于上"；《素问·血气形志》亦云："形数惊恐，经络不通。"第四，饮食不节而致瘀。《素问·生气通天论》云痔乃络脉瘀滞而成，"因而饱食，筋脉横解，肠澼为痔"；《素问·五藏生成》则提及嗜咸而致脉涩血瘀："多食咸，则脉凝泣而变色。"第五，气虚有瘀。如《素问·痹论》云："病久入深，营卫之行涩。"《灵枢·营卫生会》云："老者之气血衰，其肌肉枯，气道涩。"论述了因久病或年老等因素使气虚而致瘀。第六，他病累及。如《灵枢·刺节真邪》云"宗气不下，脉中之血，凝而留止"，乃宗气逆滞而致血液瘀凝；"津液内溢，乃下留于睾，血道不通"，则指津液溢蓄导致血瘀。

③血溢：《内经》中论述形成血溢的常见机理有四。《灵枢·寒热病》云："暴瘅内逆，肝肺相搏，血溢鼻口。"暴瘅指突然产生的内热，即言热邪迫血妄行。《灵枢·邪气藏府病形》云："心脉……微涩为血溢，维厥，耳鸣，颠疾。"心脉微涩，表明心气虚，此即气虚不能统摄血行的机理。《灵枢·百病始生》云："卒然多食饮则肠满，起居不节、用力过度则络脉伤。阳络伤则血外溢，血外溢则衄血；阴络伤则血内溢，血内溢则后血。"论述了外力直接导致络脉破损而有血溢。

（3）津液的病理　津液不足，指全身的或局部的津液量缺乏，不足以维持机体生理活动。津液不足的成因不外摄入不足、生成不足和耗损过多两方面。

如《灵枢·邪气藏府病形》说"脾脉……微急为膈中，食饮入而还出，后沃沫"，《素问·阴阳应象大论》云"燥胜则干"，此系燥邪耗灼津液而致不足。《灵枢·口问》论述了情志过激生郁化火灼津，或者直接损液，致使津液不足，"故悲哀愁忧则心动，心动则五藏六府皆摇，摇则宗脉感，宗脉感则液道开，液道开故泣涕出焉……泣不止则液竭"等。

津液滞留，指津液在体内的运行、输布及排泄受阻，以致津液内停、变生水湿痰饮而发病。其原因主要在于外感、内伤等多种病因引起脾的运化、肺的通调和肾的气化功能失调。如《素问·六元正纪大论》云"寒胜则浮，湿胜则濡泄，甚则水闭胕肿"属外感；《素问·脉要精微论》云"溢饮者，渴暴多饮，而易入肌皮肠胃之外也"系内伤；《素问·水热穴论》云"勇而劳甚则肾汗出，肾汗出逢于风，内不得入于藏府，外不得越于皮肤，客于玄府，行于皮里，传为胕肿，本之于肾，名曰风水"为外感、内伤结合致病。

关于津液内停的机理，《内经》主要论述了以下几点：

①肾关不利，气化失司致津液内停。如《素问·水热穴论》云"肾者胃之关也，关闭不利，故聚水而从其类也，上下溢于皮肤，故为胕肿""地气上者属肾，而生水液也"。

②肺失通调，津液滞逆。如《素问·气厥论》云："肺移寒于肾为涌水，涌水者，按腹不坚，水气客于大肠，疾行则鸣濯濯，如囊裹浆，水之病也。"

③脾失运化，水湿停聚。《素问·至真要大论》云："诸湿肿满，皆属于脾。"

④肝病可致痰饮、水肿。《灵枢·邪气藏府病形》云："肝脉……涩甚为溢饮。"

⑤血瘀致水。《素问·藏气法时论》云："心病者……虚则胸腹大，胁下与腰相引而痛。"说明了心气虚而血瘀津停致"胸腹大"。

⑥阳不行则水成。《素问·汤液醪醴论》云："五藏阳以竭也，津液充郭，其魄独居，精孤于内，气耗于外。"论述了津液滞留的总体机理为人体阳气被遏而化气行津失职。

此外，三焦决渎不行、膀胱气化不利、大小肠的泌别传导功能失常，都可能导致津液内停而为病。如《灵枢·五癃津液别》云"三焦不泻，津液不化，水谷并行肠胃之中，别于回肠，留于下焦，不得渗膀胱则下焦胀，水溢则为水胀"，《素问·宣明五气》云"大肠小肠为泄，下焦溢为水，膀胱不利为癃"等。

（4）精的病理　《内经》认为房劳过度、情志过激和饮食失节及外邪所伤，均能导致精损亏虚。如《素问·上古天真论》云"以欲竭其精，以耗散其真"，即指房事不知节制而耗伤阴精；《灵枢·五癃津液别》论述了房劳过度而损精伤肾，"阴阳不和，则使液溢而下流于阴，髓液皆减而下，下过度则虚"；《素问·疏五过论》指出情志过激伤精，"暴乐暴苦，始乐后苦，皆伤精气"；《素问·厥论》云："数醉若饱以入房……胃不和则精气竭……夫酒气盛而慓悍，肾气有衰。"表明酗酒不仅伤脾胃之精，也伤肾精，论述了饮食失节，醉饱而内热损精。《素问·生气通天论》云"风客淫气，精乃亡"；《灵枢·热病》云："水者肾也，热病身重骨痛，耳聋而好瞑，取之骨。"指风热等邪入侵而耗伤肾精。

此外，《素问·阴阳应象大论》云："气伤精。"《素问·疏无过论》云："气虚无精。"皆说明了气、精互化，气病累及精，或两者同病的机理。

第三节　黄帝内经病证学的诊法理论

在《内经》理论体系中，诊法是非常重要的组成部分。从中医诊断的思想方法一直到具体的诊断技巧，内容相当丰富。

一、强调"四德"，避免"五过"

所谓"四德"，即作为一名医生必须了解天地阴阳，四时节气等变化；必须全面掌握医学各方面的知识；必须明白人情事理；必须善于诊断，全面分析，准确探求病理。"四德"是一名临床医生在诊断疾病时必备的医德和遵循的原则。所谓"五过"，就是医生常犯的五种过错，即不了解患者社会生活的变迁、贵贱贫富的变化、饮食居处的优劣、精神状态的好坏，不了解疾病经过，不知道切脉的重要，不知道全面诊察，不知道比类奇恒等。《素问·疏五过论》曰"医工诊之，不在藏府，不变躯形，诊之而疑，不知病名，身体日减，气虚无精，病深无气，洒洒然时惊，病深者，以其外耗于卫，内夺于荣，良工所失，不知病情，此亦治之一过也""诊病不审，是谓失常"……可知医生在诊断疾病之时，草率仓促，不明四德，不避五过，是不可能全面把握疾病、准确地诊断的。

二、察色按脉，先别阴阳

《素问·阴阳应象大论》曰："善诊者，察色按脉，先别阴阳。"吴崐注："色与脉皆有阴阳。色之阴阳，阳舒阴惨也；脉之阴阳，太过为阳，不及为阴也。""察色按脉，先别阴阳"指出了中医诊断的总原则。这里的色与脉是疾病的临床表现，是医生需要通过望闻问切的方法来收集的，在收集病情资料的时候首先要辨别阴阳，这样就可以掌握要领。正如明代张介宾所强调的那样："凡诊脉施治，必先审阴阳，乃为医道之纲领。"

三、内外相应，察外知内

《灵枢·本脏》曰："视其外应，以知其内藏，则知所病矣。"神色形态这些外部征象是生命活动的表现。神是精气的外荣征象，精气是否充足可以通过望神来了解。如《灵枢·平人绝谷》曰："故神者，水谷之精气也。"而色是气血外荣的征象，气血是否充足、是否调畅可以通过望色来测知，如《素问·脉要精微论》曰"夫精明五色者，气之华也"，形体赖脏腑化生的气血津液以充养，所以望形体可以了解五脏是否坚固，气血津液是否充足畅达。又如《素问·脉要精微论》曰："头者，精明之府，头倾视深，精神将夺矣；背者，胸中之府，背曲肩随，府将坏矣；腰者，肾之府，转摇不能，肾将惫矣……骨者，髓之府，不能久立，行则振掉，骨将惫矣。"

四、望闻问切，垂法后世

《内经》创立了诊法理论，且望闻问切的内容非常丰富，并在病证诊断中得以充分运用，成为后世的楷模。

1. 望诊　《内经》有关望诊的理论非常精辟，具体内容十分丰富，《灵枢》的"五阅五使""五色""经脉"及《素问》的"脉要精微论""经络论""平人气象论"等篇都有述及。其观察的部位包括颜面、眼睛、络脉、两便、头发、爪甲、舌、牙齿、鱼际等，周身体表无所不至，神色形态都有涉及，描述惟妙惟肖，形象生动，对后世有深远的影响。

2. 闻诊　《难经》曰："闻而知之谓之圣。"闻诊是四诊方法之一，是收集病情资料的主要方法之一。《素问·阴阳应象大论》云："视喘息，听音声，而知所苦。"《内经》闻诊的理论与内容相当丰富，包括听诊和嗅诊两方面。

3. 问诊　《内经》认为，问诊是临证时不能忽略的非常重要的内容。《素问·征四失论》曰："诊病不问其始，忧患饮食之失节，起居之过度，或伤于毒，不先言此，卒持寸口，何病能中？"在《内经》中，有许多关于问诊的内容，尤其在《素问·疏五过论》中对问诊的内容有详细叙述，不仅要了解患者目前的疾苦，详细询问各种病状，而且也要了解发病情况、起始原因、饮食居处、劳作生活、情感变化、经济状况、治疗经过等各个方面情况。只有详细了解了这些情况，结合其他诊法，才能避免过错。

4. 切诊　切诊是医生用手通过触、摸、按、压去感知脉象、虚里搏动情况，以及肌肤、手足、胸腹及其他部位的情况，以获得辨证资料的一种方法。在《内经》中，除三部九候法、独取气口法、寸口人迎脉法，还有切按虚里、尺肤、腹部、手足、俞穴等法。其切脉要领和脉象主病对后世脉诊产生了重大影响。

五、全面审察，四诊合参

《内经》不仅在望闻问切四方面有许多精辟的论述，还确立了望闻问切四诊合参、全面诊察的综合诊断原则。《素问·阴阳应象大论》曰："审清浊，而知部分；视喘息，听音声，而知所苦；观权衡规矩，而知病所主；按尺寸，观浮沉滑涩，而知病所生。以治则无过，以诊则不失矣。"这里的审、视、听、观、按都是医生通过自己的视觉、听觉、触觉等感觉来测候病情，收集病情资料，同时也包括通过问诊，听取病人的不适感觉，了解疾病发生、发展及治疗经过等有关问题。《素问·脉要精微论》曰："诊法何如……切脉动静而视精明，察五色，观五藏有余不足，六府强弱，形之盛衰，以此参伍，决死生之分。"《内经》明确提出切脉必须与望色、视形、闻声、问病等多种诊察手段结合起来，分析比较，归纳判断，才能做出正确的诊断，"决死生之分"。《内经》在四诊参互应用中有许多例子，给后人做出了示范。如《素问·玉机真藏论》在阐述真脏脉时，可谓色脉合参。如："真肝脉至，中外急，如循刀刃责责然，如按琴瑟弦，色青白不泽，毛折乃死。"张介宾注："诊，视也。察也，候脉也。凡切脉望色，审问病因，皆可言诊。"也就是说，诊法应包括望闻问切各种具体的方法，在收集病情资料时，应该参互应用，全面诊察。这样，彼此反观，异同互证，才可能搜其隐微，全面地掌握病情资料，避免漏诊、误诊。

第四节　黄帝内经病证学的辨证方法

早在先秦时期就出现了辨证的萌芽，而《内经》在继承先秦辨证经验的基础上，不断总结发展，形成了多种辨证方法之雏形，初步构建了辨证的框架。

一、阴阳寒热辨证

《内经》阴阳学说是中医学理论的最高范畴及辨证的纲领。《素问·阴阳应象大论》说"阴阳者，天地之道也，万物之纲纪，变化之父母，生杀之本始，神明之府也""善诊者，察色按脉，先别阴阳"，强调诊察疾病必须以阴阳为纲。

寒热是辨别疾病性质的纲领，阴阳失调，机体会出现虚实、寒热等病理变化。《素问·调经论》说："阳胜则热，阴胜则寒。"《素问·阴阳应象大论》中将病之形能分为阴胜与阳胜两大类，简要概括了证候特征，"阳胜则身热，腠理闭，喘粗为之俯仰，汗不出而热，齿干以烦冤腹满死，能冬不能夏。阴胜则身寒，汗出身长清，数栗而寒，寒则厥，厥则腹满死，能夏不能冬。"阳胜则出现身热、喘粗、腠理闭、汗不出而热，阳胜伤阴，则可见齿干、烦冤。阴胜则"身长清，数栗而寒"，如表里俱寒，则四肢厥冷。

二、虚实辨证

"邪气盛则实，精气夺则虚"（《素问·通评虚实论》），是虚实辨证的总纲。虚指正气不足，实指邪气盛实。

1. 辨脏腑之虚实　《内经》对疾病既做脏腑定位，又做虚实定性。《灵枢·本神》中阐述了五脏虚实证的相应表现，所谓"肝气虚则恐，实则怒""脾气虚则四支不用，五藏不安，实则腹胀，经溲不利""心气虚则悲，实则笑不休""肺气虚则鼻塞不利，少气，实则喘喝、胸盈、仰息""肾气虚则厥，实则胀"，均从五脏各自相应虚实两证的主要症状表现进行了记述。五脏虚证均表现为五脏所藏精气不足所致的病理特点；五脏实证又突出五脏功能障碍之特点。

2. 辨经气之虚实　《内经》对于十二经病证的论述亦以虚实辨证为纲。如《灵枢·经脉》云"肺手太阴之脉……气盛有余，则肩背痛风寒汗出、中风、小便数而欠；气虚则肩背痛、寒，少气不足以息，溺色变""大肠手阳明之脉……气有余则当脉所过者热肿；虚则寒栗不复"。此外，在十二经每经病候之后，经文均有"为此诸病，盛则泻之，虚则补之，热则疾之，寒则留之……不盛不虚，以经取之"的治疗原则，说明十二经病候莫不有虚实寒热，而在辨证时首先应注意辨虚实。

三、脏腑辨证

人体是一个以五脏为中心的有机整体，脏腑病证是脏腑功能失调反映于外的客观征象。《内经》根据疾病所呈现的一系列症状来判断为某脏某腑的病证，这种辨证方法即为脏腑辨证之雏形。

1. 根据特征性证候辨脏腑病位　脏腑各有不同生理功能和病理变化，每一脏腑所呈现的证候，无不由此发生而具有各自的特征，根据这些特征性证候可分辨病变所属脏腑。

（1）辨五脏病证　如《灵枢·五邪》曰："邪在肺，则病皮肤痛，寒热，上气喘，汗出，咳动肩背……邪在肝，则两胁中痛，寒中，恶血在内，行善掣，节时肿……邪在脾胃，则病肌肉痛……邪在肾，则病骨痛阴痹……邪在心，则病心痛喜悲，时眩仆。"描述了邪客相应五脏部位时所出现的某些症状，提示各脏生理功能不同，症状各异。

（2）辨六腑病证　如《灵枢·邪气藏府病形》曰"大肠病者，肠中切痛而鸣濯濯""胃病者，腹䐜胀，胃脘当心而痛，上支两胁，膈咽不通，食饮不下""小肠病者，小腹痛，腰脊控睾而痛，时窘之后，当耳前热""三焦病者，腹气满，小腹尤坚，不得小便，窘急，溢则水，留即为胀""膀胱病者，小腹偏肿而痛，以手按之即欲小便而不得，肩上热""胆病者，善太息，口苦，呕宿汁，心下澹澹，恐人将捕之，嗌中吩吩然，数唾"。

以上六腑的症状，突出脾胃功能失调及二便异常，其胀、痛、寒、热、鸣响等症状，主要集中在腹腔，而具体部位随各腑所在而异。如胃病主要表现在胃脘部，且与纳食、运化功能有关，如消谷善饥、呕吐、食不下等；大肠、小肠证候则偏重在脐周及脐下少腹，且与排泄有关，如肠澼、泄泻、便秘等；胆病呕吐苦汁，是胆逆导致胃气逆；膀胱病在下腹部，见小便异常；三焦病则关系到水液的代谢异常。

2. 结合病因辨脏腑病位　不同病因，侵袭人体有各自相异的途径，即各种病因对内脏的损伤有一定的选择性。因此，掌握致病之因，在一定程度上有助于辨别疾病在何脏何腑。如《灵枢·邪气藏府病形》有云："愁忧恐惧则伤心，形寒寒饮则伤肺……有所堕坠，恶血留内，若有所大怒，气上而不下，积于胁下，则伤肝。有所击仆，若醉入房，汗出当风，则伤脾。有所用力举重，若入房过度，汗出浴水则伤肾。"

再如《素问·阴阳应象大论》曰"怒伤肝""喜伤心""思伤脾""忧伤肺""恐伤肾"。可见病因与脏腑辨证的特殊联系，即外感寒邪则首先考虑病在肺，精神情志过度导致疾病则首先考虑心。因心藏神，一切愁忧恐怒等无不伤及心神。但五脏也都与神有关，不同的情志变动对五脏又各有选择性的作用。

3. 抓住主症辨脏腑病位　对同一类病证可以根据主症不同来分辨。如同为瘅热病证出现口苦的或口干的就属两种不同的疾病，可以相互鉴别。口苦者为胆瘅，因"数谋虑不决，故胆虚，气上溢而口为之苦"（《素问·奇病论》）。口甘者是脾瘅，"此人必数食甘美而多肥也。肥者，令人内热，甘者令人中满，故其气上溢"（《素问·奇病论》）。

然每一脏腑病证虽各有其特殊症状表现，但其中亦有相同者。要在主症相同的情况下，详细辨兼症，此亦属于脏腑辨证的范围。

如咳证，《素问·咳论》就提出"五藏六府皆令人咳，非独肺也"，不仅有五脏咳，亦有六腑咳，鉴别五脏咳与六腑咳的根本区别在于兼见的症状不同。五脏咳均是咳久而伴有疼痛症状，如"心咳之状，咳则心痛""肝咳之状，咳则两胁下痛"。而六腑咳为咳久而伴有气泄的表现，胃咳、胆咳均见咳而呕吐或吐胆汁，此气之上泄也。小肠咳见咳而矢气，大肠咳为咳则遗失，膀胱咳有咳则遗溺，均是气之下泄。所以《素问·咳论》提出，"微则为咳，甚则为泄为痛"，说明咳嗽初起病情尚不复杂，至其为泄为痛时，必须根据各自特征，辨清五脏与六腑的病位，使治疗有的放矢。《内经》以藏象学说为基础，结合病因的性质及致病的特点，对咳嗽、热病、痹证、风证、痿证、消渴、疟证、胀证等的证候辨别，都采用了脏腑辨证的方法。

4. 根据五体、五官症状辨脏腑病位　人体是由脏腑经络与四肢百骸构成的一个有机整体，五脏与五体、五官相互对应。不同脏腑功能发生紊乱或盛衰变化时，可引起相应的变化。即"有诸内者，必形诸外"。因此观察五体、五官的变化，即可测知内脏的病变。如肺主皮毛，开窍于鼻，故当肺有病时可见"喘息鼻张"（《灵枢·五阅五使》），"色白而毛败"（《素问·痿论》）。

四、经络辨证

经络循行路线是疾病证候发生与直接反应的部位，每一条经脉和所属脏腑发生病变时，经络就会通过它所联系的有关部位，反映出各种症状和体征。根据这些病候，可以辨别病位属于何经、何脏、何腑。

1. 十二经辨证　《内经》对于十二经病证的论述相当丰富，在《灵枢·经脉》《素问·缪刺论》《素问·刺疟》《素问·诊要经终论》《素问·脉解》《素问·病能论》篇中都有论述。这些典型证候为临床辨证归经提供了依据。综合十二经脉病证，可以发现以下三个特点。

其一，经脉受邪，经气不利，出现的证候多与其循行部位有关。例如手太阴肺经的"缺盆中痛""臑臂内前廉痛厥"；手阳明大肠经的"齿痛颈肿""大指次指痛不用""经脉所过者热肿"（《灵枢·经脉》）。

其二，经脉病证中有相应的脏和腑的病状。每一经脉皆内属一脏或一腑，所以十二经脉即为脏腑的所属经脉，因此，十二经脉的病变，必然会影响它所属脏腑，导致功能失常而出现脏或腑的症状。如手太阴肺经的"肺胀满，膨膨而喘咳"、足阳明胃经的"贲响腹胀""消谷善饥，溺色黄""胃中寒则胀满"（《灵枢·经脉》）等，都是经脉病证影响它所属脏腑所出现的症状。

其三，一经受邪，可影响其他经脉，表现多经合病的证候，特别是表里经病状并存者更为多见。如脾经病变可见胃脘疼痛，食后作呕等胃经证候；足厥阴肝经病变可兼见口苦、善太息等胆经之状，甚至可见脘腹胀满，呕吐或泄泻等脾、胃经的病变。

2. 六经辨证　六经辨证是《内经》首创的一种辨证方法，它将一组相关证候根据六经的循行路线进行分类，归纳为某条经脉的病证。与十二经辨证不同的是，六经辨证以足六经证候为主，且用于外感热病的六经辨证还含有疾病不同发展阶段之意。

外感热病的六经辨证：《素问·热论》所论述的热病六经辨证，是以六经作为辨证纲领，分析外感热病发展各阶段的证候，并将热病分为两大类，即不两感于寒者和两感于寒者，均以六经为纲，但有相异的症状、传变和预后。

其辨证方法对张仲景很有启发，《伤寒论》中的六经辨证即渊源于此。

杂病的六经辨证是表明同一种病证的不同类型，此法可用于厥证、腰痛、疟等病证的辨别。

举《素问·厥论》中六经之厥为例，在生理的情况下，经气运行，阴阳顺接，气血和调。如在病理的情况下，由于病理因素的影响，经脉气血运行异常，则能使经脉所属脏腑及其循行部位发生病变。如："巨阳之厥，则肿首头重，足不能行，发为眴仆。阳明之厥，则癫疾欲走呼，腹满不得卧，面赤而热，妄见而妄言。"即以经脉循行部位或所络属的脏腑、器官等的病变出现有各经特异性的症状为依据进行辨证的。

五、气血津液辨证

气、血、津液是机体生命活动的物质基础，气血津液失其充盛调和，则机体平衡失调，变生疾病。《内经》通过分析疾病的证候特征，来辨别气、血、津液的病变，即为气血津液辨证。

1. 辨气上、气下　如《素问·阴阳应象大论》有："清气在下，则生飧泄；浊气在上，则生䐜胀。""气上"可表现为腹胀、咳嗽上气、头痛等；"气下"则可见飧泄等不固之症状。又《素问·举痛论》有"怒则气上""恐则气下"等，为强调七情过激可引起气机升降失常，而产生相应的脏腑证候。

2. 辨上、中、下气之不足　《灵枢·口问》有："上气不足，脑为之不满，耳为之苦鸣，头为之苦倾，目为之眩。中气不足，溲便为之变，肠为之苦鸣。下气不足，则乃为痿厥心悗。"上气不足，主要指脑海不足，中气指中焦脾胃之气不足，下气不足，指肝肾之气虚。

3. 辨出血　《内经》所论之出血证，散见于多篇，有"血溢""血脱""血衄""唾血""咳唾血""呕血""溲血""溺血""血泄""血便""后血""下血""血崩"等名称。归其证类，主要为衄血、唾血、呕血、溲血、便血、血崩6种。

4. 辨血枯　《素问·腹中论》有"血枯"证，是指妇人血枯经闭，月事衰少的疾病。其症有："胸胁支满，妨于食，病至则先闻腥臊气，出清液，先唾血，四支清，目眩，时时前后血。"此多因大失血和房事伤精，肝肾亏损导致精血互不生化。即"得之年少时有所大脱血，若醉入房中，气竭肝伤，故月事衰少不来也"。

5. 辨血瘀　《内经》中虽然无血瘀一词，但有"血凝""血泣""恶血""衃血"等名称，后世医家所论及的血瘀学说及活血化瘀治则宜多源于《内经》。《内经》中血瘀证以疼痛、积、出血、色异、腹胀、厥等为证候特征。

6. 辨津液不足　津液是体内正常水液的总称，滋养人体，运行于周身。津液不足以滋润濡养功能减退为辨证要点。《灵枢·决气》曰："津脱者，腠理开，汗大泄；液脱者，骨属屈伸不利，色夭，脑髓消，胫酸，耳数鸣。"汗为津液之一种，汗大泄者津必脱。而液有"注骨、益脑、泽皮肤"之功能，故液脱则皮肤失润、骨髓失养，表现为"屈伸不利，色夭，脑髓消"，液脱又可导致阴虚，故耳鸣。

7. 辨水液停聚　《灵枢·水胀》对于水胀、肤胀和鼓胀进行了辨别，三者均为津液不行、水液潴留所导致的病证。水胀因阴寒内盛，津液运行失常，潴留上泛，则"目窠上微肿，如新卧起之状"；水邪乘足阳明脉，故颈脉搏动明显；水液停留蓄积于下，则膝以下浮肿；水寒射肺，肺失宣降则"时咳"；阴寒盛而水湿伤及阴股，则"阴股间寒"；水液停积腹而外溢肌肤，则"以手按其腹，随手而起，如裹水之状"。肤胀因阴寒之邪侵袭皮肤之间，气机阻滞不畅，阳气不行，病在气分，故"鼕鼕然不坚"；气滞而充斥全身，故"腹大，身尽肿，皮厚"；气滞肤腠之间，按之散而不能猝聚，故"按其腹，窅而不起"；邪未入里，太阴脾土未伤，故"肤色不变"。而鼓胀则由脾虚失运，水液停聚，留积腹腔则腹胀大；水泛肌肤则"身皆大"；土虚木乘则"色苍黄，腹筋起"。临床中，医生可根据这些特征表现来辨别。

此外，《内经》对辨六淫、辨体质有具体的论述。

综上所述，《内经》中已经出现了多种辨证方法的雏形，强调了阴阳、寒热、虚实为纲的重要性，且在辨证过程中注重多种辨证方法的综合应用，倡导色、脉、病证合参，形成了自己独特的辨证方法，初步构建了辨证的框架，为后世辨证方法的不断发展奠定了基础。张仲景"勤求古训，博采众方，撰用《素问》《九卷》……"继承了《内经》等古典医籍辨证的基本理论，结合临床丰富的诊疗经验，以六经论伤寒，以脏腑论杂病，建立了包括理、法、方、药在内的中医学辨证论治的理论体系。

第五节　黄帝内经病证学的治则治法理论

一、治疗原则

1. 治病必求于本　此处"本"指的是疾病的本质及导致病证发生的原因。治病求本，是《内经》诊治学说中的首要原则。

《内经》认为疾病发生的根本，总离不开阴阳的偏盛偏衰。因而治疗的目的，首先就在于了解病本在于阳还是在于阴，而后对阴阳进行调整，使之重新恢复到相对的动态平衡状态。《素问·阴阳应象大论》说："阴阳者，天地之道也……治病必求于本。"吴崑说："天地万物，变化生杀而神明者，皆本乎阴阳，则阴阳为病之本可知。故治病必求于本，或本于阴，或本于阳，必求其故而施治也。"可见治病求本，就是指治疗疾病首先必须探求阴阳盛衰的疾病本质，用以作为施治的依据。

2. 知标本则万举万当　张介宾说："标，末也。本，源也。"《内经》所说的标本，包含内容甚广，如疾病与医疗措施，则病为本，治疗措施为标；正气与邪气，则正气为本，邪气为标；病因与症状，则病因为本，症状为标；先病与后病，则先病为本，后发之病为标；表病与里病，则里病为本，表病为标……掌握疾病的标与本，就能分辨病证的主次与逆从，抓住治疗的关键。运用标本理论指导临床，主要有三种情况，从标论治、从本论治、标本同治。

3. 治病需通天文、地理、人事　《素问·著至教论》说："上知天文，下知地理，中知人事，可以长久。"天文，指自然界的空间和时间，包括天体运动、时间推移、时令节气等；地理，指东西南北中五方地域和地势高下；人事，指人体自身状况及与所处社会环境相关存在的综合情况。三因制宜，即依据天、地、人的变化情况，制定适宜的治疗方法。

4. 救其萌芽治未病　早期治疗要掌握治疗时机。因势利导，《灵枢·逆顺》就针刺治疗提出"刺其未生""刺其未盛"，疾病初起或病势未盛之时，就应及时治疗；病势已有衰退之势，正气有来复之机，可乘势施用针药治疗。《内经》还主张在邪"方其盛"之时慎用针药，恐邪气未去，正气先伤，故谓"勿敢毁伤"。能掌握时机，因势利导，恰当治疗疾病的，才是高明医生。《内经》认为疾病一般都有由浅入深，由腑及脏，或脏与脏之间按生克而相互影响、相互传递的变化规律。因而医生应很好地掌握疾病传变规律，只有这样，才能及早地采取防止疾病发展的有效措施。《素问·阴阳应象大论》指出："故善治者治皮毛，其次治肌肤，其次治筋脉，其次治六府，其次治五藏。治五藏者，半死半生也。"高明的医生，治病注重早发现、早治疗。历代医家在临床实践中也都十分重视这种安其未受邪之时的理论。早期治疗的先决条件是早期诊断，早期诊断的重要手段是望色诊脉。因为很多疾病，往往在其未出现明显的临床症状以前，面部色泽和三部九候之脉就有了一定的变化，《素问·八正神明论》曰："上工救其萌牙，必先见三部九候之气，尽调不败而救之，故曰上工。下工救其已成，救其已败。救其已成者，言不知三部九候之相失，因病而败之也。知其所在者，知诊三部九候之病脉处而治之，故曰守其门户焉，莫知其情而见邪形也。"因此，要不失时机地"救其萌芽"，而且要求通过诊察脉色，确切地掌握疾病之部位，做到"守其门户"，有的放矢。因此，做为一个好医生，要有高超的望诊与切诊技术。

5. 有故则无殒　《素问·五常政大论》说："大毒治病，十去其六；常毒治病，十去其七；小毒治病，十去其八；无毒治病，十去其九，谷肉果菜，食养尽之，无使过之，伤其正也。"《素问·六元正纪大论》说："妇人重身，毒之何如？岐伯曰：有故无殒，亦无殒也。……岐伯曰：大积大聚，其可犯也，衰其大半而止，过者死。"药为纠偏补弊而设，若病情需要，则但用无妨。两段经文提出了正与邪、治与养、攻与补，即攻邪与养正的关系问题，指出攻伐有度，勿伤其正，且有常有变，示人以规矩。重要的是应把握三点：①药应中病。②把握好剂量，切中病情之轻重缓急。③通过药物之间的科学配伍，既可发挥治疗效应，又能制约其毒副作用。

二、治疗方法

1. 逆者正治　又称为"正治"法，也就是正常的治法，指逆其证候性质而治的一种常用治疗法则。《素问·至真要大论》说："逆者正治，从者反治。"例如"寒者热之，热者寒之"等。这种治法用于病情单纯、没有出现假象的病证，所以《素问·至真要大论》称谓"微者逆之"。"微"，即病情单一而不复杂的意思。"逆"，就是指药性与病性相逆。具体有汗法、吐法、下法、消积法、补益法、利水法、润燥法、收敛法、镇惊法等。

2. 从者反治　当某些疾病出现本质与其症状表像不一致，即出现假象时，就宜用"反治"的原则。因为这种治法是顺从疾病假象而治的一种治法，故也称谓"从治"。一般地说，有假象出现的病证，病情都比较复杂而严重，所以《内经》又说："甚者从之。"具体有热因热用、寒因寒用、塞因塞用与通因通用法。

反治法就其本质来讲，也是针对疾病的寒热虚实之本质而施治的。不论正治法还是反治法，究其根本，都是遵循着"治病求本"的原则，是针对疾病的本质而施治的。正如《素问·至真要大论》所说："必伏其所主，而先其所因，其始则同，其终则异。"指出治病时，必须抓住疾病的根本，制伏其主要的病邪。

3. 平调阴阳寒热治法　《内经》认为，疾病的发生从根本上来说是阴阳的相对平衡遭到破坏，出现偏盛偏衰的结果。而一旦"阴阳离决"，则将引起"精气乃绝"的严重后果。因此调整阴阳，补偏救弊，恢复阴阳的相对平衡，促进"阴平阳秘"是《内经》治疗的根本法则之一。正如《素问·至真要大论》所说："谨察其阴阳所在而调之，以平为期。"

4. 虚实补泻疗法　《素问·通评虚实论》说："邪气盛则实，精气夺则虚。"指出"实"，是指邪气而言。举凡六淫之邪以及痰、水、瘀血等滞留体内而出现的证候，均属实证。"虚"，是指正气而言，包括精、气、血、津液等。举凡人体内精、气、血、津液等物质亏损不足所出现的证候，均属虚证。

邪气盛实之证，当用泻法治疗；正气虚弱不足的证候，当用补法治疗。《素问·三部九候论》说："实则泻之，虚则补之。"《素问·调经论》也说："有余泻之，不足补之。""有余"，即指实证；"不足"即指虚证。均指出了虚证当补、实证当泻的治疗原则。但人体正邪两方的有余或不足是相对的，而且是相互消长的，邪能伤正、正能祛邪、祛邪能扶正、扶正能祛邪，所以泻实与补虚原则的临床运用，必须根据疾病的具体情况灵活掌握。

5. 因势利导　"因势利导"是泛指顺着事物发展趋势，而加以引导推动的意思，《内经》借用来指导医疗实践，主要运用于以实邪为主的病证，包括以下两个方面。

（1）病邪所在部位　对以实邪为主的病证，应根据邪气所在部位和性质而采取因势利导的方法，使之从最简捷的途径，以最快的速度排出体外。如《素问·阴阳应象大论》说："因其轻而扬之；因其重而减之……其高者，因而越之；其下者，引而竭之；中满者，泻之于内；其有邪者，渍形以为汗；其在皮者，汗而发之。"

（2）邪正消长盛衰　对于某些周期性发作的疾病，应在其未发作之前治疗，因为这个阶段的邪气比较弱，正气相对盛。如能给以适宜的治疗，则可使标本相得（病为本，工为标），一鼓而下，取得良好的治疗效果。《素问·疟论》说："方其盛时，勿敢毁伤，因其衰也，事必大昌。"《灵枢·逆顺》也说："刺法曰：无刺熇熇之热，无刺漉漉之汗，无刺浑浑之脉。"此指当邪气昌盛之时，不要勉强施治，以防邪不除而反毁伤正气。待邪气之势较衰，正气较盛之时施治，则可以收到较好的效果，正如《素问·阴阳应象大论》说："其盛，可待衰而已。"

三、针灸疗法

《素问·五藏别论》曰："恶于针石者，不可与言至巧。"可见《内经》十分重视针灸疗法。

《内经》认为，采用针灸疗法首先要明辨经络；其次，针灸治疗还需审察形态；临床又需审察神色。如《灵枢·本神》道："是故用针者，察观病人之态，以知精神魂魄之存亡得失之意。"临床治病首先要详细地审察病人的形与神色，只有这样，才能了解其体质和疾病状况，做出正确的辨证诊断，然后根据"具体情况具体分析"的原则，制定出合适的治则，对证下针（灸）。《内经》中的针灸疗法包括针刺、艾灸和刺血。

1. 针刺疗法

（1）刺法的分类　《内经》中关于针刺方法的描述很多，其中影响较大的是《灵枢·官针》中的"九刺""十二刺"和"五刺"。

（2）针刺的得气　在针刺时，《内经》十分重视得气感应，《灵枢·九针十二原》言："刺之要，气至而有效。"说明针刺得气是取得疗效的关键。《素问·宝命全形论》云："经气已至，慎守勿失。"这表明在候气或采用催气手法后，若能得气，则要抓住时机施行补泻手法。总之，

《内经》认为得气是针刺取效的一个关键。

（3）针刺的补泻 针刺得气后，还要根据患者的虚实情况施以一定的补泻手法，如《灵枢·九针十二原》说："虚实之要，九针最妙……补泻之时，以针为之。"《内经》的补泻手法，主要有迎随、徐疾、呼吸、开阖等。

2. 艾灸疗法 《内经》中关于灸法的论述不很多，远较针刺为少，但《灵枢·官能》云："针所不为，灸之所宜。"可见对灸法也十分重视。

3. 刺血疗法 《素问·离合真邪论》说"攻邪也，疾出以去盛血，而复其真气""刺出其血，其病立已"。可见对于实证，《内经》常采用刺血疗法。"九针"中的锋针，"刃三隅"，犹如现代三棱针，实为刺血工具。《灵枢·九针十二原》曰："满则泄之，宛陈则除之，邪胜则虚之。"即含刺血之意。"九刺"中的络刺、"十二刺"中的赞刺、"五刺"中的豹文刺均为刺血疗法。

《内经》中涉及刺血疗法的临床文献共60余条，所治病证亦十分广泛，有数十种之多。

此外，《内经》在心理疗法、按摩推拿疗法、饮食疗法、导引疗法、醪酒疗法、外治法方面也有很有见地的论述，对后世医学产生了重要影响。

第三章 近年对《内经》病证研究概况

《内经》作为现存的最早的中医学著作，建立了中医学理论体系，包含着丰富的临床医学知识，并对后世临床医学的发展及临床实践具有深远的指导意义。

第一节 病因的研究概况

一、六淫致病

《内经》与气候的异常变化及外感疾病的发生有十分密切的关系。而与疾病发生有密切关系的异常气候称为"虚邪贼风"，后世将其称为"六淫"。现今，在研究异常的气候变化可以导致疾病的同时，已经发现许多的细菌和病毒在此种气候下能够生存并迅速繁殖，这成为我们继续研究六淫致病机理的突破口。异常之气并不是单纯地指"风、火、暑、寒、湿、燥"六气，而是包括了六气控制下的整个生态环境的异常。这恰恰与《内经》中"天人相应"观相符。六淫致病为现今的生态病因学提供了丰富的理论基础和研究方向。

二、过用致病

强调"过用致病"是《内经》病因学说的一个重要观点。在《内经》范畴里，"过用"主要体现在四个方面：①劳逸过度。②饮食不节。③情志无节。④药物过用。其中近年来医学界对于劳逸过度、饮食不节和情志无节的研究比较具体和深入。

运动医学为形劳研究提供了科学依据。研究发现，大运动量可致心肌损伤，剧烈运动可引起红细胞老化加快，剧烈运动可以引发急性胃黏膜病变、肌浆网钙离子转化能力下降、钙离子的初始摄取率降低等。有人统计，从 2001 年起，日本每年约有 1 万人因过劳而猝死。亦有报道，细胞免疫功能和细胞因子表达的异常、内分泌功能的紊乱及神经系统功能的异常可能参与慢性疲劳综合征的病理过程。对此中医学可以运用其独特的理论，针对个体治疗，调节脏腑阴阳，达到气血平和。

西医学认为，饮食不节是肥胖、代谢紊乱、糖尿病、高脂血症、脂肪肝、高尿酸血症、心脑血管疾病、肿瘤等疾病的病因或诱发因素。《内经》认为，饮食的大饥大饱，或过寒过热，或偏嗜，皆为"过用"现象，是导致疾病发生的一个重要因素。据研究，高脂血症患者通过合理控制饮食与坚持有氧运动治疗高脂血症，疗效显著。可见科学的饮食习惯成为预防代谢综合症、冠心病、动脉硬化等疾病的核心。因此,《内经》中饮食不节的病因观即使在今天仍然有很大的指导意义和临床应用价值。

《内经》所指的情志从宏观角度而言,不仅包括喜、怒、忧、思、悲、恐、惊七种情志变化,也涵盖了各种情绪、个性因素、心理因素等。突然、强烈或长期持久的情志刺激,超过人体本身的正常耐受限度,会导致多种疾病。肝癌与情志关系的调查显示,80% 以上的病人有情志不和病史。有实验研究证明,紧张、焦虑、过分压抑等心理应激反应,可通过下丘脑 – 垂体 – 肾上腺通路影响消化功能,与消化性溃疡的发生高度相关。另外,个性及心理因素与消化性溃疡发病的关系研究亦发现,消化性溃疡患者有特定不良的人格基础,这种人易遭受应激,产生不良情绪,进而影响消化系统功能,产生不良的情绪诱发和促进溃疡的发生。因此,早在1950 年,美国学者就提出心身疾病的概念,随着心身疾病的研究不断深入,人们意识到情绪、个性及心理因素对疾病的影响,从而证明了中医情志致病的现实意义。

情志致病是中医学具有鲜明特色的病因学思想,也是中医学具有生物 – 心理 – 社会医学模式的证据之一。分析情志成为中医学病因的理论依据,情志从正常的情感与情绪向病因转化的原因,以及作为病因致病的形式特点,对于现代防治与情志 – 心理应激相关的心身疾病和心理疾病当有所裨益。人是非常复杂而高级的生命体,不可否认情志对机体的脏腑功能、免疫能力等诸多方面都有着巨大的影响。虽然中医对七情内伤的致病机理多着重于脏腑气血的变化,具有宏观和整体的特点;但对情志变化所引起的具体病变实质(包括心理性和躯体性)则阐述的不够。因此,实验研究对系统深入研究中医七情学说具有重要意义。但这其中存在很多急需解决的问题,如动物模型的建立、怎样运用情志相胜疗法纠治因病态情志所产生的病证、如何把中医脑心神说与现代科学认识相结合,将近现代的"情绪中枢"及"评估—兴奋"学说用于七情研究中等。中医的情志疾病包括的范围相当的广泛,能否用西医学的心身疾病、精神神经疾病、心理疾病来涵盖,还需要进一步的探讨和研究。面对情志随意性难以量化的特性,我们必须抓住七情理论的本质,用一种开放性的思维,充分有效地与西医学有关理论相结合进行研究,使中医情志病因学理论更系统化和现实化。

总之,《内经》云"过用致病",对西医学模式的病因学研究,尤其是对慢性疲劳综合征、代谢综合征、心身疾病等慢性病病因学的研究仍有借鉴之处。然而《内经》云"过用致病",观详于宏观把握,略于微观分析。对于它的深入研究,一方面要立足于整体把握,同时要结合西医学的研究成果,联系临床实际,进行微观定性、定量研究,推动中医学深入发展。

第二节　病机的研究概况

《内经》中有关病机的理论,分载于诸篇之中,内容丰富,其中以病机十九条论述较为集中,对后世的临床实践起到了极大的指导作用。病机十九条有三大特点:①五脏定病位、六气明病性。如"诸风掉眩,皆属于肝"就是先提出病因或病证,后定病位即所属脏腑。②症状相似而病因有别。③追求有无与虚实是分析病机的原则。病机十九条充分地体现出古人临证时的思路。

"病机十九条"的第五、第六条云："诸热瞀瘛，皆属于火；诸痛痒疮，皆属于心。"对于"火"与"心"的认识，学术界一直都有争议。有学者认为"诸热瞀瘛"为神志昏蒙的表现，与心主神明相关，承认"心""火"有误。另有学者认为痛、痒、疮虽均为火毒热盛所致，但心五行属火，并且心主血脉，为五脏六腑之大主。否认"心"为"火"之误。有人提出痛、痒均为自觉症状，无论是疮证的痛、痒还是其他痛证、痒证，均由心之神明感知。对于病机十九条的解说，历代医家注解都不尽相同。尤其在现代临床应用上，各有不同。因此，这里就涉及了病机十九条的局限性问题。李学铭认为，研究病机十九条，首先应解读"诸"与"皆"字的含义，不能解释为"所有"与"都是"。它所涵盖的病机并不能包罗一切，甚至还不能包含《内经》其他篇章提到的有关证候、症状的病机。病机十九条虽有它的局限性，但对于中医的病因病机系统理论的形成起了推动作用。其中部分条文对皮肤病的治疗与辨证具有现实意义，为皮肤病进行脏腑辨证奠定了基础。为五脏病机在临床实践中的应用起到了示范作用。

通过对病机十九条的研究，我们可以看出，《内经》对于病机的认识已经非常深刻，并且形成了定位、定性的基本临证思路，时刻强调将病因与病位相结合、明辨病性，体现了治病求本的精神，也充分展现了中医临证的思路和方法。对于病机十九条的学习和研究应与后世的医学发展相结合，从临床实际出发，用发展的眼光和动态的思维去理解、发挥，不应拘泥于孰是孰非，而应综合分析，用临床实践反复推敲。

第三节　辨证的研究概况

六经辨证源于《内经》，热论中六经辨证是后世六经辨证的雏形。而《素问·热论》，构筑了热病六经传变、六经分证的框架，为张仲景《伤寒论》中的辨证理论提供了模式。但是，热论不仅采用了六经辨证，也采用了五脏辨证。有学者在研究《内经》对疾病、病证的辨证思想时提出五脏痹、六腑痹归属于脏腑辨证分型；亦有学者对风证进行总结，认为五脏风属于脏腑辨证分型。可见，《内经》虽未明确提出辨证方法，但其思想已蕴含其中，成为后世脏腑辨证、六经辨证的理论与方法的起源。

《内经》不仅采用了辨证论治的方法，还体现了病证结合论治的思想，为宋以后辨证论治为核心的病证结合论治模式的形成起到了奠基的作用。

近年来，有学者提出辨质论治是辨证论治的分化，强调个体化诊疗原则。《内经》云"必先别其三形，血之多少，气之清浊，而后调之"，实质上就体现了辨体质论治的思想。体质病理学的提出，为中医"证"的研究提供了新的思路，使辨证论治进一步客观化。

这些都足以说明《内经》时期就已经形成以辨证为本，推求病因、病机并确定治疗的整套临证思路，这对于当今临床工作仍为适用。随着中西医结合研究的不断深入，临床医师在辨证方法上已不局限于辨证治疗，还广泛应用辨病治疗与辨症治疗。这大大丰富了"辨证"的内容，并且将宏观的辨证与微观的辨证结合起来，使辨证论治更深化、更具体化。

第四节　诊法的研究概况

有学者从三方面探讨《内经》察色测病理论，"克我之色"乘其位、藏真之气外现、察泽夭以观顺逆。此三方面蕴含了丰富的科学知识，具有重要的临床指导意义。亦有学者系统地总结了《内经》的经络诊察体系。经络诊察的主要方法有问、审、切、循、按、扪等，至今仍广泛应用于临床。《内经》中经络的病理改变主要体现在络脉颜色的改变、经脉循行部位形态的改变、经络循行路线的寒热变化及经络循行通路的感觉反应的改变，后世依此形成了经络电阻测量、知热感度等检测方法及热敏灸等治疗方法。另有学者归纳了《内经》经络之望色、切脉，以及内脏病变在经络循行的特定部位及经络腧穴之反映，来说明《内经》经络的诊断作用。亦有人总结了《内经》从神色形态、舌、脉、证候诸方面对危候诊察要点的详细论述，对临床确立救治原则和判断疾病的预后转归有着十分重要的指导意义。

《内经》中的脉诊共有7种之多。寸口脉诊法临床应用最广，现代研究也较集中。脉诊的实质就是通过诊查动脉的张力、速度、节律、幅度、性质及动脉壁的一般状态，以间接推测机体神经－内分泌－免疫系统整合形式的变化。有研究者仅从脉象、脉图与病、证关系和三部九候与病位关系两方面的研究了解到脉诊对于病位的诊断具有不确定性。由此也说明了，脉诊成为中医诊断学最具特色的诊法，真正原因是它具有辨病性的功用。

《内经》首先把舌象的变化用于外感热病中，一来作为判断病程阶段的依据之一，二来作为判断疾病轻重预后和临床治疗的重要依据。《内经》对舌诊的描述较少，但对舌的生理、病理都有一定的认识，使舌诊理论初具雏形。

《内经》还有五色诊，包括五行五色诊病法和五行类比诊病法。舌诊和脉诊最具特色。对于舌苔微生态的研究及五脏病变的舌象定位是近年来研究的焦点。另外，中医学界对脉诊的客观化也进行了大量的研究，涉及脉象客观描记仪器的研究、脉象机理的研究、平脉研究、病脉研究、脉象脉图与病证关系研究、三部九候研究等方面，使得脉诊逐步走向客观化。

第五节　治疗的研究概况

一、《内经》理论在临床上的应用

1.《内经》理论在临床应用广泛　王中琳等指出"治痿独取阳明"；"各补其荥而通其俞，调其虚实，和其逆顺"；"各以其时受月"这原是指导针刺治疗的法则，但现代已远远超出针刺范围而广泛地用于指导临床用药。刘冬梅总结"治痿独取阳明"不光是痿证的重要治则，还是可以应用于CAG的治疗，以痿治"萎"，独取阳明，对于防治CAG及其癌前病变具有重要意义。

张宏业将《内经》热病理论应用于急诊，疗效可观。

王中琳认为《内经》论述了癫狂病总的病机，癫疾反复发作可形成的三种变证类型，还描述了癫痫证的特殊证候表现。利用放血法、夺食法和服生铁落饮法治疗狂证，运用针刺治疗狂病则突出了重视调理中焦气机的思想。

武秀杰按《内经》论"五藏六府皆令人咳，非独肺也"，这一理论对咳嗽进行辨证施治收效甚佳。

刘春援指出《内经》"阳道实阴道虚"理论在儿科中应用的重要价值。

李晓萍认为《内经》提出"疏其血气，令其调达，而致平和"针对血瘀理论的治病法则。

吴涣淦按《内经》云"内热法"用于治疗风湿病、风湿性关节炎、骨关节炎、强直性脊柱炎等疾病取得满意疗效。

沈浪泳提出《内经》云"治之以兰，除陈气也"治疗消渴病，从遗传学的角度认识到消渴的发病与先天禀赋有关，并提出禀赋薄弱是消渴病发病的内在根据，而饮食不节，情志失调，劳欲过度只是发病的重要条件。

师冉认为《内经》之"胃不和则卧不安"是对因于饮食不节、肠胃受损、胃气不和的失眠病理机制做出的高度概括。

高卫萍论述了"肝受血而能视""气脱者，目不明"等《内经》理论对眼科临床的指导作用。

这些都说明《内经》理论在临床应用范围广泛，涉及内、外、妇、儿等各科，并指导各科的临床实践。正如张子和所言："《内经》是一部治病的法书"。

2. 个案及大宗病例回顾性研究验证《内经》理论 周杰据《素问·金匮真言论》云"心开窍于耳"，言耳的听力与心的功能密切相关。选用八珍丸气血双补、天王补心丹宁心安神治疗心气血两虚型耳鸣而奏效。

赵海燕据《素问·风论》云"久风入中，则为肠风飧泄"，临床上在辨证治疗时选择加入一些祛风药，治疗慢性结肠炎取得较为理想的效果。

田勇、王晓岚从 185 例咳嗽治疗经验探讨《素问》云"五藏六府皆令人咳"的临床意义。分析发现，其中属于肺咳者 32 例，脾咳者 59 例，肾咳者 75 例。肺咳者用二陈汤加减，脾咳者用保和汤加减，肾咳者用六味地黄汤、金匮肾气汤加减，心咳者用三子养亲汤、二陈汤、生脉散合方加减，肝咳者用龙胆泻肝汤、泻白散加减，一般服药 3～15 剂，均获得较好的疗效。

徐金星、尚丽娟根据《素问·阴阳应象大论》云"湿胜则濡泻"的理论，确立除湿法治疗小儿秋季腹泻 204 例。其中寒湿型 129 例，湿热型 75 例。治疗基本方：苍术、米仁、车前子、防风。湿热加黄连、白头翁；寒湿加附子、炮姜；重症腹泻加米壳。2～5 天 1 疗程。结果：痊愈 190 例，好转 14 例。

任明山等探讨"治痿独取阳明"的临床意义，用补中益气汤治疗慢性吉兰 - 巴雷综合征 30 例，总有效率达 80%，而西药对照组为 53%，结果表明，补中益气汤能有效地治疗慢性吉兰 - 巴雷综合征，且副作用小。

以上举例都说明了《内经》理论在临床上仍然具有很强的生命力，深入研究并与现代临床应用相结合，是发展《内经》学术的必由之路。

二、十三方的研究与应用

《内经》有关疾病的具体治疗措施，一般认为是详于针灸而略于方药，但事实不尽然。高长玉研究十三方对方剂的组方原则、治则治法、命名分类、剂型、煎服方法、服用禁忌等均有详尽论述，为方剂学的形成和发展初步奠定了理论基础。潘炳祥将生铁落饮、泽泻饮、乌贼丸、半夏秫米汤应用于临床，取得不错疗效。《内经》的这些方剂，就其所用药物来说，已包括了动物、植物、矿物三类。就其用法来说，有内服，有外用；就其功能来说，有用于预防的，也有用于急救的；有治疗内科疾病的，也有治疗妇科、外科疾患的。这些都说明《内经》时期对方剂的运用已经达到了一定的水平。

三、针灸理论的研究及应用

任珊针对《内经》中针刺深浅理论的研究，针刺的深浅要根据患者的年龄、体质、疾病性质、腧穴部位、经络循行以及季节时令等因素决定。查炜针刺深度与刺法、穴位、病证、病人的体质和季节因素有关。温丽君研究发现《内经》时代对火针疗法的名称、针具、刺法、适应证、禁忌证等方面已有了较明确的认识，奠定了火针疗法的发展基础。

徐立群临床运用《内经》的浅刺法治疗某些病证可收到较好的疗效，尤其适宜于一些病位较浅的头面、肌肤、络脉、经筋、皮部等病变，如面瘫、痿痹、痛证、痒证等。史永奋等观察《内经》傍针刺法治疗肩周炎的疗效，随机分成傍针刺组 74 例，常规治疗组 30 例。结果傍针刺法可明显缓解患肩的疼痛与拘挛，增加患肩的活动度，松解肩关节粘连。郑雅芳提出《内经》刺营出血疗法，是针对皮部色、质、形态有病理改变的血络、血脉实施的放血疗法，以及对现代针灸临床的现实意义。

李冬梅研究认为《内经》明确提出经病和络病在治疗上的不同，对于络病选用刺络疗法。现代临床应用发现此种疗法不仅对急性病效果较好，而且对内、外、儿及五官科的许多疾病都有一定的疗效。徐晖《内经》对刺禁论述颇多，从西医学知识来看，刺禁理论确有一定的科学性，涉及针刺禁忌、针刺注意事项及针刺不当造成的危害，不仅有较高的理论价值，而且对针灸临床有广泛的指导意义。

《内经》所载刺法名目繁多，有"九变刺""十二节刺""五刺"等。按刺入深浅分类，其中属浅刺类的有"毛刺""半刺""浮刺""扬刺""直针刺"等，这些刺法历史悠久，延用至今，在针灸临床仍广泛使用。现代应用较广的皮肤针、皮内针、头皮针、腕踝针及近年来发展的腹针等针法，均是在此基础上发展而来的。《内经》从体质、病情、季节等方面考虑针刺深度、针法等，对现代针灸临床仍有指导意义，值得人们继续深入的研究及发挥。

第六节　预防与养生的研究概况

《内经》的"治未病"思想一直是其预防医学思想的体现，也是中医理论体系中预防与养生理论的重要组成部分之一，它提出了一种较高的医学境界。蒋瑞提出治未病可通过养生保健与医疗保健两类途径达到目的。随着科技的进步和生活水平的提高，"治未病"思想在 21 世纪得到创新。孙岸韬等对亚健康思维与中医"治未病"预防医学思想的契合点进行了探讨。崔丽娟等研究中医治未病思想通过调节心理、改善生活方式、运动、气功、按摩及药物等能够防治亚健康。王琦提出中医"治未病"思想在诊断、预防、治疗亚健康状态方面有着丰富多彩的理论和方法，是中医学对未来世界人类健康做出贡献的重要领域。

五运六气学说也是《内经》在预防医学领域的又一大创举。古老的运气学说一直是学术界争议的焦点。近 50 年，学术界一直未找到更好的研究方法和思路来印证运气学说的价值，对五运六气理论尚不能做出恰当的评价。直到 2003 年 SARS 出现，为研究运气与异病的关系提供了一次很好的机会。众多学者纷纷重拾运气理论，分析 SARS 的发生与运气的关系。顾植山利用运气理论分析 2003 年春季正是最易爆发流行性传染病的时段，发现运气与 SARS 病机证候的相关性。白贵敦等研究：客气的周期是 6 年，每隔 6 年就会出现一次暖冬气候和主、客君火加临。这一规律可以解释流感 5 ～ 6 年或 10 ～ 12 年会有一次全球大流行。孙万森等对非典的发病时间、流行时间、发病区域、流行区域及气候特点与运气的警示比较，发现符合率均是 100%。根据五运六气理论，余瑾等认为 SARS 特别适合在寒湿和湿性的环境下生存和传播，提出一系列预防保健策略。对疫病、流行病的警示作用证明了中医古老的运气学说的价值，加大力度深入研究，将其应用于预防疾病及指导临床实践成为众多学者关注的问题，但是找到正确的研究思路与方法并不容易。骆月珍等研究从气象医学角度研究运气学说，用气象要素的距平值和变化值可以反映出"五运六气"的"太过与不及"，从而预测气象性疾病的发生状况。李建军用运气学说分析冬季气象与疾病发生的相关性，来讨论研究气象疾病的思路。邢玉瑞总结 50 余年，对运气学说的研究大致有四方面。曲黎敏提出对运气学说在微观领域上研究的思路。吕海婴等强调将中医理论与分子生物学及生命科学结合进行新探讨，赋予五运六气学说新的科学意义。

通过多方面的研究，利用运气学说把握气候与人体疾病发生的规律和特殊性至今仍有一定的科学性。说明其作用及价值是不容置疑的。对疾病的预防和治疗具有较大的指导意义，值得深入的发掘和研究。当然，对于两千年前总结的规律，能否完全适用于现今是值得商榷的，并且由于年代久远，记载笼统，也受到历史条件和科学水平的限制，仅凭直觉观察，没有量化标准。正因如此，我们更应该努力寻找科学的研究方法，《内经》本身提倡的就是"天人合一"的一种生态医学模式，处处反映了"整体思想"，因此在研究运气学说时，也应该提倡多学科、多角度地分析，无论是在气象医学领域还是微观领域，时间、地理医学等范畴里，都深入地发掘运气学说中有价值的内容，并联系实际，找到正确的应用方法，为预防医学开创新的领域。

养生在《内经》中居于十分重要的位置。许家松提出《内经》的"全方位的康寿养生观"，建立了"顺应自然—身心健康—心理道德完善—适应社会"的康寿养生模式。

第七节　展　望

《内经》的临床医学内容极其丰富，包括内、外、妇、儿、五官等科 300 余种病证，论述其病因病机、诊断、辨证、论治、预防等内容，成为中医临床医学的渊源，至今仍指导着中医各科的临床实践。重视对《内经》临床医学理论的研究，是研究和发展《内经》学术至为重要的内容，并且将其临床医学精华更恰当地运用于现代临床，找到与现代临床医学实践的契合点更是广大学者们思考的焦点。因此，采用何种方式来研究《内经》临床医学显得尤为重要。

研究《内经》的临床理论，将其应用于现代临床，首先要真正理解《内经》呈现给我们的

"人与天地相应"整体恒动观，也就是许多学者提出的医学物候学思想。《内经》认为人体脏腑生理病理有着与物候现象一致的生物体特性，病候表现与物候表现同步，物候与病候均受五运六气周期气候变化节律的影响，是随气候变化而变化的。这对于研究《内经》中的发病规律、治疗及养生防病均有重要的指导意义。其次，充分认识《内经》的整体生命观。每一个组织、经络、脏腑、器官与整体生命活动全息相关。有学者因此提出《内经》的生物全息理论。《内经》无论是发病到治疗、养生等，无不是将这两点贯穿始终。

项祺提出：①临床研究，为主要途径和方法，通过临床实践验证理论，进而充实发展其诊疗原则和方法；②实验研究，包括临床实验方法和动物实验方法，以揭示《内经》病证实质和治疗机理；③现代科学方法，包括哲学、社会科学、自然科学、横断科学以及高新技术等，为《内经》临床医学研究提供思维方法和手段。这三条途径已基本概括了现今医学界研究《内经》所使用的方式方法。通过这些途径的研究，建立《内经》的临床医学体系，再将其中的理论与现代临床相结合，进行深入的研究，有助于完善中医临床各学科，推动中医学的发展。

【参考文献】

［1］张登本，孙理军，李翠娟.《黄帝内经》六淫理论的发生及意义.中医药学刊，2006，5（11）：1981.

［2］郑红斌，张光霁.中医病因古今演变的研究之四——《内经》六淫病因学说概要.浙江中医学院学报，1999，23（6）：4.

［3］郭蕾，乔之龙.论开展六淫现代研究的重要意义.辽宁中医杂志，2004，14（7）：548.

［4］李连方，尚品洁，杨金莲."六淫致病"的科学性及定量标准探讨.气候与环境研究，1999，4（1）：87.

［5］王应成.5公里越野军事训练中发生急性胃黏膜病变10例报道.中国运动医学杂志，1997，16（1）：67.

［6］田野，周锦琳，李洁.急性运动对骨骼肌肌浆网钙转运功能的影响.中国运动医学杂志，1997，16（3）：175.

［7］陈刚.《黄帝内经》云"生病起于过用"的病因观及其意义.甘肃中医，2007，20（4）：12.

［8］徐建芬.慢性疲劳综合症的神经内分泌免疫研究进展.浙江教育学院学报，2007，3（2）：59.

［9］阎平慧，于远望.浅谈慢性疲劳综合征的研究思路.陕西中医学院学报，2003，26（3）：9.

［10］沈稚舟.肥胖病的病因及发病机理的研究进展.国外医学·内科学分册，1994，21（6）：255.

［11］张青山，刘淑芳，金伸品.生活方式病发病机理的研究概况.中国医学文摘·内科学，2002，23（4）：560.

［12］周英.脂肪肝与肥胖、血脂异常、糖尿病的相关性探讨.南华大学学报，2006，34（3）：383.

［13］咸平，董静.代谢综合征发病机制的研究进展.疑难病杂志，2006，5（3）：233.

［14］向红丁.肥胖与代谢综合征——中国之现状.现代康复，2001，5（7）：12.

［15］刘续春，闫德祺．饮食与运动疗法治疗高脂血症的评定．医药论坛杂志，2006，27（10）：53.

［16］王清云．肝癌与情志关系．吉林中医药，2004，24（8）：47.

［17］王朝勋．怒伤肝与神经－内分泌－免疫系统失调探析．辽宁中医杂志，1997，24（5）：205.

［18］李鸣，何慕陶．心理中介因素在消化性溃疡发病中的作用．中国心理卫生杂志，1992，25（6）：149.

［19］张铃霞，张沥，张欣，等．个性及心理因素与消化性溃疡发病的关系．世界华人消化杂志，2004，12（1）：226.

［20］胡佩诚．医学心理学．北京：北京医科大学出版社，2000：125.

［21］严灿，李艳，史亚飞．七情学说实验研究相关问题探讨．中国中医基础医学，2001，7（10）：731.

［22］申鹏飞，申东原．《内经》关于心身疾病的论述．辽宁中医杂志，2004，21（1）：18.

［23］韩成仁．关于七情现代研究有待解决的问题．山东中医药大学学报，1998，32（3）：162.

［24］宋耀鸿，夏卫军．谈《内经》病机十九条三大特点．陕西中医函授，2001，（2）：9.

［25］张存悌，宋翠力．方药中教授论病机十九条及其运用规律．中医药学刊，2001，19（4）：303.

［26］兰品聪．对病机十九条中"心"与"火"的质疑．浙江中医杂志，2004，（9）：396.

［27］赵淑敏．"诸痛痒疮，皆属于心"是论述痒疮的病机．国医论坛，2004，19（6）：48.

［28］白静玉．"诸痛痒疮皆属于心"辨析．山东中医杂志，2002，21（2）：117.

［29］江雪华，王黎．对"诸痛痒疮，皆属于心"之再认识．广州中医药大学学报，2005，22（6）：491.

［30］李学铭．病机十九条解读．中国中医药报，2007，5（28）：5.

［31］景瑛．浅谈《内经》云"病机十九条"对皮肤病临床治疗的意义．吉林中医药．2005，25（3）：16.

［32］杨悦娅．《素问》五脏病机在临床的应用．中医文献杂志，2005，（1）：28.

［33］王伯章．六经辨证的原义、结构与本质及相关问题探讨．中医药学刊，2004，22（1）：20.

［34］赵明山．《内经》热病论．中医函授通讯，1992，11（1）：3.

［35］邵学鸿．《内经》热病初探．江苏中医药，2003，24（8）：8.

［36］杜俊英．《内经》痹证证型论．时珍国医国药，1999，10（6）：486.

［37］韩涛，腾佳林．《内经》五脏风证理论与状态医学．北京中医药大学学报，2001，24（5）：1.

［38］童舜华，童瑶，段逸山．《黄帝内经》病证结合论治思想的萌芽．辽宁中医学院学报，2003，5（1）：14.

［39］童舜华．宋以后辨证论治为核心的病证结合论治模式的形成．江西中医药，2004，6（4）：12.

［40］夏小军．从"病机十九条"谈中医辨证的基本方法．中医研究，2006，1（3）：3.

［41］匡调元．论辨证与辨体质．中国中医基础医学杂志，2002，8（2）：81.

［42］匡调元．人体体质学．上海：上海科学技术出版社，2003：92.

［43］夏翔，王庆其.上海名中医经验集.北京：人民卫生出版社，2006：154.

［44］谢六生.关于辨证论治的思考.国医论坛，1998，13（6）：18.

［45］瞿春久.《内经》察色测病临证举隅.湖北中医杂志，1994，4（1）：35.

［46］徐振华，符文彬，刘建华.《内经》经络诊察体系及临床应用.江西中医学院学报，2007，15（2）：46.

［47］许金森.论《内经》经络诊断及针刺手法.甘肃中医，2002，2（3）：1.

［48］张洪俊.《内经》危候的诊察要点探析.江苏中医药，2005，6（3）：44.

［49］何绪良.《黄帝内经》脉诊方法.光明中医，2006，6（12）：17.

［50］贾钰华.寸口脉诊分候法与其他部位脉诊法的现代研究.光明中医，2002，7（2）：45.

［51］周明爱，周东浩.中医脉诊现代实质探析.国医论坛，2001，9（5）：19.

［52］谢力.脉诊客观化临床研究进展.甘肃中医，2003，8（9）：4.

［53］严惠芳，马居里.《内经》舌诊理论探究.中医药学刊，2006，28（12）：2204.

［54］王中琳，王新陆.《内经》论瘰探赜.山东中医药大学学报，2005，17（5）：328.

［55］唐雪梅.《内经》痿证理论及其临床应用.南京中医药大学学报，2005，21（6）：350.

［56］张宏业.《内经》热病在急诊中的运用.辽宁中医药大学学报，2007，3（2）：6.

［57］王中琳.《内经》论癫狂知要.湖北中医学院学报，2003，5（2）：13.

［58］王立.浅谈《黄帝内经》云"五藏六府皆令人咳".湖北中医学院学报，2006，8（4）：36.

［59］刘春援.《内经》云"阳道实阴道虚"理论在儿科临床中的应用.江西中医药，2006，37（288）：15.

［60］李晓萍.《内经》血瘀理论对临床的指导意义.长治医学院学报，2006，4（1）：67.

［61］吴涣淦.浅谈《黄帝内经》云"内热法"在临床上的应用.江西中医药，2006，27（4）：49.

［62］沈浪泳.《内经》消渴病发病理论探要.中医药学刊，2004，22（2）：312.

［63］师冉.浅谈《内经》之"胃不和则卧不安".山东中医药大学学报，2007，13（4）：280.

［64］高卫萍.试论《内经》理论对眼科临床的指导.国医论坛，2003，4（3）：13.

［65］周杰，段延萍.《内经》理论临证举验.北京中医，2001，（4）：46.

［66］赵海燕，郭雁玲，徐琴.《内经》脏腑风证与临床.中国中医基础医学杂志，2005，11（4）：304.

［67］中华全国内经专业委员会.内经新论.北京：中国医药科技出版社，1991.

［68］任明山，何光远，董梅，等.补中益气汤治疗慢性吉兰－巴雷综合征临床疗效观察.安徽中医临床杂志，1997，9（3）：118.

［69］高长玉，李冀.《内经》的方剂学理论成就.中医药信息，2005，22（3）：2.

［70］潘炳祥.《内经》方的临床应用.湖北中医杂志，2001，16（3）：39.

［71］任珊.对《内经》针刺深浅理论的探讨.河南中医学院学报，2005，20（116）：22.

［72］查炜.论《内经》针刺深度.中医文献杂志，1997，（4）：11.

［73］温丽君.《内经》中火针疗法的应用探讨.辽宁中医学院学报，2005，7（3）：206.

［74］徐立群.《内经》浅刺法临床运用体会.针灸临床杂志，2003，19（8）：51.

［75］史永奋，王丹华，张海缨.运用《黄帝内经》傍针刺法治疗肩周炎疗效观察.针灸临

床杂志，2004，11（3）：40.

［76］郑雅芳，张丽娜，黄晶，等.《黄帝内经》刺营出血疗法及临床意义.中医药学报，2006，34（2）：5.

［77］李冬梅，朴彦政.浅谈《内经》中的络病及刺络疗法.中医民间疗法，2005，5（12）：4.

［78］徐晖，许银珊，刘清国.《内经》刺禁初探.山西中医，2007，8（1）：42.

［79］蒋瑞论《内经》云"治未病"及其与未来中医走向的关系.光明中医，2000，3（2）：9.

［80］孙岸韬.亚健康新思维与中医学"治未病"思想之契合.中医药信息，2004，10（3）：1.

［81］崔丽娟，罗仁，赵晓山.中医治未病思想与亚健康状态的关系.中国临床康复，2005，4（7）：146.

［82］王琦.调治亚健康状态是中医学在21世纪对人类的新贡献.北京中医药大学学报，2001，16（2）：1.

［83］顾植山.从SARS看五运六气与疫病的关系.江西中医学院学报，2003，15（3）：13.

［84］白贵敦，毛小妹.从运气学说看SARS的流行趋势.中国中医药信息杂志，2003，10（7）：5.

［85］孙万森，吴喜利，乔成林，等.传染性非典型肺炎流行规律与五运六气关系的研究.中医药防治SARS学术交流专辑.2003：47.

［86］骆月珍，吴建锡，石蓉蓉.浅析《黄帝内经》人体生理与疾病的季节气象性.科技通报，2007，23（6）：800.

［87］李建军，郭霞珍.从运气学说分析冬季气象与疾病发生的相关性.中国中医基础医学杂志，2005，11（2）：86.

［88］邢玉瑞.运气学说50年研究评述.北京中医药大学学报，2004，27（5）：10.

［89］曲黎敏.五运六气与流行病相关问题研究.中国医药学报，2004，19（3）：139.

［90］吕海婴，刘家强，李丽杰.五运六气与分子生物学结合的探讨.中医药学刊，2005，23（7）：1288.

［91］许家松.论《黄帝内经》的养生观与养生法则.中国中医基础医学杂志，2002，15（7）：481.

［92］朱世增.《黄帝内经》的医学物候学理论与临床应用.上海中医药杂志，2005，11（12）：12.

［93］苏颖.《内经》医学物候学思想研究.长春中医学院学报，2002，8（2）：1.

［94］邱幸凡，张六通，王海燕.《内经》全息论思想及临床应用.湖北中医杂志，2004，12（5）：3.

［95］项祺.对《内经》临床医学理论研究的瞻望.山西中医，2001，2（1）.

各　论

第四章　风病类

风病，指感受风邪所引起的一类病证。《内经》对风病的记载十分丰富，且对风病提出了许多独到的见解，并设有《素问·风论》专篇论述风病的病因病机、发病特点、证候分类和治疗原则等，为后世进一步认识风病和治疗风病奠定了理论基础。《内经》提出的诸如"风者，百病之长也""风者，善行而数变也""风胜则动"等理论对当前中医临床诊治风病仍然具有重要的意义。

【病证概论】

风病，是临床最常见的一类病证。风病，可从两方面认识。一是从病因言，即感受风邪而为病；二是从病证言，即符合风邪致病的一般临床表现的一类病证。

1. 风病的病因病机

（1）风邪为患可导致多种病变　如《素问·风论》所云："风之伤人也，或为寒热，或为热中，或为寒中，或为疠风，或为偏枯，或为风也，其病各异，其名不同。""风者，百病之长也。至其变化，乃为他病也，无常方，然致有风气也"。

当位的风，也就是与季节时令节气相应的风，称为实风，如冬至北风、夏至南风之类，属于正常气候，主生长，养万物。不当位的风，也就是不与季节时令节气相应的风，称为虚风，能伤人致病。如《灵枢·九宫八风》云："风从其所居之乡来为实风，主生长，养万物；从其冲后来为虚风，伤人者也，主杀主害者。"杨上善注："四时之风，生养万物，故为正也。八虚之风，从虚乡来，伤损于物，故曰虚风。"

伤人致病的风，称为风邪或虚邪之风，主要有四时不正和性质暴虐这两个特征。一是四时不正，即非其位。《素问·六微旨大论》曰："非其位则邪，当其位则正。"张志聪注："如春之风，夏之热，秋之凉，冬之寒，各先应期而至也，各当其所主之位，四时之正气也。如冬时应寒而反热，夏时应热而反寒，非其所主之位则邪，邪者，为万物之贼害也。"伤人致病的风，都是四时不正即不当位的风。《灵枢·九宫八风》指出：虚风是"从其冲后来"者，即与季节时令节气相反的风，如冬至南风、夏至北风之类，能够"伤人""主杀主害"。所以虚风侵袭人体后所引发的病证大都较为严重。如《灵枢·百病始生》云："其中于虚邪也，因于天时，与其身形，参以虚实，大病乃成。"这里"参以虚实"的"实"是指邪气的性质亢盛暴虐。《灵枢·刺节真邪》云："邪气者，虚风之贼伤人也。其中人也深，不能自去……虚邪之中人也，洒淅动形，起毫毛而发腠理。其入深，内搏于骨则为骨痹；搏于筋则为筋挛；搏于脉中则为血闭不通，则为痈；搏于肉，与卫气相搏，阳胜者则为热，阴胜者则为寒。"

　　《内经》还认为，即使当其位的风也可以伤人。如《素问·至真要大论》说："夫百病之生，皆生于风寒暑湿燥火，以之化之变也。"张介宾说："风寒暑湿燥火，天之六气也。气之正者为化，气之邪者为变，故曰之化之变也。"为了区别实风与虚风，《内经》把这种既当其位又能伤人的风称为正风。《灵枢·刺节真邪》云："正气者，正风也，从一方来，非实风，又非虚风也。正风者，其中人也浅，合而自去，其气来柔弱，不能胜真气，故自去。"正风的性质柔弱，故"其中人也浅""正邪之中人也微"（《灵枢·邪气藏府病形》）。但终因其能够伤人，所以又称作正邪。正风与实风，其相同之处在于都是当位的风；不同之处在于，实风不伤人，正风要伤人。正风与虚风，其相同之处在于都能伤人。但正风当位，虚风不当位；正风性质柔弱，虚风暴虐势盛；正风伤人浅，致病轻微，而虚风伤人深，致病重而且复杂；正风能自去，虚风不能自去。

　　此外，不论何时何地，还存在着一种称为贼风的邪气。《灵枢·岁露论》云："因岁之和，而少贼风者，民少病而少死；岁多贼风邪气，寒温不和，则民多病而死矣。"岁气正常则贼风邪气少，岁气不正常则贼风邪气多。贼风一般都在人体皮腠开泄、正气相对不足之时而侵入。在《灵枢·贼风》中就谈到了贼风伤人的情况："黄帝问于少师曰：余闻四时八风之中人也，故有寒暑，寒则皮肤急而腠理闭，暑则皮肤缓而腠理开。贼风邪气因得以入乎？将必须八正虚邪乃能伤人乎？少师答曰：不然，贼风邪气之中人也，不得以时，然必因其开也。其入深，其内极病，其病人也卒暴。"

　　《素问·金匮真言论》云："黄帝问曰：天有八风，经有五风，何谓？岐伯对曰：八风发邪，以为经风，触五脏，邪气发病。"四时不正之风，入侵人体，循经而入于五脏，成为五脏之风，所以引发疾病的邪气就是风邪。

　　风邪伤人的方式主要有两种，一是以胜相加，如《灵枢·论勇》云："黄帝曰：四时之风，病人如何？少俞曰：黄色薄皮弱肉者，不胜春之虚风。白色薄皮弱肉者，不胜夏之虚风。青色薄皮弱肉，不胜秋之虚风。赤色薄皮弱肉，不胜冬之虚风也。"二是五脏各以其时感受风邪。

　　（2）两虚相得　《灵枢·百病始生》云："两虚相得，乃客其形。"两虚，一指虚邪之风，二指正气虚。《素问·评热病论》云："邪之所凑，其气必虚。"张介宾说："邪必因虚而入，故邪之所凑，其气必虚。"《素问·生气通天论》云："清静则肉腠闭拒，虽有大风苛毒，弗之能害，此因时之序也。"这里的清静指阳气清静、正常。这里的闭，指肌肉、腠理的固密。拒，指抗御外邪。闭在前，拒在后。阳气正常，则能卫护人体外表，因而肌肉、腠理固密，其结果是能够抗御外邪入侵。苛毒，厉害的邪气。"虽有大风苛毒，弗之能害"，是说由于阳气正常，能够卫护固密，抗御外邪，即使自然界存在着疫疠邪气，也不能伤害人体。正如《素问·刺法论》所说"正气存内，邪不可干"。肌肉腠理之所以能够固密、能够抗御外邪，有赖于阳气的清静正常；而阳气之所以能够清静正常，是因为其人善于养生。如果能顺应四时阴阳之气的消长变化而养生，人体的阳气就会正常，故谓之"因时之序"。

　　《内经》认为，下列几种情况最易招致虚邪之风的侵入：一是先天体质柔弱。《灵枢·五变》云："夫同时得病，或病此，或病彼，意者天之为人生风乎？何其异也？少俞曰：夫天之生风者，非以私百姓也，其行公平正直，犯者得之，避者得无殆，非求人而人自犯之。"作者借木之材质以譬喻人有先天禀赋、素体强弱的不同。木有坚脆，所以伤有重轻。人有坚脆，所以病有微甚。虽同时遇风，而有受有不受。因此，"人之有常病也，亦因其骨节皮肤腠理之不坚固者，邪之所舍也，故常为病也。""肉不坚，腠理疏，则善病风。"

二是精气津液血亏损，脏腑功能不足，则抗病邪能力低下，以致于邪气乘虚而入侵。正如《素问·疏五过论》云："精华日脱，邪气乃并。"

三是机体在表在里组织的功能紊乱而不和，以致机体抗病邪的能力不能正常发挥作用而有所减弱，使邪气乘袭而入。《素问·生气通天论》云："内外调和，邪不能害。"《素问·刺法论》曰："其气不正，故有邪干。"

四是因日、月、四时等影响，人体气血有暂时性、周期性、局部性的减弱，此时最易招受虚邪之风的侵袭。如《灵枢·岁露论》云"月廓空"，此时"人气虚""卫气去""皮肤纵，腠理开""当是之时，遇贼风则其入深，其病人也卒暴"。再如《素问·生气通天论》说："平旦人气生，日中阳气隆，日西而阳气已虚，气门乃闭。"一日之中，人气也有不同，朝则人气生，日中阳气隆盛，日西阳气入里。日西之时，在表的阳气相对减弱，此时归易遭受虚邪贼风的侵袭，所以应该避外邪（无见雾露），否则"反此三时，形乃困薄"，感邪而生病。"乘年之衰，逢月之空，失时之和，因为贼风所伤，是谓三虚。"

五是因运动、饮食、洗浴、房事、饮酒等因，导致汗出而腠理开，邪气因入。《灵枢·邪气藏府病形》曰："新用力，若饮食，汗出腠理开，而中于邪。"《灵枢·百病始生》云："有所击仆，若醉入房，汗出当风，则伤脾。"《素问·五藏生成》曰："得之疾使四肢汗出当风。"疾使四肢，劳而汗出，风邪乘虚而入为病。张介宾注："四肢皆禀气于脾，疾使之则劳伤脾气而汗易泄，汗泄则表虚而风邪客之，故为是病。"汗出的过程，有皮肤弛缓，腠理疏松，玄府开张，以及津液、卫气的外泄等生理变化，与未出汗时比较，出汗之时人体的卫表功能相对减弱，所以汗出失慎，易致风邪侵袭。

（3）新故合邪或重感于邪　新，指新感邪气。故，指故邪，是指人们在过去的生产、生活过程中感受的邪气。故邪是因为在治疗中没有及时完全地排出体外，使余邪深藏血脉、分肉等隐藏之处。而机体又尚能遏制邪势，不使邪气蔓延扩散，基本维持着自身阴阳的脆弱平衡，故而没有表现出明显的病态。但"故邪"毕竟是"邪"，只要"故邪"不除，势必在体内留下隐患，所以"故邪"又常是许多慢性疾患缠绵难愈或急性发作的内在因素。《灵枢·贼风》云："尝有所伤于湿气，藏于血脉之中，分肉之间，久留而不去，若有所堕坠，恶血在内而不去，卒然喜怒不节，饮食不适，寒温不时，腠理闭而不通，其开而遇风寒，则血气凝结，与故邪相袭，则为寒痹。其有热则汗出，汗出则受风，虽不遇贼风邪气，必有因加而发焉。"故邪的发病特点，就是《黄帝内经》所谓"因加而发"。《素问·至真要大论》曰："重感于邪，则病危矣。"张介宾注："如《岁露论》云：冬至之日，中于虚风而不发，至立春之日，又皆中于虚风，此两邪相搏，即重感之谓。"《灵枢·论勇》曰："其皮厚而肌肉坚者，长夏至而有虚风，不病矣；其皮厚而肌肉坚者，必重感于寒，外内皆然乃病。"张介宾注："若黑色而皮厚肉坚者，虽遇长夏之虚风，亦不能病；但既感于风，又感于寒，是为重感，既伤于内，又伤于外，是为外内俱伤，乃不免于病也。"

（4）兼其他邪气为害　风为六气之首，风为百病之源，常兼其他邪气为患。姚止庵在《素问经注节解》中说："风者，六淫之一，诸邪之首也。"在六淫中，风邪排列第一位；风常夹其他邪气共同伤人；风邪致病变化多端，善行数变，故《素问·生气通天论》说："风者，百病之始也。"《素问·风论》说："风者，百病之长也。"《临证指南医案·风》说："盖六气之中，惟风能全兼五气，如兼寒则风寒，兼暑则曰暑风，兼湿曰风湿，兼燥曰风燥，兼火曰风火，盖因风能鼓荡此五气而伤人，故曰百病之长也。"再如，《素问·生气通天论》曰："劳汗当风，寒薄为皶，郁乃痤。"既说是当风，后又说是寒薄，可知风邪兼夹寒邪。

2. 风邪传变及损伤部位

（1）以表入里、由浅入深的传变　风邪的传变虽然是多种多样的，但一般而言，是从表入里，由浅入深的传变。如《灵枢·百病始生》云："是故虚邪之中人也，始于皮肤。皮肤缓则腠理开，开则邪从毛发入，入则抵深，深则毛发立，毛发立则淅然，故皮肤痛。留而不去，传舍于络脉。在络之时，痛于肌肉。其痛之时息，大经乃代。留而不去，传舍于经。在经之时，洒淅喜惊。留而不去，传舍于输。在输之时，六经不通，四肢则肢节痛，腰脊乃强。留而不去，传舍于伏冲之脉。在伏冲之时，体重身痛。留而不去，传舍于肠胃。在肠胃之时，贲响腹胀。多寒则肠鸣飧泄，食不化；多热则溏出麋。留而不去，传舍于肠胃之外，募原之间。留著于脉，稽留而不去，息而成积，或著孙脉，或著络脉，或著经脉，或著输脉，或著于伏冲之脉，或著于膂筋，或著于肠胃之募原，上连于缓筋，邪气淫泆，不可胜论。"

（2）循脏腑经络循行而传变　《灵枢·邪气藏府病形》云："诸阳之会，皆在于面。中之也，方乘虚时，及新用力，若饮食汗出腠理开，而中于邪。中于面则下阳明，中于项则下太阳，中于颊则下少阳。其中于膺背两胁，亦中其经。"手足六阳，俱会于头面。故邪中于面则自胸腹下行于阳明经；中于项则自脊背下行于太阳经；中于颊则自胁肋下行于少阳经。

（3）因人体体质、脏腑阴阳虚实而传变　《灵枢·邪气藏府病形》曰："黄帝曰：其中于阴奈何？岐伯答曰：中于阴者，常从臂胻始。夫臂与胻，其阴皮薄，其肉淖泽，故俱受于风，独伤其阴。黄帝曰：此故伤其藏乎？岐伯答曰：身之中于风也，不必动脏。故邪入于阴经，则其脏气实，邪气入而不能客，故还之于府。故中阳则溜于经，中阴则溜于府。"《素问·太阴阳明论》曰："犯贼风虚邪者……阳受之而入六腑……则身热，不时卧，上为喘呼。"人体体质盛衰不同，脏腑阴阳虚实不同，风邪入侵后，可有不同的传变方式。

（4）风邪可以损伤人体的多个方面　一伤阳气。《素问·生气通天论》曰："因于气为肿。"又："四维相代，阳气乃竭。"张志聪："风为阳邪，伤人阳气。故令人振寒汗出。头痛身重恶寒也。"高士宗："气，犹风也。《阴阳应象大论》云：阳之气，以天地之疾风名之，故不言风而言气。因于气为肿者，风淫末疾，四肢肿也。"由此可知，风邪伤人阳气。再如《灵枢·癫狂》曰："风逆，暴四肢肿，身漯漯，晞然时寒，饥则烦，饱则善变。取手太阴表里，足少阴、阳明之经。肉清取荥，骨清取井经也。"张志聪注："经云：厥成为癫疾。盖因厥气上逆，而成癫疾也。夫肾为水脏，风行则水涣。风逆者，因感外淫之风，以致少阴之气上逆。风淫末疾，故暴肿四肢。漯漯，寒湿也。晞然，寒竞貌，乃风动水寒之气，而见此证也。风伤肾水，则心气亦虚，故饥则烦。风木之邪，贼伤中土，故饱则善变也。取手太阴表里以清风邪，足少阴阳明之经以调逆气。清、冷也。肉清者，凉出于肌腠，故取荥火以温肌寒，盖土主肌肉，火能助土也。骨清者，尚在于水脏，故取井木以泻水邪。"

二伤津液。《周慎斋遗书》说："津液属水。"《素问·阴阳应象大论》曰："风胜湿。"风性燥，主升主化，能伤津液。《素问·六元正纪大论》曰："厥阴所至为风府、为璺启。"张介宾注："府者，言气化之所司也。微裂未破曰璺，开拆曰启，皆风化所致。璺音问。"《素问玄机原病式》说："俗云皴揭为风者，由风能胜湿而为燥也。《经》言：厥阴所至，为风府，为璺启。由风胜湿而为燥也。"《素问·生气通天论》曰："风客淫气，精乃亡。"风邪入侵，风气通于肝，风搏则水干，肝藏血，故风邪易伤精血。这也是"风胜湿"的病理。如《妇人良方·妇人贼风偏枯方论》说："考之《生气通天论》曰：风客淫气，精乃亡，邪伤肝也。《阴阳应象大论》曰：风气通于肝。风搏则热盛，热盛则水干，水干则气不荣，故精乃亡。此风病之所由作也。"

三伤经络气血。《素问·风论》曰："风气与太阳俱入，行诸脉俞，散于分肉之间，与卫气相干，其道不利，故使肌肉愤𣧃而有疡，卫气有所凝而不行，故其肉有不仁也。"张介宾注："风由太阳经入者，自背而下，凡五脏六腑之俞皆附焉，故邪必行诸脉俞而散于分肉也。分肉者，卫气之所行也。卫气昼行于阳，自足太阳始，风与卫气相搏，俱行于分肉之间，故气道涩而不利。不利则风邪抟聚，故肌肉肿如愤𣧃而为疮疡。或卫气不行则体有不仁，故凡于痛痒寒热，皆有所弗知也。"《素问·风论》曰："风寒客于脉而不去，名曰疠风。"张介宾注："风寒客于血脉，久留不去，则荣气化热，皮肤腑溃，气血不清，败坏为病。故《脉要精微论》曰，脉风成为疠也。腑，腐同。"又如痤的形成也与风邪入侵，损伤经络气血有关。故杨上善《黄帝内经太素》云："邪风客于肌肉，壅遏营卫，伤肉以生痤疽也。"

四伤脏腑。风邪可伤多脏。如肝，《素问·阴阳应象大论》曰："风气通于肝。"又曰："风伤肝。"再如伤肾，章楠《灵素节注类编》说："《风论》所云肾风多汗恶风，面庞然肿，其身不肿，是外邪之风伤肾也。"《黄帝内经素问集注·评热病论》云："此以下复论风伤肾藏之精焉。盖风行则水涣，水气泛溢，则精气自虚。此节论风动肾藏之精气，劳风节论风动肾藏之水气，肾风节论风动肾藏之水邪，而总属精气皆虚。"伤脾，《灵枢·百病始生》曰："汗出当风伤脾。"

3. 风病的分类及临床表现

（1）风邪致病特点

①邪风之至，疾如风雨：风性迅急，故所致病证发病急促。《素问·阴阳应象大论》曰："邪风之至，疾如风雨。"高士宗注："邪风之至于人身而发病，则疾如风雨。"张介宾说："至疾者莫如风，故又主于暴速。"《素问·至真要大论》曰："诸暴强直，皆属于风。"暴，猝也，突然地。马莳注："风性劲急。"唐宗海《中西汇通医经精义·诸病所属》云："强直，僵仆倒地。暴者，猝然发作。风性迅速，故能暴发。"《康熙字典》云："暴，疾也。"《素问·五常政大论》云："木郁之发……大风乃至……善暴僵仆。"风病有起病急的特点。后世医家正是根据风病的这一特点，将一些急性发作的病证如中风、癫痫等归于风病的范畴。

风性急，能推动肠胃的运行，从而导致肠胃中水谷未得消化，清浊并走大肠，以致形成飧泄。《灵素节注类编·辨阴阳脏腑脉象病证》云："若风邪客于胃，风性疏泄迅利，谷食不及消化而即下泄，病名飧泄也。"

②风邪为患，变化多端：《灵枢·刺节真邪》曰："黄帝曰：有一脉生数十病者，或痛、或痈、或热、或寒、或痒、或痹、或不仁，变化无穷，其故何也？岐伯曰：此皆邪气之所生也。"张介宾注："邪气，即下文之虚风也。虚邪贼风，善行数变，故其为病则变化无穷。"《素问·风论》从多方面论述了风邪致病变化多端的特点。第一，风为阳邪，其性主动，行动快，变化多。第二，风邪伤人途径和部位不同，病变各异。如"外在腠理，则为泄风""偏中于邪风，则为击仆、偏枯矣"等。第三，人体体质不同，虽同中风邪，但病变各异。如风入阳明，

若肥胖者，则发为热中，消瘦者则为寒中。第四，多种诱因为患，病变各异。如饮酒中风，则为漏风。新沐中风则为首风。入房中风则为内风。第五，因时令不同，同中风邪，其病各异。如"春甲乙伤于风者为肝风，夏丙丁伤于风者为心风"。第六，风为六淫之首，常兼夹其他邪气为患。或风邪入中，又引动其他邪气，所以致病更加复杂多端。章楠《灵素节注类编·诸病源流》云："凡六气之邪伤人必兼风，以风性尖利而易入，故风为百病之始也。"

③风为阳邪，易犯高位：风为阳邪，其性轻扬，性生升，故易伤人体的上部。故《素问·太阴阳明论》有"伤于风者，上先受之"，《灵枢·百病始生》有"风雨袭虚则病起于上"等论述。因此人体上部的疾患，多由风邪所致。如《素问·平人气象论》云："面肿曰风。"指出面部浮肿为风邪所致。马莳《素问灵枢类纂约注》注："盖面为诸阳之会，风属阳，上先受之，故感于风者，面必先肿。"

④风者善行，病无定处：《素问·风论》曰："风者善行。"风善行，所以居无定所。故相对于其他邪气而言，风邪致病，常居无定所。据此，在临床上，凡见到病位游走不定者，即可判断为风邪为患。如痹证有行痹、痛痹、著痹等类型，若见到以游走性疼痛、痛无定处为主要临床表现者，可以诊断为行痹，属于风邪偏胜。所以《素问·痹论》说："其风气胜者为行痹。"

⑤风性主动，其病振摇：《素问·阴阳应象大论》说："风胜则动。"风邪致病具有动摇不定的特点。此取象于自然界，风吹之则万物摇动。因此，凡临床所见眩晕、震颤、手足抽搐、口眼㖞斜、强直、角弓反张等症状，多属风的病变。治疗此类病证重在祛除风邪。这里的风有外风和内风之别。如《素问·至真要大论》曰："诸暴强直，皆属于风。"而内风责之肝，当平肝息风，如《素问·至真要大论》曰："诸风掉眩，皆属于肝。"动，一是指自觉旋转而动。如《素问·五常政大论》云："木郁之发……大风乃至……耳鸣眩转。"《素问·气交变大论》亦云："岁木太过，风气流行……眩冒巅疾。"二是指肌肉抽搐、颤动。如《素问·调经论》云："血气未并，五脏安定，肌肉蠕动，命曰微风。"《素问·至真要大论》云："诸风掉眩，皆属于肝。"《实用中医内科学》认为："掉，即指颤振。"《证治准绳·杂病》云："颤，摇也；振，动也；筋脉约束不住，而莫能任持，风之象也。"《普济方·诸瘛疭》说："病人拘急者，风也。"三是痒。《灵枢·刺节真邪》云："虚邪之中人也……搏于皮肤之间，其气外发，腠理开，毫毛摇，气往来行，则为痒。"风邪侵袭皮肤，常见痒症。《金匮要略·水气病脉证并治》云："风气相搏，风强则为瘾疹，身体为痒。"

⑥风性疏泄，汗出不止：风为阳邪，其性疏泄，能外开腠理，致卫气失于固密，汗液外泄，见汗出、恶风等症。所以《素问·风论》论述了多种风病，如五脏风、漏风、泄风等，其中都有两个共同的症状，就是"汗出"和"恶风"。黄元御《素问悬解·风论》云："脏腑诸风，皆多汗、恶风者，风性疏泄，窍开而表虚也。"

⑦风邪善藏，留蓄不去：风邪有善藏之性，如杜文燮《药鉴·麻黄》说："盖风至柔也，而善藏。"汪机《读素问钞·病能》说："春伤风，藏蓄不散。"《素问·通评虚实论》曰："不从内，外中风之病，故瘦留着也。"张介宾注："有病不从内，而外中风寒，藏蓄不去，则伏而为热，故致燔烁消瘦，此以表邪留薄，而着于肌肉筋骨之间也。"风邪侵袭后，常藏于皮肤腠理肌肉筋骨之间。如《内经博议·风寒邪气热病第四》说："风藏皮层之间，内不得通，外不得泄。"此风病难治，所以后世常用搜剔风邪之法。

（2）风病分类与临床表现　风病是指因感受风邪所致的一类病证。其分类方法很多，且临床表现也很多。

①按部位分

脏腑风：脏腑风病，一从发病原因言，是在五脏所主之时日季节里感受风邪而为病。所以《素问·风论》曰："以春甲乙伤于风者为肝风，以夏丙丁伤于风者为心风，以季夏戊己伤于邪者为脾风，以秋庚辛中于邪者为肺风，以冬壬癸中于邪者为肾风。"二从症状表现言，即有风邪致病的特征，此外还与脏腑的功能及其相关经脉的循行路径有关。所以诸脏腑风状，都有两个以风邪致病为特征的共同症状，即多汗、恶风。如张介宾说："多汗者，阳受风气，开泄腠理也。恶风者，伤风恶风也。下文诸脏皆同。"要认识脏腑风病，一方面要联系脏腑的功能。如因肺主气，所以"肺风之状"，有"时咳短气"；肝主疏泄，其色苍，故"肝风之状"，有"善悲，色微苍，嗌干善怒，时憎女子"等脏腑功能失常的症状。另一方面要联系脏腑经脉的循行路径来认识。如肾之经脉过腰脊，故"肾风之状"，有"脊痛不能正立"等肾之经脉的病变。张介宾对肺风之状的解说是："皏然，浅白貌，金色白也。肺主气，在变动为咳，风邪迫之，故时咳短气也。昼则卫气在表，风亦随之，故觉其瘥。暮则卫气入阴，邪应于内，故为甚也。眉上乃阙庭之间，肺之候也，故肺病则白色见于此。"再如对肝风之状的解说是，"气并于肺则悲，肝病而肺气乘之，故善悲。色微苍，肝之色也。足厥阴脉循喉咙之后上入颃颡，故嗌干也。善怒，肝之志也。肝为阴中之阳，其脉环阴器，强则好色，病则妒阴，故时憎女子也。肝气通于目，故诊在目下，色当青也。"

首风：《素问·风论》曰："新沐中风，则为首风。"沐，洗头。《说文解字》云："濯发也。"刚洗完头后，头面之皮肤疏松，毛窍开张，腠理疏松，风邪乘虚而入，客于头部皮肤，则为首风。《素问·风论》曰："首风之状，头面多汗，恶风、当先风一日，则病甚，头痛不可以出内，至其风日，则病少愈。"首风的症状是头痛、头面部时常出汗、恶风，每当刮风的前一天病情加重，头痛不敢外出。刮风的时候，则病情渐有好转。张介宾说："凡患首风者，止作无时，故凡于风气将发，必先风一日而病甚头痛，以阳邪居于阳分，阳性先而速也，先至必先衰，是以至其风日则病少愈。"

脑风：《素问·风论》曰："风气循风府而上，则为脑风。"风府为督脉的穴位，督上入巅顶，风邪循风府而上，入于脑户，发为脑风。《黄帝内经》没有脑风症状的叙述。从后世医家或注家的意见来看，其主证应该有头痛。如《医宗必读》云："风府者，督脉穴，入项发际一寸。太阳之脉，连于风府，太阳受风，则脑痛而为脑风也。"

偏风：《素问·风论》曰："风中五藏六府之俞，亦为藏府之风，各入其门户，所中则为偏风。"指出偏风形成的机理。五脏六腑各有俞穴，俞穴为经气输注交会之处。五脏六腑通过经络俞穴与皮肤相通。风邪入侵，始于皮肤，入其俞穴。这里的"门户"是指五脏六腑之俞穴。风中经俞，内传脏腑，故称"亦为脏腑之风"。风邪或左或右偏中于身体一侧，发为偏枯。偏风与偏枯虽然名称不同但实则相同，只是偏风言其因，偏枯言其证。

目风：《素问·风论》曰："风入头系，则为目风，眼寒。"指出目风的病因病机和症状。系头，据《素问识》所云："今据《甲乙》注改为头系。头系乃头中之目系。"目系是眼球内连于脑的脉络。足太阳之脉起于目内眦，上额交巅入络脑。风邪入侵，合于足太阳脉，太阳受邪，累及目系，目受风气，故为目风，症见眼寒畏风。

②按病因分

漏风（酒风）：《素问·风论》曰："饮酒中风，则为漏风。"漏风，又名酒风。由于酒性温散，善开腠理，故饮酒后，因毛窍开张而风邪乘虚入中，发为漏风。一是因汗出多，二是因"饮酒之人，多汗而腠理疏漏，风邪易入"（《灵素节注类编》），故名之曰漏风；因饮酒汗出中风，故名之曰酒风。名漏风，偏重症状；名酒风，偏重病因。《素问·风论》曰："漏风之状，或多汗，常不可单衣，食则汗出，甚则身汗，喘息恶风，衣常濡，口干善渴，不能劳事。"漏风的症状，或多汗，指有时出汗较多。常不可单衣，意为虽汗出多也不愿意少穿衣服，因汗出时毛孔开张，疏理空疏，故恶风。甚则身汗的"汗"字，在《圣济总录》中引作"寒"，当从。衣常濡的"常"通"裳"；"濡"作"湿"。衣常濡即衣服湿润。漏风证的症状是汗出多，不愿意少穿衣服，吃饭时就出汗，甚至全身怕冷，喘息，怕风，衣服常被汗水浸湿，口干易渴，不耐劳动。因酒后湿热蒸腾，毛窍开张，风邪乘虚入侵，风性开泄，营卫失调，表卫不固，故汗出恶风。酒气热质湿，过饮则伤脾胃，脾为湿困，胃为热伤，加之风邪入侵，故为诸症。

《素问·病能论》曰："有病身热解惰，汗出如浴。恶风少气，此为何病？岐伯曰：病名曰酒风。帝曰：治之奈何？岐伯曰：以泽泻、术各十分，麋衔五分，合以三指撮为后饭。"

由于患者平素嗜酒，湿热内生，风邪乘虚入侵，营卫失调，玄府开张，津液外泄，故身热，汗出如浴。表卫不固，故恶风。脾胃为湿热所伤，故倦怠少气。麋衔，又名鹿衔，即鹿衔草，为治风湿药。三指撮，用大指、中指、食指三根指头撮合以取其药末，以计药量。为后饭，指饭前空腹时服药。酒风证的治疗，以清热除湿祛风为主。在泽泻饮中，泽泻清热利湿；白术燥湿止汗，健运中州以利除湿；鹿衔草祛风除湿，泽泻、白术各十分，鹿衔五分，表明重在清热利湿，而次用祛风除湿。三药混合研末，每次用量为用三指撮之，饭前空腹用，温开水送下。酒风证的病机是湿热内蒸，风邪外袭，故治疗应当清热利湿和祛风。

内风：《素问·风论》曰："入房汗出中风，则为内风。"入房汗出，气精内虚于内，风邪中之，故名曰内风。如张志聪注："内为阳，外为阳，精为阴，气为阳。阳为阴之卫，阴为阳之守。入房则阴精内竭，汗出则阳气外弛，是以中风，则风气直入于内为内风矣。"

劳风：《素问·评热病论》云："帝曰：劳风为病何如？岐伯曰：劳风法在肺下。"张介宾注："劳风者，因劳伤风也……风受于外则病应于内，凡人之因于劳者必气喘，此劳能动肺可知。王氏曰：劳，谓肾劳也。肾脉从肾上贯肝膈入肺中，故肾劳风生，上居肺下也。"

③按症状分

寒热：《素问·风论》曰："风气藏于皮肤之间，内不得通，外不得泄。风者，善行而数变，腠理开，则洒然寒，闭则热而闷。其寒也，则衰食饮；其热也，则消肌肉。故使人快栗而不能食，名曰寒热。"主要论述了寒热病形成的原因和症状。风邪侵袭人体，客留于肤腠之间，皮肤腠理为三焦通会元真之处，卫气循行的地方，风邪侵袭于此，使玄府闭塞，则卫气、邪气阻滞其间，既不能内通，又不能外泄。因风性开泄，如果风邪时开腠理，则卫气外泄，卫气不固，故感觉到寒。风遏营血，皮肤闭塞，不能疏通，郁而化热；或卫气因风而郁遏，或风邪因卫气郁遏亦化热，故热。热扰心胸，故烦闷。若风寒入胃伤胃阳，则饮食减少。风邪化热，灼伤津液，故使肌肉消瘦，使人寒战而不能食。

热中与寒中：《素问·风论》曰："风气与阳明入胃，循脉而上至目内眦，其人肥，则风气不得外泄，则为热中而目黄；人瘦则外泄而寒，则为寒中而泣出。"论述热中与寒中发生的原因。由于足阳明经脉起于目下，下膈属胃，风邪伤及阳明之脉，风邪与阳明经气同入于胃，循经上至于目内眦。如果其人肥胖，则阳气运行滞涩，郁遏化热，这是肥者令人内热的道理。再者，肥胖人多痰湿。湿与热相合，上蒸于目，故目黄、内热。若其人瘦，则腠理开疏，风邪易泄，加之阳气不固，故使人内寒。风寒之气上迫津液外泄，加之阳明经阳气不固，而津液外泄，故使人泪出。寒中热中形成的原因主要与体质有关。胖人多湿故为热中而目黄，瘦人多寒故寒中而泪出。

疠风：疠风，简称疠，同癞，又名大风，欲呼为麻风。"寒热"可能为曾用名。得此病而眉发髭髯先落，犹风撼木而叶先落也。《素问·风论》曰"风气与太阳俱入，行诸脉俞，散于分肉之间，与卫气相干，其道不利。故使肌肉愤䐃而有疡，卫气有所凝而不行，故其肉有不仁也""疠者，有荣气热腑，其气不清，故使其鼻柱坏而色败，皮肤疡溃。风寒客于脉而不去，名曰疠风，或名曰寒热"。《素问·长刺节论》曰："病大风，骨节重，须眉堕，名曰大风。"张介宾注："大风，即《风论》及《四时气篇》之所谓疠也。"《灵枢·四时气》曰："疠风者，素刺其肿上，已刺，以锐针针其处，按出其恶气，肿尽乃止。常食方食，无食他食。"张介宾注："疠，大风也。《风论》曰：疠者，有营气热腑，其气不清，故使鼻柱坏而色败，皮肤疡溃，风寒客于脉而不去，名曰疠风也。"《素问·脉要精微论》曰："脉风成为疠。"张介宾注："风寒客于血脉，久而不去则肤肉败坏，其病为疠。"大风伤人，令卫气阻滞，肌肉肿起乃至溃烂，皮肤不仁。重者，鼻梁骨塌陷，须眉脱落，容颜毁坏。《景岳全书》说："疠风，即大风也。又谓之癞风。俗又名为大麻风。此病虽名为风，而实非外感之风也。实以天地间阴厉浊恶之邪，或受风木之化而风热化虫，或受湿毒于皮毛而后及营卫，或犯不洁，或因传染，皆得生虫。盖虫者，厥阴主之，厥阴为风木，主生五虫也。虫之生也，初不为意，而渐久渐多，遂致不可解救，诚最恶最危最丑证也。"

肠风与飧泄：《素问·风论》曰："久风入中，则为肠风，飧泄。"肠风，病名。一般是指大便下血，血在粪前，血色鲜红。也有认为是"风邪入中于肠则为肠风。其特征是腹泻腹痛，便呈黏冻状或伴血液，后世称谓风痢、休息痢等，西医所谓慢性结肠炎，大抵类属此症"。飧泄，病名，指完谷不化的腹泻。中，指肠胃。风邪不散，内传肠胃。邪有从热化和从寒化两途。若病从热化，风邪损伤阴络，致大便下血；病从寒化，肠胃运化失常，水谷清浊不分，致腹泻而完谷不化。正如张介宾说："久风不散，传变而入于肠胃之中。热则为肠风下血，寒则水谷不化而为飧泄泻痢。"《素问·阴阳应象大论》曰："春伤于风，夏生飧泄。"杨上善注："春风，阳也。春因腠理开发，风入腠闭，内行脏腑肠胃之中，至夏飧泄也。飧，水洗饭也，音孙，谓肠胃有风，水谷不化而出也。"《医碥·泄泻》云："言春时伤于风寒，由皮肤而经络，传入肠胃，腹胀肠鸣（风气往来肠胃间，冲击作响也），因而飧泄也（泄出原食不化）。此风非汗不出，始为寒气，久则郁热。又肝木之气，亦名为风。春时肝气宜升，为邪所伤，郁而下陷，郁久成热，热久蒸化为湿，遂至飧泄，此宜升清除湿。二证皆肠鸣（肝风内煽亦鸣响）。脉弦，泄时或闭而不下，下多白沫，辟辟有声，其气不甚臭秽，以完谷不化也。夏以久言，勿泥。"

泄风：《素问·风论》曰："外在腠理，则为泄风。"风邪外客于腠理，卫气不固，毛孔开张，令其汗泄不止，则为泄风。

偏枯与痱：《灵枢·热病论》曰："偏枯，身偏不用而痛，言不变，志不乱，病在分腠之间。巨针取之，益其不足，损其有余，乃可复也。"张介宾注："偏枯者，半身不遂，风之类也。"张志聪《黄帝内经灵枢集注》云："经曰：虚邪偏客于身半，其入深，内居荣卫，荣卫稍衰，故真气去，邪气独留，故为偏枯，是风寒之邪，偏中于形身，则身偏不用而痛。夫心主言，肾藏志，言不变，志不乱，此病在于分腠之间，而不伤于内也。以巨针取之，益其正气之不足，损其邪气之有余，而偏伤之正气，乃可复也。"《灵枢·热病论》曰："痱之为病也，身无痛者，四肢不收，智乱不甚，其言微知，可治，甚则不能言，不可治也。病先起于阳，后入于阴者，先取其阳，后取其阴，浮而取之。"张介宾注："痱亦风属，犹言废也。上节言身偏不用而痛，此言身不知痛而四肢不收，是偏枯痱病之辨也。智乱不甚，其言微有知者，神气未为全去，犹可治也；神失，则无能为矣。此治必先其本也。病先起于阳分，故当先刺其表，浮而取之，而后取其阴。此下不言先起于阴者，盖病始于阴，直中脏也，多不可治，故不复言之。"楼英《医学纲目·中分浅深》云："上《内经》论中风之浅深也。其偏枯身偏痛，而言不变，志不乱者，邪在分腠之间，即仲景、东垣所谓邪中腑是也。痱病无痛，手足不收而言喑志乱者，邪入于里，即仲景、东垣所谓邪中脏是也。"

风痉：《灵枢·热病论》曰："风痉，身反折，先取足太阳及腘中及血络出血；中有寒，取三里。"张介宾注："痉，强直也。身反折，反张向后也。此风证之在膀胱经者，故当取足太阳经穴。腘中，委中穴也。血络，浮浅之络也。皆当刺出其血。若中气有寒，仍当取足阳明之三里，温补胃气而风寒可除也。"

4. 风病的治疗 我们根据《黄帝内经》中有关论述，可以归纳总结出风病的一般治疗原则。

（1）祛除风邪 治风病，以祛除风邪为治病之本。《素问·骨空论》曰："黄帝问于岐伯曰：余闻风者百病之始也，以针治之奈何？岐伯对曰：风从外入，令人振寒、汗出、头痛、身重、恶风寒，治在风府。"风府虽指穴位，但治在风府的治疗原则提示治疗风病必须针对发病之本即风邪为患而治。杨上善注："风府，受风要处也。"所以治疗风病一定要祛风。祛除风邪，拔出病根。

再如《素问·骨空论》曰："大风颈项痛，刺风府，风府在上椎。"张志聪注："此言风邪入于经者，亦当治其风府也。夫风伤卫，卫气一日一夜大会于风府，是以大风之邪，随卫气而直入于风府者，致使其头项痛也。"高士宗注："所谓有余则泻者，如大风伤其经脉，致颈项痛，即当刺风府以泻之。"

又如《素问·长刺节论》曰："病风且寒且热，炅汗出，一日数过，先刺诸分理络脉。汗出且寒且热，三日一刺，百日而已。"张介宾注："《风论》曰：风之伤人也，或为寒热，或为热中，或为寒中，或为疬风，或为偏枯，或为风也。即此之谓。炅汗，热汗也。刺诸分理络脉者，贵乎多也。既汗而复寒热者，邪盛患深，非可以旦夕除也，故当三日一刺，百日始已。"邪气盛，且病位入深，必须多刺才能除去风邪。这里强调的是祛风邪。

《素问·风论》说："风者，百病之长也，至其变化，乃为他病，无常方，然致有风气也。"又如："风之伤人也，或为寒热，或为热中，或为寒中，或为疬风，或为偏枯，或为风也，其病各异，其名不同。"指出风邪致病，变化多端，侵袭人体，可以引起多种病证。但是不论其病变多么复杂，其病因乃是风邪，故在临证中，根据不同病情，只要确定是风邪为患，就可以采用不同的祛风之法，即可收到应有效果。如偏枯证，其病有因外风或内风引起的，也有外风引动内风的。《金匮要略》从经络空虚，风邪乘虚入中立论。金元之后又以"内风"立说。在临床上，对那些由于正气不足，卫外不固，风邪乘虚入中经络，致使气血阻痹，肌肤筋脉失养，临床上表现为口眼㖞斜、半身不遂等症者，在治疗上仍以祛风通络、养血和营为主。如果外风引动痰湿，流窜经络，还需除痰、通络。用大秦艽汤、小续命汤、牵正散加减。

风病的用药原则是，"风淫于内，治以辛凉，佐以苦，以甘缓之，以辛散之""风淫所胜，平以辛凉，佐以甘苦，以甘缓之，以酸泻之"（《素问·至真要大论》）。这些对后世临床治疗风病影响深远。

（2）调和阴阳，以平为期　《素问·骨空论》曰："黄帝问于岐伯曰：余闻风者百病之始也，以针治之奈何？岐伯曰：……调其阴阳，不足则补，有余则泻。"治疗疾病，应以调和阴阳，以平为期为目的。

如《素问·生气通天论》云："风客淫气，精乃亡，邪伤肝也。"客，侵袭之意。淫气，阴阳之气发生淫乱。张介宾注："淫气者，阴阳之乱气也。"由于风邪入侵，导致人体阴阳之气淫乱。风搏则水干，故精伤。这是"风胜湿"的道理。风性燥、热，易伤阴精。风气通于肝，肝藏血，故风邪易伤精血。如《妇人良方·妇人贼风偏枯方论第十》说："论曰：贼风偏枯，其状半身不遂，肌肉枯瘦，骨间作痛。经云：汗出偏沮，使人偏枯。如树木一枝，津液不到则枯槁，被风所害。古人有云：医风先医血，血行风自灭。治法当用大八风汤、增损茵芋酒、续断汤以养其血，则风自祛矣。愚按：医风先医血，此论得之。"提示我们在治疗风邪为患的病证时，一要考虑祛风，因风客所致。二要考虑调肝，因风入肝，肝主筋。三要考虑养血，因肝藏血，血养筋。如张锡纯自拟和血息风汤，认为"此方虽治产后受风，而实以补助气血为主。盖补正气，即所以逐邪气。而血活者，风又自去也。"四要考虑补精，因风邪偏胜，易伤阴精，而精血养筋，肾藏精主水。如《女科经纶》说："肝属木主筋。若肝经风热血燥，用加味逍遥散，不应，六味丸以补肾水。经云：风客淫气，精乃亡，邪伤肝也。"五要考虑柔筋，因精血不养，筋脉拘急，筋脉柔顺则活动自如。最终要调和阴阳，因风邪入侵，导致阴阳之气逆乱，故阴阳偏盛偏衰。

风药治病，要注意用药法度，因风能耗气伤津。张介宾《类经》说："倘不能察其表里，又不能辨其虚实，但以风之为名，多用风药。不知风药皆燥，燥复伤阴；风药皆散，散复伤气。以内伤作外感，以不足为有余，是促人之死也。班氏云不服药为中医者，正为此辈而发耳。"

（3）有病早治，既病防变防复　风为百病之长。风邪致病，一般的传变规律是由表入里，由浅入深。因此风邪为患，应当有病早治。《素问·阴阳应象大论》云："故邪风之至，疾如风雨。故善治者治皮毛，其次治肌肤，其次治筋脉，其次治六腑，其次治五脏。治五脏者，半死半生也。"张介宾注："邪风中人，疾速如此。皮毛尚浅，用力少而成功易也……邪愈深则治愈难，邪及五藏而后治之，必难为力，故曰上工救其萌芽，下工救其已成。救其已成者，用力多而成功少，吉凶相半矣。缪刺论曰：邪之客于形也，必先舍于皮毛，留而不去，入舍于经脉，内连五藏，散于肠胃，阴阳相感，五藏乃伤。亦言邪自皮毛而至藏府，与此义同。"

治病祛邪须彻底，防疾病复发。《素问·长刺节论》曰："病大风，骨节重，须眉堕，名曰大风，刺肌肉为故，汗出百日。刺骨髓，汗出百日。凡二百日，须眉生而止针矣。"张介宾注："其浅者遍腠理，故当刺肌肉为故，所以泄阳分之毒，风从汗散也。刺深者须取骨髓，所以泄阴分之风毒也。风毒去尽，然后营卫气复，眉发重生，是病已愈，方可止针矣。"

治疗注意饮食宜忌。《灵枢·四时气》曰："疠风者，素刺其肿上，已刺，以锐针针其处，按出其恶气，肿尽乃止。常食方食，无食他食。”张介宾注：“其治法，当于常素刺其肿上，已刺之后，又必数以锐针针其患处，仍用手按出其恶毒之气，必待肿尽，乃可止针。盖毒深气甚，非多刺不可也。食得其法，谓之方食。无食他食，忌动风发毒等物也。”

《灵枢·胀论》曰：“久塞其空，谓之良工。”这也是治风病防复发的一个方法。《成方切用》说：“要知风性善走空窍，阳虚则风居空窍，渐入脏腑，此惟离照当空，群邪始得毕散。若胸中之阳不治，风必不出矣。中风门中，大小续命汤，及六经加减法。虽曰治风，依然后人之法也。《金匮要略》取古今录验续命汤，治风痱之身无痛，而四肢不收者，仲景所重，原不在此。所重维何？则驱风之中，兼填空窍，为第一义也。空窍一实，则风出而不复入，其病瘳矣。古方中有侯氏黑散，深得此意。仲景取为主方，随制数方，辅其未备，乃遵《内经》久塞其空之意也。”

5. 风病的预防　对于风病的预防，一要高度重视避邪，避免虚邪之风损伤人体，如避矢石然；二要避之有时。《素问·八正神明论》曰：“八正者，所以候八风之虚邪以时至者也。四时者，所以分春秋冬夏之气所在，以时调之也，八正之虚邪，而避之勿犯也。以身之虚，而逢天之虚，两虚相感，其气至骨，入则伤五脏。工候救之，弗能伤也，故曰天忌不可不知也。”张志聪注：“身之虚。血气虚也。天之虚。虚乡之邪风也。两虚相感。故邪气至骨。而入伤五脏。上工调其九候而救之。始勿能伤害其性命。”

《灵枢·九宫八风》曰：“风从其所居之乡来为实风，主生长养万物；从其冲后来为虚风，伤人者也，主杀主害者。谨候虚风而避之，故圣人日避虚邪之道，如避矢石然，邪弗能害，此之谓也。”《灵枢·岁露论》曰：“黄帝曰：愿闻三虚？少师曰：乘年之衰，逢月之空，失时之和，因为贼风所伤，是谓三虚。故论不知三虚，工反为粗。”《灵枢·九宫八风》曰：“故圣人避风，如避矢石焉。其有三虚而偏中于邪风，则为击仆偏枯矣。”

【临证指要】

1. 风邪犯上的临床指导意义　风为阳邪，其性轻扬，易伤人体上部，故《素问·太阴阳明论》有“伤于风者，上先受之”；《灵枢·百病始生》有“风雨袭虚则病起于上”；《素问·脉要精微论》有“中恶风者，阳气受之”等论述。马莳《素问灵枢类纂约注》注：“风为阳邪，上虚故先受。”因此人体上部的疾患，多由风邪所致。《素问·六元正纪大论》曰：“风病行于上。”如头痛证，《医学原理·治泻方》云：“经曰：风先伤于上，是以头痛。”《类证治裁·头风论治》说：“风邪上干，新感为头痛，深久则为头风。其症头巅重晕，或头皮麻痹，或耳鸣目眩，眉棱紧掣。旧素有痰火，复因当风取凉，邪从风府入脑，郁而为热为痛，甚则目病昏眩。”再如目疾，也多是风邪夹热邪为患。又如《素问·平人气象论》云：“面肿曰风。”指出风水证以面部浮肿为其病证特征。马莳注：“盖面为诸阳之会，风属阳，上先受之，故感于风者，面必先肿。”张仲景在《金匮要略》中说：“面目肿大有热，名曰风水。”若患者面部、眼睑浮肿为著者，大多诊断为风水证。

“风为阳邪，易犯高位”，为后世医家认识某些疾病的发病部位、发病途径提供了理论基础。如风温病，叶天士说：“温邪上受，首先犯肺。”吴鞠通说：“风病温者，始于上焦，在手太阴。”概括指出风温的发病特点。陈平伯说：“春月风邪用事，冬初，气暖多风。”《温热经纬》雄按：“故风温之病，多见于此。但风邪属阳，阳邪从阳，必伤卫气。人身之中，肺主卫。又胃为卫之本，是以风温外薄，肺胃内应。风温内袭，肺胃受病。”

正是基于《内经》这一学术思想，后世医家提出了"高颠之上，惟风可到"的理论，认为在治疗上部的疾患时要配合使用风药。

2. 风主疏泄，汗出不止的临床指导意义　风为阳邪，其性疏泄，能外开腠理，致卫气失于固密，汗液外泄，见汗出、恶风等症。所以《素问·风论》论述了多种风病，如五脏风、漏风、泄风等，都有两个共同的症状，即汗出、恶风。这一理论为后世医家所遵循。如张仲景立太阳表证，有中风和伤寒之分。他提出以"发热、汗出、恶风、脉缓"作为太阳中风证的脉证提纲，治疗以桂枝汤解肌祛风，调和营卫。而以发热、恶寒、头项强痛、无汗而喘、身疼腰痛、骨节疼痛、脉浮紧等作为太阳伤寒证，治疗以麻黄汤发汗解表、宣肺平喘。两者的区别就在于有汗与无汗。《伤寒解惑论》说："无汗是凝敛的象征，叫太阳伤寒；有汗是疏泄的象征，就叫太阳中风。"

桂枝汤所以能止汗出，一般机理就在于祛风。如《金镜内台方议》说："风伤卫气，则卫气不固，时自汗出者……必用桂枝汤以固卫气，而解肌表中之邪风，必作一阵大汗出，则风邪皆散也。"《张氏医通·汗》也说："盖风邪干卫，则腠理疏，营气乘表虚而外泄，则自汗，治当散邪为急，宜以仲景桂枝汤、小建中辈。"风气去则卫气固，腠理闭密而汗不复出。

临床上用玉屏风散治疗表虚自汗证，其中用防风祛风，黄芪、白术补气固表，散中寓补，补中兼疏，使表卫得固，风邪得散，则腠理闭而自汗止。

再如《内经》用泽泻饮治疗酒风证，其中泽泻清热利湿，白术燥湿止汗，鹿衔草祛风除湿。后世继承和发展了《内经》的理论。如《金匮要略》云："盛人脉冲涩小，短气，自汗出，历节痛，不可屈伸，此饮酒汗出当风所致。"肥人多湿，饮酒则湿热内生，又感受风邪，湿热夹风。

3. 春伤于风，夏生飧泄的临床指导意义　据《古今医案按》记载，吕沧洲治一人，"病下利完谷，众医咸谓洞泄寒中，日服四逆理中辈，弥剧。吕诊其脉，两尺寸俱弦大，右关浮于左关一倍，其目外眦如草滋。盖知肝风传脾，因成飧泄，非藏寒所致。饮以小续命汤，损麻黄加术，三五升，利止。续命非止利剂，饮不终剂而利止者，以从本治故也"。吕复用小续命汤损麻黄加白术治一人，因"肝风传脾，因成飧泄"，而见下利完谷，虽然"续命非止利药"，但"饮不终剂而利止者"，这是"从本"论治的良好效果。

李东垣《脾胃论》说："诸风药，皆是风能胜湿也"；风能胜湿，其一是因升举阳气。《脾胃论》说："大抵此法欲令阳气升浮耳。"风药升举阳气，阳气升则湿自除，犹离照当空，阴霾自散。其二是因燥湿除浊。《本草述钩元》说诸如白芷等风药，"具春生发陈之气""故一切阴浊之邪干于阳明者，皆能除之"。

4. 驱风之中，兼填空窍的临床指导意义　对外中风邪，日久不愈的病证，后世医家如喻嘉言从《黄帝内经》中得到启迪，悟出"驱风之中，兼填空窍，为第一义"的治疗原则。认为"空窍一实，庶风出而不复入，其病瘳矣"。譬如，"古方中有侯氏黑散，深得其意"。《医门法律》云："讵知仲景所为心折者，原有所本，乃遵《内经》久塞其空，是谓良工之语耶。观方下云，服六十日止，药积腹中不下矣，久塞其空，岂不彰明哉？"

"久塞其空，是谓良工"，原出《灵枢·胀论》。姚士因注："塞其空者，外无使经脉肤腠疏空，内使脏腑之神气充足。"因此，治疗风邪为病，既要祛风，又要固塞，以填空窍，即补虚固涩，则风气去而不复入，其病得愈。谢映庐治一人，年壮形伟，大便下血，医治半载。以平素嗜酒，无不利湿清热以止血，如地榆、柏叶、姜、连之类，服之不应。其后补中、胃风、四神之属，投之罔效。谢氏诊其脉小弦，大便或溏或泄，不及至圊，每多自遗，其血清淡，间有鲜色。更有奇者，腹中无痛，但觉愊愊有声鼓动。因思此必虚风内扰，以风属无形有声，与经旨信风成飧泄吻合，且脉弦者肝象也，肝风内动，血不能藏故耳。因与玉屏风，重防风，加白术，乃扶土制木之意，更加葛根，辛甘属阳，鼓舞胃气，荷叶挺达肝风，叠投多剂，其症一日或减，越日复增，轻重无常。谢氏自思，虚风内动，按症投剂，疾不能瘳者，何故？潜思累夕，不得其解。忽记《内经》有虚风邪害空窍之语。盖风居肠间，尽是空窍之地，非补填窍隧，旧风虽出，新风复入，无所底止，故暂退而复进。乃从《金匮要略》侯氏黑散驱风堵截之义悟出治法，填塞空窍。于是将原方加入龙骨、赤石脂，兼吞介宾玉关丸，不数日果获全瘳。

5. 疠风的证治　"麻风"一词有 3000 余年历史，有厉、疠、癞、冥病、恶疾、疠风、大风、天刑、麻风等。978 年《太平圣惠方》首先使用"麻风"这一名词。全国科学技术名词审定委员会将"麻风"定为国家标准名词。该名词科学、合理、严谨、规范、文明，体现了对患者的尊重和人文关怀。麻者，临床表现为麻木不仁也；风者，病因为风（麻风杆菌）致病也。"大风"首载于《黄帝内经》，观繁体字中"风"字写法可知，中国人在造字时已认识到虫与风的关系，虫入肌曰风，有风且大，疮痍遍体，眉秃鼻塌，故曰"大风"。其义有三：①指病原。《素问·生气通天论》云："清静则肉腠闭拒，虽有大风苛毒，弗之能害。"②病理学名词，指血虚生风。《灵枢·刺节真邪》云："大风在身，血脉偏虚。"③病证名，即疠风。《素问·长刺节论》云："骨节重，须眉堕，名曰大风。"当时考虑麻风系由虫引起，与1873 年韩森发现的麻风杆菌一致，只是受历史条件限制，尚不能明确虫为何种微生物而已。

古代治麻风最具代表的三大专著为明朝薛己的《疠疡机要》、沈之问的《解围元薮》和清朝萧晓亭的《疯门全书》。其认为麻风是由风、湿、虫毒（麻风杆菌）所致，多在皮肤、肌肉、经络间患病，故治疗麻风病应以驱风、祛湿、攻毒、扶正、通经、活血、实肌、润肤的治则为基础。朱丹溪治麻风，以为麻风不外乎阳明一经，而独重醉仙散一方，并说轻粉有夺旗斩将之功，非他方所可并及者，这是以攻毒为主。他主张"以凉血、和血为主，驱风、祛湿为佐，审元气之虚实，按穴经以分治，乃治麻风之要道也。"归纳古代麻风病的治法，为内治与外治二门，至于汗、下、攻、补、温、清、针灸诸法，各以类从。汗法可以万灵丹为代表方剂；清法以苦参丸为代表方。补法以补中益气汤为代表方剂。此外，麻风有皮肤疮疡、肌肤麻木等症，除用内治法祛毒外出、补养气血外，还需结合外治法，以收捷效。肖晓亭《疯门全书》列外治六法，即针、灸、烧、熏洗、烂、敷等法。

【病案举隅】

1. 中风偏枯验案　罗左，年甫半百，阳气早亏，贼风入中经，营卫痹塞不行，陡然跌仆成中，舌强不语，神志似明似昧，嗜卧不醒，右手足不用。风性上升，痰湿随之，阻于廉泉，堵塞神明也。脉象尺部沉细，寸关弦紧而滑，苔白腻，阴霾弥漫，阳不用事，幸小溲未遗，肾气尚固，未至骤见脱象，亦云幸矣。急拟仲景小续命汤加减，助阳祛风，开其痹塞，运中涤痰，而通络道，冀望应手，始有转机。

净麻黄四分，熟附片一钱，川桂枝八分，生甘草六分，全当归三钱，川芎八分，姜半夏三钱，光杏仁三钱，生姜汁一钱冲服，淡竹沥一两冲服，另再造丸一粒去壳研细末化服。

二诊：两进小续命汤，神志稍清，嗜寐渐减，佳兆也。而舌强不能言语，右手足不用，脉息尺部沉细，寸关弦紧稍和，苔薄腻。阳气本虚，藩篱不固，贼风中经，经腧痹塞，痰湿稽留，宗气不得分布，故右手足不用也。肾脉络舌本，脾脉络舌旁，痰阻心脾之络，故舌强不能言，灵机堵塞也。虽见小效，尚不敢有恃无恐，再拟维阳气以祛邪风，涤痰浊而通络道，努力前进，以观后效。

熟附片一钱，云茯苓三钱，川桂枝八分，姜半夏二钱，生甘草六分，枳实炭一钱，全当归二钱，光杏仁三钱，大川芎八分，炙僵蚕二钱，生姜汁一钱冲，淡竹沥一两冲。

三诊：又服三剂，神志较清，嗜寐大减，略能言语，阳气有流行之机，浊痰有克化之渐，是应手也。惟右手足依然不用，腑气六七日不行。苔腻，脉弦紧渐和，尺部沉细，肾阳早亏，宗气不得分布，腑中之浊垢，须阳气通，而后能下达，经腑之邪风，必正气旺，始托之外出。仍拟助阳益气，以驱邪风，通胃涤痰，而下浊垢，腑气以下行为顺，通腑亦不可缓也。

生黄芪三钱，桂枝八分，附子一钱，生甘草五分，当归三钱，川芎八分，云茯苓三钱，风化硝五分，全瓜蒌三钱，枳实炭一钱，淡苁蓉三钱，半硫丸一钱五分吞服。

四诊：腑气已通，浊垢得以下行，神志已清，舌强，言语未能自如，右手足依然不用，脉弦紧转和，尺部沉细，阳气衰弱之体，风为百病之长，阴虚之邪风，即寒中之动气，阳气旺一分，邪风去一分。湿痰盘踞，亦借阳气充足，始能克化。经所谓阳气者，若天与日，失其所则折寿而不彰，理有信然。仍助阳气以祛邪风，化湿痰而通络道，循序渐进，自获效果。

生黄芪五钱，生白术二钱，生甘草五分，熟附子一钱，桂枝八分，全当归三钱，川芎八分，姜半夏三钱，西秦艽二钱，怀牛膝二钱，嫩桑枝三钱，指迷茯苓丸五钱包，服前方，诸恙见轻，仍守原法扩充。

生黄芪用至八钱，间日用鹿茸二分，研细末，饭为丸，陈酒吞服，大活络丹，每五日服一粒，去壳研末，陈酒化服，共服六十余帖，舌能言，手能握，足能履。接服膏滋方，药味与煎药仿佛，以善其后。

罗某年已半百，阳气虚衰，卫气不固，外感风邪乘虚入之，与素有痰湿合为风痰，闭阻经络，蒙蔽清窍，影响神明，病性为本虚标实、正气不足，湿痰壅盛。故丁氏首用小续命汤去防风、防己、人参、大枣、白芍、黄芩加淡竹沥、姜半夏、全当归涤痰通络、温阳散寒，少用桂、麻祛风，并配合再造丸祛风化痰、舒筋活血。再诊去麻黄加云茯苓、枳实炭、炙僵蚕重在祛痰；三诊时患者气虚之象已显，腑气不行更剧，但无热势；故重用生黄芪、淡苁蓉、桂枝、附子，益气温阳补肾，使"阳气旺一分，邪风去一分"。湿痰盘踞，亦借阳气充足，始能克化。四诊时患者神志已清，然湿痰盘踞，气虚更甚，故重用黄芪渐至八钱，加生白术、怀牛膝、鹿茸、熟附子、桂枝益气温阳；全当归、川芎、西秦艽、嫩桑枝、姜半夏配合指迷茯苓丸与大活络丹祛风除湿、活血通络、化痰息风。丁氏治疗本案重在扶正祛痰，兼以祛风，汤、丸并举，膏滋善后。并根据病情变化，灵活加减，慎用活血化瘀药；附子、桂枝、当归、川芎贯彻始终，温阳散寒、养血通络；三诊与四诊重用黄芪与当归即为当归补血汤大补气血，并与桂枝、附子、肉苁蓉、硫黄、牛膝、鹿茸、白术相配，补益气血阴阳、扶助正气，培补先天肾阳，温养后天脾胃，而温阳药与半夏、淡竹沥、茯苓、僵蚕及指迷茯苓丸祛痰息风以治标，更体现了"病痰饮者当以温药和之"的原则；兼用全当归、川芎、西秦艽、嫩桑枝及大活络丹活血活络，促进气血畅通。连续服用60余帖，神清，舌能言，手能握，足能履。而以膏滋方善后，以为巩固疗效，培补正气，预防复发。［李成文，杜正浩．丁甘仁治疗中风医案特色．辽宁中医杂

志，2009，36（12）：2169.］

2. 头风宿疾验案　国某，女，34岁，1987年5月7日初诊。

头痛数载，不时频作，剧烈时，偶触发根，即头痛如劈；以头碰墙，或则呕吐。西医诊断为神经性头痛。平素便秘，三五日一行，形如羊屎。形体略丰，舌淡苔薄黄、略腻，脉沉细而弦。

病名头风，因迁延日久，故难取速效，拟方疏风抑肝、清火养阴之剂治之。

藁本10g，白芷10g，川芎10g，钩藤10g，天麻10g，僵蚕10g，蒲黄10g，当归10g，生地黄30g，白术15g，赤芍12g，白芍12g，生龙齿30g。7剂，水煎服，日1剂。另外，予当归龙荟丸4袋（每袋18g），每次口服半袋，日2次。

1987年5月15日二诊：当归龙荟丸因故未服。症如前，拟予重搜剔活络之品。

全蝎3g，僵蚕10g，五灵脂5g，川芎10g，白芷10g，钩藤10g，天麻10g，乌蛇肉3g，生地黄30g，藁本10g，桃仁10g。5剂，水煎服。

1987年5月22日三诊：头痛减轻，且来势已缓，大便仍燥，脉弦，方用祛风行瘀活血之剂。

益母草15g，藁本10g，白芷10g，川芎10g，僵蚕10g，天麻10g，钩藤10g，蒲黄10g，五灵脂5g，桃仁10g，赤芍12g，生地黄30g，全蝎3g，乌蛇肉3g。7剂，另包芦荟15g，自家研为细末，日3次，每次1g，温水送下。

1987年5月29日四诊：头痛大缓，大便已畅下，苔净脉和。再服7剂，以资巩固。川芎10g，白芷10g，钩藤15g，天麻10g，僵蚕10g，藁本10g，甘松5g，当归10g，五灵脂5g，蒲黄10g，生地黄30g，白术10g，桃仁10g，红花10g，全蝎3g，乌蛇肉3g，另备芦荟粉15g，服法同前。

头风之病，常延数载，其势顽固，诸药周效。读魏氏为国某所处之方，颇觉贴切。头为诸阳之会，常宜风药升散，此例方用藁本、白芷，正合"头巅药饵，务宜清扬"之意；又病久入络，故以全蝎、乌蛇、僵蚕等虫类药，搜剔逐风定痛；再者，"治风先治血，血行风自灭"，故方中以归、地、芍、芎及桃、红、五灵脂等，养血活血化瘀，更增息风止痛之效。此法尤妙在祛风不忘镇定，如方中之钩藤、生龙齿，入心、肝以安神；气血相依，气行则血行，方中活血药伍入甘松、白芷，愈见功效。

细读此案，推敲国某头痛之病机，当属肝肾不足，虚风内作，夹痰夹火，气血阻塞壅滞所致。上则郁遏经络，头痛频作，下则阴液不充，大便燥涩，郁遏甚及孙络，故触之头皮即引发头痛；燥涩波及大肠，无水行舟，故便如羊粪。其治从肝肾入手，滋肝肾阴血，复以芦荟，大苦大寒，直折肝经郁火，使大便得通。"见肝之病，知肝传脾，当先实脾"，故方中有白术之设，健脾除湿。而头风一病，虽系内风，然以治外风、内风之药合冶于一炉，俾风火浊邪胶结之势，逐步缓解。尝思时下对妇女"神经头痛"之治疗多感棘手，而常有"非至绝经之时，病不能愈"之论，观上述之治，足以证明其论不确。此外，若循常法，世人多以养血逐络、祛风止痉剂治疗眩晕，而将此法用于治疗头痛，似与《内经》之意有不甚相合之处。［李俊龙．魏龙骧医案选议．中国医药学报，1992，7（3）：39.］

3. 肠风飧泄验案　某女，患慢性结肠炎10余年，经常发作，或因饮食油腻，或由风寒侵袭，或缘劳顿过度，或起情怀郁怒。发作时大便次数增多，呈黏冻血痢，或伴有黏膜样物，腹痛隐隐，或里急后重。久泻后形神俱衰，神疲乏力，消瘦，食谷不馨。曾用中西药治疗，时息时作，迁延发病。来诊时舌苔微腻，脉细软。辨证为肝脾失和兼脾虚胃弱。治拟调肝健脾、清肠祛风。

炒白术 12g，炒白芍 15g，炒防风 12g，葛根 15g，黄芪 30g，党参 15g，炒扁豆 30g，煨木香 12g，淡黄芩 15g，川黄连 9g，干姜 4.5g，甘草 6g，炙地龙 12g，枳壳 12g，青皮 9g，陈皮 9g，秦皮 15g，炙全蝎 4.5g。7剂。

药后症状有所好转，大便日行4次，少许黏冻，腹痛缓解，纳可，舌苔薄腻，脉弦滑。效不更方，治以上方加减。川黄连改 9g，淡黄芩改 15g。

1个月后情况进一步好转，大便日行2次，无黏冻状，无腹痛，纳好，舌苔薄，脉弦。按初诊处方加减，川黄连改 9g，淡黄芩改 15g，加地锦草 30g。1个月后症状基本好转，大便日行2次，成形，无黏冻状，无腹痛，纳好，舌苔正常。

川黄连 6g，黄芩 12g，马齿苋 30g，地锦草 30g，炒石榴皮 15g，煨肉果 12g，炒白术 12g，炒防风 12g，黄芪 30g，木香 9g，白头翁 30g，薏苡仁 30g，青皮 9g，陈皮 9g。

2个月后大便日行1次，成形，无腹痛，无黏冻，症情基本控制。改用中成药健脾丸，每日2次，每次9g，持续半年，未有反复。

本案患者脾胃虚弱甚重，不可用重药，故温中健脾涩肠为首要，因而采用理中丸合葛根芩连汤为主方，并佐以祛风之品，兼顾涩肠，因此，治疗过程中用到石榴皮、煨肉果等收涩之品。同时大剂量的使用清热解毒燥湿作用的中药，如白头翁、地锦草、马齿苋、川黄连、淡黄芩，但恐伤其正，因而使用薏苡仁、炒白术、黄芪、党参、煨木香、陈皮等药健脾固中气。嘱患者禁冰冷食物，忌粗纤维食物，并酌情予以心理治疗。使患者认识到本病的特点，以及自己不良情绪对本病产生的负面影响，消除其对疾病的恐惧、忧虑。大肠为传道之官而主津液，水谷之物经消化吸收后，"成糟粕而俱下于大肠"。

风邪入中于肠则为"肠风"。其特征是腹泻腹痛，便呈黏冻状或伴血液，后世称谓"风痢""休息痢"等，西医所谓慢性结肠炎，大抵类属此证。《太平圣惠方》对此病病机阐述较清楚："大肠中久积风冷，中焦有虚热，风冷热毒，搏于大肠，大肠既虚，时时下血，故名肠风也。"

概括地说，其病因是风冷热毒中于大肠，病机特点是寒热交错、虚实夹杂。该病善变，或胀、或泻、或痛、或便血等，变化多端，符合风邪致病的特点。因此，在治疗时必予祛风之品。

其病理改变是肠内黏膜的炎症、糜烂，在中医辨证来讲，即为湿热、瘀血互结。因此，本病以脾胃虚惫为本，肠中湿热浸淫、气滞血瘀为标。［宋琦，陈正，薛辉．王庆其治疗脾胃病经验举隅．辽宁中医杂志，2009，36（1）：124．］

【内经原文】

夫上古圣人之教下也，皆谓之虚邪贼风，避之有时，恬惔虚无，真气从之，精神内守，病安从来？

《素问·上古天真论》

恶气不发，风雨不节，白露不下，则菀槁不荣。贼风数至，暴雨数起，天地四时不相保，与道相失，则未央绝灭。

《素问·四气调神大论》

高粱之变，足生大丁，受如持虚。劳汗当风，寒薄为皶，郁乃痤。

魄汗未尽，形弱而气烁，穴俞以闭，发为风疟。故风者，百病之始也，清静则肉腠闭拒，虽有大风苛毒，弗之能害，此因时之序也。

风客淫气，精乃亡，邪伤肝也。因而饱食，筋脉横解，肠澼为痔。

因于露风，乃生寒热。是以春伤于风，邪气留连，乃为洞泄；夏伤于暑，秋为痎疟；秋伤于湿，上逆而咳，发为痿厥；冬伤于寒，春必温病。

《素问·生气通天论》

黄帝问曰：天有八风，经有五风，何谓？岐伯对曰：八风发邪，以为经风，触五藏，邪气发病。所谓得四时之胜者，春胜长夏，长夏胜冬，冬胜夏，夏胜秋，秋胜春，所谓四时之胜也。

东风生于春，病在肝，俞在颈项；南风生于夏，病在心，俞在胸胁；西风生于秋，病在肺，俞在肩背；北风生于冬，病在肾，俞在腰股；中央为土，病在脾，俞在脊。故春气者病在头；夏气者，病在藏；秋气者，病在肩背；冬气者，病在四支。故春善病鼽衄，仲夏善病胸胁，长夏善病洞泄寒中，秋善病风疟，冬善病痹厥。故冬不按跷，春不鼽衄，春不病颈项，仲夏不病胸胁，长夏不病洞泄寒中，秋不病风疟，冬不病痹厥，飧泄，而汗出也。夫精者，身之本也。故藏于精者，春不病温。夏暑汗不出者，秋成风疟。此平人脉法也。

《素问·金匮真言论》

风胜则动，热胜则肿，燥胜则干，寒胜则浮，湿胜则濡泻。

天有四时五行，以生长收藏，以生寒暑燥湿风。

冬伤于寒，春必温病；春伤于风，夏生飧泄；夏伤于暑，秋必痎疟；秋伤于湿，冬生咳嗽。

怒伤肝，悲胜怒；风伤筋，燥胜风；酸伤筋，辛胜酸。

思伤脾，怒胜思；湿伤肉，风胜湿；

故邪风之至，疾如风雨，故善治者治皮毛，其次治肌肤，其次治筋脉，其次治六府，其次治五藏。

《素问·阴阳应象大论》

二阳之病发心脾，有不得隐曲，女子不月；其传为风消，其传为息贲者，死不治。

二阳一阴发病，主惊骇背痛，善噫善欠，名曰风厥。

《素问·阴阳别论》

卧出而风吹之，血凝于肤者为痹，凝于脉者为泣。

黄脉之至也，大而虚，有积气在腹中，有厥气，名曰厥疝，女子同法，得之疾使四支汗出当风。

《素问·五藏生成》

西方者，金玉之域，沙石之处，天地之所收引也，其民陵居而多风，水土刚强，其民不衣而褐荐，其民华食而脂肥，故邪不能伤其形体，其病生于内，其治宜毒药。

《素问·异法方宜论》

当今之世不然，忧患缘其内，苦形伤其外，又失四时之从，逆寒暑之宜，贼风数至，虚邪朝夕，内至五藏骨髓，外伤空窍肌肤，所以小病必甚，大病必死，故祝由不能已也。

上古使僦贷季，理色脉而通神明，合之金木水火土四时八风六合，不离其常，变化相移，以观其妙，以知其要，欲知其要，则色脉是矣。

《素问·移精变气论》

八风四时之胜，终而复始，逆行一过，不复可数，论要毕矣。

《素问·玉版论要》

帝曰：病成而变，何谓？岐伯曰：风成为寒热，瘅成为消中，厥成为巅疾，久风为飧泄，脉风成为疠。病之变化，不可胜数。

帝曰：诸痈肿筋挛骨痛，此皆安生？岐伯曰：此寒气之肿，八风之变也。

粗大者，阴不足阳有余，为热中也。来疾去徐，上实下虚，为厥巅疾；来徐去疾，上虚下实，为恶风也。故中恶风者，阳气受也。有脉俱沉细数者，少阴厥也。

《素问·脉要精微论》

人一呼脉三动，一吸脉三动而躁，尺热曰病温；尺不热脉滑曰病风；脉涩曰痹。

脉滑浮而疾者，谓之新病。脉急者，曰疝瘕少腹痛。脉滑曰风。脉涩曰痹。

颈脉动喘疾咳，曰水。目裹微肿如卧蚕起之状，曰水。溺黄赤安卧者，黄疸。已食如饥者，胃疸。面肿曰风。

风热而脉静，泄而脱血脉实，病在中脉虚，病在外脉涩坚者，皆难治，命曰反四时也。

病肺脉来，不上不下，如循鸡羽，曰肺病。死肺脉来，如物之浮，如风吹毛，曰肺死。

《素问·平人气象论》

风者，百病之长也。今风寒客于人，使人毫毛毕直，皮肤闭而为热，当是之时，可汗而发也；或痹不仁肿痛，当是之时，可汤熨及火灸刺而去之。弗治，病入舍于肺，名曰肺痹，发咳上气。弗治，肺即传而行之肝，病名曰肝痹，一名曰厥，胁痛出食，当是之时，可按若刺耳。弗治，肝传之脾，病名曰脾风，发瘅，腹中热，烦心出黄，当此之时，可按可药可浴。

《素问·玉机真藏论》

病风者，以日夕死。

所言不死者，风气之病及经月之病，似七诊之病而非也，故言不死。

《素问·三部九候论》

病在肝，愈于夏；夏不愈，甚于秋；秋不死，持于冬，起于春，禁当风。肝病者，愈在丙丁；丙丁不愈，加于庚辛；庚辛不死，持于壬癸，起于甲乙。

肾病者，腹大胫肿，喘咳身重，寝汗出憎风；虚则胸中痛，大腹小腹痛，清厥意不乐。取其经，少阴太阳血者。

《素问·藏气法时论》

五藏所恶：心恶热，肺恶寒，肝恶风，脾恶湿，肾恶燥。是谓五恶。

《素问·宣明五气》

岐伯曰：星辰者，所以制日月之行也。八正者，所以候八风之虚邪以时至者也。四时者，所以分春秋冬夏之气所在，以时调之也。八正之虚邪，而避之勿犯也。

正邪者，身形若用力汗出，腠理开，逢虚风，其中人也微，故莫知其情，莫见其形。

《素问·八正神明论》

天寒地冻，则经水凝泣；天暑地热，则经水沸溢；卒风暴起，则经水波涌而陇起。

夫邪之入于脉也，寒则血凝泣，暑则气淖泽，虚邪因而入客，亦如经水之得风也，经之动脉，其至也亦时陇起。

《素问·离合真邪论》

故犯贼风虚邪者，阳受之；食饮不节起居不时者，阴受之。阳受之则入六府，阴受之则入五藏。入六府则身热不时卧，上为喘呼；入五藏则䐜满闭塞，下为飧泄，久为肠澼。故喉主天气，咽主地气。故阳受风气，阴受湿气。

《素问·太阴阳明论》

帝曰：有病身热汗出烦满，烦满不为汗解，此为何病？岐伯曰：汗出而身热者风也；汗出而烦满不解者厥也。病名曰风厥。

帝曰：劳风为病何如？岐伯曰：劳风法在肺下。其为病也，使人强上冥视，唾出若涕，恶风而振寒，此为劳风之病。帝曰：治之奈何？岐伯曰：以救俯仰，巨阳引精者三日，中年者五日，不精者七日。咳出青黄涕，其状如脓，大如弹丸，从口中若鼻中出，不出则伤肺，伤肺则死也。

帝曰：有病肾风者，面胕痝然壅，害于言，可刺不？岐伯曰：虚不当刺，不当刺而刺，后五日其气必至。帝曰：其至何如？岐伯曰：至必少气时热，时热从胸背上至头，汗出手热，口干苦渴，小便黄，目下肿，腹中鸣，身重难以行，月事不来，烦而不能食，不能正偃，正偃则咳甚，病名曰风水，论在《刺法》中。

《素问·评热病论》

帝曰：人有四支热，逢风寒如炙如火者何也？岐伯曰：是人者阴气虚，阳气盛，四支者阳也，两阳相得而阴气虚少，少水不能灭盛火，而阳独治，独治者不能生长也，独胜而止耳，逢风而如炙如火者，是人当肉烁也。

《素问·逆调论》

黄帝问曰：夫痎疟皆生于风，其蓄作有时者何也？岐伯对曰：疟之始发也，先起于毫毛，伸欠乃作，寒栗鼓颔，腰脊俱痛，寒去则内外皆热，头痛如破，渴欲冷饮。

此令人汗空疏，腠理开，因得秋气，汗出遇风，及得之以浴，水气舍于皮肤之内，与卫气并居。

故风无常府，卫气之所发，必开其腠理，邪气之所合，则其府也。

夫风之与疟也，相似同类，而风独常在，疟得有时而休者何也？岐伯曰：风气留其处，故常在；疟气随经络沉以内薄，故卫气应乃作。

帝曰：疟先寒而后热者何也？岐伯曰：夏伤于大暑，其汗大出，腠理开发，因遇夏气凄沧之水寒，藏于腠理皮肤之中，秋伤于风，则病成矣。夫寒者阴气也；风者阳气也，先伤于寒而后伤于风，故先寒而后热也，病以时作，名曰寒疟。

帝曰：先热而后寒者何也？岐伯曰：此先伤于风而后伤于寒，故先热而后寒也，亦以时作，名曰温疟。其但热而不寒者，阴气先绝，阳气独发，则少气烦冤，手足热而欲呕，名曰瘅疟。

帝曰：论言夏伤于暑，秋必病疟，今疟不必应者何也？岐伯曰：此应四时者也。其病异形者，反四时也。其以秋病者寒甚，以冬病者寒不甚，以春病者恶风，以夏病者多汗。

帝曰：夫病温疟与寒疟而皆安舍？舍于何藏？岐伯曰：温疟者，得之冬中于风，寒气藏于骨髓之中，至春则阳气大发，邪气不能自出，因遇大暑，脑髓烁，肌肉消，腠理发泄，或有所用力，邪气与汗皆出，此病藏于肾，其气先从内出之于外也。如是者，阴虚而阳盛，阳盛则热矣，衰则气复反入，入则阳虚，阳虚则寒矣，故先热而后寒，名曰温疟。

帝曰：瘅疟何如？岐伯曰：瘅疟者，肺素有热气盛于身，厥逆上冲，中气实而不外泄，因有所用力，腠理开，风寒舍于皮肤之内、分肉之间而发，发则阳气盛，阳气盛而不衰则病矣。其气不及于阴，故但热而不寒，气内藏于心，而外舍于分肉之间，令人消烁脱肉，故命曰瘅疟。

《素问·疟论》

风疟，疟发则汗出恶风，刺三阳经背俞之血者。

《素问·刺疟》

岐伯曰：病名伏梁，此风根也。其气溢于大肠而著于肓，肓之原在脐下，故环脐而痛也。不可动之，动之为水溺涩之病。

《素问·腹中论》

黄帝问曰：风之伤人也，或为寒热，或为热中，或为寒中，或为疠风，或为偏枯，或为风也，其病各异，其名不同，或内至五藏六府，不知其解，愿闻其说。岐伯对曰：风气藏于皮肤之间，内不得通，外不得泄，风者善行而数变，腠理开则洒然寒，闭则热而闷。其寒也则衰食饮，其热也则消肌肉，故使人怢栗而不能食，名曰寒热。

风气与太阳俱入，行诸脉俞，散于分肉之间，与卫气相干，其道不利，故使肌肉愤䐜而有疡，卫气有所凝而不行，故其肉有不仁也。疠者，有荣气热胕，其气不清，故使其鼻柱坏而色败，皮肤疡溃，风寒客于脉而不去，名曰疠风，或名曰寒热。

以春甲乙伤于风者为肝风，以夏丙丁伤于风者为心风，以季夏戊己伤于邪者为脾风，以秋庚辛中于邪者为肺风，以冬壬癸中于邪者为肾风。

风中五藏六府之俞，亦为藏府之风，各入其门户所中，则为偏风。风气循风府而上，则为脑风。风入系头，则为目风，眼寒。饮酒中风，则为漏风。入房汗出中风，则为内风。新沐中风，则为首风。久风入中，则为肠风飧泄。外在腠理，则为泄风。故风者百病之长也，至其变化乃为他病也，无常方，然致有风气也。

帝曰：五藏风之形状不同者何？愿闻其诊及其病能。岐伯曰：肺风之状，多汗恶风，色皏然白，时咳短气，昼日则差，暮则甚，诊在眉上，其色白。心风之状，多汗恶风，焦绝善怒吓，赤色，病甚则言不可快，诊在口，其色赤。肝风之状，多汗恶风，善悲，色微苍，嗌干善怒，时憎女子，诊在目下，其色青。脾风之状，多汗恶风，身体怠惰，四支不欲动，色薄微黄，不嗜食，诊在鼻上，其色黄。肾风之状，多汗恶风，面痝然浮肿，脊痛不能正立，其色炲，隐曲不利，诊在肌上，其色黑。胃风之状，颈多汗恶风，食饮不下，鬲塞不通，腹善满，失衣则䐜胀，食寒则泄，诊形瘦而腹大。首风之状，头面多汗恶风，当先风一日则病甚，头痛不可以出内，至其风日则病少愈。漏风之状，或多汗，常不可单衣，食则汗出，甚则身汗，喘息恶风，衣常濡，口干善渴，不能劳事。泄风之状，多汗，汗出泄衣上，口中干，上渍，其风不能劳事，身体尽痛则寒。

《素问·风论》

有病身热解惰，汗出如浴，恶风少气，此为何病？岐伯曰：病名曰酒风。帝曰：治之奈何？岐伯曰：以泽泻、术各十分，麋衔五分，合以三指撮为后饭。

《素问·病能论》

岐伯曰：病名曰伏梁，此风根也。其气溢于大肠而著于肓，肓之原在脐下，故环脐而痛也。

帝曰：有病痝然如有水状，切其脉大紧，身无痛者，形不瘦，不能食，食少，名为何病？岐伯曰：病生在肾，名为肾风。肾风而不能食善惊，惊已心气痿者死。

《素问·奇病论》

病风且寒且热，炅汗出，一日数过，先刺诸分理络脉；

病大风，骨节重，须眉堕，名曰大风，刺肌肉为故，汗出百日，刺骨髓，汗出百日，凡二百日，须眉生而止针。

《素问·长刺节论》

黄帝问曰：余闻风者百病之始也，以针治之奈何？岐伯对曰：风从外入，令人振寒，汗出头痛，身重恶寒，治在风府，调其阴阳。不足则补，有余则泻。大风颈项痛，刺风府。风府在上椎。大风汗出，灸谚语，谚语在背下侠脊傍三寸所，厌之令病者呼谚语，谚语应手。从风憎风，刺眉头。

《素问·骨空论》

帝曰：诸水皆生于肾乎？岐伯曰：肾者，牝藏也。地气上者属于肾，而生水液也，故曰至阴。勇而劳甚则肾汗出，肾汗出逢于风，内不得入于藏府，外不得越于皮肤，客于玄府，行于皮里，传为胕肿，本之于肾，名曰风水。

帝曰：春取络脉分肉何也？岐伯曰：春者木始治，肝气始生，肝气急，其风疾，经脉常深，其气少，不能深入，故取络脉分肉间。

《素问·水热穴论》

厥阴有余病阴痹；不足病生热痹；滑则病狐疝风；涩则病少腹积气。少阴有余病皮痹隐轸；不足病肺痹；滑则病肺风疝；涩则病积溲血。太阴有余，病肉痹寒中；不足病脾痹；滑则病脾风疝；涩则病积心腹时满。阳明有余病脉痹身时热，不足病心痹，滑则病心风疝，涩则病积时善惊。太阳有余病骨痹身重，不足病肾痹，滑则病肾风疝，涩则病积善时巅疾。少阳有余病筋痹胁满，不足病肝痹，滑则病肝风疝。

《素问·四时刺逆从论》

天有五行，御五位，以生寒暑燥湿风，人有五藏，化五气，以生喜怒思忧恐。

寒暑燥湿风火，天之阴阳也，三阴三阳上奉之。木火土金水火，地之阴阳也，生长化收藏下应之。

《素问·天元纪大论》

岐伯曰：大气举之也。燥以干之，暑以蒸之，风以动之，湿以润之，寒以坚之，火以温之。故风寒在下，燥热在上，湿气在中，火游行其间，寒暑六入，故令虚而生化也。故燥胜则地干，暑胜则地热，风胜则地动，湿胜则地泥，寒胜则地裂，火胜则地固矣。

帝曰：寒暑燥湿风火，在人合之奈何？其于万物何以生化？岐伯曰：东方生风，风生木，木生酸，酸生肝，肝生筋，筋生心。其在天为玄，在人为道，在地为化。化生五味，道生智，玄生神，化生气。神在天为风，在地为木，在体为筋，在气为柔，在藏为肝。其性为暄，其德为和，其用为动，其色为苍，其化为荣，其虫毛，其政为散，其令宣发，其变摧拉，其眚为隂，其味为酸，其志为怒。怒伤肝，悲胜怒；风伤肝，燥胜风；酸伤筋，辛胜酸。

思伤脾，怒胜思；湿伤肉，风胜湿；甘伤脾，酸胜甘。

《素问·五运行大论》

岐伯曰：岁木太过，风气流行，脾土受邪。

岁土不及，风乃大行，化气不令，草木茂荣，飘扬而甚，秀而不实，上应岁星。

复则大风暴发，草偃木零，生长不鲜，面色时变。

《素问·气交变大论》

备化之纪，气协天休，德流四政，五化齐修，其气平，其性顺，其用高下，其化丰满，其类土，其政安静，其候溽蒸，其令湿，其藏脾，脾其畏风，其主口，其谷稷，其果枣，其实肉，其应长夏，其虫倮，其畜牛，其色黄，其养肉，其病否，其味甘，其音宫，其物肤，其数五。

《素问·五常政大论》

岐伯曰：先立其年以明其气，金木水火土运行之数，寒暑燥湿风火临御之化，则天道可见，民气可调，阴阳卷舒，近而无惑，数之可数者，请遂言之。

其运风，其化鸣紊启拆，其变振拉摧拔，其病眩掉目瞑。

凡此阳明司天之政，气化运行后天，天气急，地气明，阳专其令，炎暑大行，物燥以坚，淳风乃治。风燥横运，流于气交，多阳少阴，云趋雨府，湿化乃敷，燥极而泽，其谷白丹，间谷命太者，其耗白甲品羽，金火合德，上应太白荧惑。

其运风鼓，其化鸣紊启坼，其变振拉摧拔，其病掉眩支胁惊骇。

凡此少阳司天之政，气化运行先天，天气正，地气扰，风乃暴举，木偃沙飞，炎火乃流，阴行阳化，雨乃时应，火木同德，上应荧惑岁星。其谷丹苍，其政严，其令扰。故风热参布，云物沸腾，太阴横流，寒乃时至，凉雨并起。民病寒中，外发疮疡，内为泄满。故圣人遇之，和而不争。往复之作，民病寒热疟泄，聋瞑呕吐，上怫肿色变。初之气，地气迁，风胜乃摇，寒乃去，候乃大温，草木早荣，寒来不杀，温病乃起，其病气怫于上，血溢目赤，咳逆头痛，血崩胁满，肤腠中疮。二之气，火反郁，白埃四起，云趋雨府，风不胜湿，雨乃零，民乃康，其病热郁于上，咳逆呕吐，疮发于中，胸嗌不利，头痛身热，昏愦脓疮。三之气，天政布，炎暑至，少阳临上，雨乃涯，民病热中，聋瞑血溢，脓疮咳呕，鼽衄渴嚏欠，喉痹目赤，善暴死。四之气，凉乃至，炎暑间化，白露降，民气和平，其病满身重。五之气，阳乃去，寒乃来，雨乃降，气门乃闭，刚木早雕，民避寒邪，君子周密。终之气，地气正，风乃至，万物反生，霿雾以行，其病关闭不禁，心痛，阳气不藏而咳。抑其运气，赞所不胜，必折其郁气，先取化源，暴过不生，苛疾不起。故岁宜咸辛宜酸，渗之泄之，渍之发之，观气寒温以调其过，同风热者多寒化，异风热者少寒化，用热远热，用温远温，用寒远寒，用凉远凉，食宜同法，此其道也。有假者反之，反是者病之阶也。

凡此太阴司天之政，气化运行后天，阴专其政，阳气退辟，大风时起，天气下降，地气上腾，原野昏霿，白埃四起，云奔南极，寒雨数至，物成于差夏。民病寒湿，腹满身膜愤胕肿，痞逆寒厥拘急。湿寒合德，黄黑埃昏，流行气交，上应镇星辰星。其政肃，其令寂，其谷黅玄。故阴凝于上，寒积于下，寒水胜火，则为冰雹，阳光不治，杀气乃行。故有余宜高，不及宜下，有余宜晚，不及宜早，土之利，气之化也，民气亦从之，间谷命其太也。初之气，地气迁，寒乃去，春气正，风乃来，生布万物以荣，民气条舒，风湿相薄，雨乃后。民病血溢，筋络拘强，关节不利，身重筋痿。二之气，大火正，物承化，民乃和，其病温厉大行，远近咸若，湿蒸相薄，雨乃时降。三之气，天政布，湿气降，地气腾，雨乃时降，寒乃随之，感于寒湿，则民病身重胕肿，胸腹满。四之气，畏火临，溽蒸化，地气腾，天气否隔，寒风晓暮，蒸热相薄，草木凝烟，湿化不流，则白露阴布，以成秋令。民病腠理热，血暴溢疟，心腹满热胪胀，甚则胕肿。

其运风鼓，其化鸣紊启拆，其变振拉摧拔，其病支满。

水乃冰，霜复降，风乃至，阳气郁，民反周密，关节禁固，腰脽痛，炎暑将起，中外疮疡。二之气，阳气布，风乃行，春气以正，万物应荣，寒气时至，民乃和，其病淋，目瞑目赤，气郁于上而热。

凡此厥阴司天之政，气化运行后天，诸同正岁，气化运行同天，天气扰，地气正，风生高远，炎热从之，云趋雨府，湿化乃行，风火同德，上应岁星荧惑。其政挠，其令速，其谷苍丹，间谷言太者，其耗文角品羽。风燥火热，胜复更作，蛰虫来见，流水不冰，热病行于下，风病行于上，风燥胜复形于中。初之气，寒始肃，杀气方至，民病寒于右之下。二之气，寒不去，华雪水冰，杀气施化，霜乃降，名草上焦，寒雨数至，阳复化，民病热于中。三之气，天政布，风乃时举，民病泣出耳鸣掉眩。四之气，溽暑湿热相薄，争于左之上，民病黄瘅而为胕肿。五之气，燥湿更胜，沉阴乃布，寒气及体，风雨乃行。

帝曰：愿闻同化何如？岐伯曰：风温春化同，热曛昏火夏化同，胜与复同，燥清烟露秋化同，云雨昏暝埃长夏化同，寒气霜雪冰冬化同。

金郁之发，天洁地明，风清气切，大凉乃举，草树浮烟，燥气以行，霜雾数起，杀气来至，草木苍干，金乃有声。

厥阴所至为风府为璺启；少阴所至为火府为舒荣；太阴所至为雨府为员盈，少阳所至为热府为行出，阳明所至为司杀府，为庚苍，太阳所至为寒府，为归藏，司化之常也。

厥阴所至为生为风摇。

厥阴所至为风生，终为肃。

厥阴所至为飘怒大凉，少阴所至为大暄寒，太阴所至为雷霆骤注烈风，少阳所至为飘风燔燎霜凝，阳明所至为散落温，太阳所至为寒雪冰雹白埃。

故风胜则动，热胜则肿，燥胜则干，寒胜则浮，湿胜则濡泄，甚则水闭胕肿，随气所在，以言其变耳。

《素问·六元正纪大论》

厥阴司天，其化以风。

岁厥阴在泉，风淫所胜，则地气不明，平野昧，草乃早秀。

诸气在泉，风淫于内，治以辛凉，佐以苦，以甘缓之，以辛散之。

厥阴司天，风淫所胜，则太虚埃昏，云物以扰，寒生春气，流水不冰。民病胃脘当心而痛，上支两胁，膈咽不通，饮食不下，舌本强，食则呕，冷泄腹胀，溏泄瘕水闭，蛰虫不去，病本于脾。冲阳绝，死不治。

司天之气，风淫所胜，平以辛凉，佐以苦甘，以甘缓之，以酸泻之。

风司于地，清反胜之，治以酸温，佐以苦甘，以辛平之。

少阳之复，大热将至，枯燥燔爇，介虫乃耗，惊瘛咳衄，心热烦躁，便数憎风，厥气上行，面如浮埃，目乃眴瘛，火气内发，上为口糜呕逆，血溢血泄，发而为疟，恶寒鼓栗，寒极反热，嗌络焦槁，渴引水浆，色变黄赤，少气脉萎，化而为水，传为胕肿，甚则入肺，咳而血泄。尺泽绝，死不治。

清气大来，燥之胜也，风木受邪，肝病生焉；热气大来，火之胜也，金燥受邪，肺病生焉；寒气大来，水之胜也，火热受邪，心病生焉；湿气大来，土之胜也，寒水受邪，肾病生焉；风气大来，木之胜也，土湿受邪，脾病生焉。所谓感邪而生病也。

夫百病之生也，皆生于风寒暑湿燥火，以之化之变也。

诸风掉眩，皆属于肝。

诸暴强直，皆属于风。

《素问·至真要大论》

八风菀熟，五藏消烁，传邪相受。

《素问·示从容论》

是以冲风，泣下而不止。夫风之中目也，阳气内守于精，是火气燔目，故见风则泣下也。有以比之，夫火疾风生乃能雨，此之类也。

《素问·解精微论》

日久成郁，即暴热乃至，赤风肿翳，化疫，温疠暖作，赤气彰而化火疫，皆烦而躁渴，渴甚治之以泄之可止。

升天不前，即风埃四起，时举埃昏，雨湿不化。民病风厥涎潮，偏痹不随，胀满。

金运承之，降之未下，抑之变郁，木欲降下，金承之，降而不下，苍埃远见，白气承之，风举埃昏，清躁行杀，霜露复下，肃杀布令。久而不降，抑之化郁，即作风躁相伏，暄而反清，草木萌动，杀霜乃下，蛰虫未见，惧清伤藏。

厥阴不迁正，即风暄不时，花卉萎瘁，民病淋溲，目系转，转筋喜怒，小便赤。风欲令而寒由不去，温暄不正，春正失时。

厥阴不退位，即大风早举，时雨不降，湿令不化，民病温疫，疵废风生，民病皆肢节痛，头目痛，伏热内烦，咽喉干引饮。

乙辛相会，水运太虚，反受土胜，故非太过，即太簇之管，太羽不应，土胜而雨化，水复即风，此者丙辛失守其会，后三年化成水疫，晚至己巳，早至戊辰，甚即速，微即徐，水疫至也，大小善恶推其天地数，乃太乙游宫。

后三年化疠，名曰木疠，其状如风疫，法治如前。

《素问·本病论》

知其邪正者，知论虚邪与正邪之风也。

《灵枢·小针解》

黄帝曰：其中于阴奈何？岐伯答曰：中于阴者，常从臂胻始。夫臂与胻，其阴皮薄，其肉淖泽，故俱受于风，独伤其阴。黄帝曰：此故伤其藏乎？岐伯答曰：身之中于风也，不必动藏。故邪入于阴经，则其藏气实，邪气入而不能客，故还之于府。故中阳则溜于经，中阴则溜于府。

有所击仆，若醉入房，汗出当风，则伤脾。有所用力举重，若入房过度，汗出浴水，则伤肾。黄帝曰：五藏之中风奈何？岐伯曰：阴阳俱感，邪乃得往。

肺脉急甚为癫疾；微急为肺寒热，怠惰，咳唾血，引腰背胸，若鼻息肉不通。缓甚为多汗；微缓为痿痿，偏风，头以下汗出不可止。

《灵枢·邪气藏府病形》

故曰病在阳者命曰风；病在阴者命曰痹；阴阳俱病命曰风痹。

黄帝问于伯高曰：余闻形气病之先后，外内之应奈何？伯高答曰：风寒伤形，忧恐忿怒伤气。气伤藏，乃病藏；寒伤形，乃应形；风伤筋脉，筋脉乃应。此形气外内之相应也。

卫之生病也，气痛时来时去，怫忾贲响，风寒客于肠胃之中。寒痹之为病也，留而不去，时痛而皮不仁。

《灵枢·寿夭刚柔》

黄帝曰：人有热，饮食下胃，其气未定，汗则出，或出于面，或出于背，或出于身半，其不循卫气之道而出何也？岐伯曰：此外伤于风，内开腠理，毛蒸理泄，卫气走之，固不得循其道，此气慓悍滑疾，见开而出，故不得从其道，故命曰漏泄。

《灵枢·营卫生会》

风水肤胀，为五十七痏，取皮肤之血者，尽取之。飧泄，补三阴之上，补阴陵泉，皆久留之，热行乃止。

疠风者，素刺其肿上，已刺，以锐针针其处，按出其恶气，肿尽乃止，常食方食，无食他食。

《灵枢·四时气》

风逆暴四肢肿，身漯漯，唏然时寒，饥则烦，饱则善变，取手太阴表里，足少阴、阳明之经，肉清取荥，骨清取井、经也。

《灵枢·癫狂》

风痉身反折，先取足太阳及腘中及血络出血；中有寒，取三里。

《灵枢·热病》

风痹淫泺，病不可已者，足如履冰，时如入汤中，股胫淫泺，烦心头痛，时呕时悗，眩已汗出，久则目眩，悲以喜恐，短气不乐，不出三年死也。

《灵枢·厥病》

黄帝问于少俞曰：余闻百疾之始期也，必生于风雨寒暑，循毫毛而入腠理，或复还，或留止，或为风肿汗出，或为消瘅，或为寒热，或为留痹，或为积聚，奇邪淫溢，不可胜数，愿闻其故。夫同时得病，或病此，或病彼，意者天之为人生风乎，何其异也？少俞曰：夫天之生风者，非以私百姓也，其行公平正直，犯者得之，避者得无殆，非求人而人自犯之。黄帝曰：一时遇风，同时得病，其病各异，愿闻其故。

夫木之早花先生叶者，遇春霜烈风，则花落而叶萎；久曝大旱，则脆木薄皮者，枝条汁少而叶萎；久阴淫雨，则薄皮多汁者，皮溃而漉；卒风暴起，则刚脆之木，枝折杌伤；秋霜疾风，则刚脆之木，根摇而叶落。

黄帝曰：人之善病风厥漉汗者，何以候之？少俞答曰：肉不坚，腠理疏，则善病风。

《灵枢·五变》

寒温和则六府化谷，风痹不作，经脉通利，肢节得安矣。

然有其独尽天寿，而无邪僻之病，百年不衰，虽犯风雨卒寒大暑，犹有弗能害也。

《灵枢·本藏》

雷公曰：小子闻风者，百病之始也；厥逆者，寒湿之起也，别之奈何？黄帝曰：常候阙中，薄泽为风，冲浊为痹，在地为厥。此其常也，各以其色言其病。

沉浊为内，浮泽为外；黄赤为风，青黑为痛，白为寒，黄而膏润为脓，赤甚者为血；痛甚为挛，寒甚为皮不仁。

《灵枢·五色》

黄帝问于少俞曰：有人于此，并行并立，其年之长少等也，衣之厚薄均也，卒然遇烈风暴雨，或病或不病，或皆病，或皆不病，其故何也？少俞曰：帝问何急？黄帝曰：愿尽闻之。少俞曰：春青风，夏阳风，秋凉风，冬寒风。凡此四时之风者，其所病各不同形。黄帝曰：四时之风，病人如何？少俞曰：黄色薄皮弱肉者，不胜春之虚风；白色薄皮弱肉者，不胜夏之虚风；青色薄皮弱肉，不胜秋之虚风；赤色薄皮弱肉，不胜冬之虚风也。黄帝曰：黑色不病乎？少俞曰：黑色而皮厚肉坚，固不伤于四时之风。其皮薄而肉不坚，色不一者，长夏至而有虚风者，病矣；其皮厚而肌肉坚者，长夏至而有虚风，不病矣。其皮厚而肌肉坚者，必重感于寒，外内皆然，乃病。

《灵枢·论勇》

黄帝曰：夫子言贼风邪气之伤人也，令人病焉，今有其不离屏蔽，不出空穴之中，卒然病者，非不离贼风邪气，其故何也？岐伯曰：此皆尝有所伤于湿气，藏于血脉之中，分肉之间，久留而不去；若有所堕坠，恶血在内而不去。卒然喜怒不节，饮食不适，寒温不时，腠理闭而不通。其开而遇风寒，则血气凝结，与故邪相袭，则为寒痹。其有热则汗出，汗出则受风，虽不遇贼风邪气，必有因加而发焉。

《灵枢·贼风》

黄帝问于岐伯曰：夫百病之始生也，皆生于风雨寒暑，清湿喜怒。喜怒不节则伤藏，风雨则伤上，清湿则伤下。三部之气，所伤异类，愿闻其会。

清湿袭虚，则病起于下；风则袭虚，则病起于上。

风雨寒热，不得虚邪不能独伤人。卒然逢疾风暴雨而不病者，盖无虚故邪不能独伤人，此必因虚邪之风，与其身形，两虚相得，乃客其形，两实相逢，众人肉坚。

醉以入房，汗出当风，伤脾。

《灵枢·百病始生》

四时八风，尽有阴阳，各得其位，合于明堂，各处色部，五藏六府，察其所痛，左右上下，知其寒温，何经所在。

《灵枢·官能》

视人之目窠上微痈，如新卧起状，其颈脉动，时咳，按其手足上，窅而不起者，风水肤胀也。

尺肤滑其淖泽者，风也。尺肉弱者，解㑊，安卧脱肉者，寒热，不治。尺肤滑而泽脂者，风也。尺肤涩者，风痹也。

春伤于风，夏生后泄肠澼。

《灵枢·论疾诊尺》

正气者，正风也，从一方来，非实风，又非虚风也。邪气者，虚风之贼伤人也，其中人也深，不能自去。正风者，其中人也浅，合而自去，其气来柔弱，不能胜真气，故自去。

《灵枢·刺节真邪》

合八风虚实邪正：冬至一叶蛰北方，立秋二玄委西南方，春分三仓门东方，立夏四阴洛东南方，招摇五中央，立冬六新洛西北，秋分七仓果西方，立春八天留东北方，夏至九上天南方。

太一移日，天必应之以风雨，以其日风雨则吉，岁美民安少病矣，先之则多雨，后之则多汗。太一在冬至之日有变，占在君；太一在春分之日有变，占在相；太一在中宫之日有变，占在吏；太一在秋分之日有变，占在将；太一在夏至之日有变，占在百姓。所谓有变者，太一居五宫之日，病风折树木，扬沙石。各以其所主占贵贱，因视风所从来而占之。风从其所居之乡来为实风，主生，长养万物。从其冲后来为虚风，伤人者也，主杀主害者。谨候虚风而避之，故圣人曰避虚邪之道，如避矢石然，邪弗能害，此之谓也。是故太一入徙立于中宫，乃朝八风，以占吉凶也。风从南方来，名曰大弱风。其伤人也，内舍于心，外在于脉，气主热。风从西南方来，名曰谋风。其伤人也，内舍于脾，外在于肌，其气主为弱。风从西方来，名曰刚风。其伤人也，内舍于肺，外在于皮肤，其气主为燥。风从西北方来，名曰折风。其伤人也，内舍于小肠，外在于手太阳脉，脉绝则溢，脉闭则结不通，善暴死。风从北方来，名曰大刚风。其伤人也，内舍于紧，外在于骨与肩背之膂筋，其气生为寒也。风从东北方来，名曰凶风。其伤人也，内舍于大肠，外在于两胁腋骨下及肢节。风从东方来，名曰婴儿风。其伤人也，内舍于肝，外在于筋纽，其气主为身湿。风从东南方来，名曰弱风。其伤人也，内舍于胃，外在肌肉，其气主体重。此八风皆从其虚之乡来，乃能病人。三虚相抟，则为暴病卒死。两实一虚，病则为淋露寒热。犯其雨湿之地，则为痿。故圣人避风，如避矢石焉。其有三虚而偏中于邪风，则为击仆偏枯矣。

《灵枢·九宫八风》

一以法天，二以法地，三以法人，四以法时，五以法音，六以法律，七以法星，八以法风，九以法野。

风者人之股肱八节也。八正之虚风，八风伤人，内舍于骨解腰脊节腠理之间，为深痹也。淫邪流溢于身，如风水之状，而溜不能过于机关大节者也。

肝恶风。

《灵枢·九针论》

夫风之与疟也，相与同类，而风常在，而疟特以时休何也？岐伯曰；风气留其处，疟气随经络沉以内搏，故卫气应乃作也。

黄帝问于少师曰：余闻四时八风之中人也，故有寒暑。寒则皮肤急而腠理闭，暑则皮肤缓而腠理开。贼风邪气，因得以入乎？将必须八正虚邪，乃能伤人乎？少师答曰：不然。贼风邪气之中人也，不得以时。然必因其开也，其入深，其内极病，其病人也卒暴；因其闭也，其入浅以留，其病也徐以迟。

当是之时，虽遇贼风，其入浅不深。至其月郭空，则海水东盛，人气血虚，其卫气去，形独居，肌肉减，皮肤纵，腠理开，毛发残，膲理薄，烟垢落。当是之时，遇贼风则其入深，其病人也卒暴。

少师曰：乘年之衰，逢月之空，失时之和，因为贼风所伤，是谓三虚。故论不知三虚，工反为粗。

逢年之盛，遇月之满，得时之和，虽有贼风邪气，不能危之也。

黄帝曰：愿闻岁之所以皆同病者，何因而然？少师曰：此八正之候也。黄帝曰：候之奈何？少师曰：候此者，常以冬至之日，太一立于叶蛰之宫，其至也，天必应之以风雨者矣。风雨从南方来者，为虚风，贼伤人者也。其以夜半至也，万民皆卧而弗犯也，故其岁民少病。其以昼至者，万民懈惰而皆中于虚风，故万民多病。虚邪入客于骨而不发于外，至其立春，阳气大发，腠理开，因立春之日，风从西方来，万民又皆中于虚风，此两邪相抟，经气结代者矣。故诸逢其风而遇其雨者，命曰遇岁露焉。因岁之和，而少贼风者，民少病而少死；岁多贼风邪气，寒温不和，则民多病而死矣。

黄帝曰：虚邪之风，其所伤贵贱何如？候之奈何？少师答曰：正月朔日，太一居天留之宫，其日西北风，不雨，人多死矣。正月朔日，平旦北风，春，民多死。正月朔日，平旦北风行，民病多者，十有三也。正月朔日，日中北风，夏，民多死。正月朔日，夕时北风，秋，民多死。终日北风，大病死者十有六。正月朔日，风从南方来，命曰旱乡，从西方来，命曰白骨，将国有殃，人多死亡。正月朔日，风从东方来，发屋，扬沙石，国有大灾也。正月朔日，风从东南方行，春有死亡。正月朔，天和温不风，籴贱，民不病；天寒而风，籴贵，民多病。此所谓候岁之风，残伤人者也。二月丑不风，民多心腹病。三月戌不温，民多寒热。四月巳不暑，民多瘅病。十月申不寒，民多暴死。诸所谓风者，皆发屋，折树木，扬沙石，起毫毛，发腠理者也。

《灵枢·岁露论》

【参考文献】

[1] 宋琦，陈正，薛辉.王庆其治疗脾胃病经验举隅.辽宁中医杂志，2009，36（1）：124.

[2] 陈钢.祛风胜湿止泻汤治疗泄泻68例.四川中医，1996，16（9）：18.

[3] 史海霞，康泽刚，魏玮.风药在泄泻治疗中的应用.中医杂志，2013，54（21）：1826.

[4] 马矗矗，赵天恩，张建中.中国典籍中"麻风"一词的演变与典故.中国科技术语，2013，（5）：56-60.

[5] 江用盛.我对中医关于麻风病的病机和治法的认识与体会.皮肤病防治，1983，（Z1）：62-66.

[6] 岳美中.辽宁省麻风病院中医治疗麻风病的考察报告.中医杂志，1956：341.

第五章　热病类

"热病"概念首见于《内经》，是指由于外感六淫所导致，以发热为主要临床症状的一类外感病证。《素问·热论》云："今夫热病者，皆伤寒之类也。"《内经》对外感病的论述有较多的专篇专论，除了《素问》有"热论""评热病论""刺热"之外，还有"疟论""刺疟""水热穴论""本病论""刺法论"等，《灵枢》亦有"热病""寒热病"等，还散见于许多其他篇章中。一般认为，热病在《内经》中涉及的病种较多且较广，除了广义和狭义伤寒之外，还包括寒热病、疟疾、风水、劳风等，而且描述和记载极其丰富，涉及病因、发病、病理、传变、诊断、辨证、分类、治疗、护理和预后等方方面面，为后世诊治热病、传染病和流行病奠定了可靠而坚实的基础。

【病证概要】

1. 热病病因

（1）六淫侵袭　六淫侵袭，最常见的是寒邪。"人之伤于寒也，则为病热"（《素问·热论》）。六淫之中，寒邪是最易导致热病的致病因素。其次，"因于露风，乃生寒热"（《素问·生气通天论》）。风为百病之长，亦是最常见的致病因素；还有暑邪，"因于暑，汗，烦则喘喝，静则多言"（《素问·生气通天论》）。此外，燥邪、火邪、湿邪亦是热病的致病因素。

（2）伏邪发病　大凡感受外邪，常立即发病。但是，《内经》还发现某些季节，寒邪致病可有一定的潜伏期。如《素问·阴阳应象大论》云："冬伤于寒，春必温病。"为后世伏气温病理论奠定了基础。

（3）正气虚弱　《素问·评热病论》中明确指出："邪之所凑，其气必虚。"外邪之所以得以侵入，或久留体内，待时而作，其根本原因在于正气不足，或因为久病体虚，或素体虚弱。《素问·刺法论》又曰："正气存内，邪不可干，避其毒气。"或肾精不足，正气虚损，亦易感受外邪。张琦《素问释义》注云："热病，即温病。冬不藏精，热自内发，复感春时风露之邪，与伤寒之所因不同，故曰伤寒之类。"

2. 热病病机

（1）风寒侵袭，营卫失和　风为百病之长，最常侵害人体，最易伤及营卫，导致卫气散失，汗孔开阖失度，腠理闭阻则发热，腠理开泄则畏寒。《素问·风论》云："风气藏于皮肤之间，内不得通，外不得泄。风者善行而数变，腠理开则洒然寒，闭则热而闷。"其次，寒邪入侵，深入分肉，阻遏卫阳，阳气不得宣散，甚至阻滞上焦肺气宣降，邪正抗争，热郁于皮肤分肉之中，故发热重，或以发热为主。《素问·调经论》曰："阳受气于上焦，以温皮肤分肉之间。今寒气在外，则上焦不通，上焦不通，则寒气独留于外，故寒栗……上焦不通利，则皮肤致密，腠理闭塞，玄府不通，卫气不得泄越，故外热。"杨上善《黄帝内经太素·热病诀》云："夫伤寒者，人于冬时，温室温衣，热饮热食，腠理开发，快意受寒，腠理因闭……寒极生热，三阴三阳之脉，五脏六腑受热为病，名曰热病。"冬伤寒邪，腠理闭塞，热郁化热，也是热病的主要病机之一。再者，《素问·调经论》又分析说："上焦不通利，则皮肤致密，腠理闭塞，玄府不通，卫气不得泄越，故外热。"所以无论何种六淫侵入，卫阳抗争，都会出现腠理闭塞、汗孔不通、闭阻发热之症。

（2）邪犯五脏　外感热病是以发热为主要症状，其发热机理是寒邪束表，卫阳抗邪，邪正交争，正不胜邪，深入于脏，致五脏气热所致。《素问·刺热》概括指出"肝热病者，左颊先赤；心热病者，颜先赤；脾热病者，鼻先赤；肺热病者，右颊先赤；肾热病者，颐先赤"，当是六淫由表入脏，导致内脏功能失调，产生脏腑气热。

（3）阴阳偏盛　邪正交争必然引起体内阴阳平衡失调，导致阳气太过或太盛，是外感热病的主要病机。故曰："阳胜则身热，腠理闭，喘粗为之俯仰，汗不出而热，齿干以烦冤，腹满，死，能冬不能夏。"其次，阳气太盛，阴气不足，阴精不可制阳，导致内外皆热。《灵枢·刺节真邪》云："是阳气有余而阴气不足，阴气不足则内热，阳气有余则外热，内热相搏，热于怀炭，外畏棉帛近，不可近身，又不可近席，腠理闭塞，则汗不出，舌焦唇槁，腊干嗌燥，饮食不让美恶。"其三，《素问·评热病论》中论述的阴阳交一证阐述了热病过程中邪正交争、阴阳失调的病机。所谓阴阳交，是指温热病过程中，阳热之邪入于阴分，邪正交争，邪热亢盛，正不胜邪，阴精虚衰的一种危重证候，更加之胃气衰败而精气得不到补益，热入心包，神志谵妄而死亡。《素问·玉版论要》说："病温虚甚，死。"特别强调阴精耗竭可致阴竭阳脱则死矣。

3. 热病传变

（1）表里传变　纵观《内经》论热病传变规律，既有外感病的一般规律，又有热病的特殊规律。《灵枢·百病始生》云："是故虚邪之中人也，始于皮肤。"从外邪入侵的一般规律而言，多由表入里，先皮肤，后孙络，再络脉，传分肉，入六腑，至五脏。《素问·缪刺论》云："夫邪之客于形也，先必舍于皮肤，留而不去，入舍于孙脉；留而不去，入舍于络脉；留而不去，入舍经脉，内连五藏，散于肠胃，阴阳俱感，五藏乃伤。此邪之从皮毛而入，极于五藏之次也。"表里传变，由皮毛而经脉，最终传至五脏。因而《素问·阴阳应象大论》告诫："故邪风之至，疾如风雨。故善治者治皮毛，其次治肌肤，其次治筋脉，其次治六府，其次治五藏，治五藏者半死半生也。"

（2）经脉传变　热病也有其传变的特殊性，其方式主要有循经和两感。首先是六经顺传，《素问·热论》云："伤寒一日，巨阳受之……二日，阳明受之……三日，少阳受之……四日，太阴受之……五日，少阴受之……六日，厥阴受之。"一日传一经，由表渐里，先三阳经脉，后三阴经脉。邪气在三阳经脉时病，尚属表证，"三阳经络皆受其病，而未入于藏"；邪入三阴经脉则病已入里，待六经传遍，则"三阴三阳，五藏六府皆受病，荣卫不行，五藏不通，则死矣"。其二是两感于寒的传变方式，即相为表里的两条经脉同时感受邪气而发病。《素问·热论》云："两感于寒者，病一日，则巨阳与少阴俱病……二日，则阳明与太阴俱病……三日，则少阳与厥阴俱病。"一日表里两经同时受邪，三日传遍三阴三阳，出现"水浆不入，不知人，六日死"的险象。因其正气虚，病邪盛，病情复杂，传变迅速，故先高世栻告诫医者："其两感于寒者而病者，阳脉受寒，阴脉亦受寒，阴阳具受，脏腑俱伤，故必不免于死。（《素问直解》）"

4. 热病的分类及临床表现

（1）按季节分类　热病好发于冬季及春夏两季，由于发病季节不同，临床表现差异较大，因此，最早的分类方法是按季节划分。吴崑在《素问吴注》中云："冬时中于寒邪，即病者名曰伤寒，不即病者，寒毒藏于皮肤，至春变为温病，至夏变为热病，此热病之辨也。"《素问·热论》又云："凡病伤寒而成温者，先夏至日者为病温，后夏至日者为病暑。"以夏至日为分界线，夏至前发病多温病，夏至后发病的多暑病（瘟）。

①春温：《内经》尚无"春温"病名，但是有春温发病特征的相关论述。最早是《素问·阴阳应象大论》有"冬伤于寒，春必温病"之记载，直到宋代郭雍首先提出了"春温"的病名，把春温作为"伏寒化温"而发生的伏气温病。春温发生于春季，由寒邪潜伏，春季所发。初起以高热、烦渴，甚则神昏、痉厥等里热证候为主要特征。本病发病急骤，病情较重，变化较快，后期可耗伤肝肾阴液。后世医家在《内经》基础上有了更深入的认识和进一步的发挥。郭雍在《伤寒补亡论》中提出：春温有"冬伤于寒，至春发者"；有"冬不伤寒，而春自感风寒温气而病者"；更有"春有非节之气中人为疫者"。叶桂也认为春温系伏邪为病，提出："春温一证，由冬令收藏未固，昔人以冬寒内伏，藏于少阴，入春发于少阳。（《临证指南医案·幼科要略》）"

②暑温：最早《内经》称之为"病暑"，关于暑病的论述，《素问·热论》指出，其发生于夏暑当令之时，有明显的季节性。而《素问·生气通天论》描述了暑病的临床特点："因于暑，汗，烦则喘喝，静则多言。"暑温是由暑热病邪引起的，发生于夏季，是以起病急骤，初起即见阳明热盛表现，病程中易耗气伤津，多化火、动风、生痰之变为临床特征的一种急性外感热病。因暑为阳邪，其性炎热，暑邪外侵，逼津外出，伤津耗气，肺气阴不足，故汗多、心烦、喘喝有声。暑甚内扰心神，心不藏神，神失内守，则现神昏，或神志不清、多言等表现。

③伏暑：《素问·生气通天论》云："夏伤于暑，秋为痎疟。"这虽言痎疟的病因，但可见暑邪可以内伏至下一个季节发病。伏暑是发于秋冬而临床上具有暑湿或暑热内蕴见证的一种急性热病。本病起病急骤，初起即可见暑湿发于气分或暑热炽于营分等里热见症，病势深重且缠绵难解。本病的发病在季节上有秋冬迟早的不同，所以又有"晚发""伏暑秋发""冬月伏暑"等名称。

（2）按六经分类　《素问·热论》按照循经传变规律，归纳为六个病变阶段，即六经分证，对后世影响很大。

①太阳病：热病之初始，为巨阳病，症见发热，头项病，腰脊强。"伤寒一日，巨阳受之。故头项痛腰脊强"。

②阳明病：次日入阳明经，为身热目痛而鼻干，不得卧。"二日，阳明受之。阳明主肉，其脉侠鼻络于目，故身热目疼而鼻干，不得卧也"。

③少阳病：再至少阳经，发热，胸协痛而耳聋。"三日，少阳受之。少阳主胆，其脉循胁络于耳，故胸协痛而耳聋"。至此，三阳经皆为实热之证。"三阳经络皆受其病，而未入于藏"。

④太阴病：此后伤寒入里，太阴病表现发热、腹满而嗌干。"四日，太阴受之。太阴脉布胃中络于嗌，故腹满而嗌干"。

⑤少阴病：在这一阶段表现为热而口燥舌干而渴。"五日，少阴受之。少阴脉贯肾络于肺，系舌本，故口燥舌干而渴"。

⑥厥阴病：至此，主要表现为热极而烦满囊缩。"六日，厥阴受之。厥阴脉循阴器而络于肝，故烦满而囊缩"。

三阴经病变虽仍属热证，但热盛伤津已显而易见。待到"三阴三阳，五脏六腑皆受病，荣卫不行，五脏不通则死矣"。以此观之，《素问·热论》六经辨证表里病变清晰，病变过程符合临床情况，提示当时对热病循经病变发展已有一定的认识。

（3）按表里分类　热病还有两感于寒或外邪者，即表里两经同时感受外邪而发热病。其病势有正气虚、邪气盛、表里同病、病情复杂、恶化迅速、预后不良的特点。

①太阳与少阴俱病：发病初期，巨阳与少阴俱病，表现为"病一日则巨阳与少阴俱病，则头痛、口干而烦满"。

②阳明与太阴俱病：病情迅速进入第二阶段，"二日则阳明与太阴俱病，则腹满、身热、不欲食、谵言"。

③少阳与厥阴俱病：第二阶段后，病情加速恶化，"三日则少阳与厥阴俱病，则耳聋，囊缩而厥，水浆不入，不知人"。

热病中的两感证候病机极为复杂，其不仅有实证、热证，也有"不欲食""谵言""厥"的虚证、寒证。随着病情发展，邪气亢胜，正气不足，终至"五藏已伤，六腑不通，荣卫不行"，阳明之经"其气乃尽"等，说明热病两感证型多正气虚于内、苛厉寒邪感于外，病证起病急、发展快、病情重，邪盛正衰的矛盾比较突出，气血逆乱，胃气已竭，是外感热病中严重的病证，预后较差。提示热病预后的吉凶不仅取决于邪盛正衰，而且与阳明胃气的盛衰存亡有着极其密切的关系。

（4）按五脏分类　《素问·刺热》根据病邪直中脏腑，将热病按照五脏病位进行分类，提出了心热病、肺热病、肝热病、脾热病、肾热病五种病证。这些病证与五脏的功能障碍及经脉循行部位病变有密切的关系。

①心热病：病邪在心，主要表现特征有"先不乐，数日乃热。热争则卒心痛，烦闷善呕，头痛面赤无汗。壬癸甚，丙丁大汗，气逆则壬癸死"（《素问·刺热》）。

②肺热病：病邪在肺，临床表现特征是"先淅然厥，起毫毛，恶风寒，舌上黄，身热。热争则喘咳，痛走胸膺背，不得大息，头痛不甚，汗出而寒。丙丁甚，庚辛大汗，气逆则丙丁死"（《素问·刺热》）。

③肝热病：病邪在肝，临床表现为"小便先黄，腹痛，多卧，身热。热争则狂言及惊，胁满痛，手足躁，不得安卧。庚辛甚，甲乙大汗，气逆则庚辛死"（《素问·刺热》）。

④脾热病：病邪犯脾，主要表现是"先头重，颊痛，烦心，颜青，欲呕，身热。热争则腰痛，不可用俯仰，腹满泄，两颔痛。甲乙甚，戊己大汗，气逆则甲乙死"（《素问·刺热》）。

⑤肾热病：病邪入肾，临床主要表现是"先腰痛，䯒酸酸，苦渴，数饮，身热。热争则项痛而强，䯒寒且酸，足下热，不欲言，其逆则项痛，员员淡淡然。戊己甚，壬癸大汗，气逆则戊己死"（《素问·刺热》）。

（5）按病机分类　《素问·评热病论》所载的热病主要是根据特殊病机而进行分类的。

①阴阳交：热病之一，因为邪气入于阴分与阴精正气交结不解，是外感热病过程中邪盛正衰的危重证候。交，邪正交争、交感而不解，故名阴阳交。

其症状表现是"有病温者，汗出辄复热，而脉躁疾不为汗衰，狂言，不能食"（《素问·评热病论》）。其病因病机解释："人所以汗出者，皆生于谷，谷生于精。今邪气交争于骨肉而得汗者，是邪却而精胜也。精胜则当能食而不复热。复热者邪气也。汗者精气也。今汗出而辄复热者，是邪胜也；不能食者，精无俾也。病而留者，其寿可立而倾也。且夫《热论》曰：'汗出而脉尚躁盛者死。'今脉不与汗相应，此不胜其病也，其死明矣。狂言者是失志，失志者死。今见三死，不见一生，虽愈必死也。"（《素问·评热病论》）

②风厥：其病因病机是"巨阳主气，故先受邪。少阴与其为表里也，得热则上从之，从之则厥也"。症状表现为"有病身热，汗出烦满，烦满不为汗解"。

③劳风：为因过劳受风，化热壅肺的病证，病位在肺，症状主要有恶风振寒，强上冥视，唾出若涕，甚则咳出青黄痰块。"劳风法在肺下。其为病也，使人强上冥视，唾出若涕，恶风而振寒，此为劳风之病。……咳出青黄涕，其状如脓，大如弹丸，从口中若鼻中出，不出则伤肺，伤肺则死也"。

④肾风：由邪风伤及肾所致，肾为作强之官，过劳阳气鸥张亢盛，肾阴不足。《素问·评热病论》云："邪之所凑，其气必虚。阴虚者，阳必凑之。"肾风本属虚证，泻之则正气益虚，风阳之邪乘而克之，病情加重，发为水肿，表现为少气时热、时热从胸背上至头、汗出、手热、口干、苦渴、小便黄、目下肿、腹中鸣、身重难以行、月事不来、烦而不能食、不能正偃、正偃则咳。该证以面部浮肿为主症，又称"风水"。

（6）按五行分类　《内经》有瘟疫、大疫温厉等名称，皆指烈性传染病。瘟疫流行时，其症状表现相近，具有烈性传染的特点。《素问·六元政纪大论》云："其病温疠大行，远近咸若。"《素问·刺法论》云："余闻五疫之至，皆相染易，无问大小，病状相似，不施救疗，如何可得不相移易者？岐伯曰：不相染者，正气存内，邪不可干，避其毒气。"《素问·本病论》提出可以根据五行来对瘟疫，进行分类。"温疠暖作，赤气彰而化火疫，皆烦而燥渴，渴甚治之以泄之可止""民病温疫，疵废风生，皆肢节痛，头目痛，伏热内烦，咽喉干引饮"。

此外，《内经》还有霍乱等外感热病的名称。霍乱，顾名思义，霍然缭乱。霍乱病证起病急，是因剧烈的腹泻、呕吐及由此引起的脱水、电解质及酸碱失衡、循环衰竭的疾病。《灵枢·五乱》云："乱于肠胃，则为霍乱。"《素问·气交变大论》云："岁土不及……民病飧泄，霍乱，体重，腹痛，筋骨繇复，肌肉瞤酸。"

5. 热病诊法　《内经》中诊断热病的方法很多，其中较重视诊五色、按尺肤、察寸口及验齿观汗。

（1）望面察色，以候先兆　外感热病的面色，当以"黄赤为热"（《素问·举痛论》）。五脏之荣华皆上见于颜面，通过望五色可进一步诊断其病发于何脏，《素问·刺热》指出："肝热病者，左颊先赤；心热病者，颜先赤；脾热病者，鼻先赤；肺热病者，右颊先赤；肾热病者，颐先赤。病虽未发，见赤色者刺之，名曰治未病。"说明面赤是热病的早期表现。

（2）诊肤候脉，以辨病性　尺脉合参是《内经》时代常规诊法。在热病诊法中，通过尺肤上五脏六腑的分部，感受尺肤的寒热、滑涩等判断病位病性，其意义尤显重要。《素问·平人气象论》最早提到尺脉合参诊查温病，且曰："人一呼脉三动，一吸脉三动而躁，尺热曰病温。"诊热病按尺肤，常与脉相参，已成为热病的必要诊法。所以《灵枢·论疾诊尺》概括为："尺肤热甚，脉盛躁者，温病也。"尺脉合参有利于辨析病机，《素问·脉要精微论》有云"脉尺粗常热者，谓之热中""粗大者，阴不足，阳有余，为热中也"。脉象洪大者，尺肤粗燥，是邪热亢胜，阴精不足。《灵枢·论疾诊尺》曰："肘所独热者，腰以上热；手所独热者，腰以下热；肘前独热者，膺前热；肘后独热者，肩背热；臂中独热者，腰腹热。"因此，尺肤诊的原理，《难经正义·论脉》做了深刻分析："脉外之气血，从手阳明之络，而变见于尺肤；脉内之血气，从手太阴经而变见于尺寸。此皆胃腑五脏所生之气血，本末根叶之出候也。"

（3）验齿辨汗，以定病势　验齿是《内经》最早记载的诊查热病的特异方法之一。此后，验齿得到温病学派的继承和发展，并强调了验齿的重要性。《内经》中已有关于牙齿的色泽、荣枯、泽夭的记载，是断温热病的寒热盛衰、精液盈亏、精气多少的重要依据。如《素问·阴阳应象大论》云："阳胜则身热……齿干以烦冤，腹满者，死。"阳盛则身热无汗、呼吸喘粗、齿干，表明邪热入里，阴液亏损，肾精耗竭的危象。《素问·痿论》亦云："肾热者，色黑而齿槁。"《灵枢·寒热病》中辨寒热时，特别提示查齿的枯槁与否以决定治疗方案和判断预后，"骨寒热者，病无所安，汗注不休，齿未槁，取其少阴于阴股之络，齿已槁，死不治"。《灵枢·论疾诊尺》又指出，热病发黄疸时，不仅色黄，小便黄，且"齿垢黄"；若热极生风时，则可见牙关紧闭或打战。

观察汗出情况亦是《内经》判别外感热病处在不同时期的一个重要手段。《内经》认为外感热病初期，邪在皮毛，腠理闭塞，则常见无汗；热病中期或后期，邪气胜正不虚，邪正抗争，则汗多，常见热病"后三日中"；或见于暑瘟，暑热炽盛，阳热熏蒸，迫津外泄，大汗不止。"因于暑，汗"（《素问·生气通天论》）。同时，《素问·刺热》中强调，五脏热病各在其脏气旺时，"汗大出"乃正胜邪气之佳兆。倘若热盛反无汗，则提示阳热鸱张，阴竭耗竭，无以作汗，当为难治之证。当然，热病汗出是否伴随热退、身凉，是判断热病预后和变证的重要依据。《素问·评热病论》在描述阴阳交时强调："人所以汗出者，皆生于谷，谷生于精。今邪气交争于骨肉而得汗者，是邪却而精胜也。……汗者，精气也。"汗乃精气、正气，热病汗出之后，热退、身凉、脉静等，是正气胜邪气、预后好的征兆；若汗出则复热、脉躁疾等，是邪盛正衰、预后凶险的征兆。

（4）脉症结合，辨识逆顺　脉证是否相宜，是《内经》辨识热病逆顺的要领。《灵枢·五禁》观察到："热病，脉静，汗已出，脉盛躁，是一逆也。"同样《灵枢·热病》云"热病，已得汗，而脉尚躁盛，此阴脉之极也，死；其得汗而脉静者，生""热病者，脉尚躁盛而不得汗者，此阳脉之极也，死；脉盛躁得汗静者，生"。阳证见阳脉，脉证相符，热病汗出，脉静身凉，预后较好，或容易治愈，为顺证；若热病汗出，脉尚躁盛，热不退或更热，脉证相逆，预后不佳，为逆证。

6. 热病治法治则　《素问·热论》对热病治疗的总则为："治之各通其藏脉。"这是在热病已至"五藏不行，营卫不通"的情况下提出的治则。而《素问·至真要大论》所提出的"热者寒之""温者清之"等则是一般情况下所必须遵守的治疗原则。

热病具体的治疗方法是："其未满三日者，可汗而已；已满三日者，可泄而已。（《素问·热论》）""未满三日者"说明热病在三阳之表，用汗法发散之；"已满三日者"提示热病已至三阴之里，用泄热的治法治之。可见，当时对热病发热的治法已有表里之分。《灵枢·热病》更有"热病三日，而气口静、人迎躁者，取之诸阳，五十九刺，以泄其热而出其汗，实其阴补其不足者"之具体治则的论述。其"泄其热而出其汗"，即令邪与汗并，使邪随其汗解、热随汗衰；其"实其阴以补其不足"，即养阴以制火，使阴阳平衡。故吴瑭称："实其阴以补其不足，此一句治温热之吃紧大纲，盖热病未有不耗阴者，耗其未尽则生，尽则阳无留恋，必脱而死也。"

NOTE

热病治疗的手段主要是针刺法。《灵枢·热病》详细论述了刺热的针具选用。病位表浅者，以镵针扶正祛邪；邪在肌肉、善惊卧不安者，用员利针以治其暴利之气；"身热甚，阴阳皆静者"，则针刺速度宜快，"刺诸热者，如以手探汤"（《灵枢·九针十二原》），疾刺可却邪又不伤正。具体穴位的选用，在《素问·水热穴论》等篇中亦有较详细记载。

《内经》指出根据临床所见即可决生死、断预后，由此提出热病的治疗禁忌。故《灵枢·逆顺》言："刺之大约者，必明知病之可刺，与其未可刺，与其已不可刺也。黄帝曰：候之奈何？伯高曰：《兵法》曰'无迎逢逢之气，无击堂堂之阵'。《刺法》曰'无刺熇熇之热，无刺漉漉之汗，无刺浑浑之脉，无刺病与脉相逆者，黄帝曰：候其可刺，奈何？伯高曰：上工，刺其未生者也；其次，刺其未盛者也；其次，刺其已衰者也。下工，刺其方袭者也，与其形之盛者也，与其病之与脉相逆者也。故曰：方其盛也，勿敢毁伤，刺其已衰，事必大昌。"治病犹治国，用药如用兵。在热病施治时要注意病势，邪盛病重则缓针刺，可避免因攻邪而大伤正气，待病情亢鸱张之热已过，再攻邪则有事半功倍之疗效。因此，顺势而为是其基本的原则。如暑温之证，虽多汗却不可止汗，"暑当与汗皆出，勿止"，否则有闭门留寇之弊。

7. 热病禁忌　《内经》中有关热病护理的论述主要涉及饮食禁忌。合理的饮食有助于疾病的治疗和康复，《素问·热论》云"热病当何禁之"，岐伯对曰"热病少愈，肉食则复，多食则遗，此其禁也"。并且，岐伯就热病已愈，时有所遗的机理进行了阐释："诸遗者，热甚而强食之，故有所遗。若次者，皆病已衰，而热有所藏，因其谷气相薄，两热相合，故有所遗也。""复"者，"食复"也。热病时多食荤腥之食可导致热病复发。"遗"者余也，热病后期余热迁延缠绵，乃热病中多食强食使然。故热病时特别要注意饮食的护理。饮食需清淡、少量，切忌荤腥。

8. 热病预防　加强正气和避毒气是预防的两大原则，具体方法有导吐、药浴和丹方三种方法。《素问·刺法》指出："又一法，于春分之日，日未出而吐之；又一法，于雨水日后，三浴以药泄汗；又一法，小金丹方。"

【临证指要】

1. 概括六经分证的症状特点、创立热病辨证纲领　《素问·热论》对六经分证的症状特点进行了概括，六经症状表现与各经脉的循行部位密切相关。如太阳经脉"从巅入络脑，还出别下项，循肩髆内，夹脊抵腰中"，其症状为"头项痛，腰脊强"。阳明经脉"夹鼻，络于目"，其症状为"身热、目疼、鼻干"。少阳经脉"循胁络于耳"，其症状为"胸胁痛而耳聋"。太阴经脉"布胃中，络于嗌"，其症状为"腹满而嗌干"。少阴经脉"贯肾，络于肺，系舌本"，其症状为"口燥舌干而渴"。厥阴经脉"循阴器，络于肝"，其症状为"烦满而囊缩"。这实际上是《内经》所创立的经脉辨证，同时奠定了伤寒的六经辨证。《伤寒论》是对《内经》六经辨证的继承和发挥。《伤寒论》在六经分证的基础上，运用《内经》所创立的邪正阴阳、表里虚实、经络脏腑、营卫气血等理论，创造性地建立了六经辨证的理论体系。这一理论体系融理、法、方、药为一体的辨证论治纲领，不仅揭示了外感热病的诊治规律，也为后世温病学说的形成和发展创造了条件。

2. 对外感热病预后的判断具有现实意义　《素问·热论》对外感热病预后的判断主要取决于两个方面：一是取决于正邪的盛衰，如"人之伤于寒也，则为病热，热虽甚不死；其两感于寒而病者，必不免于死""其不两感于寒者……大气皆去，病日已矣"。说明伤于寒邪病发热，其时正能抗邪，故热虽甚不死。正能胜邪，邪气皆去者，病逐渐痊愈。而两感于寒而病者，邪盛正已衰，故必不免于死。二是取决于胃气的存亡，如"阳明者，十二经脉之长也，其血气盛，故不知人三日，其气乃尽，故死矣"。阳明为五脏六腑之海，气血生化之源，"不知人"为神气绝，"其气乃尽"指阳明气绝，故死。《素问·热论》又说"水浆不入，不知人，六日死"。而"水浆不入"则胃气绝，"不知人"则神气亡，故死。以上可见，热病的预后，与胃（阳明）气的存亡密切相关。故治疗热病必须处处固护胃气，此乃仲景立法处方的根本宗旨。如服桂枝汤需"啜热稀粥"，白虎汤中用粳米，调胃承气汤中用甘草等，均把"保胃气"作为准则。

【病案举隅】

1. "风淫于内，治以辛凉"案 张某，男，2 岁，因发热 3 天住某医院，诊断为腺病毒肺炎。住院后，患者曾用青霉素、链霉素、合霉素等抗生素治疗，仍高热无汗，神昏嗜睡，咳嗽，微喘，口渴，舌质红，苔微黄，脉浮数。此乃风温上受，肺气郁闭，宜辛凉轻剂，宣肺透卫，方用桑菊饮加味。

桑叶一钱，菊花二钱，连翘一钱五分，杏仁一钱五分，桔梗五分，甘草五分，牛蒡子一钱五分，薄荷八分，苇根五钱，竹叶二钱，葱白三寸。共进两剂。

患者药后得微汗，身热略降，咳嗽有痰，舌质正红，苔薄黄，脉滑数，表闭已开，余热未彻，宜予清疏利痰之剂。

苏叶一钱，前胡一钱，桔梗八分，桑皮一钱，黄芩八分，天花粉二钱，竹叶一钱五分，橘红一钱，枇杷叶二钱。再服一剂。微汗续出而身热退，亦不神昏嗜睡，咳嗽不显，惟大便二日未行，舌红减退，苔黄微腻，脉沉数，乃表解里未和之候。宜原方去苏叶，加枳实一钱，莱菔子一钱，麦芽二钱。

服后体温正常，咳嗽已止，仍未大便，舌中心有腻苔未退，脉滑数，乃肺胃未和，拟调和肺胃、利湿消滞。

冬瓜仁四钱，杏仁二钱，薏苡仁四钱，苇根四钱，炒枳实一钱五分，莱菔子一钱五分，麦芽二钱，焦山楂二钱，建曲二钱。服二剂，诸症悉平，食、眠、二便俱正常，停药食养痊愈出院（《蒲辅周医案·儿科治验》）。

2. "体若燔炭，汗出而散"案 史鹤亭太史，丁亥春患瘟疫，头痛，身热，口渴吐白沫，昼夜不休。医师误谓太史初罢官归，妄投解郁行气药，不效；又投以四物汤，益甚。诸医谢去，谓公必死。遣使迎仲淳至，病二十余日矣，家人具以前方告。仲淳曰：误也。瘟疫者，非时不正伤寒之谓，发于春故谓瘟疫。不解表，又不下，使热邪弥留肠胃间，幸元气未尽，故不死。亟索淡豆豉二合炒香，麦冬两许，知母数钱，石膏两许。一剂，大汗而解。时大便尚未通，太史问故？仲淳曰：昨汗如雨，邪尽矣；第久病津液未回，故大便不通，此肠胃燥，非有邪也。令日食甘蔗二三株，兼多饮麦冬汤。不三日，去燥粪六十余块而愈（《先醒斋广笔记·寒》）。

3. "少阳阳明合病"案 朱某，男，53 岁。患者 2 个月前洗澡受凉而发热，迄今未得控制，体温 38 ～ 39℃。初起热无定时，不恶寒，近 1 个月来，发热有定时，中午起，入暮退，伴有耳聋、目眩、口苦、咽中干热，脘腹及左下腹作胀，胃纳欠馨，无恶心呕吐，二便正常。患者曾有肝硬化、脾切除史。诊查：舌红苔薄黄，脉弦数。辨证：少阳阳明合病。治法：大柴胡汤出入。

银柴胡 12g，炒黄芩 10g，炒知母 10g，炙甘草 4g，制大黄 6g，北沙参 15g，麦冬 10g，茯苓 12g，碧玉散 18g，鲜芦根 30g，4 剂。

二诊：患者服药后，发热已平 2 天，耳聋转轻，余恙如前，并见左胁下胀痛。苔薄舌偏红，脉弦数。药已对症，仍以前法出入。前法加天花粉 15g，赤芍 12g，白芍 12g，4 剂。

三诊：患者热仍未发，诸证均减，舌红苔少，脉弦带数。据前方改白芍为 24g，改柴胡为 9g，加生晒参 9g（另煎冲），4 剂（《历代名医医案精选·张伯臾案》）。

4. 春温过汗变症案　城东章某，得春温时病。前医不识，遂谓伤寒，辄用荆、防、羌、独等药。1 剂得汗，身热退清，次剂罔灵，复热如火，大渴饮冷，其势如狂。更医治之，谓为火证，竟以三黄为君，不但热势不平，更变神昏瘛疭，急来商治于丰。诊其脉，弦滑有力；视其舌，黄燥无津。丰曰："此春温病也，初起本宜发汗，解其在表之寒，所以热从汗解。惜乎继服原方，过汗遂化为燥，又加苦寒遏其邪热，以致诸变丛生。当从邪入心包，肝风内动治之。"急以祛热宣窍法（连翘、犀角、川贝母、鲜菖蒲、至宝丹），加羚角、钩藤。服 1 剂，瘛疭稍定，神志亦清，惟津液未回，唇舌尚燥，守旧法，除去至宝、菖蒲，加入沙参、鲜地黄，连尝 3 剂，诸恙咸安（《时病论·春温过汗变症》）。

5. 伏暑病案　曾某，男，40 岁。起病恶寒发热，头痛身疼，前医屡用羌、独、柴、防。汗出而热不解。病变手足瘛疭，呕恶昏瞀，四肢逆冷，呓语喃喃。视脉弦而数，舌苔黄燥。证因暑伏于内；消灼胃津，又因辛温发汗，重夺津液。经脉失营，故显瘛疭、厥冷，热淫于内，故呈呓语昏瞀。湿热交炽，脘膈不舒，脉弦苔黄。当从枢解，治以转枢泄热。

香青蒿 10g，淡黄芩 7g，瓜蒌仁 10g，鲜竹茹 10g，鲜枇杷叶 10g，炒栀子 7g，川郁金 5g，润玄参 7g，连翘心 10g，鲜芦根 13g，益元散 10g，左金丸 3g。

复诊：诸症俱解，如释重负。知饥不食，热伤胃阴。法当甘寒以滋养胃阴，少佐苦寒以清化余热。

鲜石斛 10g，麦冬 10g，鲜竹茹 10g，枇杷叶 10g，杭白芍 7g，瓜蒌仁 7g，润玄参 6g，鲜芦根 10g，淡黄芩 5g，炒栀子 5g，郁金 5g，炒枳实 3g，生甘草 3g。

连服数剂，余热尽退，食纳增进而痊（《李聪甫医案·内科》）。

6. 秋燥犯肺案　张某，女，28 岁，1992 年 10 月 20 日初诊。患者产后 4 个月，1 周前感冒，服退热药、注射青霉素后热退，惟咳嗽频频不断，且以夜间为甚，咽痛，口干燥，喜冷饮，唇裂发出小疱疹，大便 2～3 天一次，胸闷，腹部胀气，两胁时有胀痛，舌苔薄黄，舌尖有红点，脉右寸数，尺肤按之热，夜间醒后胸部有汗，咳嗽剧时脸部涨红，咳痰稠不爽，白中带黄。证属秋燥犯肺，日久不治，肺之燥邪下传大肠成便秘之证。治拟开肺通润导下汤加减。

玄参 30g，细生地黄 30g，麦冬 30g，瓜蒌仁 12g，光杏仁 10g，桔梗 12g，郁李仁 10g，百部 6g，火麻仁 12g。服 2 剂后，患者大便得通，胸宇顺畅，咽痛、口干燥大减。上方去玄参、细生地黄、麦冬，加入生麻黄 6g，紫菀 12g，款冬花 12g。服 5 剂后，咳嗽止，诸症痊愈。[苏云放.蒋士英治秋燥干咳擅用滋法的经验.中医杂志，1994，35（9）：525.]

【内经原文】

因于暑，汗，烦则喘喝，静则多言，体若燔炭，汗出而散。

《素问·生气通天论》

诸浮不躁者皆在阳，则为热。

《素问·脉要精微论》

是故风者百病之长也，今风寒客于人，使人毫毛毕直，皮肤闭而为热，当是之时，可汗而发也。

病热，脉静，泄而脉大，脱血而脉实，病在中脉实坚，病在外脉不实坚者，皆难治。

《素问·玉机真藏论》

热中及热病者，以日中死。

《素问·三部九候论》

帝曰：何谓重实？岐伯曰：所谓重实者，言大热病，气热脉满，是谓重实。

《素问·通评虚实论》

诸治热病，以饮之寒水乃刺之，必寒衣之，居止寒处，身寒而止也。

热病先胸胁痛，手足躁，刺足少阳，补足太阴，病甚者为五十九刺。热病始手臂痛者，刺手阳明太阴而汗出止。热病始于头首者，刺项太阳而汗出止。热病始于足胫者，刺足阳明而汗出止。热病先身重骨痛，耳聋好瞑，刺足少阴，病甚为五十九刺。热病先眩冒而热，胸胁满，刺足少阴少阳。

少阳之脉，色荣颊前，热病也，荣未交，曰今且得汗，待时而已，与少阴脉争见看，死期不过三日。

肝热病者，小便先黄，腹痛多卧身热，热争则狂言及惊，胁满痛，手足躁，不得安卧，庚辛甚，甲乙大汗，气逆则庚辛死，刺足厥阴少阳，其逆则头痛员员，脉引冲头也……肝热病者左颊先赤……五椎下间主肝热。肾热病者，先腰痛骺酸，苦渴数饮身热，热争则项痛而强，骺寒且酸，足下热，不欲言，其逆则项痛员员淡淡然，戊己甚，壬癸大汗，气逆则戊己死，刺足少阴太阳，诸汗者，至其所胜日汗出也……肾热病者颐先赤，病虽未发，见赤色者刺之，名曰治未病。

热病从部所起者，至期而已；其刺之反者，三周而已；重逆则死。诸当汗者，至其所胜日，汗大出也……七椎下间主肾热。

脾热病者，先头重颊痛，烦心颜青，欲呕身热。热争则腰痛不可用俯仰，腹满泄，两颔痛，甲乙甚，戊己大汗，气逆则甲乙死，刺足太阴阳明……脾热病者鼻先赤……六椎下间主脾热。

心热病者，先不乐，数日乃热，热争则卒心痛，烦闷善呕，头痛面赤无汗，壬癸甚，丙丁大汗，气逆则壬癸死，刺手少阴太阳……心热病者颜先赤。

肺热病者，先淅然厥，起毫毛，恶风寒，舌上黄身热，热争则喘咳，痛走胸膺背，不得太息，头痛不堪，汗出而寒。丙丁甚，庚辛大汗，气逆则丙丁死。刺手太阴、阳明，出血如大豆，立已……肺热病者右颊先赤。

《素问·刺热》

黄帝间曰：今夫热病者，皆伤寒之类也，或愈或死，其死皆以六七日之间，其愈皆以十日以上者何也？不知其解，愿闻其故。

岐伯对曰：巨阳者，诸阳之属也，其脉连于风府，故为诸阳主气也。人之伤于寒也，则为病热，热虽甚不死；其两感于寒而病者，必不免于死。

帝曰：愿闻其状。岐伯曰：伤寒二日，巨阳受之，故头项痛腰脊强。二日阳明受之，阳明主肉，其脉侠鼻络于目，故身热目疼而鼻干，不得卧也。三日少阳受之，少阳主胆，其脉循胁络于耳，故胸胁痛而耳聋。三阳经络皆受其病，而未于入藏者，故可汗而已。四日太阴受之，太阴脉布胃中络于嗌，故腹满而嗌干。五日少阴受之，少阴脉贯肾络于肺，系舌本，故口燥舌干而渴。六日厥阴受之，厥阴脉循阴器而络于肝，故烦满而囊缩。三阴三阳，五藏六府皆受病，荣卫不行，五藏不通，则死矣……帝曰：治之奈何？岐伯曰：治之各通其藏脉，病日衰已矣。其未满三日者，可汗而已；其满三日者，可泄而已。

其两感于寒而病者，必不免于死。

帝曰：热病已愈，时有所遗者何也？岐伯曰：诸遗者，热甚而强食之，故有所遗也。若此者，皆病已衰而热有所藏，因其谷气相薄，两热相合，故有所遗也。帝曰：善。治遗奈何？岐伯曰：视其虚实，调其逆从，可使必已矣。帝曰：病热当何禁之？岐伯曰：病热少愈，食肉则复，多食则遗，此其禁也。

凡病伤寒而成温者，先夏至日者为病温，后夏至日者为病暑，暑当与汗皆出，勿止。

《素问·热论》

帝曰：有病身热汗出烦满，烦满不为汗解，此为何病？岐伯曰：汗出而身热者风也，汗出而烦满不解者厥也，病名曰风厥。帝曰：愿卒闻之。岐伯曰：巨阳主气，故先受邪，少阴与其为表里也，得热则上从之，从之则厥。帝曰：治之奈何？岐伯曰：表里刺之，饮之服汤。

有病温者，汗出辄复热，而脉躁疾不为汗衰，狂言不能食，病名为何？岐伯对曰：病名阴阳交，交者死也。帝曰：愿闻其说。岐伯曰；人所以汗出者，皆生于谷，谷生于精，今邪气交争于骨肉而得汗者，是邪却而精胜也，精胜则当能食而不复热。复热者邪气也，汗者精气也。今汗出而辄复热者，是邪胜也，不能食者，精无俾也，病而留者，其寿可立而倾也。且夫《热论》曰：汗出而脉尚躁盛者死。今脉不与汗相应，此不胜其病也，其死明矣。狂言者是失志，失志者死。今见三死，不见一生，虽愈必死也。

《素问·评热病论》

诸热瞀瘛，皆属于火。

《素问·至真要大论》

夏三月之病，至阴不过十日，阴阳交，期在溓水。

《素问·阴阳类论》

余闻五疫之至，皆相染易，无间大小，病状相似，不施救疗，如何可得不相移易者？岐伯曰：不相染者，正气存内，邪不可干，避其毒气。

《素问·刺法论》

民病温疫早发，咽嗌乃干，四肢满，肢节皆痛。

是故辰戌之岁……久而不降，伏之化郁，冷气复热，赤风化疫，民病面赤心烦，头痛目眩也，赤气彰而热病欲作也。

日久成郁，即暴热乃至，赤风肿翳，化疫，温疠暖作，赤气彰而化火一，皆烦而躁渴，渴甚治之以泄之可止。

《素问·本病论》

热病三日，而气口静、人迎躁者，取之诸阳，五十九刺，以泻其热而出其汗，实其阴以补其不足者。身热甚，阴阳皆静者，勿刺也；其可刺者，急取之，不汗出则泄。所谓勿刺者，有死征也。热病七日八日，脉口动喘而短（一本作弦）者，急刺之，汗且自出，浅刺手大指间。热病七日八日，脉微小，病者溲血，口中干，一日半而死，脉代者，一日死。热病已得汗出，而脉尚躁，喘且复热，勿刺肤，喘甚者死。热病七日八日，脉不躁，躁不散数，后三日中有汗；三日不汗，四日死。未曾汗者，勿腠刺之。

热病先肤痛窒鼻充面，取之皮，以第一针，五十九，苛轸鼻，索皮于肺，不得索之火，火者心也。热病先身涩，倚而热，烦悗，干唇口嗌，取之皮，以第一针，五十九，肤胀口干，寒汗出，索脉于心，不得索之水，水者肾也。热病，嗌干多饮，善惊，卧不能起，取之肤肉，以第六针，五十九，目眦青，索肉于脾，不得索之木，木者肝也。热病，面青脑痛，手足躁，取之筋间，以第四针，于四逆，筋躄目浸，索筋于肝，不得索之金，金者肺也。热病数惊，瘈疭而狂，取之脉，以第四针，急泻有余者，癫疾毛发去，索血于心，不得索之水，水者肾也。热病身重骨病，耳聋而好瞑，取之骨，以第四针，五十九刺，骨病不食，啮齿耳青，索骨于肾，不得索之土，土者脾也。热病不知所痛，耳聋不能自收，口干，阳热甚，阴颇有寒者，热在髓，死不可治。热病头痛颞颥目瘈脉痛，善衄，厥热病也，取之以第三针，视有余不足，寒热痔。热病体重，肠中热，取之以第四针，于其腧及下诸指间，索气于胃胳，得气也。热病挟脐急痛，胸胁满，取之涌泉与阴陵泉，取以第四针，针嗌里。热病，而汗且出，及脉顺可汗者，取之鱼际、太渊、大都、太白，泻之则热去，补之则汗出，汗出太甚，取内踝上横脉以止之。热病已得汗而脉尚躁盛，此阴脉之极也，死；其得汗而脉静者，生。热病者脉尚盛躁而不得汗者，此阳脉之极也，死；脉盛躁得汗静者，生。

热病，不可刺者有九：一曰，汗不出，大颧发赤哕者死；二曰，泄而腹满甚者死；三曰，目不明，热不已者死；四曰，老人婴儿，热而腹满者死；五曰，汗不出，呕下血者死；六曰，舌本烂，热不已者死。七日，咳而衄，汗不出，出不至足者死；八曰，髓热者死；九曰，热而痉者死。腰折，瘈疭，齿噤齘也。凡此九者，不可刺也。

所谓五十九刺者，两手外内侧各三，凡十二痏；五指间各一，凡八痏，足亦如是；头入发一寸傍三分各三，凡六痏；更入发三寸边五，凡十痏；耳前后口下者各一，项中一，凡六痏；巅上一，囟会一，发际一，廉泉一，风池二，天柱二。

《灵枢·热病》

热病脉静，汗已出，脉盛躁，是一逆也。

《灵枢·五禁》

【参考文献】

[1] 王庆其. 内经临床医学. 北京：人民卫生出版社，2010.

[2] 王庆其. 黄帝内经理论与实践. 北京：人民卫生出版社，2009.

[3] 王洪图. 中医药高级丛书内经. 北京：人民卫生出版社，2000.

第六章　咳嗽类

咳嗽，是临床常见症状，可见于肺系或肺系之外的多种病证。中医古代文献有云，咳是有声无痰，嗽为有痰无声。《黄帝内经》有专篇"咳论"，多言咳，偶有嗽或咳嗽并称，二者的区分并无显著临床意义，后世多并举不分。《内经》关于咳的病因病机、症状分类、辨证论治、病证传变、治则治法论述较为丰富。其中"五脏六腑皆令人咳，非独肺也"，作为著名的论点，被历代所沿用，对临床具有深刻的指导意义。

【病证概论】

1. 咳嗽的病因病机　肺主气，司呼吸，肺为娇脏，不耐邪侵，一物不容，毫毛必咳。《素问·咳论》对于咳的病因病机论述颇为详细。根据经文所示，咳嗽的病因病机主要有以下几个方面。

（1）感受外邪　此为咳嗽最为常见的病因。"皮毛者肺之合也，皮毛先受邪气，邪气以从其合也"。邪气可以指各种四时不正之虚邪，但寒邪是引起咳嗽的常见病因，《灵枢·百病始生》也说："重寒伤肺。"《素问·咳论》云："五藏各以治时，感于寒则受病，微则为咳。"风邪上受，首先犯肺，肺失宣肃，气逆而咳。《素问·风论》论述肺风之状，"时咳短气"。秋伤于湿，肺当秋令，在夏秋季节交换之际（长夏），湿邪偏盛，湿浊犯肺可以引起肺气上逆而为秋嗽，可见秋嗽非独责之于燥，《素问·生气通天论》所谓"秋伤于湿，上逆而咳"。又或秋伤于湿，留恋至冬，发为冬嗽，《素问·阴阳应象大论》有"秋伤于湿，冬生咳嗽"之谓。肺喜润而恶燥，燥邪犯肺，伤津耗液，气逆而咳，"岁金太过，燥金流行"（《素问·气交变大论》）、"金郁之发……燥气以行"（《素问·六元正纪大论》）、"阳明司天，燥淫所胜"（《素问·至真要大论》）。邪热灼肺，肺热叶焦，则咳而甚至唾血，如《灵枢·热病》云"热病……咳而衄。"

（2）外内合邪　《素问·咳论》云："其寒饮食入胃，从肺脉上至于肺则肺寒，肺寒则外内合邪，因而客之，则为肺咳。"外有寒邪犯肺，内有寒饮食入胃，其寒气循肺脉上至于肺，两寒相感，则肺寒甚不堪，如此外内合邪，肺气宣发肃降失司，气逆而致咳。

此外，若患者本身体内故有饮邪，复因外受寒邪，则可引动水气上逆，迫肺而咳，《灵枢·邪气藏府病形》云："形寒寒饮则伤肺，以其两寒相感，中外皆伤，故气逆而上行。"

（3）五脏六腑传肺　《内经》对咳嗽病因病机认识的最大贡献在于提出了在整体观指导下的"五脏六腑皆令人咳，非独肺也"的观点，说明当时已经认识到非独邪气犯肺可以发为咳嗽，邪气可以先犯他脏，后传之于肺，发为咳嗽。将咳嗽的病理范围扩大到五脏六腑，认为咳嗽虽然是肺脏受邪后的病理反映，但与五脏六腑的功能障碍密切相关。因肺为脏之长，心之盖，受百脉之朝会，其他脏腑发生病变均可波及肺，导致肺气上逆而咳。经文启提示，临床辨证必须考虑其他脏腑功能失调对肺气宣降的影响，以分清标本。原文指出不同季节有不同的异常气候，但都可影响相关脏腑后波及肺而致咳，说明五脏对相应季节时邪的易感性，揭示《内经》云"四时五脏"的发病观念。

（4）肾气引动肺气 肾主纳气，有助于肺气肃降，若肾气上逆，则可引发肺气逆乱，导致咳嗽。《素问·示从容论》云："咳嗽烦冤者，是肾气之逆也。"

（5）肺肾气虚 肺肾气虚，升降无权亦令肺气上逆而咳，《素问·玉机真藏论》说肺脉"不及，则令人喘，呼吸少气而咳"。《灵枢·经脉》说肾少阴之脉"是动则病饥不欲食，面如漆柴，咳唾则有血"。

（6）针刺中肺 针刺是《内经》记载的主要治法。古人通过大量的针刺实践积累了经验，也总结了教训，《内经》记载了误刺伤及肺脏可以引起咳嗽甚至死亡的严重后果，《素问·刺禁论》云："刺中肺，三日死，其动为咳……刺腋下胁间内陷，令人咳。"

2. 咳嗽的传变 《素问·咳论》云"五藏之久咳，乃移于六府"；又曰"久咳不已，则三焦受之"。说明咳嗽日久，可通过脏腑表里关系进行传变，五脏咳久不愈，进而影响六腑咳。从五脏咳和六腑咳的症状来看，五脏咳是初期阶段，是以各脏经脉气血失常为主要病机，以咳多兼"痛"。从六腑咳兼"呕""遗失""矢气""遗溺"等症来看，都有"泄"的共同特征，提示出现气虚不能收摄的现象。所以，六腑咳较五脏咳的病程长、病情重。姚止庵云："脏腑本相配，病久则传变，日远日多，愈久愈重。移者，蔓延之意，言脏病移及于腑也。"这与通常脏病传腑为病轻的一般规律有所不同，提示咳病的传变是由脏及腑、病情由轻转重的特殊传变规律。

3. 咳嗽的分类与临床表现 《素问·咳论》专篇讨论了以脏腑病位为依据的咳嗽分类与症状，分为五脏咳和六腑咳。

（1）五脏咳的症状

①肺咳：为外感风寒，加之寒凉饮食入胃，寒气从肺脉上犯于肺，导致肺寒失于宣肃，肺气上逆而咳嗽喘息，咳甚剧者可损伤肺络，而见痰中带血或咯血。《素问·咳论》曰："肺咳之状，咳而喘息有音，甚则唾血。"

②心咳：从理论上分析，心咳由肺咳及心或心病及肺所致，因心脉起于心中，上夹咽喉，故咳嗽可伴心经经气失调的症状。但从临床实践分析，《素问·咳论》所说的"心咳之状，咳则心痛"，此"心痛"系咳嗽严重时出现的心窝部疼痛，同时可见咽喉肿痛、如有物梗塞、声音嘶哑等症状。这些均是肺受外邪的较为严重的症状。

③肝咳：由肺咳及肝或肝病及肺所致，因肝经走于胁肋，故可见咳嗽伴肝经经气失调的症状，如两胁下疼痛，严重的使人不能转侧，转侧则两胁胀满。《素问·咳论》曰："肝咳之状，咳则两胁下痛，甚则不可以转，转则两胠下满。"

④脾咳：由肺咳及脾或脾病及肺所致，因脾气主右，上连于肺，故可见咳嗽伴有右胁下痛，并牵引肩背隐隐作痛，严重的可见身体不可动，动则咳嗽加剧。《素问·咳论》曰："脾咳之状，咳则右胁下痛，阴阴引肩背，甚则不可以动，动则咳剧。"

⑤肾咳：由肺咳及肾或肾病及肺所致，因肾脉贯脊，其直者入肺中，故可见咳嗽伴肾经经气失调的症状，如腰背互相牵引作痛，严重的可见咳吐痰涎。《素问·咳论》曰："肾咳之状，咳则腰背相引而痛，甚则咳涎。"

（2）六腑咳的症状 五脏久咳，传变到六腑咳，其症状表现已见明显的气虚之象，有肺气上逆兼气虚不得固摄的诸般表现。

①胃咳：脾咳日久，邪传于胃，肺气上逆引动胃气上逆出现咳而呕吐，甚至呕吐蛔虫的症状。《素问·咳论》曰："脾咳不已，则胃受之，胃咳之状，咳而呕，呕甚则长虫出。"

②胆咳：肝咳日久，邪传于胆，肺气上逆引动胆气上逆出现咳而呕出胆汁的症状。《素问·咳论》曰："肝咳不已，则胆受之，胆咳之状，咳呕胆汁。"

③大肠咳：肺咳日久，邪传大肠，传导失司，气虚不能固摄出现咳而大便失禁的症状。《素问·咳论》曰："肺咳不已，则大肠受之，大肠咳状，咳而遗失。"

④小肠咳：心咳日久，邪传小肠，咳久气虚不能固摄出现咳而矢气，咳嗽与矢气同时出现的症状。《素问·咳论》曰："心咳不已，则小肠受之，小肠咳状，咳而失气，气与咳俱失。"

⑤膀胱咳：肾咳日久，邪传膀胱，膀胱不得固摄津液，出现咳而小便失禁的症状。《素问·咳论》曰："肾咳不已，则膀胱受之，膀胱咳状，咳而遗溺。"

⑥三焦咳：诸脏腑咳久咳不愈，三焦受邪，三焦总司一身气化，致三焦气壅闭不通，水液不得气化，留于胸腹，溢于头面，出现咳而腹胀满、不欲食饮、面目浮肿、漉漉痰涎的症状。《素问·咳论》曰："久咳不已，则三焦受之，三焦咳状，咳而腹满，不欲饮食。此皆聚于胃，关于肺，使人多涕唾，而面浮肿气逆也。"

4. 咳嗽的治则治法　"咳论"提出了咳嗽的针刺原则："帝曰：治之奈何？岐伯曰：治藏者治其俞，治府者治其合，浮肿者治其经。"五脏咳治疗取其俞穴；六腑咳治疗取其合穴；五脏六腑咳兼见浮肿者，说明水气内停，治疗取其经穴。即肺咳取太渊，心咳取神门，肝咳取太冲，脾咳取太白，肾咳取太溪；亦可取五脏之背俞穴：肺俞、心俞、肝俞、脾俞、肾俞；大肠咳取曲池，小肠咳取小海，胃咳取三里，膀胱咳取委中，胆咳取阳陵泉，三焦咳取天井；肺咳伴浮肿取经渠，大肠咳伴浮肿取阳溪，胃咳伴浮肿取解溪，脾咳伴浮肿取商丘，心咳伴浮肿取灵道，小肠咳伴浮肿取阳谷，膀胱咳伴浮肿取昆仑，肾咳伴浮肿取复溜，三焦咳伴浮肿取支沟，胆咳伴浮肿取阳辅，肝咳伴浮肿取中封。

除针刺治疗外，《内经》还提出了咳嗽药物治疗的基本原则，如"肺苦气上逆，急食苦以泄之"（《素问·藏气法时论》），治肺气壅实咳嗽；"肺欲收，急食酸以收之，用酸补之，辛泻之"（《素问·藏气法时论》），"辛走气，气病无多食辛"（《素问·宣明五气》），治肺虚咳嗽。根据运气学说的推衍，易发咳嗽之年，可以辛散、酸收、甘缓、苦坚、咸软的药效理论指导组方用药治疗，如"热淫所胜，平以咸寒，佐以苦甘，以酸收之；少阴之复，治以咸冷，佐以苦辛，以酸收之；少阴之客，以咸补之，以甘泻之，以酸收之"（《素问·至真要大论》）。

"五藏六府皆令人咳，非独肺也"一句虽然不是治则，但也提示咳嗽与五脏六腑的功能障碍有关。因此，临床辨证必须考虑其他脏腑功能失调对肺气宣降的影响，以分清标本，根据临床具体情况辨证论治。

5. 咳嗽的预后及禁忌　咳嗽可见于不同的疾病，虽不止于肺，亦不离于肺，所谓"聚于胃，关于肺"（《素问·咳论》），预后的吉凶与肺胃之气的虚实存亡关系密切。肺胃之气强则有正胜邪退病愈之机，肺胃之气虚弱则有邪进正衰之虞。如热病咳嗽，见发热、衄血，无汗出邪去热退之征，反见无汗或汗出不透不彻者，是热盛而邪无出路，预后堪忧。《灵枢·热病》指出，热病"咳而衄，汗不出，出不至足者，死"；若热病咳吐黄稠脓痰，表明正能胜邪，则应排脓外出，脓尽咳止。若正不胜邪，排脓不畅，痰热内壅，势必伤肺，预后不良，如《素问·评热病论》所云"咳出青黄涕，其状如脓，大如弹丸，从口中若鼻中出，不出则伤肺，伤肺则死也"。且不论何种疾病，出现咳嗽，极度消瘦，尿血，甚至发热、呕吐、腹胀、腹泻、脉反小劲有力或脉绝，是《灵枢·玉版》所谓五逆之证，乃邪盛正衰，脾胃败馁，阴阳离决之征，预后凶多吉少。

《内经》还认为咳嗽之证，要观察其肺胃之气的盛衰与时日时辰关系，疾病预后也与时辰有关，如《素问·藏气法时论》有"肺病者，愈在壬癸，壬癸不愈，加于丙丁，丙丁不死，持于戊己，起于庚辛""肺病者，下晡慧，日中甚，夜半静"的论述；《素问·刺热》也记载了"肺热病者……丙丁甚，庚辛大汗，气逆则丙丁死"。《素问·标本病传论》认为"肺病喘咳，三日而胁支满痛，一日身重体痛，五日而胀，十日不已死，冬日入，夏日出"。

【临证指要】

1."五藏六府皆令人咳，非独肺也"的临床意义　《素问·咳论》认为五脏六腑有病，发展到一定阶段，影响肺之清肃，致使肺气上逆，都能使人咳嗽，不单是肺病如此。咳嗽是肺系病变的主要症状之一，所以《素问·宣明五气》说："肺为咳。"喻嘉言亦说："咳者，肺之本病也。"纵然外感内伤皆可引起咳嗽，但其根本机制都在于致病因素影响了肺气的肃降功能，导致肺气上逆而发为咳嗽。咳嗽是肺系疾病的外在表现之一，所以张介宾说："咳证虽多，无非肺病。"陈修园在《医学三字经·咳嗽》中亦说："咳嗽不止于肺，亦不离乎肺也。"可见咳嗽的发生与肺的关系最为密切。

本段经文告诉我们，不同季节的异常气候首先影响该时令所主脏腑的病变，进而波及肺，产生咳嗽。如清代医家林珮琴在《类证治裁》中提出四季咳嗽的用药经验："以四时论之，春季咳，木气升也，治以兼降，前胡、杏仁、海浮石、瓜蒌仁之属；夏季咳，火气炎也，治以兼凉，沙参、花粉、麦冬、知母、玄参之属；秋季咳，燥气乘金也，治宜清润，玉竹、贝母、杏仁、阿胶、百合、枇杷膏之属；冬季咳，风寒侵肺也，治宜温散，苏叶、川芎、桂枝、麻黄之属。"

从临床实践看，咳嗽的病因病理虽不离于肺，但也不局限于肺，也就是说肺脏有病，可以影响其他脏腑，因而在咳嗽的同时，可兼见其他脏腑的症状。反之，在一定的条件下，其他脏腑的病变也能影响肺系而致咳嗽，诸如脾虚不运，湿邪内生，痰湿渍肺；肝火上冲，木火刑金，肝逆犯肺；肾虚水湿泛滥，水寒射肺；胃寒停饮，饮邪迫肺等皆为其他脏腑有病累及于肺，致使咳嗽发生的重要原因。这便是《内经》云"五脏六腑皆令人咳，非独肺也"的根本含义。

临床因于肺系本身病变所引起的咳嗽，多与外邪侵袭关系密切。因肺主气，司呼吸，外合皮毛，主一身之表，故外袭侵犯人体，肺则首当其冲。而因于其他脏腑病变累及于肺所致的咳嗽，则多与内伤关系密切。肺朝百脉，与五脏六腑息息相通，故其他脏腑的病变，都可上干于肺，致使肺的清肃失常，发为咳嗽。正如张介宾所指出的："外感之咳，其来在肺，故必由肺乃及他脏，此肺为本而他脏为标也；内伤之咳，先伤他脏，故必由他脏以及肺，此他脏为本，肺为标也。"一般来说，前者起病较急，病程短，初起多兼有恶寒、发热、头痛、脉浮等外感表证，脉证多属实证，治疗宜宣肺祛邪；后者则发病较缓，病程较长，反复发作，以虚证为主，并兼有痰饮、火邪等不同里证，常虚实夹杂，脉证虚实并见，治疗宜针对引起咳嗽的不同原因，权衡轻重缓急，抓住主要矛盾，或先治本，或先治标，或标本兼顾，随证治之。

《内经》之"五藏六府皆令人咳"理论对现代临床治疗咳嗽具有很好的指导意义。《素问·咳论》认为其病因病机有外邪犯肺、内外合邪、脏病传肺几方面。有学者认为，治疗要审因论治，不要见咳就治肺。如外感引动伏饮，偏寒者，可用射干麻黄汤或小青龙汤；风热咳嗽者，方用桑菊饮（《温病条辨》云：桑叶、菊花、杏仁、连翘、薄荷、桔梗、甘草、芦根）加清热祛风药。五脏之咳，属于肝火上炎，木火刑金者，用青黛散；由心火、肺火上炎者，用清燥救肺汤（《医门法律》云：石膏、桑叶、杏仁、枇杷叶、人参、甘草、阿胶、麦冬、胡麻仁）；因脾病而影响肺者，宜从脾论治，方用二陈汤（《太平惠民和剂局方》云：半夏、茯苓、陈皮、炙甘草）之类；因肾阳虚水泛者，兼见肢冷腰酸等，用附子理中汤（《太平惠民和剂局方》云：附子、干姜、人参、白术、甘草）之类；兼有肾阴虚者，多因金水不能相生，水涸金燥，用七味都气丸（《医宗己任编》云：地黄、山萸肉、山药、茯苓、泽泻、牡丹皮、五味子）等。

2. 咳之"聚于胃，关于肺"对治疗的启示 《素问·咳论》提出"此皆聚于胃，关于肺"的重要理论，亦为后世医家治疗咳证开启了思路，遣方用药也多宗于此。如根据这一论点提出"肺为贮痰之器，脾为生痰之源"之说，并在治疗上运用培土生金、健脾化饮之法治疗咳证，收到良好疗效。还据"使人多涕唾而面浮肿气逆"的证候描述，咳病日久可见浮肿之象，临床认为是外寒内饮之邪气壅闭肺胃使然，与《金匮要略·痰饮咳嗽病脉证并治》所述"咳逆倚息，短气不得卧，其形如肿"的支饮病证相似，张仲景在治疗的方剂中，如小半夏汤、小半夏加茯苓汤、厚朴大黄汤、泽泻汤、葶苈大枣泻肺汤、小青龙汤等，亦无不从肺、胃着手。再观临床由肺、胃所致咳嗽是最常见的咳嗽，除上述治饮之方外，清燥救肺汤、脉门冬汤、沙参麦冬汤等，也都是咳病治在肺、胃的常用方剂。可见本篇"此皆聚于胃，关于肺"这一咳病辨治纲领的提出，确为后世对咳病的治疗起到了执简驭繁的作用。

"聚于胃，关于肺"还为咳证的预防提供了理论依据，如外避虚邪贼风，以防形寒伤肺；内调饮食，忌食生冷寒凉，以免胃寒伤肺，不使"外内合邪"，则可减少咳病的发生。

3. 脏腑咳的临床启示 《内经》治疗咳嗽，详于针刺，略于方药。后世医家在《内经》针刺治疗的基础之上，在方药治疗方面有许多经验。如明代医家王肯堂在《证治准绳·杂病诸气门》中说："肺咳，用麻黄汤；心咳，用桔梗汤；肝咳，用小柴胡汤；脾咳，用升麻汤；肾咳，用麻黄附子细辛汤；胃咳，用乌梅丸；胆咳，用黄芩加半夏生姜汤；大肠咳，用赤石脂禹余粮汤、桃花汤；小肠咳，用芍药甘草汤；膀胱咳，用茯苓甘草汤；三焦咳，用钱氏异功散。"清代林佩琴在《类证治裁·咳嗽》中说："肺咳则喘息有音，千金五味子汤去续断、地黄、赤小豆，加麦冬、玉竹、细辛；心咳则心痛，喉中如梗，凉膈散去硝黄，加黄连、竹叶；肝咳则胁痛，枳壳煮散去芎、防，加肉桂、橘红、苏子；脾咳则右胠下痛引肩背，六君子汤加枳壳、桔梗；肾咳则腰背引痛，都气丸加参、麦；胃咳则呕甚，长虫出，异功散加川椒、乌梅；胆咳则呕胆汁，小柴胡汤；大肠咳则遗矢，赤石脂禹余粮汤；小肠咳则失气，芍药甘草汤；膀胱咳则遗尿；茯苓甘草汤；三焦咳则腹满，不欲食饮，七气汤加黄连、枳实。"这宝贵的经验值得现代临床借鉴。

（1）肺咳 《素问·咳论》指出："皮毛者肺之合也，皮毛先受邪气，邪气以从其合也。其寒饮食入胃，从肺脉上至于肺则肺寒，肺寒则外内合邪，因而客之，则为肺咳。"外受寒邪，内伤寒饮，这是导致肺咳的主因，《灵枢·邪气脏腑病形》所谓"形寒寒饮则伤肺"。肺咳的症状特点为"咳而喘息有音，甚则唾血"，并"烦心胸满"。由于寒邪闭阻肺气，肺气不得宣降则上逆而为咳，甚则肺络损伤而见唾血。因此，治疗肺咳，必须重视外寒内饮这个主因，采用宣肺散寒化饮之法，张仲景之小青龙汤当属本证主方。当然，肺咳而"甚则唾血"者，又应考虑其寒邪化热、损伤肺络，治应降肺气、清肺络，可选苇茎汤或桑杏汤之类。

（2）心咳 心咳是由心病及于肺或肺咳及于心所致。其症状特点为"咳则心痛，喉中介介如梗状，甚则咽肿喉痹"（《素问·咳论》）。由于邪犯心肺，气机闭阻，故咳嗽兼心中痛，喉中梗塞不利。又因心火上炎，故见咽喉肿痛，张志聪谓此为"心火刑金"。治疗心咳，法当降肺气、清心火，《证治准绳·杂病诸气门》提出用桔梗汤；《类证治裁·咳嗽》主张用凉膈散去硝黄，加黄连、竹叶，均可参照选用。

（3）肝咳 肝咳是由肝病及于肺或肺咳及于肝所致。其症状特点为"咳则两胁下痛，甚则不可以转，转则两胠下满"（《素问·咳论》）。盖肝木气逆则可上乘肺金而为咳；又肝之经脉布胁肋，故咳则两胁下痛，或胁下胀满。由于肺气不利而为咳，肝气不利而为胁痛，故治疗肝咳应当泻肺气、疏肝气。《证治准绳·杂病诸气门》载："肝咳……用小柴胡汤。"朱丹溪曾说："咳引胁痛，宜疏肝气，用青皮、枳壳、香附子。"临床还可选用泻白散，或泻白散合小柴胡汤之类。后世用泻白散合黛蛤散治疗肝火犯肺之咳呛胁痛，亦属肝咳之类。

（4）脾咳 脾咳为脾病及于肺或肺咳及于脾所致。其症状特点为"咳则右胁下痛，阴阴引肩背，甚则不可以动，动则咳剧"（《素问·咳论》），盖"右者，肺治之部"；"背者，胸中之府"，亦肺所主也。今脾肺气滞，故咳嗽兼见右胁下痛引肩背，动则气逆，故其咳因动而加剧。然观临床上常见之脾病及肺或肺病及脾的咳证，表现为咳嗽气短，痰多稀白，兼食少体倦、四肢乏力、大便溏薄等症，均系脾肺气虚之证。与《咳论》所述之脾咳，当有虚实之别。治疗脾咳，法当调理脾肺之气，《证治准绳》与《医宗必续》均提出用升麻汤，《类证治裁·咳嗽》提出用六君子汤加枳壳桔梗，可资临床选用。

（5）肾咳 肾咳是由肾病影响肺或肺咳及于肾所致。其症状特点为"咳则腰背相引而痛，甚则咳涎"（《素问·咳论》）。以肾脉贯脊，其直者入肺中，肾受邪则循经上袭于肺而为咳；且腰为肾之府，故咳则腰背相引而痛。又"肾者水藏，主津液"，肾病而水气上泛，于是咳则多涎。治疗肾咳，法宜温肾散寒化饮，《证治准绳》《医宗必读》均提出用麻黄附子细辛汤，他如真武汤、苓甘五味姜辛汤，皆可随证选用。

【病案举隅】

1. 劳风"咳出青黄涕"案 《素问·评热病论》在论述劳风时指出：劳风"咳出青黄涕，其状如脓。"这里的"涕"字，谓吐稠痰也。《金匮要略·肺痿肺痈咳嗽上气病脉证并治》称其为肺痈，"咳而胸满者，振寒脉数，时出浊唾腥臭，久久吐脓如米粥者，为肺痈，桔梗汤主之。"《备急千金要方》用苇茎汤排脓消痈。

张某，男，5岁，因外感发热、咳嗽，住院治疗。1周后病情不见好转，遂来门诊求治。面色通红，发热，但不恶寒，咳嗽气急，咳吐黄稠脓痰，气味腥臭，胸胁疼痛，转侧不利，烦躁不安，舌质红，舌苔黄腻，脉象滑数。X线检查：右下肺外带片状均匀模糊阴影中有直径2cm大小的透光区，隐见液平面。诊断为右下肺脓疡。病已1周，风寒郁久化热，热壅肺中，壅滞肺络，以致血败肉腐化脓成痈。邪热壅肺，瘀热伤络，治以清肺解毒、化瘀排脓，苇茎汤加减。

苇茎12g，生苡仁12g，桃仁6g，冬瓜仁12g，黄芩10g，沙参10g，麦冬6g，败酱草

12g，银花 12g，鱼腥草 12g，川贝母 6g，桔梗 6g，生甘草 6g。水煎，早晚各服 1 次。

二诊：患者服上方 6 剂，已不发热，咳嗽气急减轻，黄稠脓减少，胁痛不明显，惟觉口干咽燥，气短，舌苔薄黄，脉象细数。证已减轻，邪热不甚，正气未复，前方加益气养阴之沙参 10g，麦冬 6g，白扁豆 10g，继服 10 剂。

三诊：咳嗽吐痰已不明显，仍有口干气短，纳谷欠佳。说明邪气已去，但正气未复。改服益气养阴方。

沙参 10g，麦冬 6g，杏仁 10g，知母 6g，川贝母 6g，橘红 6g，薏苡仁 12g，白扁豆 10g，莲子 10g，甘草 6g，芦根 6g。

服 10 余剂，诸症痊愈，胸透肺部正常，液面消失，脓腔愈合。随访半年，未见复发。

该例肺痈抓住"咳吐黄稠脓痰，气味腥臭"的主症，应用清肺解毒，化瘀排脓之治法，以苇茎汤加减取得良好的效果。从而说明"咳出青黄涕，其状如脓"，是辨证的要点，并且要及时治疗，祛除痰涎，使邪有出路，是治病的关键（《内经临证发微·病证篇》）。

2. "形寒寒饮则伤肺"案　《素问·咳论》云："其寒饮食入胃，从肺脉上至于肺则肺寒，肺寒则外内合邪，因而客之，则为肺咳。"《灵枢·邪气藏府病形》亦说："形寒寒饮则伤肺，以其两寒相感，中外皆伤，故气逆而上行。"

陈某，男，48 岁。素有烟酒嗜好，患"慢性支气管炎"10 余年。患者 2 天前食生冷瓜果，当夜脘腹不适，时欲呕吐，频频咳嗽，次日气候骤变，受凉而诸症加重，更见恶寒发热，体温 39.2℃，喘息不能平喘，喉中痰鸣。西医检查诊断为"慢性支气管炎伴感染"，经青霉素、链霉素等治疗，病情未见明显好转，改用中药。察其舌淡，苔白而滑，脉浮紧，此乃寒伤肺胃，肺气失宣，胃气失降，表卫失和之征，系内外合邪之故也。治以散寒解表，宣肺和胃。方予麻姜二陈汤。

麻黄 10g，细辛 3g，半夏 12g，陈皮 10g，杏仁 12g，桔梗 12g，生姜 3，大枣 6 枚，甘草 3g。2 剂。

二诊：1 剂汗出，体温降至 38℃；2 剂后咳喘大减，已能平喘。惟现口渴，心烦，舌脉均见热象。此寒郁化热之征，继用上方去细辛、生姜，加石膏 18g，瓜壳 10g。2 剂后诸症悉平，体温降至正常。继以六君子汤补肺益气，调理善后。［周天寒．周济安先生治肺九法．中华中医药学刊．2009，27（7）：1355-1357.］

3. 张子和"秋伤于湿，冬生咳嗽"案　《素问·阴阳应象大论》明言"秋伤于湿，冬生咳嗽"，《素问·生气通天论》再言"秋伤于湿，上逆而咳"，可知秋冬咳不必尽责之于燥，以润燥敛肺为治，反应求之于痰湿，治当燥湿化痰止咳。

《儒门事亲·湿形》云："赵君玉妻病嗽，时已十月矣。戴人用陈皮、当归、甘草、白术、枳壳、桔梗。君玉疑其不类嗽药。戴人笑曰：君怪无乌梅罂粟囊乎？夫冬嗽乃秋之湿也，湿土逆而为嗽。此方皆散气除湿，解急和经，三服帖然效矣。"

4. 脏腑咳举例

（1）**肺咳**　江某，军人，1972 年 7 月初诊。常咳嗽痰多质薄，病起逾 20 年。自 1962 年至 1966 年每当秋季辄发，伴咯血，色鲜红盈口，每日多次，历时数日或十数日，经治血能渐止。上年秋发病，西诊为"支气管扩张"，特来就诊。患者语声微，气短胸闷，面色不荣，纳食、二便自可，脉细数，舌苔薄。脉证所见为久病肺虚，拟六君子汤加味。

太子参 15g，炒白术 9g，茯苓 12g，陈皮 6g，制半夏 6g，甘草 5g，冬虫草 3g，北沙参 12g，炒白苏子 9g，炙远志 6g。患者服药 10 剂后，咳嗽咳痰即趋休止，呼吸气平，胸闷消失，精神好转（《内经临证发微·病因病机篇》）。

（2）心咳 熊继柏 1993 年 6 月曾治陈某，男，48 岁，患咳嗽月余，某医院诊断为"支气管炎"。其咳颇剧，咳时痰黏极不易出，其色黄稠。并见胸中闷胀，每咳则胸中疼痛，咽中热痛，伴口苦、咽干、小便黄，舌红苔黄腻，脉滑数。综析脉症，系痰热壅阻胸膈、心火上炎、肺气不利之咳证，当以心咳论治。乃取小陷胸汤合桔梗汤，再加杏仁、贝母以治之。服 5 剂，其咳大减；进继 5 剂，诸症悉愈（《熊继柏医论集·理论研究》）。

（3）肝咳 李某，女，45 岁。咳嗽 3 年余，1 日咳嗽 3 ～ 7 次，每次约 3 分钟，无痰，咳时两胁及少腹牵引疼痛，剧则呕吐、鼻衄，有似小儿百日咳状，杂治不效。询知饮食一般，大便干秘，2 ～ 3 天一行，眩晕腰困，口苦思冷。舌质淡红少苔，脉象沉弦。观其脉症，知为肝咳，由肝火犯肺，木反侮金而来，拟四逆散加减。

白芍 15g，柴胡 10g，甘草 6g，桑白皮 15g，地骨皮 15g，瓜蒌 15g，苏子 15g，青黛 3g，乌梅 15g。3 剂。

二诊：咳嗽次数减少，程度减轻，脉沉弦，左尺弱。脉弦主肝旺，尺弱示肾虚。木反侮金者，乃水不涵木也。当补肾养肝、滋水涵木。若津液上承，肺气自会清肃下降。不治咳而咳自止也。拟六味地黄丸加减。

生地黄 24g，山药 12g，乌梅 10g，茯苓 10g，白芍 15g，甘草 10g，苏子 15g，牡丹皮 10g。5 剂。咳愈（《临证实验录·咳嗽》）。

（4）脾咳 昔汪石山曾治一脾咳。"某妇，年三十，质弱，产后咳嗽痰臭，或作肺痈治，愈剧，两脚渐肿至膝，大便溏泄，小腹胀痛，午后发热，面红气促，不能向右卧，诊脉虚细而数。曰：此病原于脾，脾主诸臭……盖脾不能运行其湿，湿郁为热，酿成痰之臭也……脾虚则肺失所养，气劣行迟，壅遏道路，故咳嗽气促，不能右卧也。脾虚必夺母气以自养，故心虚发热而见于午也。脾主湿，湿胜则内渗于肠胃为溏泄，外渗于肌肉为浮肿。乃用参、术、甘草补脾为君，茯苓渗湿为臣，麦冬保肺气、枣仁安心神为佐，陈皮、前胡消痰下气为使，东壁土受阳气最多，用之为引。盖土能解诸臭，亦能补土，取黄土汤之义也。服一帖，前病略减。嘱进数剂后无反复，方是佳兆。（《古今医案按·咳嗽》）"

（5）肾咳 冯某，女，年八旬，1992 年 3 月就诊。诉于 1991 年冬患咳嗽，兼气喘，数月不愈。且愈咳愈剧，不能平卧，咳吐稀白痰涎，其味颇咸，小便频数清长，咳时每有小便遗出，伴畏寒肢冷、两足浮肿、腰背酸痛。舌淡苔白，脉象沉细。患者表现一派肾阳虚衰、水气上泛之候，乃拟温肾、纳气、化饮之法，用苓甘五味姜辛汤加益智仁、桑螵蛸、菟丝子。服药 5 剂，咳喘均减；又服 5 剂，咳喘控制，遗尿亦愈。继以金匮肾气丸加五味子善后，竟获全功（《熊继柏医论集·理论研究》）。

（6）胃咳 《素问·咳论》云"脾咳不已，则胃受之，胃咳之状，咳而呕，呕甚则长虫出"，是久咳胃虚，咳而胃中不适，治宜和中养胃、化痰止咳。

凌耀星教授于 1972 年春带领青年教师下乡开门办学，培训农村"赤脚医生"。在南汇区一大队卫生院开展门诊，为农民服务。有一 10 岁男童患咳嗽，间隙阵发已多年，干咳无痰，吃各种咳嗽药水不能断根，曾拍过 X 线片，无异常，要求诊治。患儿形体瘦小，面色少华，诉说少腹脐周时有疼痛，大小便均正常，见面颊有多个浅白色斑，唇下口腔黏膜有不少针尖状小点。此均提示体内有寄生虫可能。询问是否检查过大便及有无虫卵，其母告知去年曾呕出蛔虫一条。考虑咳嗽可能因蛔虫所致，乃胃咳也。《素问·咳论》云："胃咳之状，咳而呕，呕甚则长虫出。"长虫亦名蛟蛕，即蛔虫。《灵枢·厥论》云："肠中有虫瘕及蛟蛕……心腹痛，懊作痛，肿聚，往来上下行，痛有休止，腹热喜渴，涎出者，是蛟蛕也。"医生又问，孩子夜眠时有无流涎及磨牙等情况，母谓每日都有。乃作祛蛔治疗。3 天后，其母欣然来告：药后次日即泻下大小蛔虫数十条之多。希望医生再给咳嗽治好。医生笑曰：孩子现在没有咳嗽，等他发作时再开方吃药吧。2 月后，返校前，母子来送别，咳嗽未再发作过（《内经临证发微·病因病机篇》）。

（7）胆咳　《素问·咳论》云"肝咳不已，则胆受之，胆咳之状，咳呕胆汁"，是咳而兼胆胃不和，治宜化痰止咳、利胆和胃。《证治准绳·诸气门》载：胆咳，用黄芩加半夏生姜汤。

李某，女，41 岁，1979 年 8 月。患者诉咳嗽月余，服药未愈，咳嗽阵作而连声不断，咳痰稠黏，咳甚则呕，呕甚则黄水出，其味甚苦，并频发潮热、自汗、畏风恶寒，兼胸胁满闷不舒。视舌苔薄黄而腻，脉弦而细。观患者咳嗽而兼见一派少阳证候，为属胆咳。乃拟清胆热、降肺气之法，用柴胡黄芩温胆汤，再加杏仁、桑白皮、蜜枇杷叶。服药 5 剂，诸症悉平（《熊继柏医论集·理论研究》）。

（8）大肠咳　《素问·咳论》云"肺咳不已，则大肠受之，大肠咳状，咳而遗矢"，是久咳肠虚，大肠滑脱，治宜温中涩肠、化痰止咳。

罗某，老翁，咳喘反复 12 年，每于冬春季易发。虽经多方诊治，应用宣肺祛邪、止咳化痰、补气敛肺、培土生金等法皆不应。近日咳喘阵作，胸满痰多，闻及痰鸣音，咳甚则气不得续，大便失禁，畏寒肢冷，舌质淡胖边有齿印，苔白，脉沉弱，尺部尤甚。据《素问·咳论》载"肺咳不已，则大肠受之，大肠咳状，咳而遗矢"，此乃久咳致肺气虚寒，肺与大肠相表里，肺虚累及大肠，大肠传导失职，失于收摄所致。治宜补肺肾兼化痰固涩，予参蛤散合桃花汤加味。

红参 6g，蛤蚧 10g，法夏 10g，川贝母 8g，五味子 10g，杏仁 10g，赤石脂 10g，干姜 4g，罂粟壳 10g，肉豆蔻 10g，乌梅 3g，甘草 6g。连服 7 剂，咳减，遗便偶见，守方加减治疗月余，便调咳愈喘平而收功（《内经临证发微·病因病机篇》）。

（9）膀胱咳　《素问·咳论》云"肾咳不已，则膀胱受之，膀胱咳状，咳而遗溺"，是久咳膀胱无力气化，尿频，甚至遗尿，治宜补肾固摄止遗。

袁某，男，51 岁，工人。其患"慢性支气管炎"8 年余，在疲劳或受凉后易于发作，伴有气喘，喘时喉中有声。初起多在冬天发作，嗣后一年四季均有零星发作。症状时轻时重。近 1 月咳喘加重。咳吐清稀白痰，咳甚则尿溺，夜间小便频数而清长。察其舌质淡红，苔白滑，脉细。

辨证：咳喘数年，遇劳逢寒辄发，为阳虚水停，痰饮内伏之象。痰之标在肺，痰之本在脾，肺脾气虚，津不化气，酿湿成痰，渍之于肺，为咳为喘。咳喘有年，脾伤及肾，以致肾气不纳，膀胱不固，发为膀胱咳。

治法：补脾温肾，肃肺纳气，方予桂附地黄汤加减。

附片 15g，肉桂 5g，熟地黄 12g，怀山药 30g，茯苓 15g，五味子 3g，鹿衔草 30g，白果

15g，甘草 3g，川贝母 6g。

二诊：服上方 4 剂，咳喘及咳甚尿溢症状均明显减轻，察舌脉变化不大，仍宗上方。

三诊：又进 4 剂，咳喘平息，尿溢停止。继以桂附地黄丸调理善后，嘱常服核桃仁。[周天寒.周济安先生治肺九法.中华中医药学刊，2009，27（7）：1355-1357.]

（10）三焦咳　《素问·咳论》云"久咳不已，则三焦受之，三焦咳状，咳而腹满，不欲饮食。此皆聚于胃，关于肺，使人多涕唾，而面浮肿气逆也"，是久咳而致肺气不宣，脾气不运，肾气不衡，水溢三焦，治宜清肺化痰，健脾利水，补肾纳气，止咳平喘。

《凌临灵方·三焦咳》载"许左（八月），脾虚留湿，湿痰阻肺，久咳不已，则三焦受之，三焦咳状，咳而浮肿，脉象弦数，治宜降气豁痰。炙桑皮、带皮茯苓、薄橘红、瓜瓤（四两代水）、地骨皮、葶苈子、象贝、冬瓜皮、莱菔子、路路通。如水饮者或用小青龙汤原方。"

【内经原文】

秋伤于湿，上逆而咳，发为痿厥。

《素问·生气通天论》

秋伤于湿，冬生咳嗽。

西方生燥……在藏为肺……在变动为咳。

《素问·阴阳应象大论》

一阳发病，少气善咳善泄。

《素问·阴阳别论》

咳嗽上气，厥在胸中，过在手阳明、太阴。

《素问·五藏生成》

春夏秋冬，各有所刺，法其所在……春刺秋分，筋挛，逆气环为咳嗽，病不愈，令人时惊，又且哭。

《素问·诊要经终论》

颈脉动喘疾咳，曰水。

《素问·平人气象论》

帝曰：夏脉太过与不及，其病皆何如？岐伯曰：太过则令人身热而肤痛，为浸淫；其不及，则令人烦心，上见咳唾，下为气泄……帝曰：秋脉太过与不及，其病皆何如？岐伯曰：太过则令人逆气而背痛，愠愠然；其不及，则令人喘，呼吸少气而咳，上气见血，下闻病音。

《素问·玉机真藏论》

肺苦气上逆，急食苦以泄之……病在肺，愈在冬，冬不愈，甚于夏，夏不死，持于长夏，起于秋，禁寒饮食寒衣。肺病者，愈在壬癸，壬癸不愈，加于丙丁，丙丁不死，持于戊己，起于庚辛。肺病者，下晡慧，日中甚，夜半静。肺欲收，急食酸以收之，用酸补之，辛泻之……肺病者，喘咳逆气，肩背痛，汗出尻阴股膝髀腨胻足皆痛，虚则少气不能报息，耳聋嗌干；取其经，太阴足太阳之外厥阴内血者。肾病者，腹大胫肿，喘咳身重，寝汗出憎风，虚则胸中痛，大腹小腹痛，清厥意不乐，取其经，少阴太阳血者。

《素问·藏气法时论》

夫病传者，心病先心痛，一日而咳，三日胁支痛，五日闭塞不通，身痛体重，三日不已死，冬夜半，夏日中。肺病喘咳，三日而胁支满痛，一日身重体痛，五日而胀，十日不已死，冬日入，夏日出。

《素问·标本病传论》

五气所病：心为噫，肺为咳，肝为语，脾为吞，肾为欠为嚏，胃为气逆为哕为恐，大肠小肠为泄，下焦溢为水，膀胱不利为癃，不约为遗溺，胆为怒，是谓五病。

《素问·宣明五气》

肺热病者，先渐然厥，起毫毛，恶风寒，舌上黄身热。热争则喘咳，痛走胸膺背，不得大息，头痛不堪，汗出而寒，丙丁甚，庚辛大汗，气逆则丙丁死，刺手太阴阳明，出血如大豆，立已。

《素问·刺热》

咳出青黄涕，其状如脓，大如弹丸，从口中若鼻中出，不出则伤肺，伤肺则死也。

帝曰：有病肾风者，面胕疣然壅，害于言，可刺不？岐伯曰：虚不当刺，不当刺而刺，后五日其气必至。帝曰：其至何如？岐伯曰：至必少气时热，时热从胸背上至头，汗出手热，口干苦渴，小便黄，目下肿，腹中鸣，身重难以行，月事不来，烦而不能食，不能正偃，正偃则咳甚，病名曰风水，论在《刺法》中……正偃则咳甚，上迫肺也……真气上逆，故口苦舌干，卧不得正偃，正偃则咳出清水也。诸水病者，故不得卧，卧则惊，惊则咳甚也。

《素问·评热病论》

黄帝问曰：肺之令人咳何也？岐伯对曰：五藏六府皆令人咳，非独肺也。帝曰：愿闻其状。岐伯曰：皮毛者肺之合也，皮毛先受邪气，邪气以从其合也。其寒饮食入胃，从肺脉上至于肺则肺寒，肺寒则外内合邪因而客之，则为肺咳。五藏各以其时受病，非其时各传以与之。人与天地相参，故五藏各以治时感于寒则受病，微则为咳，甚则为泄为痛。乘秋则肺先受邪，乘春则肝先受之，乘夏则心先受之，乘至阴则脾先受之，乘冬则肾先受之。

帝曰：何以异之？岐伯曰：肺咳之状，咳而喘息有音，甚则唾血。心咳之状，咳则心痛，喉中介介如梗状，甚则咽肿喉痹。肝咳之状，咳则两胁下痛，甚则不可以转，转则两胠下满。脾咳之状，咳则右胁下痛阴阴引肩背，甚则不可以动，动则咳剧。肾咳之状，咳则腰背相引而痛，甚则咳涎。帝曰：六府之咳奈何？安所受病？岐伯曰：五藏之久咳，乃移于六府。脾咳不已，则胃受之，胃咳之状，咳而呕，呕甚则长虫出。肝咳不已，则胆受之，胆咳之状，咳呕胆汁。肺咳不已，则大肠受之，大肠咳状，咳而遗矢。心咳不已，则小肠受之，小肠咳状，咳而失气，气与咳俱失。肾咳不已，则膀胱受之，膀胱咳状，咳而遗溺。久咳不已，则三焦受之，三焦咳状，咳而腹满，不欲食饮，此皆聚于胃，关于肺，使人多涕唾而面浮肿气逆也。帝曰：治之奈何？岐伯曰：治藏者治其俞，治府者治其合，浮肿者治其经。帝曰：善。

《素问·咳论》

以秋庚辛中于邪者为肺风……风中五藏六府之俞，亦为藏府之风……肺风之状，多汗恶风，色皏然白，时咳短气，昼日则差，暮则甚，诊在眉上，其色白。

《素问·风论》

凡痹之客五藏者……脾痹者，四支解堕，发咳呕汁，上为大塞。

《素问·痹论》

阳明厥逆，喘咳身热，善惊衄呕血。手太阴厥逆，虚满而咳，善呕沫，治主病者。

《素问·厥论》

所谓呕咳上气喘者，阴气在下，阳气在上，诸阳气浮，无所依从，故呕咳上气喘也……所谓咳则有血者，阳脉伤也，阳气未盛于上而脉满，满则咳，故血见于鼻也。

《素问·脉解》

刺中肺，三日死，其动为咳……刺掖下胁间内陷，令人咳。

《素问·刺齐论》

气有余则喘咳上气，不足则息利少气……气有余，则泻其经隧，无伤其经，无出其血，无泄其气。不足，则补其经隧，无出其气。

《素问·调经论》

邪客于足少阳之络，令人胁痛不得息，咳而汗出，刺足小指次指爪甲上，与肉交者各一痏，不得息立已，汗出立止，咳者温衣饮食，一日已，左刺右，右刺左，病立已，不已，复刺如法。

《素问·缪刺论》

岁火太过，炎暑流行，肺金受邪。民病疟，少气咳喘，血溢血泄注下，嗌燥耳聋，中热肩背热，上应荧惑星。甚则胸中痛，胁支满胁痛，膺背肩胛间痛，两臂内痛，身热肤痛而为浸淫。收气不行，长气独明，雨冰霜寒，上应辰星。上临少阴少阳，火燔焫，水泉涸，物焦槁，病反谵妄狂越，咳喘息鸣，下甚血溢泄不已。

岁金太过，燥气流行，肝木受邪……甚则喘咳逆气，肩背痛，尻阴股膝髀腨胻足皆病，上应荧惑星……收气峻，生气下，草木敛，苍干雕陨，病反暴痛，胠胁不可反侧，咳逆甚而血溢。

岁水太过，寒气流行，邪害心火……甚则腹大胫肿，喘咳，寝汗出憎风，大雨至，埃雾朦郁，上应镇星。

岁木不及……脾土受邪，赤气后化，心气晚治，上胜肺金，白气乃屈，其谷不成，咳而鼽。

《素问·气交变大论》

凡此阳明司天之政……民病咳嗌塞，寒热发，暴振栗癃闷……岁宜以咸以苦以辛，汗之清之散之，安其运气，无使受邪，折其郁气，资其化源。

凡此少阳司天之政……其病气怫于上，血溢目赤，咳逆头痛，血崩胁满，肤腠中疮。二之气……其病热郁于上，咳逆呕吐，疮发于中，胸嗌不利，头痛身热，昏愦脓疮。三之气……民病热中，聋瞑血溢，脓疮咳呕，鼽衄渴嚏欠，喉痹目赤，善暴死……终之气……其病关闭不禁，心痛，阳气不藏而咳……故岁宜咸辛宜酸，渗之泄之，渍之发之，观气寒温以调其过，同风热者多寒化，异风热者少寒化。

凡此少阴司天之政……民病咳喘，血溢血泄鼽嚏，目赤眦疡，寒厥入胃，心痛腰痛，腹大嗌干肿上……三之气……民病气厥心痛，寒热更作，咳喘目赤……终之气，燥令行，余火内格，肿于上，咳喘，甚则血溢……岁宜咸以耎之，而调其上，甚则以苦发之；以酸收之，而安其下，甚则以苦泄之。

金郁之发……故民病咳逆，心胁满引少腹，善暴痛，不可反侧，嗌干面尘色恶。

《素问·六元正纪大论》

少阴司天，热淫所胜……民病胸中烦热，嗌干，右胠满，皮肤痛，寒热咳喘，大雨且至，唾血血泄，鼽衄嚏呕，溺色变，甚则疮疡胕肿，肩背臂臑及缺盆中痛，心痛肺䐜腹大满，膨膨而喘咳，病本于肺……太阴司天，湿淫所胜……胕肿骨痛阴痹，阴痹者按之不得，腰脊头项痛，时眩，大便难，阴气不用，饥不欲食，咳唾则有血，心如悬，病本于肾……少阳司天，火淫所胜……民病头痛，发热恶寒而疟，热上皮肤痛，色变黄赤，传而为水，身面胕肿，腹满仰息，泄注赤白，疮疡咳唾血，烦心胸中热，甚则鼽衄，病本于肺……阳明司天，燥淫所胜……民病左胠胁痛……咳……少阴之复，懊热内作，烦躁鼽嚏，少腹绞痛，火见燔焫，嗌燥，分注时止，气动于左，上行于右，咳，皮肤痛，暴喑心痛，郁冒不知人，乃洒淅恶寒，振栗谵妄，寒已而热，渴而欲饮，少气骨痿，隔肠不便，外为浮肿哕噫，赤气后化，流水不冰，热气大行，介虫不复，病痱胗疮疡，痈疽痤痔，甚则入肺，咳而鼻渊……太阴之复，湿变乃举，体重中满，食饮不化，阴气上厥，胸中不便，饮发于中，咳喘有声……少阳之复，大热将至，枯燥燔爇，介虫乃耗，惊瘛咳衄，心热烦躁，便数憎风，厥气上行，面如浮埃，目乃瞤瘛，火气内发，上为口糜呕逆，血溢血泄，发而为疟，恶寒鼓栗，寒极反热，嗌络焦槁，渴引水浆，色变黄赤，少气脉萎，化而为水，传为胕肿，甚则入肺，咳而血泄……阳明之复，清气大举，森木苍干，毛虫乃厉，病生胠胁，气归于左，善太息，甚则心痛否满，腹胀而泄，呕苦咳哕烦心，病在鬲中头痛，甚则入肝，惊骇筋挛………厥阴司天，客胜则耳鸣掉眩，甚则咳……太阴司天，客胜则首面胕肿，呼吸气喘……少阳司天，客胜则丹胗外发，及为丹熛疮疡，呕逆喉痹，头痛嗌肿，耳聋血溢，内为瘛疭；主胜则胸满咳仰息，甚而有血，手热。阳明司天，清复内余，则咳衄嗌塞，心鬲中热，咳不止而白血出者死。太阳司天，客胜则胸中不利，出清涕，感寒则咳。

诸气膹郁，皆属于肺。

《素问·至真要大论》

咳嗽烦冤者，是肾气之逆也……雷公曰：于此有人，四支解堕，喘咳血泄，而愚诊之，以为伤肺，切脉浮大而紧，愚不敢治，粗工下砭石，病愈多出血，血止身轻，此何物也？帝曰：……喘咳者，是水气并阳明也。

《素问·示从容论》

是故寅申之年……民病上热，喘嗽血溢。

阳明不迁正……民病寒热鼽嚏，皮毛折，爪甲枯焦，甚则喘嗽息高，悲伤不乐……太阳不迁正……民病温疠至，喉闭溢干，烦躁而渴，喘息而有音也。

《素问·本病论》

肺脉急甚为癫疾；微急为肺寒热，怠惰，咳唾血，引腰背胸，若鼻息肉不通……滑甚为息贲上气。

《灵枢·邪气藏府病形》

肺手太阴之脉……是动则病肺胀满膨膨而喘咳，缺盆中痛，甚则交两手而瞀，此为臂厥。是主肺所生病者，咳，上气喘渴，烦心胸满。

肾足少阴之脉……是动则病饥不欲食，面如漆柴，咳唾则有血，喝喝而喘，坐而欲起，目䀮䀮如无所见，心如悬若饥状，气不足则善恐，心惕惕如人将捕之，是为骨厥。

《灵枢·经脉》

邪在肺，则病皮肤痛，寒热，上气喘，汗出，咳动肩背。取之膺中外腧，背三节五藏（一本作五椎又五节）之傍，以手疾按之，快然，乃刺之，取之缺盆中以越之。

《灵枢·五邪》

热病……咳而衄，汗不出，出不至足者死。

《灵枢·热病》

岐伯曰：夫心胀者，烦心短气，卧不安。肺胀者，虚满而喘咳。

《灵枢·胀论》

故五藏六府之津液，尽上渗于目，心悲气并则心系急，心系急则肺举，肺举则液上溢。夫心系与肺，不能常举，乍上乍下，故咳而泣出矣。

《灵枢·五癃津液别》

肺小则少饮，不病喘喝；肺大则多饮，善病胸痹喉痹逆气。肺高则上气肩息咳；肺下则居贲迫肺，善胁下痛。肺坚则不病咳上气；肺脆则苦病消瘅易伤。

《灵枢·本藏》

水始起也，目窠上微肿，如新卧起之状，其颈脉动，时咳，阴股间寒，足胫肿，腹乃大，其水已成矣。以手按其腹，随手而起，如裹水之状，此其候也。

《灵枢·水胀》

黄帝曰：诸病皆有逆顺，可得闻乎？岐伯曰：……咳且溲血脱形，其脉小劲，是四逆也；咳，脱形身热，脉小以疾，是谓五逆也。如是者，不过十五日而死矣……咳溲血，形肉脱，脉搏，是三逆也……咳呕腹胀，且飧泄，其脉绝，是五逆也。如是者，不及一时而死矣。

《灵枢·玉版》

视人之目窠上微痈，如新卧起伏，其颈脉动，时咳，按其手足上，窅而不起者，风水肤胀也……秋伤于湿，冬生咳嗽。

《灵枢·论疾诊尺》

五藏气：心主噫，肺主咳，肝主语，脾主吞，肾主欠。

《灵枢·九针论》

黄帝曰：其咳上气穷诎胸痛者，取之奈何？岐伯曰：取之廉泉。黄帝曰：取之有数乎？岐伯曰：取天容者，无过一里，取廉泉者，血变而止。帝曰：善哉。

《灵枢·刺节真邪》

【参考文献】

［1］王庆其.内经临床医学.北京：人民卫生出版社，2010.

［2］王琦.王琦临床医学丛书.北京：人民卫生出版社，2003.

［3］王庆其.黄帝内经理论与实践.北京：人民卫生出版社，2009.

［4］王庆其.内经临证发微.上海：上海科学技术出版社，2007.

第七章　喘病类

《内经》喘指呼吸急迫喘促的病证，又称"喘满""喘粗""喘逆""喘呼""喘息""仰息""胸中不便""不得息""上气"等。如伴有声响者，称"肺鸣""喘喝""喉咽中鸣""咽喝""喘鸣""息有音"等。《内经》中有些"喘"字意义不同，如一指脉动急促异常的脉形，《素问·五藏生成》云："赤脉之至，喘而坚……白脉之至，喘而浮。"《素问·平人气象论》云："寸口脉沉而喘……颈脉动喘疾咳。"《灵枢·热病》云"热病七日八日，脉口动喘而短"等，此"喘"是为脉躁疾的描述；二指中焦气机逆乱，如《素问·痹论》云"肠痹者，数饮而出不得，中气喘争，时发飧泄"，此"喘争"乃气机逆乱的意思。《内经》无"哮"字，故当时哮与喘尚无区分。

《内经》对喘证的病因病机、病证分类及证候表现等的论述，是为后世辨证治疗喘证的先导。

【病证概论】

1. 喘病的病因病机　《灵枢·本藏》云："肺高则上气肩息咳。"提示喘证以肺为主病之脏。肺主气，司呼吸，肺气上逆，可出现呼吸迫促之喘证。《素问·至真要大论》云"诸气膹郁，皆属于肺""诸痿喘呕，皆属于上"。但喘证也可由其他脏器或病因引起，影响肺的宣肃功能，使气机上逆。《内经》认为形成喘证的病因病机主要有以下几种。

（1）感受外邪　肺感受寒邪，伤及肺则肺气壅滞上逆而发喘，《灵枢·邪气藏府病形》云："形寒寒饮则伤肺。"寒邪为形成喘证最为常见的原因。同时，《内经》也强调火热之邪对于喘证的影响，《素问·至真要大论》指出："诸逆冲上，皆属于火。"《素问·气交变大论》曰"岁火太过"或"少阴司天"等。"少阳司天"等运气的变化，容易造成"热淫于内"，或"火淫于内"，火热灼肺，"令人喘"，故《素问·刺热》云"热争则喘咳"。此外，《素问·痹论》指出，风寒湿三气杂至，痹阻肺脉也可令人喘。

（2）起居不节　《素问·经脉别论》云："是以夜行则喘出于肾，淫气病肺。有所堕恐，喘出于肝，淫气害脾。有所惊恐，喘出于肺，淫气伤心。度水跌仆，喘出于肾与骨。"说明堕恐、惊恐、跌仆、夜行劳倦、渡水等，因为起居不节、劳倦过度、情志过激等因素皆可导致肺气上逆而喘。

（3）瘀血乘肺　由于外伤等致瘀血郁积于胁下，瘀血乘肺则致喘。《素问·脉要精微论》云："当病坠若搏，因血在胁下，令人喘逆。"高世宗《素问直解》注曰："血在胁下，则枢机不利，升降不和，故令人喘逆。"

（4）水气上迫　《内经》认为，水气与肺、肾、胃的病变相关，如肾虚水冷致喘、水气射肺致喘、水气犯胃致喘。《素问·水热穴论》云："水病下为胕肿大腹，上为喘呼，不得卧者，标本俱病，故肺为喘呼，肾为水肿……水气之所留也。"《素问·脉解》云："所谓上喘而为水者，阴气下而复上，上则邪客于藏府间，故为水也。"

（5）脏腑气逆 喘不独主于肺，然亦不远于肺，所谓"淫气喘息，痹聚于肺"（《素问·痹论》），脏腑气机逆乱，上犯于肺而喘。《素问·痹论》云"心痹者，脉不通，烦则心下鼓，暴上气而喘"，是由于心脉不通，肺气不降而暴发气喘。《素问·厥论》云"阳明厥逆，喘咳身热"，因阳明腑实、气逆犯肺而致喘。

（6）肺肾亏虚 肺气亏虚、肾不纳气可以致喘。《素问·玉机真藏论》言"其（秋脉）不及，则令人喘，呼吸少气而咳"，是肺气亏虚，气不下降而喘。《素问·藏气法时论》言"肾病者，腹大胫肿，喘咳身重，寝汗出，憎风"，此肾虚不能纳气而喘。

（7）误刺伤肺 《内经》谈到针灸误刺伤及肺，气逆胸中而引起喘证。《素问·刺禁论》言"刺缺盆中内陷，气泄，令人喘咳逆。刺膺中陷中肺，为喘逆仰息"，指缺盆、胸膺部穴位刺入过深伤肺而喘；再如，《素问·四时刺逆从论》云："春刺肌肉，血气环逆，令人上气"，指春季逆时刺络脉与肌肉，引起气血逆乱，导致肺"上气"而喘。

2. 喘证的分类及临床表现 《内经》对于喘证的分类不一。有根据病变脏器部位不同分类，有依据寒热、水气、瘀血等病因分类，有从虚实分类。其中以虚实分类为主，兼顾寒热、脏腑部位，以及邪气等病因辨证分类。

（1）实喘 实喘以喘呼气粗、喝喝有声、胸满气胀，甚则喘息鼻张为主要表现。《素问·阴阳应象大论》云"喘粗为之俯仰"，《灵枢·本神》云"实则喘喝，胸盈仰息"，《灵枢·经脉》云"胀满膨膨而喘咳"，皆为实喘表现。实喘主要有以下几种情况：

①肺热喘：表现为喘促气粗而发热，痰黄，舌苔黄，兼见恶寒、胸膺痛等。《素问·刺热》云："肺热病者，先淅然厥，起毫毛，恶风寒，舌上黄，身热，热争则喘咳，痛走胸膺背。"《素问·阴阳应象大论》云："阳胜则身热……喘粗为之俯仰。"《素问·奇病论》云："身热如炭，颈膺如格，人迎躁盛，喘息气逆，此有余也。"

②肺寒喘：表现为喘促不得息，胸满，兼身体痛、恶寒发热、痰稀白等。为寒邪犯肺致喘。《灵枢·邪气藏府病形》云："形寒寒饮则伤肺。"

③肺胀喘：表现为喘咳鼻胀，日久不愈，胸胁、两胠部膨膨胀满，痰涎壅盛，心中躁烦，甚则面色暗晦、面肢浮肿等。《灵枢·经脉》云："肺手太阴之脉……是动则病肺胀满，膨膨而喘咳。"《素问·大奇论》云："肺之雍，喘而两胠满。"《灵枢·五阅五使》云："肺病者，喘息鼻胀。"

④心痹喘：表现为心烦，心中悸动，突发性的气逆作喘等。《素问·痹论》云："心痹者，脉不通，烦则心下鼓，暴上气而喘。"此即心脉不通，肺气不降，而猝发气喘之义。

⑤腑实喘：表现为喘咳，身热，兼有腹胀、便秘等。由阳明腑实，气逆犯肺而致喘。《素问·厥论》云："阳明厥逆，喘咳身热。"

⑥水气喘：表现为喘呼不得卧，卧则喘益甚，并见腹大胫肿等。《素问·水热穴论》云："水病下为腑肿大腹，上为喘呼，不得卧者，标本俱病，故肺为喘呼，肾为水肿……水气之所留也。"《素问·逆调论》云："夫不得卧，卧则喘者，是水气之客也。夫水者循津液而流也，肾者水藏，主津液，主卧与喘也。"

⑦血瘀喘：常有跌仆搏击外伤史，表现为喘伴见胸胁痛，痛处固定不移，舌质紫而有瘀点。《素问·脉要精微论》云："当病坠若搏，因血在胁下，令人喘逆。"

NOTE

（2）虚喘　虚喘表现呼吸少气，喘急难于接续为主要特点。如《素问·玉机真藏论》云"喘息不便"；《素问·调经论》云"不足则息利少气"；《素问·举痛论》云"劳则喘息汗出"，皆言虚喘。虚喘主要有以下三种情况：

①肺虚喘：表现为短气、少气不足以息、呼吸不利及经常反复的鼻塞咳嗽。《素问·玉机真藏论》云："秋脉者肺也……不及则令人喘、呼吸少气而咳。"《灵枢·本神》云："肺气虚则鼻塞不利少气。"《灵枢·经脉》所谓手太阴肺经，"气虚则肩背痛寒，少气不足以息，溺色变"，也属此类表现。

②肾虚喘：表现肾虚不能纳气，或肾阳虚衰的症状。如气短，喝喝而喘，呼多吸少，动则尤甚，痰涎稀薄，病久不愈，兼见身重、寝汗出。《素问·藏气法时论》云："肾病者……喘咳身重，寝汗出。"《灵枢·经脉》云："肾足少阴之脉……是动则病饥不欲食，面如漆柴，咳唾则有血，喝喝而喘，坐而欲起。"

③脏气败喘：出现于重病或久病时，见喘息气短、大骨枯槁、大肉陷下，真藏脉见等。为五脏元气衰败，肺肾气绝而喘，属危候病证，多为临终之喘息。《素问·玉机真藏论》云："大骨枯槁，大肉陷下，胸中气满，喘息不便，其气动形……真藏脉见，乃予之期日。"《灵枢·天年》云："五藏皆不坚……喘息之疾"。脏气衰败，预见其死期。

3. 喘证的针刺治疗　《内经》针对诸多喘证采用各种针刺方法。如治疗热盛而喘，属肺热喘，《灵枢·热病》采用"取足太阴大指之端去爪甲如薤叶""热则疾之，气下乃止"，疾刺隐白穴，出针要快，以气降喘平为止。可以放血疗法，《素问·刺热》曰："肺热病者……刺手太阴阳明，出血如大豆，立已。"若热病入肾，气逆而喘，《灵枢·热病》云："中热而喘，取足少阴、腘中血络。……腹满，大便不利，腹大，亦上走胸嗌，喘息喝喝然，取足少阴。"

邪在阳明，气逆而喘，当取手足阳明经脉的穴位治之，人迎、商阳、三里、巨虚、气街等常用穴位。《素问·缪刺论》云："邪客于手阳明之络，令人气满胸中，喘息而支胠，胸中热，刺手指次指爪甲上，去端如韭叶各一痏左取右，右取左，如食顷已。"《灵枢·卫气失常》云："黄帝曰：卫气之留于腹中，搐积不行，菀蕴不得常所，使人支胁胃中满，喘呼逆息者，何以去之？伯高曰：其气积于胸中者，上取之；积于腹中者，下取之；上下皆满者，傍取之。黄帝曰：取之奈何？伯高对曰：积于上，泻人迎、天突、喉中；积于下者，泻三里与气街；上下皆满者，上下取之，与季肋之下一寸；重者，鸡足取之。诊视其脉大而弦急，及绝不至者，及腹皮急甚者，不可刺也。"《灵枢·四时气》云："腹中常鸣，气上冲胸，喘不能久立，邪在大肠，刺肓之原、巨虚上廉、三里。"

水气迫肺而喘，《素问·水热穴论》采用针刺水穴五十七处之法。《灵枢·刺节真邪》有振埃针刺法，对于"阳气大逆，上满于胸中，愤瞋肩息，大气逆上，喘喝坐伏，病恶埃烟，饲不得息"者，取天容穴，针刺勿深过 1 寸，此法效捷，如同振去尘埃。《素问·骨空论》云："其上气有音者，治其喉中央，在缺盆中者。"

4. 喘证的预后及禁忌

（1）热病喘证的预后

①从发热和脉象判断：外感热病而喘的预后，可从发热和脉躁急判断。热甚则喘甚，热平则喘平。热盛在经而喘，病初邪浅，汗出热退，脉和缓则热去喘平病除；"热病已得汗出，而脉尚躁，喘且复热，勿刺肤，喘甚者死"（《灵枢·热病》）。《素问·通评虚实论》云："乳子中

风病热，喘鸣肩息者，脉何如？岐伯曰：喘鸣肩息者，脉实大也，缓则生，急则死。""乳子"即妇女生产。产后中风热，喘鸣肩息者，可从脉象实大或弱小判断预后。

②从病位在脏在经判断：若热盛入脏，病深邪进，高热喘喝，伴胸满、腹满、口干齿燥、烦躁不安、脉躁急是邪热亢盛，津气衰竭，脏腑败绝之象，则有性命之忧；反之则病轻，在经脉，易治。《素问·阳明脉解》云："或喘而死者，或喘而生者，何也？岐伯曰：厥逆连藏则死，连经则生。"

（2）内伤喘咳的预后　内伤杂病引发的喘咳，可从形体外表及真脏脉象判断其预后。"大骨枯槁，大肉陷下，胸中气满，喘息不便，其气动形，期六月死，真藏脉见，乃予之期日。大骨枯槁，大肉陷下，胸中气满，喘息不便，内痛引肩项，期一月死，真藏见，乃予之期日。大骨枯槁，大肉陷下，胸中气满，喘息不便，内痛引肩项，身热脱肉破䐃，真藏见，十月之内死。（《素问·玉机真藏论》）"喘咳兼见外表大骨枯槁，大肉陷下，又见真藏脉，提示脏气衰败，可预见其死期。

还可从其内伤喘咳的传变观察预后。《素问·标本病传论》云："肺病喘咳，三日而胁支满痛，一日身重体痛，五日而胀，十日不已死。"提示病发于肺，脏腑相传，渐次传里，至胃气败绝则死。

【临证指要】

1. 关于病证名称　《灵枢·五阅五使》云："肺病者，喘息鼻张。"《内经》时代尚无哮、喘之分，至丹溪首创哮喘病名，分为喘、哮两证，《丹溪心法》有独立的"喘病证治"和"哮病治法"。《医学入门·辨喘》进一步对喘、哮进行了鉴别，指出呼吸急促者为喘，喉中有响声者为哮。《医宗必读·喘病证治》提出了喘、短气、哮三证的鉴别。喘者，促促气急，喝喝痰声，张口抬肩，摇身撷肚；短气者，呼吸虽急而不能接续，似喘而无痰声，亦不抬肩，但肺壅而不下；哮者，不似喘之开口出气之多，而有呀呷之声，开口闭口皆有音声。西医学中喘息性支气管炎、支气管哮喘、肺源性心脏病、心源性哮喘、肺功能衰竭等疾病均可出现以喘证为主的临床表现。

2. 喘证分虚实是辨治之纲领　《内经》关于喘证的分类以虚实为主，兼顾寒热、脏腑部位，以及邪气等病因辨证分类。实证分为肺热喘、肺寒喘、肺胀喘、心痹喘、腑实喘、水气喘、血瘀喘等，虚证分为肺虚喘、肾虚喘、脏气衰竭喘等，基本囊括了后世关于喘证的主要发病机制，具有一定指导意义。明代《景岳全书·喘促》将喘证归纳为虚实两端："气喘之病，最为危候，治失其要，鲜不误人，欲辨之者，亦唯二证而已。所谓二证者，一曰实喘，一曰虚喘也。"又曰："实喘者有邪，邪气实也；虚喘者无邪，元气虚也。"后世医家多以此为辨证纲领。

临床中，往往鲜见纯虚、纯实之证，大部分病变以虚实兼夹为主，现代许多文献资料足以明证。特别是喘证反复发作或重症喘证患者，往往以肺肾虚弱为本，兼夹外邪或痰瘀为标。肺气虚弱，气失所主，可用生脉散合补肺汤，药用党参、黄芪、五味子、冬虫夏草、甘草等；喘病日久，肺病及肾，肺肾俱虚，肾气不能固纳，可用金匮肾气丸合参蛤散加减，药用附子、肉桂、山茱萸、补骨脂、胡桃肉、冬虫夏草、五味子、紫河车、蛤蚧等。如果喘证严重，肺气欲绝，心肾阳衰，如《素问·玉机真藏论》所言，出现"大骨枯槁，大肉陷下，胸中气满，喘息不便，其气动形……真藏脉见"，乃脏气衰败之象，预后不佳，《内经》所谓"予之期日"。治

NOTE

疗应以扶阳固脱、镇摄肾气之法，可用参附汤送黑锡丹，药用人参、黄芪、炙甘草、山茱萸、冬虫夏草、五味子、蛤蚧粉、龙骨、牡蛎等，阳虚欲脱加附子、干姜，阴虚用西洋参、麦冬、沙参等，神志不清加石菖蒲、远志，心气衰弱加万年青根等。治标重视痰瘀互结的病理状态，痰浊壅阻，肺气不利，气机阻滞，导致血瘀；瘀血内阻则津液运行不畅，促使痰饮内生，所谓"血不利则为水"，痰瘀互阻，肺失宣降，复感受外邪而诱发，致喘咳并作。古代文献关于瘀血致喘的发病机制论述较少，及至出现喘脱危象，以面唇甲青紫时方言有瘀，似乎较晚。如清代医家唐容川所说："若无瘀血，何致气道阻塞，以致咳逆倚息而不得卧。"现代临床中，慢性阻塞性肺病、肺间质纤维化、肺功能衰竭等喘证相关疾病的病理过程中无不与痰瘀胶结的病机有关。

【病案举隅】

1. "肺之雍，喘而两胠满"案 肺恶寒，感受寒邪，伤肺则肺气壅滞而发喘，《灵枢·邪气藏府病形》曰："形寒寒饮则伤肺。"《素问·大奇论》言："肺之雍，喘而两胠满。"

陶某，女，61岁，农民，1965年10月25日初诊。

咳喘10余年，时发时愈。咳出白黏痰，多咳即喘，夜难平卧，容易汗出，纳少神疲，腰背酸楚，舌质淡青，苔薄腻，脉细滑。痰饮恋肺，感邪即发，肺失肃降。治拟桂枝加厚朴杏仁汤加味。

桂枝4.5g，生甘草4.5g，厚朴3g，杏仁9g，苏子9g，炙紫菀15g，陈皮6g，前胡6g，淮小麦15g。3剂。

二诊：咳喘减轻，痰黏不易咳出，渐能平卧，汗亦渐止，腰酸足麻，纳食略减。舌质淡不青，脉细。仍用原方加减。前方去厚朴，3剂。11月15日随访，据述停药后咳喘已愈，半月来未见发作（《黄文东医案·哮喘性支气管炎》）。

2. "热争则喘咳"案 《内经》强调火热之邪壅肺"令人喘"，《素问·刺热》云："热争则喘咳。"《素问·阴阳应象大论》云："阳胜则身热……喘粗为之俯仰。"《灵枢·热病》指出其刺治法："取足太阴大指之端去爪甲如薤叶，寒则留之，热则疾之，气下乃止。"后世治此证多以宣降肺气、清热平喘。属风热犯肺而见喘促、身热、汗出、恶风者，可用《伤寒论》之麻杏石甘汤；属痰热壅肺而见喘促、发热、心烦、口干、痰黄稠、舌苔黄者，可用《景岳全书》之桑白皮汤；属痰热壅肺之喘促而兼胸膺背痛者，可用《伤寒论》之小陷胸汤合《千金方》之苇茎汤。此举一例。

车某，男，53岁，干部，1978年9月23日入院。患者咳喘，吐白痰，不能平卧2日。1976年、1977年两次出现咳喘，持续约1个月，经用抗生素、氨茶碱等药物治疗缓解。患者于2日前再次咳喘，不能平卧，烦躁，咽痛口渴，咳白痰，用氨茶碱等药物不能缓解而来就诊。

入院检查：体温36.4℃，脉搏120次/分，呼吸24次/分，血压105/70mmHg，急性痛苦病容，呼吸困难，呈端坐呼吸，口唇轻度紫绀，咽红，扁桃体Ⅰ度肿大，未见脓性分泌物，脑廓对称呈桶状，语颤两侧相等，叩诊清音，两肺满布哮鸣音，两肺底可闻少量湿啰音，心界不扩大，心音低钝，心律齐。心率120次/分，未闻杂音，P2>A2，腹部未见异常，下肢不肿，舌红，脉弦滑。

化验检查：白细胞21.0×10^9/L，中性粒细胞0.88%，淋巴细胞0.12%。X线检查：两肺纹理增粗，未见实质病变，肺气肿。西医诊断：喘息性支气管炎合并感染，肺气肿。中医诊断：

咳喘，痰热壅肺。治以清热化痰、宣肺定喘。用麻杏石甘汤加味。

炙麻黄 3g，杏仁 10g，生石膏 30g，甘草 6g，黄芩 12g，金银花 25g，桑白皮 15g，百部 12g，桔梗 5g，川贝粉 3g，紫花地丁 30g，败酱草 30g，鱼腥草 30g，莱菔子 12g。

以上方加减服用，患者咳喘逐渐减轻，痰少，住院 1 周已不喘，白细胞降至正常，偶有憋气。继服上方巩固疗效，咳除喘平，住院 2 周出院（《杂病证治·支气管哮喘》）。

3. 表里俱热，腑气不通案 万某，男，35 岁，农民。1970 年 7 月，初患咳嗽发热，以外感论治，病势稍解，但数日之后，突然喘促大作，咳嗽剧烈，且痰多而黏稠，伴身热、口渴、自汗、胸闷等症，并见日晡潮热，两足厥冷，病人自以棉被裹其足。望其舌，苔黄白相兼而厚，察其脉数而右寸略实大，乃以肺热壅盛之喘促相治，投以麻杏石甘汤，服 2 剂，其喘不减；又投加味泻白散，服 2 剂，诸症如前。

详思此证，病由外感所起，虽经治疗，而余邪未尽，邪气化热壅遏于肺，使肺失清肃，因而喘促大作，咳嗽加剧。其舌苔黄白相兼，热邪尚在气分；脉数而右寸实大，确系肺热壅盛。但连进宣泄肺热及清肺泻火之剂，却未能奏效，可见此证并不局限于肺。今见病人胸闷，痰多而黏稠，显系痰热壅结上焦，又见日晡潮热及两足厥冷，当属阳明腑实证候。正是《素问·厥论》所述："阳明厥逆，喘咳身热。"盖肺与大肠互为表里，肺经实热可以下累大肠，以致腑气不通。大肠属阳明，乃见日晡潮热，《伤寒论》以日晡所发潮热，属阳明病，阳明腑气不通，热邪上迫于肺，于是喘促大作；阳明逆上而不下达，遂见两足厥冷。此所谓脏腑同病，表里俱实之证。今病人虽不便秘、腹不满，然邪热已经阻塞气机，腑气不通，此时非下不可。吴鞠通说："喘促不宁，痰涎壅滞，右寸实大，肺气不降者，宣白承气汤主之。"此方一以泄肺热，一以通降腑实，上下合治，遂处原方。

杏仁 9g，炒瓜蒌壳 12g，石膏 30g，大黄 10g。此方连进 3 剂，其病告愈（《熊继柏医论集·理论研究》）。

4. 阳气不足、水气上逆案 《素问·逆调论》所云："不得卧，卧则喘者，是水气之客也。"阳虚水逆，上凌心肺，可导致喘证。

董某，女，56 岁，已婚，北京人。因咳嗽 3 月，气短、心悸加重，于 1963 年 12 月 28 日急诊入院。

患者 20 余年来，经常有咳嗽气喘症状，但能自行缓解，尚能参加劳动，曾多次就近医治，均未见效。近 5～6 年来，患者咳嗽发作频繁，甚则卧床不起，入院前 3 天更加严重，咳嗽气急，吐白色泡沫痰，不能平卧，夜间阵发性咳嗽日渐加重，食欲减退，上腹部胀满。口渴不欲饮，故来本院诊治。

病人咳促日久，形瘦神惫，不得卧，动则喘息更甚，咳声低弱，吐白色泡沫痰，夜间咳喘加重，心悸纳呆，心下痞满，食后尤甚，口渴不欲饮，小便不利，夜寐不宁，脉象细数无力，舌苔薄白，质淡。正如《素问·逆调论》所云："不得卧，卧则喘者，是水气之客也。"根据阳虚水逆，上凌心肺，心阳不振，肾不纳气，肺气不宣，法当温阳行水，养心宣肺，宣壮元阳，消阴翳，逐留垢，降水逆，以求心阳得振、肾气得纳、肺气得宣，用真武汤、生脉散、越婢加术汤化裁治之。

黑附片 9g，杭芍 12g，生姜 9g，大枣 6 枚，党参 13g，麦冬 12g，五味子 6g，鲜白茅根 60g，生石膏 15g，麻黄 4.5g，甘草 9g，云苓 15g，白术 9g。

上方服 3 剂后，喘咳气短悉减，睡眠好转，夜间阵发性呼吸困难发作减轻，但仍胸肋满闷，血压 170/120mmHg，遂于前方加入活血理气及镇摄之品，苏木 12g，枳壳 6g，龙骨 15g，牡蛎 15g。15 日后，患者已不喘，活动如常，心率减为 90 次 / 分，一般情况较好（《中医内科医案精选·喘证》）。

【内经原文】

因于暑，汗，烦则喘喝，静则多言，体若燔炭，汗出而散……味过于甘，心气喘满，色黑，肾气不衡。

《素问·生气通天论》

阳胜则身热，腠理闭，喘粗为之俯仰，汗不出而热，齿干以烦冤腹满死，能冬不能夏。

《素问·阴阳应象大论》

二阳之病发心脾，有不得隐曲，女子不月；其传为风消，其传为息贲者，死不治……阴争于内，阳扰于外，魄汗未藏，四逆而起，起则熏肺，使人喘鸣。

《素问·阴阳别论》

赤脉之至也，喘而坚，诊曰有积气在中，时害于食，名曰心痹，得之外疾，思虑而心虚，故邪从之。白脉之至也，喘而浮，上虚下实，惊，有积气在胸中，喘而虚，名曰肺痹，寒热，得之醉而使内也。

《素问·五藏生成》

盛喘数绝者，则病在中……寸口脉沉而喘，曰寒热……颈脉动喘疾咳，曰水。

《素问·平人气象论》

肝脉搏坚而长，色不青，当病坠若搏，因血在胁下，令人喘逆。

《素问·脉要精微论》

帝曰：秋脉太过与不及，其病皆何如？岐伯曰：太过则令人逆气而背痛，愠愠然；其不及则令人喘，呼吸少气而咳，上气见血，下闻病音。帝曰：善。

大骨枯槁，大肉陷下，胸中气满，喘息不便，其气动形，期六月死，真藏脉见，乃予之期日。大骨枯槁，大肉陷下，胸中气满，喘息不便，内痛引肩项，期一月死，真藏见，乃予之期日。大骨枯槁，大肉陷下，胸中气满，喘息不便，内痛引肩项，身热脱肉破䐃，真藏见，十月之内死。

《素问·玉机真藏论》

凡人之惊恐恚劳动静，皆为变也。是以夜行则喘出于肾，淫气病肺。有所堕恐，喘出于肝，淫气害脾。有所惊恐，喘出于肺，淫气伤心。度水跌仆，喘出于肾与骨……太阳藏独至，厥喘虚气逆，是阴不足阳有余也，表里当俱泻，取之下俞。

《素问·经脉别论》

肺主秋……肺苦气上逆，急食苦以泄之。

肺病者，喘咳逆气，肩背痛，汗出，尻阴股膝髀腨胻足皆痛，虚则少气不能报息，耳聋嗌干。取其经，太阴足太阳之外厥阴内血者。肾病者，腹大胫肿，喘咳身重，寝汗出憎风，虚则胸中痛，大腹小腹痛，清厥意不乐，取其经，少阴太阳血者。

《素问·藏气法时论》

故犯贼风虚邪者，阳受之；食饮不节起居不时者，阴受之。阳受之则入六府，阴受之则入五藏。入六府则身热不时卧，上为喘呼。

《素问·太阴阳明论》

阳明厥则喘而惋，惋则恶人。帝曰：或喘而死者，或喘而生者，何也？岐伯曰：厥逆连藏则死，连经则生。

《素问·阳明脉解》

肺热病者，先淅然厥，起毫毛，恶风寒，舌上黄身热。热争则喘咳，痛走胸膺背，不得大息，头痛不堪，汗出而寒，丙丁甚，庚辛大汗，气逆则丙丁死，刺手太阴阳明，出血如大豆，立已。

《素问·刺热》

帝曰：人有逆气不得卧而息有音者，有不得卧而息无音者，有起居如故而息有音者，有得卧行而喘者，有不得卧不能行而喘者，有不得卧卧而喘者。皆何藏使然？愿闻其故。岐伯曰：不得卧而息有音者，是阳明之逆也，足三阳者下行，今逆而上行，故息有音也。阳明者胃脉也，胃者六府之海，其气亦下行，阳明逆不得从其道，故不得卧也。《下经》曰：胃不和则卧不安。此之谓也。夫起居如故而息有音者，此肺之络脉逆也，络脉不得随经上下，故留经而不行，络脉之病人也微，故起居如故而息有音也。夫不得卧卧则喘者，是水气之客也。夫水者循津液而流也，肾者水藏，主津液，主卧与喘也。

《素问·逆调论》

阳盛则外热，阴虚则内热，外内皆热则喘而渴，故欲冷饮也。

《素问·疟论》

肺咳之状，咳而喘息有音，甚则唾血。

《素问·咳论》

中热而喘，刺足少阴，刺郄中出血。

《素问·刺腰痛》

漏风之状，或多汗，常不可单衣，食则汗出，甚则身汗，喘息恶风，衣常濡，口干善渴，不能劳事。

《素问·风论》

凡痹之客五藏者，肺痹者，烦满喘而呕。心痹者，脉不通，烦则心下鼓，暴上气而喘，嗌干善噫，厥气上则恐……肠痹者，数饮而出不得，中气喘争，时发飧泄……淫气喘息，痹聚在肺。

《素问·痹论》

肺者，藏之长也，为心之盖也，有所失亡，所求不得，则发肺鸣，鸣则肺热叶焦。

《素问·痿论》

阳明厥逆，喘咳身热，善惊衄呕血。手太阴厥逆，虚满而咳，善呕沫，治主病者。

《素问·厥论》

身热如炭，颈膺如格，人迎躁盛，喘息气逆，此有余也。

《素问·奇病论》

肺之雍，喘而两胠满。

《素问·大奇论》

所谓上喘而为水者，阴气下而复上，上则邪客于藏府间，故为水也。

所谓呕咳上气喘者，阴气在下，阳气在上，诸阳气浮，无所依从，故呕咳上气喘也。

《素问·脉解》

刺缺盆中内陷，气泄，令人喘咳逆。

刺膺中陷中肺，为喘逆仰息。

《素问·刺禁论》

故水病下为胕肿大腹，上为喘呼，不得卧者，标本俱病，故肺为喘呼，肾为水肿，肺为逆不得卧，分为相输，俱受者水气之所留也。

《素问·水热穴论》

背胸邪系阴阳左右，如此其病前后痛涩，胸胁痛而不得息，不得卧，上气短气偏痛，脉满起斜出尻脉，络胸胁支心贯鬲，上肩加天突，斜下肩交十椎下。

《素问·气穴论》

气有余，则喘咳上气，不足则息利少气。

《素问·调经论》

邪客于手阳明之络，令人气满胸中，喘息而支胠，胸中热，刺手大指次指爪甲上，去端如韭叶各一痏，左取右，右取左，如食顷已。

《素问·缪刺论》

春刺络脉，血气外溢，令人少气；春刺肌肉，血气环逆，令人上气。

《素问·四时刺逆从论》

肺病喘咳，三日而胁支满痛，一日身重体痛，五日而胀，十日不已死，冬日入，夏日出。

《素问·标本病传论》

岁火太过，炎暑流行，肺金受邪。民病疟，少气咳喘，血溢血泄注下，嗌燥耳聋，中热肩背热……咳喘息鸣，下甚血溢泄不已。

岁金太过……甚则喘咳逆气，肩背痛，尻阴股膝髀腨胻足皆病……咳逆甚而血溢。

岁水太过……腹大胫肿，喘咳，寝汗出憎风。

《素问·气交变大论》

从革之纪……其发咳喘……坚成之纪……其病喘喝胸凭仰息……少阴司天……喘呕寒热，嚏鼽衄鼻窒。

《素问·五常政大论》

凡此少阴司天之政……热病生于上，清病生于下，寒热凌犯而争于中，民病咳喘……三之气……民病气厥心痛，寒热更作，咳喘目赤。……终之气，燥令行，余火内格，肿于上，咳喘，甚则血溢。……岁宜咸以耎之，而调其上，甚则以苦发之；以酸收之，而安其下，甚则以苦泄之。

《素问·六元正纪大论》

岁少阴在泉，热淫所胜……民病腹中常鸣，气上冲胸，喘不能久立，寒热皮肤痛，目瞑齿痛颊肿，恶寒发热如疟，少腹中痛腹大，蛰虫不藏。……岁少阳在泉，火淫所胜……热淫于内，治以咸寒，佐以甘苦，以酸收之，以苦发之。……少阴司天，热淫所胜……民病胸中烦热，嗌干，右胠满，皮肤痛，寒热咳喘，大雨且至，唾血血泄，鼽衄嚏呕，溺色变，甚则疮疡胕肿，肩背臂臑及缺盆中痛，心痛肺䐜，腹大满，膨膨而喘咳，病本于肺……少阳司天，火淫所胜……腹满仰息……病本于肺……热淫所胜，平以咸寒，佐以苦甘，以酸收之……火淫所胜，平以酸冷，佐以苦甘，以酸收之，以苦发之，以酸复之，热淫同……阳明之胜……胸中不便，咽塞而咳……阳明之胜，治以酸温，佐以辛甘，以苦泄之……太阴之复，湿变乃举，体重中满，食饮不化，阴气上厥，胸中不便，饮发于中，咳喘有声……太阴之复，治以苦热，佐以酸辛，以苦泻之，燥之，泄之。……治诸胜复，寒者热之，热者寒之，温者清之，清者温之，散者收之，抑者散之，燥者润之，急者缓之，坚者耎之，脆者坚之，衰者补之，强者泻之，各安其气，必清必静，则病气衰去，归其所宗，此治之大体也……少阴司天，客胜则鼽嚏颈项强，肩背瞀热，头痛少气，发热耳聋目瞑，甚则胕肿血溢，疮疡咳喘；……太阴司天，客胜则首面胕肿，呼吸气喘……少阳司天……主胜则胸满咳仰息……太阳司天，客胜则胸中不利……主胜则喉嗌中鸣……阳明在泉……主胜则腰重腹痛，少腹生寒，下为鹜溏，则寒厥于肠，上冲胸中，甚则喘不能久立……火位之主，其泻以甘，其补以咸……金位之主，其泻以辛，其补以酸……水位之主，其泻以咸，其补以苦……少阴之客，以咸补之，以甘泻之，以咸收之；太阴之客，以甘补之，以苦泻之，以甘缓之……太阳之客，以苦补之，以咸泻之，以苦坚之，以辛润之。开发腠理，致津液通气也……诸气膹郁，皆属于肺。诸痿喘呕，皆属于上。诸逆冲上，皆属于火。

《素问·至真要大论》

雷公曰：于此有人，四支解堕，喘咳血泄，而愚诊之，以为伤肺，切脉浮大而紧，愚不敢治，粗工下砭石，病愈多出血，血止身轻，此何物也？帝曰：……喘咳者，是水气并阳明也。

《素问·示从容论》

是故寅申之年……民病上热，喘嗽血溢……阳明不迁正……民病寒热鼽嚏，皮毛折，爪甲枯焦，甚则喘嗽息高，悲伤不乐……太阳不迁正……民病温疠至，喉闭溢干，烦躁而渴，喘息而有音也。

《素问·本病论》

肺藏气，气舍魄，肺气虚则鼻塞不利少气，实则喘喝胸盈仰息。

《灵枢·本神》

肺手太阴之脉……是动则病肺胀满膨膨而喘咳，缺盆中痛，甚则交两手而瞀，此为臂厥。是主肺所生病者，咳，上气喘渴，烦心胸满，臑臂内前廉痛厥，掌中热。……气虚则肩背痛寒，少气不足以息，溺色变。

肾足少阴之脉……是动则病饥不欲食，面如漆柴，咳唾则有血，喝喝而喘，坐而欲起，目䀮䀮如无所见，心如悬若饥状……是主肾所生病者，口热舌干，咽肿上气，嗌干及痛……为此诸病，盛则泻之，虚则补之，热则疾之，寒则留之，陷下则灸之，不盛不虚，以经取之。

《灵枢·经脉》

热病已得汗出，而脉尚躁，喘且复热，勿刺肤，喘甚者死。

气满胸中喘息，取足太阴大指之端，去爪甲如薤叶，寒则留之，热则疾之，气下乃止。

《灵枢·热病》

腹中常鸣，气上冲胸，喘不能久立，邪在大肠，刺肓之原、巨虚上廉、三里。

《灵枢·四时气》

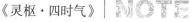

中热而喘，取足少阴、腘中血络。……腹满，大便不利，腹大，亦上走胸嗌，喘息喝喝然，取足少阴。

《灵枢·杂病》

故气……乱于肺，则俯仰喘喝，接手以呼。

《灵枢·五乱》

肺胀者，虚满而喘咳。

《灵枢·胀论》

邪在肺，则病皮肤痛，寒热，上气喘，汗出，咳动肩背。

《灵枢·五邪》

故肺病者，喘息鼻胀。

《灵枢·五阅五使》

岐伯曰：其五藏皆不坚，使道不长，空外以张，喘息暴疾，又卑基墙，薄脉少血，其肉不石，数中风寒，血气虚，脉不通，真邪相攻，乱而相引，故中寿而尽也。

《灵枢·天年》

肺小则少饮，不病喘喝；肺大则多饮，善病胸痹喉痹逆气。肺高则上气肩息咳；肺下则居贲迫肺，善胁下痛。肺坚则不病咳上气；肺脆则苦病消瘅易伤。

《灵枢·本藏》

黄帝曰：卫气之留于腹中，搐积不行，苑蕴不得常所，使人支胁胃中满，喘呼逆息者，何以去之？伯高曰：其气积于胸中者，上取之；积于腹中者，下取之；上下皆满者，傍取之。黄帝曰：取之奈何？伯高对曰：积于上，泻人迎、天突、喉中；积于下者，泻三里与气街；上下皆满者，上下取之，与季胁之下一寸；重者，鸡足取之。诊视其脉大而弦急，及绝不至者，及腹皮急甚者，不可刺也。

《灵枢·卫气失常》

岐伯曰：振埃者，阳气大逆，上满于胸中，愤瞋肩息，大气逆上，喘喝坐伏，病恶埃烟，饲不得息，请言振埃，尚疾于振埃。黄帝曰：善。取之何如？岐伯曰：取之天容。

《灵枢·刺节真邪》

形苦志苦，病生于咽喝，治之以甘药。

《灵枢·九针论》

【参考文献】

王庆其.内经临床医学.北京：人民卫生出版社，2010.

第八章　呕吐哕类

呕吐哕是指胃失和降，气逆上冲的一类病证，其中，呕吐为呕出胃中食物、痰涎和水液，或仅有干呕恶心；哕，又称"呃逆"，是指喉间呃呃连声、声短而频、令人不能自制为主要表现的一种病证。《内经》论呕吐哕，虽无专篇加以阐述，但散见于各篇中的有关内容已十分丰富，基本涵盖了病证名称、病因病机、病证分类、临床表现、诊断治疗及预后转归等诸多方面，对张仲景《金匮要略》中列"呕吐哕下利病脉证并治"专篇论述产生重要影响，也对后世医家临床诊治具有重要的指导意义。

【病证概论】

1. 关于病名　《内经》论呕吐，有单称"呕"，或单称"吐"，也有称"呕逆""呕涌"，或"呕吐"并称者，更有一篇中兼见称"呕""吐"和"呕吐"者。如《素问·举痛论》云"厥逆上出，故痛而呕也"，《素问·气交变大论》云"胁痛而吐甚"，《灵枢·经脉》云"是肝所生病者，胸满呕逆"，以及《素问·至真要大论》中"食则呕""诸呕吐酸""汗发呕吐""口糜呕逆"等。总体而言，由于临床上呕与吐常同时发生，难以截然分开，故归属同一病证，统称"呕吐"。

对于呕吐的内容物，《内经》中除少部分见到"胆汁""沃沫""酸""苦"等记载以外，大多未明确列出其内容，可见《内经》对于呕与吐的病证概念区分并没有形成明确的界限，更多的仍是着重在字面意义上的描述，其中所论及的呕，也包含了干呕、恶心的症状在内。因而，后世所谓的有声有物谓之呕，无声有物为吐，有声无物谓之干呕的论述，当是针对《内经》呕吐病名的发挥。

《内经》论哕，多数情况下单称为"哕"，偶则见有"哕噫"连称者。如《素问·宣明五气》云"胃为气逆为哕为恐"，《灵枢·口问》云"肺主为哕"，和《素问·三部九候论》云"必发哕噫"等。"噫"后世多指嗳气一证，但《内经》中"哕噫"合称其义偏重于哕，乃指胃逆之气动膈冲肺所致，表现为呃声连作，不能自制之意。故王肯堂《证治准绳·杂病》曰："呃逆，即《内经》所谓哕也。"

《内经》对哕的论述，也常与呕吐并见，或者作为症状表现出现在同一病证之中，如《素问·至真要大论》云"唾出清水，及为哕噫""呕苦咳哕烦心"等，说明呕吐哕三症主要由胃失和降，胃气上逆所致，在临床上既可单独出现，也可合并发作，属于中焦脾胃升降失司的常见病证。故张仲景在《金匮要略》中单列"呕吐哕下利病脉证并治"一篇，并对其做了专门论述，也对"干呕哕""哕逆""哕而腹满"等病证的辨治确立了规范。后世医家在此基础上，也有将哕引申为干呕，或迳称为"呕哕"者，如王好古《此事难知·阳明证》曰"哕为少阳，无物有声"，王焘《外台秘要·卷二》的"伤寒呕哕方"等，可以说都是在《内经》基础上的演绎。

2. 呕吐哕的病因病机

（1）外邪犯胃　《内经》中已较详细地论述了六淫外感病邪致呕吐哕的病因病机，认为六淫外感病邪侵犯机体，或直中胃腑，以致胃失和降，气逆于上，或动膈冲肺即能引起呕吐哕。如《素问·举痛论》云"寒气客于肠胃，厥逆上出，故痛而呕也"，论述了寒邪致呕。《素问·至真要大论》云"厥阴司天，风淫所胜，民病食则呕""少阴之胜，炎暑至，呕逆""少阳之胜，热客于胃，呕酸善饥""燥淫所胜，民病喜呕，呕有苦"，以及"太阴之复，湿变乃举……呕而密默，唾吐清液"等，分别论述了风、暑、热、燥、湿邪致呕的各种情况，并且指出因感邪之异，而有呕酸、呕苦、唾吐清液等的不同临床表现。

外邪致哕主要有寒邪或热邪两类，临床上风邪所致也不少见，其病机皆为胃失和降，气逆冲膈所引起，故《素问·宣明五气》云"胃为气逆，为哕为恐"。《灵枢·九针》亦云："胃为气逆为哕。"因手太阴肺经起于中焦，如寒邪侵袭胃腑，胃中逆行之气可循经脉上冲于肺，以致肺胃之气不能通降而致呃逆，故《灵枢·口问》又云："寒气客于胃，厥逆从下上散……肺主为哕。"若火热病邪侵犯胃腑，或阳明邪热郁结于中也可致胃失通降，气逆冲上，扰动胸膈而致呃逆，如《素问·至真要大论》云："诸逆冲上，皆属于火。"诸逆冲上的病证，既包含呕吐、反胃、嗳气，更是包含呃逆在内，其病机要点均要从胃热有余、火热为患方面加以考虑。

（2）情志失调　恼怒久郁，情志怫逆，肝失条达，横逆犯胃，胃失和降，或肝胆不利，胆气上逆均可致胃气上逆，胃中食物、痰涎以及胆汁上溢呕出；或因气机不利，升降失调，胃气上逆动膈而发为哕。如《灵枢·邪气藏府病形》云："胆病者，善太息，口苦呕宿汁。"其中，肝气横逆还可乘犯脾土，如加之以忧愁思虑，更易伤脾，脾失健运，食停难化，胃失和降，亦可致呕；或者脾运化水湿失常，滋生痰浊，随胃气上逆而呕吐；或素有痰饮内停，复因恼怒气逆，胃气上逆夹痰动膈，而发为呃吐哕，且同时兼见飧泄泻下等症。如《素问·六元正纪大论》云"厥阴所至，为胁痛呕泄"，《灵枢·经脉》云"是肝所生病者，胸满呕逆飧泄"。《素问·至真要大论》云："厥阴之胜，耳鸣头眩，愦愦欲吐……肠鸣飧泄，少腹痛，注下赤白，甚则呕吐。"因此，情志失调总体而言多以肝郁脾虚病机为多见。

（3）饮食不节　暴饮暴食，温凉失宜，五味偏嗜，或过食肥甘、醇酒辛辣，以及误食不洁之物，过服寒凉药物，以致伤胃滞脾，食滞内停，胃失和降，胃气上逆，发生呕吐；或饮食所伤，脾胃运化失常，水谷不化生精微，反成痰饮，停积胃中，以致饮邪上逆，呕吐痰涎；或因饮食不当，进食太快太饱，过食生冷，以致胃失和降，胃气上逆，上动于膈，使膈间气机不利，气逆上冲于喉，则可致哕。如《灵枢·五味论》云"苦走骨，多食之，令人变呕"，《灵枢·上膈》云"气为上膈者，食饮入而还出"，《灵枢·玉版》云"内药而呕者，是二逆也"，以及《灵枢·口问》云："人之哕者，何气使然？……今有故寒气与新谷气俱还入于胃，新故相乱，真邪相攻，气并相逆，复出于胃，故为哕。"提示饮食不节是呕吐哕发病的重要原因之一，而其基本的病机则总不离乎"物盛满而上溢"（《素问·脉解》）。

（4）脾胃虚弱　脾胃素虚，病后体弱，或劳倦过度，耗伤中气，或饮食情志所伤，脾胃后天失养，以致脾胃虚弱不能盛受水谷和主持运化，脾虚不能化生精微，脾气不升，胃气不降，上逆动膈而致呕吐哕。如《素问·厥论》云"太阴之厥，则腹满䐜胀，后不利，不欲食，食则呕，不得卧"，《灵枢·经脉》云"脾足太阴之脉，是动……食则呕，胃脘痛"，《素问·刺疟》云"足太阴……病至则善呕，呕已乃衰"，以及《素问·阴阳应象大论》云"在藏为脾……在变动为哕"，《灵枢·胀论》云"脾胀者，善哕"等，说明中焦脾胃虚弱，气化不行，升降失司是呕吐哕发病的病位所在和病机关键。

脾胃虚弱日久也可致脾阳不振，不能腐熟水谷，以致寒浊内生，阳气不振，无力运化水谷精微，使胃气衰竭，胃失和降而呕吐；若热病伤阴，或化源匮乏，或久呕不愈，日久也可致胃阴不足，胃失濡养，不得滋润通降，胃气上逆，冲动膈肌喉间，甚或病深及肾，肾失摄纳，冲气上乘，夹胃气上逆动膈，也可导致呃逆连作，此为病情危重的表现。故《素问·诊要经终论》云"太阴终者，腹胀闭不得息，善噫善呕，呕则逆"，《灵枢·玉版》也云"咳呕腹胀，且飧泄，其脉绝，是五逆也"，《灵枢·热病》云"热病不可刺者有九：一曰汗不出，大颧发赤哕者死"，以及《素问·宝命全形论》又说"病深者，其声哕"。提示呕吐哕发展至胃气竭绝阶段，后天精气不能滋养先天，肾气固摄无权，冲气上逆而成哕，乃是病情危急的表现，需要引起高度重视。

3. 呕吐哕的分类和临床表现　《内经》对于呕吐哕没有专篇的论述，针对此病证的分类也缺少系统的记载，但呕吐哕作为临床常见病证，其相关症状表现已较多地体现在运气学说三阴三阳病证、手足六经经脉病证，以及相关脏腑病变的描述之中。

（1）太阳呕吐　指邪犯太阳而引起的呕吐。《素问·六元正纪大论》云"太阳司天之政……初之气……身热头痛呕吐"，《素问·至真要大论》云"太阳司天……善噫嗌干，甚则色焰"，太阳为三阳，阳气旺盛，其经脉循行于人体背部，因外邪侵犯太阳，邪传入里，扰动胃腑，进而失于和降，胃气上逆而致呕吐。如外感寒邪，则表现为唾呕清水、脘腹胀闷、恶寒、周身酸楚；若外感热邪则表现为呕吐恶心、身热头痛、咽干、胸脘闷胀；如感受暑湿，则可见恶心呕吐、身热心烦、口渴等。

（2）阳明呕吐　指邪犯阳明而引起的呕吐。《素问·举痛论》云："寒气客于肠胃，厥逆上出，故痛而呕也。"《素问·至真要大论》云"阳明之复……呕苦咳哕烦心""岁阳明在泉，燥淫所胜……民病喜呕，呕有苦，善太息，心胁痛，不能反侧"。阳明为二阳，两阳合明，多气多血，其经脉循行于躯干下肢前部，如邪气侵犯阳明，伤及胃肠，则可致胃失通降，腑气不利，逆而上行而致发呕吐。如张介宾注《素问·举痛论》曰："水谷之在六府，必自上而下，乃其顺也。若寒气客之，则逆而上，故为痛为呕。"临床上，若寒邪侵犯肠胃，多见呕吐物清冷，或呕吐痰涎清水，并可兼见胃脘痛、腹痛等；若胃中有热，则多见呕吐物秽臭，或呕吐酸水，并多兼见胃中嘈杂、胸膈灼热、嗳气呃逆、咳嗽，以及心烦懊恼；如燥邪伤胃，胆胃不和，则可见呕吐苦水、口干口渴，或兼见嗳气叹息、胸胁胀痛、不能转侧等。

（3）少阳呕吐　指邪犯少阳而引起的呕吐。《素问·六元正纪大论》云"少阳所至为嚏呕""少阳所至为喉痹耳鸣呕涌"。《灵枢·邪气藏府病形》云："胆病者，善太息，口苦，呕宿汁，心下淡淡，恐人将捕之。"《灵枢·四时气》云："善呕，呕有苦，长太息，心中憺憺……邪在胆，逆在胃，胆液泄则口苦，胃气逆则呕苦，故曰呕胆。"《素问·至真要大论》云："少阳之胜，热客于胃，烦心心痛，目赤欲呕，呕酸善饥。"少阳为一阳，少气少血，其经脉循行于头侧耳中胸胁。邪犯少阳，胆气不利，或肝胆郁热，横逆犯胃，均可致胃失和降，胃气上逆而致呕吐。临床上典型的表现即为呕吐苦水，或呕出隔夜宿食，或呕吐物量多色黄绿，兼见口苦、善太息、咽中如梗、耳鸣、胸胁胀痛等。如胆气虚怯，则多兼见心慌心悸、心神不宁；肝胆郁热，则多兼见胃嘈吐酸、多食易饥、脘闷痞胀、嗳气频频、急躁易怒、尿黄便秘等。

（4）太阴呕吐　指邪犯太阴而引起的呕吐。《灵枢·经脉》云："脾足太阴之脉……是动……食则呕，胃脘痛，腹胀善噫，得后与气则快然如衰，身体皆重。"《素问·厥论》云："太阴之厥，则腹满膜胀，后不利，不欲食，食则呕，不得卧。"《素问·诊要经终论》云："太阴终者，腹胀闭不得息，善噫善呕，呕则逆，逆则面赤，不逆则上下不通，不通则面黑皮毛焦而终矣。"太阴为三阴，阴气旺盛。足太阴脾经，属脾，络胃，夹食道，连舌本，散舌下，主运化，又主四散精，为水谷精微化生之源。邪犯太阴，运化失职，升降失司，脾不升清，胃不降浊，食物糟粕随胃气上逆则呕吐。如张志聪曰："足太阴之脉，入腹属脾络胃，故厥则腹满？胀。食饮入胃，脾为转输，逆气在脾，故后不利。脾不转运，则胃亦不和，是以食则呕而不得卧也。"临床表现为食入则呕，时作时止，或呕吐清水痰涎，或恶心欲吐，不思饮食，兼见面色无华，倦怠乏力，腹胀嗳气，夜寐欠安，甚或胃脘隐痛等。如太阴脾虚日久，则可兼见脾阳不振，失于温运之面色㿠白，四肢不温，大便溏薄，以及进食生冷油腻则呕吐加重等症状。

（5）少阴呕吐　指邪犯少阴而引起的呕吐。《素问·脉解》云："少阴所谓呕咳上气喘者，阴气在下，阳气在上，诸阳气浮，无所依存，故呕咳上气喘也。"《素问·至真要大论》云："少阴之胜，心下热，善饥，齐下反痛，气游三焦……呕逆，躁烦，腹满痛，溏泄，传为赤沃。"手少阴经属心系，下膈，络小肠，上夹咽；足少阴经贯脊属肾，络膀胱，上贯肝、膈，入肺中，循喉咙。邪犯少阴，心下热甚，胃纳亢进，胃气上逆而呕吐。如张志聪注曰："少阴寒水在下，君火之气在上，上下水火相交，则诸最之气上浮而无依存，是以阳热上逆而为呕咳气喘之病。"又曰："少阴之胜，君火甚也……火在上焦则呕逆躁烦。"临床上可见呕吐酸水，或呕吐物腐臭难闻，兼见心下灼热，消谷善饥，脐下作痛，躁烦不安，咳嗽气喘，甚则腹胀腹痛，里急后重，便下赤白脓血。

（6）厥阴呕吐　指邪犯厥阴而引起的呕吐。《素问·六元正纪大论》云："厥阴所至，为胁痛呕泄。"《灵枢·经脉》云："肝足厥阴之脉……是肝所生病者，胸满呕逆，飧泄狐疝，遗溺闭癃。"厥阴为两阴交尽，其经脉交太阴，夹胃，属肝，络胆，贯膈，布胁肋，循喉咙，邪犯厥阴，肝失条达，肝木疏泄太过，横逆侵犯脾胃，脾不运化清浊俱下则飧泄，胃失和降浊气上逆而呕吐。如张介宾注曰："木自为病，故胁痛；肝乘于脾，故呕泄。"临床上可见呕吐吞酸，嗳气呃逆，每遇情志刺激而加剧，兼见胃脘不适，不思饮食，两胁、乳房胀痛，或见忧思叹息，厌食油腻，遇食物则泛恶欲吐等。

（7）寒哕　指因寒邪入胃或胃有积冷而引起的呃逆。《素问·至真要大论》云："太阳之复，厥气上行……唾出清水，及为哕噫。"凡过食生冷寒凉或寒邪阻遏胃中，中焦气机失司，胃气不降，又兼受纳过度，谷气相争，可引动胃气上冲膈间而致哕。如《灵枢·口问》云："人之哕者，何气使然？岐伯曰：谷入于胃，胃气上注于肺。今有故寒气与新谷气俱还入于胃，新故相乱，真邪相攻，气并相逆，复出于胃，故为哕。"张介宾注曰："中焦先有寒气，则新入之谷气凝聚而不行，气不行则新故真邪还留于胃，留则逆而上出，故为哕也。"临证可见呃声沉缓有力，遇寒愈甚，得热则减，或兼唾出清水，还可兼见胸膈胃脘不舒、喜饮热汤、恶食冷物、口不渴、饮食减少等。

（8）热哕　指因热邪犯胃或胃有积热而引起的呃逆。《素问·至真要大论》云"少阴之复，燠热内作……外为浮肿、哕噫""阳明之复……腹胀而泄，呕苦、咳、哕、烦心，病在鬲中"。

多因热邪犯胃或因嗜食辛辣醇酒，或过用温补以致胃中积热，胃火上冲而致哕，也与心火内郁、肝内郁热，以致影响气机升降，气逆冲上相关联。临证多见呃声洪亮有力，冲逆而出，喉间作响，不能自制，兼见口臭烦渴，多喜冷饮，小便短赤，大便秘结。

（9）虚哕 指因久病重病或误用吐下之剂致使胃气衰败而引起的呃逆。《素问·宝命全形论》云"病深者，其声哕"，《素问·三部九候论》云"若有七诊之病，其脉候亦败者死矣，必发哕噫"。虚哕的发生常出现在病情深重危急之际，多因患病日久、重病或因病误用吐下之剂，中气虚耗，脏腑精微亏损，胃阴涸竭，脾肾大败以致胃失濡润、肾失固摄所致。临床上如脾胃气虚可见呃声低微无力，时作时止，兼见面色无华，神疲倦怠，食少纳呆，或手足不温，口淡不渴等；如胃阴不足则见呃急促，不相连续，兼见口干舌燥、烦躁不安；如肾气亏虚，摄纳无权可见呃声微弱，时断时续，兼见腰膝酸软、二便不禁、四肢不温，甚则兼见七诊（脉来独大、独小、独迟、独疾、独寒、独热、独陷下）之候，提示病情危重。

4. 呕吐哕的治疗及预后 《内经》对呕吐的治疗及预后论述不多，但针对哕的治疗方法及预后转归论述已较全面，给后世以诸多启迪。

（1）呕吐的治疗及预后 对于呕吐的治疗，《内经》并未提出具体的方药，而多以临证常见症状出现在针刺治疗的兼症与禁忌证中。如《灵枢·邪气藏府病形》云"胆病者，善太息，口苦，呕宿汁，心下淡淡，恐人将捕之，嗌中吩吩然数唾，候在足少阳之本末，亦视其脉之陷下者灸之，其寒热者取阳陵泉"，《素问·刺热》云："心热病者……烦闷善呕……刺手少阴太阳""脾热病者……欲呕身热……刺足太阴、阳明"。提示呕吐作为胆病、热病的兼症之一，可以通过针灸疗法进行救治。又如《素问·刺禁论》云："刺中心，一日死，其动为噫……刺中胆，一日半死，其动为呕。"则指出针刺治疗不可中伤胆、胃脏腑经气，使胃气上逆、胆气不降而加剧病情，若治病过程中出现呕吐现象，则是其治疗的禁忌之一。

有关呕吐的预后及转归，《内经》中虽未明确说明，但是作为病证发展变化的重要指征，其在判断病情顺逆及推测预后转归方面都具有重要的参考意义。如《素问·刺疟》云"足太阴之疟……病至则善呕，呕已乃衰""足少阴之疟，令人呕吐甚……其病难已"，《灵枢·玉版》云"内药而呕者，是二逆也……咳呕腹胀且飧泄，其脉绝，是五逆也"，指出足太阴之疟在其病情发展过程中如出现呕吐，是邪有出路的顺证，预后良好；而足少阴之疟出现的呕吐甚，则是邪正交争于半表半里的表现，内药而呕预示脾胃衰败、胃气不降，咳呕腹胀飧泄脉绝，说明肺、胃、脾、肾各脏腑精气衰竭，气机升降失常，提示病情向纵深发展，预后不佳。临床上必须针对呕吐出现的主症、兼症及呕吐物质量、色泽等加以综合全面细致地分析研究。只有这样才能对其预后转归做出准确客观的判断。

（2）哕的治疗及预后 哕的治疗，《内经》明确提供了三种外治方法。《灵枢·杂病》云："哕，以草刺鼻嚏，嚏而已；无息而疾迎引之，立已；大惊之，亦可已。"张介宾注曰："用草一刺鼻则嚏，嚏则气达而哕可已，此一法也；或闭口鼻之气使之无息，乃迎其气而引散之，勿令上逆，乃可立已，此二法也；又或以他事警之，则亦可已，此治哕之三法也。"作为肺胃气机失调的新发哕证，《内经》提供的外治方法简便易行，切合应用，特别是"无息而疾迎引之"的方法，用以自我救疗，很是有效。临床上，如哕证频作、呃声不断、难以自制，则必须从病因病机分析入手，辨证选择相关经脉，应用针刺方法进行救治。如《灵枢·口问》云："人之哕者……补手太阴，泻足少阴……肺主为哕，取手太阴、足少阴。"这一治疗思想，也对临床应用具有一定的指导意义。

对于哕证预后转归的认识，《内经》认为需要通过临床观察和分析病因病机进行判断，如属于偶发、新发的普通寒热哕证，大多情况下仅是外邪侵犯、饮食不节等原因引起的脾胃升降失司，胃气上逆动膈冲胸所致，采用外治三法或针刺疗法即可有效地控制病情发展，并促使其尽快痊愈。如《灵枢·胀论》云"脾胀者，善哕"，《灵枢·九针》云"胃为气逆为哕"，以及《灵枢·邪气藏府病形》云"心脉……小甚为善哕"等，皆是脏腑功能失常，气机升降失调的情况下所发生的哕证，通过辨证论治大多可以有效治疗。而在病情危重，或大病久病，或因病误用吐下之剂而出现的虚哕证，临床上多表现为呃声低弱无力，或急促断续，如热病汗不出大颧发赤之哕，以及七诊之病的哕证等，则预示机体胃气衰败，五脏真气耗竭，病情深重，预后较差。

【临证指要】

1."诸呕吐酸，暴注下迫，皆属于热"的临床意义 "诸呕吐酸，暴注下迫，皆属于热"语出《素问·至真要大论》，为病机十九条内容之一。呕，即呕吐，也指干呕、恶心；吐酸，指泛吐酸水。《内经》认为，大凡临证中出现呕吐吞酸、剧烈腹泻、里急后重之症，其病机多属于热。后世医家注此指出，呕吐酸的出现是胃膈热甚，肝木偏旺所致，因胃膈有热，火气上炎，浊气上逆而见呕；火旺制金，肝木偏旺而吐酸。如刘河间说："胃膈热甚则呕，火气炎上也；酸者，肝木之味也，由火盛制金，不能平木，则肝木自甚，故为酸也。"按刘氏所言，诸呕吐酸，一因胃热，一因金弱肝旺。临床上胃热引起的呕吐吞酸常伴见脘中灼热、渴思冷饮等，治宜清胃止呕，河间主张"凡呕吐者，火性上炎也，无问表里，通宜凉膈散"（《素问玄机原病式·热类》）。朱丹溪主张用左金丸，或一味黄连浓煎饮之，或二陈汤加炒栀子、黄连、生姜；近世多主张用加味温胆汤，或半夏泻心汤。如其木胜制金，肝木自甚的呕吐吞酸，叶天士主以麦冬、沙参、枇杷叶、竹茹、石斛等强金制木法；近世多主张用养阴润肺平肝和胃之沙参麦冬汤或益胃汤等。

有医家认为理解《内经》所说的诸呕吐酸当不拘于热而宜从寒论治，如李东垣说："呕吐酸水者，甚则酸水浸其心，其次则吐出酸水，令上下牙酸涩不能相对，以大辛热剂疗之必灭……或以河间病机之法作热攻之者，误矣。盖杂病酸心，浊气不降，欲为中满，寒药岂能治之乎？"张介宾也颇赞同此证当从寒论治，并且批评河间治法或有弊端。如《类经》云："若客寒犯胃，顷刻成酸，本非郁热之谓，明是寒气，若用清凉，岂其所宜？"《景岳全书·明集杂证谟》又云："凡病呕吐者，多以寒气犯胃，故胃寒者十居八九，内热者十止一二，而外感之呕，则尤多寒邪，不宜妄用寒凉等药。使非真有火证而误用之，胃强者犹或可支，胃弱者必遭其虐。观刘河间曰：胃膈热甚则为呕，火气炎上之象也。此言过矣。若执而用之，其害不小。"临证时针对此类胃寒吐酸，又需明辨病机，审察所宜，施以温中散寒，和胃制酸，方选东垣之安胃汤、加减二陈汤，张介宾之温胃饮、参姜饮；近世多用理中汤、平胃散等。

《内经》对于呕吐吞酸的认识，除了病机十九条所说的"皆属于热"以外，还涉及饮食不节，宿食积滞的呕吐酸腐；情志失调，肝气犯的口苦吐酸；以及脾胃虚寒，胃失和降的时泛酸水等。临床上饮食积滞者常伴见胃脘闷胀，嗳腐食臭，舌苔黄腻，脉滑，治以消食导滞、和胃制酸，可用保和丸、枳实导滞丸加减治疗；肝气犯胃者常伴见胸胁不舒、口苦咽干、心烦易怒、苔薄、脉弦，治以疏肝理气、和胃制酸，常用逍遥散、柴胡疏肝散加减治疗；若脾胃虚寒者常伴见胸脘胀满、四肢不温、喜食热饮、舌淡脉弱等，治宜温脾散寒、和胃制酸，常用黄芪建中汤、附子理中汤加减治疗。因此，全面客观地理解《内经》所说的"诸呕吐酸，暴注下迫，皆属于热"的临床指导意义，对于临证深入分析病证产生的病因病机、应用同病异治、提高临床疗效具有较好的指导作用。

2."胆液泄则口苦，胃气逆则呕苦"的临床意义　《灵枢·四时气》提出的"胆液泄则口苦，胃气逆则呕苦"，是对胆胃不和引起呕吐苦水病证的病机总括，对于临床上辨证论治胆汁反流之呕吐具有重要的临床指导意义。

丹波元简和顾观光等人考证指出，《内经》原文中"呕苦"二字下，《甲乙》《千金》《脉经》等书中均有"汁"字，则其经文原意当为"胃气逆则呕苦汁"为是。苦汁，可理解为黄绿苦胆汁，即内含胆汁的呕吐物；呕出苦汁，病位虽在于胃，而其病证根源则在于胆气不利，精汁不藏，逆流于胃，胃失和降，并夹胆汁上溢之故，又称"呕胆"。后世注家对此病证的发生机理大多意见相同。如杨上善注曰："邪在胆者，热邪在于胆中，溢于苦汁，胃气因逆，遂呕胆口苦，名曰胆瘅。"马莳亦曰："盖胆邪逆于胃，故胆液泄，则口苦而呕，故曰呕胆。"张介宾、张志聪则从木邪乘土病机入手予以分析，更为详尽。如张介宾注曰："邪在胆，逆在胃，木乘土也。胆液泄则苦，胃气逆则呕。"张志聪曰："病在胆，逆在胃者，木邪乘土也。胆汁通于廉泉、玉英、故胆液泄则口苦，胆邪在胃，故胃气逆则呕苦也。"以上除杨上善明确胆邪为热邪，并命之为胆瘅以外，其余各家对胆邪内涵及其病证虚实均概而未论，故值得结合临床加以探讨。

一般认为，临床上如出现口苦病证，其病位在胆，多属肝胆气机不利，疏泄失常，胆液外泄所致。如《素问·奇病论》所云："口苦者病名为何？何以得之？岐伯曰：病名曰胆瘅。夫肝者，中之将也，取决于胆，咽为之使。此人者，数谋虑不决，故胆虚气上溢而口为之苦。"如出现呕吐病证，则其病位在胃，多为脾胃升降失司，胃不和降，胃气上逆致病。如《素问·脉解》云："所谓食则呕者，物盛满而上溢，故呕也。"而临证出现呕吐苦水，则可认为病在胆胃不和，多由于邪犯胆腑，疏泄太过，胆液反流，横逆犯胃，胃气上逆所引起，也即张志聪氏所谓的"木邪乘土"致病。故张璐《张氏医通·诸呕逆门》说："邪在胆经，木善上承于胃，吐则逆而胆汁上溢，所以呕苦也。"因此，症状表现上除有呕吐苦汁这一主症外，还兼有善太息、口苦、心中憺憺、恐人将捕之、嗌中介介然等肝胆郁滞症状，以及烧心嘈杂、口干咽燥、饮食不下、膈塞不通、胃脘胀痛、大便秘结等胃不通降诸症状。

呕苦的治疗，宜以和胃利胆，降逆止呕为大法，临床上当分清证候虚实加以辨证施治。实证呕苦依据其胆邪致病性质的不同，大致可以区分为肝胆郁热证与肝郁气滞证，分别施以清利肝胆法和疏肝理气法。如肝胆郁热，胃失和降，症见呕吐苦水、反酸嘈杂、胸骨后灼痛、两胁胀闷、心烦易怒、口干口苦、大便秘结者，可选用大柴胡汤、黄连温胆汤、左金丸加减，适当选用如金钱草、茵陈、蒲公英、平地木等清热利胆化湿之品。如情志不调，木旺乘土，症见恶心呕吐、泛吐酸苦水、胃脘胀痛、急躁易怒、呃逆嗳气者，可选用柴胡疏肝散、四逆散、化肝煎加减，适当选用延胡索、乌药、苏梗、郁金、佛手、大黄等。虚证呕苦则主要为胆气不足证与脾胃虚寒证，分别采用益气温胆和健脾散寒法加以治疗。如病后胆气虚弱，脏腑功能失调，症见呕吐苦汁、虚烦不眠、口苦口干、常叹息、易惊恐、多疑虑者，可选十味温胆汤、酸枣仁汤加减，适当选用龙骨、牡蛎、海螵蛸、瓦楞子、半夏等。如饮食劳倦，脾胃虚寒，症见口中泛苦，或呕吐清水，胃脘冷痛，喜温喜按，神疲乏力，手足不温，大便溏薄，可选理中汤、香砂六君子汤、吴茱萸汤加减，适当选用黄芪、豆蔻、炒竹茹、高良姜、肉桂等。

3. "胃为气逆，哕"的临床意义 《内经》哕证的含义，后世医家尽管多有不同的认识，但是作为哕证发生的病机关键，《灵枢·九针》所提出的"胃为气逆，哕"的观点，却毫无疑问地得到了一致认同，这一观点对于临床分析诊治哕证具有重要指导意义，给后世以深刻启迪。

"胃为气逆为哕"，《内经》凡二见。一见于《灵枢·九针》云"五藏气：心主噫……胃为气逆为哕"，一见于《素问·宣明五气》云"五气所病：心为噫……胃为气逆，为哕，为恐"。二者表述较为一致，旨意亦相同。据丹波元简从《灵枢·九针》文例考证无此二字，以及张琦曰："恐为肾之情，而见于胃，未详其义，盖衍文也。"推断，《素问·宣明五气》所云"为恐"二字，当为衍文。后又有龙伯坚先生查考《黄帝内经太素·卷六》原文，也证实此条经文无此"为恐"二字，则"胃为气逆，哕"作为《内经》作者对于哕证发生病机的论述已较为统一。

《内经》云"哕"，历代医家多有不同的认识，如李东垣、朱丹溪、王好古认为是干呕，李时珍、陈无择、朱肱认为是咳逆等，作为病证名称大致有四种不同的见解。龙伯坚氏引余岩《古代疾病名候疏义》曰："哕为疾病一证候之名，医家取讼，约有四端：其一，以哕为干呕。其二，以哕为咳逆，亦曰呃逆，亦曰呃忒。其三，以哕即呃逆，不得谓之咳逆，亦非干呕……其四，以哕为干呕之甚者，而非呃忒，亦非咳逆。"由于《灵枢·杂病》有关于以草刺鼻嚏、无息疾迎引之和大惊之治疗哕证的明确记载，又《内经》作为古典医籍中现存最早之书源出有据，所以张介宾、王肯堂都认为哕即呃逆。如《景岳全书·杂证谟》云："呃逆一证，古无是名，其在《内经》本谓之哕，因其呃呃连声，故今以呃逆名之。"《证治准绳·杂证》也云："呃逆，即《内经》所谓哕也。"这一观点也受到后世多数学者的认同。

对于胃气上逆为哕的病机阐释，后世注家多倾向于从《灵枢·口问》所述之胃中故寒气与新谷气，新故相乱，气并相逆作解。如王冰注曰："胃为水谷之海，肾为关，关门不利，则气逆而上行也，以包容水谷，性喜受寒，寒谷相薄，故为哕也。"马莳注曰："胃有气逆为哕者，盖胃为水谷之海，惟胃气不和，则气逆。按《灵枢·口问》，岐伯曰：谷入于胃，胃气上注于肺。今有故寒气与新谷气，俱还入于胃，新故相乱，真邪相攻，气并相逆，复出于胃，故为哕。"说明哕证的发生主要是由胃有积寒，加之以饮食不节，引起胃失和降，胃气上逆为患。这一观点对后世医家分析哕证产生具有重要指导意义，如张仲景《伤寒论·辨阳明病脉证并治》云："若胃中虚冷，不能食者，饮水则哕"指出胃中虚冷，脾不运化，升降失调，则受纳腐熟无权而不能食，若饮水遇寒则必胃气上逆而致哕。实际上也是对《内经》水谷入胃，新谷气邪犯胃腑病机的发挥。此外，如《金匮要略·呕吐哕下利病脉证并治》提及的"哕而腹满"和"干呕哕，若手足厥者"，陈无择《三因极一病证方论·哕逆论证》的"胃虚即哕"，张介宾《景岳全书·呃逆》提到的"寒呃""热呃"等，其病机总在于邪犯胃腑，胃失和降，胃气上逆，是《内经》经文旨意的临床阐发。

"胃为气逆，哕"的观点也为临床治疗呃逆提供了理论指导，由于胃气上逆，动膈冲肺，扰于喉中，而症见呃呃连声、难以自制，其病机的根本在于胃气上逆，所以临证时要确立和胃降逆为其治疗大法，并在此基础上，依据病邪的性质，以及邪正力量对比情况，区别寒热虚实进行辨证施治。如张介宾《景岳全书·杂证谟》云："寒呃可温可散，寒去则气自舒也；热呃可降可清，火静而气自平也；惟虚脱之哕，则诚危殆之证，其或免者，亦万幸矣。"同时指出治疗寒呃宜应用橘皮汤、丁香散、二陈汤、甘草干姜汤、橘皮干姜汤。若寒之甚者，可选用四逆汤；治疗热呃则选用安胃饮；治疗因食滞而呃者用大和中饮；治疗大病之后，或虚损误攻的虚呃，则速宜补脾补肾，用大补元煎及右归饮之类。又如王肯堂《证治准绳·杂证》主张寒呃用理中汤、丁香散；热呃用橘皮竹茹汤、黄连泻心汤；虚哕则用参术汤等，可以说对哕证的选方用药提供了较好的思路，是对《内经》胃气上逆致哕的临证发挥，具有较好的临床参考意义。

【病案举隅】

1. 厥阴呕吐案 吴孚先治一人，伤寒头痛，不发热，干呕吐沫。医用川芎、藁本不应。吴曰：此厥阴中寒之症。干呕吐沫，厥阴之寒上干于胃也；头痛者，厥阴与督脉会于颠，寒气从经脉上攻也。用人参、大枣益脾以防木邪，吴茱萸、生姜入厥阴以散寒邪，且又止呕，呕止而头痛自除。设无头痛，又属太阴而非厥阴矣（《续名医类案·中寒》）。

2. 太阴呕吐案 汪石山治一人，年三十，形瘦淡紫，才觉气壅，腹痛背胀则吐，腹中气块翻动，嘈杂数日，乃吐黑水一盥盆，而作酸气，吐后嗳气，饮食不进，过一二日方食，大便二三日不通，小便一日一次，常时难向右卧。午后怕食，食则反饱，胀痛，行立坐卧不安，日轻夜重。二年后，汪诊之，脉皆浮弦细弱。曰：此脾虚也，脾失健运，故气郁而胀痛。吐黑水者，盖因土虚不能制水，故膀胱之邪，乘虚而侮其脾土，经曰：以不胜侮其所胜是也。酸者，木之所司，脾土既虚，水夹木势而凌之焉。医作痰治，而用二陈刚剂，则脾血愈虚；又作血治，而用四物柔剂，则是以滞益滞；又作热治，而用黄连解毒，则过于苦寒；又作气治，而用丁、沉、藿香，则过于香燥，俱不中病。遂以人参三钱，黄芪一钱半，归身一钱，香附、陈皮、神曲各七分，黄芩、甘草各五分，吴萸三分，煎服。旬余，又犯油腻，病作如前而尤重，仍以前方加减，或汤，或丸散，服至半年而愈（《名医类案·呕吐》）。

3. 胃火上冲呕吐案 金宅少妇，宦门女也，素任性，每多胸胁痛及呕吐等证，随调随愈。后于秋尽时，前证复作，而呕吐更甚，病及两日，甚至厥脱不省如垂绝者。再后延予，至，见数医环视，金云：汤饮诸药皆不能受，入口即吐，无策可施。一医云：惟用独参汤，庶几可望其生耳。余因诊之，见其脉乱数甚，而且烦热躁扰，莫堪名状，意非阳明之火，何以急剧若此。乃问其欲冷水否？彼即点首，遂与以半钟，惟此不吐，且犹有不足之状，乃复与一钟，稍觉安静，余因以太清饮投之。而犹有谓此非伤寒，又值秋尽，能堪此乎？余不与辩，及药下咽，即酣睡半日，不复呕矣。然后以滋阴轻清等剂调理而愈。大都呕吐多属胃寒，而复有火证若此者，经曰：诸逆冲上，皆属于火。即此是也。自后凡见呕吐，其有声势涌猛，脉见洪数，证多烦热者，皆以此法愈之，是又不可不知也（《景岳全书·呕吐》）。

4. 脾肾阳虚寒哕案 蔡某之子，岳阳广兴洲人。一日恣饮汽水数瓶，复顿食香蕉1kg，发生腹痛泄泻，呃逆遂作。医投丁香、柿蒂、竹茹、旋覆花等，病如故，乏力疲惫，气息奄奄，面色惨淡，大便溏薄，日二三次。细察患儿形容，精神极度软弱，呃逆不止，是肾气不纳，胃气不降，元气衰惫之先兆。再辨舌淡白无苔，脉虽细微欲绝，肢冷未至僵硬，尚有一线生机，遂令家人无需惊慌，当设法抢救。乃思速温脾肾之气，使升降有权，则呃逆方可望平。主用《伤寒论》之人参四逆汤加野术。人参5g，附片12g，野术12g，干姜9g，甘草6g，日夜连进2剂，果呃状减半，再2剂，脉起肢温，终以香砂六君子汤善后（《湖南省老中医医案选·易聘海》)。

【内经原文】

在藏为脾……在变动为哕。

《素问·阴阳应象大论》

太阴终者，腹胀闭不得息，善噫善呕，呕则逆，逆则面赤，不逆则上下不通，不通则面黑皮毛焦而终矣。

《素问·诊要经终论》

若有七诊之病，其脉候亦败者死矣，必发哕噫。

《素问·三部九候论》

五气所病：心为噫……胃为气逆为哕为恐。

《素问·宣明五气》

病深者，其声哕。

《素问·宝命全形论》

心热病者，先不乐，数日乃热，热争则卒心痛，烦闷善呕，头痛面赤无汗，壬癸甚，丙丁大汗，气逆则壬癸死，刺手少阴太阳。

脾热病者，先头重颊痛，烦心颜青，欲呕身热，热争则腰痛不可用俯仰，腹满泄，两颔痛，甲乙甚，戊己大汗，气逆则甲乙死，刺足太阴阳明。

《素问·刺热》

足太阴之疟，令人不乐，好大息，不嗜食，多寒热汗出，病至则善呕，呕已乃衰，即取之。

足少阴之疟，令人呕吐甚，多寒热，热多寒少，欲闭户牖而处，其病难已。

《素问·刺疟》

胆咳之状，咳呕胆汁。

脾咳不已，则胃受之，胃咳之状，咳而呕，呕甚则长虫出。

《素问·咳论》

寒气客于肠胃，厥逆上出，故痛而呕也。

《素问·举痛论》

肺痹者，烦满喘而呕。

脾痹者，四支解堕，发咳呕汁，上为大塞。

《素问·痹论》

太阴之厥，则腹满䐜胀，后不利，不欲食，食则呕，不得卧……手太阴厥逆，虚满而咳，善呕沫，治主病者。

《素问·厥论》

所谓上走心为噫者，阴盛而上走于阳明，阳明络属心，故曰上走心为噫也。所谓食则呕者，物盛满而上溢，故呕也……所谓呕咳上气喘者，阴气在下，阳气在上，诸阳气浮，无所依从，故呕咳上气喘也。

《素问·脉解》

刺中心，一日死，其动为噫……刺中胆，一日半死，其动为呕。

《素问·刺禁论》

岁木太过，风气流行，脾土受邪。民病飧泄食减，体重烦冤，肠鸣腹支满，上应岁星。甚则忽忽善怒，眩冒巅疾……反胁痛而吐甚，冲阳绝者死不治，上应太白星。

《素问·气交变大论》

发生之纪，是谓启陈……上征则其气逆，其病吐利。

少阳司天，火气下临……风行于地，尘沙飞扬，心痛胃脘痛，厥逆鬲不通，其主暴速。

少阴司天，热气下临……喘呕寒热。

《素问·五常政大论》

五运之气……土郁之发……故民病心腹胀，肠鸣而为数后，甚则心痛胁膜，呕吐霍乱，饮发注下，胕肿身重……木郁之发……鬲咽不通，食饮不下……火郁之发……膹愤胪胀，疡痱呕逆。

太阳司天之政……初之气……身热头痛呕吐，肌腠疮疡。

少阳司天之政……二之气，火反郁……其病热郁于上，咳逆呕吐。

少阳所至为嚏呕……太阴所至为中满霍乱吐下，少阳所至为喉痹耳鸣呕涌……厥阴所至为胁痛呕泄。

不远热则热至，不远寒则寒至，寒至则坚否腹满，痛急下利之病生矣，热至则身热，吐下霍乱，痈疽疮疡，瞀郁注下，瞤瘛肿胀，呕鬽鼽衄头痛，骨节变肉痛，血溢血泄，淋闷之病生矣。

《素问·六元正纪大论》

岁厥阴在泉，风淫所胜，则地气不明，平野昧，草乃早秀。民病洒洒振寒，善伸数欠，心痛支满，两胁里急，饮食不下，鬲咽不通，食则呕，腹胀善噫，得后与气，则快然如衰，身体皆重。

岁阳明在泉，燥淫所胜，则霿雾清暝。民病喜呕，呕有苦，善大息，心胁痛不能反侧，甚则嗌干面尘，身无膏泽，足外反热。

厥阴之胜，耳鸣头眩，愦愦欲吐，胃鬲如寒，大风数举，倮虫不滋，胠胁气并，化而为热，小便黄赤，胃脘当心而痛，上支两胁，肠鸣飧泄，少腹痛，注下赤白，甚则呕吐，鬲咽不通。少阴之胜，心下热善饥，脐下反动，气游三焦，炎暑至，木乃津，草乃萎，呕逆躁烦，腹满痛溏泄，传为赤沃。

少阳之胜，热客于胃，烦心心痛，目赤欲呕，呕酸善饥，耳痛溺赤，善惊谵妄，暴热消烁，草萎水涸，介虫乃屈，少腹痛，下沃赤白。

厥阴之复，少腹坚满，里急暴痛，偃木飞沙，倮虫不荣，厥心痛，汗发呕吐，饮食不入，入而复出，筋骨掉眩清厥，甚则入脾，食痹而吐。

少阴之复……乃洒渐恶寒，振栗谵妄，寒已而热，渴而欲饮，少气骨痿，隔肠不便，外为浮肿哕噫，赤气后化，流水不冰，热气大行，介虫不复，病痱胗疮疡，痈疽痤痔，甚则入肺，咳而鼻渊。

少阳之复，大热将至，枯燥燔热，介虫乃耗，惊瘛咳衄，心热烦躁，便数憎风，厥气上行，面如浮埃，目乃瞤瘛，火气内发，上为口糜呕逆，血溢血泄，发而为疟，恶寒鼓栗，寒极反热，嗌络焦槁，渴引水浆，色变黄赤，少气脉萎，化而为水，传为胕肿，甚则入肺，咳而血泄。

阳明之复……病生胠胁，气归于左，善太息，甚则心痛否满，腹胀而泄，呕苦咳哕烦心，病在鬲中头痛，甚则入肝，惊骇筋挛。

太阳之复……心胃生寒，胸膈不利，心痛否满，头痛善悲，时眩仆，食减，腰脽反痛，屈伸不便，地裂冰坚，阳光不治，少腹控睾，引腰脊，上冲心，唾出清水，及为哕噫，甚则入心，善忘善悲。

少阳司天，客胜则丹胗外发，及为丹熛疮疡，呕逆喉痹，头痛嗌肿，耳聋血溢，内为瘛疭；主胜则胸满咳仰息，甚而有血，手热。

诸痿喘呕，皆属于上……诸逆冲上，皆属于火……诸呕吐酸，暴注下迫，皆属于热。

厥阴司天……民病胃脘当心而痛，上支两胁，鬲咽不通，饮食不下，舌本强，食则呕，冷泄腹胀，溏泄瘕水闭，蛰虫不去，病本于脾。

少阴司天……民病胸中烦热，嗌干，右胠满，皮肤痛，寒热咳喘，大雨且至，唾血血泄，鼽衄嚏呕，溺色变，甚则疮疡胕肿，肩背臂臑及缺盆中痛，心痛肺䐜，腹大满，膨膨而喘咳病本于肺。

太阴之复，湿变乃举，体重中满，食饮不化，阴气上厥，胸中不便，饮发于中，咳喘有声，大雨时行，鳞见于陆，头顶痛重，而掉瘛尤甚，呕而密默，唾吐清液，甚则入肾，窍泻无度。

少阳在泉，客胜则腰腹痛而反恶寒，甚则下白溺白；主胜则热反上行而客于心，心痛发热，格中而呕。

《素问·至真要大论》

于此有人，头痛筋挛骨重，怯然少气，哕噫腹满，时惊不嗜卧，此何藏之发也？

夫伤肺者，脾气不守，胃气不清，经气不为使，真藏坏决，经脉傍绝，五藏漏泄，不衄则呕，此二者不相类也。

《素问·示从容论》

心脉……小甚为善哕……肝脉……缓甚为善呕……脾脉……微急为膈中，食饮入而还出，后沃沫。

胃病者，腹䐜胀，胃脘当心而痛，上支两胁，膈咽不通，食饮不下，取之三里也……胆病者，善太息，口苦，呕宿汁。

《灵枢·邪气藏府病形》

太阴终者，腹胀闭不得息，气噫善呕，呕则逆，逆则面赤，不逆则上下不通，上下不通则面黑皮毛焦而终矣。

《灵枢·终始》

肝足厥阴之脉……是肝所生病者，胸满呕逆飧泄。脾足太阴之脉……是动则病舌本强，食则呕，胃脘痛，腹胀善噫，得后与气则快然如衰，身体皆重。

《灵枢·经脉》

善呕，呕有苦，长太息，心中憺憺，恐人将捕之，邪在胆，逆在胃，胆液泄则口苦，胃气逆则呕苦，故曰呕胆……饮食不下，膈塞不通，邪在胃脘，在上脘则刺抑而下之，在下脘则散而去之。

《灵枢·四时气》

骨癫疾者……呕多沃沫，气下泄，不治。

《灵枢·癫狂》

热病不可刺者有九：一曰，汗不出，大颧发赤哕者死。

《灵枢·热病》

心痛引腰脊，欲呕，取足少阴……哕，以草刺鼻，嚏，嚏而已；无息而疾迎引之，立已；大惊之，亦可已。

《灵枢·杂病》

人之哕者，何气使然？岐伯曰：谷入于胃，胃气上注于肺。今有故寒气与新谷气，俱还入于胃，新故相乱，真邪相攻，气并相逆，复出于胃，故为哕。补手太阴，泻足少阴……人之噫者，何气使然？岐伯曰：寒气客于胃，厥逆从下上散，复出于胃，故为噫。补足太阴、阳明。一曰补眉本也。

肺主为哕，取手太阴、足少阴。

《灵枢·口问》

脾胀者，善哕，四肢烦悗，体重不能胜衣，卧不安。

《灵枢·胀论》

故其已成脓血者，其唯砭石铍锋之所取也……内药而呕者，是二逆也。

诸病皆有逆顺……咳呕腹胀，且飧泄，其脉绝，是五逆也。

《灵枢·玉版》

苦走骨，多食之，令人变呕，何也？少俞曰：苦入于胃，五谷之气，皆不能胜苦，苦入下脘，三焦之道皆闭而不通，故变呕。

《灵枢·五味论》

气为上膈者，食饮入而还出……虫为下膈，下膈者，食晬时乃出。

《灵枢·上膈》

心主噫……胃为气逆哕。

《灵枢·九针论》

【参考文献】

[1] 龙伯坚，龙式昭.黄帝内经集解.天津：天津科学技术出版社，2006.

[2] 王庆其.内经临床医学.北京：人民卫生出版社，2010.

[3] 张介宾.景岳全书.北京：中国中医药出版社，1996.

[4] 王肯堂.证治准绳.北京：人民卫生出版社，2001.

[5] 张伯臾.中医内科学.上海：上海科技出版社，1985.

第九章　泄泻类

泄泻是临床常见的病证，以排便次数增多，粪便稀薄，甚至泻出如水样为表现特征。泄泻在《内经》中称为泄，并有"濡泻""洞泻""飧泄""溏泄""泄注""溏瘕泄"等称谓。《内经》虽无专篇论述泄泻，但关于泄泻的阐述，散见于 30 余篇文章中，内容涉及泄泻的名称、病因病机、临床表现，以及治疗等多方面。其中"湿胜则濡泻"等精辟论述，切合临床实际，对后世泄泻的论治具有深远影响。

【病证概论】

1. 泄泻的病因病机

（1）外邪侵袭，伤及脾胃　外感六淫，邪气由表入里，伤及脾胃，致其升降失司，清浊不分，水谷混杂而下，则发生泄泻。外邪主要是湿、寒、热、风等，其中以湿邪为主因。

①湿邪偏盛：外湿邪盛，或雨湿流行，湿邪侵袭脾胃，使其运化功能失司，而产生濡泻、溏泻等泄泻类病证。《素问·阴阳应象大论》提出"湿胜则濡泻"之著名论断，指出湿邪是引起泄泻的重要病因。《素问·六元正纪大论》亦有相同论述。王冰注云："湿胜则内攻于脾胃，脾胃受湿则水谷不分，水谷相和，故大肠传而注泻也。"认为湿邪偏盛，侵袭脾胃，水谷之运化失司，大肠传导失常而致泄泻。《素问·金匮真言论》说："长夏善病洞泄寒中。"《素问·气交变大论》提出"岁土太过，雨湿流行……病腹满溏泄肠鸣""岁水不及，湿乃大行……民病腹满身重，濡泄"。指出水湿盛行是泄泻的重要病因。明代医家李中梓在《医宗必读·泄泻》中明示："无湿则不泻。"强调湿邪是泄泻的主要致病因素。《素问·至真要大论》云："太阴在泉，客胜则足痿下重，便溲不时，湿客下焦，发为濡泻。"则指出泄泻的病位在于下焦，湿邪客于下焦，内蕴大肠，传化失司则泄泻。此外，湿邪还可与寒邪、热邪、风邪等相合为病引起泄泻。

②寒湿相合：《素问·至真要大论》曰："太阳之胜……寒入下焦，传为濡泻。"记载了寒入下焦，肾阳受损，命门火衰，不能温煦脾土，脾阳不足，水湿自生，寒湿杂合，而发生泄泻。《素问·六元正纪大论》也云："民病寒湿，发肌肉痿，足痿不收，濡泻。"描述了寒湿所致濡泻的临床表现。明代医家张介宾在《类经·运气类》中注云："太阳之胜，水邪盛也……寒入下焦，则命门阳衰，故传为大便濡泻。"说明寒湿泄泻者外因在于寒湿邪气，内因则是脾肾阳虚，此乃内外因相合为病，而致泄泻。

③寒邪侵袭：寒邪外袭，损伤脾胃，运化失常，或肠中寒，清浊不分混杂而下导致泄泻。《素问·气交变大论》云："岁水太过，寒气流行……腹满肠鸣，溏泄食不化。"《素问·至真要大论》记载："岁火不及，寒乃大行……病鹜溏腹满。"另外，过食寒凉，伤及脾胃，亦是寒邪损伤脾胃，引起泄泻的重要机制，如《素问·风论》云"食寒则泄"，《灵枢·师传》指出"肠中寒，则肠鸣飧泄"。

④湿热壅盛：湿热邪气蕴结，热积脾胃，失于运化，湿热下迫肠道，传化失职而致泄泻，如《素问·刺热》记载："脾热病者……腹满泄。"《素问·至真要大论》曰："暴注下迫，皆属于热。"指出火热之邪下移大肠，合并湿邪，湿热交杂，暴泻如注。可见，湿热泄泻在湿邪泄泻的基础上，兼有热邪积于脾胃，运化失调而易于加重。

⑤风湿偏盛：风湿偏盛所致泄泻，其具有明显的季节性。因风为百病之长，春季最易伤人，内留脏腑，脾胃亏虚，至夏风湿相搏，运化失司，清浊不分，混杂而下，导致泄泻。如《素问·生气通天论》曰："是以春伤于风，邪气留连，乃为洞泄。"王冰注："风气通于肝，春肝木旺，木胜脾土，故洞泄生也。"指出木旺土虚，风胜湿生，风湿杂合，肝旺脾虚失运，则发生泄泻。《素问·气交变大论》亦云："岁土不及，风乃大行……民病飧泄霍乱。"《素问·阴阳应象大论》指出："春伤于风，夏生飧泄。"说明风湿泄泻的发生多在夏季，而且兼风与湿之致病特点，除脾胃运化失职外，还与肝木克伐脾土相关。

（2）饮食不节，肠胃乃伤　食饮失宜，酒食所伤，或失于节制，暴饮暴食，饥饱失常，食积胃肠，损伤脾胃，运化失职，是引起泄泻的重要因素。《素问·痹论》直言："饮食自倍，肠胃乃伤。"《素问·太阴阳明论》曰"饮食不节，起居不时者，阴受之""入五藏则䐜满闭塞，下为飧泄，久为肠澼"。验之于临床，饮食因素确是泄泻的常见病因。

（3）脾胃虚弱，失于运化　泄泻以脾胃病变为关键，劳倦内伤，或久病体虚，或素体脾胃虚弱，不能受纳水谷，运化失司，水谷不能腐熟消化，则水反为湿，谷反为滞，清浊相混，并走肠间，而发为泄泻。《素问·五常政大论》曰："其病飧泄，邪伤脾也。"《素问·藏气法时论》亦云："脾病者……虚则腹满肠鸣，飧泄食不化。"《素问·脉要精微论》说："胃脉……虚则泄。"《素问·藏气法时论》曰："脾病者，虚则腹满肠鸣，飧泄，食不化。"均说明脾胃虚弱，纳运失常，肠道传化清浊不分而致泄泻。

《素问·阴阳应象大论》有"清气在下，则生飧泄"之说，进一步提出脾气虚弱，不能升举，脾气不升，清气陷下，是导致泄泻的重要机制。明代医家张介宾在《景岳全书·杂病谟》中亦称："泄泻之本，无不由于脾胃。"强调脾虚失于运化，是泄泻的重要机制。明代医家李中梓在《医宗必读》中也明示："统而论之，脾土强者，自能胜湿，无湿则不泄……若土虚不能制湿，则风寒与热皆得干之而为病。"既阐发了脾虚与泄泻的密切关系，还叙述了脾虚湿盛为泄泻核心病机的原理。

（4）邪气侵袭，肠道传化失常　小肠职司泌别清浊，大肠具有传导之功。若邪气侵袭，致使大小肠传化功能失常，则清浊不分，混杂而下，导致泄泻。《素问·宣明五气》示："大肠小肠为泄。"王冰注云："大肠为传道之府，小肠为受盛之府，受盛之气既虚，传道之司不禁，故为泄利也。"阐释小肠分清泌浊失常，大肠传化实施的机理。《素问·举痛论》云："寒气客于小肠，小肠不得成聚，故后泄腹痛矣。"《素问·痹论》说："肠痹者，数饮而出不得，中气喘争，时发飧泄。"《灵枢·百病始生》曰："是故虚邪之中人也……传舍于肠胃，在肠胃之时，贲响腹胀，多寒则肠鸣飧泄，食不化，多热则溏出麋。"可见，小肠分清泌浊之功失常，或大肠传导失司，导致肠道传化失职，是泄泻的重要病机。

（5）肝气不疏，克伐脾土　情志失调是泄泻的重要诱因。烦恼郁怒，肝气不疏，肝木横逆克脾，脾失健运，升降失调；或忧郁思虑，脾气不运，土虚木贼，升降失职，而成泄泻。如《素问·举痛论》曰："怒则气逆，甚则呕血及飧泄。"王冰注："怒则阳气逆上，而肝气乘脾，故甚则呕血及飧泄作。"《素问·六元正纪大论》称："厥阴所至为胁痛呕泄。"清代医家唐宗海在《血证论》中也称："木之性主于疏泄，食气入胃，全赖肝木之性以疏泄之，而水谷乃化，设肝不能疏泄水谷，渗泻中满之证，在所不免。"肝失于疏泄，肝气克伐脾土，是临床常见泄泻之病因病机。此外，伤于风，亦易使肝气内郁，乘袭脾胃而发飧泄。如《素问·至真要大论》记载："厥阴司天，风淫所胜……冷泄腹胀，溏泄。"《素问·气交变大论》曰："岁木太过，风气流行，脾土受邪。民病飧泄食减。"其所述泄泻发病，与风邪淫盛密切相关。

（6）肾阳衰微，关门失守　肾为胃之关，职司二便，肾阳有温煦诸脏腑的功能。若素来肾阳虚衰，或久病之后，损伤肾阳，或年老体衰，肾阳衰微，脾失于温养，运化失常，关门失守，而成泄泻。《灵枢·邪气藏府病形》说："肾脉……小甚为洞泄。"《素问·水热穴论》云："肾者，胃之关。"张介宾《景岳全书·泄泻》进一步阐发其机制说："肾为胃关，开窍于二阴，所以二便之开闭，皆肾脏之所主，今肾中阳气不足，则命门火衰，而阴寒独盛，故于子丑五更之后，阳气未复，阴气极盛之时，即令人洞泄不止也。"

2. 泄泻分类及临床表现

（1）根据病因分类

①湿邪泄泻：《素问·六元正纪大论》曰："湿胜则濡泄。"《素问·气交变大论》云："岁水不及，湿乃大行……民病腹满身重，濡泄。"湿为阴邪，易伤脾阳，湿盛则阻遏脾阳，脾胃运化失职，而致泄泻。临床表现为大便次数增多，粪便清稀如水，腹多不痛，小便少，伴腹胀、身重、不喜饮，苔白腻，脉缓。

②寒邪泄泻：又称"冷泄"。寒为阴邪，寒盛则伤阳，脾胃受寒则运化失常，小肠受寒则气化失司，清浊不分，下注大肠；或炎热季节，过食寒凉，寒邪直中胃肠而致泄泻。《素问·至真要大论》云"厥阴司天，风淫所胜……冷泄腹胀"，并指出"诸病水液，澄澈清冷，皆属于寒"。《素问·六元正纪大论》称之："长夏善病洞泄寒中。"临床表现为大便清稀似水，腹痛肠鸣，口淡不渴，喜热饮，小便少，苔白滑，脉弦紧等。如《灵枢·邪气藏府病形》描述："大肠病者，肠中切痛而鸣濯濯，冬日重感于寒即泄，当脐而痛。"

③寒湿泄泻：寒湿泄泻与寒邪泄泻有相似之处，但寒湿泄泻尚兼夹湿阻脾胃之病机，如《素问·气交变大论》曰："岁水太过，寒气流行……湿气变物，病反腹满肠鸣，溏泄食不化……岁火不及，寒乃大行……病鹜溏腹满，食饮不下，寒中肠鸣，泄注腹痛。"临床表现为泻下大便清稀，次数增多，腹痛明显，四肢不温，可伴见腹胀满、苔白腻、脉弦迟缓、遇寒加重等寒证特点。且多发于秋季。如《灵枢·百病始生》所云："多寒则肠鸣飧泄，食不化。"

④湿热泄泻：热邪伤脾，运化失常，或湿浊内生，则湿热蕴结，下注大肠而成泄泻。《灵枢·百病始生》曰："是故虚邪之中人也……传舍于肠胃，在肠胃之时，贲响腹胀，多寒则肠鸣飧泄，食不化，多热则溏出糜。"《素问·至真要大论》云："暴注下迫，皆属于热。"临床表现为泻下急迫，排泄物混浊，大便臭秽，肛门灼热，伴见纳呆口臭、呕逆、腹满痛、小便短赤、苔黄腻、脉滑而数等热证特点。

⑤风湿泄泻：风气通于肝，感于风则肝气盛，肝旺乘脾，克伐脾土，脾失健运，则水谷不分而成泄泻。《素问·阴阳应象大论》云："春伤于风，夏生飧泄。"《灵枢·论疾诊尺》曰："春伤于风，夏生后泄肠澼。"《素问·气交变大论》提出："岁木太过，风气流行，脾土受邪。民病飧泄食减，体重烦冤，肠鸣腹支满。"临床表现为大便稀溏，腹泻肠鸣，腹满而痛，饮食

减少，可兼见头痛恶风、鼻塞、苔薄白、脉浮缓等风证。

⑥伤饮食泄泻：此类泄泻包括伤酒和伤食。伤酒泄泻，常由酒生湿热，损伤脾肾，湿热下注所致。《素问·痹论》云："饮食自倍，肠胃乃伤。"《素问·阴阳应象大论》曰："水谷之寒热，感则害于六府。"《素问·太阴阳明论》提出："食饮不节，起居不时者，阴受之……阴受之则入五藏……入五藏则䐜满闭塞，下为飧泄，久为肠澼。"临床表现为饮酒后泄泻，腹泻肠鸣，排泄物混浊，胸脘烦满，苔黄腻，脉滑数。伤食泄泻，由饮食不节，食积中阻，脾胃受伤，饮食不化，下注大肠而成泄泻。临床表现为腹痛即泄泻，甚泻下不化之物，臭如败卵，泄后痛减，腹胀肠鸣，嗳腐吞酸，厌食，苔厚腻，脉弦滑。

（2）根据脏腑分类

①脾虚泄泻：劳倦或饮食所伤，脾胃虚弱，脾阳不升，清阳下陷，升降失常，清浊不分，而致泄泻。《素问·阴阳应象大论》曰："清气在下，则生飧泄；浊气在上，则生䐜胀。"《素问·脉要精微论》亦云："胃脉……虚则泄。"临床表现为泄泻日久，泻下大便稀薄，完谷不化，伴腹满肠鸣，饮食减少，形体消瘦，气短乏力，腹隐痛喜按，舌淡苔白腻，脉细少力。

②肝郁乘脾：情志不遂，郁怒伤肝，肝气横逆乘脾，脾失健运，水谷不化，清浊混杂直趋而下则泄泻。《素问·举痛论》云："怒则气逆，甚则呕血及飧泄。"临床表现为大便稀溏，腹满而痛，肠鸣作泻，饮食减少，其发病与情志诱发因素有关。故《景岳全书·杂证谟》称之为气泻，书中记载："气泻证，凡遇怒气便作泄泻者……此肝脾二脏之病也，盖以肝木克土，脾气受伤而然。"

③肾虚泄泻：《素问·至真要大论》云："诸厥固泄，皆属于下"。《灵枢·邪气藏府病形》则称："肾脉……小甚为洞泄。"《素问·厥论》说："少阴厥逆，虚满呕变，下泄清，治主病者。"肾阳不足，火不暖土，运化失常，清浊不分，而成泄泻。临床表现为腹痛泄泻，完谷不化，畏寒肢冷，神疲乏力，舌质淡，苔白滑，脉弱。

④胆病泄泻：如《素问·阴阳别论》曰："一阳发病，少气，善咳，善泄。"王冰也注云："胆气乘胃故善泄，三焦内病故少气。"称之为胆气乘胃，脾胃运化失常而致泄泻。胆主少阳春生之气，其气主升，疏泄脾胃，若胆气不升，不能疏土健运脾胃，则水谷不化而发泄泻。临床往往见于脾虚、肾虚的泄泻之中，兼见胆气虚之胆怯，易惊善恐，左关脉虚等。

⑤肺气虚泄泻：《灵枢·邪气藏府病形》云："肺脉……小甚为泄。"肺与大肠相表里，肺脾为母子关系，肺气不足，子病及母，伤及脾气，则运化失常，肠道传化失职，而致泄泻。临床表现为泄泻日久，肠鸣，少气懒言，或咳嗽，自汗，脉虚弱。

（3）依据症状分类

①濡泄：因其以湿邪偏盛为病，又称"湿泄"，《素问·阴阳应象大论》谓"湿胜则濡泻"；《素问·气交变大论》称"岁水不及，湿乃大行……民病腹满身重，濡泄"。《素问·至真要大论》指出："太阴在泉，客胜则足痿下重，便溲不时，湿客下焦，发而濡泻。"本病多因感受外湿，或寒湿偏盛，内犯脾胃，或脾虚湿盛，湿困脾阳，水湿不化而致。临床表现为大便清稀，便次增多，腹满而濡软，腹多不痛，尿少，不喜饮，身重而困舌淡苔白腻，脉濡或细。

②飧泄：又称"溏瘕泄"。因其与脾虚不能升清相关，故又有"虚泄"之称。《素问·阴阳应象大论》云："清气在下，则生飧泄。"《素问·至真要大论》云："厥阴之胜……胃脘当心而痛，上支两胁，肠鸣飧泄。"《素问·藏气法时论》说："脾病者……虚则腹满肠鸣，飧泄食不

化。"《灵枢·经脉》云："脾足太阴之脉……是主脾所生病者，舌本痛，体不能动摇，食不下，烦心，心下急痛，溏瘕泄。"其多因外感风寒，或内因脾胃气虚，或肝旺乘脾，脾失健运所致。临床表现为泻下完谷不化，腹满肠鸣，腹痛时泄，伴神疲乏力、少气懒言、纳差等脾虚证。

③溏泄：又称"鹜溏""溏出麋""泄注"。《灵枢·百病始生》云："虚邪之中人也……留而不去……传舍于肠胃，在肠胃之时，贲响腹胀，多寒则肠鸣飧泄，食不化，多热则溏出麋。"《素问·气交变大论》曰："岁土太过，雨湿流行，肾水受邪。民病腹痛，清厥意不乐，体重烦冤……病腹满，溏泄，肠鸣。"又云："岁火不及，寒乃大行……病鹜溏，腹满，食饮不下，寒中，肠鸣，泄注，腹痛。"多因湿困脾土，或湿热积滞，或暴饮暴食，损伤脾胃，食积不化，肠道传化失司所致。临床表现为大便溏薄，肠鸣腹泻，泻下之物黏稠气秽，舌苔厚腻，或黄腻。

④洞泄：因其泄下之势急，又称"滑泄"。多因脾肾虚寒，元阳不足，下焦不固；或肝气乘脾，脾阳不升；或风寒直犯脾胃，脾失转输，水谷直泄大肠所致。临床表现为泻下完谷不化，泻下之势甚急，其泄不禁，如门户之洞开。《素问·金匮真言论》云："故春善病鼽衄，仲夏善病胸胁，长夏善病洞泄寒中。"《素问·生气通天论》曰："因于露风，乃生寒热。是以春伤于风，邪气留连，乃为洞泄。"《灵枢·邪气藏府病形》指出："肾脉……小甚为洞泄。"《圣济总录·泻利门》亦谓："洞泄谓食已即泄，乃飧泄之甚者。"

3. 泄泻治则治法　《内经》对于泄泻的针刺治疗有所论述，如《素问·藏气法时论》云："脾病者，身重善肌肉痿……虚则腹满肠鸣，飧泄食不化，取其经。"《灵枢·九针十二原》说"飧泄取三阴"，提出脾病失于运化之飧泄，应从三阴进行调治。《灵枢·经脉》说："肝足厥阴之脉……是主肝所生病者，胸满呕逆飧泄……为此诸病，盛则泻之，虚则补之，热则疾之，寒则留之，陷下则灸之，不盛不虚，以经取之。"对肝病之飧泄，明示实则泻虚补，热则疾针，寒则留针，气虚下陷者灸治，无明显盛虚者，从经取治之法。《灵枢·脉度》曰："飧泄补三阴之上，补阴陵泉，皆久留之，热行乃止。"具体记载了飧泄治疗取穴阴陵泉，以及行针与留针等处理方法。

再者，根据《内经》一般治疗原则，亦可指导泄泻遣方用药，如《素问·至真要大论》言："必伏其所主，而先其所因。"倡导根据泄泻病因病机之所在，辨清其寒热虚实而施治。此外，在处理泄泻与其他病证的关系方面，《内经》提示泄泻与其他病合并，宜注意标本缓急关系。如《素问·标本病传论》提出"先病而后泄者治其本，先泄而后生他病者治其本，必且调之，及治其他病。"《灵枢·病本》云："先泄而后生他病者，治其本……先病后泄者，治其本。"另外，针对泄泻的具体类型可参照常见病治疗法则处理。如湿邪泄泻，依据治湿的用药法则施治，如"湿淫于内，治以苦热，佐以酸淡，以苦燥之，以淡泄之"（《素问·至真要大论》），"风胜湿"（《素问·阴阳应象大论》）等，对于泄泻治疗亦具有指导意义。

4. 泄泻的预后与逆证

（1）泄泻的预后　根据《灵枢·论疾诊尺》《素问·玉机真藏论》《灵枢·玉版》《素问·热病》等有关论述，可以将泄泻的预后归纳为以下三方面。

①脉证相符，胃气恢复，易于痊愈：《灵枢·论疾诊尺》云："飧泄，脉小，手足温，泄易已。"说明泄泻患者之脉证相符，病情轻浅易于痊愈。经治疗，邪去正复，胃气来复，亦易于痊愈。《素问·玉机真藏论》曰："浆粥入胃，泄注止，则虚者活。"以五虚为例，提示如果邪

气去，泄注停止，能进饮食，则表示邪气祛除，胃气恢复，故预后好。

②邪盛病进，正气已虚，较难治愈：邪盛正虚，邪不易除去，而正气易受损伤，如《灵枢·论疾诊尺》云："大便赤瓣飧泄，脉小者，手足寒，难已。"泄泻证见大便赤瓣，是火热之邪尚存，但又伴见脉小，手足寒，则表示阳气已衰，为邪盛病进，正气已虚。故较难治愈。

③邪气壅盛，正气虚极，易于死亡：《素问·热病》云："泄而腹满甚者死。"认为邪气壅盛，积滞中焦，症见腹部胀满，正虚难以胜邪，故易于死亡。《灵枢·玉版》云"腹胀且飧泄，其脉绝"，提出泄泻伴见腹胀，说明邪壅气滞，而脉绝者，则表示正气衰亡，故预后不佳。《灵枢·玉版》云"四末清，脱形，泄甚"说明泄泻不止，四肢寒冷、形气脱失，正气虚极，不能抗邪，亦预后不好，易于死亡。

（2）泄泻的逆证　泄泻的逆证预后多不佳，据《内经》记载，主要有以下几种情况。

①脾阳衰败泄甚：《灵枢·玉版》云："四末清，脱形，泄甚，是一逆也。"久泄患者，症见四肢寒冷，形气脱失，而且泄泻势急病重，是脾阳衰败之征，疾病难以向愈，故为逆证。

②阳气虚浮脉大：《灵枢·玉版》言："腹鸣而满，四肢清泄，其脉大，是二逆也。"阳虚泻泄，伴见肠鸣腹满，四肢寒凉，若脉反见大而无力，为阳气虚浮，病邪壅盛，正气虚极，病情危重，故为逆证。

③邪盛正衰脉绝：《灵枢·玉版》曰："咳呕，腹胀且飧泄，其脉绝，是五逆也。"泄泻伴见咳嗽呕吐，腹部胀满，此乃病邪壅盛，但其脉绝，则表示正气已衰，正不胜邪，病情趋于恶化，故为逆证。

【临证指要】

1."湿胜则濡泻"对治疗的启示　《素问·阴阳应象大论》云"湿胜则濡泻"，明确指出湿邪是导致泄泻的重要病因，《素问·六元正纪大论》亦有相同论述。王冰注曰："湿胜则内攻于脾胃，脾胃受湿则水谷不分，水谷相和，故大肠传而注泻也。"阐释说明脾胃虚弱，湿邪偏盛，脾胃运化失司，此乃产生泄泻的基本病机。李中梓在《医宗必读》中云："统而论之，脾土强者，自能胜湿，无湿则不泄，故曰湿多成五泄。若土虚不能制湿，则风寒与热皆得干之而为病。"言及脾运化水湿之功，其失于健运，不仅湿邪易于入侵，且风、寒、热邪可合于湿邪而为病，因而临证无论因于外感或内伤，祛除湿邪均是泄泻治疗的关键，基于《内经》之论，结合临床实践，祛除湿邪之治，主要有淡渗利湿、祛风胜湿、苦温燥湿、清热利湿、健脾利湿等方法。

（1）淡渗利湿法　即淡渗分利湿邪之治法，所谓利小便即实大便。《素问·至真要大论》曰"湿淫于内……以淡泄之"，提出以淡泄之法祛除湿邪。宋代医家陈无择在《三因极一病证方论·叙中湿论》中提出"泄泻惟利小便为佳"，强调分利小便为泄泻之主法。朱丹溪在《平治会萃·泄》中云"故凡泄泻之药，多用淡渗之剂利之"，提出以淡渗之剂，通过利湿而治疗泄泻。明代医家张介宾在《景岳全书·杂证谟》中称"治泻不利小水，非其治也"，提出治疗泄泻，以利小便，治"湿"为纲，湿从小便而去是治疗泄泻之重要途径。明代医家李中梓在《医宗必读·泄泻》中倡导治泻九法，其中第一法便是淡渗，原理在于"利小便而实大便"，其形象地解释其治疗机理"如农人治涝，导其下流，虽处卑监，不忧巨浸"。

此法主要适用于水湿壅盛，困脾伤中所致的水湿泄泻。以胃苓散、六一散、五苓散等渗利小便之剂，使湿从小便而去，以实大便。常用药物如白术、茯苓、薏苡仁、猪苓、车前子、泽泻、砂仁、大腹皮。亦可加用芳香化湿之藿香、佩兰，燥湿之厚朴、苍术等品。国医大师邓铁涛治疗湿邪泄泻，芳香化湿之品常用藿香、佩兰、豆蔻；淡渗利湿之品，常用茯苓、白扁豆、大腹皮等，并常用药对薏苡仁和泽泻等。

（2）清热利湿法 《素问·刺热》记载："脾热病者……腹满泄。"《素问·至真要大论》曰："暴注下迫，皆属于热。"热淫湿邪，邪热交蒸，热迫肠道发生湿热泄泻；或夏令暑湿困脾，导致暑湿泄泻，治疗宜用清热利湿。如李中梓治泻九法中的清凉法，其云："热淫所注，暴注下迫，苦寒之剂，用涤燔蒸，犹当溽暑伊郁之时，而商飚飒然倏动，则炎熇如失矣，所谓热者清之是也。"因湿热之邪侵犯胃肠，而成暴注下迫，若只用苦寒之品，则更伤其阳，故主张用清凉剂治之。本法适用于湿蕴肠胃，热迫肠道之热泻。常用药如黄芩、黄连、黄柏、苦参、马齿苋等，方如薷苓汤、黄芩芍药汤等。

后世众多清热利湿方，总以利湿与清热药合用，适用于湿热之邪所致之泄泻。如朱丹溪《金匮钩玄》记载："协热自利者，黄芩汤主之。"张介宾《景岳全书·杂证谟》指出湿热在脾，表现为热渴喜冷而泻者，宜大分清饮、茵陈饮、益元散之类主之，"去其湿热而利之也"。明代医家孙一奎在《赤水玄珠·泄泻》中亦明确提出"泄泻多是湿，治湿泻之法，宜燥脾利水"选用胃苓汤、五苓散，有热者减桂，加黄芩、木通、滑石。国医大师邓铁涛治疗湿邪泄泻，清热利湿之品常用萹蓄、瞿麦、凤尾草、土茯苓等。

（3）以苦燥湿法 《素问·金匮真言论》说："长夏善病洞泄寒中。"指出寒湿之邪是引起泄泻的重要机制。《素问·至真要大论》曰："湿淫于内，治以苦热，佐以酸淡，以苦燥之。"《素问·藏气法时论》亦曰"脾苦湿，急食苦以燥之"，蕴含以苦热燥湿之意。朱丹溪以四苓散加苍术、白术，燥湿兼以渗泄。明代医家张介宾在《景岳全书·杂证谟》中所谓"湿夹微寒而泻者，宜五苓散、胃苓汤之类主之，以微温而利之"，提出温而兼利之用药法则。清代医家张志聪在《黄帝内经素问集注》中云："脾属阴土，喜燥恶湿，苦乃火味，故宜食苦以燥之。"阐发了苦能燥湿之原理。后世医家在此基础上，结合温可祛寒，而形成苦温燥湿之法，适用于治疗寒湿泄泻。又如清代医家叶天士，其对苦温燥湿之意深有体会，以胃苓汤为基本方，亦用四苓汤或五苓散为基础，临证加减治疗，常用药如白术、猪苓、泽泻、黄连等。

（4）祛风胜湿法 《素问·生气通天论》曰："是以春伤于风，邪气留连，乃为洞泄。"《素问·气交变大论》亦云："岁土不及，风乃大行……民病飧泄霍乱。"《素问·阴阳应象大论》指出："春伤于风，夏生飧泄。"说明风湿泄泻的发生多在夏季，且兼风与湿之致病特点。《素问·阴阳应象大论》曰"风胜湿"，提出风能除湿邪。清代陈梦雷《古今图书集成·医部全录》提出"苍术防风汤，治风湿泄泻"，方中苍术、防风可宣化湿邪，同时防风兼有升提之效，可健运脾胃，脾旺则湿去，故防风被《汤液本草》喻为"去湿之仙药也"。临床治疗泄泻，可配以风药，助其升阳除湿止泻，可在健脾基础上加用羌活、柴胡、葛根、升麻、白芷、荆芥、防风等。健脾药与祛风升提药配合运用的方剂有李东垣的补中益气汤、升阳益胃汤等。

国医大师邓铁涛治疗湿邪泄泻常用木瓜、独活、秦艽等祛风除湿。因味辛发散之品能升提清气，故其佐用风药。常用于泄泻之风药有柴胡、升麻、防风、白芷、桂枝等，其多气味芳香而能醒脾，可助脾化湿。

（5）健脾利湿法 《素问·五常政大论》曰"其病飧泄，邪伤脾也。"指出脾病是引起泄泻的重要原因。脾失健运则易生湿邪，湿邪浸淫，亦最易困脾，故脾病多湿。如《素问·至真要大论》曰："诸湿肿满，皆属于脾。"明示湿邪所致水湿诸症与脾的关系最大，尽管有内湿、外湿之分，但湿邪最易伤脾，故脾虚与湿胜常并见，亦是脾病的临床特点之一。

朱丹溪《金匮钩玄》云："泄泻者，水泻所为也。由湿本土，土乃脾胃之气也……脾病则升举之气下陷，湿变注并出大肠之道。"脾主运化水湿，且喜燥恶湿，故脾旺能胜湿，因而健脾利湿则是治疗泄泻的常用之法。李中梓在《医宗必读·泻泄》中云："故泻皆成于土湿，湿皆本于脾虚，仓廪得职，水谷善分，虚而不培，湿淫转甚。"认为脾胃虚弱，运化无权，水谷不化，浊清不分而腹泻，治当补脾祛湿而止其泄。沈金鳌在《杂病源流犀烛·泻泄源流》中亦云："湿胜则飧泄，乃独由于湿耳，不知风寒热虚，虽皆能为病，苟脾强无湿，四者均不得而干之，何自成泄。"强调脾虚湿胜乃外邪得以侵袭为病的关键环节，故健脾利湿法，适用于脾虚湿胜之泄泻，临床常用药如党参、茯苓、白术、薏苡仁、白扁豆等。常用方如参苓白术散、六君子汤等。

此外，临证要注意利湿法使用分寸，如《景岳全书》提出："然惟暴注新病者可利，形体强壮者可利，酒湿过度，口腹不慎者可利，实热闭涩者可利，小腹胀满，水道痛急者可利。又若病久者不可利，阴不足者不可利，脉证多寒者不可利，形虚气弱者不可利，口干非渴而不喜冷者不可利。"详细叙述了泄泻的适应证，从正反两方面介绍了可利与不可利的关系。提醒人们，利湿之法使用要恰当，不可过用，诚如《证治汇补》所说："淡渗不可太多，恐津枯阳陷。"防止其因使用不当而致津液与阳气的损伤。

2. "脾病者，虚则腹满肠鸣，飧泄，食不化"的临床意义　《素问·藏气法时论》提出："脾病者，虚则腹满肠鸣，飧泄，食不化。"指出脾病运化失常，饮食不化，则肠鸣腹泻，甚至完泻下谷不化。揭示脾病失于运化，在泄泻发病中的重要性。《素问·脉要精微论》亦云："胃脉……虚则泄。"胃主受纳腐熟，脾职司运化，输布精微，若脾胃虚弱运化失健，则水谷不能腐熟，清浊不分，混杂而下泄。张介宾《景岳全书·泄泻论证》概括其机制云："泄泻之本，无不由于脾胃。盖胃为水谷之海，而脾主运化，使脾健胃和，则水谷腐熟，而化气化血，以行营卫。若饮食失节，起居不时，以致脾胃受伤，则水反为湿，谷反为滞，精华之气不能输，乃致合污下降，而泻利作矣。"脾胃为后天之本，脾健胃和水谷得运，气血生化有源，若脾胃运化失职，则清浊混杂而下泄。李东垣《脾胃论·脾胃胜衰论》云："形体劳役则脾病，脾病则怠惰嗜卧，四肢不收，大便泄泻。"提出劳倦伤脾亦可引起脾虚泄泻。

此外，朱震亨《金匮钩弦》谓："泄泻者，水湿所为也。由湿本土，土乃脾胃之气也。得此证者，或因于内伤，或感于外邪，皆能动乎脾湿。"提示水湿滋生与其致泄，多属脾运胃纳失职，水湿内聚，或内外伤脾，若水湿内停，清浊不分而致泄。对于泄泻之治，孙一奎《赤水玄珠·泄泻》说："泄泻多是湿，治湿泻之法，宜燥脾利水，胃苓汤、五苓散之类。"故泄泻从脏腑论治，则以健脾和胃最为关键，临床常用方如胃苓汤、参苓白术散之类，常用药如党参、白术、白扁豆、陈皮、山药、砂仁、焦山楂、焦神曲等。

3. "清气在下，则生飧泄"对临床的启发　《素问·阴阳应象大论》提出"清气在下，则生飧泄"之著名论断，强调脾运化功能的实现，依赖脾气的升清，而脾气升清则以脾气充沛为前提，脾气亏虚，甚或脾阳不足，以致无力升清，运化失司，使得清浊不分，混杂而下，而引起飧泄。关于清气在下之泄泻的治疗原理，李中梓《医宗必读》云："气属于阳，性本上升，胃气注迫，辄尔下陷，升、柴、羌、葛之类，鼓舞胃气上腾，则注下自止。又如地上潴泽，风之即干，故风药多燥，且湿为土病，风为木药，木可胜土，风亦胜湿，所谓下者举之是也。"此所论升，既强调下者举之，以升腾鼓舞胃气为法，又含以风胜湿之意。升提法适用于脾胃虚弱，清气下陷，或脾胃之气为寒湿所困，谷气下流之证。常用药如升麻、羌活、葛根、防风之类，临床常用方如李东垣的升阳除湿汤、补中益气汤等。

邓铁涛等治疗泄泻重视脾虚，总以恢复脾胃气机升降为主旨，用药选方以补益脾气为主，用白术、茯苓、甘草、党参、山药、莲子等健脾化湿，又注意行补相参，加用木香、陈皮等预防过补之气机壅滞。若病势较重则予以补中益气汤等汤剂，并浓煎取其味厚力强直达病所，若病势较缓则可选用参苓白术散等散剂，令药力缓走于脾胃之间，病愈不忘选用香砂六君丸、理中丸等丸剂缓建奇功。

4. "怒则气逆，甚则呕血及飧泄"的临床意义　《素问·举痛论》云："怒则气逆，甚则呕血及飧泄。"直言情志为病影响脾胃的机制。恼怒伤肝，肝气不疏，横逆克脾，脾失健运，升降失调，可发泄泻。《素问·宝命全形论》云："土得木而达。"若肝气失和，郁结不疏，或土虚木贼，气机失调，亦可见泄泻。明代医家吴崑在《医方考·泄泻门》中曰："泻责之脾，痛责之肝；肝责之实，脾责之虚，脾虚肝实，故令痛泻。"说明肝旺乘脾，虚实寒热夹杂，表现特点是腹痛必泻。清代医家唐宗海在《血证论》中亦云："木之性主于疏泄，食气入胃，全赖肝木之性以疏泄之，而水谷乃化，设肝不能疏泄水谷，渗泻中满之证，在所不免。"

肝旺脾虚泄泻的治则是抑肝扶脾，调和肝脾，其代表方为《景岳全书》的痛泻要方。此方一直为临床沿用至今。《明医杂著》提出："脾虚肝所乘也，宜六君子加柴胡、升麻、木香，若脾脉弦长者，肝木乘脾土也，当补脾平肝。"脾胃虚弱，肝旺乘脾，肝脾同病，故而肝泄有肝郁脾虚和肝气乘脾两端，治疗应从肝脾二脏着手。清代医家叶天士指出此类泄泻若仅从脾着手，往往难以取效，宜肝脾同治。同时对久泻的病机进行阐释，其指出此乃阳明胃土已虚，厥阴风木振动。肝郁脾虚是泄泻的基本病理机制，故叶天士倡"泄木安土"，治法十分贴切，药用柴胡、白芍、白蒺藜等。国医大师邓铁涛亦谨守脾虚之本，围绕肝木太过与不及分而治之。对于病起于情志不遂，抑郁寡欢，悲忧之肝郁脾虚者，药用当归、麦芽、香附、延胡索、绿萼梅等养肝行气解郁；病起于烦躁、暴怒、愤恚之肝气乘脾者，则多用龙骨、牡蛎、白芍、乌梅、五味子等平肝敛肝，以此使木土相和，泄泻得愈。

此外，明《医宗必读》曰："酸之一味，能助收肃之权，经云散者收之是也。"提示久泻不止者，可用酸味药佐之，取其酸味收敛，又有平肝止泻之功。邓铁涛等国医大师治疗泄泻，除了健脾扶正之外，亦常用收敛固涩之药，如诃子、乌梅、罂粟壳、五味子、石榴皮、肉豆蔻、赤石脂等收涩。其中乌梅、五味子就是酸收之品。

5. "肾者胃之关"的临床应用　《素问·水热穴论》云："肾者，胃之关。"认为肾为胃之关，肾阳衰微，脾失温养，则关门失守，可成泄泻。《灵枢·邪气藏府病形》说："肾脉小甚为洞泄。"鉴于肾在泄泻中的独特作用，《景岳全书·杂病谟》阐发云："肾为胃关，开窍于二阴，所以二便之开闭，皆肾脏之所主，今肾中阳气不足，则命门火衰，而阴寒独盛，故于子丑五更之后，阳气未复，阴气盛极之时，即令人洞泄不止也。"此对肾虚所致五更之泄的机制，具有深刻的认识。清代医家林佩琴在《类证治裁·泄泻》中曰："肾中真阳虚而泄泻者，每于五更时，或天将明时，即洞泄数次。此由丹田不暖……或暂愈复作，此为肾泄。盖肾为胃关……今肾阳衰，则阴寒甚，故于五更后，阳气未复，即洞泄难忍。"对肾阳虚之发病原理有独到见解，故后世有"五更泻"之名，治疗代表方即四神丸。

李中梓《医宗必读》从脾虚补母之角度，论述温肾之法主要用于脾肾虚寒。李中梓云："肾主二便，封藏之本，况虽属水，真阳寓焉，少火生气，火为土母，此火一衰，何以运行三焦，熟腐五谷乎，故积虚者必夹寒，脾虚者必补母。"李中梓认为"久泻常属下元无火"，治当补火生土，常用干姜、乌药、肉桂等温补肾阳的药物。关于肾阳虚泄泻的治疗，《景岳全书·杂病谟》主张"若必欲阳生于阴，而肾气充固，则又惟八味地黄丸为宜"。久泻不愈，肾阳衰微，脾失温养，则当温肾健脾，方取肾气丸、四神丸之类，药用制附子、补骨脂、肉豆蔻等，皆源于《内经》理论的发展与应用。国医大师邓铁涛治疗湿邪泄泻，亦注重温阳化湿，常用乌药、附子、干姜、肉豆蔻、吴茱萸等。

6. "肺脉……小甚为泄"的临证发微 肺与大肠相表里，经络相互络属，生理功能密切相关。《灵枢·邪气藏府病形》云："肺脉……小甚为泄。"盖肺与脾为母子关系，肺气不足，子病及母，伤及脾气则运化失常，伤及大肠，则传导失职而致泄泻。后世治疗泄泻之参苓白术散，其方中使用桔梗，便有取其宣肺气，使清气上浮，以助脾气得以输布水谷精微之意。

再者，肺主通调水道，其宣发肃降之功，对于津液的输布具有调节作用；大肠职司传化糟粕，肺气之宣降有助于大肠之传化导。正如唐宗海在《医经精义·脏腑之官》中所云："大肠之所以能传导者，以其为肺之腑。肺气下达，故能传导。"肺失肃降之职，则可影响大肠之传导，而导致泄泻病证。

此外，肺主皮毛，外邪袭肺，渐传入里，脾胃运化失常，亦可致泄泻。《儒门事亲·卷二》云："设若飨泄不止，日夜无度，完谷下出，发汗可也。"即通过发汗解表，宣肺散邪之法，使表卫之邪随汗而解，则达治疗泄泻之目的，临床常用藿香正气散化裁。值得一提的是，因外邪陷里而致泄泻，可用人参败毒散扶助正气，疏散表邪，使表气疏通，而泄痢自止，后世称为"逆流挽舟法"。另外，痰湿积肺亦可致泄。盖因脾为生痰之源，肺为贮痰之器，脾虚生痰，痰气袭肺，则肺之功能异常，肺病影响大肠，亦可出现泄泻，治疗宜化痰顺气为治，如《类证治裁》说："此外有痰泄，痰泄脉滑类弦。积湿成痰，留于肺中，故大肠不固。"其记载用二陈汤加神曲、竹沥、黄芩、浮石，或吴茱萸汤温服，有较好疗效。

7. 泄泻之论的临床启示 泄泻在《黄帝内经》中称为泄，主要有"濡泻""洞泻""飧泄""溏泄"等称谓。相关论述涉及泄泻之病因病机，临床表现与治疗诸方面，切合临床实际，对后世泄泻的论治有重要指导意义。

（1）濡泄 《素问·阴阳应象大论》指出"湿胜则濡泄"，因其致病以湿邪偏盛为特点，又称"湿泄"，《素问·气交变大论》称："岁水不及，湿乃大行……民病腹满身重，濡泄。"多因外湿或寒湿偏盛，或脾虚湿盛，水湿不化而成。临床以健脾燥湿为法，常用方如五苓散、四苓汤、参苓白术散之类。常用药如猪苓、泽泻、茯苓、党参、白术、薏仁、白扁豆、莲子等。

（2）飧泄 《素问·阴阳应象大论》云："清气在下，则生飧泄。"因其由脾虚不能升清所致，故飧泻又有"虚泄"之称。《素问·藏气法时论》描述了其属于脾病，虚则表现为"腹满肠鸣，溏泄食不化"。其由脾胃气虚、失于升清所致。临床治疗以李杲的"升阳益胃法"为治。后世则将其归纳为"升提法"。常用方如升阳益胃汤（《内外伤辨惑论》），常用药如黄芪、半夏、人参、独活、防风、羌活、橘皮、茯苓、柴胡、泽泻、白术等。若因于肝旺乘脾，则以健脾柔肝除湿止泻为法，选用痛泻要方。常用药如炒白术、炒白芍、炒陈皮、防风等。

（3）洞泄　《素问·生气通天论》云："因于露风，乃生寒热。是以春伤于风，邪气留连，乃为洞泄。"因其泄下之势急，又称"滑泄"。多因脾肾虚寒，元阳不足，下焦不固，如《灵枢·邪气藏府病形》指出："肾脉……小甚为洞泄。"或肝气乘脾，脾阳不升；或风寒直犯脾胃而致。《圣济总录·泻利门》亦谓："洞泄谓食已即泄，乃飱泄之甚者。"《名医类案》记载，薛己提出"此脾肾泄也，当用六君加姜、桂，送四神丸"进行治疗，即以健脾温肾为法。常用药如党参、白术、茯苓、甘草、陈皮、半夏、干姜、制附子、补骨脂、吴茱萸、豆蔻、五味子、炒白术等。

（4）溏泄　《灵枢·百病始生》云："虚邪之中人也……留而不去，传舍于肠胃，在肠胃之时，贲响腹胀，多寒则肠鸣飱泄，食不化，多热则溏出糜。"溏泄又称"鹜溏""泄注"。《素问·气交变大论》记载其表现为"体重烦冤……病腹满，溏泄，肠鸣"。《素问·气交变大论》也称其为"病鹜溏"，出现"腹满，食饮不下，寒中，肠鸣，泄注，腹痛"，多因湿困脾土，或湿热积滞，或饮食不节，损伤脾胃，食积不化。临床治疗，以健脾除湿为法，方用胃苓汤类。常用药如苍术、白术、陈皮、厚朴、炙甘草、泽泻、茯苓、猪苓等。

【病案举隅】

1."湿胜则濡泻"案　《素问·阴阳应象大论》提出"湿胜则濡泻"之论，《素问·六元正纪大论》亦有相同观点，皆认为湿邪是泄泻的重要致病因素。《素问·金匮真言论》说："长夏善病洞泄寒中。"《素问·气交变大论》提出"岁土太过，雨湿流行……病腹满溏泄肠鸣""岁水不及，湿乃大行……民病腹满身重，濡泄"。外湿偏盛亦是不可忽视的原因。明代医家李中梓在《医宗必读·泄泻》中则云："无湿则不泻。"临床湿邪还可与寒邪、热邪、风邪等相合而引起多种泄泻。

（1）寒湿困脾案　寒湿泄泻，是寒与湿相兼为病，如《素问·气交变大论》曰："岁水太过，寒气流行……湿气变物，病反腹肠鸣，溏泄食不化……岁火不及，寒乃大行……病鹜溏腹满，食饮不下，寒中肠鸣，泄注腹痛。"寒湿外侵，内则困阻脾胃，致运化失常，引起泄泻。

李某，男，46岁，初诊时间2009年6月23日。患者从事采莲工作。腹泻间作2年余，每日2～3次，大便不成形，便前腹痛肠鸣，无黏液脓血，苔白，脉弦。肠镜检查示慢性结肠炎。B超见胆囊炎。证属寒湿困脾，治以健脾化湿、温中止泻。

处方：党参12g，茯苓12g，白术12g，甘草5g，藿香10g，佩兰10g，薏苡仁30g，肉豆蔻4g，砂仁5g，莲子肉15g，加六一散12g。

7剂水煎服。嘱其注意保暖并改善工作条件。

复诊时患者便溏好转，肠鸣减轻，大便每日1次，腹中时感怕冷。苔薄白，左脉稍弦。治以理气升清、温补脾肾，原方加肉桂4g，莱菔子10g，继服。

本案患者长期处于寒湿环境，脾土为湿所困，又时值长夏，地处江南，"长夏多湿"。脾性喜燥恶湿，最易为湿所困。故寒湿相引，湿困脾土而作泄。治以健脾化湿，温中止泻而病瘥。［张菁，陈涤平，靳政玺．从"脾病则泄泻"治疗腹泻临床体会．辽宁中医药大学学报，2010，12（9）：180-181.］

（2）湿热泄泻案　《灵枢·百病始生》曰："是故虚邪之中人也……传舍于肠胃，在肠胃之时，贲响腹胀，多寒则肠鸣飱泄，食不化，多热则溏出糜。"《素问·至真要大论》云："暴注下迫，皆属于热。"热邪伤脾，运化失常，或湿浊内生，则湿热蕴结，下注大肠而成泄泻。

欧阳某，男，55 岁，1956 年 7 月 6 日诊。泻下急迫，一上午泻 10 余次，便如水样，肛周灼热，口渴引饮，尿黄，苔黄腻，脉软数。证属湿热泄泻，治宜清热利湿止泻。

方用葛根、连翘、扁豆各 12g，金银花、鲜荷叶各 20g，黄芩、黄连各 10g，六一散 1 包。水煎服，2 剂病愈。

本案病发于夏秋之季，暑湿较盛，湿热伤及肠胃，以致传化失常，发生泄泻。故治以清热燥湿，方选葛根芩连汤加减。使表里双解，湿热分清而泄泻自止。[韩先知，张波.泄泻的辨证论治.甘肃中医学院学报，1994，11（2）：22-23.]

（3）张子和发汗疏风治飧泄案　《素问·气交变大论》亦云："岁土不及，风乃大行……民病飧泄霍乱。"《素问·风论》云："久风入中，则为肠风飧泄。"指出木旺土虚，肝木克伐脾土，风胜湿生，风湿之邪杂合，脾胃运化失职，清浊混杂而下，则肠鸣泄泻作矣。

张子和治赵明之，米谷不消，腹作雷鸣。自五月至六月不愈。诸医以为脾受大寒，屡用圣散子、豆蔻丸等，俱不效。戴人曰：春伤于风，夏必飧泄。飧泄者，米谷不化而直出也。《素问·风论》曰："久风入中，则为肠风飧泄。"中者脾胃也。风属甲乙，脾胃属戊己。甲乙能克戊己，肠中有风故鸣。《素问·气交变大论》又曰："岁木太过，风气流行，脾土受邪。民病飧泄，食减，体重，烦冤，肠鸣，腹支满，上应岁星。"诊其两手脉皆浮数，为病在表也，可汗之。风随汗出，泄当愈。以火二盆，暗置床下，给之入室，使服涌剂，以麻黄投之。乃闭其户，待一时许，汗出加洗。开户，减火一半。须臾，汗止泄亦止（《古今医案按·泄泻》）。

2."饮食自倍，肠胃乃伤"案　《素问·痹论》云："饮食自倍，肠胃乃伤。"《素问·阴阳应象大论》曰："水谷之寒热，感则害于六府。"《素问·太阴阳明论》提出："食饮不节，起居不时者，阴受之……阴受之则入五藏……入五藏则䐜满闭塞，下为飧泄，久为肠澼。"指出由于饮食不节，食滞胃肠，脾胃运化失常，传化失司而致泄泻。

朱某，女，48 岁，1979 年 6 月 8 日诊。胸脘不适，嗳腐恶食，大便泻而不爽，舌苔黄腻，脉滑有力。此乃伤食泄泻，治宜消食和胃、化湿散结。方用保和丸（汤）3 剂而安。

本案主证为嗳腐恶食与腹泻并见，由饮食因素所致，故治以消食和胃，化湿散结。方用保和丸为汤剂而取效。[韩先知，张波.泄泻的辨证论治.甘肃中医学院学报，1994，11（2）：22-23.]

3. 施奠邦脾虚泄泻案　《素问·藏气法时论》曰："脾病者，虚则腹满肠鸣，飧泄，食不化。"《素问·五常政大论》说："其病飧泄，邪伤脾也。"《素问·脉要精微论》云："胃脉……虚则泄。"说明脾胃虚弱，失于纳运，则清浊不分而致泄泻。

王某，男，43 岁，2000 年 12 月 1 日初诊。大便溏泄，胃痛反复发作近 10 年，现大便稀溏，每日 3～4 次，不成形，便前腹痛，腹痛即泻。胃脘胀满明显，胃痛不著，畏寒，食欲不振，嗳气频频，舌质淡红，舌苔薄白，脉沉细。施老认为此患者脾虚不运，能纳而不能运，其病在脾。脾虚致胃气不调而上逆，故见嗳气频频。脾虚不升清，大便较多且溏。辨脏腑：脾虚，肝木乘之，故见小腹痛，痛则泻，肝实脾虚则痛泻。辨寒热：畏寒之症为脾寒。辨阴阳：不喜饮，喜暖，便溏，为脾胃阳气不足。辨气血：胃痛有因气血之不同，初病在气分，久痛入血。此患者胃痛时长，故痛在血分。治疗重点为扶助脾阳以止泻，胀满减轻后，可用活血通络之品止胃痛。方用理中汤加味。

党参 12g，炒白术 12g，干姜 6g，炙甘草 6g，茯苓 12g，黄连 6g，法半夏 12g，草豆蔻

6g，丁香 4g，木香 10g，青皮 6g，陈皮 6g，白芍药 12g，香橼皮 10g，吴茱萸 6g，益智仁 6g。

1 周后二诊，患者述大便每日 1 ～ 2 次，多为成形便，便前腹痛亦减，但时有胃痛，舌脉同前。二诊处方于上方中去丁香、青皮、香橼皮，加丹参 30g，砂仁 5g，檀香 3g，活血行气止痛。继服 2 周后泄泻、胃痛均愈。

本案抓住脾虚运化失职、能纳而不能运、其病在脾的特点，与《内经》云"脾病者，虚则腹满肠鸣，飧泄，食不化"之理相符，紧扣其病机，治疗重点在于扶助脾阳止泻，以理中汤加味而病瘳。［张晋，曹玉璋.施奠邦辨证论治泄泻的临证思路.上海中医药杂志，2007，41（7）：11–13.］

**4.	"清气在下，则生飧泄"案**　《素问·阴阳应象大论》曰："清气在下，则生飧泄；浊气在上，则生腹胀。"《素问·脉要精微论》亦云："胃脉虚则泄。"脾胃虚弱，运化无权，升降失常，清浊不分而致泄泻。

陶某，女，33 岁，1984 年 8 月 28 日诊。腹痛作胀，便溏昼夜七八次，纳呆，舌淡，苔白腻，脉濡滑。此为中焦虚寒，脾虚泄泻，拟治以温运理气之法。方用理中汤加减。

党参、白术、山药、扁豆、肉豆蔻各 12g，茯苓 20g，黑姜、砂仁各 6g，炙甘草 3g，水煎服。2 剂后，腹痛减，便溏昼夜三四次，纳食已增，效不更方，又进 4 剂，恙去。

本案属于中焦虚寒，脾虚泄泻，治以温运补脾化湿之法，方用理中汤加减而病愈瘳。临证亦可用参苓白术散，若久泻气虚下陷，脱肛不收，可用补中益气汤，重用黄芪、党参以加强益气升清、健脾止泻之功。［韩先知，张波.泄泻的辨证论治.甘肃中医学院学报，1994，11（2）：22–23.］

**5.	朱良春脾虚湿热留滞案**　《素问·刺热》有云："脾热病者……腹满泄。"指出湿热邪气蕴结，脾虚失于运化，下迫肠道，传化失职，可导致泄泻。

1989 年 3 月朱良春曾治溃疡性结肠炎患者葛某，起病二载，形瘦神疲，纳呆腹胀，有时泄泻一日多达 10 余次，伴有黏冻，甚则失禁不固，脉细，苔腻，舌尖红。证属脾虚不运，湿热逗留，予健脾运中、渗化湿热之仙桔汤。

仙鹤草 30g，桔梗 6g，乌梅 5g，白槿花 10g，炒白术 10g，广木香 6g，白芍 10g，白头翁 10g，甘草 5g。

服药 4 剂，大便软，日行一次，黏冻消失，精神明显好转。服药 20 剂，大便正常，改用健脾助运之剂善后，诸病均瘥。肠镜检查，炎症、溃疡均已消失。

朱良春认为，慢性泄泻，迭治不愈，缠绵难解，往往既有脾虚气弱的一面，又有湿热滞留的存在，呈现虚实夹杂的征象。在治疗上，既要补脾敛阴，又需清化湿热，才能取得效果，仙桔汤即据此而设。［蒋熙，朱琬华.朱良春论治久泻.北京中医杂志，1991，（3）：5–6.］

**6.	焦树德"肾者，胃之关"案**　《素问·水热穴论》云："肾者，胃之关也。"指出肾司二便，其温煦功能失常，是导致泄泻的重要机制。《景岳全书·泄泻》进一步指出其原理是："肾为胃关，开窍于二阴，所以二便之开闭，皆肾脏之所主，今肾中阳气不足，则命门火衰，而阴寒独盛……即令人洞泄不止也。"说明肾在泄泻发病中有重要作用。

张某，男，33 岁，1958 年 3 月 13 日初诊。患者 4 个多月前，因大渴食柿 3 个，并饮茶过骤，致患泄泻，日 4 ～ 5 次，时有腹痛、腹胀，经服西药，便数虽减，但停药即复发，缠绵数月不愈。每晨 4 ～ 5 时许，即腹鸣腹泻，纳食减少，心慌，身倦，小便稍少但不黄，腹部喜热熨。面色欠泽，言语清晰，语言尚不低微。腹部按之不痛，未见异常。苔微白湿润，脉象左手沉滑，右手沉细，两尺无力，右尺较甚。

《素问·水热穴论》说："肾者，胃之关也。"肾主二阴而司开阖，肾虚则下焦不固，故在黎明将交阳分之时则泄泻。两尺脉均无力而右尺弱，按两尺主肾，右主命门，可知命门之火衰。腹部喜热熨，亦是脾肾虚寒之象。脾肾俱虚，又能互为因果。命门火衰不能生脾土，脾更虚，脾虚运化失职，寒湿下注，则肾更亏，故泄泻绵延不愈。脾胃久虚，生化乏源，正气渐虚，故心慌、身倦、面色不泽，工作效率降低。诊为五更泻，脾肾两虚证。治宜健脾化湿、补肾助阳。

野台参、茯苓各12g，白术、补骨脂、炒山药、炒薏苡仁各9g，炙甘草、吴茱萸、肉豆蔻各6g，五味子、制附子、干姜各5g，紫肉桂3g。3剂。

药后，诸症减轻，精神渐振，清晨已不泻。10剂后，泄泻停止，体力增加，食纳旺盛，工作效率提高。共服13剂痊愈。

本案依据《内经》云"肾者，胃之关"，结合患者命门火衰、脾肾两虚、运化失职之表现，分析其属于五更泻的病变，治以健脾化湿，补肾助阳而收效。［焦树德.诊治慢性泄泻经验撷要.河北中医，2004，26（12）：885-886.］

7. 肾阳虚衰，火不暖土案　《灵枢·邪气藏府病形》说："肾脉小甚为洞泄。"《素问·水热穴论》亦云："肾者，胃之关也。"肾为胃之关，职司二便，肾阳有温煦诸脏腑的功能。若久病损伤肾阳，或年老体衰，肾阳衰微，脾失温养，运化失常，关门失守，可成泄泻。

杨某，男，60岁，2009年7月30日来诊。患腹泻4年余，每日于天不亮时泄泻，大便每日1～2次。便无脓血，呈糊状。便前腹痛，解后痛减。腹冷，苔白腻，脉细。辨证属肾阳虚衰，火不暖土。治以温中健脾、暖肾固涩。以连理汤和四神丸加减。

炒党参10g，炒苍术10g，炒白术10g，茯苓12g，木香10g，干姜3g，肉桂3g，制附片10g，厚朴10g，炒薏苡仁30g，六一散12g，草豆蔻10g，肉豆蔻10g，炒莲子20g，补骨脂10g，焦曲10g，焦楂10g。7剂，水煎服。

复诊时，患者腹泻已明显缓解，腹冷减轻，大便每日1次，苔白，脉细。原方继服。

本案属于"五更泄"，与《内经》云"肾者，胃之关"之理相合。湿由脾运，脾弱则湿停，治疗温肾需不忘健脾，利湿必先实脾。治以温中健脾、暖肾固涩，以连理汤合四神丸加减而收功。［张菁，陈涤平，靳政玺.从"脾病则泄泻"治疗腹泻临床体会.辽宁中医药大学学报，2010，12（9）：180-181.］

8. 肝脾不调案　《素问·举痛论》云："怒则气逆，甚则呕血及飧泄。"情志所伤，郁怒伤肝，肝气横逆乘脾，肝脾不调，脾失健运，则易引起泄泻。

戴某，男，38岁，2009年8月18日来诊。患者每饮酒后即欲解大便，间作20年，精神紧张时亦欲解大便。近来大便次数增多，质偏稀，平时食欲一般。舌质淡，苔薄白，脉细。肠镜检查示：回肠末端炎，直肠炎；病理示：回肠末端淋巴滤泡增生。辨证属肝脾不调，治拟健脾益气，佐以疏肝。

炒党参12g，黄芪20g，茯神12g，六一散12g，炒白术12g，当归10g，远志10g，郁金10g，乌梅10g，芡实20g，酸枣仁15g，鸡内金10g，焦山楂10g，焦神曲10g，炒谷麦芽15g，陈皮10g，柴胡6g。7剂，水煎服。

复诊时患者大便每日 1 次，质软，酒后解大便感明显缓解，口稍干，舌尖红。原方加入炒黄连 1.5g。继服，病得以缓解。

本案之病发与饮酒和情志所伤相关，属于肝脾不调，复加酒食所伤，故以健脾益气，并佐以疏肝为法而获效。[张菁，陈涤平，靳政玺.从"脾病则泄泻"治疗腹泻临床体会.辽宁中医药大学学报，2010，12（9）：180-181.]

9. 任继学从肝肺治疗泄泻案 《素问·举痛论》指出："怒则气逆，甚则呕血及飧泄。"郁怒伤肝，肝气横逆乘脾，肝脾不调，脾失健运，则易引起泄泻。《灵枢·邪气藏府病形》云："肺脉……小甚为泄。"肺与大肠相表里，肺脾为母子关系，肺气不足，子病及母，伤及脾气，则运化失常，亦可致泄泻。

李某，男，37 岁。患慢性腹泻已 12 年，症见胸闷、脘腹不舒、胸胁闷痛而胀，纳呆乏力，大便溏薄，每天 4～5 次，小便色白，颜面苍黄，毛发不荣，体瘦，舌淡红，舌体胖，两侧有齿痕，苔白腻而厚，脉沉濡有力。经用健脾利湿、和胃止泻不应。从症、色、舌、苔、脉象究之，本证主因久泻不止，故用宣肺疏肝、理脾和胃之法。方用和安散加莲子 30g，进 10 余剂而愈。

治疗慢性泄泻临床多采用健脾利湿、理气和胃、温肾健脾等法，但久治不愈，或复发者，任继学教授常从肝、肺入手治之，方用和安散，药用前胡、桔梗、川芎、木香、青皮、柴胡、当归、甘草、茯苓等。临证常增用莲子以助茯苓渗湿止泻之功，其效显著。[李聪甫，赵绍琴，任继学等.慢性泄泻证治.中医杂志，1985，（6）：11-15.]

10. 肾阴虚泄泻案 《素问·至真要大论》云："燥者濡之。"泄泻日久，本已阴伤，再加之燥湿分利，以及温阳之品，均能使阴伤甚，而加重病情，结合其临床症状，泄泻肾阴亏虚亦不少见。

患者，女，75 岁，因泄泻 1 年余而来就诊，曾反复经西药及中药治疗，疗效均不甚理想。症见：水样便，每日 7～8 次，多随小便而出，口干口渴，乏力，形体消瘦，偶有咳嗽，无痰，舌质淡红少苔，脉沉细略数。辨证为肾阴不足。方以六味地黄丸加减治之。

熟地黄 20g，山药 30g，山茱萸 15g，泽泻 9g，牡丹皮 6g，茯苓 10g，五味子 10g，麦冬 15g。上方 14 剂。

复诊：大便次数减至每日 3～4 次，小便量较前增多，口干口渴、咳嗽减，舌质淡红，舌根、舌中略有薄苔，再以前方中加干姜 15g，制附片 10g，寓阴中求阳之意，上方 14 剂，服后患者遂泄泻止。

本案久泄病，其阴已伤，结合其临床症状，辨证为肾阴亏虚。选方六味地黄丸加减而愈。可见临床应于复杂多变的症状中把握关键，识别病机，方能正确施治。

[徐春霞，李慧.从肾阴虚论治泄泻.河南中医，2013，33（4）：617-618.]

【内经原文】

此秋气之应，养收之道也。逆之则伤肺，冬为飧泄，奉藏者少。

《素问·四气调神大论》

因于露风，乃生寒热。是以春伤于风，邪气留连，乃为洞泄。

《素问·生气通天论》

仲夏善病胸胁，长夏善病洞泄寒中。

《素问·金匮真言论》

清气在下，则生飧泄。浊气在上，则生䐜胀。此阴阳反作，病之逆从也。

湿胜则濡泻。

春伤于风，夏生飧泄。

《素问·阴阳应象大论》

胃脉实则胀，虚则泄。

久风为飧泄。

《素问·脉要精微论》

尺寒脉细，谓之后泄。

风热而脉静，泄而脱血脉实，病在中脉虚，病在外脉涩坚者，皆难治。

《素问·平人气象论》

泄利前后，饮食不入，此谓五虚。

浆粥入胃，泄注止，则虚者活。

《素问·玉机真藏论》

脾病者，身重善肌肉痿，足不收行，善瘈脚下痛，虚则腹满肠鸣，飧泄食不化，取其经，太阴阳明少阴血者。

《素问·藏气法时论》

入五藏则䐜满闭塞，下为飧泄，久为肠澼。

《素问·太阴阳明论》

故五藏各以治时，感于寒则受病，微则为咳，甚者为泄、为痛。

《素问·咳论》

怒则气逆，甚则呕血及飧泄，故气上矣。

寒气客于小肠，小肠不得成聚，故后泄腹痛矣。

《素问·举痛论》

久风入中，则为肠风飧泄。

食寒则泄，诊形瘦而腹大。

《素问·风论》

肠痹者，数饮而出不得，中气喘争，时发飧泄。

《素问·痹论》

志有余则腹胀飧泄，不足则厥。

《素问·调经论》

先病而后泄者治其本，先泄而后生他病者治其本。

《素问·标本病传论》

岁木太过，风气流行，脾土受邪。民病飧泄食减，体重烦冤，肠鸣腹支满。

岁土太过，雨湿流行，肾水受邪……腹满溏泄肠鸣。

岁水太过，寒气流行，邪害心火……甚则腹大胫肿，喘咳，寝汗出憎风。……病反腹满肠鸣，溏泄食不化。

岁木不及，燥乃大行，生气失应，草木晚荣，肃杀而甚，则刚木辟著，悉萎苍干，上应太白星。民病中清，肱胁痛，少腹痛，肠鸣溏泄。

岁火不及，寒乃大行，长政不用……病鹜溏腹满，食饮不下，寒中肠鸣，泄注腹痛，暴挛痿痹，足不任身。

岁水不及，湿乃大行，长气反用，其化乃速，暑雨数至，上应镇星。民病腹满身重，濡泄。

《素问·气交变大论》

厥阴所至为胁痛、呕、泄。

《素问·六元正纪大论》

厥阴司天，风淫所胜……民病胃脘当心而痛，上支两胁，鬲咽不通，饮食不下，舌本强，食则呕，冷泄腹胀，溏泄瘕水闭，蛰虫不去，病本于脾。

厥阴之胜……胃脘当心而痛，上支两胁，肠鸣飧泄，少腹痛，注下赤白，甚则呕吐，鬲咽不通。

阳明之胜，清发于中，左肱胁痛，溏泄。

阳明之复，清气大举，森木苍干，毛虫乃厉，病生肱胁，气归于左，善太息，甚则心痛否满，腹胀而泄。

诸厥固泄，皆属于下。

《素问·至真要大论》

此十二原者，主治五藏六府之有疾者也。胀取三阳，飧泄取三阴。《灵枢·九针十二原》

肺脉……小甚为泄。

肾脉……小甚为洞泄。

大肠病者，肠中切痛而鸣濯濯，冬日重感于寒即泄。

《灵枢·邪气藏府病形》

脾足太阴之脉……是主脾所生病者，舌本痛，体不能动摇，食不下，烦心，心下急痛，溏瘕泄。

肝足厥阴之脉……是主肝所生病者，胸满呕逆飧泄。

《灵枢·经脉》

飧泄，补三阴之上，补阴陵泉，皆久留之，热行乃止。

《灵枢·四时气》

二曰，泄而腹满甚者死。

《灵枢·热病》

先泄而后生他病者，治其本。

《灵枢·病本》

胃中寒则腹胀，肠中寒则肠鸣飧泄。胃中寒，肠中热，则胀而且泄。

《灵枢·师传》

大肠胀者，肠鸣而痛濯濯，冬日重感于寒，则飧泄不化。

《灵枢·胀论》

其腹大胀，四末清，脱形，泄甚，是一逆也。

咳呕腹胀，且飧泄，其脉绝，是五逆也。

《灵枢·玉版》

大泄之后，是四夺也。

病泄，脉洪大，是二逆也。

《灵枢·五禁》

是故虚邪之中人也……留而不去，传舍于肠胃，在肠胃之时，贲响腹胀，多寒则肠鸣飧泄，食不化；多热则溏出糜。

《灵枢·百病始生》

尺肤寒，其脉小者，泄，少气。

大便赤瓣飧泄，脉小者，手足寒，难已；飧泄，脉小，手足温，泄易已。

《灵枢·论疾诊尺》

大肠小肠为泄。

《灵枢·九针》

【参考文献】

［1］王琦.王琦临床医学丛书.北京：人民卫生出版社，2003.

［2］王庆其.内经临证发微.上海：上海科学技术出版社，2007.

［3］王庆其.黄帝内经理论与实践.北京：人民卫生出版社，2009.

［4］王庆其.内经临床医学.北京：人民卫生出版社，2010.

［5］倪红梅，方盛泉.《内经》云“泄泻”之探析及演绎.上海中医药杂志，2008，42（9）：45-47.

［6］倪红梅，方盛泉.《内经》云“泄泻”病因病机及辨证治疗之探析及发挥.四川中医，2008，26（7）：34-36.

［7］夏军权.《内经》云“泄泻”理论对临床的指导.甘肃中医，2009，22（9）：9-10.

［8］陆彩芬.泄泻证治浅述.浙江中医杂志，2012，47（6）：398-399.

［9］吴皓萌，徐志伟，敖海清.国医大师治疗慢性泄泻用药规律研究.中医杂志，2013，（7）：564-566.

［10］方国栋，钦丹萍.浅析《素问》从湿论治泄泻.河南中医，2013，33（5）：647-648.

第十章 虚弱类

虚弱是由多种原因引起的，以脏腑虚损、精气血津液不足为主要病机的多种慢性衰弱证候的总称。凡禀赋不足、后天失调、病久失养、积劳内伤、酒色纵肆、七情乖戾，渐至精气亏耗，虚久不复，而表现为各种虚弱证候者，均属于虚弱类病证的范畴。《内经》对虚弱有"虚""劳""损""不足""夺""脱"等不同称谓，涉及虚弱病证的疾病有"解㑊""肉苛""僤""脱营""失精"等。

【病证概论】

1. 虚弱的病因病机 《素问·通评虚实论》在虚实对比中明确地对"虚"作了定义，谓"邪气盛则实，精气夺则虚"，说明人体精气的消耗脱失会导致虚弱。这是对虚弱病机高度精辟的概括。从《内经》论述来看，引起虚弱常见的病因病机有衰老、感受邪气、情志所伤、饮食劳倦、汗泄及脱血、误治致虚等六个方面。

（1）衰老 生、长、壮、老、已是所有生命的基本过程和规律，随着衰老过程的进行，人体脏腑经脉之气逐渐消耗，随之就会出现一系列虚弱的表现。如《素问·上古天真论》云："女子……五七，阳明脉衰，面始焦，发始堕；六七，三阳脉衰于上，面皆焦，发始白；七七，任脉虚，太冲脉衰少，天癸竭，地道不通，故形坏而无子也。丈夫……五八，肾气衰，发堕齿槁；六八，阳气衰竭于上，面焦，发鬓颁白；七八，肝气衰，筋不能动；八八，天癸竭，精少，肾藏衰，形体皆极，则齿发去。"《灵枢·天年》曰："五十岁，肝气始衰，肝叶始薄，胆汁始灭，目始不明；六十岁，心气始衰，苦忧悲，血气懈惰，故好卧；七十岁，脾气虚，皮肤枯；八十岁，肺气衰，魄离，故言善误；九十岁，肾气焦，四藏经脉空虚；百岁，五藏皆虚，神气皆去，形骸独居而终矣。"

（2）感受邪气 邪气侵袭机体，损伤脏腑经脉，耗伤气血津液，亦会导致虚弱。严重者会因气血津液枯槁，脏腑精气衰竭而死亡。如《素问·缪刺论》云："夫邪之客于形也，必先舍于皮毛，留而不去，入舍于孙脉，留而不去，入舍于络脉，留而不去，入舍于经脉，内连五藏，散于肠胃，阴阳俱感，五藏乃伤。"《灵枢·痈疽》曰："寒邪客于经络之中，则血泣，血泣则不通，不通则卫气归之，不得复反，故痈肿。寒气化为热，热胜则腐肉，肉腐则为脓。脓不泻则烂筋，筋烂则伤骨，骨伤则髓消，不当骨空，不得泄写，血枯空虚，则筋骨肌肉不相荣，经脉败漏，熏于五藏，藏伤故死矣。"

（3）情志所伤 突然剧烈或长期持续的不良情志刺激亦会损伤脏腑精气，引起虚弱。《素问·调经论》曰"帝曰：阴之生虚奈何。岐伯曰：喜则气下，悲则气消，消则脉虚空"，指出悲喜过度可使气机耗散、经脉空虚。《素问·疏五过论》曰："帝曰：凡未诊病者，必问尝贵后贱，虽不中邪，病从内生，名曰脱营。尝富后贫，名曰失精，五气留连，病有所并。医工诊之，不在藏府，不变躯形，诊之而疑，不知病名。身体日减，气虚无精，病深无气，洒洒然时惊，病深者，以其外耗于卫，内夺于荣。"说明社会地位和经济地位的变化会导致人体精气暗耗，荣卫枯竭，形肉消烁，形成虚弱。究其原因，多系情志暗伤所致。

（4）饮食劳倦 饮食五味太过，劳力、房劳过度，都会引起虚弱。《素问·经脉别论》曰："故饮食饱甚，汗出于胃；惊而夺精，汗出于心；持重远行，汗出于肾；疾走恐惧，汗出于肝；摇体劳苦，汗出于脾；故春秋冬夏，四时阴阳，生病起于过用，此为常也。"认为饮食劳倦过度，是导致脏腑精气受伤的重要原因，其谓之"生病起于过用"。《素问·生气通天论》曰："味过于酸，肝气以津，脾气乃绝。味过于咸，大骨气劳，短肌，心气抑。味过于甘，心气喘满，色黑肾气不衡。味过于苦，脾气不濡，胃气乃厚。味过于辛，筋脉沮弛，精神乃央。"认为饮食五味之中，酸苦味太过，会伤及脾脏精气；咸味太过，会伤及心脏精气；甘味太过，会伤及肾脏精气；辛味太过，会伤及肝脏精气，影响筋脉功能。《素问·上古天真论》曰"今时之人不然也，以酒为浆，以妄为常，醉以入房，以欲竭其精，以耗散其真，不知持满，不时御神，务快其心，逆于生乐，起居无节，故半百而衰也"，《素问·生气通天论》曰"因而强力，肾气乃伤，高骨乃坏"，认为房劳过度会损伤肾精。

（5）汗、泄及脱血 《灵枢·五禁》曰："形肉已夺，是一夺也；大夺血之后，是二夺也；大汗出之后，是三夺也；大泄之后，是四夺也；新产及大血之后，是五夺也。此皆不可写。"任何原因引起的大汗出、剧烈泄泻、大失血，都会因津血大量脱失而出现虚弱，此时针刺不可用泻法，以免重伤精气。

（6）误治致虚 《内经》认为误治亦会致虚。误治之中有因刺不以时或刺法不当而损伤气血致虚者，如《素问·四时刺逆从论》云"帝曰：逆四时而生乱气奈何？岐伯曰：春刺络脉，血气外溢，令人少气……夏刺经脉，血气乃竭，令人解㑊……秋刺筋骨，血气内散，令人寒栗。冬刺经脉，血气皆脱，令人目不明。冬刺络脉，内气外泄，留为大痹。冬刺肌肉，阳气竭绝，令人善忘"；有因犯"虚虚实实"之戒，气血阴阳耗竭而致虚者，如《灵枢·根结》云"形气不足，病气不足，此阴阳气俱不足也，不可刺之，刺之则重不足。重不足则阴阳俱竭，血气皆尽，五藏空虚，筋骨髓枯，老者绝灭，壮者不复矣"。

2. 虚弱的分类与临床表现 据引起虚弱的病因病机、病位、临床表现的不同，《内经》中的虚弱病证可以分为脏腑虚、经络虚、精气血津液虚、上中下虚、四海虚等五类。

（1）脏腑虚 脏腑在人体生命活动中居于核心地位，《内经》多处论及脏腑虚的临床表现。

①肺虚 《素问·藏气法时论》云："肺病者……虚则少气不能报息，耳聋嗌干。"《灵枢·本神》云："肺藏气，气舍魄，肺气虚则鼻塞不利少气。"《素问·方盛衰论》曰："肺气虚则使人梦见白物，见人斩血借借，得其时则梦见兵战。"《内经》认为，肺虚主要的临床表现是少气。又，五行之中肺属金，与五色之白色相通应，所以肺虚会梦见兵战、梦见白物。

②心虚 《素问·藏气法时论》云："心病者……虚则胸腹大，胁下与腰相引而痛。"《灵枢·本神》云："心藏脉，脉舍神，心气虚则悲。"《素问·方盛衰论》曰："心气虚，则梦救火阳物，得其时则梦燔灼。"《内经》认为，心虚主要的临床表现是胸腹大，胁下与腰相引而痛，同时心虚会引起情志的变动而使人喜悲。五行之中心属火，所以心虚会梦见大火燔灼。

③肝虚 《素问·藏气法时论》云："肝病者……虚则目䀮䀮所见，耳无所闻，善恐如人将捕之。"《灵枢·本神》云："肝藏血，血舍魂，肝气虚则恐。"《素问·方盛衰论》曰："肝气虚，则梦见菌香生草，得其时则梦伏树下不敢起。"《内经》认为，肝虚主要的临床表现是视物

不清，听力减退，同时肝虚会引起情志的变动而使人善恐。五行之中肝属木，所以肝虚会梦见菌草树木。

④脾虚　《素问·藏气法时论》云："脾病者……虚则腹满肠鸣，飧泄食不化。"《灵枢·本神》云："脾藏营，营舍意，脾气虚则四肢不用，五藏不安。"《素问·方盛衰论》曰："脾气虚则梦饮食不足，得其时则梦筑垣盖屋。"《内经》认为，脾主要的临床表现有腹满肠鸣，泄下完谷不化，四肢痿弱不用。同时脾胃为"仓廪之官"，五行属土，所以脾虚会梦见饮食不足，筑垣盖屋。

⑤肾虚　《素问·藏气法时论》云："肾病者……虚则胸中痛，大腹小腹痛，清厥意不乐。"《灵枢·本神》云："肾藏精，精舍志，肾气虚则厥。"《素问·方盛衰论》曰："肾气虚则使人梦见舟船溺人，得其时则梦伏水中，若有畏恐。"《内经》认为，肾虚主要的临床表现是胸腹疼痛，四肢逆冷。同时肾虚会引起情志的变动而使人精神抑郁。五行之中肾属水，所以肾虚会梦见舟船与水，梦中恐畏。

⑥胃虚　《灵枢·口问》曰："黄帝曰：人之嚲者，何气使然？岐伯曰：胃不实则诸脉虚，诸脉虚则筋脉懈惰，筋脉懈惰则行阴用力，气不能复，故为嚲。"《内经》认为，胃虚则一身经脉皆虚，复加入房用力，会导致筋骨懈惰，四肢纵缓。

（2）经络虚　经络是运行全身气血，联络脏腑肢节，沟通上下内外的道路。《内经》中的经络虚又可分为经脉虚与络脉虚。

①经脉虚　《素问·痿论》云："故阳明虚则宗筋纵，带脉不引，故足痿不用也。"认为阳明经脉虚会导致宗筋弛纵，临床出现下肢痿弱不用。《灵枢·经脉》曰："肺手太阴之脉……气虚则肩背痛寒，少气不足以息，溺色变……大肠手阳明之脉……虚则寒栗不复……胃足阳明之脉……气不足则身以前皆寒栗，胃中寒则胀满……肾足少阴之脉……气不足则善恐，心惕惕如人将捕之。"认为手太阴肺脉之气虚临床会出现肩背寒痛，少气；手阳明大肠脉与足阳明胃脉之气虚都会出现寒栗，足阳明胃脉气虚还会出现胃中胀满；足少阴肾脉之气虚则会出现心悸善恐的症状。

②络脉虚　《灵枢·经脉》还系统地记载了十五别络虚的临床表现，其云："手太阴之别，名曰列缺。……其病实则手锐掌热，虚则欠㰦，小便遗数。……手少阴之别，名曰通里。……其实则支膈，虚则不能言。……手心主之别，名曰内关。……心系实则心痛，虚则为头强。……手太阳之别，名曰支正。……实则节弛肘废，虚则生肬，小者如指痂疥。……手阳明之别，名曰偏历。……实则龋聋，虚则齿寒痹隔。……手少阳之别，名曰外关。……病实则肘挛，虚则不收。……足太阳之别，名曰飞扬。……实则鼽窒，头背痛，虚则鼽衄。……足少阳之别，名曰光明……实则厥，虚则痿躄，坐不能起……足阳明之别，名曰丰隆。……实则狂癫，虚则足不收，胫枯……足太阴之别，名曰公孙。……实则肠中切痛，虚则鼓胀。……足少阴之别，名曰大钟……实则闭癃，虚则腰痛。……足厥阴之别，名曰蠡沟。……其病气逆则睾肿卒疝。实则挺长，虚则暴痒。……任脉之别，名曰尾翳。……实则腹皮痛，虚则痒搔……督脉之别，名曰长强。……实则脊强，虚则头重。……脾之大络，名曰大包。……实则身尽痛，虚则百节尽皆纵。"认为手太阴之络脉虚会出现呵欠，气短，或尿频、遗尿等症状。手少阴之络脉虚会导致不能言。手厥阴之络脉虚会出现头项强直。手太阳之络脉虚会出现皮肤生赘疣，小的如同指间生的疥结痂。手阳明之络脉虚会出现牙齿寒凉、胸膈气塞不畅等。手少阳之络脉

虚会出现肘关节部纵缓不收，即不能屈。足太阳之络脉虚会出现鼻流清涕和鼻出血。足少阳之络脉虚会出现痿躄，即筋肉萎缩或痿软无力，坐而不能站起。足阳明之络脉虚会出现足胫屈伸不得，胫部肌肉枯萎。足太阴之络脉虚会出现腹部鼓胀。足少阴之络脉虚会出现腰痛。足厥阴之络脉虚会出现阴囊突然瘙痒。任脉之络脉虚会出现腹壁皮肤瘙痒。督脉之络脉虚会出现头部沉重。脾之大络虚会出现全身各关节皆弛缓。

（3）精气血津液虚

①精气虚 《灵枢·决气》曰："精脱者，耳聋；气脱者，目不明。"认为全身精气虚弱会影响耳目功能，出现耳聋、视物不清等临床症状。此外《素问·汤液醪醴论》曰："帝曰：形弊血尽而功不立者何。岐伯曰：神不使也。帝曰：何谓神不使。岐伯曰：针石道也。精神不进，志意不治，故病不可愈。今精坏神去，荣卫不可复收。何者，嗜欲无穷，而忧患不止，精气弛坏，荣泣卫除，故神去之而病不愈也。"认为精气虚衰还会使人神机衰败，从而不能对医生的治疗措施产生反应，导致疾病日趋恶化。

②营卫虚 《素问·逆调论》曰："荣气虚则不仁，卫气虚则不用，荣卫俱虚，则不仁且不用。"认为营卫虚临床会导致四肢、肌肉麻木，运动功能障碍。《素问·疏五过论》曰："帝曰：凡未诊病者，必问尝贵后贱，虽不中邪，病从内生，名曰脱营。尝富后贫，名曰失精，五气留连，病有所并。医工诊之，不在藏府，不变躯形，诊之而疑，不知病名。身体日减，气虚无精，病深无气，洒洒然时惊，病深者，以其外耗于卫，内夺于荣。"认为情志内伤，荣卫精气虚衰，还会出现身体日渐瘦弱，时时寒栗如受惊吓。

③血虚 《灵枢·决气》曰："血脱者，色白，夭然不泽。"《素问·调经论》云："血有余则怒，不足则恐。"认为血虚临床会出现面色苍白、没有光泽、易于恐惧等症状。

④津液虚 《灵枢·决气》曰："津脱者，腠理开，汗大泄；液脱者，骨属屈伸不利，色夭，脑髓消，胫酸，耳数鸣。"《灵枢·五癃津液别》云："阴阳不和，则使液溢而下流于阴，髓液皆减而下，下过度则虚，虚故腰背痛而胫酸。"认为大汗出会导致津虚，精液妄泄会导致液虚。津液虚，滋润濡养功能减退，临床会出现口干渴、面无光泽、筋骨屈伸不利、小腿酸软、腰背疼痛、耳鸣等症状。

（4）上、中、下虚 《灵枢·口问》曰："故上气不足，脑为之不满，耳为之苦鸣，头为之苦倾，目为之眩。中气不足，溲便为之变，肠为之苦鸣。下气不足，则乃为痿厥心悗。"《灵枢·卫气》云"上虚则眩""下虚则厥"。认为人体上部之气虚，七窍失养，临床会出现耳鸣、头倾、目眩等症状；中部脾胃之气虚，运化失司，临床会出现肠鸣、二便失常等症状；下部之气虚，升降失常，临床会出现下肢痿弱厥冷、心胸满闷不舒等症状。

（5）四海虚 《灵枢·海论》曰："气海不足，则气少不足以言。……血海不足，亦常想其身小，狭然不知其所病。……水谷之海不足，则饥不受谷食。……髓海不足，则脑转耳鸣，胫酸眩冒，目无所见，懈怠安卧。"气海为膻中，膻中即胸中，实乃指肺，因肺主气，故"气海不足则气少不足以言"；胃为水谷之海，胃主通降，以降为和，"水谷之海不足则饥不受谷食"是胃气不足，受纳、腐熟、通降功能失常而致饥不欲食；虽脑为髓海，但肾主骨生髓，髓为肾中精气所化生。故"髓海不足，则脑转耳鸣，胫酸眩冒，目无所见，懈怠安卧"应责之肾虚。肾中精气不足则髓无所化，髓海不充，故见头晕、耳鸣、视物不清；肝藏血，故肝又被称为血海。血舍魂，肝血虚，魂失所养，就会出现"血海不足""常想其身小，狭然不知所病"的精神症状。

3. 虚弱的治则治法　《内经》对虚弱性疾病总的治疗原则是的"虚则补之"，这一原则在《素问·三部九候论》《素问·厥论》《素问·五常政大论》，以及《灵枢·经脉》《灵枢·寒热病》《灵枢·通天》等多篇都有提及。"虚则补之"，既可以用药食温补法，又可以用针刺补虚法。

《内经》非常重视药食温补法在虚弱性疾病治疗中的作用，如《灵枢·邪气藏府病形》曰："阴阳形气俱不足，勿取以针而调以甘药也。"《素问·至真要大论》指出"劳者温之""损者温之"。具体又有"形不足者，温之以气，精不足者，补之以味"（《素问·阴阳应象大论》）之说，即用甘温补气和厚味填精之品以补益虚弱。针刺总的来说属于泻法，故对于针刺补虚，需严格掌握针刺手法。如《素问·调经论》的呼入吸出法（"帝曰：补虚奈何。岐伯曰：持针勿置，以定其意，候呼内针，气出针入，针空四塞，精无从去，方实而疾出针，气入针出，热不得还，闭塞其门，邪气布散，精气乃得存"）；《灵枢·官能》的徐入疾出法（"补必用方，外引其皮，令当其门，左引其枢，右推其肤，微旋而徐推之，必端以正，安以静，坚心无解，欲微以留，气下而疾出之，推其皮，盖其外门，真气乃存"）等。

【临证指要】

1. "精气夺则虚"的临床意义　"精气夺则虚"语出《素问·通评虚实论》，意为精气（即正气），脱失则表现为虚证。本句经文是中医病机认识中关于虚证病机的经典定义。

精气夺则虚是说精气脱失，正邪斗争无力，临床上可表现出一系列虚弱、衰退、不足的证候。如外感热病后期，暴病吐利、大汗、亡血，各种慢性病证日久等。临床主要表现为神疲乏力、气短自汗、畏寒肢冷、食少便溏、脉虚无力等。

虚弱不足之证虽类别繁多，然而归结起来不外乎精气血诸虚与脏腑经络不足之虚。对于《内经》之精气血诸虚，精脱耳聋者，可选用左慈丸；气脱目不明者，可选用益气聪明汤；血虚者，可选用当归补血汤、归脾汤、圣愈汤等；津液虚者，可选用生脉散、增液汤、益胃汤、沙参麦冬饮、复脉汤等。对于《内经》之五藏虚损，可参考《医学入门·杂病用药赋》所论心虚用人参固本丸、天王补心丹等；肝虚用天麻丸、鹿茸四斤丸等；脾虚用返本丸、橘皮煎丸等；肺虚用单人参膏、天门冬膏等；肾虚用小菟丝丸、太极丸等。

此外，因人体脏腑气血之间有互相资生、互相为用的关系，故补血者必兼以固气，补气者当助以益血。虚则可补其母。如肝虚补肾，资水以涵木；肺虚补脾，补土以生金。肾为先天之本，阴阳之根，故五脏之虚又以补脾、肾为本。

2. "气虚宜掣引之"的临床意义　"气虚宜掣引之"语出《素问·阴阳应象大论》。张介宾认为"气虚者，无气之渐，无气则死矣。故当挽回其气而引之使复也"，故"上气虚者升而举之，下气虚者归而纳之，中气虚者温而补之，是皆掣引之义。"

"上气虚者升而举之"，上气者，胸中之气。张锡纯认为，大气充满胸中，以司肺之呼吸。胸中大气下陷，临床可见"气短不足以息。或努力呼吸，有似乎喘。或气息将停，危在顷刻。其兼证，或寒热往来，或咽干作渴，或满闷怔忡，或神昏健忘，种种病状，诚难悉数。其脉象沉迟微弱，关前尤甚。其剧者，或六脉不全，或参伍不调"，当以补气升提举陷为治。

"中气虚者温而补之"，中气者，脾胃之气。脾居中央，灌溉四傍，为周身气机升降之枢纽。脾气虚则运化失职，升降无权，而为痞闷、胀满、食欲不振等症。李东垣认为，"内伤脾胃，乃伤其气……惟当以辛甘温之剂，补其中升其阳"，治宜补中益气升阳。

"下气虚者归而纳之"，下气者，肝肾之气。肝主疏泄，肾主闭藏。张锡纯认为："夫肝之疏泄，原以济肾之闭藏，故二便之通行，相火之萌动，皆与肝气有关，方书所以有肝行肾气之说。今因肾失其闭藏之性，肝遂不能疏泄肾气使之下行，更迫于肾气之膨胀，转而上逆。"故肝肾精气亏虚，可见喘逆、遗泄、二便失常等症，治宜补肝肾而收敛摄纳。

3. "荣气虚则不仁，卫气虚则不用"的临床意义 《素问·逆调论》曰："荣气虚则不仁，卫气虚则不用，荣卫俱虚，则不仁且不用。"言荣气虚弱，会使人皮肉麻木不仁；卫气虚弱，则使人肢体不能举动。若荣卫皆虚弱，就会使人肢体麻木不仁而且不能随意运动。

荣气是运行于脉中的精气，源于水谷，有化生血液，荣养周身的作用。荣气充足，则人体脏腑组织，筋骨肌肉得以充分濡养，人体筋骨强健，肌肤柔润，感觉灵敏。荣气不足，筋骨肌肉失却濡养，则可产生肢体麻木等病变。卫气是运行于脉外的精气，亦来源于水谷，具有温养脏腑皮肉，护卫机体的作用。卫气不足，皮肉失于温养，则可引起肢体活动障碍等病变。本句经文提示我们，临床上对于肢体麻木，痿弱不用一类的病证可以采取调和营卫的办法进行治疗。其中，若肢体麻木，不知痛痒，筋骨肌肉瘦削，舌质淡，苔白，脉细弱，治宜调养营血，可予归芪桂枝汤；若肢体活动不利，自汗恶风，身痛乏力，或心悸气短，舌淡嫩，苔薄白，脉浮缓，治宜益气固表、调和营卫，可予黄芪桂枝五物汤。

4. "四海不足"理论的临床意义 《灵枢·海论》云："气海不足，则气少不足以言。……血海不足，亦常想其身小，狭然不知其所病。……水谷之海不足，则饥不受谷食。……髓海不足，则脑转耳鸣，胫酸眩冒，目无所见，懈怠安卧。"四海与相关脏腑功能密切相关，如气海与肺、血海与肝、水谷之海与脾胃、髓海与肾，故四海不足可以认为是相关脏腑功能的失常。

气海不足，治宜补益肺气。针灸处方：大椎、肺俞、中府、膻中、太渊、足三里，均用补法。大椎为诸阳之会，为气海之输，有补益气海的作用。肺俞、中府相配，为俞募相配，可恢复宗气的功能。气会膻中，脉会太渊，二穴合用，可补气充脉。足三里为足阳明胃经之合穴，用之以资气血生化之源，共奏补益肺气之功。

水谷之海不足，治宜健脾补胃，强身健体。针灸处方：气冲、足三里、中脘、章门、脾俞、胃俞，均用补法，灸法较好。方中气冲、足三里为水谷之海之输，可通调胃气；脾俞、胃俞为脾胃之气输注于背部的背俞穴，章门、中脘为脾胃之募穴，俞募相配，能助脾胃功能的恢复。脾胃健运，气血来源充足，则身强体健矣。

髓海不足，治宜滋补精血，壮骨填髓。针灸处方：百会、风府、太溪、绝骨、肝俞、肾俞，均用补法。方中百会、风府为髓海之输，肝俞、肾俞补肝血益肾精，绝骨、太溪壮骨填髓。

血海不足，治宜补气养血。针灸处方：大杼、上巨虚、下巨虚、膈俞、胆俞、血海、三阴交，均用补法。方中大杼、上巨虚、下巨虚补益血海。（双）胆俞、（双）膈俞为古代四花穴，能治血海空虚所致的虚劳羸弱。血海穴有补益血海之功，三阴交为三阴交会之穴，可健脾补肾调肝。

【病案举隅】

1. 心气虚善悲案 某局女会计宋某，年三十许，于1970年初，忽病哭笑无常，每日必发多次。发作之时，时而悲泣，伤感不已；时而嬉笑怒骂，亲疏不避。时而欠伸频作，有若神灵所附。约 1 小时后，或作嬉笑，或不笑，继则遽然自释，重归平静。清醒后与常人无异，亦能治理账务。曾屡往某精神病院就诊，诊断为"精神分裂症"，已治数月不应。余往诊时，病正发作，所见一如上述。病止后诊其脉弦而细，舌质干红，苔薄白。此证显然是《金匮要略》之脏躁，仲景曰："妇人脏躁，喜悲伤欲哭，象如神灵所作，数欠伸。"正与此例病情相符。即以甘麦大枣汤加入养血柔肝、宁心安神之品。

淮小麦 30g，甘草 4.5g，大枣 7 枚，当归 9g，炒白芍 9g，柏子仁 9g，太子参 9g，炒竹茹 4.5g，炒枣仁 9g，茯神 9g，合欢皮 15g。

服 5 帖，病由日发数次，减为 5 日内仅发 2 次。服至 10 帖，诸症悉蠲。数年后，邂逅其全家于中山公园，云愈后一切安然。（《三十年临证探验录·甘麦大枣脏躁愈》）

2. 肺脾气虚干咳少气案　职员朱某，年近四旬。自诉频年以来，干咳不已，纳食不振，胃脘胀满，嗳气时作，泛恶频仍。西医诊断为肺气肿。中西医药杂治年余，依然如故，渐觉形神衰疲，食道有梗阻之感，胸次闷瞀，呼吸不畅。于 1971 年秋前来就诊。余视其脉软而无力，舌质淡而苔略厚。详参四诊。证属中气虚衰，土不生金，肺气不足才生咳嗽。至于恶心泛漾，缘土虚则湿痰留滞胃脘，痰浊内扰则泛恶作矣。观前所服方，尽是开肺止咳之品，不惟无益，反且有害。为今之计，当宗《内经》云"治病必求其本"之旨，以培土生金为法。遂拟一方，以六君合生脉加川贝粉。

党参 9g，白术 9g，茯苓 9g，甘草 3g，陈皮 4.5g，半夏 6g，麦冬 6g，五味子 4.5g，川贝粉 3g。

以此为主方，加减予服 20 余剂，竟得咳止纳馨，胸次畅然，神亦不惫。停药数月后再经医院复查，证实肺气肿业已消失。（《三十年临证探验录·培土生金愈久咳》）

3. 肝虚善恐案　某女，36 岁，于 1998 年 3 月 20 日因头晕、头痛 5 年就诊。自述因惊恐致头晕时发时止，发则头昏胀痛，无目眩，每于春季或生气后加重，时胸闷，善太息，易惊恐，舌红苔薄白，脉弦弱。诊为肝血不足，肝气不舒。治以疏肝解郁。方以逍遥散加减。药用：

当归 9g，炒白芍 9g，柴胡 6g，薄荷 6g，川芎 9g，人参 10g，炒白术 9g，香附 9g，陈皮 9g，砂仁 9g，甘草 3g。

经加减服用 9 剂，患者诸症尽除。

[毛海燕. 张珍玉教授治疗情志病经验浅谈. 山东中医药大学学报，2004，28（4）：293-294.]

4. 脾虚四肢不用案　方某，男，59 岁。1976 年 3 月 11 日初诊。患者 1973 年以腹泻、疲劳为诱因，逐渐出现右眼睑下垂，复视。西医诊断为重症肌无力眼睑型，经中西医治疗缓解。1975 年 10 月感冒发热后，又出现左眼睑下垂，复视，咀嚼吞咽困难，颈及肩胛无力。同年 12 月两次出现呼吸困难，诊为重症肌无力延髓型，用西药治疗至 1976 年 1 月 5 日仍不能控制症状。刻下就诊，症状大致如前，偏胖体型，面微赤，眼睑下垂，眼裂变小，头低倾，不能直立，两手不能上举，舌嫩有齿痕，稍红，苔薄白，中心稍黄腻，脉沉细无力。辨证为脾气虚衰，肝郁肾虚。治以健脾补气、疏肝滋肾。

黄芪 45g，苍术 12g，白术 12g，陈皮 9g，党参 15g，柴胡 12g，升麻 6g，甘草 6g，生姜 3g，大枣 12g，熟地黄 30g，淫羊藿 15g，五味子 9g。

患者服上方 12 剂后自觉症状明显减轻（服 3 剂即减吡啶斯的明剂量），眼睑下垂基本恢复，进食不需休息，治疗半年，西药全撤，自觉症状完全消失。改予补中益气汤合益胃汤制成丸剂调理。1977年4月14日复查，患者基本恢复正常，坚持半日工作，间断服上述丸药，基本治愈。(《内经临证发微·病因病机篇》)

5. 肾虚四肢厥冷案 王某，女性，75岁，初诊日期1966年2月22日。左半身不遂已半年，近1月来尿频、遗尿、淋沥不尽，口干思饮，四肢逆冷，腰酸疼，苔白，脉沉细。证属肾气虚衰，气化不利。予肾气丸。

干地黄24g，山萸肉10g，山药10g，茯苓10g，牡丹皮10g，泽泻18g，桂枝3g，制附片3g。

结果：上药服1剂，诸证明显好转。继服6剂痊愈。(《经方传真·芍归胶艾汤类方》)

6. 脾胃虚弱病案 熊继柏曾治徐妇，28岁，产后月余出现四肢疲软乏力，困倦欲卧，食欲大减，并见眼睑逐渐下垂，乳房亦松弛下垂，腹部肌肉及阴部有明显坠重感，夜尿增多，大便不爽，腰膝酸软，舌淡脉细。西医曾诊断为重症肌无力。综析脉证，当属气虚下坠证，乃拟益气升提兼补益元气之法，用补中益气汤加紫河车粉、鹿角胶、肉苁蓉、仙茅，调治月余，诸症悉愈。(《内经临床医学·虚弱类》)

7. 精气虚，眩晕耳鸣案 赵某，65岁，学宫巷居民。1984年1月22日初诊。患者10年前经我院内科诊为原发性高血压（舒张压偏高，持续在100～110mmHg范围）、脑动脉硬化。长期服用降压剂及清脑泻火中成药。入冬以来，眩晕加重，手指麻木，膝软，足下如踏棉絮。曾多次跌仆，以致不敢下炕走动，舌短语涩。近来口舌生疮，口渴，饮多尿多，舌体热如火燎，双膝独冷如冰。脉弦劲搏大，舌红无苔面干。脉证合参属阴虚阳浮，龙火上燔。法宜大滋真阴、引火归原。

熟地黄90g，盐巴戟肉30g，麦冬30g，天冬30g，云苓15g，五味子6g，油桂1.5g。3剂。

1984年1月26日二诊：诸症皆愈，已扔掉拐杖，健步如常。

1984年3月8日晚，患者步行来家，面色清朗，谈笑自如，惟觉耳鸣如蝉声。仍是肾水亏于下，初春阳升，龙火不能潜藏。拟引火汤合耳聋左慈丸，加菖蒲启窍。

引火汤加柴胡6g，活滋石、生龙牡各30g，菖蒲10g。上方服3剂，耳鸣亦愈，患者已无不适。(《李可老中医急危重症疑难病经验专辑·中风七则》)

8. 营卫虚麻木案 马某，女性，65岁。1965年10月31日初诊。1965年8月1日跌倒一次，出现四肢不能动，10多天后恢复活动，但右臂无力，两手麻木不能紧握，口干不思饮，苔白少津，脉弦数。证属血痹，予黄芪桂枝五物汤。

生黄芪15g，桂枝10g，白芍10g，生姜10g，大枣4枚，生石膏30g。

结果：上药服6剂，两手麻木均减，但仍握不紧，上方增黄芪为24g，因脉仍数，故加生石膏30g。继服6剂，两手麻木又减，左手已能正常握拳，仍继续调理之。(《经方传真·桂枝汤类方》)

【内经原文】

今时之人不然也，以酒为浆，以妄为常，醉以入房，以欲竭其精，以耗散其真，不知持满，不时御神，务快其心，逆于生乐，起居无节，故半百而衰也。

女子……五七，阳明脉衰，面始焦，发始堕；六七，三阳脉衰于上，面皆焦，发始白；七七，任脉虚，太冲脉衰少，天癸竭，地道不通，故形坏而无子也。丈夫……五八，肾气衰，发堕齿槁；六八，阳气衰竭于上，面焦，发鬓颁白；七八，肝气衰，筋不能动，天癸竭，精少，肾藏衰，形体皆极；八八，则齿发去。

《素问·上古天真论》

阳气者，烦劳则张，精绝辟积，于夏使人煎厥。

魄汗未尽，形弱而气烁，穴俞以闭，发为风疟。

因而强力，肾气乃伤，高骨乃坏。

阴之所生，本在五味，阴之五宫，伤在五味。是故味过于酸，肝气以津，脾气乃绝。味过于咸，大骨气劳，短肌，心气抑。味过于甘，心气喘满，色黑肾气不衡。味过于苦，脾气不濡，胃气乃厚。味过于辛，筋脉沮弛，精神乃央。

《素问·生气通天论》

年四十，而阴气自半也，起居衰矣。年五十，体重，耳目不聪明矣。年六十，阴痿，气大衰，九窍不利，下虚上实，涕泣俱出矣。

形不足者，温之以气，精不足者，补之以味。

血实宜决之，气虚宜掣引之。

《素问·阴阳应象大论》

阴阳虚肠辟死。阳加于阴谓之汗。阴虚阳搏谓之崩。

《素问·阴阳别论》

是以头痛巅疾，下虚上实过在足少阴，巨阳甚则入肾。徇蒙招尤，目冥耳聋，下实上虚，过在足少阳、厥阴，甚则入肝。

赤脉之至也，喘而坚，诊曰有积气在中，时害于食，名曰心痹，得之外疾，思虑而心虚，故邪从之。白脉之至也，喘而浮，上虚下实，惊，有积气在胸中，喘而虚，名曰肺痹，寒热，得之醉而使内也。

《素问·五藏生成》

帝曰：形弊血尽而功不立者何。岐伯曰：神不使也。帝曰：何谓神不使。岐伯曰：针石道也。精神不进，志意不治，故病不可愈。今精坏神去，荣卫不可复收。何者，嗜欲无穷，而忧患不止，精气弛坏，荣泣卫除，故神去之而病不愈也。

《素问·汤液醪醴论》

夫精明者，所以视万物，别白黑，审短长。以长为短，以白为黑，如是则精衰矣。

《素问·脉要精微论》

黄帝曰：余闻虚实以决死生，愿闻其情。岐伯曰：五实死，五虚死。帝曰：愿闻五实五虚。岐伯曰：脉盛，皮热，腹胀，前后不通，闷瞀，此谓五实。脉细，皮寒，气少，泄利前后，饮食不入，此谓五虚。

《素问·玉机真藏论》

必先度其形之肥瘦，以调其气之虚实，实则泻之，虚则补之。

《素问·三部九候论》

故饮食饱甚，汗出于胃。惊而夺精，汗出于心。持重远行，汗出于肾。疾走恐惧，汗出于肝。摇体劳苦，汗出于脾。故春秋冬夏，四时阴阳，生病起于过用，此为常也。

《素问·经脉别论》

肝病者，两胁下痛引少腹，令人善怒，虚则目䀪䀪无所见，耳无所闻，善恐如人将捕之。……心病者，胸中痛，胁支满，胁下痛，膺背肩胛间痛，两臂内痛，虚则胸腹大，胁下与腰相引而痛。……脾病者，身重善肌肉痿，足不收行，善瘈脚下痛，虚则腹满肠鸣，飧泄食不化。……肺病者，喘咳逆气，肩背痛，汗出尻阴股膝髀腨胻足皆痛，虚则少气不能报息，耳聋嗌干。……肾病者，腹大胫肿，喘咳身重，寝汗出憎风，虚则胸中痛，大腹小腹痛，清厥意不乐。

《素问·藏气法时论》

久视伤血，久卧伤气，久坐伤肉，久立伤骨，久行伤筋，是谓五劳所伤。

《素问·宣明五气》

月始生，则血气始精，卫气始行；月郭满，则血气实，肌肉坚；月郭空，则肌肉减，经络虚，卫气去，形独居。

以身之虚，而逢天之虚，两虚相感，其气至骨，入则伤五藏，工候救之，弗能伤也，故曰：天忌不可不知也。

《素问·八正神明论》

黄帝问曰：何谓虚实。岐伯对曰：邪气盛则实，精气夺则虚。帝曰：虚实何如。岐伯曰：气虚者肺虚也，气逆者足寒也，非其时则生，当其时则死。

《素问·通评虚实论》

脾病而四支不用，何也。岐伯曰：四支皆禀气于胃，而不得至经，必因于脾，乃得禀也。今脾病不能为胃行其津液，四支不得禀水谷气，气日以衰，脉道不利，筋骨肌肉，皆无气以生，故不用焉。

《素问·太阴阳明论》

帝曰：人有四支热，逢风寒如灸如火者何也。岐伯曰：是人者，阴气虚，阳气盛，四支者阳也，两阳相得而阴气虚少，少水不能灭盛火，而阳独治，独治者不能生长也，独胜而止耳，逢风而如灸如火者，是人当肉烁也。

帝曰：人之肉苛者，虽近衣絮，犹尚苛也，是谓何疾。岐伯曰：荣气虚，卫气实也，荣气虚则不仁，卫气虚则不用，荣卫俱虚，则不仁且不用，肉如故也，人身与志不相有，曰死。

《素问·逆调论》

候邪不审，大气已过，泻之则真气脱，脱则不复，邪气复至，而病益蓄。

《素问·离合真邪论》

黄帝问曰：夫痎疟皆生于风，其蓄作有时者，何也。岐伯对曰：疟之始发也，先起于毫毛，伸欠乃作，寒栗鼓颔，腰脊俱痛，寒去则内外皆热，头痛如破，渴欲冷饮。帝曰：何气使然，愿闻其道。岐伯曰：阴阳上下交争，虚实更作，阴阳相移也。阳并于阴，则阴实而阳虚，阳明虚，则寒栗鼓颔也；巨阳虚，则腰背头项痛；三阳俱虚，则阴气胜，阴气胜，则骨寒而痛；寒生于内，故中外皆寒；阳盛则外热；阴虚则内热，外内皆热，则喘而渴；故欲冷饮也。

夫疟之始发也，阳气并于阴，当是之时，阳虚而阴盛，外无气，故先寒栗也。阴气逆极，则复出之阳，阳与阴复并于外，则阴虚而阳实，故先热而渴。

岐伯曰：温疟者，得之冬中于风，寒气藏于骨髓之中，至春则阳气大发，邪气不能自出，因遇大暑，脑髓烁，肌肉消，腠理发泄，或有所用力，邪与汗皆出，此病藏于肾，其气先从内出之于外也。如是者，阴虚而阳盛，阳盛则热矣，衰则气复反入，入则阳虚，阳虚则寒矣，故先热而后寒，名曰温疟。

《素问·疟论》

肾移热于脾，传为虚，肠澼死，不可治。

《素问·气厥论》

寒气客于背俞之脉则脉泣，脉泣则血虚，血虚则痛，其俞注于心，故相引而痛，按之则热气至，热气至则痛止矣。

《素问·举痛论》

有病胸胁支满者，妨于食，病至则先闻腥臊臭，出清液，先唾血，四支清，目眩，时时前后血，病名为何。何以得之。岐伯曰：病名血枯。此得之年少时，有所大脱血，若醉入房中，气竭肝伤，故月事衰少不来也。

《素问·腹中论》

肺者藏之长也，为心之盖也；有所失亡，所求不得，则发肺鸣，鸣则肺热叶焦，故曰：五藏因肺热叶焦，发为痿躄，此之谓也。悲哀太甚，则胞络绝，胞络绝，则阳气内动，发则心下崩数溲血也。故《本病》曰：大经空虚，发为肌痹，传为脉痿。思想无穷，所愿不得，意淫于外，入房太甚，宗筋弛纵，发为筋痿，及为白淫。故《下经》曰：筋痿者，生于肝使内也。有渐于湿以水为事，若有所留居处相湿，肌肉濡渍，痹而不仁，发为肉痿。故《下经》曰：肉痿者，得之湿地也。有所远行劳倦，逢大热而渴，渴则阳气内伐，内伐则热舍于肾，肾者，水藏也，今水不胜火，则骨枯而髓虚，故足不任身，发为骨痿。故《下经》曰，骨痿者，生于大热也。帝曰：何以别之。岐伯曰：肺热者，色白而毛败；心热者，色赤而络脉溢，肝热者，色苍而爪枯；脾热者，色黄而肉蠕动；肾热者，色黑而齿槁。

有所远行劳倦，逢大热而渴，渴则阳气内伐，内伐则热舍于肾，肾者，水藏也，今水不胜火，则骨枯而髓虚，故足不任身，发为骨痿。

故阳明虚则宗筋纵，带脉不引，故足痿不用也。

《素问·痿论》

酒入于胃，则络脉满而经脉虚；脾主为胃行其津液者也，阴气虚，则阳气入，阳气入，则胃不和，胃不和，则精气竭，精气竭，则不营其四支也。

盛则泻之，虚则补之。

《素问·厥论》

所谓入中为喑者，阳盛已衰，故为喑也。内夺而厥，则为喑俳，此肾虚也。

《素问·脉解》

黄帝问曰：愿闻虚实之要。岐伯对曰：气实形实，气虚形虚，此其常也，反此者病。谷盛气盛，谷虚气虚，此其常也，反此者病。脉实血实，脉虚血虚，此其常也，反此者病。

《素问·刺志论》

神有余有不足，气有余有不足，血有余有不足，形有余有不足，志有余有不足。……神有余则笑不休，神不足则悲。……气有余则喘咳，上气不足，则息利少气。……血有余则怒，不足则恐。……形有余则腹胀泾溲不利，不足则四支不用。……志有余则腹胀飧泄，不足则厥。

岐伯曰：血气者，喜温而恶寒，寒则泣不能流，温则消而去之。是故气之所并为血虚，血之所并为气虚。

寒湿之中人也，皮肤不收，肌肉坚紧，荣血泣，卫气去，故曰虚。虚者聂辟气不足，按之则气足以温之，故快然而不痛。帝曰：善。阴之生实奈何。岐伯曰：喜怒不节，则阴气上逆，上逆则下虚，下虚则阳气走之，故曰实矣。帝曰：阴之生虚奈何。岐伯曰：喜则气下，悲则气消，消则脉虚空，因寒饮食，寒气熏满，则血泣气去，故曰虚矣。

经言阳虚则外寒，阴虚则内热，阳盛则外热，阴盛则内寒，余已闻之矣，不知其所由然也。岐伯曰：阳受气于上焦，以温皮肤分肉之间。令寒气在外，则上焦不通，上焦不通，则寒气独留于外，故寒栗。帝曰：阴虚生内热奈何。岐伯曰：有所劳倦，形气衰少，谷气不盛，上焦不行，下脘不通，胃气热，热气熏胸中，故内热。

帝曰：补虚奈何。岐伯曰：持针勿置，以定其意，候呼内针，气出针入，针空四塞，精无从去，方实而疾出针，气入针出，热不得还，闭塞其门，邪气布散，精气乃得存，动气候时，近气不失，远气乃来，是谓追之。

《素问·调经论》

夫邪之客于形也，必先舍于皮毛，留而不去，入舍于孙脉，留而不去，入舍于络脉，留而不去，入舍于经脉，内连五藏，散于肠胃，阴阳俱感，五藏乃伤。

《素问·缪刺论》

帝曰：逆四时而生乱气奈何？岐伯曰：春刺络脉，血气外溢，令人少气。春刺肌肉，血气环逆，令人上气。春刺筋骨，血气内著，令人腹胀。夏刺经脉，血气乃竭，令人解㑊。夏刺肌肉，血气内却，令人善恐。夏刺筋骨，血气上逆，令人善怒。秋刺经脉，血气上逆，令人善忘。秋刺络脉，气不外行，令人卧不欲动。秋刺筋骨，血气内散，令人寒栗。冬刺经脉，血气皆脱，令人目不明。冬刺络脉，内气外泄，留为大痹。冬刺肌肉，阳气竭绝，令人善忘。

《素问·四时刺逆从论》

必先岁气，无伐天和，无盛盛，无虚虚，而遗人夭殃，无致邪，无失正，绝人长命。

《素问·五常政大论》

雷公曰：肝虚肾虚脾虚，皆令人体重烦冤，当投毒药刺灸砭石汤液，或已，或不已，愿闻其解。

《素问·示从容论》

帝曰：凡未诊病者，必问尝贵后贱，虽不中邪，病从内生，名曰脱营。尝富后贫，名曰失精，五气留连，病有所并。医工诊之，不在藏府，不变躯形，诊之而疑，不知病名。身体日减，气虚无精，病深无气，洒洒然时惊，病深者，以其外耗于卫，内夺于荣。良工所失，不知病情，此亦治之一过也。

凡诊者，必知终始，有知余绪，切脉问名，当合男女。离绝菀结，忧恐喜怒，五藏空虚，血气离守，工不能知，何术之语。

《素问·疏五过论》

是以肺气虚则使人梦见白物，见人斩血借借，得其时则梦见兵战。肾气虚，则使人梦见舟船溺人，得其时，则梦伏水中，若有畏恐。肝气虚则梦见菌香生草，得其时则梦伏树下不敢起。心气虚，则梦救火阳物，得其时则梦燔灼。脾气虚则梦饮食不足，得其时则梦筑垣盖屋。此皆五藏气虚，阳气有余，阴气不足。

《素问·方盛衰论》

三焦者，足少阳太阴之所将，太阳之别也，上踝五寸，别入贯腨肠，出于委阳，并太阳之正，入络膀胱，约下焦，实则闭癃，虚则遗溺，遗溺则补之，闭癃则泻之。

《灵枢·本输》

阴阳形气俱不足，勿取以针而调以甘药也。

《灵枢·邪气藏府病形》

形气不足，病气不足，此阴阳气俱不足也，不可刺之，刺之则重不足。重不足则阴阳俱竭，血气皆尽，五藏空虚，筋骨髓枯，老者绝灭，壮者不复矣。

《灵枢·根结》

是故五藏主藏精者也，不可伤，伤则失守而阴虚；阴虚则无气，无气则死矣。

肝藏血，血舍魂，肝气虚则恐，实则怒。脾藏营，营舍意，脾气虚则四肢不用，五藏不安，实则腹胀经溲不利。心藏脉，脉舍神，心气虚则悲，实则笑不休。肺藏气，气舍魄，肺气虚则鼻塞不利少气，实则喘喝胸盈仰息。肾藏精，精舍志，肾气虚则厥，实则胀。五藏不安。必审五藏之病形，以知其气之虚实，谨而调之也。

《灵枢·本神》

阴盛而阳虚，先补其阳，后泻其阴而和之。阴虚而阳盛，先补其阴，后泻其阳而和之。

《灵枢·终始》

肺手太阴之脉……气虚则肩背痛寒，少气不足以息，溺色变。……大肠手阳明之脉……气有余则当脉所过者热肿；虚则寒栗不复。……胃足阳明之脉……气不足则身以前皆寒栗，胃中寒则胀满。……肾足少阴之脉……气不足则善恐，心惕惕如人将捕之，是为骨厥。

手太阴之别，名曰列缺。……其病实则手锐掌热；虚则欠㰦，小便遗数。……手少阴之别，名曰通里。……其实则支膈，虚则不能言。……手心主之别，名曰内关。……实则心痛，虚则为头强。……手太阳之别，名曰支正。……实则节弛肘废；虚则生肬，小者如指痂疥。……手阳明之别，名曰偏历。……实则龋聋；虚则齿寒痹隔。……手少阳之别，名曰外关。……病实则肘挛，虚则不收。……足太阳之别，名曰飞阳。……实则鼽窒头背痛，虚则鼽衄。……足少阳之别，名曰光明……实则厥，虚则痿躄，坐不能起。……足阳明之别，名曰丰隆。……其病气逆则喉痹瘁喑。实则狂巅，虚则足不收胫枯。……足太阴之别，名曰公孙。……厥气上逆则霍乱，实则肠中切痛；虚则鼓胀。……足少阴之别，名曰大钟。……其病气逆则烦闷，实则闭癃，虚则腰痛。……足厥阴之别，名曰蠡沟。……其病气逆则睪肿卒疝。实则挺长，虚则暴痒。……任脉之别，名曰尾翳。……实则腹皮痛，虚则痒搔。……督脉之别，名曰长强。……实则脊强，虚则头重，高摇之，挟脊之有过者。……脾之大络，名曰大包。……实则身尽痛，虚则百节尽皆纵。

《灵枢·经脉》

老者之气血衰，其肌肉枯，气道涩，五藏之气相搏，其营气衰少而卫气内伐，故昼不精，夜不瞑。

《灵枢·营卫生会》

邪在脾胃，则病肌肉痛，阳气有余，阴气不足，则热中善饥；阳气不足，阴气有余，则寒中肠鸣、腹痛；阴阳俱有余，若俱不足，则有寒有热。

《灵枢·五邪》

黄帝曰：人之軃者，何气使然？岐伯曰：胃不实则诸脉虚；诸脉虚则筋脉懈惰；筋脉懈惰则行阴用力，气不能复，故为軃。

故邪之所在，皆为不足。故上气不足，脑为之不满，耳为之苦鸣，头为之苦倾，目为之眩。中气不足，溲便为之变，肠为之苦鸣。下气不足，则乃为痿厥心悗。

《灵枢·口问》

精脱者，耳聋；气脱者，目不明；津脱者，腠理开，汗大泄；液脱者，骨属屈伸不利，色夭，脑髓消，胫痠，耳数鸣；血脱者，色白，夭然不泽，其脉空虚，此其候也。

《灵枢·决气》

气海有余者，气满胸中，悗息面赤；气海不足，则气少不足以言。血海有余，则常想其身大，怫然不知其所病；血海不足，亦常想其身小，狭然不知其所病。水谷之海有余，则腹满；水谷之海不足，则饥不受谷食。髓海有余，则轻劲多力，自过其度；髓海不足，则脑转耳鸣，胫痠眩冒，目无所见，懈怠安卧。

《灵枢·海论》

黄帝曰：人之善病消瘅者，何以候之？少俞答曰：五藏皆柔弱者，善病消瘅。

黄帝曰：人之善病寒热者，何以候之？少俞答曰：小骨弱肉者，善病寒热。

《灵枢·五变》

髑骭弱小以薄者，心脆。……肩背薄者，肺脆。……胁骨弱者，肝脆。……唇大而不坚者，脾脆。……耳薄不坚者，肾脆。

《灵枢·本藏》

下虚则厥，下盛则热；上虚则眩，上盛则热痛。

《灵枢·卫气》

五十岁，肝气始衰，肝叶始薄，胆汁始灭，目始不明；六十岁，心气始衰，苦忧悲，血气懈惰，故好卧；七十岁，脾气虚，皮肤枯；八十岁，肺气衰，魄离，故言善误；九十岁，肾气焦，四藏经脉空虚；百岁，五藏皆虚，神气皆去，形骸独居而终矣。

《灵枢·天年》

阴阳不和，则使液溢而下流于阴，髓液皆减而下，下过度则虚，虚故腰背痛而胫痠。

《灵枢·五癃津液别》

黄帝曰：四时之风，病人如何？少俞曰：黄色薄皮弱肉者，不胜春之虚风；白色薄皮弱肉者，不胜夏之虚风；青色薄皮弱肉，不胜秋之虚风；赤色薄皮弱肉，不胜冬之虚风也。

《灵枢·论勇》

岐伯曰：三部之气各不同，或起于阴，或起于阳，请言其方，喜怒不节则伤藏，藏伤则病起于阴也，清湿袭虚，则病起于下，风雨袭虚，则病起于上，是谓三部，至于其淫泆，不可胜数。

岐伯曰：风雨寒热不得虚，邪不能独伤人。卒然逢疾风暴雨而不病者，盖无虚，故邪不能独伤人。此必因虚邪之风，与其身形，两虚相得，乃客其形。两实相逢，众人肉坚，其中于虚邪也因于天时，与其身形，参以虚实，大病乃成，气有定舍，因处为名，上下中外，分为三员。

NOTE

《灵枢·百病始生》

久视伤血，久卧伤气，久坐伤肉，久立伤骨，久行伤筋，此五久劳所病也。

《灵枢·九针论》

黄帝曰：人之善忘者，何气使然？岐伯曰：上气不足，下气有余，肠胃实而心肺虚。虚则营卫留于下，久之不以时上，故善忘也。

《灵枢·大惑论》

寒邪客于经络之中，则血泣，血泣则不通，不通则卫气归之，不得复反，故痈肿。寒气化为热，热胜则腐肉，肉腐则为脓。脓不泻则烂筋，筋烂则伤骨，骨伤则髓消，不当骨空，不得泄泻，血枯空虚，则筋骨肌肉不相荣，经脉败漏，熏于五藏，藏伤故死矣。

《灵枢·痈疽》

【参考文献】

[1] 王庆其. 内经临床医学. 北京：人民卫生出版社，2010.

[2] 邹孟城. 三十年临证探验录·甘麦大枣脏躁愈. 上海：上海科技出版社，2000.

[3] 冯世纶等. 经方传真·桂枝汤类方. 北京：中国中医药出版社，1994.

[4] 王庆其. 内经临证发微·病因病机篇. 上海：上海科技出版社，2007.

[5] 李可. 李可老中医急危重症疑难病经验专辑·中风七则. 太原：山西科学技术出版社，2002.

[6] 刘艳华，任喜洁.《内经》虚损探源. 中国中医急症，2008，17（2）：228.

[7] 陶晓华. 略论《内经》对虚证的辨证. 中医函授通讯，1990，5：5-6.

[8] 毛海燕. 张珍玉教授治疗情志病经验浅谈. 山东中医药大学学报，2004，28（4）：293-294.

[9] 辜孔进. 四海理论的临床应用. 四川中医，2009，27（8）：118-119.

第十一章　汗病类

　　汗病是指人体阴阳失调，营卫不和，腠理开阖失常，以全身或局部异常汗出为主要症状的一类病证。《内经》不仅论述了汗的生理，还对汗证的病因病机、分类及临床表现、治疗等进行了较为全面的阐述，为后世临床辨治汗证奠定了理论基础。

　　汗出有正常与异常之别。正常汗出，是人体适应体内外环境变化的身体反应，即人体在天气炎热、厚衣饮热、劳动疾走、精神紧张等情况下，通过自我调节，使腠理开泄而汗出，以消散热量、调节脏腑阴阳的生理过程。如《灵枢·五癃津液别》所说："天暑衣厚则腠理开，故汗出。"一般而言，正常汗出是一过性的，汗量不多，不伴有脏腑气血的功能异常。异常汗出，则是由一定病因引起的阴阳失调、脏腑气血功能失常，导致腠理开阖异常的病理表现。其中，腠理开泄太过或当闭不闭，则为多汗；若腠理当启不启或津亏无源，则为少汗或无汗。临床上，前者多见且多为主症，后者少见且多为兼症，故通常所谓汗病，主要指多汗为主。

　　【病证概论】

　　1. 汗病的病因病机　《内经》对汗病病因的论述，包括外感、内伤两方面。外感病因多为六淫中的风邪、暑热之邪等，如漏泄的"外受于风"、昃汗的"因于暑"。亦有湿邪所致者，如内伤病因多是情志内伤、饮食不节、过度劳累、起居不慎等，如脏腑风证的"惊而夺精""疾走恐惧""饮食饱甚""持重远行""勇而劳甚"等；也有内、外病因相互结合而致者，如"酒风""漏风"皆因酒后受风引起，首风则由"新沐中风"所致等。

　　汗出与阴阳、气血、脏腑功能等均密切相关，《内经》虽谓"五藏化液，心为汗"（《素问·宣明五气》），但又认为各脏腑功能均可对汗液的排泌产生直接或间接影响。所以，无论何种病因，如若导致脏腑气血功能异常，腠理开泄过度，均可出现汗出过多。

　　（1）外邪侵犯，卫气失司　《灵枢·本藏》指出："卫气者，所以温分肉，充皮肤，肥腠理，司关（开）阖者也。"卫气固护肌表，控制腠理开阖，具有调节排汗的功能。邪气自外而来，首犯肌表，若卫气"司关（开）合"的功能受到影响，则会腠理开泄而见汗出。《灵枢·五变》云："百疾之始期也，必生于风雨寒暑，循毫毛而入腠理……或为风肿汗出。"说明外感六淫侵犯人体，可引起腠理玄府开阖失司，津液外泄而汗出。

　　外邪之中，风邪、暑邪是导致卫外失司而汗出的主要病因。风性轻扬开泄，侵犯人体可使卫气浮散失守，腠理开泄，故汗出，如《素问·风论》所述诸风证，均有"汗出恶风"的表现。《素问·骨空论》亦曰："风从外入，令人振寒，汗出……。"

　　暑为夏季火热弥漫所成，其性升散，感受暑邪，可致营卫气血浮越妄行，卫气失司不能固护肌表，腠理开泄而大量汗出。故《素问·生气通天论》云："因于暑，汗。"《素问·疟论》云："夏伤于大暑，其汗大出，腠理开发。"指出暑病多汗的特点。《素问·举痛论》明确解释："灵则腠理开，荣卫通，汗大泄。"说明了暑病多汗的机理。此外，《素问·痹论》还有湿邪

NOTE

致汗多的论述，曰："多汗而濡者，此其逢湿甚也，阳气少，阴气盛，两气相感，故汗出而濡也。"湿为阴邪，易伤阳气，阻遏气机。湿邪外侵，易困遏卫阳，若病人素体表虚，则更易致卫气失司而多汗。

（2）火热内扰，迫津外泄　邪郁或五志化火、嗜食温热辛辣、过劳耗伤阴精等因素，可致人体或阳热太盛，或湿热内蕴，或虚热内生，火热内扰，蕴蒸津液，阴津不能内藏，而经腠理发于肌表，则为多汗。如《素问·刺热》所述五脏热病皆有"大汗"，《素问·本病论》之"醉饱行房，汗出于脾"，《素问·经脉别论》之"饮食饱甚，汗出于胃""持重远行，汗出于肾""疾走恐惧，汗出于肝"，以及《素问·刺疟》之"脾疟者……热则肠中鸣，鸣已汗出"等，皆是。此外，尚有内热久蕴，内热与风邪相合，熏蒸皮毛者，也可致腠理开泄而汗出，如《灵枢·营卫生会》之"漏泄"即属此类。

（3）气虚不固，腠理疏松　气能摄津，固护津液，使汗液排泌有度。若气虚无力固摄，则津液不能内守而妄泄发为多汗。如《素问·脉要精微论》所谓"灌汗"，即由肺气不足，肌表疏松，腠理不固而致的汗自出；脾为后天之本，生气之源，《素问·经脉别论》之"汗出于脾"，是脾气虚弱，土不生金，肺卫不固所致；汗为心液，心虚气弱，不能摄持汗液而见心病汗出。肾主闭藏，主蒸化水液，若肾气不足，津液失于固摄，则可见多汗，如《素问·藏气法时论》之"寝汗"即与肾气不固有关。

（4）阳气式微，腠理不固　《素问·生气通天论》说："阳者卫外而为固也。"久病重病，正气耗伤，阳气衰弱，不能敛阴，可致汗液外泄，如《素问·藏气法时论》之"寝汗"及《素问·水热穴论》之"肾汗出"均与肾阳虚衰相关。阳虚甚者，可发生亡阳之变而为"绝汗"，《素问·诊要经终论》及《灵枢·经脉》皆有论述。

（5）气机散乱，津液妄行　《素问·经脉别论》云："惊而夺精，汗出于心……疾走恐惧，汗出于肝。"指出情志变动也会导致身体应激性汗出。关于其机理，《素问·举痛论》曰："惊则心无所倚，神无所归，虑无所定，故气乱矣。"《灵枢·本神》亦曰："恐惧者，神荡惮而不收。"阐明惊、恐导致的汗出，是神气浮越，气机散乱，津液妄泄所致。

2. 汗病的分类与临床表现　《内经》所载汗病名目较多，大致分为三类：一是根据症状特征及病机分类，如衄汗、魄汗、灌汗、寝汗、绝汗、漏泄、漏风、酒风、泄风等。二是根据脏腑归属分类，即脏腑汗证，如"汗出于胃""汗出于心""汗出于肾""汗出于肝""汗出于脾"（《素问·经脉别论》），"肺病……汗出"（《素问·藏气法时论》）等。三是根据汗出部位分类，如首风、偏风等。

（1）根据病证特征及病机分类

①衄汗　衄，热也。衄汗是阳热太甚所致的汗证，可由暑邪侵犯或脏腑阳热内盛引起。因其汗甚多，故又称大汗。

暑邪引起者，如《素问·生气通天论》之"因于暑，汗，烦则喘喝，静则多言"，《素问·疟论》之"夏伤于大暑，其汗大出"、《素问·举痛论》之"衄则腠理开，营卫通，汗大泄，故气泄"等，其病证特征除大量汗出外，还伴有心烦、喘喝，甚至神昏谵语等暑热扰神、伤津、耗气的表现。

脏腑阳热内盛引起者，主要见载于《素问·刺热》，云："肝热病者，小便先黄，腹痛多卧身热。热争则狂言及惊，胁满痛，手足躁，不得安卧，庚辛甚，甲乙大汗……心热病者，先不乐，数日乃热，热争则卒心痛，烦闷善呕，头痛面赤，无汗，壬癸甚，丙丁大汗……脾热病者，先头重颊痛，烦心颜青，欲呕身热，热争则腰痛不可用俯仰，腹满泄，两颔痛，甲乙甚，戊己大汗……肺热病者，先淅然厥，起毫毛，恶风寒，舌上黄身热。热争则喘咳，痛走胸膺背，不得大息，头痛不堪，汗出而寒，丙丁甚，庚辛大汗……肾热病者，先腰痛𬬻酸，苦渴数饮身热。热争则项痛而强，𬬻寒且酸，足下热，不欲言，其逆则项痛员员淡淡然，戊己甚，壬癸大汗……诸汗者，至其所胜日汗出也。"凡此皆属五脏热甚出汗。其特征：一均有热象；二皆有相应五脏功能失常及所属经气不利的表现；三"大汗"出现在"其所胜日"，且大汗出后热退身凉，说明此汗出是正气充足、祛邪外出的反映。

②魄汗　有关魄汗的论述，见于《内经》许多篇章中，如《素问·生气通天论》说："魄汗未尽，形弱而气烁，穴俞以闭，发为风疟。"《素问·阴阳别论》谓："阴争于内，阳扰于外，魄汗未藏，四逆而起，起则熏肺，使人喘鸣。"《素问·通评虚实论》曰："暴痈筋缓，随分而痛，魄汗不尽，胞气不足，治在经俞。"《素问·至真要大论》亦说："魄汗不藏，四逆而起。"丹波元简注："魄、白古通……《战国策》鲍彪注：白汗，不缘暑而汗也。"指出魄汗即白汗，非因暑所致。白汗，在《素问·经脉别论》中有所记载："真虚𬟁心，厥气留薄，发为白汗。"吴崑注云："白汗者，邪实于里则表虚汗出，故曰白汗。白汗者，气为阳，其色白也。"张介宾也注曰："气虚不固，则表为白汗。"可见，魄汗、白汗即后世所谓气虚不固所致的自汗，此正《素问·生气通天论》云"形弱而气烁"之意。《景岳全书·汗证》说："自汗者，濈濈然无时，而动作则益甚。"即魄汗以清醒时不当汗出而时时汗出、动则加重为临床特征。因"劳则气耗"（《素问·举痛论》），所以动则气虚愈甚则汗出加重。

③灌汗　灌汗，谓大汗淋漓，如水灌不止。《素问·脉要精微论》曰："肺脉……其耎而散者，当病灌汗，故今不复发散也。"又曰："阴气有余为多汗身寒。"杨上善注云："以肺气虚，故脉耎散也。虚故腠理相逐，汗出如灌。"张介宾进一步解释说："肺脉……若耎而散，则肺虚不敛，汗出如水，故云灌汗。汗多亡阳，故不可更为发散也。"即肺脉软而散，属肺虚。肺气虚弱或表阳不足，无力固摄则腠理疏松，汗出不止。可见，灌汗主要与气虚或阳虚有关，是自汗出的严重状态，以大汗淋漓，如水灌不止为临床特征，气虚者伴有神疲乏力、舌淡脉虚。阳虚者伴畏寒肢冷，汗后尤为明显。

④寝汗　寝汗，即睡眠中汗出的病证。后世称为盗汗，戴思恭在《证治要诀·盗汗自汗》中释："眠熟而汗出者曰盗汗，又名寝汗。"《内经》中直接提到"寝汗"者，凡三处，《素问·藏气法时论》说："肾病者，腹大胫肿，喘咳身重，寝汗出憎风。"《素问·气交变大论》结合岁运指出："岁水太过，寒气流行，邪害心火。民病身热烦心躁悸，阴厥上下中寒，谵妄心痛……甚则腹大胫肿，喘咳，寝汗出憎风。"《素问·六元正纪大论》有云："太阳所至为寝汗。"综合诸论，寝汗是肾为阴寒所伤，肾虚封藏不固的表现，多兼有腹大、胫肿、喘咳、身重、憎风等症。张介宾注曰："此肾经之实邪也。足少阴之脉上腨内，夹脐上行入肺中。阴邪上侵，故腹大胫肿而喘咳也。肾主骨，骨病故身重。肾主五液，在心为汗，而肾邪侮之，心气内微，改为寝汗出……凡汗多者表必虚，表虚者阳必衰，故恶风也。"由是观之，《内经》所论寝汗，主要病机在于肾气及肾阳虚衰。其临床特征是睡时汗出，醒后汗收，且伴有肾气或肾阳虚衰的表现。与后世所谓阴虚盗汗不同。

《内经》虽无后世所谓阴虚盗汗的论述，但有阴虚汗出的记载。《素问·评热病论》云：

"阴虚者阳必凑之，故少气时热而汗出也。"指出因阴虚，虚火内扰，津液不能收敛亦可发为汗病。与寝汗比较，两者皆有睡眠时汗出而醒后汗止的特点，但病机及兼症不同，一属阳虚气虚盗汗，故见胫肿、喘咳、身重、憎风等症；一属阴虚盗汗，多兼见心烦口干、五心烦热、舌红苔少等症。

⑤绝汗 绝汗，后世又称脱汗，是生命垂危，阴阳离决时的异常汗出病证。《内经》关于"绝汗"的论述，见于三处。其中《素问·诊要经终论》《灵枢·终始》论述基本一致，曰："太阳之脉，其终也戴眼反折瘛疭，其色白，绝汗乃出，出则死矣。（《素问·诊要经终论》）"王冰注："绝汗，谓汗暴出，如珠而不流，旋复干也。"描述了绝汗的临床特征，即在太阳气绝、病情危笃之时，可见大量汗出，如珠如油，伴有目睛上视、角弓反张、肢体抽搐、面无血色等。关于绝汗出的病机，《灵枢·经脉》指出："六阳气俱绝，则阴与阳相离，离则腠理发泄，绝汗乃出，故旦占夕死，夕占旦死。"张介宾注："汗本阴精，固于阳气，阳气绝则阴阳离决，而腠理不闭，脱汗乃出，其死在顷刻间也。"即绝汗乃阴阳离决，阳气浮越，阴精失守的表现。临床所见绝汗，有亡阴、亡阳之分，亡阳绝汗，症见冷汗淋漓如水，伴手足厥冷、神疲倦卧、脉微欲绝等；亡阴绝汗，症见汗出黏如油，伴身热面赤、烦躁不宁、目眶内陷，甚则昏迷谵语、舌干无津、脉细疾数等。王冰所描述者似属亡阴绝汗。

⑥漏泄、漏风、酒风 漏泄，是指体内有热兼外受风邪，风热相迫所致汗出如漏的病证。《灵枢·营卫生会》曰："人有热，饮食下胃，其气未定，汗则出，或出于面，或出于背，或出于身半，其不循卫气之道而出何也？岐伯曰：此外伤于风，内开腠理，毛蒸理泄，卫气走之，固不得循其道，此气慓悍滑疾，见开而出，故不得从其道，故命曰漏泄。"导致漏泄的原因涉及两个因素，一是素体蕴热，又复饮食下胃，两热相合，助长内热；二为风邪袭表，上焦不利，营卫不和。两方面因素结合，致使皮毛肌肤为风热熏蒸，腠理开泄，卫气见开而走，故汗出如漏。

漏风，是因酒食后感受风邪所致汗出如漏的病证。《素问·风论》说："饮酒中风，则为漏风……漏风之状，或多汗，常不可单衣，食则汗出，甚则身汗，喘息恶风，衣常濡，口干善渴，不能劳事。"王冰注："中风汗出，多如液漏，故曰漏风。"可见，漏风的病因也是酒食合风邪相互作用而成。

酒风，见于《素问·病能论》，曰："有病身热解㑊，汗出如浴，恶风少气，此为何病？岐伯曰：病名曰酒风。"张介宾注云："此即前《风论》中所谓漏风也。酒性本热，过饮而病，故令身热。湿热伤于筋，故解㑊。湿热蒸于肤腠，故汗出如浴。汗多则卫虚，故恶风。卫虚则气泄，故少气。因酒得风而病，故曰酒风。"指出酒风与漏风实为一证两名。

可见，漏泄、漏风与酒风，都以汗出如漏伴恶风为临床特征，漏泄兼有热象，病位在上焦，以上半身或头面汗出为甚；漏风与酒风湿热征象明显，可见身热、困重乏力，出汗以全身为主。

⑦泄风 泄风，是风邪袭表，营卫不和，腠理不固，汗泄不止的病证。《素问·风论》曰："外在腠理，则为泄风……泄风之状，多汗，汗出泄衣上，口中干，上渍，其风不能劳事，身体尽痛则寒。"张介宾注云："风在腠理则汗泄不止，故曰泄风……泄风者，表不固也。上渍者，身半以上，汗出如渍也。口中干，津液涸也。液涸则血虚，故不能劳而身尽痛。汗多则亡阳，故令人寒也。"其不仅阐明泄风的病因病机，而且明确了临床特征，即泄风汗出以身半以

上为主，多伴有恶寒、身痛、乏力、口干等。

⑧风厥 风厥，是因风邪侵犯太阳，引动少阴肾气厥逆的病证。因其主症为"漉汗"，故属汗病范畴。《灵枢·五变》曰："人之善病风厥漉汗者，何以候之？少俞答曰：肉不坚，腠理疏，则善病风。"张介宾注："风邪逆于腠理，而汗出漉漉不止者，病名风厥。"《素问·评热病论》又说："有病身热汗出烦满，烦满不为汗解，此为何病？岐伯曰：汗出而身热者风也，汗出而烦满不解者厥也，病名曰风厥。帝曰：愿卒闻之。岐伯曰：巨阳主气，故先受邪，少阴与其为表里也，得热则上从之，从之则厥也。帝曰：治之奈何？岐伯曰：表里刺之，饮之服汤。"张志聪注云："风热不去，则伤动其肾气而上逆，逆于心则心烦，乘于脾土则中满，病名曰风厥，谓因风邪而使肾气厥逆也。"可见，风厥的病机为外有风邪开泄，内有虚火上扰。其临床表现是汗出漉漉，伴有发热、烦满等。

（2）根据汗出部位分类

①首风 首风，是沐浴后头部受风而致的汗出病证。《素问·风论》曰："新沐中风，则为首风。"又说："首风之状，头面多汗恶风，当先风一日则病甚，头痛不可以出内，至其风日则病少愈。"杨上善注："新沐发已……腠开得风，故曰首风也。"说明首风的病机是沐浴后腠理开泄，风邪乘虚侵犯头面。其临床表现是头面多汗，恶风，头痛与天气变化有关。王冰注释："头者，诸阳之会。风客之则皮腠疏，故头面多汗也。夫人阳气外合于风，故先当风一日则病甚。以先风甚，故亦先衰，是以至其风日，则病少愈。内，谓室屋之内也。不可以出室屋之内者，以头痛甚而不喜外风故也。"

②风 偏风，是风邪偏中一侧腧穴而见半身或局部异常汗出的病证。《素问·风论》云："风中五藏六府之俞，亦为藏府之风，各入其门户所中，则为偏风。"张介宾注："随俞左右而偏中之，则为偏风，故有偏病之证。"

偏风而伴有半身不用者，则为偏枯。《素问·生气通天论》曰："汗出偏沮，使人偏枯。"张介宾注云："沮，伤也，坏也。有病偏汗者，或左或右，浸润不止，气血有所偏沮，久之则卫气不固于外，营气失守于中，故当为半身不遂偏枯之患。"由于半身不遂的病人常伴有半身汗出，故后世有医家认为偏风即偏枯，如明代医家秦景明在《症因脉治·卷首》中云："此言风邪中于各经之俞，或左或右，则为卒中偏风，半身不遂之症也。"但从《内经》及其注家的论述来看，偏枯可由偏风发展而来，两者并不等同。偏风的特征是半身汗出，偏枯的特征则为半身不用。

（3）根据脏腑归属分类

汗出与脏腑功能关系密切，故脏腑功能失常可致汗出异常。《素问·刺热》之五脏热所致之"大汗"前已述及，在此不再赘述。

①病汗出 《素问·宣明五气论》云："五藏化液，心为汗。"指出五脏中汗与心关系最为密切，血汗同源，心主血，故有汗为心液之说。《素问·经脉别论》云："惊而夺精，汗出于心。"惊则神气散乱，心气不能摄持，心液外泄而为汗。本证多见于心气虚或心阴虚者，表现为遇惊或动易汗出或自汗，伴心悸怔忡、失眠多梦、少气倦怠、舌淡脉虚等征象。

②肺病汗出 肺通调水道，主宣发卫气，与汗液的排泄密切相关。《灵枢·邪气藏府病形》曰："肺脉……缓甚为多汗；微缓为痿痿，偏风，头以下汗出不可止。"张介宾注云："肺脉缓甚者，皮毛不固，故表虚而多汗，若其微缓，而为痿痿偏风，头下汗出，亦以阳邪在阴也。"

缓，软弱之谓。肺脉缓甚，为肺气虚，卫外不固；微缓则为肺卫不足，为邪所伤，腠理开泄。上述之灌汗也是肺气虚而自汗出。此外，《素问·藏气法时论》又云："肺病者，喘咳逆气，肩背痛，汗出。"张介宾注曰："此肺经之实邪也。肺藏气，主喘息，在变动为咳，故病则喘咳逆气。背为胸中之府，肩接近之，故肩背为痛。肺主皮毛，病则疏泄，故汗出。"根据症状表现及病机分析，导致汗出的实邪当为风热或痰热，如《太平圣惠方·治肺实泻肺诸方》说："夫肺实则生热，热则阳气盛，阳气盛则胸膈烦满，口赤鼻张，饮水无度，上气咳逆，咽中不利，体背生疮。"可见，肺气虚与热邪犯肺是肺病汗出的主要原因。肺气虚之汗出，表现为自汗不止，少气乏力，易感外邪，苔白质嫩，脉虚；肺热之汗出，表现为蒸蒸汗出，面赤口渴，喘咳气逆，舌红苔黄，脉数等。

③肝病汗出　肝主疏泄，调畅气机及情志，为罢极之本。《素问·经脉别论》云："疾走恐惧，汗出于肝。"由于"阳气者，烦劳则张"（《素问·生气通天论》），故疾走则扰动阳气，迫津外泄；"恐惧者，神荡惮而不收"（《灵枢·本神》），神气浮越，气机逆乱，汗液随气妄泄。又"恐则气下"，肾伤则水不涵木而致肝肾阴虚，虚火内扰，也可迫津外泄，导致肝病汗出。临床表现为情绪激动时易汗出或腋下汗出，若肝肾阴虚者可见盗汗，伴心烦口苦、头晕目花、腰膝酸软、耳鸣潮热、舌红少苔、脉弦细数等。

④脾病汗出　脾主运化，为生气之源，脾气健运，气足能固，则汗出有度。《素问·经脉别论》曰："摇体劳苦，汗出于脾。"劳倦耗气，脾气损伤，失于收摄，因而汗出。可见，脾虚是脾病汗出的主要原因。脾虚汗出以自汗为主，兼见纳呆食少、神疲乏力、少气肢倦、舌淡胖嫩、脉虚无力等。

⑤肾病汗出　肾为封藏之本，主蒸化水液，为津液代谢之根本。《素问·逆调论》曰："肾者水藏，主津液。"《医碥·汗》指出："汗者，水也，肾之所主也，内藏则为五液，上升则为津，下降则为尿，外泄则为汗。"指出肾主五液，汗亦为肾所主。《素问·经脉别论》云："持重远行，汗出于肾。"王冰注："骨劳气越，肾复过疲，故持重远行，汗出于肾也。"持重远行，则劳骨耗气伤肾。《素问·水热穴论》又云："勇而劳甚，则肾汗出。"勇而劳甚，是指房劳过度，损伤肾精，故肾虚不固而汗出。肾病汗出，与肾虚寝汗的病机有相同之处，而其汗出的表现有异。据临床所见，肾病汗出有腰膝酸软、神疲乏力、阴股间汗多等症状特点。［熊继柏.《内经》汗证证治研讨.山东中医杂志，1995，14（7）：292-293.］

⑥胃病汗出　胃受纳腐熟，主通降。若胃气不降，则气机升降失常，浊气郁而化热，或迫津外泄，或上蒸于头，故汗出，正如《素问·经脉别论》所云："故饮食饱甚，汗出于胃。"临床上多表现为但头汗出，嗳腐吞酸，腹胀纳呆，苔腐脉滑。《灵枢·经脉》亦有："胃足阳明之脉……温淫汗出。"此与《伤寒论》所述阳明实热证之"大热""大汗出""大渴""手足濈然汗出"等相似。

3. 汗病的治则治法　关于汗病的治疗，《内经》在扶正祛邪、调整阴阳等原则基础上，主张根据汗病的具体病机分而治之，在治疗手段上分针灸与药物疗法。

（1）针灸治疗

①按病位取穴　一是根据隶属的脏腑经络选取针刺穴位。如《素问·刺热》提出，治疗五脏热汗出当"肝热病者……刺足厥阴少阳""心热病者……刺手少阴太阳""脾热病者……刺足太阴阳明""肺热病者……刺手太阴阳明""肾热病者……刺足少阴太阳"，不仅取治本经，还

利用脏腑经络的表里关系，以"阴病治阳"（《素问·阴阳应象大论》）。亦可根据病证始发的部位选择相应的经脉及穴位，故《素问·刺热》又曰："热病始手臂病者，刺手阳明太阴而汗出止。热病始于头首者，刺项太阳而汗出止。热病始于足胫者，刺足阳明而汗出止。"《素问·评热病论》之"风厥"是足太阳与足少阴俱病，在"表里刺之"的基础上，还可配合"饮之服汤"，以加强疗效。《灵枢·热病》曰："肤胀口干，寒汗出，索脉于心，不得，索之水，水者，肾也。"张介宾注："肤胀口干寒汗出，亦皆脉之为病。心属火，其合在脉，故但求之于脉，即所以求于心也。若求于脉而不得效，则当求之于水，水者肾也，补肾气于骨则水王，足以制火而心热自退矣。"说明了从体与脏、脏与脏关系论治"寒汗出"的机理。

二是根据病位深浅取穴。如《素问·长刺节论》曰："病风且寒且热，炅汗出，一日数过，先刺诸分理络脉；汗出且寒且热，三日一刺，百日而已。"即治疗风邪袭表导致或寒或热、热则汗出、一日数作的病证，当针刺在表之分肉腠理络脉，仍不愈者，应三日针刺一次，百日即愈。

②按病因取穴　根据引起汗出的病因取穴，如《素问·骨空论》云："大风汗出，灸谚谚。"谚谚穴，在背部第6胸椎棘突下，旁开3寸。为足太阳经穴位，是体内纯阳之气外输膀胱经之处，灸之具有助阳以祛风邪的作用。再如《灵枢·热病》曰："热病而汗且出，及脉顺可汗者，取之鱼际、太渊、大都、太白，泻之则热去，补之则汗出，汗出大甚，取内踝上横脉以止之。"马莳注："此言热病之汗，可出则出之，可止则止之也。"即热病当用汗法，若汗出不甚，脉亦顺者，取鱼际、太渊、大都、太白四穴，泻之则热去，补之则汗自出而不甚。若汗出太甚，则须取"内踝上横脉"即三阴交穴以泄热止汗。

（2）药物治疗　《素问·病能论》记载了治疗酒风的"泽泻饮"，曰："病名曰酒风。帝曰：治之奈何？岐伯曰：以泽泻、术各十分，麋衔五分，合以三指撮为后饭。"方用泽泻、白术各十分，麋衔五分。三药共为细末，每服三指撮，饭后服。本方具有益中气、祛湿热、止汗出的作用。张介宾注："泽泻味甘淡，性微寒，能渗利湿热。白术味甘苦，气温，能补中燥湿止汗。麋衔即薇衔，一名无心草，南人呼为吴风草，味苦平，微寒，主治风湿。十分者，倍之也。五分者，减半也。合以三指撮，用三指撮合以约其数而为煎剂也，饭后药先，故曰后饭。"系统论述了药物气味、功效、用法、服法等。

4. 汗病的预后及禁忌　《内经》对热病汗出及绝汗的预后进行了论述。关于热病汗出，《灵枢·热病》曰："热病已得汗而脉尚躁盛，此阴脉之极也，死；其得汗而脉静者，生。"《素问·评热病论》详细分析道："有病温者，汗出辄复热，而脉躁疾不为汗衰，狂言不能食……人所以汗出者，皆生于谷，谷生于精，今邪气交争于骨肉而得汗者，是邪却而精胜也，精胜则当能食而不复热。复热者邪气也，汗者精气也，今汗出而辄复热者，是邪胜也，不能食者，精无俾也。病而留者，其寿可立而倾也。且夫《热论》曰：汗出而脉尚躁盛者死。今脉不与汗相应，此不胜其病也，其死明矣。狂言者是失志，失志者死，今见三死，不见一生，虽愈必死也。"即热病汗出后脉静、身凉、能食，说明邪去正复，预后良好；若汗出后复热、脉疾、不能食，则为邪盛正衰，预后不良。对于绝汗，《灵枢·经脉》明确指出，此乃经脉气绝、阴阳离决的表现，故"旦占夕死，夕占旦死"。

《内经》还提到汗病的治疗禁忌，主要从两方面论述。一是对外邪引起的汗出，不可用止汗的方法。如《素问·热论》有"暑当与汗皆出，勿止"的论述，明确指出暑乃外邪，需从表祛除。若误用收敛止汗之法，则有闭门留寇之虞。

二是在《灵枢·营卫生会》提出"夺汗者无血"的警示，即基于血汗同源的关系，出汗过多的汗病不可再耗其血，否则会加重津液的损伤，终至汗源乏竭而出现变证。

【临证指要】

1. "汗为心液"的临床意义　《素问·宣明五气》云："五藏化液，心为汗。"汗为心液，故汗病多责之于心，特别是汗病日久或严重汗出时，往往影响及心。

心主血脉，《素问·五藏生成》云："诸血者，皆属于心。"《黄帝内经素问集注》说："心主血，汗乃血之液也。"汗属津液，入于脉中即为血，出于体表便为汗。故《医宗必读·汗》言："心之所藏，在内者为血，在外者为汗。"指明心血与汗的同源互化关系。故汗出过多易伤心血，此正《灵枢·营卫生会》之"夺汗者无血"的立论依据。

心藏神，汗液的排泄需靠心神的调节。心为君主之官，主神明，统帅和协调全身的生理活动，汗亦由神统。人在恐惧、愤怒、紧张、激动时易出汗，《素问·经脉别论》曰："惊而夺精，汗出于心。"《张氏医通·汗》云："凡大惊大恐大惧，皆能令人汗出，是皆阳气顿消，真元失守之兆。"可知精神紧张、情绪激动则致神失所主，阳气逆乱失守，故而汗出。西医学亦指出，交感神经兴奋时会出汗或出汗增多，人在紧张时也会不自主地出汗，此时的出汗与散热无关，说明汗液的分泌受心神调节。此类汗出，治以天王补心丹之类以安神敛汗。

《素问·刺禁论》曰："心部于表。"汗液排泄的通道为布于体表的玄府，随腠理开阖而启闭，而腠理由营卫之气濡养和温煦，营卫调和则腠理开阖有度，营卫不和则腠理开阖失常，出现汗病。营行脉中、卫行脉外，心主血脉，心亦主营卫，故《难经·十四难》说："损其心者，调其营卫。"可见，心的功能失常可致营卫不和而汗出异常。临床常用《伤寒论》之桂枝汤治疗营卫不和之自汗，用桂枝温通心阳、芍药养血益阴以达调和营卫而汗出自愈之目的。

血汗同源，血不利可影响水液的代谢。王清任在《医林改错·血府逐瘀汤所治之症目》中提出瘀血可致汗病的论述，谓："竟有用补气、固表、滋阴、降火，服之不效，而反加重者，不知血瘀亦令人自汗、盗汗，用血府逐瘀汤。"心主血脉，血脉不畅则成瘀血。瘀血阻脉，脉道不利，气血津液运行受阻，不寻常道外泄而为汗。若瘀血不去，虽补气、固表、滋阴，如决堤之流更遇淫雨则汗出更甚，故凡血瘀致汗者当以化瘀血、通心脉，血行复畅则汗出自止，方用血府逐瘀汤。

心病致汗，多汗伤心，相互影响。临床所见心之气、血、阴、阳不足，以及心血瘀阻、心火上炎，皆可导致异常汗出。反之，大汗可伤津耗气，进而损伤心血、耗散心阳。如《灵枢·经脉》所论："六阳气俱绝，则阴与阳相离，离则腠理发泄，绝汗乃出。故旦占夕死，夕占旦死。"如此大汗不止属心阳暴脱，阳不敛阴，阴阳离决，是危重证候。临床上不少冠心病患者，特别是冠脉介入术后出现汗多症状者，可能与心之气血阴阳的受损有关。治疗时可在调补心之气血阴阳的基础上配伍五味子、酸枣仁、龙骨、牡蛎之类宁心敛汗。

2. 有关汗病病因病机的论述对辨证治汗的指导意义　《内经》虽然对汗病的治疗论述不多，但所述各种汗证的病因病机，对汗病的辨证论治具有指导意义。根据《内经》论述，汗病的具体表现各异，但究其病因不外乎外感与内伤，其病机主要有卫外失司、火热内扰、气虚阳虚不固、气机散乱等。对汗病的治疗，不可见汗止汗，当遵循"必伏其所主，而先其所因"的基本原则，抓住病机关键，针对病机确立相应的治法。

（1）炅汗　炅汗，由暑邪侵犯或脏腑阳热内盛，使腠理开泄，迫津外泄所致。其治法当以清暑泄热为主，兼以益气生津。炅汗之由暑邪所致者，宜清暑、益气、生津，暑邪去则汗自止，可选用王孟英《温热经纬》之清暑益气汤（黄连、知母、竹叶、西瓜翠衣、荷梗、西洋参、石斛、麦冬、粳米）。

里热蒸迫所致之炅汗，治宜清里泄热生津，一般可选用《伤寒论》之白虎汤（石膏、知母、炙甘草、粳米）。若大汗气津耗甚，则用白虎加人参汤；若里热腑实，便秘、脉沉实者，可用调胃承气汤（大黄、枳壳、厚朴、甘草）或大承气汤（大黄、厚朴、枳实、芒硝）攻下热结，热退汗自消。

（2）魄汗　魄汗，是由肺卫气虚、腠理不固所致的自汗，治法当益气固表以止汗，可选用危亦林在《世医得效方》中所创的玉屏风散加味。《医方考》解释道："卫气一亏，则不足以固津液，而自渗泄矣，此自汗之由也。白术、黄芪所以益气，然甘者性缓，不能速达于表，故佐之以防风。"汗出量多者，可兼以收涩敛汗，可合用《太平惠民和剂局方》之牡蛎散（煅牡蛎、黄芪、麻黄根、浮小麦）。

（3）灌汗　灌汗，主要与肺之气虚或阳虚有关，当属气虚自汗或阳虚自汗之甚者。因此，治疗灌汗需益气温阳、固表敛汗。肺气虚所致者，选用生脉散合牡蛎散以益气固表。若见阳虚所致者，可再加附子，或用清代医家陈士铎之收汗生阳汤（人参、麦冬、五味子、黄芪、当归、熟地黄、炒枣仁、甘草）。对其方意，《石室秘录·亡阳》解释说："此方之妙，妙在气血均补，而尤补于气，使气足以生阳。"

（4）寝汗　寝汗，以睡中汗出为特征，《内经》认为其主要病机在于肾气及肾阳虚衰。后世将睡中汗出为特征的汗证称为"盗汗"，如《诸病源候论·虚劳盗汗候》云："盗汗者，因眠睡而身体流汗也，此由阳虚所致。"《丹溪心法·汗证》也有"杂病盗汗，责其阳虚"的论述。可见，《内经》之寝汗即后世所谓之阳虚盗汗或气虚盗汗。对于寝汗的治疗，《景岳全书·杂证谟》有详细论述："若睡中盗汗而无火者，宜参苓散、独参汤主之；若阳气俱虚者，宜参附汤、大建中汤之类主之；若气虚火衰之甚者，宜大补元煎、六味回阳饮之类主之。"根据所用方剂，气虚盗汗者采用补气之剂以敛汗，阳虚盗汗者宜选用温肾补阳之剂以固表。

临床所见，盗汗既有阳虚、气虚所致者，也有属阴虚者。《东垣十书·汗证》说："盗汗者，寐中而通身出汗如浴，觉来方止，是属阴虚。"李杲所论为阴虚盗汗，与《内经》之寝汗不同。治当滋阴清热、固表止汗，方用李东垣创制的当归六黄汤（当归、生地黄、熟地黄、黄连、黄芩、黄柏、黄芪）。

（5）绝汗　绝汗，是阴阳离决的危候。根据"急则治其标、缓则治其本"的原则，应先治其标，以固脱为急。亡阳绝汗，法当回阳救逆，方药首选大剂参附汤，方中以人参大补元气，附片回阳救逆；亡阴绝汗，当固气敛阴，方用大剂生脉散加味，方中人参益元气、生津液，麦冬养阴生津，五味子敛阴止汗。三药合用，一补一润一敛，使气复津生，汗止阴存。固脱之时，两方均可加黄芪以益气实表止汗，加煅龙骨、煅牡蛎收敛止汗。固脱之后再行辨证论治，扶正祛邪，使脏腑气血得复。

（6）漏泄、漏风、酒风　漏泄、漏风、酒风皆有外受风邪，腠理不固，营卫不和的病机，故治疗皆宜疏风固表、调和营卫，方用玉屏风散合桂枝汤或黄芪建中汤加敛汗之品。《证治要诀·虚损门》曰："胃气不固，荣血漏泄。宜黄芪建中汤，加浮麦少许。煎黄芪六一汤或玉屏风散。"若漏泄胃热素盛，风热相合，熏蒸腠理，热象明显，可配合白虎汤清胃凉肌；若漏风、酒风湿热明显者，可仿《内经》之"泽泻饮"方义，用三仁汤合玉屏风散（杏仁、滑石、白通草、豆蔻、竹叶、厚朴、生薏仁、半夏）化裁，以清利湿热、益气固表。[邓耀波，钟琼仙，张映梅.汗证治验举隅.云南中医中药杂志，2003，24（4）：15.]

（7）泄风　泄风的病机为风邪袭表、营卫不和、腠理不固，治当疏风解表、调和营卫，方用桂枝加龙骨牡蛎汤。若有气虚征象，可合用玉屏风散。

（8）风厥　风厥为太阳受风，少阴气逆所致，其病机为外受风邪，内有虚火，治疗当外散风邪，内降虚火。方选加减葳蕤汤（葳蕤、淡豆豉、红枣、生葱白、炙甘草、桔梗、薄荷、白薇），去生葱白加桑叶、龙骨、牡蛎等。

（9）首风　首风的病机是沐浴后腠理开泄，风邪乘虚侵犯头面。治疗当疏风固表，方用玉屏风散合牡蛎散加川芎。

（10）偏风　偏风的病机为风中身半，气血阻塞不能周流全身，引起半身营卫失和所致。治疗宜调和营卫、疏风通络，方用桂枝汤；伴有半身不遂者为偏枯，治以畅通气血、固表止汗，方用王清任之补阳还五汤（黄芪、当归尾、赤芍、地龙、川芎、红花、桃仁）合玉屏风散化裁。

（11）心病汗出　心病汗出，是由心气虚或心阴虚，致神惊气乱，不能收摄心液而致。治法宜补心气、滋心阴、安心神以敛汗液，方选天王补心丹（酸枣仁、柏子仁、当归、天冬、麦冬、生地黄、人参、丹参、玄参、云苓、五味子、远志肉、桔梗）及甘麦大枣汤之类。

（12）肺病汗出　肺病汗出，多由肺气虚及肺热所致。肺气虚弱之汗证，宜根据"虚则补之""散者收之"（《素问·至真要大论》）的原则，治以补肺益气、固表敛汗。通常选用玉屏风散合生脉饮化裁。若伴有表证，则以桂枝汤加益气之品，以调和营卫、补益肺气。肺热汗证，治当清肺泄热，可用《小儿药证直诀》之泻白散（桑白皮、地骨皮、甘草）合白虎汤之类。痰热明显者，用《济生方》泻白散（桔梗、甘草、桑白皮、陈皮、半夏、杏仁、瓜蒌仁、地骨皮）以清肺化痰。

（13）肝病汗出　肝病汗出与肝失疏泄或肝阴不足有关。由肝失疏泄，气机逆乱，神魂不敛，汗液不固引起，治当疏肝理气、平逆敛魂，方用逍遥散合龙骨、牡蛎；由肝阴亏虚或肝肾阴虚、内热扰动所致者，治宜滋补肝肾，安神敛魂。方用一贯煎（沙参、麦冬、当归、生地黄、枸杞子、川楝子）合酸枣仁汤（酸枣仁、茯苓、知母、川芎、甘草）。

（14）脾病汗出　脾病汗出，多有阳虚、气虚，不能固摄汗液所致。根据"劳者温之"（《素问·至真要大论》）的治法，阳虚者宜温阳益气止汗，气虚者补中益气止汗。脾阳虚者，方用《赤水玄珠》芪附汤（黄芪、制附片）加味；气虚者，方用补中益气汤加减（黄芪、党参、白术、当归、陈皮、升麻、柴胡、炙甘草）。汗出多时，可加固表敛汗之品，如五味子、浮小麦等。

（15）肾病汗出　肾病汗出，多由肾精亏虚，肾气无力固摄汗液所致。法宜补肾固气敛汗。可选《杂病源流犀烛》之五味子汤（五味子、山茱萸、龙骨、牡蛎、首乌、远志、五倍子、地骨皮）。肾阴虚者，用六味地黄丸加减；肾阳虚者，用肾气丸化裁。

（16）胃病汗出　素体胃热炽盛者，宜清胃泄热，和胃止汗，可用《医宗金鉴》之三黄石膏汤（石膏、黄芩、黄连、黄柏、麻黄、淡豆豉、栀子）；外感热邪而胃热汗出者，可用白虎

NOTE

汤或竹叶石膏汤加减；"饮食饱甚"而汗出者，用保和丸加减以消食化滞，和胃止汗。

3. "阳加于阴谓之汗"的临床价值 "阳加于阴谓之汗"语出《素问·阴阳别论》，是中医学对汗的生理和病理的概括，其临床应用价值体现在两个方面。

（1）辨识汗病脉象 认为"阳加于阴谓之汗"属于脉法范畴。如张介宾注曰："阴言脉体，阳言脉位。汗液属阴而阳加于阴，阴气泄矣，故阴脉多阳者多汗。"即属阳的脉体出现于属阴的脉位上，即"阴脉多阳"时，则主阳迫阴津外出的汗证。张志聪进一步解释说："若动数之阳脉，加于尺部，是谓之汗。"认为"阴脉"即"尺部"脉，尺脉见动数等阳象，"当知汗乃阳气之加于阴液"也。此说是以脉（寸口部）分尺、寸为前提的。但脉分尺寸，始于《内经》稍后的《难经》，《内经》虽提出独取气口的诊脉方法，但无寸、关、尺之分。故二张氏虽以脉解，但与经旨不切。仔细分析，句中的"阴""阳"，是用来表达脉之搏动的，即脉来为阳，脉去为阴。《素问·阴阳别论》在前文已经明确指出："所谓阴阳者，去者为阴，至者为阳。"加，增加、盛大之义。因此，"阳加于阴"即"脉至盛于脉去"的意思，是形容脉象来盛去衰的状态，这种脉象，实属"洪脉"类。李时珍《濒湖脉学》形容洪脉时写道："洪脉来时拍拍然，去衰来盛似波澜。"所谓"去衰来盛"，可作为对"阳加于阴"的最好诠释。《内经》认为，脉象洪大，如果出现在夏季，为"脉应四时"之正常脉象，如《素问·玉机真藏论》说："夏脉者心也，南方火也，万物之所以盛长也，故其气来盛去衰。"《素问·脉要精微论》也说"夏应中矩"，王冰注为"夏脉洪大……如矩之象"。但如果是洪脉出现在其他季节则热证为多。本句举汗为例以赅洪脉所主病候，实际上是指以汗为主的热证，临床上还当伴有热、渴、烦等其他一些阳热症状，如《伤寒论》的阳明热证，即常以大热、大汗、大渴、脉洪大四症并见，用白虎汤治疗。可见，"阳加于阴谓之汗"说明了汗出与洪脉之间的关系，即洪脉是热邪所致汗证的一个代表脉象。［陈明."阳加于阴谓之汗"之我见.河南中医，1997，17（3）：133-134.］

（2）认识汗病病机 张介宾说："汗乃身之阳气所化，故曰阳加于阴，谓之汗。（《质疑录·论在内为血在外为汗》）"吴塘认为："盖汗之为物，以阳气为运用，以阴精为材料。（《温病条辨·汗论》）"说明出汗是阳气蒸腾阴液的过程。由此可以推导，汗病是阴阳关系失常的结果，《黄帝内经太素·阴阳杂说》释："加，胜之也。"阳主动、主外，对于阴有加持、固护、控制作用，因而《素问·生气通天论》指出："凡阴阳之要，阳密乃固……阳强不能密，阴气乃绝。"强，音jiàng，不顺、失常之义。阳气失常，不能固护阴液，则汗液外泄。可见，汗病是体表腠理不固或泄漏所致之病证，其病机多责之于阳气失常。其病机概之有三：一是外邪袭表，卫阳被遏，营卫阴阳失和而致汗出。当治以疏散邪气，调和营卫，使卫气恢复其固护肌表的功能；二是卫阳虚弱，无力固表，使腠理开泄而成汗病。当治以补气温阳，固表止汗，以扶助正气为主，使卫阳充足则汗出自止。若病情重笃，正气大伤，津液随虚阳散越外泄者，当固护摄纳、力挽回阳为急救之首务；三是阳热太盛，迫津外泄。《临证指南医案·汗》曰："经云：阳之汗，以天地之雨名之。又云：阳加于阴，谓之汗。由是推之，是阳热加于阴，津散于外而为汗也。"即汗病的病机之一，是火热炽盛或阴虚火旺，逼迫阴液外泄。前者如阳明经、腑证所见大汗或濈然汗出，治当清热泻火；后者如阴虚盗汗，当滋阴降火。

总之，"阳加于阴谓之汗"经文虽简，但其意深远，需要在临床应用中去体会。

【病案举隅】

1. 戾汗案 李氏女素禀怯弱，春间汛事不行，胁腹聚气如瘕，减餐肌削屡服温通之药。

至孟秋加以微寒壮热，医仍作经闭治，势濒于危。孟英切脉时，壮热烙指，汗出如雨，汗珠落脉枕上，微有粉红色。曰：虚损是其本也，今暑热炽盛，先当治其客邪。书白虎汤加西洋参、玄参、竹叶、荷杆、桑叶，服二帖，热果退，汗渐收。改用甘凉清余热，日以向安。继予调气养营阴，宿瘕亦消，培补至仲冬，汛至而瘥。（汛事不行，胁腹聚气如瘕，是血病及气。至减餐肌削，屡服温通，微寒壮热，则血病及气。由气分而外达皮毛，先治客邪，急则治标之义。生石膏一两六钱先煎，酒炒知母次入三钱，去草米，加西洋参三钱，玄参片五钱开水泡冲去渣，鲜竹叶次入三钱，鲜荷杆二尺，冬桑叶四钱。二帖后改用甘凉清余热，方用蜜炙枇叶刷包三钱，生甘草三钱，鲜竹叶二钱，鲜茅根四钱，活水芦根二两，生薏苡仁八钱，鲜敛斛杆先一两，连皮梨切一两。继予调气养营阴，方用鲜竹茹三钱，苦杏仁二钱，薄橘红一钱五分，紫菀茸一钱，旋覆花绢包一钱五分，连节藕切先二两，蒲桃干三钱，鲜茅根三钱，箱归身二钱，大生地八钱，女贞杆先四钱（《王氏医案绎注·卷二》）。

2. 魄汗案 患者，男，78 岁，2006 年 8 月初诊。诉畏风、自汗、潮热三者交替发作，伴疲乏、口干。诊见舌淡红苔薄黄，脉细。辨证为表虚兼营卫不和之自汗，予桂枝新加汤合玉屏风散加味。西洋参片 10g，黄芪 30g，炒白术 10g，防风 5g，桂枝 5g，白芍 15g，炙甘草 10g，大枣 6g，地骨皮 15g，天花粉 15g，生姜 3 片。服 10 剂后上症减轻，继服 10 剂而愈。

自汗指醒时经常汗出、活动后尤甚的症状，多由肺卫不固和营卫不和所致。肺卫不固以气虚为主，可见少气乏力、易感冒、舌淡、脉细弱等，兼阳虚者则有恶寒肢冷等症；营卫不和者可见汗出恶风，时寒时热，周身酸痛等症。熊教授治肺卫不固的自汗多以玉屏风散为基本方，气虚甚则加人参、炙甘草益气；阳虚则加附子温阳散寒；自汗甚则加煅龙骨、煅牡蛎、浮小麦等以止汗敛阴。治营卫不和者以桂枝汤加减。[聂娅.熊继柏教授辨治汗证的经验.中医研究，2008，21（2）：55-56.]

3. 灌汗案 《薛己医案》曰：下堡顾仁成年六十有一，痢后入房，精滑自遗，二日方止。又房劳感寒怒气，遂发寒热，右胁痛连心胸，腹痛，自汗盗汗如雨，四肢厥冷，睡中惊悸，或觉上升如浮，或觉下陷如堕，遂致废寝。或用补药 2 剂益甚，脉浮大洪数，按之微细，此属无火虚热，急与十全大补加山药、山茱萸、牡丹皮、附子 1 剂，诸证顿愈而瘥。此等元气，百无一二（《医部全录·汗门》）。

4. 寝汗案 张某，女，中年，年届"天命"，患寝汗 5 年，寐则盗汗如洗，夜半醒来扪之冰手，面白神疲、形瘦、腰酸怯冷，常有恶寒肢冷、胸闷、气短、心悸、小便清长等症。舌淡苔白，脉虚无力，右尺难及，经西医内科检查，未见器质性病变，诊断为自主神经功能性盗汗，前医曾投当归六黄汤、牡蛎散等滋阴敛汗剂 1 个月未效。为肾阳式微，卫气不固，更因寐时阳必趋里，阴液趁虚而泄，法当温补肾阳、益气固表敛汗，方用自拟二仙附桂龙牡汤。仙茅、制附子、肉桂各 10g，淫羊藿、生黄芪、煅龙骨、煅牡蛎各 15g，炒白芍、五味子各 9g，碧桃干 5 枚。上方服 5 剂后，盗汗转间作，汗量亦减少，又服 10 剂，盗汗消失，诸症均除（《神经科病名家医案·妙方解析》）。

5. 酒风案 王某，男，45 岁，2012 年 5 月 12 日初诊。自诉大汗如浴 1 年余，动则益甚，夏季更甚，体热喜凉，气短，手足心热，体倦无力，食纳可，二便可，舌体胖大，苔黄，脉沉。该患体胖，嗜食烟酒及膏粱厚味。曾屡医，多以滋肾、敛汗、清热等治疗，罔效。今慕茹师之名来就诊。师以《素问·病能论》中泽泻饮为基本方化裁，治法以清利湿热为主，兼以敛阴止汗，方药如下。

鹿衔草 25g，泽泻 15g，白术 20g，白芍 15g，五味子 15g，乌梅 15g，煅龙骨 30g，煅牡蛎 30g，当归 15g，黄芪 20g，黄芩 10g，黄连 10g，滑石 20g，知母 15g，龟甲 20g，浮小麦 30g，茯苓 15g。7 剂，水煎空腹服。嘱其清淡饮食，加强锻炼。

二诊，汗出明显减少，惟感乏力，舌质淡，苔薄，脉沉。嘱其服用参苓白术散 20 剂，以巩固疗效。继续清淡饮食，加强锻炼，禁食烟酒。后随诊，患者自诉诸症均减。汗出正常。

该患主要症状为全身发热，身体倦怠无力，大汗如浴，恶风，少气，与《内经》所说的酒风、漏风病相符。患者素常嗜酒生湿伤脾，故本病为湿郁生热所致。湿热伤筋，以致筋脉弛纵、身体懈惰而倦怠无力；湿热郁蒸，则汗出如浴；热甚火壮，"壮火食气"，故气衰而少气。方中泽泻淡渗，能利水道，清湿热；白术苦温，能燥湿止汗；鹿衔草甘、苦、温，归入肺经、胃经、肝经、肾经，功能补虚、益肾、祛风除湿，为治风湿病良药；煅龙骨、煅牡蛎，咸、微寒，收敛固涩；乌梅、五味子、白芍，酸、甘，归肺、心、肝，收敛固涩，益气生津；当归六黄汤去二地，泻火之力颇强，倍用黄芪为佐，一以益气实卫以固表，一以固未定之阴。方中诸药合用，共奏清热利湿，敛阴护卫，固表止汗之功效。[张成，茹占廷.茹占廷以经方泽泻饮治疗汗证 1 例体会.内蒙古中医药，2012，（23）：60.]

6. 偏风案 左某，男，58 岁，农民，1979 年 8 月 6 日初诊。患者左半身汗多、发热，右半身无汗、发凉 2 月余。曾在某医院诊断为自主神经功能失调。用西药谷维素及维生素制剂未效。症见左半身出汗偏多，润湿不已，甚则淋漓，右半身不出汗，发凉并感畏寒，面色萎黄，精神委靡，肢体乏力，懒于行走，舌苔薄白、舌质淡红，脉浮弱。辨证为阴阳失调，营卫失和。试以桂枝汤调阴阳、和营卫为治。桂枝 10g，白芍 15g，甘草 6g，生姜 3 片，大枣 7 枚。服方 5 剂，左半身出汗偏多即止，右半身汗出恢复正常，左右体表温度如常人，精神亦爽。

本案症见左右体表寒热、汗出失常，而以左半身汗出为甚。揆度病机，证由阴阳失调、营卫失和所致。盖以卫阳失固于外，则分肉失温，腠理开阖失司；营阴失守于内，则汗液妄泄于外，几至淋漓。故方取调阴阳、和营卫之桂枝汤，令卫阳固护于外，分肉得温，腠理复其开阖之职，营阴复守于内，不至汗出淋漓。方中芍药用量独重者，可加强其益营敛汗之功。服后果然病去，可见仲师桂枝汤调阴阳、和营卫之功之神奇。[张荣春，张德超治疗汗症验案 5 则.中医杂志，2003，44（4）：60-62.]

7. 心病汗出 文某，男性，42 岁。症见每遇风吹则大汗不止，伴心悸不安 5 个月。患者于 1973 年 6 月，因胃脘剧痛于某医院急诊入院。经体检及胃肠钡餐透视检查，未发现器质性病变，住院 20 天左右出现白天或夜间稍一吹风则大汗不止，伴心悸、恶寒、乏力、头痛、失眠、五心烦热、腰膝酸软、大便结、小便少、腹胀、胃痛等症状。大汗出后，各种症状相继缓解，但患者仍觉周身酸软无力。该院诊断为"神经官能症"，治疗未效，患者出院。另于同年 5 月患者发现尿蛋白（+），自感骶骨部及膀胱两侧有时隐痛不适，尿次数较少，量不多，曾在某院诊为"慢性前列腺炎"。病人较消瘦，面色较红，脉细数而紧，舌质淡红，舌尖红，苔薄黄。西医诊断为自主神经功能紊乱。中医初诊为"表虚自汗"。予玉屏风散合牡蛎散加减及补肾法治疗多月，曾一度好转，后又反复，仍然风吹汗出，心悸不安。

患者于 1974 年 6 月 17 日来诊，证如上述，诊其舌质稍红，苔白，脉弦，两寸弱，治之以甘麦大枣汤加味。浮小麦一两半，甘草三钱，太子参五钱，大枣四枚，糯稻根一两，黄芪四钱，云苓五钱，白芍五钱。共服 20 剂，每剂服 2 天，共 40 天。

再诊：证见好转，恶风，出汗已少，精神体力渐佳。舌红，边有齿印，苔白稍厚，脉两寸弱，关尺稍弦。处方：照上方加白术二钱。共服 7 剂，服 14 天。

三诊：见风出汗的症状明显好转，心已不慌，胸闷改善，小便较前增多，膀胱区及骶部不痛，胃纳改善，大便正常，两下肢及腰背部肌肉酸痛消失。但迎风仍有少量汗出，睡眠差。诊其舌质淡嫩，苔白，上有薄黄苔，脉右稍滑，左稍弦，两寸弱。照前方继服 30 天，诸症悉愈。追踪 1 年半未见复发。

本例西医诊为自主神经功能紊乱，在患者所具有之出汗、心悸、乏力、头痛、失眠等症状中，以遇风则漐漐然汗出不止为主证，故属中医汗证范围，其原因总属阴阳偏胜及气血不和。一般认为自汗是由于阳虚，盗汗是由于阴虚，这是一般规律。但五脏之虚衰皆能发生汗证，其中尤以心肾虚者为然。本例汗出而兼有心悸，两手寸脉细弱，其自汗之因于心虚者可见。《证治汇补》亦谓"心虚自汗怔忡恍惚"。前服玉屏风散合牡蛎散加减未能取效，皆因未有注意特殊规律，进一步辨别汗出之液是属何经何脏之故。今改用甘麦大枣汤合参、芪、糯稻根、白芍等有效，是取甘麦大枣补虚养心，参芪益气固表，稻根、白芍敛阴止汗。其治则用药，与单纯阳虚表不固者之自汗用玉屏风散有别。［邓铁涛．汗证．新中医，1977，（4）：26-27.］

8. 肺病汗出案 甘某，男，67 岁，经常感冒，往往一二月接连不断，症状仅见鼻塞咳嗽，头面多汗，稍感疲劳。曾服玉屏风散，半个月来亦无效果。用桂枝汤加黄芪，服后自觉体力增强，感冒随之减少。此证先后二次同样用黄芪而收效不同。概因桂枝汤调和营卫，加强黄芪固表，是加强正气以御邪；玉屏风散治虚人受邪，邪恋不解，应用黄芪目的在于益气以祛邪。一般认为黄芪和防风相畏相使。黄芪得防风，不虑其固邪；防风得黄芪，不虑其散表。实际上是散中寓补，补中寓疏，不等于扶正固表。正因为此，如果本无表邪，而常服防风疏散之剂，反而给外邪以侵袭的机会（《谦斋医学讲稿·种种退热法》）。

9. 肝病汗出 患者，女，42 岁，2011 年 12 月 3 日初诊。诉阵热、汗出、烦躁半年，伴右胁胀痛，口腔内反复溃疡，影响进食，睡眠可，二便调，舌质淡红，苔薄白，脉细。辨证为肝气郁结，肝脾失和。治宜疏肝和脾、调和阴阳。方以自拟疏郁汤加减。

柴胡 12g，当归 15g，白芍 15g，炒枳壳 10g，淫羊藿 18g，栀子 12g，巴戟天 15g，仙茅 12g，白术 15g，牡丹皮 10g，知母 10g，黄柏 10g，郁金 10g，甘草 6g。7 剂。

2011 年 12 月 10 日二诊。诉阵热、汗出明显减轻，心态较前平和，口腔溃疡亦较前减少，余无不适，舌脉同前。方已见效，守方继进 7 剂。

2011 年 12 月 17 日三诊。诉诸症消失，心情开朗，观其面色亦较前红润而有光泽。舌质淡红，苔薄白，脉细缓。予逍遥丸以善后调理。［蔡铁如．袁长津治疗汗证经验．中医杂志，2013，54（11）：915-917.］

10. 脾汗出案 朱某，女，9 岁。半年来多汗，饮食欠佳，手足发凉，大便尚调，尿不多，肌肉不丰。心、肺、腹未见异常，舌无垢苔，脉沉濡，证属脾虚，健运失调，水谷精微不足于荣养四肢，气血不足，体弱自汗，治以健脾益胃、和中止汗。

炒鸡金 10g，焦麦芽 10g，怀山药 12g，炒白术 6g，煅牡蛎 10g，浮小麦 10g，使君子 10g，龟甲胶 6g，云茯苓 10g，知母 6g，炙草 3g。

服药 3 剂，汗出减少，夜间有时尚觉手足凉，脉沉缓，舌洁无苔，诸症稍有好转，原方加减调治。

煅牡蛎 10g，浮小麦 10g，炒鸡金 10g，云茯苓 10g，使君子 10g，焦山楂 6g，焦槟榔 6g，炒白术 6g，党参 6g，雷丸 6g，胡黄连 1.2g，焦军 3g。

多汗，常因脾虚胃弱，不能消谷化食，输散水谷之精微，不得内荣五脏，外卫肌表。脾阳不振，则四肢不温，卫气不足则表虚自汗。故以健脾和中治其本，固表敛汗治其标（《中国百年百名中医临床家丛书·赵心波》）。

11. 肾汗出案 患者，女，20 岁，2005 年 7 月 15 初诊。诉近半年来自汗，汗出色黑，以腋下、乳房及腹股沟为甚，伴手足心热。诊见舌红苔薄黄，脉细数。予知柏地黄丸加三甲散。

熟地黄 20g，怀山药 15g，泽泻 10g，生地黄 10g，牡丹皮 10g，山茱萸 10g，茯苓 10g，黄柏 10g，知母 15g，煅龙骨 30g，煅牡蛎 30g，炒龟甲 20g，地骨皮 15g。服 10 剂而自汗减，黑色转淡，嘱继服 15 剂而愈。

此患者自汗而手足心热，脉象细数，乃阴虚之象；然其汗色黑，《内经》云："在藏为肾，在色为黑。"五色合五脏，黑色当属肾，故辨证为肾阴虚，治当滋肾清热止汗，方选知柏地黄丸加三甲散。［聂娅．熊继柏教授辨治汗证的经验．中医研究，2008，21（2）：55-56．］

12. 胃汗出案 钱国宾治荆州李山人，年四十余，凡饮食头上汗多，气如烟雾，必频抹乃止。寸关浮洪，两尺沉实，胃脉倍盛而数。此胃热蒸笼头也。饮食入胃，遇热上蒸心肺，心主汗液，火性上腾，肺主皮毛，腠理不密，故头汗出若蒸笼之气，因煎迫而如烟雾也。以三黄石膏汤，数剂清胃热愈（《续名医类案·汗》）。

【内经原文】

阳气者若天与日，失其所则折寿而不彰，故天运当以日光明……因于暑，汗，烦则喘喝，静则多言，体若燔炭，汗出而散。

汗出偏沮，使人偏枯。汗出见湿，乃生痤痱。

劳汗当风，寒薄为皶，郁乃痤……魄汗未尽，形弱而气烁，穴俞以闭，发为风疟。

《素问·生气通天论》

夏暑汗不出者，秋成风疟。

《素问·金匮真言论》

阳胜则身热，腠理闭，喘粗为之俯仰，汗不出而热，齿干以烦冤腹满死，能冬不能夏。阴胜则身寒汗出，身常清，数栗而寒，寒则厥，厥则腹满死，能夏不能冬。

以天地为之阴阳，阳之汗，以天地之雨名之；阳之气，以天地之疾风名之。

《素问·阴阳应象大论》

阴争于内，阳扰于外，魄汗未藏，四逆而起，起则熏肺，使人喘鸣。

阳加于阴谓之汗。

《素问·阴阳别论》

太阳之脉，其终也戴眼反折瘛疭，其色白，绝汗乃出，出则死矣。

《素问·诊要经终论》

肺脉搏坚而长，当病唾血；其软而散者，当病灌汗，至今不复散发也。

阳气有余为身热无汗，阴气有余为多汗身寒，阴阳有余则无汗而寒。

《素问·脉要精微论》

尺涩脉滑，谓之多汗。

《素问·平人气象论》

故饮食饱甚，汗出于胃。惊而夺精，汗出于心。持重远行，汗出于肾。疾走恐惧，汗出于肝。摇体劳苦，汗出于脾。

一阴至，厥阴之治也，真虚痟心，厥气留薄，发为白汗，调食和药，治在下俞。

《素问·经脉别论》

肺病者，喘咳逆气，肩背痛，汗出尻阴股膝髀腨胻足皆痛。

肾病者，腹大胫肿，喘咳身重，寝汗出憎风，虚则胸中痛，大腹小腹痛，清厥意不乐。

《素问·藏气法时论》

五藏化液：心为汗，肺为涕，肝为泪，脾为涎，肾为唾，是谓五液。

《素问·宣明五气》

暴痈筋缓，随分而痛，魄汗不尽，胞气不足，治在经俞。

《素问·通评虚实论》

暑当与汗皆出，勿止。

《素问·热论》

肝热病者，小便先黄，腹痛多卧身热，热争则狂言及惊，胁满痛，手足躁，不得安卧，庚辛甚，甲乙大汗……刺足厥阴少阳。

心热病者，先不乐，数日乃热，热争则卒心痛，烦闷善呕，头痛面赤无汗，壬癸甚，丙丁大汗……刺手少阴太阳。

脾热病者，先头重颊痛，烦心颜青，欲呕身热，热争则腰痛不可用俯仰，腹满泄，两颌痛，甲乙甚，戊己大汗……刺足太阴阳明。

肺热病者，先淅然厥，起毫毛，恶风寒，舌上黄身热。热争则喘咳，痛走胸膺背，不得大息，头痛不堪，汗出而寒，丙丁甚，庚辛大汗……刺手太阴阳明。

肾热病者，先腰痛胻酸，苦渴数饮身热，热争则项痛而强，胻寒且酸，足下热，不欲言，其逆则项痛员员淡淡然，戊己甚，壬癸大汗，气逆则戊己死，刺足少阴太阳，诸汗者，至其所胜日汗出也……刺足少阴太阳。

热病从部所起者，至期而已；其刺之反者，三周而已；重逆则死。诸当汗者，至其所胜日，汗大出也。

热病始手臂痛者，刺手阳明太阴而汗出止。热病始于头首者，刺项太阳而汗出止。热病始于足胫者，刺足阳明而汗出止。

少阳之脉，色荣颊前，热病也，荣未交，曰今且得汗，待时而已。

《素问·刺热》

有病温者，汗出辄复热，而脉躁疾不为汗衰，狂言不能食，病名为何？……人所以汗出者，皆生于谷，谷生于精，今邪气交争于骨肉而得汗者，是邪却而精胜也，精胜则当能食而不复热。复热者邪气也，汗者精气也，今汗出而辄复热者，是邪胜也，不能食者，精无俾也……且夫《热论》曰：汗出而脉尚躁盛者死。今脉不与汗相应，此不胜其病也，其死明矣。狂言者是失志，失志者死。今见三死，不见一生，虽愈必死也。

帝曰：有病身热汗出烦满，烦满不为汗解，此为何病？岐伯曰：汗出而身热者风也，汗出而烦满不解者厥也，病名曰风厥。帝曰：愿卒闻之。岐伯曰：巨阳主气，故先受邪，少阴与其为表里也，得热则上从之，从之则厥也。帝曰：治之奈何？岐伯曰：表里刺之，饮之服汤。

邪之所凑，其气必虚，阴虚者阳必凑之，故少气时热而汗出也。

《素问·评热病论》

黄帝问曰：夫痎疟……愿闻其道。岐伯曰：……此皆得之夏伤于暑，热气盛，藏于皮肤之内，肠胃之外，皆荣气之所舍也。此令人汗空疏，腠理开，因得秋气，汗出遇风，及得之以浴，水气舍于皮肤之内，与卫气并居……夏伤于大暑，其汗大出，腠理开发，因遇夏气凄沧之水寒，藏于腠理皮肤之中，秋伤于风，则病成矣。

岐伯曰：经言无刺熇熇之热，无刺浑浑之脉，无刺漉漉之汗，故为其病逆未可治也。

《素问·疟论》

足太阳之疟，令人腰痛头重，寒从背起，先寒后热，熇熇暍暍然，热止汗出，难已，刺郄中出血。足少阳之疟，令人身体解㑊，寒不甚，热不甚，恶见人，见人心惕惕然，热多汗出甚，刺足少阳。足阳明之疟，令人先寒，洒淅洒淅，寒甚久乃热，热去汗出，喜见日月光火气乃快然，刺足阳明跗上。足太阴之疟，令人不乐，好太息，不嗜食，多寒热汗出，病至则善呕，呕已乃衰，即取之。

脾疟者，令人寒，腹中痛，热则肠中鸣，鸣已汗出，刺足太阴。

《素问·刺疟》)

炅则腠理开，荣卫通，汗大泄，故气泄……劳则喘息汗出，外内皆越。

《素问·举痛论》

会阴之脉令人腰痛，痛上漯漯然汗出，汗干令人欲饮，饮已欲走。

《素问·刺腰痛》

风中五藏六府之俞，亦为藏府之风，各入其门户所中，则为偏风……饮酒中风，则为漏风。入房汗出中风，则为内风。新沐中风，则为首风……外在腠理，则为泄风……肺风之状，多汗恶风，色皏然白，时咳短气，昼日则差，暮则甚，诊在眉上，其色白。心风之状，多汗恶风，焦绝善怒吓，赤色，病甚则言不可快，诊在口，其色赤。肝风之状，多汗恶风，善悲，色微苍，嗌干善怒，时憎女子，诊在目下，其色青。脾风之状，多汗恶风，身体怠惰，四支不欲动，色薄微黄，不嗜食，诊在鼻上，其色黄。肾风之状，多汗恶风，面痝然浮肿，脊痛不能正立，其色炲，隐曲不利，诊在肌上，其色黑。胃风之状，颈多汗恶风，食饮不下，鬲塞不通，腹善胀，失衣则䐜胀，食寒则泄，诊形瘦而腹大。首风之状，头面多汗恶风，当先风一日则病甚，头痛不可以出内，至其风日则病少愈。漏风之状，或多汗，常不可单衣，食则汗出，甚则身汗，喘息恶风，衣常濡，口干善渴，不能劳事。泄风之状，多汗，汗出泄衣上，口中干，上渍，其风不能劳事，身体尽痛则寒。

《素问·风论》

帝曰：善。痹或痛，或不痛，或不仁，或寒，或热，或燥，或湿，其故何也？岐伯曰：……其多汗而濡者，此其逢湿甚也，阳气少，阴气盛，两气相感，故汗出而濡也。

《素问·痹论》

有病身热解惰，汗出如浴，恶风少气，此为何病？岐伯曰：病名曰酒风。帝曰：治之奈何？岐伯曰：以泽泻、术各十分，麋衔五分，合以三指撮为后饭。

《素问·病能论》

　　病风且寒且热，炅汗出，一日数过，先刺诸分理络脉；汗出且寒且热，三日一刺，百日而已。病大风，骨节重，须眉堕，名曰大风，刺肌肉为故，汗出百日，刺骨髓，汗出百日，凡二百日，须眉生而止针。

《素问·长刺节论》

　　风从外入，令人振寒，汗出头痛，身重恶寒……大风汗出，灸谚喜，谚喜在背下侠脊傍三寸所。

《素问·骨空论》

　　勇而劳甚则肾汗出，肾汗出逢于风，内不得入于藏府，外不得越于皮肤，客于玄府，行于皮里，传为胕肿，本之于肾，名曰风水。

《素问·水热穴论》

　　岁水太过，寒气流行，邪害心火。民病身热烦心躁悸，阴厥上下中寒，谵妄心痛、寒气早至，上应辰星。甚则腹大胫肿，喘咳，寝汗出憎风，大雨至，埃雾朦郁，上应镇星。

《素问·气交变大论》

　　故食岁谷以安其气，食间谷以去其邪，岁宜以咸以苦以辛，汗之清之散之，安其运气，无使受邪，折其郁气，资其化源。

　　厥阴所至为缜戾，少阴所至为悲妄衄蔑，太阴所至为中满霍乱吐下，少阳所至为喉痹耳鸣呕涌，阳明所至为皴揭，太阳所至为寝汗痉，病之常也。

《素问·六元正纪大论》

　　又遇饮食饱甚，汗出于胃，醉饱行房，汗出于脾……又遇疾走恐惧，汗出于肝。

《素问·本病论》

　　湿淫所胜，平以苦热，佐以酸辛，以苦燥之，以淡泄之。湿上甚而热，治以苦温，佐以甘辛，以汗为故而止。

　　少阴在泉……主胜则厥气上行，心痛发热，膈中，众痹皆作，发于胠胁，魄汗不藏，四逆而起。

《素问·至真要大论》

　　邪之中人藏奈何？岐伯曰：……有所击仆，若醉入房，汗出当风，则伤脾。有所用力举重，若入房过度，汗出浴水，则伤肾。

　　肺脉急甚为癫疾；微急为肺寒热，怠惰，咳唾血，引腰背胸，若鼻息肉不通。缓甚为多汗；微缓为痿痿，偏风，头以下汗出不可止。

《灵枢·邪气藏府病形》

　　太阳之脉，其终也，戴眼反折瘛疭，其色白，绝皮乃绝汗，绝汗则终矣。

《灵枢·终始》

　　肺手太阴之脉……气盛有余，则肩背痛风寒，汗出中风，小便数而欠。

　　胃足阳明之脉……是主血所生病者，狂疟温淫汗出，鼽衄，口喎唇胗，颈肿喉痹，大腹水肿，膝膑肿痛，循膺、乳、气街、股、伏兔、骭外廉、足跗上皆痛，中指不用。

　　三焦手少阳之脉……是主气所生病者，汗出，目锐眦痛，颊痛，耳后肩臑肘臂外皆痛，小指次指不用。

胆足少阳之脉……是主骨所生病者，头痛颔痛，目锐眦痛，缺盆中肿痛，腋下肿，马刀侠瘿，汗出振寒，疟，胸胁肋髀膝外至胫绝骨外髁前及诸节皆痛，小指次指不用。

六阳气绝，则阴与阳相离，离则腠理发泄，绝汗乃出，故旦占夕死，夕占旦死。

《灵枢·经脉》

黄帝曰：人有热，饮食下胃，其气未定，汗则出，或出于面，或出于背，或出于身半，其不循卫气之道而出何也？岐伯曰：此外伤于风，内开腠理，毛蒸理泄，卫气走之，固不得循其道，此气慓悍滑疾，见开而出，故不得从其道，故命曰漏泄。

营卫者精气也，血者神气也，故血之与气，异名同类焉。故夺血者无汗，夺汗者无血，故人生有两死而无两生。

《灵枢·营卫生会》

温疟汗不出，为五十九痏。

《灵枢·四时气》

皮寒热者，不可附席，毛发焦，鼻槁腊，不得汗。取三阳之络络，以补手太阴。肌寒热者，肌痛，毛发焦而唇槁腊，不得汗。取三阳于下以去其血者，补足太阴以出其汗。

骨寒热者，病无所安，汗注不休。

骨痹，举节不用而痛，汗注烦心。取三阴之经，补之。

振寒洒洒，鼓颔，不得汗出，腹胀烦悗，取手太阴。

病始手臂者，先取手阳明、太阴而汗出；病始头首者，先取项太阳而汗出；病始足胫者，先取足阳明而汗出。臂太阴可汗出，足阳明可汗出。故取阴而汗出甚者，止之于阳；取阳而汗出甚者，止之于阴。

《灵枢·寒热病》

骨癫疾者，颏齿诸腧分肉皆满，而骨居，汗出烦悗。呕多沃沫，气下泄，不治。

《灵枢·癫狂》

热病三日，而气口静、人迎躁者，取之诸阳，五十九刺，以泻其热而出其汗，实其阴以补其不足者。身热甚，阴阳皆静者，勿刺也；其可刺者，急取之，不汗出则泄……热病七日八日，脉口动喘而短者，急刺之，汗且自出，浅刺手大指间……热病已得汗出，而脉尚躁，喘且复热，勿刺肤，喘甚者死。热病七日八日，脉不躁，躁不散数，后三日中有汗；三日不汗，四日死。未曾汗者，勿腠刺之。

热病……肤胀口干，寒汗出，索脉于心，不得索之水，水者肾也……热病而汗且出，及脉顺可汗者，取之鱼际、太渊、大都、太白，泻之则热去，补之则汗出，汗出太甚，取内踝上横脉以止之。热病已得汗而脉尚躁盛，此阴脉之极也，死；其得汗而脉静者，生。热病者脉尚盛躁而不得汗者，此阳脉之极也，死；脉盛躁得汗静者，生。

热病不可刺者有九：一曰，汗不出，大颧发赤哕者死……五曰：汗不出，呕下血者死……七曰：咳而衄，汗不出，出不至足者死。

《灵枢·热病》

风痹淫泺，病不可已者，足如履冰，时如入汤中，股胫淫泺，烦心头痛，时呕时悗，眩已汗出，久则目眩，悲以喜恐，短气不乐，不出三年死也。

《灵枢·厥病》

腠理发泄，汗出溱溱，是谓津。

《灵枢·决气》

天热衣厚则为汗……天暑衣厚则腠理开，故汗出。

《灵枢·五癃津液别》

百疾之始期也，必生于风雨寒暑，循毫毛而入腠理……或为风肿汗出。
黄帝曰：人之善病风厥漉汗者，何以候之？少俞答曰：内不坚，腠理疎，则善病风。

《灵枢·五变》

其有热则汗出，汗出则受风，虽不遇贼风邪气，必有因加而发焉。

《灵枢·贼风》

热病脉静，汗已出，脉盛躁，是一逆也。

《灵枢·五禁》

其生于阴者奈何？岐伯曰：忧思伤心；重寒伤肺；忿怒伤肝；醉以入房，汗出当风，伤脾；用力过度，若入房汗出浴，则伤肾。此内外三部之所生病者也。

《灵枢·白病始生》

腠理闭塞，则汗不出，舌焦唇槁，腊干嗌燥，饮食不让美恶。黄帝曰：善。取之奈何？岐伯曰：取之于其天府、大杼三痏，又刺中膂以去其热，补足手太阴以去其汗，热去汗稀，疾于彻衣。

阴阳者，寒暑也，热则滋雨而在上，根荄少汁。人气在外，皮肤缓，腠理开，血气减，汗大泄，皮淖泽。寒则地冻水冰，人气在中，皮肤致，腠理闭，汗不出，血气强，肉坚涩。

《灵枢·刺节真邪》

太一移日，天必应之以风雨，以其日风雨则吉，岁美民安少病矣，先之则多雨，后之则多汗。

《灵枢·九宫八风》

发于肩及臑，名曰疵痈，其状赤黑，急治之，此令人汗出至足，不害五藏，痈发四五日逞焫之。

《灵枢·痈疽》

第十二章　睡眠病类

睡眠是人体正常的生理现象，机体通过睡眠得到休整，精神和体力得以恢复。良好的睡眠是维持人体健康的基础和保证。睡眠病即睡眠现象出现异常，包括失眠多梦、嗜睡、打鼾、梦游等。《内经》涉及的睡眠病类主要有失眠多梦与嗜睡两类。失眠是以经常不能获得正常睡眠为特征的一类病证，轻者入睡困难或睡后易醒或醒后不能再睡，重者彻夜难眠。失眠，《内经》有"不得卧""不能眠""目不瞑""夜不瞑"等不同称谓；多梦是人体进入睡眠状态后感觉乱梦纷纭，醒后伴有头晕疲倦的一种病状。多梦，《内经》有"喜梦""善梦"等不同称谓。夜间多梦的人睡眠质量低下，其精神体力都不能很好地得以恢复。失眠与多梦往往相伴随。嗜睡是指人易倦嗜睡，呼之即醒，醒后又欲睡的一种病态。嗜睡，《内经》有"多卧""安卧""嗜卧""善眠"等不同称谓。

【病证概论】

1. 睡眠病的病因病机　《内经》认为，天地自然有昼夜晨昏的阴阳变化，人身阴阳之气的消长与之相应，所以人会有"昼精而夜瞑"的睡眠生命节律。在此基础上，《内经》对睡眠病的病因病机做了探讨，提出"卫气运行失常说"与"脏腑损伤说"。

（1）卫气运行失常说　在"天人相应"理论的指导下，《内经》认为人体卫气之运行与天地昼夜之阴阳变化相应，即卫气昼行于阳分（阳经），夜入于阴分（阴经与五脏）。《灵枢·卫气行》曰："阳主昼，阴主夜。故卫气之行，一日一夜五十周于身，昼日行于阳二十五周，夜行于阴二十五周，周于五藏。"卫气这种昼行于阳，夜入于阴的运行变化是形成人体正常睡眠－觉醒节律生理的基础。白昼卫气行于阳分则人体处于醒寤状态；夜晚卫气入于阴分则人体进入睡眠状态。《灵枢·口问》曰："卫气昼日行于阳，夜半则行于阴，阴者主夜，夜者卧……阳气尽，阴气盛，则目瞑，阴气尽而阳气盛，则寤矣。"《灵枢·大惑论》曰："夫卫气者，昼日常行于阳，夜行于阴，故阳气尽则卧，阴气尽则寤。"

反之，人体卫气运行的失常是睡眠病发生的重要原因与机理。夜间卫气不得入于阴则阳气盛而阴气虚，引起失眠；白昼卫气不得行于阳则阴气盛而阳气虚，引起嗜睡。需要指出的是，在卫气出阳入阴的运行变化中，阴阳跷脉起着至关重要的通道作用。《灵枢·大惑论》曰："卫气不得入于阴，常留于阳。留于阳则阳气满，阳气满则阳跷盛，不得入于阴则阴气虚，故目不瞑矣。……卫气留于阴，不得行于阳。留于阴则阴气盛，阴气盛则阴跷满，不得入于阳则阳气虚，故目闭也。"《灵枢·寒热病》曰："阴跷、阳跷，阴阳相交，阳入阴，阴出阳，交于目锐眦。阳气盛则瞋目，阴气盛则瞑目。"

在《内经》中，人体卫气运行的失常又与三种因素有关：其一，衰老。由于衰老而气血虚，五脏之气失和，营卫运行失常，"营气衰少而卫气内伐"会出现"夜不瞑"。《灵枢·营卫生会》曰："老者之气血衰，其肌肉枯，气道涩，五藏之气相搏，其营气衰少而卫气内伐，故昼不精，夜不瞑。"其二，肠胃与皮肤的状态。肠胃大、皮肤湿则卫气运行迟滞而留于阴分较久，会出现多眠；肠胃小、皮肤滑则卫气运行流利而留于阳分较久，会出现少眠。《灵枢·大惑论》曰："黄帝曰：人之多卧者，何气使然？岐伯曰：此人肠胃大而皮肤涩，而分肉不解焉。……故肠胃大，则卫气行留久；皮肤涩，分肉不解，则行迟。留于阴也久，其气不精，则欲瞑，故多卧矣。其肠胃小，皮肤滑以缓，分肉解利，卫气之留于阳也久，故少瞑焉。"其三，邪气侵袭。邪气侵袭机体，影响脏腑功能，进而会导致卫气运行失常，出现失眠多梦或嗜睡。《灵枢·邪客》云："今厥气客于五藏六府，则卫气独卫其外，行于阳，不得入于阴。行于阳则阳气盛，阳气盛则阳跷满，不得入于阴，阴虚故目不瞑。"《灵枢·大惑论》曰："邪气留于上焦，上焦闭而不通，已食若饮汤，卫气留久于阴而不行，故卒然多卧焉。"

（2）脏腑损伤说 《内经》认为脏腑损伤亦可引起失眠、多梦或嗜睡。由于《内经》所强调的脏腑关系中，五脏居于更为核心的地位且藏五神，故睡眠疾病的发生与五脏关系更为密切。

《素问·宣明五气》云："心藏神，肺藏魄，肝藏魂，脾藏意，肾藏志，是谓五藏所藏。"认为五脏藏五神，故五脏又称为"五神脏"。五神活动的正常与否是包括睡眠在内的人体一切生命活动能否正常进行的前提和条件。《素问·移精变气论》云："得神者昌，失神者亡。"《灵枢·天年》云："失神者死，得神者生也。"五脏受伤必然会影响五神的功能，进而导致包括睡眠在内的人体一切生命活动的失常。

在《内经》中，导致人体五脏损伤而影响睡眠的因素亦有三：其一，邪气侵袭。《灵枢·淫邪发梦》云："正邪从外袭内，而未有定舍，反淫于藏，不得定处，与营卫俱行，而与魂魄飞扬，使人卧不得安而喜梦。"邪气侵袭机体，从外传及五脏，就会使五脏受伤而魂魄不安，出现失眠多梦。《素问·六元正纪论》曰："阳明司天之政……初之气，地气迁，阴始凝，气始肃，水乃冰，寒雨化，其病中热胀，面目浮肿，善眠衄衄，嚏欠呕，小便黄赤，甚则淋。"阳明之气司天之年，初之气为太阴湿土，外湿与内热相合，影响人体相关脏腑功能，临床可出现面目浮肿、善眠、衄衄、小便黄赤等症。其二，误治损伤。《素问·诊要经终论》曰："秋刺夏分，病不已，令人益嗜卧，又且善梦。……冬刺春分，病不已，令人欲卧不能眠，眠而有见。"认为刺不以时，首先会影响经络功能，病久不已，就会进一步影响有关脏腑功能而出现嗜睡或失眠的病状。其三，五脏虚损。《素问·病能论》曰："人有卧而有所不安者何也？岐伯曰：藏有所伤。及情有所倚，则卧不安。"认为五脏受损，不能贮藏精气，会导致睡眠不安。《灵枢·天年》曰："六十岁，心气始衰，若忧悲，血气懈惰，故好卧。"认为随着人体自然的衰老进程，六十岁时心脏精气虚衰，则会出现困倦嗜睡。另，因奇恒之腑亦有类似于脏的贮藏精气的功能，故某些奇恒之腑精气不足亦会影响睡眠。《灵枢·海论》云："脑为髓之海……髓海不足，则脑转耳鸣，胫酸眩冒，目无所见，懈怠安卧。"认为髓海不足会出现困倦嗜睡。

2. 睡眠病的治则治法 相对于《内经》对睡眠病病因病机的深入论述，其对睡眠病治则治法的论述稍显简略，仅涉及部分病证，但我们依然可以从中看到一些对临床具有普适意义的治则治法。

（1）调和阴阳 对于"卫气运行失常"引起的睡眠病，《内经》总的治疗原则是"调和阴阳"。《灵枢·邪客》云："阴阳已通，其卧立至。"

具体而言，"目不瞑"者，其治疗方法是"补其不足，泻其有余，调其虚实，以通其道而去其邪"，具体治疗方剂是半夏秫米汤。《灵枢·邪客》云："补其不足，写其有馀，调其虚实，以通其道，而去其邪。饮以半夏汤一剂，阴阳已通，其卧立至。黄帝曰：善。此所谓决渎壅塞，经络大通，阴阳和得者也。愿闻其方。伯高曰：其汤方以流水千里以外者八升，扬之万遍，取其清五升，煮之，炊以苇薪火，沸置秫米一升，治半夏五合，徐炊，令竭为一升半，去其滓，饮汁一小杯，日三稍益，以知为度，故其病新发者，复杯则卧，汗出则已矣。久者，三饮而已也。"指出半夏秫米汤治疗"卫气运行失常"引起的"目不瞑"，病程短者，服药后静卧，汗出即愈；病久者亦不过三服则愈。张锡纯曰："观此方之义，其用半夏，并非为其利痰，诚以"半夏生当夏半"，乃阴阳交换之时，实为由阳入阴之候，故能通阴阳、和表里，使心中之阳渐渐潜藏于阴，而入睡乡也。秫米即芦稷之米（俗名高粱），取其汁浆稠润甘缓，以调和半夏之辛烈也。水用长流水，更扬之万遍，名曰'劳水'，取其甘缓能滋养也。薪用苇薪，取其能畅发肾气上升，以接引心气下降，而交其阴阳也。观古人每处一方，并其所用之薪与水及其煎法、服法，莫不详悉备载，何其用心之周至哉！"《礼记·月令》曰："仲夏之月……日长至，阴阳争，死生分……半夏生。"半夏当夏而生，得天地阴阳交通之气，是为调和阴阳之要药。秫米甘凉，和胃安神。煎用长流水扬之万遍，取通达无滞之意。故半夏秫米汤具有祛邪气、通经络、和阴阳、治失眠之功效。

"卒然多卧"者，其治疗首先是诊查邪气在脏在腑、调整脏腑功能；其次调理营卫之气的运行，邪气盛用泻法、正气虚用补法；最后了解病人的境遇与心理状态，给予必要的心理疏导。《灵枢·大惑论》曰："先其藏府，诛其小过，后调其气，盛者写之，虚者补之，必先明知其形志之苦乐，定乃取之。"

（2）补虚泻实 对于"脏腑受伤"引起的睡眠病，《内经》总的治疗原则是"补虚泻实"。

具体而言，"卧不安，喜梦"者，据其梦境内容，判断邪气侵袭的部位与相关脏腑之气的盛衰，盛者泻之，虚者补之。《灵枢·淫邪发梦》云"凡此十二盛者，至而写之。……凡此十五不足者，至而补之"；至于"懈怠安卧"者，可在相关腧穴用针刺的方法进行治疗，实者泻之，虚者补之。《灵枢·海论》曰："审守其俞，而调其虚实，无犯其害，顺者得复，逆者必败。"

【临证指要】

1. "阳气尽则卧，阴气尽则寤"理论的临床意义 《灵枢·大惑论》云："夫卫气者，昼日常行于阳，夜行于阴，故阳气尽则卧，阴气尽则寤。"《内经》认为，卫气昼行于阳，夜入于阴的运行变化是形成人体正常睡眠-觉醒节律生理的基础。白昼卫气行于阳分则人体处于醒寤状态，夜晚卫气入于阴分则人体进入睡眠状态。《灵枢·口问》云："卫气昼日行于阳，夜半则行于阴。……阳气尽阴气盛，则目瞑，阴气尽而阳气盛，则寤矣。"反之，人体卫气出阳入阴的运行失常就是睡眠病发生的重要原因与机理。卫气白昼不能出阳分会使人多寐嗜睡，夜晚不能入阴分则使人不寐失眠。《灵枢经·大惑论》曰："卫气不得入于阴，常留于阳。留于阳则阳气满，阳气满则阳蹻盛，不得入于阴则阴气虚，故目不瞑矣。……卫气留于阴，不得行于阳。留于阴则阴气盛，阴气盛则阴蹻满，不得入于阳则阳气虚，故目闭也。"

对于"卫气运行失常"引起的睡眠病，据《灵枢·邪客》其总的治疗原则是"调和阴阳"。

就药物治疗而言，卫气不能出阳引起的多寐嗜睡，《伤寒论》之桂枝汤、麻黄细辛附子汤等可以选用。桂枝汤又名阳旦汤，阳旦者，阳出阴之意，故桂枝汤可以升散太阳之阳气。麻黄细辛附子汤主外感寒邪由太阳直透少阴者，用麻黄、附子、细辛发越少阴之阳气而达邪外出。二方皆可升阳散邪，其用于多寐、嗜睡之症多有报道；卫气不能入阴引起的不寐失眠，《伤寒论》之小柴胡汤、《金匮要略》之桂枝加龙骨牡蛎汤等可以选用。小柴胡汤是伤寒少阳病主方。少阳为六经之枢机，能够枢转阴阳，出阳入阴。小柴胡汤可以疏利三焦、条达上下、宣通内外、和畅气机，故能升能降，能出能入，有交通阴阳之功效。桂枝加龙骨牡蛎汤《金匮要略》主"男子失精、女子梦交"。尤怡在《金匮要略心典》中将其病机概括为"阳浮于上，精孤于下，火不摄水"，故《医宗金鉴》曰："桂枝龙骨牡蛎汤者，调阴阳和营卫，兼固涩精液也。"二方皆可调和阴阳，其用于不寐、失眠之症亦多有报道。

就针刺治疗而言，《类经》在《灵枢·邪客》云"补其不足，泻其有余"，下注曰："此刺治之补泻也。补其不足，即阴跷所出足少阴之照海也。泻其有余，即阳跷所出足太阳之申脉也。若阴盛阳虚而多卧者，自当补阳泻阴矣。"认为"卫气运行失常"引起的睡眠病，可针刺补泻阴跷之照海与阳跷之申脉来进行治疗。

2. "藏有所伤"理论的临床意义 《素问·病能论》云："人有卧而有所不安者何也？岐伯曰：藏有所伤。及精有所之寄则安。"经文虽提出五脏受损，不能贮藏精气，会导致卧而不安，但论述较为含混。后世医家多认为卧而不安与心、肝二脏关系密切。

就心脏而言，后世医家认为，心火炽盛、心神被扰与心血不足、心神失养是最常见的导致卧寐不安的原因。《伤寒论·辨少阴病脉证并治》曰："少阴病，得之二三日以上，心中烦，不得卧，黄连阿胶汤主之。"《伤寒溯源集》注曰："阴经邪热亦能燔灼心神，使之烦闷搅乱而不得卧……以黄连阿胶汤主之者，所以泻心家之烦热，益肾脏之真阴也。"认为心火炽盛扰乱心神可以引起"不得卧"。治宜泻心火而补肾水，可以选用黄连阿胶汤。《景岳全书·不寐》曰："无邪而不寐者，必营气之不足也。营主血，血虚则无以养心，心虚则神不守舍，故或为惊惕，或为恐畏，或若有所系恋，或无因而偏多妄思，以致终夜不寐，及忽寐忽醒，而为神魂不安等证。皆宜以养营养气为主治。"认为心血不足，血不养神，容易导致不寐，治疗宜养血益气，可以选用归脾汤、养心汤等。

就肝脏而言，后世医家认为，肝虚而魂不归藏或肝热而魂魄不安是导致卧寐不安的重要原因。《金匮要略·血痹虚劳病脉证并治》提出："虚劳虚烦不得眠。"《金匮要略心典》注曰："人寤则魂寓于目，寐则魂藏于肝，虚劳之人，肝气不荣，则魂不得藏，魂不藏，故不得眠。"认为虚劳伤肝，肝气不荣，魂不得藏会导致不眠。宋代医家许叔微更是明确指出，卧寐不安多系肝虚而邪气侵袭，魂不得归藏所致。其《普济本事方·中风肝胆筋骨诸风》载："绍兴癸丑，予待次四明，有董生者，患神气不宁，每卧则魂飞扬，觉身在床而神魂离体，惊悸多魇，通夕无寐，更数医而不效。予为诊视。询之，曰：医作何病治？董曰：众皆以心病。予曰：以脉言之，肝经受邪，非心病也。肝经因虚，邪气袭之，肝藏魂者也，游魂为变。平人肝不受邪，故卧则魂归于肝，神静而得寐。今肝有邪，魂不得归，是以卧则魂扬若离体也。"治宜酸枣仁、柏子仁等养肝补肝，真珠母、龙齿等安魂定魄；《千金要方·卷十一·肝虚实第二》载防风煮散，治"肝实热，梦怒虚惊。"肝藏血舍魂，肝热则肝魂被扰而多梦易怒，卧寐不安。《颜德馨经验荟萃·颜德馨教授治疗不寐的思路与方法》曰："肝郁日久，最易化火，肝火拂逆，冲激肝魂，则魂摇而睡卧不宁。"因肝热肝火而睡卧不宁者，症见入夜烦躁，难以入睡，或梦呓频作，或有梦而遗；兼有急躁易怒，头晕目眩，便秘溲赤，舌红苔黄，脉弦数。颜德馨认为，

"肝火多缘气郁不解所致，故治疗毋忘疏肝解郁。若专事苦寒泻火，将致气血凝结，郁火愈盛，症情更甚。其病情轻浅者，可选用丹栀逍遥散，甚者柴胡加龙骨牡蛎汤最为合拍。若见一派肝火上炎征象，则又非此二方之所宜，当取龙胆泻肝汤清泻肝火为是"。

【病案举隅】

1. 半夏秫米汤治失眠案 《内经》之方多奇验。半夏秫米汤，取半夏能通阴阳，秫米能和脾胃，阴阳通、脾胃和，其人即可安睡。故《内经》谓"饮药后，复杯即瞑"，言其效之神速也。而后世因其药简单平常，鲜有用者，则良方竟埋没矣！

门生高某治天津刘姓，年四十二，四月少睡，服药无效，问治法于愚，告以半夏秫米汤方。其高某因心下发闷，遂变通经方，先用鲜莱菔四两切丝，煎汤两茶杯，再用其汤煎清半夏四钱服之，时当晚八点。其人当夜即能安睡，连服数剂，心下之满闷亦愈（《医学衷中参西录·治心病方》）。

2. 针刺阴阳跷脉治疗不寐与多寐案 不寐案。患者男性，56岁，1年来因工作繁忙，精神紧张加之近半月来事不顺而心烦，出现夜不得寐，甚时彻夜不寐。现患者面色苍白，精神不振，言语低微，头昏头胀，心烦不安，二便尚可，舌红苔黄，脉弦而数。从阴阳跷脉看，卫气不得入于阴，则阴气虚而阳气满，阳气满则阳跷盛，故不瞑矣。治疗以申脉用提插泻法，照海用提插补法，睛明平补平泻，加百会调神，太冲泻肝除郁，每日1次，并嘱不可过劳，心情放松。针刺5次后，患者睡眠正常。

多寐案。患者女性，48岁，近日来精神不振，整日头昏沉，嗜睡，尤在饭后为重，呼之即醒，应答如流。现患者面色少华，肌体困倦而重，纳食不香，形寒，舌苔白腻，脉沉滑。从阴阳跷脉看，卫气不得入于阳，则阴气满而阴跷盛，故目闭也。治疗以申脉用提插补法，照海用提插泻法，睛明平补平泻，加百会调神，三阴交健脾除湿，每日1次，并嘱调理饮食，加强锻炼。针刺3次后患者精神明显好转，头清目爽。后针刺5次患者睡眠恢复正常。［李丽春.从阴阳跷脉谈针刺治疗不寐与多寐证.江西中医药.2008，39（309）：51.］

3. 阴阳不交失眠案 任宏程医案。节某，女，52岁，1989年3月18日就诊。其述因惊吓染患失眠30余年，始为入寐困难，闻步履、门响、人语等声扰醒，醒后不能再寐。家人倍蹑手足而行，莫敢触冒，每日睡眠不足4个小时，甚者彻夜不眠。良医数更，中西药并进，针灸按摩、气功保健、土单验方、求神拜佛遍施，终无一效。近几年尤为严重，连日不眠，甚则月余，终日苦不堪言。但精神状况尚可，饮食如故，仍能坚持工作，旁无他症。谈叙间，随取往日病例处方一大厚迭，余逐观之，率多按养血安神论治，镇心安神、养阴清热、涤痰清心、活血化瘀、消食和胃者亦复不少。余聆视病情，也感茫然，讶为顽症。殚思再三，忽悟失眠一症，病因虽繁，但总属阴阳失调，阳不交阴，治疗也当着眼于此。奈苦无良方，辗转思维，蓦然忆及小柴胡汤正是调和阴阳之方，不妨一试，乃疾疏方。

柴胡15g，半夏、黄芩、人参、甘草各10g，生姜5片，大枣5枚。嘱令千里流水煎之。

患者对治疗早已懊丧，今又见药简量轻，平淡无奇，直摇头长叹。余释其病理，言此方乃医圣先师调和阴阳之祖方，心诚则灵。千里流水煎药，乃为奇处，《本草纲目》云："流水者，以大而江河，小而溪间，皆流水也。其外动而性静，其质柔而气刚，主治……阳盛阴虚，目不能瞑。"患者将信将疑取药而去。不意翌日来告，昨天服药，当夜即安然入睡，一觉竟10个小时，醒后疲惫，仍有睡意。既效不更，仍宗前方，6剂，诸症竟悄然而去。余为之获效速捷而惊讶，恐其病久疗效不固，嘱再进3剂，以收全功。1年后追访，安然无妨（《伤寒名医验案精选·小柴胡汤》）。

4. 虚劳失眠案　何勇，男，22岁。劳心过度，营气不足，血虚无以养心。心虚则神不守舍，终夜不寐，头晕，耳鸣，精神恍惚，四肢无力，怔忡健忘，心中虚烦，形体消瘦，脉象弦而无力。此症因劳心过度，且血虚无以养心，致心肾不交，终夜不寐。脉象弦而无力，为劳倦血虚之象。宜益肾而养心、和血而安神，予加味酸枣仁汤。酸枣仁四钱，茯苓五钱，茯神五钱，川芎一钱，五味子一钱，当归二钱，熟地黄三钱，知母三钱，柏子仁三钱，远志二钱，甘草一钱。

患者服药后，当夜已能安睡，后仍依前方加减，续服2剂，睡眠颇安，各种症状亦减轻，继以原方加减调治遂愈（《金匮要略讲义·血痹虚劳病脉证并治》）。

5. 肝胆郁热失眠案　佟某，男，46岁，1992年7月6日初诊。其患失眠症20余年，每晚需服安眠药方能入睡。现面色发青，头晕目眩，心烦急躁，夜寐梦多，纳食不香，舌红苔白且干，脉弦滑且数。证属肝胆郁热，气机阻滞，热扰心神。治以泄肝热，调气机以求寐安。

蝉衣、片姜黄、柴胡、黄芩、川楝子、枳壳、竹茹各6g，僵蚕、焦三仙、水红花子各10g，大黄1g。

患者服药3剂失眠好转，服10剂后，不服安眠药亦能入睡。又以原方加减调治30余剂，睡眠基本正常。

失眠一症，方书多责之于心，习用酸枣仁、柏仁、合欢皮、夜交藤等药养心安神以济安寐。此案患者失眠20余年，诸法尽试，不能奏效，是治未对症也。其失眠伴心烦急躁、夜寐梦多，是肝经郁热之象，其面青、眩晕亦为肝之病状，脉弦滑且数，更是肝热之征，何以舍肝而他求耶？故治以泄肝热，调气机求其寐安。用升降散加柴胡、黄芩、川楝子泄其肝热，加焦三仙、水红花子疏调胃肠，再加竹茹、枳壳，即合入温胆汤意，故能3剂即效，1月痊愈。失眠一症，先生多从肝调治，用升降散加减，每每奏效甚捷。其辨证眼目，在于心烦急躁、夜寐梦多、脉象弦数、舌质红绛，凡见此症，俱作肝经郁热，治无不验（《赵绍琴临证验案精选·失眠》）。

6. 髓海受伤嗜睡失眠案　时某，男，52岁，1973年2月28日初诊。患者于战争时期曾患脑震荡，从1960年起常有嗜睡或不眠之象，证情逐年加重。近四五年来，嗜睡与不眠交替而作，眠则三四十天日夜不醒，饮食需由家属呼而喂之，边食边睡，二便亦需人照顾，有时则自遗；醒则十数天日夜不眠，烦躁喜动，头晕且胀。平时腰酸怕冷，手足逆冷，面色晦暗。得病之后，其曾赴各地迭治不效，遂来沪诊治。刻下，神倦呆钝，边诊边睡，家属诉纳食尚可，口干，便艰解燥屎，苔白腻，舌边紫暗，脉沉细濡。多年顽疾，寒热虚实错综复杂，恐难骤效。书云"怪病属痰"。痰浊蒙蔽心窍，神志被困。姑先拟清心涤痰镇静宁神法，以观动静。

炒川连18g，茯苓12g，橘红4.5g，制南星、郁金、石菖蒲各9g，磁石30g，当归、勾藤各12g，白金丸4.5g，淮小麦30g，另加滚痰丸9g。

二诊：神倦嗜睡之象略见好转，便艰亦顺，然手足依然逆冷，面色晦暗，脉舌如前。筹思推敲，审证求因。恐由肾阳不振，阴霾弥漫，痰热内阻，瘀凝气结所致。治当标本兼顾，故投温振肾阳、清化痰热、理气化瘀之剂。

熟附子9g，桂枝9g，炒茅术12g，茯苓12g，制南星9g，制半夏12g，石菖蒲15g，陈皮

6g，当归 12g，桃仁 12g，川芎 6g，全鹿丸 9g，另加滚痰丸 12g。

三诊：投温肾通阳、化痰祛瘀之剂后，颇见应手。患者服药 2 天即自行起床，无烦躁狂乱诸症，且感神情爽朗，四肢转温，苔白腻减而转润，舌暗转淡红，边紫，脉沉弦小。肾阳不振有恢复之机，痰热血瘀虽化未净。前方既效，毋庸更张，壮肾阳以治本，化痰瘀以治标，故前方去炒苍术、桃仁、川芎，加红花 9g。

服药后症状消失，体力日见好转，前方略为出入，续服 30 余剂，痊愈（《名老中医之路·张伯臾》）。

7. 食后嗜睡案　谢富晋医案。邓某，女，18 岁，1987 年 2 月 6 日诊。从 1986 年 7 月起，无明显诱因出现食后倦怠思睡，渐至出现食后嗜睡，每次需睡半小时以上，醒后又如常人，经某医院治疗，效果不显，伴有头晕目眩、面色苍白、神倦乏力、四肢不温、时或发热、自荐汗、舌苔白而微腻、舌淡红、脉濡缓。处拟桂枝加桂汤。

桂枝 15g，白芍 10g，炙甘草 6g，生姜 10g，大枣 5 枚。3 剂，日 1 剂，水煎服。

服药后，患者仅伏案 20 分钟即醒，再予原方 5 剂，服后能坚持食后不睡，但仍食后困倦思睡，又服 8 剂，诸症消失。随访 1 年，末见复发（《伤寒名医验案精选·桂枝加桂汤》）。

8. 湿热郁阻嗜睡案　吕某，男，45 岁，1992 年 7 月 13 日初诊。自述春节期间酗酒后嗜睡，现每日昏昏欲睡，时有低热，反应迟钝，面色暗浊，大便不畅，舌红苔白而腻，脉濡数。证属湿阻热郁，气机不畅。治以芳香宣化以宣展气机。

蝉衣、片姜黄、炒栀子、前胡、苏叶各 6g，僵蚕、淡豆豉、藿香、佩兰、大腹皮、槟榔各 10g，大黄 1g。

服药 7 剂后，嗜睡减轻，发热未作，再以上方去藿香、前胡，加防风 6g，豆蔻 4g，服药 20 余剂，嗜睡愈，精神爽，饮食二便如常。

酗酒后出现嗜睡，必与嗜酒相关。酒乃谷物酿造而成，其性湿热大盛。凡嗜酒之人多湿热壅盛，湿热蒙闭，气机不畅，神明失聪，故昏昏欲睡。患者面浊、舌红苔白腻、脉濡数，皆是湿热之征。治用升降散疏调气机，加前胡、苏叶宣展肺气，气化则湿邪亦化，藿香、佩兰芳香化湿，大腹皮、槟榔、淡豆豉发越陈腐，疏利三焦。服之气机展，三焦畅，湿热去，则热退神清矣（《赵绍琴临证验案精选·嗜睡》）。

【内经原文】

秋刺夏分，病不已，令人益嗜卧，又且善梦。……冬刺春分，病不已，令人欲卧不能眠，眠而有见。

《素问·诊要经终论》

热病先身重骨痛，耳聋好瞑，刺足少阴，病甚，为五十九刺。

《素问·刺热》

人有卧而有所不安者何也？岐伯曰：藏有所伤。及精有所之寄则安。

《素问·病能论》

阳明司天之政……初之气，地气迁，阴始凝，气始肃，水乃冰，寒雨化，其病中热胀，面目浮肿，善眠鼽衄，嚏欠呕，小便黄赤，甚则淋。

《素问·六元正纪论》

是以少气之厥，令人妄梦其极至迷。

《素问·方盛衰论》

肾足少阴之脉……是主肾所生病者，口热，舌干，咽肿，上气，嗌干及痛，烦心，心痛，黄疸，肠澼，脊股内后廉痛，痿厥，嗜卧，足下热而痛。

《灵枢·经脉》

老者之气血衰，其肌肉枯，气道涩，五藏之气相搏，其营气衰少而卫气内伐，故昼不精，夜不瞑。

《灵枢·营卫生会》

阴跷、阳跷，阴阳相交，阳入阴，阴出阳，交于目锐眦。阳气盛则嗔目，阴气盛则瞑目。

《灵枢·寒热病》

卫气昼日行于阳，夜半则行于阴，阴者主夜，夜者卧。……阳气尽，阴气盛，则目瞑，阴气尽而阳气盛，则寤矣。

《灵枢·口问》

脑为髓之海……髓海不足，则脑转耳鸣，胫酸眩冒，目无所见，懈怠安卧。

《灵枢·海论》

正邪从外袭内，而未有定舍，反淫于藏，不得定处，与营卫俱行，而与魂魄飞扬，使人卧不得安而喜梦。

《灵枢·淫邪发梦》

六十岁，心气始衰，苦忧悲，血气懈惰，故好卧。

《灵枢·天年》

今厥气客于五藏六府，则卫气独卫其外，行于阳，不得入于阴。行于阳则阳气盛，阳气盛则阳跷陷，不得入于阴，阴虚故目不瞑。

《灵枢经·邪客》

补其不足，写其有余，调其虚实，以通其道，而去其邪。饮以半夏汤一剂，阴阳已通，其卧立至。黄帝曰：善。此所谓决渎壅塞，经络大通，阴阳和得者也。愿闻其方。伯高曰：其汤方以流水千里以外者八升，扬之万遍，取其清五升，煮之，炊以苇薪火，沸置秫米一升，治半夏五合，徐炊，令竭为一升半，去其滓，饮汁一小杯，日三稍益，以知为度，故其病新发者，复杯则卧，汗出则已矣。久者，三饮而已也。

《灵枢·邪客》

卫气不得入于阴，常留于阳。留于阳则阳气满，阳气满则阳跷盛，不得入于阴则阴气虚，故目不瞑矣……卫气留于阴，不得行于阳。留于阴则阴气盛，阴气盛则阴跷满，不得入于阳则阳气虚，故目闭也。

黄帝曰：人之多卧者，何气使然？岐伯曰：此人肠胃大而皮肤湿，而分肉不解焉。肠胃大则卫气留久；皮肤湿则分肉不解，其行迟。夫卫气者，昼日常行于阳，夜行于阴，故阳气尽则卧，阴气尽则寤。故肠胃大，则卫气行留久；皮肤湿，分肉不解，则行迟。留于阴也久，其气不清，则欲瞑，故多卧矣。其肠胃小，皮肤滑以缓，分肉解利，卫气之留于阳也久，故少瞑焉。

邪气留于上焦，上焦闭而不通，已食若饮汤，卫气留久于阴而不行，故卒然多卧焉。

《灵枢·大惑论》

【参考文献】

［1］王庆其.内经临床医学.北京：人民卫生出版社，2010.

［2］王庆其.黄帝内经理论与实践.北京：人民卫生出版社，2009.

［3］李培生.伤寒论讲义.上海：上海科技出版社，1985.

［4］李克光.金匮要略讲义.上海：上海科技出版社，1985.

［5］邢斌，韩天雄，窦丹波，等.颜德馨教授治疗不寐的思路与方法.江苏中医药，2006，27（4）：18-19.

［6］曹颖甫.经方实验录.北京：人民军医出版社，2010.

［7］张锡纯.医学衷中参西录.太原：山西科学技术出版社，2009.

［8］彭建中.扬连柱.赵绍琴临证验案精选.北京：学苑出版社，1996.

［9］陈明.张印生.伤寒名医验案精选.北京：学苑出版社，2006.

［10］周凤梧.张奇文.丛林.名老中医之路.济南：山东科学技术出版社，1982.

［11］李丽春.从阴阳跷脉谈针刺治疗不寐与多寐症.江西中医药，2008，39（309）：51.

第十三章   眩晕类

眩晕是"眩"和"晕"的总称。"眩"为目眩,即自觉眼睛昏花、视物不清,伴头脑昏蒙;"晕"是头晕,即感觉如坐车船之中,站立不稳,或觉周围景物旋转。临床上两者常同时出现,故统称为"眩晕"。眩晕常伴有耳鸣、恶心、呕吐,甚者猝然昏仆等症状。眩晕一证,《内经》有"眩""目眩""目运""眩冒""掉眩""眩转""徇蒙""晌"等不同称谓。

【病证概论】

1. 眩晕的病因病机   据《内经》,引起眩晕病证的病因病机主要有感受外邪、运气变化、脏腑内伤、经脉之气运行失常等四类,在经脉主要与足太阳、足厥阴、足少阳有关,在脏腑主要与脑、肝有关。

(1)感受外邪   在《内经》中,眩晕之由感受外邪而起者,以风邪与风寒邪气为主因。

感受风邪引起的眩晕,如《灵枢·大惑论》曰:"故邪中于项,因逢其身之虚,其入深,则随眼系以入于脑。入于脑则脑转,脑转则引目系急。目系急则目眩以转矣。"认为"邪中于项"会引起"目眩以转"。此"邪"是黄帝"上于清冷之台"所中,故当为风邪。其病机是风邪中于项而入于脑所致。《诸病源候论·风病诸候下》亦曰:"风头眩者,由血气虚,风邪入脑,而引目系故也。"又,《素问·刺疟》曰:"肾疟者,令人洒洒然,腰脊痛宛转,大便难,目晌晌然,手足寒。"认为疟病之肾疟者有目眩见证。《素问·疟论》又曰:"夫痎疟皆生于风。"可见凡疟皆由风邪所致,肾疟亦当不例外。肾疟之所以目眩者,《黄帝内经太素》注曰"肾腑膀胱足太阳脉起目内眦,故令目眩也",认为与邪气侵及足太阳经脉有关。

感受风寒邪气引起的眩晕又有风寒侵袭经脉与风寒深入脏腑之别。风寒侵袭经脉者,如《素问·刺热》曰:"热病先眩冒而热,胸胁满,刺足少阴少阳。"《素问·热论》曰:"今夫热病者,皆伤寒之类也。"可见,《内经》认为热病是由感受风寒邪气所致,热病中会出现眩晕症状,此眩晕与邪侵足少阴、足少阳经脉有关。又,《素问·生气通天论》曰"因于露风,乃生寒热",认为寒热病亦是由风寒邪气所致。《灵枢·寒热病》曰"暴挛痫眩,足不任身,取天柱",认为寒热病中,若见有突然经脉拘挛、痫眩、足软等症,当刺天柱以祛除邪气。《黄帝内经太素》注曰:"足太阳脉起目内眦,上额交颠,入络脑,下夹脊抵腰,循膂过髀枢,合腘贯腨出外踝后,至小指外侧,故此脉病,暴脚挛,小儿痫,头眩足痿,可取天柱。"显然,以上诸症系风寒伤及足太阳经脉所致;风寒深入脏腑者,如《灵枢·厥病》曰"风痹淫泺,病不可已者,足如履冰,时如入汤中,股胫淫泺,烦心头痛,时呕时悗,眩已汗出,久则目眩,悲以喜恐,短气不乐,不出三年死也",认为风痹久治不愈,邪气浸淫日深,出现眩晕、烦闷、短气、善悲不乐等症,病人不出三年必死。《医学纲目·肝胆部·诸痹》曰:"烦心头痛(伤肾、脾)。时呕时悗,眩已汗出(伤心)。久则目眩(伤肝)。悲以善恐,短气不乐(伤肺)。"可见以上诸症系风寒邪气深入五脏所致。

（2）运气变化　《内经》认为，天地五运六气的变化亦会影响人体，使人发生眩晕病证。

天地运气变化中，风气偏盛是引起眩晕的最主要原因。导致风气偏盛的情况有二：其一，五运之木运太过或郁发。木运太过之年容易风气偏盛，使人发生眩晕病证。如《素问·气交变大论》曰："岁木太过，风气流行，脾土受邪。民病飱泄食减，体重烦冤，肠鸣腹支满，上应岁星。甚则忽忽善怒，眩冒巅疾。"《素问·六元正纪大论》亦曰："太阳，太角，太阴，壬辰，壬戌，其运风，其化鸣紊启拆，其变振拉摧拔，其病眩掉目瞑。"太阳寒水司天，太阴湿土在泉的壬辰、壬戌年，木运太过，风气偏盛，人体容易出现眩掉目瞑的病证。或木运之气被胜制后，由于抑郁过极，产生郁发之气，亦会导致眩晕。如《素问·六元正纪大论》曰："木郁之发……甚则耳鸣眩转，目不识人，善暴僵仆。"其二，六气之厥阴风木偏胜或来复。厥阴风木司天之年的客气亦为厥阴风木时，厥阴风木之气偏胜，人体容易发生眩晕病证。如《素问·本病论》曰："凡此厥阴司天之政……三之气，天政布，风乃时举，民病泣出耳鸣掉眩。"或湿气偏胜而风气来复时，亦会导致眩晕。如《素问·至真要大论》曰："厥阴之复……筋骨掉眩，清厥，甚则入脾，食痹而吐。"

需要指出的是，在《内经》云"四时五脏阴阳"的天人大系统中，风气内通于肝。故《内经》认为，天地运气变化，风气偏盛引起眩晕的病机中，肝脏起着至关重要的作用。《素问·至真要大论》曰："诸风掉眩，皆属于肝。"认为多种风气引起的眩晕病证大多与肝有关。这个认识为后世"肝风内动"理论的产生奠定了基础。

（3）内伤脏腑　眩晕之由内伤脏腑导致者，主要与肝、脑有关。在《素问》中，以"肝病"为主因。在《灵枢》中，以"上虚"（即头脑精气不足）为主因。

《素问·标本病传论》曰："肝病头目眩。"认为肝脏疾病会引发眩晕。肝实与肝虚皆会导致眩晕。肝实者，如《素问·玉机真藏论》云："帝曰：春脉太过与不及，其病皆何如？岐伯曰：太过则令人善怒，忽忽眩冒而巅疾。"认为肝气太旺，上升太过，则使人眩冒。肝虚者，如《素问·腹中论》曰："帝曰：有病胸胁支满者，妨于食，病至则先闻腥臊臭，出清液，先唾血，四支清，目眩，时时前后血，病名为何，何以得之？岐伯曰：病名血枯。此得之年少时，有所大脱血，若醉入房中，气竭肝伤，故月事衰少不来也。"认为大失血或醉酒行房，容易使人"气竭肝伤"，发生"血枯"之疾，肝血枯，目无所养则见目眩。

《灵枢·卫气》云"上虚则眩"，认为"上虚"会使人眩晕。《类经》注曰："上虚则眩，清阳不升也。"《灵枢·口问》更是将此"上"明确定位到头部，其曰："故上气不足，脑为之不满，耳为之苦鸣，头为之苦倾，目为之眩。"《黄帝内经太素》注曰"头为上也"，头中之气不足，就会发生眩晕。《灵枢·海论》亦曰："髓海不足，则脑转耳鸣，胫酸眩冒，目无所见，懈怠安卧。"认为头脑精气不足，会使人眩晕。

（4）经气运行失常　经脉之气运行失常导致眩晕的病机主要有经脉之气运行逆乱与经脉之气虚或绝两个方面。

经脉之气运行逆乱，又有两种情况：其一，太阳经气逆上。《素问·厥论》曰："巨阳之厥，则肿首头重，足不能行，发为眴仆。"认为太阳经气逆上，上犯头部，会忽然眩晕而跌倒。其二，卫气运行逆乱。《灵枢·五乱》曰："清气在阴，浊气在阳，营气顺脉，卫气逆行，清浊相干……乱于头，则为厥逆，头重眩仆。"认为卫气运行逆乱，乱于头部，会发生眩晕欲仆。

经脉之气虚者，如《素问·五藏生成》曰："徇蒙招尤，目冥耳聋，下实上虚，过在足少阳、厥阴。"《黄帝内经太素》注曰："徇蒙，谓眩冒也……过者，少阳脉虚，厥阴实也。"认为足少阳脉经气虚而足厥阴脉经气实，下实上虚，会发生眩晕。经脉之气绝者，如《灵枢·经脉》曰："五阴气俱绝，则目系转，转则目运；目运者，为志先死；志先死，则远一日半死矣。六阳气绝，则阴与阳相离，离则腠理发泄，绝汗乃出，故旦占夕死，夕占旦死。此十二经之败也。"认为五脏所属之经脉气绝，不能上荣于目，会发生眩晕。此眩晕为神气将亡之兆。

2. 眩晕的分类与临床表现　根据自觉症状的差异，《内经》之眩晕可以分为 5 类。

（1）目眩（目运）　眩，《说文解字》曰："目无常主也。"目眩者，眼前发黑，视物昏花迷乱。目眩（目运）多系肝脏精气虚或绝，不能上荣于目所致。如《素问·标本病传论》曰："肝病头目眩。"《灵枢·经脉》曰："五阴气俱绝，则目系转，转则目运。"

（2）眩冒　冒，头蒙也。眩冒者，目眩伴见头脑昏蒙。眩冒多系肝胆之气上升太过所致。如《素问·玉机真藏论》云："帝曰：春脉太过与不及，其病皆何如？岐伯曰：太过则令人善忘，忽忽眩冒而巅疾。"《素问·刺热》曰："热病先眩冒而热，胸胁满，刺足少阴少阳。"

（3）眩转（头眩）　眩转者，目眩伴见视物旋转。眩转（头眩）多与天地风气偏盛而引动肝气逆上有关。如《素问·六元正纪大论》曰："木郁之发……甚则耳鸣眩转，目不识人，善暴僵仆。"《素问·至真要大论》曰："厥阴之胜，耳鸣头眩。"

（4）眩掉（掉眩）　眩掉（掉眩）者，头晕目眩伴有肢体动摇震颤。眩掉（掉眩）多与天地风气偏盛而引发肝气内动有关。如《素问·六元正纪大论》曰："太阳，太角，太阴，壬辰，壬戌，其运风，其化鸣紊启拆，其变振拉摧拔，其病眩掉目瞑。"《素问·五常政大论》曰："发生之纪……其动掉眩巅疾。"

（5）眩仆（眴仆）　眩仆（眴仆）者，忽然眩晕而跌倒。眩仆（眴仆）多系脏腑经络之气逆上犯头所致。如《灵枢·五乱》曰："清气在阴，浊气在阳，营气顺脉，卫气逆行，清浊相干……乱于头，则为厥逆，头重眩仆。"《素问·厥论》曰："巨阳之厥，则肿首头重，足不能行，发为眴仆。"

3. 眩晕的治则治法　《内经》对眩晕病证的治疗以针刺为主，药物治疗亦有所涉及，但不甚丰富。

（1）针刺治疗　针刺治疗眩晕，总的治疗原则是"盛则泻之，虚则补之"（《素问·厥论》）。具体而言，有以下几种治法：

其一，外感邪气与头部之气逆乱或不足者针足太阳。足太阳为一身藩篱，外邪侵袭，首犯太阳。又足太阳经脉入络于脑。故外感邪气与头部之气逆乱或不足而眩晕者针足太阳。如《灵枢·寒热病》曰"暴挛痫眩，足不任身，取天柱"，《灵枢·五乱》曰"清气在阴，浊气在阳，营气顺脉，卫气逆行，清浊相干……乱于头，则为厥逆，头重眩仆""气在于头者，取之天柱大杼"。天柱是足太阳膀胱经穴，《备急千金要方·卷三十·针灸下》曰："天柱，主风眩。"前者外感邪气致眩，针天柱以祛风止眩。后者头部之气逆乱而眩仆，针天柱大杼以疏调头部之气止眩。又，《灵枢·口问》曰："上气不足，脑为之不满，耳为之苦鸣，头为之苦倾，目为之眩……目眩头倾，补足外踝下留之。"足外踝下为足太阳之申脉穴。《普济方·针灸·风眩》曰："穴申脉，治风头眩。"头部之气不足者针足太阳之申脉且用补法以温阳益气止眩。

其二，邪气在肾者针足少阴、太阳。邪气在肾者，针互为表里的足少阴与太阳经以祛除邪气。《素问·刺疟》曰："肾疟者，令人洒洒然，腰脊痛宛转，大便难，目眴眴然，手足寒，刺足太阳少阴。"《灵枢·五邪》曰："邪在肾，则病骨痛，阴痹。阴痹者，按之而不得，腹胀，腰痛，大便难，肩背颈项痛，时眩。取之涌泉、昆仑。视有血者，尽取之。"前者疟邪犯肾，针足少阴太阳以疏泄邪气，调和脏腑；后者邪在肾，刺足少阴之涌泉与足太阳之昆仑出血以祛除邪气，和调气血。

其三，一身气机失调者针气街。气街是一身经气汇聚、纵横通行的道路。气街部位有四，《灵枢·卫气》曰："胸气有街，腹气有街，头气有街，胫气有街。故气在头者，止之于脑；气在胸者，止之膺与背腧；气在腹者，止之背腧，与冲脉于脐左右之动脉者；气在胫者，止之于气街，与承山踝上以下。"一身气机失调者，针气街以疏调气机而止眩。《灵枢·卫气》曰："所治者，头痛眩仆，腹痛中满暴胀，及有新积。"

其四，据邪之所在、病之虚实而各针其所。《灵枢·五邪》曰："邪在心，则病心痛，喜悲，时眩仆。视有余不足而调之其腧也。"邪气在心而出现眩仆者，据病之虚实刺心经之"腧穴"神门以补虚泻实。《素问·刺热》曰："热病先眩冒而热，胸胁满，刺足少阴少阳。"《素问悬解》注曰"此缘火旺而水亏"，热病出现眩冒、发热、胸胁满，为邪在少阳，火旺水亏，刺足少阴少阳以扶正祛邪。

（2）药物治疗　《内经》中眩晕病证的药物治疗方法仅一见，即《素问·腹中论》曰："病名血枯，此得之年少时，有所大脱血，若醉入房中，气竭肝伤，故月事衰少不来也。帝曰：治之奈何，复以何术？岐伯曰：以四乌鰂骨一藘茹，二物并合之，丸以雀卵，大如小豆，以五丸为后饭，饮以鲍鱼汁，利肠中及伤肝也。"大失血或醉酒行房，所致"气竭肝伤"，月事不来的"血枯"之疾，用海螵蛸、茜草、雀卵为丸，鲍鱼汁送服以治之。乌鰂骨，即乌贼骨，又名海螵蛸。气味咸温下行，主女子赤白漏下及血枯经闭。藘茹，即茜草。气味甘寒，能止血治崩，又能和血通经。麻雀卵，气味甘温，能补益精血，主男子阳痿不举及女子带下，便溺不利。鲍鱼，气味辛温，能通血脉益阴气。故本方具有补养精气、活血通经的作用，所以能治"血枯"诸证。

4. 眩晕的预后　眩晕，因邪气深入五脏，五脏精气耗竭者，预后不良。《灵枢·厥病》曰："风痹淫泺，病不可已者，足如履冰，时如入汤中，股胫淫泺，烦心头痛，时呕时悗，眩已汗出，久则目眩，悲以喜恐，短气不乐，不出三年死也。"《灵枢·经脉》曰："五阴气俱绝，则目系转，转则目运；目运者，为志先死；志先死，则远一日半死矣。"《素问·标本病传论》曰："肝病头目眩，胁支满，三日体重身痛，五日而胀，三日腰脊少腹痛胫酸，三日不已，死。"

【临证指要】

1. "风邪入脑"的临床意义　《灵枢·大惑论》曰"故邪中于项，因逢其身之虚，其入深，则随眼系以入于脑。入于脑则脑转，脑转则引目系急。目系急则目眩以转矣"，认为"风邪入脑"是导致眩晕的重要原因，《内经》之后的汉唐方书多遵从这一理论。

汉代，《金匮要略·中风历节病脉证并治》中记载有"头风摩散方"，药用大附子一枚，盐等分，为散，沐头后摩头。《金匮要略》未言"头风摩散"之方证，后世注家多认为其所主为头痛。如《金匮玉函经二注》曰："头者诸阳之所会。太阳为之长。若风寒湿客之。诸阳不得流通。与邪壅塞于巅而作痛。故用附子性之走者。于疾处散其邪。以盐味之润下。从太阳膀胱水性者佐之。用以引诸药下降。则壅通而病愈矣。"但据史书旁证，汉时"头风"病之主症当为头眩。《后汉书·方术列传》曰："操积苦头风眩，佗针，随手而差。"《三国志·魏书·华佗传》亦曰："太祖苦头风，每发，心乱目眩，佗针鬲，随手而差。"曹操患"头风"病，眩晕，华佗为之针刺，随手而愈。"头风摩散"中，附子可以祛除风寒邪气，盐可以"明目，益气，坚肌骨，去毒蛊"（《神农本草经》）。二药同用，能祛风散寒，温阳益气，明目止眩。

隋唐，在《内经》云"风邪入脑"理论基础上形成"风虚"致眩理论，认为人身血气虚为风眩之本，风邪入脑为风眩之因。如《诸病源候论·风病诸候下》曰："风头眩者，由血气虚，风邪入脑，而引目系故也。"这一理论体现在临床上，就是在风眩的治疗中，防风、川芎、细辛、独活、秦艽、生姜等祛风药与天雄、山茱萸、山药、人参、白术等补虚药同用。如《金匮要略·中风历节病脉证并治》之术附汤，"治风虚头重眩，苦极，不知食味，暖肌补中，益精气。白术二两，附子（一枚半，炮，去皮），甘草（一两，炙）。右三味，锉，每五钱匕，姜五片，枣一枚，水盏半，煎七分，去滓，温服"；《千金要方·卷十三·头面风第八》之大三五七散，"治头风眩，口喎目斜耳聋。天雄、细辛（各三两），山茱萸、干姜（各五两），山药、防风（各七两）。上六味治，下筛，以清酒服五分匕，日再，不知稍加"。裘沛然先生指出，近人治眩囿于金元后医家"阳化内风"与"无痰不作眩"理论，以天麻钩藤饮及半夏白术天麻汤等方为枕中鸿宝，而肝阳不升、下焦虚冷、肾元亏虚等皆可以致眩。观《内经》云"风邪入脑"理论及汉唐医家治头风眩方药，先生之论可谓深得经旨矣。

2. "诸风掉眩，皆属于肝"的临床意义　"诸风掉眩，皆属于肝"出自《素问·至真要大论》，是《内经》著名的"病机十九条"之一，对中医学理论和临床具有深远的影响。

"诸风掉眩，皆属于肝"，《内经》本意为多种风气引起的具有头部肢体振摇、头晕目眩症状的病证大多与肝有关。需要指出的是，此风为外来之风，之所以外来之风引起的病证与肝有关，是因为"风气内通于肝"。唐以前方书多以《内经》本意为宗，如《千金要方·卷八·诸风第二》载风中五脏病证，涉及肝风时曰："其肝风发则面青，心闷乱，吐逆呕沫，胁满，头眩重，耳不闻人声，偏枯筋急，曲踡而卧。"认为风中于肝，可以出现头重眩晕、筋脉拘挛等病证。治用排风汤，药用白鲜皮、白术、芍药、桂心、川芎、当归、杏仁、防风、甘草、独活、麻黄、茯苓、生姜等。

宋代已经认识到肝实热，阳气升腾会引起气逆头眩。如《太平圣惠方·治肝实泻肝诸方》曰："夫肝实则生热，热则阳气盛，致心下坚满，两胁痛引小腹，忿忿如怒，气逆头眩，为血有余。"金代刘完素在其《素问玄机原病式·五运主病》中明确提出"风火"理论，认为"所谓风气甚，而头目眩晕者，由风木旺，必是金衰不能制木，而木复生火，风火皆属于阳，多为兼化，阳主乎动，两动相搏，则为旋转"，后世医家多以"内风"解读"诸风掉眩，皆属于肝"。即肝为风木之脏，体阴而用阳，主升主动，其病极易化风动风；肝在体合筋，开窍于目，其脉连目系，与督脉会于颠顶，病变多表现为肢体振摇，头晕目眩之状。

肝病作眩之常见病机有血虚不荣、阴虚阳亢、肝火上扰等。肝主藏血，肝血虚，血虚不能上荣于脑而见头晕目眩；肝主疏泄，为罢极之本，情志所伤或操劳过度，耗伤肝肾之阴，以致阴虚阳亢，水不涵木，浮阳不潜，而为眩晕；情志不遂，肝气郁日久，易从火化，肝火上扰清窍，则症见眩晕。治疗如华云岫在《临证指南医案·眩晕》中所言："所患眩晕者，非外来之邪，乃肝胆之风阳上冒耳，甚则有昏厥跌仆之虞，其症有夹痰、夹火、中虚、下虚、治胆、治胃、治肝之分。火盛者，先生用羚羊、栀子、连翘、花粉、玄参、鲜生地黄、牡丹皮、桑叶，以清泄上焦窍络之热，此先从胆治也；痰多者必理阳明，消痰如竹沥、姜汁、菖蒲、橘红、二陈汤之类；中虚则兼用人参、外台茯苓饮是也；下虚者，必从肝治，补肾滋肝，育阴潜阳，镇摄之治是也，至于天麻、钩藤、菊花之属，皆系息风之品，可随症加入。"

3. "上虚则眩"的临床意义　《灵枢·卫气》曰"上虚则眩"，认为"上虚"会使人眩晕。在《内经》中，"上虚则眩"又分为"上气不足"与"髓海不足"。

《灵枢·口问》曰："上气不足，脑为之不满，耳为之苦鸣，头为之苦倾，目为之眩。"认为上气不足，则脑髓不充，会出现耳鸣、头部沉重不支、眩晕等症状。李东垣《脾胃论·三焦元气衰旺》指出："此三元真气衰惫，皆由脾胃先虚，而气不上行之所致也。"头为诸阳之会，精明之府，五脏六腑精气所聚之处。若因脾胃先虚，水谷之精微化源不足，则清阳之气不能上充头目，诸窍失于濡养，可见目眩、耳鸣。临床可选东垣之益气聪明汤，药用黄芪、甘草、人参、升麻、葛根、蔓荆子、芍药、黄柏等以益气升阳止眩。

《灵枢·海论》曰："髓海不足，则脑转耳鸣，胫酸眩冒，目无所见，懈怠安卧。"认为髓海不足会出现眩晕耳鸣，小腿酸，严重者可因眩晕而不能站立，视物不清，困倦嗜卧。脑为髓海，脑藏于头颅骨内，上至天灵盖，下至风府穴。脑髓的生成，来源有二：一是来源于先天之精。《灵枢·经脉》曰："人始生，先成精，精成而脑髓生。"二是来源于肾中精气的充养。《素问·阴阳应象大论》曰"肾生骨髓"，《素问·五藏生成》曰"诸髓者皆属于脑"。肾精充足，髓海有余，则身体轻劲多力。若肾精不充，髓海不足，则可发生眩晕耳鸣。临床可选景岳之左归或右归丸，药用熟地黄、山药、山茱萸、枸杞子、菟丝子、骨碎补等以补肾填精止眩。

【病案举隅】

1. 头风眩晕案　一人头风，发则旋晕呕吐，数日不食。余为针风府穴，向左耳入三寸，去来留十三呼，病患头内觉麻热，方令吸气出针，服附子半夏汤永不发。华佗针曹操头风，亦针此穴立愈。但此穴入针，人即昏倒，其法向左耳横下针，则不伤大筋，而无晕，乃《千金》妙法也（《扁鹊心书·头晕》）。

2. 外感眩晕案　沈中林医案。张某，男，32岁，1984年11月8日诊。下乡三日寒温不适，遂致发热恶寒，头身疼痛，鼻塞流涕，自服APC片，药后大汗淋漓，外症虽去，继见头目眩晕，视物旋转，不敢启目，口苦咽干，恶心欲呕。某县医院西医诊为"梅尼埃病"，注射葡萄糖并口服鲁米那数日，其症不减，遂来中医科就诊。刻诊患者紧闭双目，主诉如前，苔黄薄，脉弦，余虑其过汗伤阳，阳虚水泛所为，处以真武汤温阳化水，其症非但不解，反而加剧。除上述诸症之外，又增心烦不寐。反复思考，此症由外感误汗而致之变症，不似内伤之眩晕，参阅仲景《伤寒论》少阳病篇颇有所悟，仲景言："少阳之为病，口苦、咽干、目眩也。"又言："但见一证便是，不必悉具。"此眩、呕、咽干、口苦、脉弦、苔黄诸象，显系邪传少阳之证，乃拟小柴胡汤和之。

柴胡12g，黄芩9g，党参12g，姜夏9g，大枣12g，甘草6g。服1剂后诸症悉减，再剂而愈（《伤寒名医验案精选·小柴胡汤》）。

3. 风痹头昏案　汪某，女，65岁，1994年12月19日初诊。其患类风湿关节炎已6年余，每逢阴雨天便外感寒湿而发，两手指关节红肿灼痛，头昏短气，心悸怔忡，口干口黏，诊视两手指关节明显变形，舌质红，苔薄白，中央发黄，脉濡数。此乃风湿历节化热之候，治用桂枝芍药知母汤出入。

蜜炙川、草乌各4g，川桂枝、威灵仙、生白术、茯神、忍冬藤、知母各10g，炙麻黄、防风、三七粉各5g，炒白芍、葛根、桑枝各15g。水煎取汁，每日2服。5剂药后，关节灼热肿痛著减，余症趋缓，守方增损连治月余，除指关节变形外，诸症几除。其后患者曾间断诊治3年余，病情基本控制，发作次数甚少（《金匮要略临证发微·中风历节病脉证并治》）。

4. 热病头眩案　庚辰岁，道经扬州，御史桑南皋公夫人，七旬余，发热、头眩、目涩、手挛、食少，公子迎余。诊得人迎浮而关带弦，见症虽多，今宜清热为先，以天麻、僵蚕为君，升麻、知母为臣，蔓荆、甘草等为使佐，服至三帖，热退身凉，饮食渐进，余症亦减，次日复诊，六脉平匀。昆玉喜曰："发热数月，医不见效，昨方制服一帖，热退食进，何耶？"余曰："医者意也，得其意，斯握医之要枢矣。昔司马尝称扁鹊随俗为变，及述其论齐桓侯疾，语多近道，皆以其意通之耳。昨脉浮弦，疑是过用养血补脾之剂，闭塞火邪，久则流溢于太阳膀胱经，起至阴，终睛明，故目涩头眩；支走三焦经，故手挛也。少南、少玄公与缜庵公姻联之好，余辱故人之托，精思脉理，意究病源，故制立前方，用以引经之剂，其热速退，热退，脾阴渐长，而荣血自生，余症亦因之除矣。"二公曰："然。（《针灸大成·卷九》）"

5. 肝风掉眩案一　丁某，男，58岁，于1990年11月19日入院。患者有腔隙性脑梗死、高血压病病史3年余。入院时，右手写字颤抖，且头晕胀痛，心慌气短，疲乏易困，畏寒肢冷，足冷至股，足汗不出，指头麻木，双下肢浮肿，按之没指，舌体右斜，舌淡胖边有齿痕，舌尖红，苔薄黄腻，脉细弦。查体：血压143/90mmHg，右手指精细动作不灵敏，余无异常发现。实验室检查：血白细胞总数低于正常，血脂增高。辨证：肝阳上亢，脾虚湿盛，痰瘀内阻。治法：平肝潜阳，息风化痰，温阳化湿，活血通络。《金匮要略》侯氏黑散主之。

菊花40g，白术、防风各10g，桔梗8g，黄芩5g，细辛、茯苓、生牡蛎粉、红参（另炖兑入）、明矾、当归、干姜、川芎、桂枝各3g。日1剂，以水加少量黄酒煎2次服。并嘱停服复方降压片等其他药物。

晚服头剂头煎后，夜寐甚佳，晨起即感头晕胀痛、心慌气短等症减轻，精神转佳，脉转弦而有力。5剂后，头晕胀痛、心慌气短等症除，右手写字已不颤抖，手指精细动作灵敏，精神爽，舌苔转为薄白。又进10剂，下肢浮肿消退，余症皆失。又5剂巩固疗效，复查血压143/90mmHg，血常规白细胞正常（《金匮要略临证发微·中风历节病脉证并治》）。

6. 肝风掉眩案二　何某，男，34岁，1964年9月29日初诊。患者走路不稳已历4年，时有头痛眩晕，两目远视昏糊，目珠不活，偶有震颤，并有复视，行履常向右侧倾斜，饮食易呛，精神疲乏，烦躁不宁，无四肢震颤、二便不利等症。他院诊断为"小脑桥脑萎缩"，而来针灸治疗。诊得舌胖，苔薄黄，寸口虚细而数。病系肝肾两亏，风阳上越，久病之体，势必气阴两亏，其经多方治疗，虽目前尚属稳定，但终属缠绵之疾，决非旦夕间可能奏功。治拟补肾柔肝，升清降浊。

处方：风池－，风府－，丝竹空－，肝腧＋，肾腧＋，复溜＋，太溪＋，足三里＋，行间－，昆仑－，委中－，均双侧。

手法：提插捻转，不留针。

二诊：1964年10月6日。患者头晕略轻，下肢行履少力，针刺后觉有热气上下窜动，余症如旧。脉细数，苔薄白，治再宗前，加太冲－，双，手法同前。

三诊：1964年10月10日。患者针后效果不甚明显，诸症如旧，治法宗前方加减。

处方：风池－，丝竹空－，上星－，肝俞＋，肾俞＋，太溪＋，太冲＋，阳陵泉－，昆仑－，

足三里 +，委中 −，双侧。

四诊：1964 年 10 月 13 日。患者针刺后两足渐见有力，略有眩晕，近来风邪犯肺，鼻塞打嚏，咳嗽时作，精神疲乏，治宜两顾。

处方：风池 −，丝竹空 −，上星 −，外关 −，列缺 −，肝俞 +，肾俞 +，太溪 +，太冲 +，阳陵泉 −，昆仑 −，双侧。

五诊：1964 年 10 月 20 日。患者 13 日针治后病势顿觉减轻，行履情况良好，不需扶杖而行，脉舌如前，再拟原法。

处方：风池 −，肾俞 +，外关 −，列缺 −，肝俞 +，肾俞 +，太溪 +，太冲 +，阳陵泉 −，昆仑 −，双侧。

六诊：1964 年 10 月 24 日。患者步履较佳，惟眼球震荡增加，再拟原法。

处方：上方加睛明 −，双侧。

七诊：1964 年 11 月 7 日。患者迭投培补肝肾、升清降浊之法，眩晕渐趋好转，下肢行履较稳，举足有力，不扶杖能步行 1 公里多，视力仍感模糊，间有复视，脉象细数，舌苔薄滑，二便正常。病久势笃，正气不足，肝肾两亏，症状尤著，再拟前法出入。

处方：肝俞 +，肾俞 +，复溜 +，太溪 +，风池 −，行间 −，光明 −，曲泉 +，阳陵泉 −，双侧。

手法：提插捻转，不留针。

八诊：1964 年 11 月 17 日。患者针治以来，病情明显好转，下肢行履已较有力，尤以左侧更为明显。每次针后 2 ～ 3 天内症状好转较显著，视力仍较差，有复视。脉细数，舌质淡，中有裂纹，苔薄腻。再拟培补肝肾、升清降浊。

处方：风池 −，风府 −，丝竹空 −，肝俞 +，肾俞 +，足三里 −，太溪 +，光明 +，太冲 +，行间 −，双侧。

手法：提插捻转，不留针。针丝竹空时需感觉足底有热气窜动（《陆瘦燕针灸论著医案选·医案》）。

7. 上气不足眩晕案 刘永会医案。秦某，男，46 岁。患者因头晕乏力 4 年，近 20 余日加重，于 1978 年 7 月 30 日住院。4 年来，其血压一直偏低，伴有头晕、眼花、失眠多梦、健忘、浑身乏力、心悸、心前区压迫感，用西药治疗无效。体检：血压 85/58mmHg，余无异常。诊断：体质性低血压。

甘草 15g，肉桂 15g，桂枝 15g，五味子 25g。水煎，早晚服 2 次。

4 日后血压有所上升，症状减轻。1 周后血压升为 110/85 mmHg，症状消失，患者睡眠明显好转，自觉周身有力，精神愉悦。巩固治疗 1 月出院，后未复发。

本案为虚性眩晕，由清阳不升所致。《灵枢·口问》曰："上气不足，脑为之不满，耳为之苦鸣，头为之苦倾，目为之眩。"故以桂枝甘草汤温补上焦阳气，又加肉桂、五味子以阴阳并补。阴充阳升，清窍得养，而眩晕自除（《伤寒名医验案精选·桂枝甘草汤》）。

8. 太阳水气上逆眩仆案 毕明义医案。从某，男，35 岁，1985 年 1 月 24 日初诊。20 天前早晨起床之时，突然感到一阵头晕目眩，约 5 分钟，闭目自止，至就餐时，即头晕目眩，如坐舟车中，感天旋地转，有欲倒之势，睁眼则晕甚，晕时恶心呕吐，吐出物呈水样，有时吐饭。患者曾于市某医院诊为"梅尼埃病"，经治无效，后求余治疗。诊见患者头晕目眩，不能回顾头项，回顾时眩晕加剧，行走时，只可向前平视，稍以转目，即眩仆欲倒。若勉强扶其行走，则眩晕发作，而且呕吐食水。患者形体消瘦，呆滞，语声低怯，气短乏力，舌体大，苔水滑，脉沉弦紧。病为眩晕，属阳虚水气上逆，清窍被蒙所致。予真武汤扶阳镇水、化饮降逆。

附子 15g，白术 30g，茯苓 45g，赤芍 45g，生姜 150g。

服 1 剂后，恶心呕吐已止，眩晕去其大半，头项可以回顾，能独自小步行走。又继服上方 2 剂，眩晕已止，纳增。为巩固疗效，继服 3 剂，至今未见复发（《伤寒名医验案精选·真武汤》）。

【内经原文】

徇蒙招尤，目冥耳聋，下实上虚，过在足少阳、厥阴，甚则入肝。

《素问·五藏生成》

浮而散者为眴仆。

《素问·脉要精微论》

帝曰：春脉太过与不及，其病皆何如。岐伯曰：太过则令人善忘，忽忽眩冒而巅疾；其不及，则令人胸痛引背，下则两胁胠满。

《素问·玉机真藏论》

热病先眩冒而热，胸胁满，刺足少阴少阳。

《素问·刺热》

肾疟者，令人洒洒然，腰脊痛宛转，大便难，目眴眴然，手足寒，刺足太阳少阴。

《素问·刺疟》

帝曰：有病胸胁支满者，妨于食，病至则先闻腥臊臭，出清液，先唾血，四支清，目眩，时时前后血，病名为何。何以得之。岐伯曰：病名血枯。此得之年少时，有所大脱血，若醉入房中，气竭肝伤，故月事衰少不来也。

《素问·腹中论》

肝病头目眩，胁支满，三日体重身痛，五日而胀，三日腰脊少腹痛胫酸，三日不已，死，冬日入，夏早食。

《素问·标本病传论》

巨阳之厥，则肿首头重，足不能行，发为眴仆。

《素问·厥论》

岐伯曰：岁木太过，风气流行，脾土受邪。民病飧泄食减，体重烦冤，肠鸣腹支满，上应岁星。甚则忽忽善怒，眩冒巅疾。

《素问·气交变大论》

发生之纪，是谓启陈，土疎泄，苍气达，阳和布化，阴气乃随，生气淳化，万物以荣，其化生，其气美，其政散，其令条舒，其动掉眩巅疾……其经足厥阴少阳，其藏肝脾。

《素问·五常政大论》

太阳，太角，太阴，壬辰，壬戌，其运风，其化鸣紊启拆，其变振拉摧拔，其病眩掉目瞑。

少阳，太角，厥阴，壬寅，壬申，其运风鼓，其化鸣紊启坼，其变振拉摧拔，其病掉眩支胁惊骇。

凡此厥阴司天之政……三之气，天政布，风乃时举，民病泣出耳鸣掉眩。

木郁之发，太虚埃昏，云物以扰，大风乃至，屋发折木，木有变。故民病胃脘当心而痛，上支两胁，鬲咽不通，食饮不下，甚则耳鸣眩转，目不识人，善暴僵仆。

《素问·六元正纪大论》

太阴司天，湿淫所胜，则沉阴且布，雨变枯槁，胕肿骨痛阴痹，阴痹者按之不得，腰脊头项痛，时眩，大便难，阴气不用，饥不欲食，咳唾则有血，心如悬，病本于肾。

太阳司天，寒淫所胜，则寒气反至，水且冰，血变于中，发为痈疡，民病厥心痛，呕血血泄鼽衄，善悲，时眩仆……病本于心。

厥阴之胜，耳鸣头眩，愦愦欲吐，胃鬲如寒，大风数举，倮虫不滋，胠胁气并，化而为热，小便黄赤，胃脘当心而痛，上支两胁，肠鸣飧泄，少腹痛，注下赤白，甚则呕吐，鬲咽不通。

厥阴之复，少腹坚满，里急暴痛，偃木飞沙，倮虫不荣，厥心痛，汗发呕吐，饮食不入，入而复出，筋骨掉眩清厥，甚则入脾，食痹而吐。

太阳之复，厥气上行，水凝雨冰，羽虫乃死，心胃生寒，胸膈不利，心痛否满，头痛善悲，时眩仆。

厥阴司天，客胜则耳鸣掉眩，甚则咳，主胜则胸胁痛，舌难以言。

诸风掉眩，皆属于肝。

《素问·至真要大论》

是故寅申之岁，少阴降地，主窒地玄，胜之不入。又或遇丙申丙寅，水运太过，先天而至。君火欲降，水运承之，降而不下，即彤云才见，黑气反生，暄暖如舒，寒常布雪，凛冽复作，天云惨凄。久而不降，伏之化郁，寒胜复热，赤风化疫，民病面赤心烦，头痛目眩也，赤气彰而温病欲作也。

是故卯酉之岁，太阴降地，主窒地苍，胜之不入。又或少阳未退位者，即太阴未得降也，或木运以至。木运承之，降而不下，即黄云见而青霞彰，郁蒸作而大风，雾翳埃胜，折损乃作。久而不降也，伏之化郁，天埃黄气，地布湿蒸，民病四肢不举，昏眩肢节痛，腹满填臆。

是故辰戌之岁，少阳降地，主窒地玄，胜之不入。又或遇水运太过，先天而至也。水运承之，水降不下，即彤云才见，黑气反生，暄暖欲生，冷气卒至，甚即冰雹也。久而不降，伏之化郁，冷气复热，赤风化疫，民病面赤心烦，头痛目眩也，赤气彰而热病欲作也。

是故己亥之岁，阳明降地，主窒地彤，胜而不入。又或遇太阴未退位，即少阳未得降，即火运以至之。火运承之不下，即天清而肃，赤气乃彰，暄热反作。民皆昏倦，夜卧不安，咽干引饮，懊热内烦，大清朝暮，暄还复作，久而不降，伏之化郁，天清薄寒，远生白气。民病掉眩，手足直而不仁，两胁作痛，满目忙忙。

阳明不退位，即春生清冷，草木晚荣，寒热闲作，民病呕吐暴注，食饮不下，大便干燥，四肢不举，目瞑掉眩。

《素问·本病论》

五阴气俱绝，则目系转，转则目运。

《灵枢·经脉》

邪在肾，则病骨痛，阴痹。阴痹者，按之而不得，腹胀，腰痛，大便难，肩背颈项痛，时眩。

邪在心，则病心痛，喜悲时眩仆。

《灵枢·五邪》

暴挛痫眩，足不任身，取天柱。

《灵枢·寒热病》

风痹淫砾，病不可已者，足如履冰，时如入汤中，股胫淫砾，烦心头痛，时呕时悗，眩已汗出，久则目眩，悲以喜恐，短气，不乐，不出三年死也。

《灵枢·厥病》

故上气不足，脑为之不满，耳为之苦鸣，头为之苦倾，目为之眩。
目眩头倾，补足外踝下留之。

《灵枢·口问》

髓海不足，则脑转耳鸣，胫酸眩冒，目无所见，懈怠安卧。

《灵枢·海论》

清气在阴，浊气在阳，营气顺脉，卫气逆行，清浊相干……乱于头，则为厥逆，头重眩仆。

《灵枢·五乱》

凡候此者，下虚则厥，下盛则热；上虚则眩，上盛则热痛。

胸气有街，腹气有街，头气有街，胫气有街。故气在头者，止之于脑；气在胸者，止之膺与背腧；气在腹者，止之背腧，与冲脉于脐左右之动脉者；气在胫者，止之于气街，与承山踝上以下。取此者，用毫针，必先按而在久应于手，乃刺而予之。所治者，头痛眩仆，腹痛中满暴胀，及有新积。

《灵枢·卫气》

黄帝问于岐伯曰：余尝上于清冷之台，中阶而顾，匍匐而前则惑。余私异之，窃内怪之，独瞑独视，安心定气，久而不解。独搏独眩，披发长跪，俯而视之，后久之不已也。

故邪中于项，因逢其身之虚，其入深，则随眼系以入于脑。入于脑则脑转，脑转则引目系急。目系急则目眩以转矣。

《灵枢·大惑论》

【参考文献】

［1］王庆其.内经临床医学.北京：人民卫生出版社，2010.

［2］窦材.扁鹊心书.北京：学苑出版社，2010.

［3］杨继洲.针灸大成.北京：人民卫生出版社，2006.

［4］何任.《金匮要略》临证发微.上海：上海科学技术出版社，2008.

［5］吴绍德等.陆瘦燕针灸论著医案选.北京：人民卫生出版社，2006.

［6］陈明.张印生.伤寒名医验案精选.北京：学苑出版社，2006.

［7］王庆其.内经临证发微.上海：上海科学技术出版社，2007.

第十四章　偏枯类

《内经》之偏枯，又有"偏风""身偏不用"等称谓，指伤于风邪，正气不足，营卫内虚而致的半身不遂，或兼有肌肉疼痛、痿弱不用的病证。偏枯之证，轻者肢体偏侧麻木瞤动，痿弱不用，重者突发昏仆，不省人事，继而半身不遂，经文称此为击仆偏枯。其中以中风入深而致肢体不能随意运动，并兼神志不清为特征的称为"风痱"；中风后以舌喑不能言为特征的称为"喑痱"；以突发口或眼喎斜，活动不能自如，伴有口角流涎或鼓腮漏气，或耳后疼痛，或言语不利等为特征的称为"口喎"或"口僻"。本病直接病位在肌腠筋脉，但与脏腑气血失调密切相关，与西医学的脑血管病、周围性面瘫、小儿脑瘫、脑部肿瘤、产后中风，以及其他脑或脊髓疾患所引起的半身不遂类似。

【病证概论】

1. 偏枯的病因病机　本病的病因病机以"外内合邪""内虚邪中"立论，强调外风入侵腠理、经络、脏腑，使脏腑经脉痹阻不通，气血不荣，筋脉失养而发病。《素问·风论》说："风之伤人也，或为寒热，或为热中，或为寒中，或为疠风，或为偏枯，或为风也。其病各异，其名不同。"金元以前的医家多宗此说，如《金匮要略·中风历节病脉证并治》曰"夫风之为病，当半身不遂，或但臂不遂者，此为痹。脉微而数，中风使然""寸口脉浮而紧，紧则为寒，浮则为虚，寒虚相搏，邪在皮肤，浮者血虚，络脉空虚，贼邪不泻，或左或右，邪气反缓，正气即急，正气引邪，喎僻不遂"。《内经》强调"外风"的同时，也重视内虚、邪实等内在因素，如素体阳虚、营卫气弱，或心、肾、脾、胃等脏腑不和，气血不通，筋脉肌肉内失所养，可致偏枯。《内经》还注意到了饮食、体质、情志、劳逸等因素对发病的影响，如情志太过、饮食不节、素体肥贵、劳倦内虚等因素，引发热郁气滞，痰热生风上扰头部，或痰瘀交阻，闭塞经髓，皆可导致偏枯的发生。综合其病因病机大致有以下几种。

（1）营卫气弱，外风侵袭　若风伤足阳明、手太阳之脉，阳明、太阳经气不利，在其循行的口颊眼面部位出现拘急或迟缓的病变，发为口喎，夹寒则口眼面颊拘急喎斜，夹热则口眼面颊筋脉迟缓不收，此即《灵枢·经筋》所指："足阳明之筋……其病足中指支，胫转筋，脚跳坚，伏兔转筋，髀前肿，㿉疝，腹筋急，引缺盆及颊，卒口僻，急者目不合，热则筋纵，目不开，颊筋有寒，则急引颊移口，有热则筋弛纵，缓不胜收，故僻""足之阳明，手之太阳，筋急，则口目为僻，眦急，不能卒视，治皆如右方也"。《灵枢·经脉》云："胃足阳明之脉……是主血所生病者，狂疟，温淫，汗出，鼽衄，口喎，唇胗，颈肿，喉痹，大腹水肿，膝膑肿痛。"此处提示了口喎的内虚病机，足阳明经多气多血，若阳明虚损，气血不足，不能润养经脉，则可致口喎。《灵枢·刺节真邪》亦提示了偏枯内虚邪中病机："虚邪偏客于身半，其入深，内居荣卫，荣卫稍衰，则真气去，邪气独留，发为偏枯。"《灵枢·九宫八风》曰："其有三虚而偏中于邪风，则为击仆偏枯矣。"张介宾《类经·疾病类》注："虚邪若中于半身，其入深而重者，则荣卫衰，真气去，乃发为偏枯；若邪之浅者，亦当为半身偏痛也。"《类经·运气类》注："乘年之衰，逢月之空，失时之和，是谓之虚……邪风，非时不正之风也。击仆，为风所击而仆倒也。然必犯三虚而后为此病，则人之正气实者，邪不能伤可知矣。"由于正气亏损，风邪乘虚外袭肌腠、经脉，致营卫渐衰，偏身气血运行受阻，日久不荣而发病，此即"邪之所凑，其气必虚"的"内虚邪中"。外风中人之偏枯，若风邪入侵部位轻浅则病情较轻，若逢虚人、虚年、虚风之"三虚"，邪风自肌表深入脏腑，则发为卒暴之"击仆偏枯"的重症。

（2）阳气不运，四肢不荣 《素问·生气通天论》云："汗出偏沮，使人偏枯。"《素问·阴阳别论》云："三阳三阴发病，为偏枯痿易，四支不举。"此类偏枯成因与阳气有密切关系，历代注家对此病机持两种见解。其一，主"阳虚不运"论，如《素问集注·卷一》注："如汗出半身沮湿者，是阳气虚而不能充身偏泽，必有偏身之患矣。"《素问集注·卷二》注："偏枯者，半身不遂，痿易者，痿气而不能如常之动作也，太阳为诸阳主气而主筋，阳气虚，则为偏枯，阳虚而不能养筋，则为痿，脾属四肢，故不举也。"阳气具有气化温养作用，《素问·生气通天论》云"阳气者，精则养神，柔则养筋"，又《素问·阴阳别论》云"阳加于阴谓之汗"。若阳虚无力运营周身，导致半身阳气不至，气化温养不足，可见半身无汗，久则偏枯不用。三阳为太阳，诸阳主气，多气多血之经，太阳经盛，则阳盛运于诸经，筋脉肉腠皆得养而柔和，太阳经虚，则诸经阳衰，筋脉肉腠失养，渐致偏枯。三阴为太阴，主运化水谷精微而充四肢，若脾阳气不足，水谷不化，四肢不得禀精微之气，则为不举。其二，主"阳郁不运"论，《黄帝内经素问吴注·第一卷》注："沮，止也。身常汗出而偏止者，久久偏枯，半身不遂，此由中于风邪使然。"阳气被外风诸邪郁遏不行，气血不布，遂致半身不荣，始见汗出不畅，继而半身不遂。无论阳虚或阳郁，最终皆可致肢体筋脉失养，产生偏枯。

（3）脏腑亏损，气血郁滞 偏枯的发生与脏腑虚实变化密切相关。《素问·大奇论》云："胃脉沉鼓涩，胃外鼓大，心脉小坚急，皆鬲偏枯。"《类经·脉色类》云："沉鼓涩，阳不足也。外鼓大，阴受伤也。小坚而急，阴邪胜也。胃为水谷之海，心为血脉之主，胃气既伤，血脉又病，故致上下痞鬲，半身偏枯矣。"胃脉见沉涩鼓指，或轻按似盛大鼓指而重按无力，为胃气虚弱或胃阴不足之象，心脉小坚而急疾，为心阳虚或心阴血亏损之象，心胃阳气、阴血两伤，全身气血上下不通，久滞而病偏枯。《素问·大奇论》云："肾雍，脚下至少腹满，胫有大小，髀胻大跛，易偏枯。"肾气内壅，经脉郁滞，气血不周，循经所过之处为病，可见患侧下肢肌肉萎缩，屈伸不利，行走不便或跛行，两下肢粗细长短不等。《灵枢·邪气藏府病形》指出："脾脉急甚为瘛疭……大甚为击仆。"《类经·脉色类》注："脾主中气，脾脉大甚为阳极，阳极则阴脱，故如击而仆地。"脾脉大甚主脾阳极阴脱，而偏枯常见于击仆的后遗症，且脾主肉，脾虚极而精微不化，击仆之后易见肌肉不荣的偏枯痿废之症。《素问·脉解》云："所谓入中为喑者，阳盛已衰，故为喑也。内夺而厥，则为喑俳，此肾虚也。"此处指出喑俳系肾虚所致，肾亏经脉失养，上至舌，下至足皆不用。

由此可见，无论心、胃、脾之阴阳亏虚，或肾虚、肾气壅滞不行，皆属脏腑失调，可致气血阻隔不通，营卫之气不能正常敷布周身而发为偏枯。

（4）嗜食肥甘，痰瘀阻滞 《素问·通评虚实论》云："凡治消瘅仆击，偏枯痿厥，气满发逆，甘肥贵人，则高粱之疾也。"《类经·疾病类》注："消瘅，热消也。仆击，暴仆如击也。偏枯，半身不遂也。痿，痿弱无力也。厥，四肢厥逆也。高粱，膏粱也。肥贵之人，每多厚味，夫肥者令人热中，甘者令人中满，热蓄于内，多伤其阴，故为此诸病。"张山雷在《中风斠诠》中解释为："《素问》谓仆击、偏枯，肥贵人为高粱之疾，则痰湿壅塞，皆在不言之中，固未尝以为中风也，然因痰湿而生内热，因热而动内风，痰也，热也，皆是实证，河间主火，丹溪主痰，皆从痰热壅塞着眼，均切病情也。"肥贵之人体质痰湿素盛，加之饮食膏粱厚味，热胜于内，多伤及阴，机体极易出现经髓闭塞、气滞血瘀痰阻之势。若痰热滞留，化火生风上攻清窍，或膏脂痰湿内渗血脉，痰瘀互结，阻滞经脉，蒙蔽清窍，均可致猝然跌仆晕厥、半身不遂、四肢痿废不用、四肢厥逆等疾。

（5）七情内伤，气血逆乱　《素问·生气通天论》云："阳气者，大怒则形气绝，而血菀于上，使人薄厥。"《素问·调经论》云："血之与气并走于上，则为大厥。"《素问·大奇论》云："脉至如喘，名曰暴厥，暴厥者，不知与人言。"文中的薄厥、大厥、暴厥，皆为猝然昏仆，不省人事，多遗留偏枯之症。精神活动与脏腑生理活动密切相关，精神愉快、气和志达则血气平稳，脏腑功能活动正常，若因情志逆乱，阳气暴升，血气并走于上，阻扰清窍，或情志郁结，气血偏塞于经络筋脉，则易发昏厥、四肢偏枯之疾。

2. 偏枯的分类与临床表现　《内经》各篇均从不同角度论偏枯，按病位和病势论，分为中肌腠、中经络、中脏腑三类；按主症论，分偏枯先兆、偏枯轻症、偏枯重症三类；按病因病机论，有外风入络、营卫不和、阳虚、痰瘀阻络、气血逆乱、脏腑不和六类。综合上述分类特点，将其分为三类：

（1）中肌腠　《灵枢·热病》云："偏枯，身偏不用而痛，言不变，智不乱，病在分腠之间。"《素问·本病论》云："卒中偏痹，手足不仁。"《灵枢·邪气藏府病形》云："微缓为痿痿，偏风，头以下汗出不可止。"《素问·生气通天论》云："汗出偏沮，使人偏枯。"《素问·调经论》云："肌肉蠕动，命曰微风。"以上均说明外风袭表，肌腠闭塞不通所致的偏枯主症为患侧肌肤不仁、肢体不用、汗出不畅或无汗、肌肉蠕动。其中手足麻木不仁或肌肉蠕动，可能是中风发作的先兆。风邪束表，可伴有恶风寒、发热、肢体拘急、关节肌肉酸痛等症状，因病位较浅，故属轻证。

（2）中经络　《灵枢·经筋》云："（足阳明之经）其病中指支……卒口僻。"《灵枢·经脉》云："是主血所生病者，狂疟温淫汗出，鼽衄，口㖞唇胗……"《素问·阴阳别论》云："三阳三阴发病，为偏枯痿易，四支不举。"《灵枢·热病》云："痱之为病也，身无痛者，四肢不收，智乱不甚，其言微知。"风邪外袭，内虚或痰瘀阻滞，使风邪窜扰经络，可见四肢不收、半身不遂、患侧肢体拘急或伴疼痛、口眼㖞斜、口角流涎或鼓腮漏气，或耳后疼痛、语言蹇涩（尤以右侧偏枯为多）等症状，但患者神志尚清。《灵枢·热病》云："（痱）智乱不甚，其言微知，可治，甚则不能言，不可治也。"《类经·针刺类》注："痱亦风属，犹言废也。上节言身偏不用而痛，此言身不知痛而四肢不收，是偏枯、痱病之辨也。智乱不甚，其言微有知者，神气未为全去，犹可治也；神失，则无能为矣。"《黄帝内经灵枢集注·卷三》注："痱者，风热之为病也，身无痛者，邪入于里也，风木之邪，贼伤中土，脾藏智而外属四肢，四肢不收，智乱不甚者，邪虽内入，尚在于表里之间，藏真之气未伤也，其言微者，此伤于气，故知可治，甚则不能言者，邪入于脏，不可治也。"可见本类病位较肌腠为深，但未及脏腑，神志多无异常改变，因脏气未伤，神气犹存，故病可治，这也是邪中经络与中脏腑的鉴别要点之一。

（3）中脏腑　《内经》并无"中脏腑"一词，但从多篇论述中看，其症符合后世所论的中脏腑类，如击仆偏枯、暴厥、大厥、薄厥、煎厥等，病理机制多为脏腑失和，气血逆乱，并在饮食不节、情志过极、劳倦过度等诱因作用下发作。主症为猝发昏倒、肢体瘫痪、神志不清、九窍失灵。因病至脏腑，邪盛正衰，故病情危重，预后不良，即《灵枢·热病》所称的"不可治"，多遗留偏枯之疾。

偏枯临床有轻重缓急和虚实变化，中肌腠者多实证，中经络和中脏腑者虚实错杂，既有外风邪盛，又有气血逆乱或痰瘀阻滞之实或脏腑气血衰少之虚，故临床表现也随病机特点各异。如阳虚之人，可兼有肢冷畏寒、气短乏力等表现；心脾胃虚之人，可兼有身形消瘦、面色无华、脘腹胀满、心悸胸闷等表现；痰湿内盛之人，可兼有体态臃肿、苔腻脘闷等表现。

3. 偏枯的治则治法　偏枯的治疗以预防为主，注重早期治疗，以平调阴阳为治疗原则。

本病的发生以外风为先导，体虚为内应，《灵枢·百病始生》说："风雨寒热，不得虚，邪不能独伤人。……此必因虚邪之风，与其身形，两虚相得，乃客其形。"故本病首先应以预防为主，要做到"虚邪贼风，避之有时"（《素问·上古天真论》）。偏枯发病与情志、饮食起居、体质等有密切关系，故在日常生活中要调养情志、饮食有节、适度锻炼，以保养正气，畅达气血，强健筋骨肌肉，减少偏枯的发生。早期治疗也是《内经》一贯的治疗思想，"邪风之至，疾如风雨，故善治者治皮毛，其次治肌肤，其次治筋脉，其次治六府，其次治五藏"（《素问·阴阳应象大论》），本病病位轻者在肌腠、筋脉，重者累及脏腑，且常在中风之后出现，多为后遗症期所见，所以早期治疗尤为重要，越早治疗，康复的时间越短，肢体正常活动能力恢复得越好。

《灵枢·热病》提出了本病的治疗原则："巨针取之，益其不足，损其有余，乃可复也""病先起于阳，后入于阴者，先取其阳，后取其阴，浮而取之"。即平调阴阳、补虚泻实、畅达气血，在此原则指导下，施以补泻、平补平泻、表里双解的不同针刺手法，达到从阴引阳、从阳引阴、以左治右、以右治左的目的，使气血畅达，肢体得养。

《灵枢·经筋》针对口喎提出了一套独特的外治法：用马膏、白酒、桂调之外涂患侧，并用桑钩钩正口喎之处，且坐炭火旁，以其暖助散体内风寒，饮食酒肉等辛热之品以活血舒筋。

《内经》详于针而略于方药，故未留下具体的治疗方药，但其调整阴阳、补虚泻实、防患于未然的治疗思想一直为后世所尊崇并沿用至今，指导着后世的组方立法。

【临证指要】

偏枯的病因病机复杂多变，经历了由《内经》时代的"内虚邪中"的"外风论"到金元时期的"内风论"的发展过程，其治疗也由单纯的祛风发展为清热、通腑、化痰、祛瘀、滋阴、息风、解毒化浊、醒脑开窍、益气养血等多法并用。中肌腠者邪浅病轻，治以祛风散邪，中经络和中脏腑者，虚实错杂，又有夹痰、湿、瘀、热、毒、虚之变，治疗应祛邪扶正并举，并配合针灸、推拿、康复训练等综合治疗法。

1. 祛风散邪法的运用　《内经》论偏枯与外风入中关系密切，故祛风散邪法为不容忽视的重要治法，《素问·至真要大论》指出："风淫于内，治以辛凉，佐以苦，以甘缓之，以辛散之。"张仲景在《金匮要略·中风历节病脉证治》正文中载有辛散祛风之侯氏黑散治偏枯，唐宋以前的医家秉承此法，临床多以续命汤类方、三黄汤为主治疗。续命汤出自《金匮要略》附方，由麻黄、桂枝、人参、当归、石膏、甘草、干姜、川芎、杏仁组成，后人在此基础上拟出了大、小续命汤，如孙思邈创制小续命汤（麻黄、防风、防己、杏仁、生姜、黄芩、党参、附子、桂心、炙甘草、川芎、芍药）治疗"卒中风欲死，身体缓急，口目不正，舌强不能语，奄奄忽忽，神情闷乱"。三黄汤由麻黄、细辛、独活、黄芪、黄芩组成，陈无择去细辛，用该方治贼风偏风、半身不遂、失音不语等症。祛风散邪法组方意义有四。其一，配祛风辛温解表药以散外邪，常用药物有麻黄、防风、桂枝、细辛等。其二，配伍人参、黄芪、附子等扶正药，可祛因正虚抗邪无力所致的久留之风，适用于营卫内虚、外风入中的偏枯之证。其三，辛温类祛风药不仅能发表温经，其辛味更能宣通表里、疏通经络、行血破瘀。其四，参、姜、草等药能充实中焦脾胃阳气，使阳明太阴升降自如，水谷精微得运于肉腠，营卫和调，附子、细辛、桂心类药能温运阳气，使阳气布于肌表，腠理经络充实，风邪难入。临证加减：若恶寒无汗重用麻黄；有汗恶风无热重用桂枝；身凉无汗重用附子；有汗身热不恶寒加石膏、知母；脉实便秘加大黄；下肢偏枯重加牛膝、木瓜；上肢偏枯重加秦艽；语言謇涩加菖蒲。若兼有部分内证也可在此法基础上化裁而不必拘于"必具六经形症"使用，如痰热闭阻心包者，可酌合黄连阿胶汤、石菖蒲；热入血分、身热谵语、有衄血者，合清热地黄汤；热毒甚者，合大黄黄连泻心汤；上热下寒、下利清谷者，加肉桂、干姜、淡附片等。

2. 调补营卫法的运用 《灵枢·刺节真邪》明确指出"荣卫稍衰，则真气去，邪气独留"的偏枯病机，《素问·逆调论》亦指出"营气虚则不仁，卫气虚则不用，营卫俱虚则不仁且不用"。营卫失调致病机理有二：其一，营卫虚则外不能御邪，内不能养正，邪气流连肌腠经脉发为偏枯；其二，营卫之气赖脏腑精微化生，同时营卫之气亦能濡养脏腑，故营卫虚常与脏腑功能衰退密切相关，而脏腑功能衰退易使痰瘀内生，闭阻经络肢体，产生口喎不遂。故调补营卫既是口喎、偏枯的重要治法，也是预防偏枯发生、减少复发的重要治法，以养营益气、活血通络为组方原则，临床可用黄芪桂枝物五物汤、四物汤化裁。

3. 调理心胃法运用 《素问·大奇论》有心胃虚损导致偏枯的论断，《傅青主男科》亦认为"盖心为天真神机开发之本，胃是谷府，为真气之标，标本得将，则心膈膻中气海所留宗气盈溢，分布五脏三焦，上下中外，无不周偏。若标本相关，不能致其真于气海，而宗气散矣。故分布不周于经脉则枯，不周于五脏则喑"，并据此提出了"偏枯不遂，治在心胃"的独到见解。心主运血脉，胃为水谷之海，两脏亏虚则全身失养，病久而致不遂，并伴有精神倦怠、胃脘胀闷、纳差、二便不调、脉沉弱等表现，且足阳明之脉夹口环唇，经脉虚而风邪窜扰，可致口喎、言语不利。临床见此证者，可宗傅氏调补心胃、祛风散邪之法，以黄芪、人参、白芍、防风、桂枝、钩藤、竹沥、干姜、生乳、梨汁等组方治疗。

4. 针刺治疗启示

（1）平调阴阳针法 《灵枢·热病》提出的针刺大法为平调阴阳、补虚泻实，《灵枢·刺节真邪》有"泻其有余，补其不足，阴阳平复，用针若此，疾于解惑"之说，偏枯肢体拘挛者，多为左右阴阳失衡，即《素问·调经论》之"左盛则右病，右盛则左病"，《难经·二十九难》亦提出"阴跷为病，阳缓而阴急，阳跷为病，阴缓而阳急"，故《内经》用巨刺、缪刺针法平调阴阳以治之，《灵枢·热病》称"巨针取之"，《灵枢·官针》谓"巨刺者，左取右，右取左"，《素问·缪刺法》谓"缪刺"，《素问·阴阳应象大论》谓之"从阴引阳，从阳引阴，以右治左，以左治右"。巨刺以毫针刺经，缪刺以锋针刺络，都是指在健侧取穴治疗对侧患肢，后世更发展到左右上下、左右前后的联合多向取穴刺法。如左下肢偏枯，在右上肢取穴；左上肢偏枯，在右下肢取穴。其机理在于脏腑经络的整体调节作用，正经循行路线有左右交叉，《灵枢·经筋》还有"维筋相交"的经筋联络，故取健侧穴位针刺能激发患侧功能，达到行气活血、通经活络的作用。后世发展了多种平调阴阳针法，常用的有阴阳经相配法，如取穴以上肢手厥阴配手阳明、手少阳，下肢以足阳明、足太阳配足太阴、足厥阴，在阴、阳经分别施以不同手法，激发经气，沟通阴阳；透刺贯穿阴阳二经针法，如阳陵泉透阴陵泉、绝骨透三阴交、昆仑透太溪、曲池透少海、外关透内关、地仓透颊车、上关透下关等，一穴两用，沟通表里两经气血，达到阴阳互济、气血畅通的目的。

（2）独取阳明针法　独取阳明为《素问·痿论》中确立的治痿原则，然偏枯久则致肢体痿废，二者均可见肌肉消瘦、四肢不用的表现，同属精血耗伤的"本虚"之病机，治应扶正培本。而阳明经多气多血，为五脏六腑之海，主润宗筋，宗筋主束骨而利机关，阳明虚则宗筋纵，机关不利，肢体不用。故偏枯病久，治疗除祛邪之外，调理脾胃成为重要治则，针刺以手足阳明经穴为主，如肩髃、手三里、曲池、阳溪、合谷、地仓、颊车、足三里、解溪、内庭、伏兔等，以补法或平补平泻之法治之。在此基础上再根据不同证候和症状特点配穴，如血亏配血海、三阴交；久病肾衰配肾俞、关元、太溪；痰盛配丰隆，针以泻法，脾胃俞，针以平补平泻；肝阳上亢配涌泉、百会，针以泻法；舌强配哑门、廉泉；面瘫配地仓、颊车、下关等。

【病案举隅】

1."荣卫稍衰，则真气去，邪气独留"所致偏枯案　《灵枢·刺节真邪》曰"虚邪偏客于身半，其入深，内居荣卫，荣卫稍衰，则真气去，邪气独留，发为偏枯"，提示本病营卫内虚、外风入中的病机，治疗以祛风散邪、调和营卫为大法。

张某，男，58岁，农民，1976年6月15日初诊。1975年在黑龙江探亲时突然患病，半身不遂，瘫卧于床，语言謇涩，口眼㖞斜，当地医院诊为"脑栓塞"，经多方治疗年余仍无好转。刻诊：形体如健，面色萎黄，口角流涎，经人扶持可勉强坐起。舌淡，苔白，脉浮迟，血压130/80mmHg。方拟小续命汤加减。

防己、黄芩、白芍、党参各15g，桂枝、杏仁、川芎、防风、附片各10g，麻黄5g。

二诊：上方服4剂后自觉四肢温暖，皮肤似有蚁行感，关节活动较前灵活，上方去杏仁加牛膝30g。

三诊：服上方10剂，已能自己行走来诊，但仍有跛态，膝部酸软，宗上方减其量以资巩固。

四诊：巩固方又进10剂，患肢及语言功能恢复良好，生活完全自理，仅遗留轻度嘴角㖞斜。1年后随访未复发。

本例患者偏枯病程虽长达年余，但仍以外症为主，加之年近六旬，考虑有营卫气虚，致风寒入络，故拟祛风散邪、调和营卫、温阳通络法而治愈。[黄志华.张惠五用小续命汤治疗中风偏枯88例小结.国医论坛.1989（6）：22.]

2."高梁之疾"发为偏枯、口㖞案　《素问·通评虚实论》曰："凡治消瘅仆击，偏枯痿厥，气满发逆，甘肥贵人，则高梁之疾也。"提示体质痰湿素盛或饮食膏粱厚味者，致痰浊壅滞经络而发为偏枯的病机，治疗当以芳香化浊为主，配合健脾和胃、通经活络法。

胡某，男，58岁，干部，2011年3月12日就诊。20日前，其因突然昏倒、不省人事送某医院急救，后住院治疗。右半身不遂，口眼㖞斜，偏于右侧。曾用补阳还五汤合血府逐瘀汤治疗，同时接受针灸治疗。约2周后，除神志清醒外，半身不遂、口眼㖞斜并无进展，于是自动出院，至田医生处就诊时，患者面色黧黑，精神不振，短气懒言，右半身不能动弹，脘腹胀满，不欲饮食，大便结，数日一行，小便不利。舌质淡，苔白厚腻，脉沉缓。处方以藿朴夏苓汤加味。

藿香 10g，厚朴 15g，法半夏 10g，茯苓 15g，苍术 10g，豆蔻 6g，陈皮 10g，砂仁 6g，焦山楂 15g，建曲 10g，炒麦芽 15g，炒谷芽 15g，广木香 10g。共服 5 剂。

二诊：厚腻白苔已减大半，腹满已减，食欲增加，精神好转，大便通畅，小便自利。调整上方加减：炒白术 15g，薏苡仁 30g，山药 20g，厚朴 15g，法半夏 10g，茯苓 15g，陈皮 10g，砂仁 6g，焦山楂 15g，建曲 15g，炒麦芽 15g，炒谷芽 15g，广木香 10g，鸡血藤 30g。服药 5 剂。

三诊：面部颜色转变，腹不满，患肢活动逐渐恢复，食欲很好，精神饱满，二便正常。舌质淡红，苔薄白，脉弦缓。治以调理脾胃，活血通络作为善后。

处方：党参 15g，炒白术 15g，茯苓 15g，炙甘草 6g，当归 15g，川芎 3g，鸡血藤 30g，川牛膝 15g，薏苡仁 30g，赤芍 15g，陈皮 10g，法半夏 10g，焦三仙各 15g。

患者系痰湿困滞于胃肠，涉及经络，致经络不通而发病，治以芳香化浊法，酌配健脾和胃药，使水谷精微得化，肌肉经络得养，三诊后痰湿除，经络通而显效，继以调理脾胃、活血通络善后。[李乐，徐云生.田玉美辨治中风病的临床经验.湖北中医药大学学报，2013，15（6）：67.]

3.“汗出偏沮，使人偏枯”案 《素问·通评虚实论》曰：“汗出偏沮，使人偏枯。”即营卫失调、阳气不周使人汗出身半，久则偏枯，治以养营益卫、振奋阳气之法。

刘某，女，35 岁，2004 年 1 月 4 日初诊。患者左侧半身自汗而右侧半身不出汗，遇天冷则自汗益显，伴畏寒，左侧上下肢明显厥冷，左半身及左肢麻木，病及 3 年不愈。舌淡红苔薄白，脉细。

黄芪 30g，桂枝 10g，白芍 10g，制黑附片 6g，甘草 6g，大枣 10g，生姜 10g，10 剂，水煎服。

二诊：服药后左半身自汗略减，畏寒明显减轻，左侧上下肢厥冷及麻木亦减轻，但前 2 天天气寒冷之时，自汗畏寒仍较明显，方证已符，再拟原方合桂枝龙骨牡蛎汤，以加强固表敛汗之力。上方加煅龙骨、煅牡蛎各 30g，10 剂，水煎服。

三诊：患者药后诸症明显减轻，停药观察一段时间，虽遇几次降温，而自汗畏寒亦未见加重，询其口不渴，小便不黄，舌仍淡红，苔薄白，脉细，乃拟原方再进 10 剂，以期痊愈。

患者偏汗之侧营卫亏虚，易被风邪所中，亦即《灵枢·刺节真邪》所说的虚邪偏客于身半、营卫稍衰之偏枯之候。此证 3 年不愈，已有卫阳气虚之状，故用调和营卫、温阳益气之法而显效。[熊继柏.疑难病证验案.湖南中医药大学学报，2007，27（4）：45.]

4. 肾虚“风痱”案 《素问·脉解》曰：“所谓入中为喑者，阳盛已衰，故为喑也。内夺而厥，则为喑俳，此肾虚也。”此处指出风（喑）痱系肾虚所致，肾亏经脉失养，上至舌，下至足皆不用，治疗当重在补肾。

沈某，男，1976 年 6 月 10 日初诊。四肢发麻、疼痛，尤以双下肢为甚，发作时行走不稳，如踩棉花，吃饭时筷子经常掉地，偶有阵发性瘫痪。周身皮肤发麻，伴阵发性针刺感，腰酸，纳差，乏力。舌质稍紫，苔薄，脉细。处方以地黄饮子加减。

生地黄、熟地黄、麦冬各 12g，山茱萸、菖蒲、五味子、熟附片、蝉衣、红花各 9g，石斛、丹参、地龙各 15g，远志 6g，肉桂 3g。

二诊：上方服 10 剂后，上肢发麻消失，阵发性瘫痪发作次数明显减少，余症同前。前方减五味子，加肉苁蓉 10g。

三诊：上方服 10 剂后，阵发性瘫痪消失，诸症明显减轻，病人生活基本能自理，嘱病人继服原方 10 剂巩固疗效。

据经文，此案患者之"风痱"病在肝肾，从其表现来看证属肝肾阳虚，内风妄动，夹有瘀血停滞，血风相搏，故用温补肝肾为主，配合理血祛风之法而获效。[张忠会.印会河教授治疗疑难杂症验案举隅.北京中医杂志，1991，（2）：3.]

【内经原文】

有伤于筋，纵，其若不容，汗出偏沮，使人偏枯。

《素问·生气通天论》

三阳三阴发病，为偏枯痿易，四支不举。

《素问·阴阳别论》

凡治消瘅仆击，偏枯痿厥，气满发逆，肥贵人，则高粱之疾也。

《素问·通评虚实论》

风之伤人也，或为寒热，或为热中，或为寒中，或为疠风，或为偏枯。

风中五藏六府之俞亦为藏府之风，各入其门户所中，则为偏风。

《素问·风论》

肝满肾满肺满皆实，即为肿。肺之雍，喘而两胠满，肝雍，两胠满，卧则惊，不得小便；肾雍，脚下至少腹满，胫有大小，髀胻大跛，易偏枯。

胃脉沉鼓涩胃外鼓大，心脉小坚急，皆鬲偏枯。男子发左，女子发右，不喑舌转，可治，三十日起。其从者喑，三岁起。年不满二十者，三岁死。

《素问·大奇论》

所谓入中为喑者，阳盛已衰，故为喑也。内夺而厥，则为喑俳，此肾虚也。少阴不至者，厥也。

《素问·脉解》

肺脉急甚，为癫疾；微急，为肺寒热，怠惰，咳唾血，引腰背胸，若鼻息肉不通。缓甚，为多汗；微缓，为痿，痿，偏风，头以下汗出不可止。

《灵枢·邪气藏府病形》

是主血所生病者，狂疟温淫，汗出，鼽衄，口喎，唇胗，颈肿，喉痹，大腹水肿，膝膑肿痛，循膺乳、气冲、股、伏兔、骭外廉、足跗上皆痛，中指不用，气盛则身以前皆热，其有余于胃，则消谷善饥，溺色黄；气不足则身以前皆寒栗，胃中寒则胀满。

《灵枢·经脉》

足阳明之筋，起于中三指，结于跗上，邪外上加于辅骨，上结于膝外廉，直上结于髀枢，上循胁，属脊；其直者，上循骭，结于膝；其支者，结于外辅骨，合少阳；其直者，上循伏兔，上结于髀，聚于阴器，上腹而布，至缺盆而结，上颈，上挟口，合于頄，下结于鼻，上合于太阳。太阳为目上网，阳明为目下网；其支者，从颊结于耳前。其病足中指支，胫转筋，脚跳坚，伏兔转筋，髀前踵，疝疝，腹筋急，引缺盆及颊，卒口僻，急者，目不合，热则筋纵，目不开，颊筋有寒，则急引颊移口；有热则筋弛纵缓不胜收，故僻。治之以马膏，膏其急者，以白酒和桂，以涂其缓者，以桑钩钩之，即以生桑炭置之坎中，高下以坐等。以膏熨急颊，且饮美酒，啖美炙肉，不饮酒者，自强也，为之三拊而已。

《灵枢·经筋》

偏枯，身偏不用而痛，言不变，志不乱，病在分腠之间，巨针取之，益其不足，损其有余，乃可复也。

痱之为病也，身无痛者，四肢不收；智乱不甚，其言微知，可治；甚则不能言，不可治也。病先起于阳，复入于阴者，先取其阳，后取其阴，浮而取之。

《灵枢·热病》

虚邪偏客于身半，其入深，内居荣卫，荣卫稍衰，则真气去，邪气独留，发为偏枯。其邪气浅者，脉偏痛。

《灵枢·刺节真邪》

故圣人避风，如避矢石焉。其有三虚而偏中于邪风，则为仆偏枯矣。

《灵枢·九宫八风》

【参考文献】

王洪图．黄帝内经研究大成．北京：北京出版社，1997．

第十五章 厥证类

厥，西医往往指昏厥的症状，而中医不仅指昏厥的病证，还指由于气血厥逆引起的一大类病证。为明"厥证"含义，稍究其造字来源。"厥"由"厂""屰""欠"三字组成。"厂"读为 hàn，山边岩石突出覆盖处，人可居住的地方；"屰"即逆字，逆乱之意；"欠"打呵欠之意，小篆字形"炙"下面是人（儿），上面象人呼出的气。可见"厥"字本义是指气的逆乱，这种逆乱表现是向上、向外，常因下虚无根引起，虽下虚无根但其向上、向外的趋势很猛烈。诚如《说文》曰"厥，发石也。"故厥证，是由于气血逆乱、阴阳失调所引起的以突然昏倒、不省人事、四肢逆冷或其他症状为主要表现的一大类病证。

【病证概论】

1. 厥证的病因病机 《内经》中厥证的病因大致可以分为外因和内因两个方面。《证治汇补·厥》说："或外因六淫，内因七情，气血痰食，皆能阻遏运行之机，致阴阳二气不相接续，而厥作矣。"

从外因上讲，寒、火、风、湿四个方面均可以致厥，如《灵枢·五色》云"厥逆者，寒湿之起也"，《素问·六元正纪大论》云"太阴司天之政"，寒湿当令，民病"痞逆寒厥拘急"；《素问·五常政大论》云"火政乃宣……其动铿禁瞀厥"；《素问·五藏生成》认为"卧出而风吹之"，血"凝于足者为厥"。

从内因上讲，主要是由于情志不遂、酒色劳倦、饮食等方面至厥。如《素问·生气通天论》指出薄厥的病因为大怒，"大怒则形气绝"；认为煎厥的病因为烦劳，"阳气者，烦劳则张，精绝，辟积于夏，使人煎厥"；《素问·厥论》认为热厥的病因是"数醉若饱以入房"；《素问·通评虚实论》认为"偏枯痿厥，气满发逆，甘肥贵人，则高粱之疾也"等。其病机根本是气血逆乱。《内经》中认为厥证的病机主要有以下几个方面。

（1）肾精亏虚，下虚则厥 《灵枢·卫气》云"下虚则厥"，《灵枢·本神》云"肾气虚则厥"。所谓"下"除了指明五脏部位在下焦的肝肾之外，尚有"内里""根部"之意。在"内里"的"根部"不足，就容易引起气血无根而向上、向外厥逆。所谓肾虚主要是精气内夺，阴阳、气血虚衰于下所致，如《素问·脉解》曰"少阴不至者，厥也"。在临床辨证上还要分清楚阴气虚衰和阳气虚衰的不同，如《素问·厥论》的寒厥证，是"阳气衰于下"；热厥证是由于"阴气衰于下"。当厥证伴有大小便异常，出现了泄泻、失禁或便秘时，更应从"下"探求病机，诚如《素问·至真要大论》所曰"诸厥固泄，皆属于下"。

（2）气血阴阳，逆乱致厥 人体气血阴阳，应是互根互用，阴以阳为根，阳以阴为根，气为血之帅，血为气之母，这样气血、阴阳在人体各司其守，又以对方为存在前提，如果气血阴阳失于互根互用，或者在人体上下、左右、内外、表里分布不均匀，则气血阴阳可发生逆乱而产生厥逆之症。如《素问·调经论》曰："气血以并，阴阳相倾，气乱于卫，血逆于经，血气离居，一实一虚。血并于阴，气并于阳……血之与气并走于上，则为大厥。"《素问·生气通天论》所论的煎厥是精绝，阳气外张；薄厥是阳气暴逆，血瘀于上。

（3）清浊相干，气机不利　这一病机主要是因为营卫逆乱、清浊相干、升降失常所致；或阴阳气血痹阻不通而发生厥逆。如《灵枢·五乱》指出"清浊相干……乱于臂胫，则为四厥；乱于头，则为厥逆，头重眩仆"，《素问·五藏生成》曰"卧出而风吹之，血凝于肤者为痹，凝于脉者为泣，凝于足者为厥"。《素问·缪刺论》曰："五络俱竭，令人身脉皆动，而形无知也，其状若尸，或曰尸厥。""竭"，通"遏"，有阻遏之意，这说明了手足五络之脉气机阻遏上逆而卒然昏仆的病机。

2. 厥证的传变　厥证病机主要为厥逆，这就决定了其病证具有善于传变的特点。

（1）病位转移　气血的逆乱决定了病位容易从此到彼，并且其症状多表现在后者所涉及的脏器、组织，如《素问·气厥论》曰："脾移寒于肝，痈肿筋挛……肺移寒于肾，为涌水。涌水者，按腹不坚，水气客于大肠，疾行则鸣濯濯，如囊裹浆，水之病也……胆移热于脑，则辛頞鼻渊。鼻渊者，浊涕下不止也，传为衄蔑瞑目，故得之气厥也。"由脾厥逆至肝，表现了肝主藏血、肝主筋脉的病证；由肺厥逆至肾，表现了肾主水、肾在下焦的相关症状；由胆厥逆到脑，表现了浊涕下不止的鼻渊病证，故鼻渊又称"脑漏"。

（2）从气到形　气逆乱则可影响有形的血、津液等，如《素问·生气通天论》曰"阳气者，大怒则形气绝而血菀于上，使人薄厥"，薄厥病证本是由于大怒致肝气上逆，结果"血菀于上"成了致病的主要直接病理因素。气血厥逆于上可形成形可见、手可触的积证，如《灵枢·百病始生》曰："积之始生，得寒乃生，厥乃成积也。"

（3）伤神昏仆　《难经·二十难》曰："重阳者狂，重阴者癫。"当厥证出现了气血逆乱的一些症状，若继续发展，则易出现伤神，甚至昏厥的症状。《素问·厥论》曰："厥或令人腹满，或令人暴不知人……阳气盛于上，则下气重上而邪气逆，逆则阳气乱，阳气乱则不知人也。"这说明厥证在发展中，病机若是"下气重上而邪气逆，逆则阳气乱"则出现"不知人"之症。《内经》认为煎厥往往是日积月累而形成的，必然会出现视力、听力方面障碍的表现，并且不容易控制，即所谓"目盲不可以视，耳闭不可以听，溃溃乎若坏都，汩汩乎不可止。"当然，发展严重者会形成昏厥。

3. 厥证的分类和临床表现

（1）厥证的临床表现　《内经》中有大量有关厥的症状论述，由于厥证的病因病机不同，故症状特征亦各异，现将其主要症状概述如下。

①昏迷仆倒：昏迷仆倒是厥证的主症之一，亦是最为危急的症状，提示阴阳气血逆乱程度严重。如"暴厥者，不知与人言"（《素问·大奇论》）；尸厥之"形无知也，其状若尸"（《素问·缪刺论》）；巨阳之厥的"发为眴仆"（《素问·厥论》）；大厥之"气复反则生，不反则死"（《素问·调经论》）；"寒气客于五藏，厥逆上泄，阴气竭，阳气未入，故卒然痛死不知人"（《素问·举痛论》）等均是。

②四肢逆冷：四肢逆冷是厥证的另一主症。《内经》常以"手足为之寒也""足暴清""手足寒""手足清""寒"等来表述。如寒厥、清厥、阴厥、沉厥、痿厥等都有四肢逆冷的症状。

《内经》认为，四肢逆冷是由阳气虚衰，阴寒内盛；或血脉凝滞等导致气机逆乱所致，如《素问·通评虚实论》说"气逆者，足寒也"；《素问·厥论》说"阳气衰，不能渗营其经络，阳气日损，阴气独在，故手足为之寒也"；《素问·解精微论》说"阴并于下，则足寒"；《灵枢·刺节真邪》指出"脉中之血，凝而留止""厥则寒矣"。

③手足心热：手足心热在临床上并不少见，常视为五心烦热，一般都归为阴虚。但临床上出现手足心热并非由于阴虚，或者说阴虚并非其主要病机。这种手足心热当属《素问·厥论》所说的"热厥"，《素问·厥论》分析其病因病机："酒入于胃，则络脉满而经脉虚。脾主为胃行其津液者也，阴气虚则阳气入，阳气入则胃不和，胃不和则精气竭，精气竭则不营其四支也。此人必数醉若饱以入房，气聚于脾中不得散，酒气与谷气相薄，热盛于中，故热遍于身，内热而溺赤也。酒气盛而慓悍，肾气有衰，阳气独胜，故手足为之热也。"可见《内经》论述该病，强调其病机是"厥"，其主要表现是"手足为之热"，这种手足之热多是在手足之心。《素问·厥论》亦阐述了其机理，"帝曰：热厥之为热也，必起于足下者何也？岐伯曰：阳气起于足五指之表。阴脉者，集于足下而聚于足心，故阳气胜则足下热也"。

但后世所谓"热厥"多指阳气独亢，热邪深入，而致阳气郁结，不能通达于四肢所致的四肢逆冷。如《伤寒论》说："伤寒脉滑而厥者，里有热，白虎汤主之。"此即热邪内伏，热深厥亦深的意思。《医宗金鉴》认为："脉滑而厥，滑为阳脉，里热可知，是热厥也。"这与《内经》所论是截然不同的两种病证。

④剧烈疼痛：剧痛是《内经》厥证中的一个常见症状，其主要机理是气机壅塞不通，血脉凝泣，不通则痛。痛极则可致昏仆，如《素问·举痛论》说："寒气客于五藏，厥逆上泄，阴气竭，阳气未入，故卒然痛死不知人。"由气逆所致的剧烈疼痛可见于全身各个不同的部位，如头痛，《灵枢·五乱》说"厥逆，头痛眩仆"；《素问·奇病论》说"当有所犯大寒，内至骨髓，髓者以脑为主，脑逆故令头痛，齿亦痛"。《灵枢·癫狂》说："厥逆为病也，足暴清，胸若将裂，肠若将以刀切之。"心痛，《素问·厥论》说"少阴之厥，则口干溺赤，腹满心痛""太阴厥逆，䯒急挛，心痛引腹""手心主少阴厥逆，心痛引喉"等。

⑤逆气上冲，病证多端：由于上冲，可有头目胀痛、面红目赤、二便不通、衄血吐血、急躁不安、失眠、善怒，甚至发狂。"下虚则厥"，少阴经更易出现厥逆，则有烦满的表现。如《素问·评热病论》论述的"风厥"病证，其症状为"有病身热汗出烦满，烦满不为汗解，此为何病？岐伯曰：汗出而身热者风也，汗出而烦满不解者厥也，病名曰风厥。帝曰：愿卒闻之，岐伯曰：巨阳主气，故先受邪，少阴与其为表里也，得热则上从之，从之则厥也"，可见"烦满"是其主要症状，出现"烦满"的病机，就是少阴之气厥逆。

（2）厥证的分类　"厥"在内经中，时指病证，如煎厥、薄厥、痛厥、尸厥，时指病机，如厥头痛、厥心痛。《内经》以"厥"而命名的篇章有"厥论""气厥论""厥病"等。根据《内经》有关"厥"的内容，主要有以下几种分类方法。

①以主症分类：根据厥的主症特征分类，有尸厥、寒厥、沉厥等。如尸厥是"阳气衰于下"，状如尸。还有主症是四肢感觉异常的也称为厥，如手足逆冷的寒厥，是"阳气衰于下"。《素问·藏气法时论》的"清厥"，是由"肾虚"，下元虚冷致厥，其实质与"阳气衰于下"相近。反之，"阴气衰于下"者为热厥，则见手足发热的主症。沉厥以其"足不收"，为两足沉重的临床特征。躁厥，在其"形肉未脱，少气而脉又躁"的见症中取"脉躁"的主症。

②以病机分类：厥证的主要病机为气逆，故《内经》中时有根据疾病的气逆病机而直接取名为厥，或"厥逆""逆厥"者，如《素问·奇病论》认为由于寒气入脑，腑逆所致，"脑

逆故令头痛齿亦痛，病名曰厥逆"；《素问·腹中论》气逆于"䐃肿颈痛胸满腹胀"，名为"厥逆"；《素问·奇病论》中由于气逆于上，上实下虚，故既有"一日数十溲"的不足之证，又有身热如炭、颈膺如格、人迎躁盛、喘息气逆等有余之证，故名为"厥"；有因误治而致昏聩的"逆厥"。《灵枢·九针十二原》云："五脏之气已绝于外，而用针反实其内，是谓逆厥。"以"厥""逆"等直接取名为厥的名称，实质上是指气逆较甚的一类厥证。

薄厥则是从其气血猝然迫击上逆的病机来命名，而煎厥，是因其厥为阳热之气煎熬阴精的病机而命名的（《素问·生气通天论》）。

根据厥的阴阳属性不同，《内经》分别以阴阳等名称标志其厥的病机属性。以阴寒偏盛所致的厥为阴厥。如《素问·气交变大论》说"岁水太过，寒气流行，邪害心火"，可致"阴厥，上下中寒"。以阳气逆乱而致的厥为阳厥。如《素问·病能论》说："阳气者，因暴折而难决，故善怒，病名曰阳厥。"《灵枢·经脉》说"胆足少阳之脉""是动则病口苦，善太息，心胁痛不能转侧，甚则面微有尘，体无膏泽，足外反热，是为阳厥"。

③以病势分类：《内经》中的厥证还可以病势分类，这类厥证皆有突然昏厥、病势急暴、来势凶猛的临床特点。如大厥、暴厥等。大厥，是以"大"说明其昏厥程度；暴厥则表明其病势的急暴。

④以病位分类：厥者，气逆也。《内经》中还有一些厥证以气逆所在的病位不同而分类，可以根据不同的经脉气逆部位分类，如"巨阳之厥""阳明之厥""少阳之厥""太阴之厥""少阴之厥""厥阴之厥""手太阴厥逆""手心主少阴厥逆""手太阳厥逆""手阳明少阳厥逆"（《素问·厥论》）等。有的厥证直接标出气逆的部位，如踝厥、臂厥、骨厥、骭厥（《灵枢·经脉》）、四厥（《灵枢·五乱》）、维厥（《灵枢·邪气藏府病形》）等。

⑤以相兼病证分类：根据厥的相兼病证而分类。如《灵枢·杂病》中的"痿厥"；《素问·五藏生成》中的"厥疝"；《灵枢·寒热》中的"厥痹"；《素问·大奇论》中的"痫厥"。他如厥头痛、厥心痛（《灵枢·厥病》），则是为与真心痛、真头痛相鉴别而提出的。

此外，在《内经》中还有以病因分类的厥，但仅有风厥。如《素问·评热病论》认为："汗出而身热者风也，汗出而烦满不解者厥也，病名曰风厥。"《灵枢·五变》进一步明确指出"人之善病风厥漉汗者"是由于"肉不坚，腠理疏"的缘故。可见风厥是因为感受风邪而名。同为"风厥"，但与《素问·阴阳别论》所论述的是不同的病证，后者曰"二阳一阴发病，主惊骇背痛，善噫善欠，名曰风厥"。一阴为厥阴肝，此"风厥"之名，是因肝为风木而得名，可见此风厥之风，并不仅指外来之风邪，故与《素问·评热病论》的风厥不同。

综上所述，《内经》中厥的分类比较繁杂，其或从主症特点，或从病机，或从病因，或从病位，或从相兼病证等。通过对这些分类方法的整理可见，其分类还是有一定规律性的。根据以上对厥证的论述，我们大体上可以了解其病因、病机、临床表现特征，以及阴阳寒热属性等。但必须说明的是，《内经》中有些厥的名称，与后世的名称虽同，如热厥等，但其含义却不尽相同。这是应当加以区别的。

4. 厥证的治疗　由于厥为气逆所致，故治疗关键在于转逆为顺，使气机升降出入恢复正常，达到使厥证逆转的目的。《内经》确立的治疗厥证的基本法则为"盛者泻之，虚者补之，不盛不虚，以经取之"（《素问·厥论》）。而具体治疗方法则丰富多样，包括针刺、放血、火灸、热熨，以及药物治疗等。

①针刺：针刺具有调节逆乱之气，补虚泻实的作用，"针刺之道，在于调气"（《灵枢·刺节真邪》），故为治厥的重要手段。

《内经》中有关寒厥的针刺方法，计有三种：一为补阳泻阴法，如《灵枢·终始》云"刺寒厥者，二阳一阴"。据经文之义，二阳是指二刺其阳经以补之；一阴，谓一刺其阴经以泻之，使阳气胜，阴气去。二是留针法，"寒厥取足阳明少阴于足，皆留之""刺寒厥者，留针反为热"（《灵枢·终始》）。三是阴刺法，"阴刺者，左右率刺之，以治寒厥，中寒厥，足踝后少阴也"（《灵枢·官针》）。取左右两侧足少阴肾经在足踝后太溪、大钟、水泉等穴位，阴刺法具有温通阳气的作用，使寒厥得除。

治疗热厥的针刺方法有两种：一为补阴泻阳法，与治寒厥恰好相反，"刺热厥者，二阴一阳……所谓二阴者，二刺阴也；一阳者，一刺阳也"（《灵枢，终始》）。二是留针法，刺法同寒厥，但取穴不同，"取足太阴少阳，皆留之""留针反为寒"（《灵枢·终始》），使阴气来复，热厥得除。从寒、热之厥的治疗方法观之，主要是围绕着补阴泻阳、补阳泻阴的治则，以针刺来调节气逆导致的阴阳偏盛偏衰状态。此外，治躁厥，用缪刺法，"躁厥者，必为缪刺之"（《灵枢·终始》），其刺从阴引阳，从阳引阴，使阴阳得以协调。

至于各条经脉、组织部位气逆导致的厥证，则根据病变部位，循经取穴，如"厥胸满，面肿，唇漯漯然，暴言难，甚则不能言，取足阳明"（《灵枢·杂病》）。厥逆乱于头，则"取之天柱、大杼"（《灵枢·五乱》）。"厥气走喉而不能言，手足清，大便不利，取足少阴"（《灵枢·杂病》）。

②放血：放血是刺小血络以出其血，具有疏决阴阳气血痹阻、祛除外邪、调节阴阳盛衰等作用。如《灵枢·经脉》曰"泻其邪而出其血""血尽而止，乃调其虚实"。《内经》中论放血治厥有两处。治"厥夹脊而痛至顶"者，"取足太阳之腘中及血络"（《灵枢·癫狂》）；治四厥者，"先去血脉，后取其阳明、少阳之荥输"（《灵枢·五乱》）。这是采用放血与针刺配合应用的方法。

③火灸：火灸主要用于阴阳气血俱虚或经脉痹阻不通的厥证，如"阴阳皆虚，火自当之""结络坚紧，火所治之"（《灵枢·官能》）。

《内经》中以火灸治厥证的条文见于二处。寒厥证可用火灸治疗，"厥而寒甚，骨廉陷下，寒过于膝""火则当之"（《灵枢·官能》）；阴阳气血痹阻不通而手足寒，"弗之火调，弗能取之"（《灵枢·刺节真邪》）。

④热熨：热熨可助气血流通，对于寒凝气滞而厥者较适用。热熨治厥证在《内经》中仅见一处记载："治厥者，必先熨，调和其经，掌与腋、肘与脚、项与脊，以调之，火气以通，血脉乃行，然后视其病，脉淖泽者刺而平之，坚紧者破而散之，气下乃止"（《灵枢·刺节真邪》）。这是以热熨与针刺相配合的方法治疗厥证的范例。

⑤药物：药物治厥，在《内经》中有二方。一者，《素问·缪刺论》记载的左角发酒，"剃其左角之发方一寸，燔治，饮以美酒一杯，不能饮者，灌之，立已"。人发，即今所称血余，《本草纲目》谓其能"疗惊痫，去心窍之血，消瘀血"。美酒能温通经脉，二药配伍，具有活血通络，开其心窍之功效。《内经》在使用此方时，是在针刺的基础上运用的。先以针刺其"足大指内侧爪甲上""后刺足心""后刺足中指爪甲上"等，然后再以左角发酒治之。另有一方，即生铁落饮。《素问·病能论》说："阳气者，因暴折而难决，故善怒，病名曰阳厥。"《灵

枢·经脉》说，胆足少阳之脉"是动则病口苦，善太息，心胁痛不能转侧，甚则面微有尘，体无膏泽，足外反热，是为阳厥"。以情志怫郁，肝胆阳气逆乱而致的厥为阳厥，其主症为易怒而暴厥。其治疗在《素问·病能论》就有"使之服以生铁洛为饮。夫生铁洛者，下气疾也"的记载。洛，与"落"通用，生铁落即炉冶间锤落之铁屑；气疾，丹波元简云："凡狂易癫眩，惊悸痫瘛，心神不定之证，宜概称气疾焉。"生铁落，其气重而寒，能坠热开结，平木火之邪。又能重镇心神，所以它能治怒狂而引发的阳厥。

从上述各种治法观之，《内经》中治厥特别注重针刺，其他各种治法，均是在针刺的基础上配合应用的。

5. 厥证的预后及禁忌 《内经》认为厥证之预后以气机能否及时恢复正常的升降出入运动为关键，所谓"气复反则生，不反则死"（《素问·调经论》）。若气的运行得以及时恢复其升降出入之机，则逆乱之阴阳气血可调，可望治愈；反之，则阴阳离决而亡。

《内经》还认为，厥之预后与其气逆范围及程度有一定关系。如《素问·厥论》指出："三阴俱逆，不得前后，使人手足寒，三日死。"三阴经脉逆乱，其病变范围较一经气逆广泛，故气机难以恢复正常，预后凶险，故曰"死"。再如，《素问·阳明脉解》说："厥逆连藏则死，连经则生。""连藏"，表现厥逆程度；"连经"，表示厥逆程度相对轻浅。厥越深重者预后越差，厥越轻浅者预后多良。

【临证指要】

1. 培补精血，潜阳治厥 《内经》明确指出"下虚则厥"，厥是因机体的根部、底部某方面的不足致使另一方面失却制约向上、向外厥逆。所以培补下虚之根是治疗厥逆的根本，人体"下虚"，常是肾精肝血亏虚，如张介宾从《内经》云"肾气虚则厥""少阴不至者，厥也"的观点，认识到厥"总属少阴根本之病"《内经》之厥，重在元气"（《景岳全书·杂证谟》）。王肯堂认为，此说主要强调肾中阴阳失调而致厥，肾之阴阳和则下治，不和则下不治，不治则寒热之厥生矣，此肾主厥之道也"（《证治准绳·杂病》）。清代医家叶天士比较重视肾中精气虚竭与厥的关系，常以鳖甲、龟甲、生地黄、淡菜、阿胶等血肉有情之品填补肾精以治厥；薛生白曾以大熟地黄、紫河车、人参等填补"身之根底空虚之厥"（《清代名医医案精华·薛生白医案》）。可以认为"肾气虚则厥"的具体应用，对于临床久病体弱，或年高体亏，元气大衰而猝然昏仆的厥是具有针对性的。

在治疗由于"下虚则厥"这类厥证时，尚需注意"潜阳"的运用，可以说有时是关键的一个内容。因为"下虚则厥"的厥证毕竟与肝肾单纯一派虚象不同，必然有"厥气上行"病机在内。如《内经》所论煎厥病机，就强调了"阳气者，烦劳则张"，这种阳气外张，本难回复，如不用潜阳之品，则很难挽回病势。所以在滋补精血时，尚需"潜阳"，如叶天士常以鳖甲、龟甲治疗厥证，意即在此，而单纯滋补，有时难以取效。

2. 重镇降逆，平肝息风 在厥证中，有的逆乱之势猛烈，此时肝气暴逆，大有"怒发冲冠"之势，此时不用重镇之品、降逆之法，难遏其势。《素问·病能论》论述"阳厥"曰："帝曰：治之奈何？岐伯曰：夺其食即已。夫食入于阴，长气于阳，故夺其食即已。使之服以生铁落为饮，夫生铁落者，下气疾也。"对于阳气暴折，郁而不畅，致其厥逆上冲，治以生铁落，重镇降逆，才能直折其势。近代名医张锡纯在阐述镇肝熄风汤时，对此证的病机、症状、用药机理叙述可谓十分精辟。《医学衷中参西录·治内外中风方》曰："治内中风证（亦名类中风，即西人所谓脑充血证），其脉弦长有力（即西医所谓血压过高），或上盛下虚，头目时常眩晕，或脑中时常作疼发热，或目胀耳鸣，或心中烦热，或时常嗳气，或肢体渐觉不利，或口眼渐形喝斜，或面色如醉，甚或眩晕，至于颠仆，昏不知人，移时始醒……是以方中重用牛膝以引血下行，此为治标之主药，而复深究病之本源，用龙骨、牡蛎、龟甲、芍药以镇息肝风，赭石以降胃、降冲。"

3. 去菀陈莝，畅通气血　厥证的气血逆乱，会导致气血（包括痰饮、食滞等）瘀阻机体某部，瘀阻不除，厥逆不能平复。《内经》在论述治疗厥逆时，用到刺络放血的方法，具有疏决阴阳气血痹阻、祛除邪气、调节阴阳盛衰、平复气血逆乱等作用。如《灵枢·经脉》曰"泻其邪而出其血""血尽而止，乃调其虚实"。《内经》中论放血治厥有两处，如治"厥夹脊而痛至顶"者，"取足太阳腘中血络"（《灵枢·癫狂》）。治四厥者，"先去血脉，后取其阳明、少阳之荥输"（《灵枢·五乱》），这是采用放血与针刺配合应用的方法。《伤寒论》里的当归四逆汤治疗之四逆与四逆汤、四逆散不同之处，关键就是有祛除瘀阻的作用。

有时这种气血逆乱瘀阻是整个病证病机中的一部分，因此治疗时应先除之。如《素问·评热病论》论述的"风厥"病证："帝曰：有病身热汗出烦满，烦满不为汗解，此为何病？岐伯曰：汗出而身热者风也，汗出而烦满不解者厥也，病名曰风厥。帝曰：愿卒闻之，岐伯曰：巨阳主气，故先受邪，少阴与其为表里也，得热则上从之，从之则厥也。"本病在外之表太阳感受外邪，形成了"热病"，而有"身热汗出"的症状。"烦满"是因内在的少阴"得热则上从之，从之则厥也"所致。在外感热病中，只要是出汗，就可以使身热得以缓解。但风厥病证"汗出而烦满不解"，并且汗出还会导致该病其他症状也不得痊愈。所以经曰："帝曰：治之奈何？岐伯曰：表里刺之，饮之服汤。"即需用针刺的方法先除其内在的少阴之厥逆，然后再服用汤药治疗，这是正确的治疗方法。若先服用汤药，即使治疗热病方药得当，也不能发挥作用。这体现了中医探求病机分析透彻、细微入至的特点。治疗疾病的方法要先后有序、丝丝入扣。对此医圣仲景在《伤寒论》24 条有经典论述"太阳病……先刺风池、风府，却与桂枝汤则愈。"以前有些医家对"初服桂枝汤，反烦不解者"简单释以病重药轻，实则对厥逆的特点有所忽视。

【病案举隅】

1. 薄厥　薄，有逼迫之意，因大怒致肝气暴逆，气逼血升，血瘀与上部而昏厥的病证，谓之薄厥。正如《素问·生气通天论》曰："阳气者，大怒则形气绝，而血菀于上，使人薄厥。有伤于筋，纵，其若不容。"治宜平肝降逆，随症伍以豁痰、开窍等治法。

案 1：管某，女，23 岁，学生，1963 年 10 月 8 日初诊。

入夏来精神失常，称头欲分裂，烦躁不能睡眠，又称怕冷，冷时全身不适，口苦，大便干结，四五天一行，不咳痰多，脉象糊滑，苔色淡白。某精神病医院诊断为精神分裂症，中医予服珍珠、枣仁（每剂用至四两以上）等。中西医药治疗，效果不满意。邹老诊之曰，此系肝郁失宣之病，《内经》谓之薄厥、煎厥，方拟疏郁泄肝豁痰之品，以冀得效。

白蒺藜 12g，杭菊花 9g，北沙参 12g，川石斛 15g，大白芍 9g，麦冬 9g，川贝母 15g，合欢皮 45g，金针菜 12g，法半夏 9g，炒竹茹 9g，福橘络 6g，生牡蛎 45g，生龙骨 15g，生铁落 45g，黑芝麻 15g，雪梨 5 片，萝卜汁 3 匙，鲜百合汁 3 匙，绿萼梅 9g。

1963 年 10 月 24 日复诊：药服 10 帖，称善。烦躁、头欲分裂感好转，能入睡，痰减少，大便间日一次，惟仍称怕冷，冷时难受，口苦，拟原方加味。

原方加细柴胡 3g，炒黄芩 3g，焦栀子 4.5g，活磁石 30g。又服 10 帖，并嘱如合适，可以继续服用。

1963 年 12 月 5 日三诊：上方连服 30 余剂，纳、便、寐已得正常，惟觉头部发紧，有痰，口苦，脉弦滑，舌苔薄。

白蒺藜 12g，杭菊花 9g，北沙参 12g，川石斛 15g，大白芍 9g，麦冬 9g，川贝母 15g，合欢皮 45g，金针菜 12g，法半夏 9g，炒竹茹 9g，细柴胡 3g，炒黄芩 3g，焦栀子 4.5g，活磁石 35g，生牡蛎 45g，生龙骨 45g，生铁落 60g，黑芝麻 15g，福橘络 9g，鲜荸荠 10 枚，陈海蜇 60g，大雪梨 5 片，萝卜汁 3 匙，鲜百合汁 3 匙，绿萼梅 9g。

1964 年 9 月 28 日四诊：患者称去年 12 月诊治之后，病情一直稳定，精神正常。近月来，因外界刺激，称头有时抽痛，前额发紧，怕冷，有痰，纳、便、寐好，无烦躁现象。脉象沉细而弦，苔薄，再为疏肝解郁、和络豁痰。

鳖血拌柴胡 3g，全当归 9g，白蒺藜 9g，炒白芍 9g，南沙参 12g，生牡蛎 30g，生龙骨 15g，海蛤壳 15g，川贝母 3g，炙远志 4.5g，桃仁泥 4.5g，炒红花 3g，潞党参 12g，绿萼梅 4.5g，陈海蜇 15g。

本例西医诊断为精神分裂症，邹老诊断为薄厥、煎厥。薄厥、煎厥见于《内经》，说"阳气者，大怒则形气绝，而血菀于上，使人薄厥"。言大怒则气逆而不下行，阳逆则血积于上焦，气血俱乱，发为薄厥。又说："阳气不得出，肝气当治而未得，故善怒，善怒者名曰煎厥。"言阳气不治，则肝气郁而不达，故善怒而发为煎厥，肝者将军之官，主怒而藏血，性喜条达而恶郁，大怒则血菀于上，郁结则肝失条达，以致薄厥、煎厥。本例即因精神受严重刺激，郁怒而致病。头欲分裂，烦躁不寐，是血菀于上；冷时全身难受，是阳气不得出；口苦便结，是气郁化火；不咳痰多，此痰由火成。方用可升可降之刺蒺藜，破郁宣结；用平淡无奇之绿萼梅、金针菜、杭菊花、合欢皮舒郁宽胸；气寒而重之生铁落专以平肝开结，龙骨、牡蛎佐之；北沙参、麦冬、川石斛、鲜百合、萝卜汁、雪梨清心养肺以化痰；炒竹茹、法半夏、福橘络、川贝母和中化痰以通络；白芍缓肝敛阴；黑芝麻润燥滑肠。二诊方加入泄肝胆结热之细柴胡、炒黄芩、焦栀子；配重镇阳气之磁石。三诊方加清灵之雪羹以泄肝化痰。方药重在舒郁平怒，调整失常之升降，使已乱之气血恢复正常（《邹云翔医案选·薄厥》）。

案 2：某妪，今年风木司天，春夏阳升之候，兼因平昔怒劳忧思，以致五志气火交并于上，肝胆内风鼓动盘旋，上盛则下虚，故足膝无力。肝木内风壮火，乘袭胃土，胃主肌肉、脉络应肢，绕出环口，故唇舌麻木，肢节如痿，固为中厥之萌。观河间内火召风之论，都以苦降辛泄，少佐微酸，最合经旨。折其上腾之威，使清空诸窍毋使浊痰壮火蒙蔽，乃暂药权衡也。至于颐养工夫，寒暄保摄，尤当加意于药饵之先。

上午服：金石斛三钱，化橘红五分，白蒺藜二钱，真北秦皮一钱，草决明二钱，冬桑叶一钱，嫩钩藤一钱，生白芍一钱。

又前议苦辛酸降一法，肝风胃阳已折其上引之威，是诸症亦觉小愈。虽曰治标，正合岁气节候而设。思夏至一阴来复，高年本病，预宜持护。自来中厥，最防于暴寒骤加，致身中阴阳两不接续耳。议得摄纳肝肾真气，补益下虚本病。

九制熟地黄（先用水煮半日，徐加醇酒、砂仁再煮一日，晒干，再蒸，如法九次）干者炒存性八两，肉苁蓉（用大而黑色者，去甲切片，盛竹篮内，故长流水中浸七日，晒干，以极淡为度）四两，生虎胫骨（另捣碎研）二两，怀牛膝（盐水蒸）三两，制首乌四两，烘川草薢（盐水妙）二两，川石斛八两，熬膏赤白茯苓四两，柏子霜二两。

上药照方制末，另用小黑穞豆皮八两，煎浓汁法丸，每早百滚水服三钱。

议晚上用健中运痰，兼制亢阳。火动风生，从外台茯苓饮意。

人参二两，熟半夏二两，茯苓四两，生广皮肉二两，川连（姜汁炒）一两，枳实（麸炒）二两，明天麻二两，煨钩藤三两，白蒺藜（鸡子黄拌煮，洗净，炒去刺）三两，地栗粉二两。上末用竹沥一杯，姜汁匙法丸，食运开水服三钱（《叶天士全书·临证指南医案》）。

2. 寒厥　四肢逆冷，有因阳气衰弱者，有因阳气不足加之血脉瘀阻者，皆谓之寒厥。临证阳气不足，加之血脉瘀阻者多见，常以当归四逆汤治之。

赵某，男，42岁，设计人员，右下肢麻木胀痛而有冷感，步履尤甚，不能行走。舌质微紫，苔薄腻，脉弦。病为寒凝经络，治以当归四逆汤，桂枝由最初15g增至30g，加牛膝、鸡血藤。用药后患者病情逐渐好转，1月后能出差至东北（《中医临床家·张云鹏》）。

3. 热深厥深　因阳气郁遏于内，不达四肢，而致四肢逆冷，后世简称之为热厥。此热厥不同于《素问·厥论》所论热厥。这种热深、厥深，治当清泄内热。

吕某，男，48岁，农民。初秋患外感，发热不止，体温高达39.8℃，到村医务室注射氨基比林等退烧剂，旋退旋升。四五日后，发热增至40℃，大渴引饮，时有汗出，而手足却反厥冷，舌绛苔黄，脉滑而大。此乃阳明热盛于内，格阴于外，阴阳不相顺接的"热厥"之证。治当辛寒清热，生津止渴，以使阴阳之气互相顺接而不发生格拒。急疏白虎汤：生石膏30g，知母9g，炙甘草6g，粳米一大撮。仅服2剂，即热退厥回而病愈（《蒲辅周医案·内科治验》）。

4. 尸厥　因气血逆乱致人昏迷，甚至状如死尸，谓之尸厥，如《素问·缪刺论》曰："形无知也，其状若尸，或曰尸厥。"治当急救回逆。

案1：扁鹊过虢，虢太子死。扁鹊至虢宫门下，问中庶子喜方者曰："太子何病，国中治穰过于众事？"中庶子曰："太子病血气不时，交错而不得泄，暴发于外，则为中害。精神不能止邪气，邪气畜积而不得泄，是以阳缓而阴急，故暴厥而死。"扁鹊曰："其死何如时？"曰："鸡鸣至今。"曰："收乎？"曰："未也，其死未能半日也。""言臣齐勃海秦越人也，家在于郑，未尝得望精光，侍谒于前也。闻太子不幸而死，臣能生之。"中庶子曰："先生得无诞之乎？何以言太子可生也？臣闻上古之时，医有俞跗，治病不以汤液醴酒、镵石跷引、案扤毒熨，一拨见病之应，因五脏之输，乃割皮解肌，诀脉结筋，搦髓脑，揲荒爪幕，湔浣肠胃，漱涤五脏，练精易形。先生之方能若是，则太子可生也；不能若是，而欲生之，曾不可以告咳婴之儿。"终日，扁鹊仰天叹曰："夫子之为方也，若以管窥天，以郄视文。越人之为方也，不待切脉、望色、听声、写形，言病之所在。闻病之阳，论得其阴；闻病之阴，论得其阳。病应见于大表，不出千里，决者至众，不可曲止也。子以吾言为不诚，试入诊太子，当闻其耳鸣而鼻张，循其两股，以至于阴，当尚温也。"中庶子闻扁鹊言，目眩然而不瞚，舌挢然而不下，乃以扁鹊言入报虢君。

虢君闻之大惊，出见扁鹊于中阙，曰："窃闻高义之日久矣，然未尝得拜谒于前也。先生过小国，幸而举之，偏国寡臣幸甚。有先生则活，无先生则弃捐填沟壑，长终而不得反。"言未卒，因嘘唏服臆，魂精泄横，流涕长潸，忽忽承目夹，悲不能自止，容貌变更。扁鹊曰："若太子病，所谓尸厥者也。夫以阳入阴中，动胃缠缘，中经维络，别下于三焦膀胱，是以阳脉下遂，阴脉上争，会气闭而不通，阴上而阳内行，下内鼓而不起，上外绝而不为使，上有绝阳之络，下有破阴之纽，破阴绝阳，色废脉乱，故形静如死状。太子未死也。夫以阳入阴支阑藏者生，以阴入阳支阑藏者死。凡此数事，皆五脏蹙中之时暴作也。良公取之，拙者疑殆。"扁鹊乃使弟子子阳砺针砥石，以取外三阳五会。有间太子苏。乃使子豹为五分之熨，以八减之齐和煮之，以更熨两胁下。太子起坐。更适阴阳，但服汤二旬而复故。故天下尽以扁鹊为能生死人。扁鹊曰："越人非能生死人也。此自当生者，越人能使之起耳。（《史记·扁鹊仓公列传》）"

案2：武昌周某室，年三十八，体质素弱，曾患血崩，平日常至予处治疗。此次腹部不舒，就近请某医诊治，服药腹泻，病即陡变，晕厥瞑若已死，如是者半日许，其家已备后事，族人以身尚微温，拒入殓，且争执不体，周托其邻居来我处婉商，请往视以解纠纷，当偕往。病人目瞑齿露，死气沉沉，但以手触体，身冷未僵，扪其胸膈，心下微温，恍惚有跳动意，按其寸口，在若有若无间，此为心体未全静止，脉息未全厥绝之症。族人苦求处方，姑拟参附汤：人参一钱，附子一接，煎浓汁，以小匙微微灌之，并嘱塌上加被。越二时许，复来邀诊，见其眼半睁，扪其体微温，按其心部，跳跃较明晰，诊其寸口，脉虽极弱极微，亦较先时明晰。予曰：真怪事，此病可救乎？及予扶其手自肩部向上诊察时，见其欲以手扪头而不能，因问：病人未昏厥时曾云头痛否？家人曰：痛甚。因思仲景云：头痛欲绝者，吴茱萸汤主之。又思前曾患血崩，此次又腹泻，气血不能上达颠顶，宜温宣冲动，故拟吴茱萸汤一方。吴茱萸三钱，人参一钱五分，生姜三钱，大枣四枚。越日复诊，神志渐清，于前方减吴茱萸之半，加人参至三钱。1周后病大减，用当归内补建中汤、炙甘草汤等收功。予滥竽医界有年，对气厥、血厥、风厥、痰厥屡见不鲜，真正尸厥，尚属少见，幸而治愈，因录之，以供研究（《冉雪峰医案·尸厥》）。

5. 煎厥 因烦劳致使阳气外张，煎熬阴精，使体内气血厥逆，出现听力、视力障碍，夏季往往对病情推波助澜，可出现昏厥。治宜滋养阴精、清火潜阳。

王某，烦劳则张，精绝，辟积于夏，煎厥。夫劳动阳气弛张，则阴精不司留恋其阳，虽有若无，故曰绝，积之既久，逢夏季阳正开泄，五志火动生风，若煎熬者然，斯为晕厥耳，治法以清心益肾，使肝胆相火，内风不为暴起，然必薄味静养为稳。连翘心、玄参心、竹叶心、知母、细生地、生白芍（《临证指南医案·痉厥》）。

6. 厥逆 气逆较甚者的重症常称之为厥逆。治宜重镇降逆。

喻嘉言治吴添官生母，时多暴怒，致经行复止。入秋以来，减觉气逆上厥，如畏舟船之状，动则晕去，久久卧于床中，时若天翻地覆，不能强起，百治不效。因用人参三五分，略宁片刻。最后服至五钱一剂，日费数金，至家财尽费，病转凶危，大热引饮，脑间如刀劈，食少泻多，已治木矣。喻诊之，谓可救。盖怒甚则血菀于上，而气不返于下者，名曰厥颠疾。厥者逆也，颠者高也。气与血俱逆于高颠，故动辄眩晕也。又上盛下虚者，过在足少阳。足少阳胆也，胆之穴，皆络于脑。郁怒之火，上攻于脑，得补而炽，其痛如劈，同为厥巅之疾也。风火相煽，故振摇而蒸热；木土相凌，故艰食而多泻也。于是会《内经》铁落镇坠之意，以代赭石、龙胆、芦荟、黄连之属，降其上逆之气；以蜀漆、牡丹皮、赤芍之属，行其上菀之血；以牡蛎、龙骨、五味之属，敛其浮游之神。最要在每剂中入生猪胆汁二枚。盖以少阳热炽，胆汁必干，亟以同类之物济之，资其持危扶颠之用。病者药入口，便若神返其舍，忘其苦口。连进数十剂，热退身凉，食进泻止，能起行数步。然尚觉身轻如叶，不能久支。因恐药味太苦，不宜多服，减去猪胆及芦荟等药，加入当归一钱，人参三分，姜、枣为引，平调数日痊愈（《续名医类案·厥》）。

7. 骭厥 骭厥是胃足阳明经脉经气逆乱而发狂的病证，如《灵枢·经脉》曰："胃足阳明之脉……是动则病洒洒振寒，善伸，数欠，颜黑，病至则恶人与火，闻木声则惕然而惊，心欲动，独闭户塞牖而处。甚则欲上高而歌，弃衣而走，贲响腹胀，是为骭厥。"治宜清降阳明。

案1：张子和治一叟，年六十，值徭役烦扰而暴发狂，口鼻觉如虫行，两手爬骚，数年不已，两手脉皆洪大如绠绳。足阳明经起于鼻，交频之中，旁纳太阳，下循鼻柱，交人中，环唇，下交承浆，故其病如是。夫徭役烦扰，便属火化，火乘阳明经，故发狂。《经》言阳明之病，登高而歌，弃衣而走，骂詈不避亲疏。又况肝主谋，胆主决，徭役迫遽，则财不足支，肝屡谋而胆不能决，屈无所伸，怒无所泄，心火磐礴，遂乘阳明。然胃本属土，而肝属木，胆属相火，火随木气而入胃，故暴发狂。乃命置燠室中，涌而汗出，如此三次。《内经》曰：木郁则达之，火郁则发之，良谓此也。又有调胃承气汤半斤，用水五升，煎半沸，分作三服，大下二十行，血水与瘀血相杂而下数升乃康。以通圣散调治，其后大下，则是土郁夺之也（《续名医类案·狂》）。

案2：张某，9岁。病起5月，始则形寒，继则发热，日益加重，肌肤灼热，大便秘结，神昏狂躁，目瞪口噤，脉象沉伏。阳明热毒上冲，急拟清热通下开窍。药用鲜生地黄、生石膏各30g，知母、生大黄各12g，生甘草3g，鲜芦根1尺，玄明粉9g，安宫牛黄丸1粒。药后便下4次，热势得挫，目睛转动灵活，自诉头痛，此佳兆也。继以白虎汤、紫雪丹加银花、连翘、生地黄治之，药后热退，乃改以清热化湿法调理而安。

阳明者胃也，胃之支脉，贯络心包。邪热胶结阳明，上熏包络，扰乱神明，故用安宫牛黄丸开窍，白虎、承气泄热通腑。二诊熏蒸之势得缓，神志已清，病有转机，但仍有反复之虞，故继用清泄开窍为法以收全功（《中国百年百名中医临床家丛书·魏长春》）。

8. 痹厥 从《素问·金匮真言论》云"冬善病痹厥"可知是冬季多发寒痹，兼有肢端逆冷的病证。

万有生治疗一例周围神经炎的痹厥患者。姚某，男，37岁。1974年9月23日初诊。患周围神经炎已1年。初因铁器击伤右手中指，疼痛麻痹，经久不愈。至当年2月，渐觉两脚板如有物挤压，脚心冰冷，并逐渐由下而上发展为上下肢奇痒，需用力搔抓方快，逐渐手足麻木冰冷，尤以两足为甚。至5月份天气已热，患者仍穿棉袜和棉鞋，尚有冷感。麻木从手指和足趾起，上行过腕、肘和踝、膝而达于前臂和大腿，尤其是踝关节以下毫无冷热痛痒知觉。曾经用中西医治疗获效，上肢症状基本消失，惟下肢症状依然。从1974年8月26日起，病情又加剧，经全市中西医会诊治疗无效。

现症见上下肢麻木冰冷，尤以下肢脚心为甚，不知痛痒。饮食只益减少，体重明显下降。脉细弦而缓。投以当归四逆汤加味。

当归15g，桂枝9g，白芍30g，炙甘草9g，细辛3g，木通9g，生姜9g，大枣30g，生黄芪30，晚茸末1.5g。服11剂，前6剂以鹿角胶代鹿茸。

二诊：患者服药后手足麻木明显减退，已由肘膝关节松解到手指和足趾尖，并稍有知觉，脚心由冷转热，但胃纳仍差。守上方加党参、白术、茯苓。再进5剂。

患者用药后病情更见好转，尤以右脚趾尖知觉恢复较为明显，但两脚时有筋掣和针刺或触电样感。守上方加重白芍至60g，炙甘草为30g。服药后手足知觉基本恢复，冷感全除，仅踝关节以下仍有轻微麻痹感，胃纳已开，饮食增进。最后仍用上方10制剂蜜丸口服，以巩固疗效。此后，患者4年未曾复发（《伤寒论方医案选编·补阴和阴阳两补方》）。

9. 太阳厥　太阳，《内经》又称巨阳，《素问·厥论》曰："巨阳之厥，则肿首头重，足不能行，发为眴仆。"巨阳之脉上额交颠，下出足外踝之后，属于膀胱，而络于肾。故巨阳经脉经气厥逆，肾气不能化水，膀胱气化不行，水液内停，则上为肿首头重，下为足肿不能行，病经而转于气，则发为眴仆。治疗可化气利尿，平降逆气。眴仆者，可佐以开窍醒脑。

夏德馨在下乡医疗时，突遇一患者因肾盂肾炎致尿毒症，呈昏迷状态。西药服后未见效，邀其诊治。观患者神志昏迷，尿量极少，约50mL，色赤黄，面浮足肿，腹微膨，压其舌而观之，舌红而干，脉细弱带虚弦滑。当时遂以紫雪丹三钱，西洋参三钱，车前子各包二两，陈葫芦瓢三两为治，并佐以开窍药菖蒲、竺黄等，1剂即醒，2剂后紫雪停服，三四剂后，尿量增至450mL，嗣后仍用西药治疗（《老中医临床经验选编·夏德馨医案》）。

10. 太阴厥　《素问·厥论》云："太阴之厥，则腹满膜胀，后不利，不欲食，食则呕，不得卧。"可见太阴厥逆可出现脾胃不和的一系列症状，甚则晕厥，治宜健脾化痰，和胃降逆，有晕厥者，佐以豁痰开窍。

陈某，男，53岁，工人。

一诊：1976年2月。患者有晕厥病史四五年，晕厥时发作，近来见甚，纳少口淡，胸闷不舒，舌质淡、苔黄腻，脉细弦。此痰热上扰，胃中不和，清阳不升。清化痰热为主，佐以开窍。

制半夏三钱，云茯苓三钱，陈皮三钱，枳实二钱，竹茹四钱，炙远志一钱，珍珠母一钱，煅贝齿五钱，鲜石菖蒲一钱五分，郁金三钱。

二诊：晕厥未作，时有头晕，口淡乏味，饮食不馨，舌苔腻未退，脉弦细，中焦湿热未净，清阳受阻，再拟清利湿热之黄连温胆汤出入。

半夏三钱，陈皮二钱，茯苓四钱，川连五分，豆蔻一钱，石菖蒲一钱，炒枳壳三钱，煅龙齿五钱，灵磁石一两，淡竹茹四钱，郁金五钱。

经治2个月，晕厥未作（《老中医临床经验选编·张震夏医案》）。

11. 厥阴厥　叶天士以补益肝肾治疗厥阴之厥，患者脉左动如数，右小濡弱。病起嗔怒，即寒热、汗出、心悸，继则神魂自觉散越。夫肝脏藏魂，因怒则诸阳皆动。所见病源，无非阳动变化内风为厥。故凡属厥症，多隶厥阴肝病。考《内经》治肝，不外辛以润之，酸以治之，甘以缓急。今精采散失，镇固收摄，犹虑弗及，而方书泄肝平肝方法尽多，至于补法，多以子母相生为治。此病全以肝肾下焦主治为正，所服医药，并无师古之方，未识何见？阿胶、鸡子黄、人参、生地黄、金箔（《清代名医医案精华·叶天士医案精华》）。

【内经原文】

此冬气之应，养藏之道也；逆之则伤肾，春为痿厥，奉生者少。

《素问·四气调神大论》

阳气者，烦劳则张，精绝，辟积于夏，使人煎厥；目盲不可以视，耳闭不可以听，溃溃乎若坏都，汩汩乎不可止。阳气者，大怒则形气绝而血菀于上，使人薄厥。

秋伤于湿，上逆而咳，发为痿厥。

《素问·生气通天论》

故春善病鼽衄，仲夏善病胸胁，长夏善病洞泄寒中，秋善病风疟，冬善痹厥。

故冬不按跷，春不鼽衄；春不病颈项，仲夏不病胸胁；长夏不病洞泄寒中，秋不病风疟，冬不病痹厥，飧泄而汗出也。

《素问·金匮真言论》

厥气上行，满脉去形。

阴胜则身寒，汗出身长清，数栗而寒，寒则厥，厥则腹满死，能夏不能冬。此阴阳更胜之变，病之形能也。

《素问·阴阳应象大论》

曰：三阳为病，发寒热，下为痈肿，及为痿厥，腨痛；其传为索泽，其传为颓疝。

二阳一阴发病，主惊骇、背痛、善噫、善欠，名曰风厥。

《素问·阴阳别论》

血凝于肤者为痹，凝于脉者为泣、凝于足者为厥。此三者，血行而不得反其空，故为痹厥也。

咳嗽上气，厥在胸中，过在手阳明太阴。心烦头痛，病在膈中，过在手巨阳少阴。

黄脉之至也，大而虚。有积气在腹中，有厥气，名曰厥疝。女子同法，得之疾使四肢，汗出当风。

《素问·五藏生成》

中央者，其地平以湿，天地所以生万物也众。其民食杂而不劳，故其病多痿厥寒热。其治宜道引按跷，故道引按跷者，亦从中央出也。

《素问·异法方宜论》

帝曰：病成而变何谓？岐伯曰：风成为寒热，瘅成为消中，厥成为巅疾，久风为飧泄，脉风成为疠。病之变化，不可胜数。

粗大者，阴不足阳有余，为热中也。来疾去徐，上实下虚，为厥巅疾。来徐去疾，上虚下实，为恶风也。故中恶风者，阳气受也。

有脉俱沉细数者，少阴厥也。

《素问·脉要精微论》

肺即传而行之肝，病名曰肝痹，一名曰厥，胁痛出食。当是之时，可按若刺耳。

《素问·玉机真藏论》

太阳藏独至，厥喘虚气逆，是阴不足阳有余也。表里当俱泻，取之下俞。

少阳藏独至，是厥气也。跷前卒大，取之下俞。

《素问·经脉别论》

一阳独啸，少阳厥也。阳并于上，四脉争张，气归于肾。宜治其经络；泻阳补阴。

一阴至，厥阴之治也。真虚㾓心，厥气留薄，发为白汗，调食和药，治在下俞。

《素问·经脉别论》

肾病者，腹大、胫肿、喘咳身重、寝汗出、憎风。虚则胸中痛，大腹、小腹痛，清厥意不乐。

《素问·藏气法时论》

凡治消瘅、仆击、偏枯、痿厥、气满发逆，肥贵人，则高粱之疾也。隔塞闭绝，上下不通，则暴忧之病也。暴厥而聋偏塞闭不通，内气暴薄也。不从内外中风之病。

黄帝曰：黄疸、暴痛、癫狂、厥狂、久逆之所生也。五藏不平，六俯闭塞之所生也。头痛耳鸣，九窍不利，肠胃之所生也。

《素问·通评虚实论》

帝曰：其恶人何也？岐伯曰：阳明厥则喘而惋，惋则恶人。

帝曰：或喘而死者，或喘而生者，何也？岐伯曰：厥逆连藏则死，连经则生。

《素问·阳明脉解》

三日则少阳与厥阴俱病，则耳聋囊缩而厥。水浆不入，不知人，六日死。

《素问·热论》

肺热病者，先淅然厥起毫毛，恶风寒，舌上黄身热。热争则喘咳，痛走胸膺背，不得大息，头痛不堪，汗出而寒。丙丁甚，庚辛大汗。气逆则丙丁死。刺手太阴阳明，出血如大豆，立已。

《素问·刺热论》

帝曰：有病身热汗出烦满，烦满不为汗解，此为何病？岐伯曰：汗出而身热者风也，汗出而烦满不解者厥也，病名曰风厥。帝曰：愿卒闻之，岐伯曰：巨阳主气，故先受邪，少阴与其为表里也，得热则上从之，从之则厥也。帝曰：治之奈何？岐伯曰：表里刺之，饮之服汤。

《素问·评热病论》

帝曰：瘅疟何如？岐伯曰：瘅疟者肺素有热，气盛于身，厥逆上冲，中气实而不外泄，因有所用力，腠理开，风寒舍于皮肤之内，分肉之间而发，发则阳气盛，阳气盛而不衰则病矣。

《素问·疟论》

胆移热于脑，则辛頞鼻渊。鼻渊者，浊涕不下止也，传为衄蔑、瞑目。故得之气厥也。

《素问·气厥论》

厥气客于阴股，寒气上及少腹，血泣在下相引，故腹痛引阴股。

寒气客于五藏，厥逆上泄，阴气竭，阳气未入，故卒然痛死不知人，气复反则生矣。

寒气客于肠胃，厥逆上出，故痛而呕也。

《素问·举痛论》

帝曰：善。有病膺肿，头痛胸满腹胀，此为何病？何以得之？岐伯曰：名厥逆。

《素问·腹中论》

心痹者，脉不通，烦则心下鼓，暴上气而喘，嗌干善噫，厥气上则恐。

《素问·痹论》

心气热，则下脉厥而上，上则下脉虚，虚则生脉痿，枢析挈，胫纵而不任地也。

《素问·痿论》

黄帝问曰：厥之寒热者，何也？岐伯对曰：阳气衰于下，则为寒厥，阴气衰于下，则为热厥。帝曰：热厥之为热也，必起于足下者何也？岐伯曰：阳气起于足五指之表。阴脉者集于足下而聚于足心，故阳气胜则足下热也。帝曰：寒厥之为寒也，必从五指而上于膝者，何也？岐伯曰：阴气起于足五指之里，集于膝下而聚于膝上，故阴气胜则从五指至膝上寒，其寒也，不从外，皆从内。

《素问·厥论》

帝曰：寒厥何失而然也？岐伯曰：前阴者，宗筋之所聚，太阴阳明之所合也。春夏则阳气多而阴气少，秋冬则阴气盛而阳气衰；此人者质壮，以秋冬夺于所用，下气上争，不能复，精气溢下，邪气因从之而上也。气因于中，阳气衰，不能渗营其经络，阳气日损，阴气独在，故手足为之寒也。

帝曰：热厥何如而然也？岐伯曰：酒入于胃，则络脉满而经脉虚，脾主为胃行其津液者也。阴气虚则阳气入，阳气入则胃不和，胃不和则精气竭，精气竭则不营其四支也。此人必数醉若饱以入房，气聚于脾中不得散，酒气与谷气相薄，热盛于中，故热遍于身，内热而溺赤也。夫酒气盛而慓悍，肾气有衰，阳气独胜，故手足为之热也。

帝曰：厥或令人腹满，或令人暴不和人，或至半日远至一日乃知人者何也？岐伯曰：阴气盛于上则下虚，下虚则腹胀满，阳气盛于上，则下气重上而邪气逆，逆则阳气乱，阳气乱则不知人也。

帝曰：善。愿闻六经脉之厥状病能也。岐伯曰：巨阳之厥，则肿有头重，足不能行，发为眴仆。

阳明之厥，则癫疾欲走呼，腹满不得卧，面赤而热，妄见而妄言。

少阳之厥，则暴聋颊肿而热，胁痛，胻不可以运。

太阴之厥，则腹满䐜胀，后不利，不欲食，食则呕，不得卧。

少阴之厥，则口干溺赤，腹满心痛。

厥阴之厥，则少腹肿痛，腹胀泾溲不利，好卧屈膝，阴缩肿，胻内热。

盛则泻之；虚则补之；不盛不虚，以经取之。

太阴厥逆，胻急挛，心痛引腹，治主病者。

少阴厥逆，虚满呕变，下泄清，治主病者。

厥阴厥逆，挛腰痛，虚满前闭谵言，治主病者。

三阴俱逆，不得前后，使人手足寒，三日死。

太阳厥逆，僵仆呕血善衄，治主病者。

少阳厥逆，机关不利，机关不利者，腰不可以行，项不可以顾，发肠痈不可治，惊者死。

阳明厥逆，喘咳身热，善惊、衄、呕血。

手太阴厥逆，虚满而咳，善呕沫，治主病者。

手心主少阴厥逆，心痛引喉，身热死，不可治。

手太阳厥逆，耳聋泣出，项不可以顾，腰不可以俯仰。治主病者。

手阳明少阳厥逆，发喉痹、嗌肿、痉、治主病者。

《素问·厥论》

帝曰：有病厥者，诊右脉沉而紧，左脉浮而迟，不然，病主安在？岐伯曰：冬诊之，右脉固当沉紧，此应四时，左脉浮而迟，此逆四时，在左当主病在肾，颇关在肺，当腰痛也。

帝曰：有病怒狂者，此病安生？岐伯曰：生于阳也。帝曰：阳何以使人狂？岐伯曰：阳气者，因暴折而难决，故善怒也，病名曰阳厥。帝曰：何以知之？岐伯曰：阳明者常动，巨阳少阳不动，不动而动，大疾，此其候也。帝曰：治之奈何？岐伯曰：夺其食即已。夫食入于阴，长气于阳，故夺其食即已。使之服以生铁络为饮，夫生铁络者，下气疾也。

《素问·病能论》

帝曰：人有病头痛，以数岁不已，此安得之，名为何病？岐伯曰：当有所犯大寒，内至骨髓，髓者以脑为主，脑逆故令头痛，齿亦痛，病名曰厥逆。帝曰：善。

帝曰：有癃者，一日数十溲，此不足也。身热如炭，颈膺如格，人迎躁盛，喘息气逆，此有余也。太阴脉微细如发者，此不足也。其病安在？名为何病？岐伯曰：病在太阴，其盛在胃，颇在肺，病名曰厥，死不治。此所谓得五有余，二不足也。

三阳急为瘕，三阴急为疝。二阴急为？厥，二阳急为惊。

脉至而搏，血衄身热者死。脉来悬钩浮为常脉。脉至如喘，名曰暴厥，暴厥者不知与人言。脉至如数，使人暴惊，三四日自已。

《素问·奇病论》

内夺而厥，则为喑俳，此肾虚也，少阴不至者厥也。

所谓甚则厥，恶人与火，闻木音则惕然而惊者，阳气与阴气相薄，水火相恶，故惕然而惊也。所谓欲独闭户牖而处者，阴阳相薄也，阳尽而阴盛，故欲独闭户牖而居。

《素问·脉解》

帝曰：善。志有余不足奈何？岐伯曰：志有余则腹胀飧泄，不足则厥。血气未并，五藏安定，骨节有动。

血之与气并走于上，则为大厥，厥则暴死，气复反则生，不反则死。

厥气上逆，寒气积于胸中而不泻，不泻则温气去寒独留，则血凝泣，凝则脉不通，其脉盛大以涩，故中寒。

《素问·调经论》

邪客于手足少阴太阴足阳明之络，此五络皆会于耳中，上络左角，五络俱竭，令人身脉皆动，而形无知也，其状若尸，或曰尸厥。

《素问·缪刺论》

岁土太过，雨湿流行，肾水受邪。民病腹痛，清厥意不乐，体重烦冤，上应镇星。

岁水太过，寒气流行，邪害心火。民病身热烦心躁悸，阴厥上下中寒，谵妄心痛。

岁金不及，炎火乃行……阴厥且格，阳反上行，头脑户痛，延及囟顶发热，上应辰星，丹谷不成，民病口疮，甚则心痛。

岁水不及，湿乃大行，长气反用，其化乃速，暑雨数至，上应镇星。民病腹满身重，濡泄寒疡流水，腰股痛发，腘腨股膝不便，烦冤足痿清厥，脚下痛，甚则胕肿，藏气不政，肾气不衡。

《素问·气交变大论》

静顺之纪……其养骨髓，其病厥，其味咸，其音羽，其物濡，其数六。

从革之纪，是为折收。收气乃后，生气乃扬，长化合德，火政乃宣，庶类以蕃。其气扬，其用躁切，其动铿禁瞀厥，其发咳喘。

涸流之纪，是为反阳，藏令不举，化气乃昌……其病痿厥坚下，从土化也。

风行于地，尘沙飞扬，心痛胃脘痛，厥逆膈不通，其主暴速。

太阴司天，湿气下临，肾气上从，黑起水变，埃冒云雨，胸中不利，阴萎气大衰，而不起不用，当其时，反腰脽痛，动转不便也，厥逆。

《素问·五常政大论》

凡此太阴司天之政，气化运化运行后天……腑肿痞逆，寒厥拘急。

凡此少阴司天之政，气化运行先天……民病咳喘，血溢血泄，鼽嚏目赤，眦疡，寒厥入胃，心痛、腰痛、腹大、嗌干、肿上。

凡此少阴司天之政，气化运行先天……三之气，天政布，大火行，庶类蕃鲜，寒气时至。民病气厥心痛，寒热更作，咳喘目赤。

《素问·六元正纪大论》

太阳之胜，凝栗且至，非时水冰，羽乃后化。痔疟发，寒厥入胃则内生心痛。

厥阴之复，少腹坚满，里急暴痛。偃木飞沙，倮虫不荣。厥心痛，汗发呕吐，饮食不入，入而复出，筋骨掉眩清厥，甚则入脾，食痹而吐。冲阳绝，死不治。

太阴之复，湿度乃举，体重中满，食饮不化，阴气上厥，胸中不便，饮发于中，咳喘有声。

少阳之复，大热将至，枯燥燔热，介虫乃耗。惊瘛咳衄，心热烦躁，便数憎风，厥气上行，面如浮埃，目乃瞤瘛。

太阳之复，厥气上行，水凝雨冰，羽虫乃死。心胃生寒，胸膈不利，心痛否满。

少阴在泉……主胜则厥气上行，心痛发热，膈中，众痹皆作，发于胠胁，魄汗不藏，四逆而起。

阳明在泉，客胜则清气动下，少腹坚满，而数便泻。主胜则腰重腹痛，少腹生寒，下为鹜溏，则寒厥于肠，上冲胸中，甚则喘，不能久立。

诸厥固泄，皆属于下……诸逆冲上，皆属于火。

《素问·至真要大论》

暴怒伤阴，暴喜伤阳。厥气上行，满脉去形。愚医治之，不知补泻，不知病情，精华日脱，邪气乃并，此治之二过也。

《素问·疏五过论》

阳从左，阴从右，老从上，少从下，是以春夏归阳为生，归秋冬为死，反之则归秋冬为生，是以气多少，逆皆为厥。

问曰：有余者厥耶？答曰：一上不下，寒厥到膝，少者秋冬死，老者秋冬生，气上不下，头痛巅疾，求阳不得，求阴不审，五部隔无征，若居旷野，若伏空室，绵绵乎属，不满日。

是以少气之厥，令人妄梦，其极至迷。三阳绝，三阴微，是为少气。

《素问·方盛衰论》

厥则目无所见。夫人厥则阳气并于上，阴气并于下，阳并于上则火独光也；阴并于下则足寒，足寒则胀也。夫一水不胜五火，故目眦盲。

《素问·解精微论》

五藏之气，已绝于外，而用针者反实其内，是谓逆厥，逆厥则必死，其死也躁，治之者反取四末。

《灵枢·九针十二原》

转筋者，立而取之，可令遂已。痿厥者，张而刺之，可令立快也。

《灵枢·本输》

黄帝曰：请问脉之缓、急、小、大、滑、涩之病形何如……涩甚为喑；微涩为血溢，维厥，耳鸣，颠疾。

脾脉急甚为瘛疭；微急为膈中，食饮入而还出，后沃沫。缓甚为痿厥；微缓为风痿，四肢不用，心慧然若无病。

肾脉急甚为骨癫疾；微急为沉厥奔豚，足不收，不得前后。

《灵枢·邪气藏府病形》

十曰阴刺，阴刺者，左右率刺之，以治寒厥；中寒厥，足踝后少阴也。

《灵枢·官针》

恐惧而不解则伤精，精伤则骨酸痿厥，精时自下。

肾藏精，精舍志，肾气虚则厥，实则胀。

《灵枢·本神》

刺热厥者，留针反为寒；刺寒厥者，留针反为热。刺热厥者，二阴一阳；刺寒厥者，二阳一阴。所谓二阴者，二刺阴也；一阳者，一刺阳也。

躁厥者，必为缪刺之，散气可收，聚气可布。

《灵枢·终始》

（肺手太阴之脉）是动则病肺胀满，膨膨而喘咳，缺盆中痛，甚则交两手而瞀，此为臂厥。是主肺所生病者，咳，上气喘渴，烦心，胸满，臑臂内前廉痛厥，掌中热。

（胃足阳明之脉）是动则病洒洒振寒，善呻，数欠，颜黑，病至则恶人与火，闻木声则惕然而惊，心欲动，独闭户塞牖而处。甚则欲上高而歌，弃衣而走，贲响腹胀，是为骭厥。

（脾足太阴之脉）是主脾所生病者，舌本痛，体不能动摇，食不下，烦心，心下急痛，溏、瘕、泄、水闭，黄疸，不能卧，强立，股膝内肿厥，足大指不用。

（心手少阴之脉）是动则病嗌干，心痛，渴而欲饮，是为臂厥。是主心所生病者，目黄，胁痛，臑臂内后廉痛厥，掌中热痛。

（膀胱足太阳之脉）是动则病冲头痛，目似脱，项如拔，脊痛，腰似折，髀不可以曲，腘如结，踹如裂，是为踝厥。

（肾足少阴之脉）气不足则善恐，心惕惕如人将捕之，是为骨厥。是主肾所生病者，口热，舌干，咽肿，上气，嗌干及痛，烦心，心痛，黄疸，肠澼，脊股内后廉痛，痿厥，嗜卧，足下热而痛。

（胆足少阳之脉）是动则病口苦，善太息，心胁痛，不能转侧，甚则面微有尘，体无膏泽，足外反热，是为阳厥。

足少阳之别，名曰光明，去踝五寸，别走厥阴，下络足跗。实则厥，虚则痿躄，坐不能起。取之所别也。

足太阴之别，名曰公孙。去本节之后一寸，别走阳明；其别者，入络肠胃，厥气上逆则霍乱，实则肠中切痛；虚则鼓胀。取之所别也。

《灵枢·经脉》

小腹控睾，引腰脊，上冲心。邪在小肠者，连睾系，属于脊，贯肝肺，络心系。气盛则厥逆。

骨寒热者，病无所安，汗注不休。齿未槁，取其少阴于阴股之络；齿已槁，死不治。骨厥亦然。骨痹，举节不用而痛，汗注、烦心。取三阴之经，补之。

厥痹者，厥气上及腹。取阴阳之络，视主病也，泻阳补阴经也。

热厥取足太阴、少阳，皆留之；寒厥取足阳明、少阴于足，皆留之。

《灵枢·寒热病》

厥逆为病也，足暴清，胸若将裂，肠若将以刀切之，烦而不能食，脉大小皆涩，暖取足少阴，清取足阳明，清则补之，温则泻之。厥逆腹胀满，肠鸣，胸满不得息，取之下胸二胁，咳而动手者，与背输，以手按之，立快者是也。

《灵枢·癫狂病》

热病头痛，颞颥，目瘛脉痛，善衄，厥热病也，取之以第三针，视有余不足，寒热痔。

《灵枢·热病》

厥头痛，面若肿起而烦心，取之足阳明太阴。厥头痛，头脉痛，心悲，善泣，视头动脉反盛者，刺尽去血，后调足厥阴。

厥头痛，贞贞头重而痛，写头上五行，行五，先取手少阴，后取足少阴。厥头痛，意善忘，按之不得，取头面左右动脉，后取足太阴。

厥头痛，项先痛，腰脊为应，先取天柱，后取足太阳。厥头痛，头痛甚，耳前后脉涌有热，泻出其血，后取足少阳。

厥心痛，与背相控，善瘛，如从后触其心，伛偻者，肾心痛也，先取京骨、昆仑，发狂不已，取然谷。厥心痛，腹胀胸满，心尤痛甚，胃心痛也，取之大都、大白。

厥心痛，痛如以锥针刺其心，心痛甚者，脾心痛也，取之然谷、太溪。

厥心痛，色苍苍如死状，终日不得太息，肝心痛也，取之行间、太冲。

厥心痛，卧若徒居，心痛间，动作，痛益甚，色不变，肺心痛也，取之鱼际、太渊。

《灵枢·厥病》

厥挟脊而痛者，至顶，头沉沉然，目𥈜𥈜然，腰脊强。取足太阳腘中血络。

厥胸满面肿，唇漯漯然，暴言难，甚则不能言，取足阳明。

厥气走喉而不能言，手足清，大便不利，取足少阴。

厥而腹向向然，多寒气，腹中谷谷，便溲难，取足太阴。

痿厥为四末束悗，乃疾解之，日二；不仁者，十日而知，无休，病已止。

《灵枢·杂病》

风寒湿气，客于外分肉之间，迫切而为沫，沫得寒则聚，聚则排分肉而分裂也，分裂则痛，痛则神归之，神归之则热，热则痛解，痛解则厥，厥则他痹发，发则如是。

《灵枢·周痹》

夫百病之始生也，皆生于风雨寒暑，阴阳喜怒，饮食居处，大惊卒恐。则血气分离，阴阳破败，经络厥绝，脉道不通，阴阳相逆，卫气稽留，经脉虚空，血气不次，乃失其常。

寒气客于胃，厥逆从下上散，复出于胃，故为噫。

黄帝曰：人之自啮舌者，何气使然？岐伯曰：此厥逆走上，脉气辈至也。

下气不足，则乃为痿厥心悗。补足外踝下留之。

痿厥心悗，刺足大指间上二寸，留之，一日足外踝下留之。

《灵枢·口问》

故气乱于心，则烦心密嘿，俯首静伏；乱于肺，则俯仰喘喝，接手以呼；乱于肠胃，是为霍乱；乱于臂胫，则为四厥；乱于头，则为厥逆，头重眩仆。

《灵枢·五乱》

然后厥气在下，营卫留止，寒气逆上，真邪相攻，两气相搏，乃合为胀也。

《灵枢·胀论》

少阴之脉……故别络结则附上不动，不动则厥，厥则寒矣。

《灵枢·逆顺肥瘦》

厥气客于心，则梦见丘山烟火；客于肺，则梦飞扬，见金铁之奇物。

《灵枢·淫邪发梦》

黄帝曰：人之善病风厥漉汗者，何以候之？少俞答曰：内不坚，腠理疏，则善病风。

《灵枢·五变》

雷公曰：小子闻风者，百病之始也；厥逆者，寒湿之起也，别之奈何？黄帝曰：常候阙中，薄泽为风，冲浊为痹。在地为厥。此其常也；各以其色言其病。

《灵枢·五色》

下虚则厥，下盛则热；上虚则眩，上盛则热痛。

《灵枢·卫气》

血气皆少则无毛有则稀、枯悴，善痿厥，足痹。

《灵枢·阴阳二十五人》

黄帝曰：积之始生，至其已成，奈何？岐伯曰：积之始生，得寒乃生，厥乃成积也，黄帝曰：其成积奈何？岐伯曰：厥气生足悗，悗生胫寒，胫寒则血脉凝涩，血脉凝涩则寒气上入于肠胃，入于肠胃则䐜胀，䐜胀则肠外之汁沫迫聚不得散，日以成积。

《灵枢·百病始生》

今厥气客于五藏六府，则卫气独卫其外，行于阳，不得入于阴。行于阳则阳气盛，阳气盛则阳跷陷，不得入于阴，阴虚，故目不瞑。

《灵枢·邪客》

阴阳皆虚，火自当之。厥而寒甚，骨廉陷下，寒过于膝，下陵三里。阴络所过，得之留止，寒入于中，推而行之。

《灵枢·官能》

当是之时，善行水者，不能往冰，善穿地者，不能击冻，善用针者，亦不能取四厥，血脉凝结，坚搏不往来者，亦未可即柔。故行水者，必待天温，冰释冻解，而水可行，地可穿也。人脉犹是也。治厥者，必先熨调和其经，掌与腋，肘与脚，项与脊以调之，火气已通，血脉乃行。然后视其病，脉淖泽者，刺而平之；坚紧者，破而散之，气下乃止，此所谓以解结者也。

宗气留于海，其下者，注于气街，其上者，走于息道。故厥在于足，宗气不下，脉中之血，凝而留止，弗之火调，弗能取之。

《灵枢·刺节真邪》

【参考文献】

［1］王庆其.内经临床医学.北京.人民卫生出版社，2010.

［2］黎敬波.内经临床应用.北京.科学出版社，2010.

［3］王洪图.黄帝内经研究大成.北京.北京出版社，1997.

［4］李恩江，贾玉民.说文解字译述.郑州：中原农民出版社，2000：850-851.

［5］徐中舒.甲骨文字典.成都：四川辞书出版社，1990：1031-1033.

［6］郭霭春.黄帝内经灵枢校注语译.贵阳：贵州教育出版社，2010.

［7］南京中医学院医经教研组.黄帝内经素问译释.上海：上海科学技术出版社，1989.

［8］张登本，孙理军.王冰医学全书.北京：中国中医药出版社，2011.

［9］马莳.黄帝内经素问注证发微.北京.人民卫生出版社，1998.

［10］马莳.黄帝内经灵枢注证发微.北京.人民卫生出版社，1994.

［11］郑林.张志聪医学全书.北京：中国中医药出版社，1999.

［12］李志庸.张景岳医学全书.北京：中国中医药出版社，2002.

第十六章　痉病类

痉病系指由筋脉失养所引起的以项背强急、肢体强直不舒、四肢抽搐，甚至角弓反张为主要特征的常见病。《内经》又称之为"瘛疭""反戾""收引""缩蜷"等，并有"柔痉""风痉"之称。中医学对痉病防治有系统的理论和丰富的临床经验。历代医家对痉病发病原因的认识经历了从外感致痉到内伤亦可致痉的过程。《内经》对痉病的病因是以外邪立论为主，认为系风寒湿邪侵犯人体，壅阻经络而成。

【病证概论】

1. 痉病的病因病机　《内经》将痉病的病因病机分为外感和内伤两个方面。以外邪立论为主，认为是风寒湿邪侵袭人体，壅塞经络而成。《素问·至真要大论》云"诸暴强直，皆属于风""诸痉项强，皆属于湿"；《灵枢·经筋》云"经筋之病，寒则反折筋急"。风寒湿邪侵袭人体，壅塞经络，气血不畅，或外感邪热，热极生风，或热灼津液而致痉。《素问·至真要大论》云"诸热瞀瘛，皆属于火""诸转反戾，水液浑浊，皆属于热"。内伤是由于阴虚血少，虚风内动，筋脉失养而致痉，尤其是肝阳化风时，易扰动筋脉，故"诸风掉眩，皆属于肝"。此外在经脉经气终绝之时，也可以出现发痉的症状，《灵枢·终始》云："太阳之脉，其终也，戴眼反折瘛疭，其色白，绝皮乃绝汗，绝汗则终矣。"外感和内伤之病因虽不相同，但导致发痉的病机，均为阴阳失调，阳气妄动而阴不濡养筋脉。

痉病病理性质有虚实两方面，虚为脏腑虚损、阴阳气血津液不足，实为邪气盛。外感以风、寒、湿、热为主；内伤久病、误治失治所致者，病理性质以虚为主。邪气往往伤正，呈现虚实夹杂，如热盛伤津、经络失养、瘀血痰浊、阻滞经脉，则多正虚邪实、虚实夹杂。

痉病病在筋脉，属肝所主。筋脉有约束联系和保护骨节肌肉的作用，并依赖肝血的濡养而保持刚柔相兼之性。如阴血不足，肝失濡养，筋脉刚劲太过，失却柔和之性，则发为痉病。

痉病为筋脉之病。筋脉因风寒湿邪壅塞经络，气血不畅，失其濡养，或高热耗阴、亡血、过汗、误下等阴血亏竭，失其濡养，则筋脉拘急，而成痉病。

（1）湿邪致痉　《灵枢·本藏》云："经脉者，所以行血气而营阴阳，濡筋骨，利关节者也。"湿为阴邪，易阻滞气机，损伤阳气，湿邪阻滞经络，气血运行不畅，筋脉失养而拘急发痉。故《素问·至真要大论》说："诸痉项强，皆属于湿。"

湿邪因其具有重着黏滞的特点，所以常兼有它邪共同为患，更易造成阻滞筋脉，使经脉拘挛，发生肢体强直、收引而成痉病。如《素问·生气通天论》云："因于湿，首如裹，湿热不攘，大筋缩短，小筋弛长，缩短为拘，弛长为痿。"这说明感受湿邪，首先可出现肢体沉重如裹。湿邪阻遏阳气，阳气郁而化热，这样就形成了湿热相合，湿热相合，如油入面，更加黏滞，不易去除，湿阻筋脉、热伤津液，二者共患，则使筋脉挛急短缩，发生肢体拘挛。当然，另一方面，若湿热相合，湿伤阳气、热伤气机，使筋脉收束无力，而形成痿证。湿本为阴邪，寒主收引，湿在伤人的同时，容易与寒邪相合，共同侵犯人体，如《素问·通评虚实论》云"跛跛，寒风湿之病也"。

（2）风邪致痉　《素问·风论》云："风者，善行而数变。"所以风邪为患，往往发病急骤，颈项、躯干、四肢关节可突然出现强直的症状，故《素问·至真要大论》说："诸暴强直，皆属于风。"因外风而引起者，多夹寒、湿、热邪，风为百病之长，风邪为病，常夹他邪为患，如风寒外侵、风热外扰致阻滞经络。主要表现为关节肌肉僵硬不舒、口眼㖞斜等。

后世内生五邪（体内失常而产生之风、寒、湿、燥、热五种病邪）的兴起，因"内风"导致的疾病，表现症状多是与痉病有关。因内风而起者，多由肝阴不足、肝阳上亢或热极动风所致。其表现除强直外，还可出现抽搐，口眼㖞斜等。

（3）寒邪致痉　《素问·举痛论》曰"寒气客于脉外，则脉寒，脉寒则缩蜷，缩蜷则脉绌急……寒则气收"，《素问·至真要大论》曰"诸寒收引，皆属于肾"，《灵枢·经筋》曰"经筋之病，寒则筋急"。《素问·调经论》曰："血气者，喜温而恶寒，寒则泣而不能流，温则消而去之。"即阳衰不能化精生血，筋脉失却温养，经脉"缩蜷绌急"而生痉病。

（4）热邪致痉　热为阳邪，易伤津耗血，经络失养，故而筋脉拘急出现痉病。由于肾为先天之本，五脏之阳非此不能发，五脏之阴非此不能滋，肾阴精不足是引起该病发作的关键因素，《素问·气厥论》曰："肺热移于肾，传为柔痉。"

（5）奇经督脉、太阳经筋失养易痉　十二经脉、奇经八脉任何一经有病，经气受阻、失养，均可发生筋脉拘挛，肢体强直，发生痉病。但在十二经脉、奇经八脉中有一些经脉与痉病的关系更为密切。如奇经之督脉，《素问·骨空论》云："督脉为病，脊强反折。督脉者，起于少腹以下骨中央。……其络循阴器，合篡间，绕篡后，别绕臀，至少阴与巨阳中络者合，少阴上股内后廉贯脊属肾。与太阳起于目内眦，上额交巅，上入络脑，还出别下项，循肩髆内。侠脊抵腰中，入循膂络肾……此生病，从少腹上冲心而痛，不得前后。"可见督脉的循行部位与其连属的经脉、脏腑皆决定了督脉与痉病关系密切，特别是角弓反张则更多涉及督脉。

《灵枢·经脉》明确指出足太阳之脉"是主筋所生病者"，《灵枢·经筋》云："足太阳之筋，起于足小趾，上结于踝，邪上结于膝，其下循足外侧，结于踵，上循跟，结于腘；其别者，结于腨外，上腘中内廉，与腘中并上结于臀，上挟脊上项……其病小趾支跟肿痛，腘挛，脊反折，项筋急，肩不举。"可见角弓反张、颈项强直之类的痉病往往涉及太阳。《金匮要略·痉湿暍病脉证》曰"太阳病，发汗太多，因致痉""太阳病，发热无汗，反恶寒者，名曰刚痉""太阳病，发热汗出，而不恶寒，名曰柔痉"，说明了痉病与太阳的关系。

2. 痉病的传变　痉病起病急，变化较快。外感发痉，属邪实正盛，若能迅速祛散外邪，痉病得以控制，则预后较好。内伤发痉，多虚中夹实，治疗较为困难，应细察病机，审慎调治。古代医家根据临床经验，认为痉病若见发热、神昏不知人、遗尿等，均属预后不良的征象。《灵枢·热病》就有"热而痉者死"之说。

3. 痉病的分类和临床表现

（1）痉病的分类　《内经》对痉病没有专篇论述，其内容散见于《灵枢·热病》《素问·至真要大论》《素问·厥论》《素问·气厥论》《灵枢·经筋》《灵枢·热病》《素问·骨空论》等篇中。张仲景认为太阳病中的痉病，有刚、柔之分。后世医家根据内经阐述的病机加以补充，总结痉病证型主要为邪壅经络证、肝经热盛证、阳明热盛证、心营热盛证、阴血亏虚证等。

（2）痉病的临床表现　　痉病为肢体筋脉拘挛难伸引起，其临床表现是项背强急，四肢抽搐，或目精上吊，或口禁难言，甚至角弓反张等。至张仲景对痉病有了较为具体的论述，《金匮要略·痉湿暍病脉证》曰"病者，身热足寒，颈项强急，恶寒，时头热，面赤，目赤，独头动摇，卒口噤，背反张者，痉病也。若发其汗者，寒湿相得，其表益虚，即恶寒甚。发其汗已，其脉如蛇""太阳病，其证备，身体强，几几然，脉反沉迟，此为痉""夫痉脉，按之紧如弦，直上下行"。可见这里的痉病属于太阳病范围，故有太阳病的一些症状"恶寒""身热"等，其特点常有"独头动摇，卒口噤，背反张""其脉如蛇""身体强，几几然"。

4. 痉病的治则治法　　痉病的治疗原则是急则治其标，缓则治其本。治标应针药并施，舒筋解痉。感受风、寒、湿、热之邪而致痉者，祛邪为主，祛风散寒，清热祛湿，择而用之。肝经热盛者，治以清肝潜阳、息风镇痉；阳明热胜者，治以清泄胃热、存阴止痉；心营热盛者，治以清心凉血、开窍止痉；痰湿阻滞而致痉者，治以祛风豁痰湿、息风镇痉。病势较缓则治其本，治以养血滋阴、舒筋止痉。津伤血少在痉病的发病中具有重要作用，所以滋养营阴是主要治疗方法。

《内经》中关于痉病的治疗方法，主要是以针刺治疗为主。如《灵枢·热病》说"风痉身反折，先取足太阳之腘中及血络出血；中有寒，取三里"；《素问·缪刺论》说"邪客于足太阳之络，令人拘挛背急，引胁而痛……刺之从项始数脊椎侠脊，疾按之应手如痛，刺之傍三痏，立已"；《灵枢·热病》说"热病数惊，瘛疭而狂，取之脉，以第四针，急泻有余者"。当然也有用灸法或药物治疗的，如《素问·玉机真藏论》云："肾传之心，病筋脉相引而急，病名曰瘛，当此之时，可灸可药。"

5. 痉病的预后及禁忌　　痉病多起病急、变化较快。外感发痉，属邪实正盛，若能迅速驱散外邪，痉病得以控制，则预后较好。如《金匮要略·痉湿暍病脉证》曰："痉为病，胸满口噤，卧不着席，脚拘急，必齘齿，可与大承气汤。"用大承气汤泻下实热，釜底抽薪，则可迅速治痉。因其为热伤津液致痉，固护津液在痉病中尤为重要，张仲景用瓜蒌桂枝汤治疗痉病，用瓜蒌根即取其生津之意。对痉病，尤其因热致痉者，防止进一步耗伤气血津液特别重要。故《金匮要略·痉湿暍病脉证》曰"痉病有灸疮，难治""太阳病，发热，脉沉而细者，名曰痉，为难治"。

内伤发痉，多虚中夹实，治疗较为困难，应细查病机，审慎调治，痉病本来就有正气虚在内，故其正气在本病中尤为重要，若发热得不到遏止就会有生命危险，《灵枢·热病》就有"热而痉者死"之说。

在痉病中有时到了十分危险的时候，更应辨清真假寒热，如温热病高热的病人，或患疮疡者，若火邪内攻、毒热内陷，则会出现全身战栗、肢体强直、口噤不开等病证，此时尤其要注意其神志的变化，若见神志模糊不清，则说明病情十分危险，切不可误诊为病人是因寒导致的战栗、口噤不开。正如《素问·至真要大论》曰："诸禁鼓栗，如丧神守，皆属于火。"

【临证指要】

1. 风、湿致痉，缓急有别　　《素问·太阴阳明论》曰："伤于风者上先受之，伤于湿者下先受之。"风，善行而数变，往往发病急骤；湿，重着黏滞，病程缠绵。风与湿的这种特点在导致痉病时亦同样表现出来，《素问·至真要大论》将二者放在一起，明示这就是病机十九条其中的两条"诸痉项强，皆属于湿""诸暴强直，皆属于风"。这就垂训后人，同样是痉病类的肢体强直之病变，可据其发病缓急的特点区分病因，施予正确的治疗。若忽视这一点，则会水火颠倒，不仅于痉病无效，反而会加重病情。

2. 反戾、拘挛，寒热有别　寒与热均可导致痉病，火热致痉有时明显可见，如"诸热瞀瘛，皆属于火"，这里是火热为患，很容易辨别。但有时是火邪、热邪导致的肢体强直，容易误诊为寒邪为患。痉表现为项背强急、四肢抽搐，甚至角弓反张的病证，因寒主收引，故肢体拘挛病证常归于寒邪为患。《内经》云"诸禁鼓栗，如丧神守，皆属于火""诸转反戾，水液浑浊，皆属于热"。在病机十九条中，至少有七条涉及了筋脉拘挛的症状，《内经》不厌其详地论述此类病证，说明了惟恐辨别不清，酿成大祸。

这种辨寒热在小儿惊风尤为关键，近代名医张锡纯曰："治小儿急惊风。其风猝然而得，四肢搐溺，身挺颈痉，神昏面热，或目睛上窜，或痰涎上壅，或牙关紧闭，或热汗淋漓。钩藤钩（三钱）、羚羊角（一钱，另炖兑服）、龙胆（二钱）、青黛（二钱）、清半夏（二钱）、生赭石（二钱，轧细）、茯神（二钱）、僵蚕（二钱）、薄荷叶（一钱）、朱砂（二分，研细送服），磨浓生铁锈水煎药。

小儿得此证者，不必皆由惊恐。有因外感之热，传入阳明而得者，方中宜加生石膏；有因热疟而得者，方中宜加生石膏、柴胡。

急惊之外，又有所谓慢惊者，其证皆因寒，与急惊之因热者，有冰炭之殊。方书恒以一方治急、慢惊风二证，殊属差谬。慢惊之证，惟庄在田《福幼编》辨之最精，用方亦最妙。其辨慢惊风，共十四条：一，慢惊吐泻，脾胃虚寒也。一，慢惊身冷，阳气抑遏不出也。一，慢惊鼻风翕动，真阴失守，虚火烧肺也。一，慢惊面色青黄及白，气血两虚也。一，慢惊口鼻中气冷，中寒也。一，慢惊大小便清白，肾与大肠全无火也。一，慢惊昏睡露睛，神气不足也。一，慢惊手足抽掣，血不行于四肢也。一，慢惊角弓反张，血虚筋急也。一，慢惊乍寒乍热，阴血虚少，阴阳错乱也。一，慢惊汗出如洗，阴虚而表不固也。一，慢惊手足蠕，血不足养筋也。一，慢惊囟门下陷，虚至极也。一，慢惊身虽发热、口唇焦裂出血却不喜饮冷茶水，进以寒凉愈增危笃，以及所吐之乳、所泻之物皆不甚消化，脾胃无火可知。"

3. 外感、内伤，虚实有别　痉病，常因感受了风寒湿热，阻碍筋脉，使筋脉失于柔和，拘挛而发病，"湿热不攘，大筋缑短，小筋弛长，缑短为拘""诸暴强直，皆属于风""诸痉项强，皆属于湿"，皆属此类外感邪气，以实为主，治当驱邪为要。然而筋脉的正常，更需气血的温养、润养，如《素问·生气通天论》曰"阳气者，精则养神，柔则养筋"，《灵枢·本藏》曰"是故血和则经脉流行，营复阴阳，筋骨劲强，关节清利矣"。当筋脉失却温养、濡养，则发生拘挛，如《素问·诊要经终论》曰："太阳之脉，其终也戴眼，反折瘛疭，其色白，绝汗乃出，出则死矣。"可见这种因经脉气衰的"反折瘛疭"，切不可误作实证，否则，可有生命危险。总之，痉病虚实之辨，不可不察。

4. 筋挛为痉，刚柔有别　《内经》提出了"柔痉"病名，如《素问·气厥论》云："肺移热于肾，传为柔痉。"虽未提出"刚痉"的病名，但其一些与"柔痉"相对应的痉病，当属"刚痉"的范畴。如《素问·缪刺论》曰："邪客于足太阳之络，令人拘挛、背急、引胁而痛……刺之从项始，数脊椎侠脊，按疾之应手如痛，刺之傍三痏，立已。"《金匮要略·痉湿暍病脉证》对此有了进一步发展，明确"刚痉""柔痉"，并对其症状、方药有了具体论述。其对柔痉脉证进行了阐释："痉之为言，强也。其证颈项强急，头热足寒，目赤头摇，口噤背反，太阳病。病在标阳，则发热；邪在肌腠，则肌腠实；而肤表反虚，故汗出。标病而本不病，故但发热而不恶寒。以其表虚，名曰柔痉……柔痉脉宜浮弦，仲景未言，可以悟出。"

【病案举偶】

1. 阳明热盛致痉案 陶某，女，7 岁。

发热数日，突然昏迷不醒，口闭不开，双手拘急厥冷，牙关紧闭，角弓反张，大便秘结，小便黄赤。诊视脉伏不应指，口噤，舌不易察，面色晦滞，手压其腹则反张更甚，其腹必痛。《金匮要略》云："痉为病，胸满口噤，卧不着席，脚拘急，必龁齿，可与大承气汤。"此为厥深热亦深，宜用急下存阴法。

炒枳实 5g，制厚朴 5g，大黄 5g（泡），玄明粉 10g（泡）。

复诊：连续灌服，患者服药后 1 时许，扰动不安，呻吟一声，泻下黏液夹血粪便极多，痉止厥回。更进 1 剂，热退神清，但口渴甚，腹部阵痛拒按，显然"胃家实"也。

杭白芍 10g，炒栀子 5g，淡黄芩 5g，川黄连 3g，炒枳实 5g，牡丹皮 5g，天花粉 7g，大黄 5g（泡），飞滑石 10g，粉甘草 3g。

复诊：方服至 3 剂，渴止，二便畅利而愈（《李聪甫医案·痉证》）。

2. 诸禁鼓栗，如丧神守，皆属于火 董某，女，1 岁 6 个月，1951 年 8 月 13 日初诊。

患儿于 8 月 9 日开始高热，不思饮食，时有呃逆，曾呕吐 2 次，呈喷射性，于 11 日急诊入某医院，经检查为流行性乙型脑炎。治疗未效，病情加剧，壮热无汗，四肢厥冷，体温持续为 39.5℃～40.5℃。嗜睡，躁动不安，纳呆，小便短赤，口唇青紫。因病情加重，家长携患儿于 13 日来诊。

检查：患儿神聩，眼闭，唇青，呼吸短促，四肢厥冷，舌质绛，舌苔黄厚少津，指纹紫红透过命关，脉浮数。

辨证：邪传心包。

治法：清营解表，透邪涤暑，清心开窍，平肝息风。

处方：钩藤二钱，薄荷一钱半，生石膏八钱，金银花二钱，石菖蒲二钱，生滑石三钱，石斛二钱，香薷一钱半，全蝎一钱半，蝉衣一钱半，甘草一钱，淡竹叶一钱半，灯心草五分，煎两遍约 150mL。第一次喂下后，待 20 分钟后喂大米汤少许，过半小时后再喂第二次药，取汗。

另仿至宝丹、珍黄散、镇痉散、撮风散等方义，配清热镇痉药粉一料。

牛黄一钱，朱砂三分，全蝎三钱，琥珀六分，蜈蚣七条，羚羊角粉一钱半，羚羊角骨两钱，犀角一钱，天竺黄一钱半，僵蚕一钱半，熊胆五分，麝香三分。共为细粉。每次服 2 份，每天 3～4 次。

13 日晚 7 点二诊：药后全身微汗出，体温稍退，已能吃奶，仍嗜睡，偶有抽风，大便仍未解，舌苔脉象同前，指纹色红，退至气关，病势已好转。为其改方，清热凉血，息风止痉，荡涤阳明热结。

钩藤二钱，生石膏八钱，石斛三钱，生滑石三钱，石菖蒲二钱，全蝎一钱，酸枣仁二钱，玄参二钱，大黄二钱，香薷一钱半，枳壳三钱，豆蔻一钱半，犀角一钱，甘草一钱，灯心草五分，玄明粉二钱。煎两遍约 150mL。分 2 次服，并继服清热镇痉药粉 4 次。

14 日，患者体温降至 38℃，抽风已止，大便已解，下黑粪块 2 次，稀黑粪 3 次，神志已清，能认父母，稍能进食，舌苔略退，稍干少津，脉仍有数象。

大热已减，腑气已通，余焰未尽，津液亏损。再改方，清泄余热，养阴生津。

钩藤二钱，生石膏五钱，生滑石三钱，石菖蒲二钱，石斛三钱，麦冬四钱，川贝一钱半，人参一钱，白芍一钱半，甘草八分，全蝎一钱，灯心草五分。继服上方2剂，脉静身凉而痉愈，无后遗症（《刘惠民医案选·神经精神科》）。

3. 湿邪寒邪致痉案　谢某，男，35岁，农民。患者3天前冒雨受凉，夜间出现恶寒，发热，头痛，急服姜汤一碗，未效。次日诸证如故，更见颈项强直，活动不利，身体重痛，转侧不利，查其舌苔白腻，脉濡缓。此乃寒湿袭表，表卫失司，气机失畅之证。治当散寒除湿解表，方拟羌活胜湿汤加减。

羌活10g，防风10g，独活12g，独活12g，川芎10g，薏苡仁24g，粉葛18g，白芷12g，桔梗12g。

上方服后，1剂症减，2剂汗出而愈（《内经临证发微·病因病机篇》）。

4. 邪壅经络致痉案　痉病患者，素体强壮多痰，己巳年二月二十二日，晨起感冒，即头痛发热，头痛如劈不能俯，角弓反张，两足痉挛，苔白滑，脉弦迟，瞳神驰纵，项背强直，确系风邪夹湿壅滞经络，侵犯项背督脉经道，亟以葛根汤先解项背之邪。葛根12g，麻黄9g，桂枝6g，白芍6g，生姜9g，红枣6枚，炙甘草6g。服葛根汤后，周身得汗，头痛减轻，项强瘥，拟下方以减背部压力，采大承气汤，枳实6g，炙厚朴9g，大黄9g，玄明粉9g。服大承气汤，得下3次，足挛得展，背痉亦松（《金匮要略译释》）。

5. 太阴痉治案　太阴痉，即足太阴脾脉与脾脏病变导致的痉病。《灵枢·邪气藏府病形》曰："脾脉急甚为瘈疭。"《素问·藏气法时论》曰："脾病者，身重，善肌肉痿，足不收，行善瘈，脚下痛。"脾胃为仓廪之本，饮食绝则脾虚，肌肉筋脉无以濡养，酿成慢惊，易见发痉，俗称"慢惊风"。对此类痉病的治疗，古代医案记载颇多。

如吴鞠通治一幼孩，出生仅60天，"痉已二十余日，现下脉不数，额上凉汗，并无外感可知，乃杂药乱投，致伤脾胃，故乳食有不化之形，恐成柔痉，俗所谓慢脾风，议护中焦，乃实土制风法，又肝苦急，急食甘以缓之义也。明天麻三钱，干姜二钱，茯苓五钱，广木香五分，炙甘草三钱，生薏苡仁五钱，焦白术钱半，煨肉果一钱，煨姜一片，甘澜水五茶杯，煎成两茶杯。小儿服十之一二，乳母服十之八九，渣再煎一茶杯，服如前。（《吴鞠通医案·痉篇》）"

《古今医案按·幼科》记载："钱乙治皇子病瘈疭，国医莫能疗。闻乙有异能。召之。进黄土汤而愈。神宗问此何以能愈此疾？对曰：以土胜水，水得其平，则风自止。帝悦。擢太医丞。（《内经临床医学·痉病类》）"

另，定风丹治初生小儿绵风，其状逐日抽掣，绵绵不已，亦不甚剧。

生明乳香三钱，生明没药三钱，朱砂一钱，全蜈蚣大者一条，全蝎一钱，共为细末，每小儿哺乳时，用药分许，置其口中，乳汁送下，每日约服药5次……又恒随证之凉热虚实，作汤剂以送服此丹。其所用之汤药方，颇有可采。爰录其治验之原案二则于下。

原案1：己巳端阳前，友人黄某幼子，生六月，头身胎毒终未愈。禀质甚弱，忽肝风内动，抽掣绵绵不休。囟门微凸，按之甚软，微有赤色。指纹色紫为爪形。目睛昏而无神，或歪。脉浮小无根。此因虚气化不固，致肝阳上冲脑部扰及神经也。黄某云：此证西医已诿为不治，不知尚有救否？答曰：此证尚可为，听吾用药，当为竭力治愈。遂先用定风丹三分，水调灌下。继用生龙骨、生牡蛎、生石决明以潜其阳；钩藤钩、薄荷叶、羚羊角（锉细末三分）以息其风；生箭（黄芪的别名）、生山药、山萸肉、西洋参以补其虚；清半夏、胆南星、粉甘草以开痰降逆和中。共煎汤多半杯，调入定风丹三分，频频灌之。二剂肝风止，又增损其方，四剂痉愈。黄芪治小儿百病，明载于《本经》。惟此方用之，微有升阳之嫌。然《本经》又谓其主大风，肝风因虚内动者，用之即能息风可知。且与诸镇肝、敛肝之药并用，若其分量止用二三钱，原有益而无损也。

原案2：天津聂姓幼子，生七月，夜间忽患肝风，抽动喘息，不知啼。时当仲夏，天气亢旱燥热。查其风关、气关纹红有爪形，脉数身热，知系肝风内动。急嘱其乳母，将小儿置床上，不致怀抱两热相并。又嘱其开窗，以通空气。先用急救回生丹吹入鼻中，以镇凉其脑系。遂灌以定风丹三分。又用薄荷叶、黄菊花、钩藤钩、栀子、羚羊角以散风清热，生龙骨、生牡蛎、生石决明以潜阳镇逆，天竺黄、牛蒡子、川贝母以利痰定喘。将药煎好，仍调入定风丹三分，嘱其数次灌下，勿扰其睡。嗣来信，一剂风息而病愈矣。

此二证，虽皆系肝风内动抽掣，而病因虚实迥异。相陈皆治以定风丹，而其煎汤送服之药，因证各殊。如此善用成方，可为妙手灵心矣（《医学衷中参西录·医方》）。

6. 诸暴强直，皆属于风治案　风为阳邪，善行数变，为百病之长。故《素问·风论》说："风者善行而数变……故风者百病之长也，至其变化乃为他病也，无常方，然致有风气也。"风痉起病暴急，阻滞太阳经脉，经气不和，故见颈项强直等症，治宜祛风散邪，调和营卫，方用桂枝加葛根汤（桂枝、白芍、大枣、生姜、甘草、葛根）。若系创伤以后，疮口未合，感受风毒，侵于经脉，致使经气不利者，症见项背强直，牙关紧闭，四肢抽搐，甚则角弓反张，反复发作等，此为破伤风。治宜祛风定痉，方用玉真散（防风、胆南星、白附子、天麻、白芷、羌活），或五虎追风散（胆南星、天麻、蝉蜕、僵蚕、全蝎）。

袁某，女，54岁。因切菜左手食指受伤，当时用旧布包扎止血，伤口自愈。11天后突然牙关紧闭，吞咽困难，在当地公社医院治疗无效，病情反而加重，全身性抽搐，第12天急转院住院治疗。临床表现：神志清楚，苦笑面容，牙关紧闭，张口齿距约半指，吞咽困难，颈项强直，角弓反张，拘急抽搐频繁，两目上视，痰涎壅滞，脉弦滑。诊断：破伤风。证属：风邪侵入破伤之处而成，属外风为患。《沈氏尊生书》指出："惟跌打损伤，疮口未合，贯风而成，此为真破伤风。"《内经》又说"诸暴强直，皆属于风"，故拟祛风、化痰、镇痉之法。方药：五虎追风散加味。

蝉蜕30g，制南星9g，明天麻10g，全蝎6g，僵蚕10g，制白附子5g，防风10g，白芷6g，羌活9g，荆芥9g，双钩12g，菖蒲10g。

3剂药后抽搐减轻，两目上视消失，痰涎减少，能进流质，齿距一指，原方再进。5剂药后，抽搐缓解，痰涎基本控制，能进稀饭，齿距二指半。此方加减续进15剂，诸症皆减，能吃饭、步行活动，则改健脾化痰，调理善后，痉愈出院。[韩莲云.破伤风治验.江西中医药，1983，（1）：3.]

【内经原文】

阳气者，精则养神，柔则养筋。开阖不得，寒气从之，乃生大偻。

因于湿，首如裹。湿热不攘，大筋緛短，小筋驰长。緛短为拘，驰长为痿。

《素问·生气通天论》

太阳之脉，其终也戴眼，反折瘛疭，其色白，绝汗乃出，出则死矣。

《素问·诊要经终论》

肾传之心，病筋脉相引而急，病名曰瘛。当此之时，可灸、可药。

《素问·玉机真藏论》

脾病者，身重，善饥肉痿，足不收行，善瘛，脚下痛。虚则腹满，肠鸣飧泄，食不化。

《素问·藏气法时论》

心脉满大，痫瘛筋挛；肝脉小急，痫瘛筋挛；肝脉骛暴，有所惊骇，脉不至若喑，不治自已。

《素问·大奇论》

肺热移于肾，传为柔痓

《素问·气厥论》

手阳明少阳厥逆，发喉痹，嗌肿，痓，治主病者。

《素问·厥论》

跖跛，寒风湿之病也。

《素问·通评虚实论》

邪客于足太阳之络，令人拘挛背急，引胁而痛，刺之从项始数脊椎侠脊，疾按之应手如痛，刺之傍三痏，立已。

《素问·缪刺论》

岁土太过，雨湿流行，肾水受邪。民病腹痛，清厥、意不乐、体重烦冤、上应镇星。甚则肌肉痿，足痿不收，行善瘛，脚下痛、饮发中满、食减、四肢不举。

岁水不及，湿乃大行……复则大风暴发，草偃木零，生长不鲜，面色时变，筋骨并辟，肉𧮼瘛。

《素问·气交变大论》

升明之纪，正阳而治……其色赤；其养血，其病𧮼瘛，其味苦，其音征，其物脉，其数七。

上羽与正征同，其收齐，其病痓，上征而收气后也，暴烈其政，藏气乃复，时而凝惨，甚则雨水霜雹切寒，邪伤心也。

发生之纪，是谓启陈……其动掉眩巅疾，其德鸣靡启坼，其变振拉摧拔……其经足厥阴少阳，其藏肝脾，其虫毛介，其物中坚外坚，其病怒。

阳明司天，燥气下临，肝气上从……胁痛目赤，掉振鼓栗，筋痿不能久立。

《素问·五常政大论》

火郁之发……故民病少气，疮疡痈肿，胁腹胸背，面首四支，䐜愤胕胀，疡痱呕逆，瘛疭骨痛，节乃有动，注下温疟，腹中暴痛，血溢流注，精液乃少，目赤心热，甚则瞀闷懊憹，善暴死。

厥阴所至为缫戾，少阴所至为悲妄衄蔑，太阴所至为中满霍乱吐下，少阳所至为喉痹耳鸣呕涌，阳明所至皴揭，太阳所至为寝汗痓，病之常也。

厥阴所至为胁痛、呕泄，少阴所至为语笑，太阴所至为重胕肿，少阳所至为暴注，𧮼瘛，暴死，阳明所至为鼽嚏，太阳所至为流泄，禁止，病之常也。

不远热则热至，不远寒则寒至，寒至则坚否，腹满、痛急、下利之病生矣。热至则身热，吐下霍乱，痈疽疮疡、督郁、注下、䀮瘛、肿胀、呕、鼽衄、头痛、骨节变、肉痛、血溢、血泄、淋闭之病作矣。

帝曰：善。少阳之政奈何？岐伯曰：寅申之纪也。少阳太角厥阴壬寅（同天符）、壬申（同天符）、其运风鼓，其化鸣紊启坼，其变振拉摧拔，其病眩掉支胁惊骇。

凡此厥阴司天之政……三之气，天政布，风乃时举。民病泣出，耳鸣掉眩。

帝曰：太阳之政奈何？岐伯曰：辰戌之纪也。太阳太角太阴壬辰其运气，其化鸣紊启坼，其变振拉摧拔，其病眩掉目瞑。

《素问·六元正纪大论》

少阳司天，客胜则丹胗外发，及为丹熛疮疡，呕逆喉痹，头痛溢肿，耳聋血溢，内为瘛疭；主胜则胸满咳仰息，甚而有血，手热。

厥阴在泉，客胜则大关节不利，内为痉强拘瘛，外为不便；主胜则筋骨繇并，腰腹时痛。

帝曰：六气之复何如？岐伯曰：悉乎哉问也！厥阴之复，少腹坚满，里急暴痛，偃木飞沙，倮虫不荣，厥心痛，汗发呕吐，饮食不入，入而复出，筋骨掉眩清厥，甚则入脾，食痹而吐。

太阳之复，湿变乃举，体重中满，食饮不化，阴气上厥，胸中不便，饮发于中，咳喘有声，大雨时行，鳞见于陆，头顶痛重，而掉瘛尤甚，呕而密默，唾吐清液，甚则入肾，窍泻无度。

少阳之复，大热将至，枯燥燔热，介虫乃耗。惊瘛咳衄，心热烦躁，便数憎风，厥气上行，面如浮埃，目乃䀮瘛；火气内发，上为口糜呕逆，血溢血泄，发而为疟，恶寒鼓栗，寒极反热，溢络焦槁，渴引水浆，色变黄赤，少气脉萎，化而为水，传为胕肿，甚则入肺，咳而血泄。

帝曰：其生病何如？岐伯曰：厥阴司天，客胜则耳鸣掉眩，甚则咳，主胜则胸胁痛，舌难以言。少阴司天，客胜则鼽嚏颈项强，肩背瞀热，头痛少气，发热耳聋目瞑，甚则胕肿血溢，疮疡咳喘；主胜则心热烦躁，甚则胁痛支满。

诸风掉眩，皆属于肝；诸寒收引，皆属于肾……诸热瞀瘛，皆属于火……诸禁鼓栗。如丧神守，皆属于火；诸痉项强，皆属于湿……诸暴强直，皆属于风……诸转反戾，水液浑浊，皆属于热。

《素问·至真要大论》

心脉急甚者为瘛疭；征急，为心痛引背，食不下。缓甚，为狂笑。

肝脉急甚者为恶言；微急为肥气在胁下，若复杯……微涩为瘛挛筋痹。

脾脉急甚为瘛疭；微急为膈中，食饮入而还出，后沃沫。缓甚为痿厥；微缓为风痿，四肢不用，心慧然若无病。

《灵枢·邪气藏府病形》

太阳之脉，其终也。戴眼，反折，瘛疭，其色白，绝皮乃绝汗，绝汗则终矣。

《灵枢·终始》

足少阴之筋，起于小指之下，并足太阴之筋……其病足下转筋，及所过而结者皆痛及转筋。病在此者，主痫瘛及痉，在外者不能俯，在内者不能仰。故阳病者，腰反折不能俯，阴病者，不能仰。治在燔针劫刺，以知为数，以痛为输。在内者熨引饮药，此筋折纽，纽发数甚者死不治，名曰仲秋痹也。

《灵枢·经筋》

热病数惊，瘛疭而狂，取之脉，以第四针，急泻有余者，癫疾毛发去，索血于心，不得，索之水，水者，肾也。

热病头痛，颞颥，目瘈脉痛，善衄，厥热病也，取之以第三针，视有余不足，寒热痔。

热病不可刺者有九：一曰：汗不出，大颧发赤哕者死……八曰：髓热者死；九曰：热而痉者死。腰折，瘛疭，齿噤龂也。凡此九者，不可刺也。

风痉身反折，先取足太阳及腘中及血络出血；中有寒，取三里。

《灵枢·热病》

厥心痛，与背相控，善瘈，如从后触其心，伛偻者，肾心痛也，先取京骨、昆仑，发狂不已，取然谷。

《灵枢·厥病》

故刺痹者，必先切循其下之六经，视其虚实，及大络之血结而不通，及虚而脉陷空者而调之，熨而通之。其瘛坚，转引而行之。

《灵枢·周痹》

【参考文献】

[1] 王庆其.内经临床医学.北京：人民卫生出版社，2010.

[2] 郭霭春.黄帝内经灵枢校注语译.贵阳：贵州教育出版社，2010.

[3] 南京中医学院医经教研组.黄帝内经素问译释.上海：上海科学技术出版社，1989.

[4] 张登本，孙理军.王冰医学全书.北京：中国中医药出版社，2011.

[5] 马莳.黄帝内经素问注证发微.北京.人民卫生出版社，1998.

[6] 马莳.黄帝内经灵枢注证发微.北京.人民卫生出版社，1994.

[7] 郑林.张志聪医学全书.北京：中国中医药出版社，1999.

[8] 李志庸.张景岳医学全书.北京：中国中医药出版社，2002.

[9] 田代华.黄帝内经素问.北京：人民卫生出版社，2005：8.

[10] 田代华.刘更生.灵枢经.北京：人民卫生出版社，2005：8.

[11] 熊曼琪.伤寒学.北京：中国中医药出版社，2007：1.

第十七章 痿病类

痿病是指肢体筋脉迟缓，软弱无力，不能随意运动，或伴有肌肉萎缩的一类病证。考《内经》全书，痿病被称为"痿"或"痿疾"。根据症状差异有"痿易""风痿""痿躄""痿厥""痿痹""痿瘘""痹躄"之称；根据发病部位不同又有"筋痿""筋躄""骨痿""脉痿""（肌）肉痿""足痿"之名，其中"痿躄""肉痿""筋痿""骨痿""脉痿"今称作"五痿"。《内经》痿证以下肢不利，甚至不能站立行走为主要临床表现。如《灵枢·经脉》云"虚则痿躄，坐不能起"；《素问·痿论》骨痿"足不任身"；脉痿"枢折（不）挈，胫纵不任地"等。同时还阐述了痿病的病因病机及治疗原则。

现代临床中诸如脊髓病变、重症肌无力、周期性麻痹、肌营养不良症、多发性神经炎及多发性硬化症等多种疾病均可归入痿病范畴。

【病证概论】

1. 痿病的病因病机 《灵枢·口问》云："凡此十二邪者，皆奇邪之走空窍者也。故邪之所在，皆为不足……下气不足，则乃为痿厥心悗。"可见痿病之发生，是内因在先，正气不足，邪气居之而成。

（1）发病以内因为先

①劳累过度：房劳太甚成痿，《素问·痿论》云"入房太甚，宗筋弛纵，发为筋痿"；劳累过度致痿，"有所远行劳倦……发为骨痿"。

②情志所伤：《素问·痿论》云"有所失亡，所求不得"可以导致痿躄；"悲哀太甚，则胞络绝"而致脉痿；"思想无穷，所愿不得"发为筋痿。

③高粱厚味：《素问·通评虚实论》云："凡治消瘅仆击，偏枯痿厥，气满发逆，肥贵人，则高粱之疾也。"

④痹病日久传变成痿：《素问·痿论》云："大经空虚，发为肌痹，传为脉痿。"

⑤特定体质：如《灵枢·阴阳二十五人》认为某些"血气皆少则无毛，有则稀枯悴"的人，"善痿厥足痹"。《素问·异法方宜论》云"中央者，其地平以湿，天地所以生万物也众，其民食杂而不劳，故其病多痿厥寒热"，提示特定环境导致人有特定体质而易成痿躄。居处湿地，必有湿邪浸淫肌体，日久内伤脾胃；物产丰饶，啖于美食，则易积而化热；脾胃虚而湿热内蕴，加上不好劳作，肌体脆弱，则形成容易致痿的体质。

此外，有些痿病由感受热邪而成，如"逢大热而渴……发为骨痿"（《素问·痿论》）。《内经》"七篇大论"中多处提到气候反常，四时不正之邪侵袭机体可直接令人"少气骨痿"。

（2）病机重五脏气热 《素问·痿论》以五体论痿，而其病机皆在所合之脏，指出是由五脏之热影响五脏所合的筋骨、肌肉、血脉、皮毛而成。肺气热致"肺热叶焦"而为痿躄，即皮痿；心气热导致脉虚，形成脉痿；肝气热则发为筋痿；脾气热发肉痿；肾气热导致骨痿。隋代医家杨上善在《黄帝内经太素》中云："以五脏热，遂使皮肤、脉、筋、肉、骨缓痿屈弱不用，故名为痿。"至于形成五脏热的原因，即上述情志过用，或房劳太过，或湿热郁结，或天热远行劳倦所致。总之，《素问·痿论》认为，各种因素导致五脏气热，灼伤津液，精亏血少骨枯髓虚，筋骨肌肉失于濡养，日久发生痿病。其中"肺热叶焦"是最重要的病机"五脏因肺热叶焦，发为痿躄"。其强调肺在痿病中形成的重要性。肺主气，朝百脉，居五脏之上，输布津液于五脏，以濡养五体，若肺热叶焦，使津液不能正常敷布，则五脏失养，四肢不用，发为痿病。张介宾言："观所列五脏之证皆言为热，而五脏之热又总于肺热叶焦，以致金燥水亏，乃成痿证。"此亦《素问·痿论》不直呼肺热所致之痿为皮痿，而以"痿躄"总称之的原因。

（3）脾之虚实致痿　《素问·太阴阳明论》云："脾病而四支不用何也？岐伯曰：四支皆禀气于胃，而不得至经，必因于脾，乃得禀也。今脾病不能为胃行其津液，四支不得禀水谷气，气日以衰，脉道不利，筋骨肌肉，皆无气以生，故不用焉。"说明脾主运化水谷精微的功能减退，四肢五体得不到水谷精气濡养，可以发为痿病。《灵枢·本神》明确提出脾虚致痿："脾气虚则四肢不用，五藏不安。"《素问·玉机真藏论》则阐述了脾气太过致痿："夫子言脾为孤藏，中央土以灌四傍，其太过与不及，其病何如？岐伯曰：太过则令人四支不举。"脾之功能太过，则饮食不为肌肤，同样不能滋养五体，故发为痿病。

（4）与经络病变相关　《灵枢·根结》云："合折则气无所止息而痿疾起矣，故痿疾者取之阳明，视有余不足，无所止息者，真气稽留，邪气居之也。"阳明气滞可以成痿，此为实；《灵枢·经脉》记载了足少阳胆经之别光明虚致痿，此为虚。而《素问·痿论》通过阐述"治痿独取阳明"的原理，也强调阳明经和几条奇经与痿病的关系："阳明者，五脏六腑之海，主润宗筋，宗筋主束骨而利机关也。冲脉者，经脉之海也，主渗灌溪谷，与阳明合于宗筋，阴阳总宗筋之会，会于气街，而阳明为之长，皆属于带脉，而络于督脉。故阳明虚则宗筋纵，带脉不引，故足痿不用也。"除了阳明，其所涉及的冲脉、带脉、督脉皆为奇经，与痿病发病关系密切。

2. 痿证的分类及临床表现　《素问·痿论》云："肺主身之皮毛，心主身之血脉，肝主身之筋膜，脾主身之肌肉，肾主身之骨髓。"五脏有热，势必影响相应五体，使五体失去五脏精气的濡养而发生痿躄、筋痿、脉痿、骨痿、肉痿。并专篇论述了如何从所合脏腑病变、皮肤颜色改变、五体功能变化及其他兼症等方面认识"五痿"：痿躄所合在肺，其色白，主皮毛，故痿躄"色白而毛败""皮毛虚弱急薄"；脉痿所合为心，其色赤，主脉，故脉痿表现为皮肤"色赤"而"络脉溢"；筋痿所合为肝，其色苍，主筋，故筋痿有爪甲枯槁、"筋膜干，筋急而挛"；肉痿所合为脾，其色黄，主肉，因而肉痿必可见肌肉的病理改变，"肉蠕动""肌肉不仁"；骨痿所合为肾，其色黑，主骨，于是骨痿则"齿槁""骨枯而髓减"。

《素问·痿论》以五体分为五种痿病，对临床辨识痿病，从而采用相应的治疗有重要的意义。痿证病机的要点是"五脏气热"，但各脏"气热"间的病理反应并不完全一致，临床需仔细辨识，才能切中病机，提高疗效。《素问·痿论》通过对与五脏相合的五体、五色等外在征象的辨识，探索了辨析"五脏气热"病机的方法，提出了痿病临床辨证的基本要点，实为后世从脏腑论治痿病奠定了基础。另外，这种辨证方法给后人从皮、脉、筋、肉、骨五个层次认识痿病发病机理提供了依据。

（1）痿躄　躄指下肢痿，痿躄泛指四肢痿，此多由于五脏阴虚、肺热叶焦所致。《素问·痿论》云："肺者，脏之长也，为心之盖也……五藏因肺热叶焦，发为痿躄，此之谓也。"

由于肺热叶焦，不能敷布津液，则四肢肌肉失养，萎废不用。如明代医家张介宾在《类经·疾病类·痿证》中云："肺主气以行营卫，治阴阳，故五脏之痿，皆因于肺气热，则五脏之阴皆不足，此痿躄之生于肺也。"痿躄以皮肤憔悴、肌肉枯萎不用为特征。张介宾注："肺痿者，皮毛痿也。盖热乘肺金，在内为叶焦，在外则皮毛虚弱而为急薄，若热气留著不去，而及于筋脉骨肉，则病生痿躄。"

（2）筋痿　筋痿以筋急、拘挛为其特点。由于肝主筋膜之气，肝气热则津伤液涸，筋膜失养而为筋痿；病因精神不能内守、入房太过、肝肾阴虚所致。《素问·痿论》说："思想无穷，所愿不得，意淫于外，入房太甚，宗筋弛纵，发为筋痿。"

（3）骨痿　骨痿以腰脊不举、足不任地为特点，并可见面色黧黑少泽。由于肾主骨生髓，肾气热则灼阴耗髓，使骨枯髓虚，骨失所养而发为骨痿。《素问·痿论》云："肾者水藏也，今水不胜火，则骨枯而髓减，故足不任身，发为骨痿。"

（4）脉痿　脉痿以关节松弛痿软、胫部软弱不能站立、膝踝关节不能提屈为特点。《类经·疾病类·痿证》云："脉痿者，凡四肢关节处，如枢纽之折，而不能提掣，足胫纵缓，而不能任地也。"由于心主血脉，心气热，热盛耗伤营血，营血虚则不能濡养血脉，或因失血过多，血脉空虚而生脉痿。《素问·痿论》云："心气热则下脉厥而上，上则下脉虚，虚则生脉痿，枢折挈，胫纵而不任地也。"

（5）肉痿　肉痿以面色黄、肌肉消瘦、麻木不仁、下肢痿软无力为特点。脾主肌肉四肢，脾气热则不能转输水谷精微，致使四肢肌肉得不到水谷精气的营养而成痿。《素问·痿论》云："脾气热，则胃干而渴，肌肉不仁，发为肉痿。"《类经·疾病类·痿证》云："脾与胃以膜相连而开窍于口，故脾气热则胃干而渴，脾主肌肉，今热蓄于内，则精气耗伤，故肌肉不仁，发为肉痿。"

3. 痿病的治疗　《素问·痿论》提出"治痿者独取阳明"，然所谓"独"取，不过是对阳明的强调，而绝非只顾阳明一经。其后，又提出治痿应当"各补其荥而通其俞，调其虚实，和其逆顺，筋脉骨肉各以其时受月"。此说体现了《内经》辨证论治的思想。根据患者的具体临床表现，判断其所病脏腑经络，然后有针对性地选穴，因其或虚或实的证型予以调治。"筋脉骨肉各以其时受月"还体现出"因时制宜"的思想。《灵枢·本输》云："春取络脉诸荥大经分肉之间，甚者深取之，间者浅取之。夏取诸俞孙络肌肉皮肤之上。秋取诸合，余如春法。冬取诸井诸俞之分，欲深而留之……痿厥者，张而刺之，可令立快也。"阐述了春夏秋冬不同季节应选取的针刺部位，可以看作"筋脉骨肉各以其时受月"的具体运用。

关于本病的治疗，《内经》主要在针灸方面进行了探索。如《灵枢·口问》云"痿厥心悗"，则"刺足大指间上二寸留之"。原文未言"足大指上二寸"处的穴位名称，根据现在针灸穴位推断，当为足太阴脾经之太白穴。太白既为脾经之原穴，又为其输穴，有健脾利湿、通调肠胃之功，选用此处治痿，其"独取阳明"之义已显。该篇还记载了对"下气不足"导致的痿证，应"于足外踝下留之"。从其位置推测，该处应为足膀胱经之申脉穴。申脉为八脉交会穴之一，与主司下肢运动之阳跷脉相会，能够祛散风寒，疏经活络，今多配环跳、悬钟治疗半身不遂、腿不收、足内翻等。《灵枢·口问》选该穴疗下焦虚弱之痿证，似取其疏通经络之义。《素问·藏气法时论》还载有"取其经，太阴阳明少阴血者"，说明当时有从太阴、阳明、少阴三经取穴放血治疗痿病的方法。

此外，《素问·异法方宜论》运用了导引法治疗痿证"中央者，其地平以湿，天地所以生万物也众，其民食杂而不劳，故其病多痿厥寒热，其治宜导引按跷"，通过运动，疏通经气来治痿，也是康复机体的重要手段。

【临证指要】

1. 痿病概念及其与痹病关系

（1）痿病概念　痿，是指肌肉萎缩，四肢不能随意运动的病。《内经》又称之为"痿躄""痿疾""痿易"等。从其症状特点言，《内经》所载痿病，有弛缓不收性（"胫纵"）和挛缩不伸性（"筋急而挛"）两类。

（2）痿病、痹病的区别及联系　古人常将痹病、痿病混称。《说文》云："痿，痹也。"《内经》亦有之，如《素问·气交变大论》说"岁火不及，寒乃大行""复则……暴挛痿痹，足不任身"。《灵枢·阴阳二十五人》亦曰："善痿厥足痹。"之所以有这种痹、痿混称现象，是因为一则痿和痹的病因均与感受湿邪有关。如《说文》云："痿，痹也。""痹，湿病也。"二则痿和痹均属肢体病，病本虽在内脏，但症状多表现于肢体的筋骨肌肉。三则两病均可有肌肤不仁、"足不任身"等某些相似的症状。四是痹病日久，可以演变为肌肉萎缩，肢体运动障碍之痿病。如本篇所言的"发为肌痹，传为脉痿"及"肌肉濡渍，痹而不仁，发为肉痿"，即其例。临证中，由顽固痹病演变为手足痿废者亦不鲜见。

痿和痹毕竟是两种不同类型的疾病，二者的不同点在于以下方面。其一，病源不同。痹病纯属外感风寒湿邪所得，而痿病有外感，如感热、伤湿；亦有内伤，如情志所伤、房劳所伤等。其二，病性不同。痹病以阴寒性质为多见，虽有热痹，此不过是缘于患者体质而病从热化。本节所论痿病，则以阳热为主。其三，病传有别。痹病是外邪先犯形体，体痹病久不愈，内传五脏而致五脏痹。但是，痿病则相反，先有"肺热叶焦"、五脏有热，消灼精、血、津液，五体失养，发为五体痿。所以张志聪《素问集注·卷五》注云："夫五脏各有所合，痹从外而合病于内，外所因也；痿从内而合病于外，内所因也。""夫形身之所以能举止动静者，由脏气之煦养于筋脉骨肉也。是以脏病于内，则形痿于外矣。"其四，症状特点有别。痿病以手足痿弱无力，不能随意运动为主，一般无疼痛、酸楚等症，病情与季节气候无明显的相关性。痹病则不然，是以肢节疼痛、酸楚、困重、麻木为主症，病情变化常受季节气候的影响。

2. 痿病的病因病机　在《内经》基础上，后世医家更从湿热、痰、瘀、气虚等角度论述了痿病的病因病机。如李杲《脾胃论·卷下》说："燥金受湿热之邪，绝寒水生化之源，源绝则肾亏，痿厥之病大作"；《脾胃论·卷中》说："夫痿者，湿热乘肾肝也。"朱震亨则认为痿病"有湿热、湿痰、气虚、血虚、瘀血"（《丹溪心法·卷四》）等。这些论述与本篇所述精神相符，如湿热内蕴，湿性黏滞，湿热相结，每多迁延，熏蒸日久，使五脏气热，熬灼五脏真阴，遂致痿病。此实为致痿的一条重要途径。正如《素问·生气通天论》所说："湿热不攘，大筋软短，小筋弛长。软短为拘，弛长为痿。"如湿痰、瘀血等，留于体内，亦常化热化火，变为痰火郁热，亦致耗精损血。加之痰瘀留居体内，阻碍气体，塞滞络道，影响气血津液布敷，筋骨肌肉不得濡养，导致痿病。至于气虚、血虚，亦直接能使肢体失养而致痿。

3. "治痿独取阳明"的临床应用　"治痿独取阳明"法则，后世医家甚为重视，一直指导着临床实践，且取得良好的疗效。一般认为本法不仅是补阳明之虚，而且也包括泻阳明之实。

治阳明虚弱之痿，多为阳明气血虚弱，五脏失其化源，宗筋失养所致。治应补益阳明，使气血充盛，宗筋得滋，痿病则愈。常用三法。一是补益阳明之气：多因饮食劳倦，脾胃衰弱气虚血弱，宗筋失其温养，骨节空虚，关节弛纵无力。兼有食少便溏，肌肉萎缩，舌苔薄白，脉细。治宜健脾益气，以复阳明之正气。方用补中益气汤。二是补养阳明之血：此系阳明血虚，筋脉肌肉失去濡养，以致肢体痿软无力，面色萎黄，肢体肌肤麻木不仁，舌质淡红，脉细弱。治宜健脾养血，方用人参养荣汤合六君子汤。例如清代医家林佩琴曾治张氏，"四肢痿弱，动履艰难，脉涩且弱，为营虚之候。经言天癸将绝，系太冲脉衰……因知冲为血海，隶于阳明，阳明虚则冲脉不荣，而宗筋弛纵，无以束筋骨利机关。法当调补营血，以实奇经。人参、茯苓、杞子、牛膝、当归、杜仲、木瓜、山药，酒蒸熟地黄、姜、枣水煎。十数服，渐愈"（《类证治裁·痿》）。三是滋补阳明之阴：由于胃阴耗损，失其柔润筋脉之功，上无供心肺而毛脉枯萎，下不得充肝肾而筋骨萎弱，中焦缺其自养则宗筋弛纵。常有下肢痿弱无力，腰膝酸困，口干舌燥，脉细数，舌质红。治宜培中养胃、滋胃益阴，方用沙参麦冬饮加减。

4. 五体痿的临床启示

（1）痿躄 痿躄以皮肤憔悴、肌肉枯萎不用为特征。张介宾《类经·疾病类·痿证》注："肺痿者，皮毛痿也。盖热乘肺金，在内为叶焦，在外则皮毛虚弱而为急薄，若热气留著不去，而及于筋脉骨肉，则病生痿躄。"治疗痿躄，依据《素问·痿论》云"各补其荣而通其俞，调其虚实，和其逆顺"的原则，当取鱼际、太渊穴针刺。针对肺热叶焦之病机，治宜清肺养阴，可用清燥救肺汤，或李杲门冬清肺饮治之。明代医家王肯堂在《证治准绳·杂病》中载用黄芪、天冬、麦冬、石斛、百合、山药、犀角（以水牛角代）、通草、桔梗、栀子仁、杏仁、秦艽之属，可供选用。

《内经新论》熊继柏载文："'肺热叶焦，发为痿躄'，意为肺脏有热，消灼津液，内可使肺叶失去津液，外可使四肢发生痿躄。余治万某，47岁，6月份起病发热、咳嗽、气喘，留连月余，渐觉两足酸重无力，至双足痿躄。时患者形体羸瘦，皮毛干枯，身热咳嗽气短，咳痰稠黏带血，口燥咽干，声音嘶哑，舌红无苔，脉细而数。辨为肺热叶焦的痿躄证，初拟清燥救肺汤合苇茎汤清燥润肺；次拟沙参麦冬汤加牛膝、白芍布津起痿。服药月余，痿躄痊愈。"

（2）筋痿 筋痿以筋急、拘挛为特点。《素问·痿论》说："思想无穷，所愿不得，意淫于外，入房太甚，宗筋弛纵，发为筋痿。"治疗筋痿，针刺可取太冲、行间穴。筋痿总属肝热阴亏之证，治宜清肝养阴，可用清代医家陈士铎《辨证奇闻》之伐木汤加减。明代医家秦景明在《症因脉治》中根据热盛与阴虚的轻重不同，指出："肝热痿软之治，两胁刺痛，清肝顺气饮；筋膜干急，补阴丸；筋急挛踡，舒筋活络丹；肝肾水虚火旺，家秘肝肾丸。"明代医家王肯堂在《证治准绳·杂病》中载用生地黄、天冬、百合、紫葳、白蒺藜、杜仲、萆薢、菟丝子、川牛膝、防风、黄芩、黄连之属，可供参考。

《痹痿专辑·陆养愚医案》载：王庚阳……患手足拘挛，屈伸不利，彼处医家以风湿治之，不效。自制史国公药酒服之，亦不效。予以平生相与，兼程而往，见之床褥，肌肉半削，面貌惨黪，忧容可掬。诊其脉，右手细数，重按则驶，左手稍和，重按亦弱。询其发病之由，答曰：始偶不谨慎而冒寒，便发寒热，口觉苦，筋骨疼痛，服发散药，寒热已除，而口苦疼痛不减。至月余，先左足拘挛，难以屈伸，渐至右足亦然，又渐至两手亦然，手更振掉不息……予曰：此筋痿症也。询悉其少年房帷间，曾有所思慕而不得。欲事反纵，后患遗精白浊，几半年，至中年，此病亦常发。今阳事久已不起。《内经·痿论》中一条有云，肝气热则胆泄，口苦，筋膜干，筋膜干则筋急而挛，发为筋痿。帝问，何以得知？岐伯曰：思想无穷，所愿不得，意淫于外，入房太甚，宗筋弛纵，发为筋痿，及为白淫，故《下经》曰：筋痿者，生于肝，使内也。盖思愿不遂，遇阴必恣，风寒乘虚袭筋骨而不觉。至中年之后，气血既衰，寒变为热，风变为火，消金烁髓，及病发，医者又不溯病源，而徒以风热之药治之，风药耗血，夫手得血而能握、足得血而能步，血耗无以荣筋，筋无所养，又何以束骨而利机关，宜其疼痛拘挛而屈伸俱废也……因用当归、地黄养血为君……又用人参、黄芪、白术以为臣，牡丹皮、黄柏、青蒿、山茱萸、枸杞子、牛膝以为佐，少加秦艽、桂枝、羌活、独活以为使，又以紫河车、鹿角、龟甲、虎胫骨共煎为膏，酒服。每日煎药 2 剂，膏药两许，10 日手足便少能运，半月运动不痛，1 月而起矣。

（3）骨痿　骨痿以腰脊不举、足不任地为特点，并可见面色黧黑少泽。治疗骨痿，针刺可取然谷、太溪穴。骨痿乃由肾热髓涸所致，故治宜滋阴清热补肾，可选用清代医家唐容川在《血证论》中所载的地黄汤及大补阴丸。明代医家王肯堂在《证治准绳·杂病》中云："肾热色黑而齿槁，宜金刚丸。肾肝俱损，骨痿不能起于床，筋弱不能收持，宜益精缓中，宜牛膝丸、加味四斤丸。"

《痹痿专辑·诊余集》载：琴川小东门王姓，年约十七八，素有滑泄遗精，两足痿软，背驼腰屈，两手扶杖而行，皮枯肉削……已服三妙汤数十剂，罔效。予曰：瘦人以湿为宝，有湿则肥，无湿则瘦，观其两腿，大肉日削，诊脉两尺细软。《难经》有曰，五损损于骨，骨痿不能起于床，精不足者补之以味，损其肾者益其精。进以六味地黄汤，加虎骨、龟甲、鹿筋、苁蓉大剂，填下滋阴。服十余剂，两足稍健，再将前方加鱼鳔胶、鹿角霜等，服十余剂，另服虎潜丸，每日五钱，两足肌肉渐充，步履安稳。

（4）脉痿　脉痿以关节松弛痿软、胫部软弱不能站立、膝踝关节不能提屈为特点。明代医家张介宾在《类经·疾病类·痿证》中注："脉痿者，凡四肢关节处，如枢纽之折，而不能提挈，足胫纵缓，而不能任地也。"治疗脉痿，针刺可取神门、少府穴。本证乃心热所致，故治当清热通络。清代医家秦皇士在《症因脉治》中载："心热痿软之治，左寸洪数者，导赤各半汤；左关上朝者，泻青丸合龙胆泻肝汤；尺脉躁疾，水中火发，六味丸合丹溪大补丸。"清代医家唐容川在《血证论》中载用天王补心丹加牡丹皮治之，则适宜于心阴虚之内热证。

清代医家魏之琇在《续名医类案》中载："李士材治朱太学，八年痿废，屡治无功。诊之六脉有力，饮食如常，此实热内蒸，心阳独亢，症名脉痿，用承气汤下六七行，左足便能伸缩，再用大承气，又下十余行，手中可以持物，更用黄连、黄芩各一斤，酒蒸大黄八两蜜丸，日服四钱，以人参汤送，一月之内，去积滞不可胜数，四肢皆能展舒，曰今积滞尽矣，煎三才膏十斤与之，服毕而痊。"

（5）肉痿　肉痿以面色黄、肌肉瘦削、麻木不仁、下肢痿软无力为特点。治疗肉痿，针刺可取大都、阴陵泉穴。药治宜清热健脾养阴，可用《医学心悟》之易痿汤加减。明代医家王肯堂在《证治准绳·杂病》中认为"脾热者色黄而肉蠕动，宜苍白术、二陈入霞天膏之属主之"，可供临证选用。

陈无咎《明教方》载：邓君肉痿证，主脾胃。《素问·痿论》云："脾气热，则胃干而渴，肌肉不仁，发为肉痿。"《痹论》云："在于肉则不仁。"今六脉洪革，右关弦代，舌苔干黄，胃气炎上，津液枯竭，消谷善饥，肌肉瘦削，形寒神热，内热外寒，行动不仁，灼不知痛，是为肉痿，宜喷脾汤：杭甘菊、生薏仁、生白芍、生扁豆、天花粉、大麻仁、柏子仁、川黄连、龙胆、石斛、佛手柑、葡萄干、当归、生地黄、远志。

【病案举隅】

1."肾气热为骨痿"案　《素问·痿论》曰"肾气热，则腰脊不举，骨枯而髓减，发为骨痿""肾者水藏也，今水不胜火，则骨枯而髓虚，故足不任身，发为骨痿"。骨痿是因肾热内盛或邪热伤肾而肾损精耗，髓虚骨枯。临床表现可见腰背不能伸举、下肢痿软、卧床不起等症。治疗肾气热骨痿宜清热解毒，补肾益气。

杨某，男，60岁，工程师，1994年3月14日初诊。

患者于2年前因腰痛住院，经骨ECT、骨髓活检等多项检查，诊断为多发性骨髓瘤，建议153Sm药物治疗，其不愿做化疗而自动出院。出院后自服中药3个多月，病情无明显缓解，每天需用镇痛药物维持。现患者面色暗黑，周身皮肤干燥多屑，有广泛色素沉着之斑痕，腰背剧痛，不得转侧，双足麻木，感觉迟钝，右侧为甚，舌质紫暗，苔薄腻，脉沉细数。患者年至花甲，肾气渐衰，肾精渐亏，邪热内侵伤肾，肾虚不能生髓，髓虚而骨枯，骨脆而易折，足不任身，诊为骨痿。治宜清热解毒、补肾益气、滋阴养血。

白花蛇舌草30g，蚤休30g，猪苓30g，党参12g，丹参12g，当归10g，白术10g，白芍10g，川断12g，杜仲12g，制首乌15g，红花6g，延胡索15g，炙甘草3g。

患者服药2月，疼痛渐减，镇痛药也渐减至停，由人帮助可以转侧翻身，扶而起坐，病情见缓。续服中药1年半，腰背剧痛发作逐渐减少，间隔时间延长。1995年以来，未再发作，惟右下肢麻木仍时见，以脚底为主，余症均除，体重增加，面色红润，乘火车到上海游玩也无异常。为善后防变，嘱其常服六味地黄丸、杞菊地黄丸等。治疗期间终守原方，随各种兼症而略为加减，疼痛剧烈加制乳没、土鳖虫、广地龙、炙甲片；盗汗加煅龙牡、麦冬、山药；头眩耳鸣加蝉衣、葛根；心悸失眠加酸枣仁、五味子；诸症缓解，病情平稳时加仙鹤草、黄芪、枸杞、肉苁蓉等，加强益气养血、补肾滋精之力。[陈琪儿.骨痿治验二则.上海中医药杂志，1996，（5）：41.]

2."脾气热为肉痿"案　《素问·痿论》云"脾气热，则胃干而渴，肌肉不仁，发为肉痿""有渐于湿，以水为事，若有所留，居处相湿，肌肉濡渍，痹而不仁，发为肉痿。故《下经》曰：肉痿者，得之湿地也"。可见肉痿的主要病位在脾，主要病因是湿热。临床表现以面色黄、肌肉消瘦、麻木不仁、下肢痿软无力为特点。治宜清热健脾祛湿。

张某，男，21岁，社员。夏秋之交，放鸭为务，白天担鸭棚、赶鸭、放鸭，夜晚鸭棚内随遇而眠，如此辛劳半月有余。忽一日晨起突患痿证，来门诊观察治疗七日无功，始来中医科就诊。就诊时由兄背负，尚需一人在后扶持。症见面色苍黄，两脚痿废，不为己用，不痛不麻不痒而微肿，两手软弱，不能自行举至诊断桌上，饮食不思，脘部痞闷，小便黄而不利，大便尚可，苔黄厚腻，脉濡数。此为肉痿，得之湿地，湿热困脾渍肉所致，治当清热除湿并举，务使湿热分消，方可望其痊愈。以二妙散加味治之。

苍术18g，黄柏18g，水黄连15g，防己12g，萆薢12g，牛膝15g，白芍12g，蚕砂12g，狗脊12g，泽泻9g。

上方服1剂，次日痿废全无，自己走来就诊，在坐实习同学惊奇药效之神。非药效之神，乃药与证对，故效如桴鼓。继而，予苍柏六君子汤调理而安。[刘继安.肉痿初探.成都中医学

院学报，1982，（3）：29-30.]

3. "肝气热为筋痿"案 《素问·痿论》云"肝气热，则胆泄口苦，筋膜干，筋膜干则筋急而挛，发为筋痿""思想无穷，所愿不得，意淫于外，入房太甚，宗筋弛纵，发为筋痿，及为白淫。故《下经》曰：筋痿者，生于肝，使内也。"筋痿总属肝经郁热之证，治宜疏肝清热。

胡某，男，26岁，工人，1990年9月28日诊。患者结婚2年，阳事痿软4月，不能完成正常房事，伴心烦口苦，肢体困倦，阳囊潮湿，小便黄，舌红，黄腻苔，脉弦数。属肝经湿热证。予清肝利湿，方用龙胆泻肝汤加减。

龙胆10g，当归10g，生地黄12g，柴胡12g，郁金15g，黄芩15g，栀子15g，白芍15g，木通15g，泽泻15g，蜈蚣3条，甘草6g。

服药6剂，心烦口苦减，小便调，黄腻苔渐化。原方黄芩易茯苓20g，再进6剂，阳事坚举而愈。[李星全.阳痿从肝论治举隅.四川中医，1995，（2）：23-24.]

【内经原文】

冬三月，此谓闭藏……逆之则伤肾，春为痿厥，奉生者少。

《素问·四气调神大论》

阳气者，若天与日……因于湿，首如裹，湿热不攘，大筋缑短，小筋弛长，缑短为拘，弛长为痿；因于气，为肿，四维相代，阳气乃竭。

秋伤于湿，上逆而咳，发为痿厥。

《素问·生气通天论》

三阳为病发寒热，下为痈肿，及为痿厥腨痛；其传为索泽，其传为癩疝。

《素问·阴阳别论》

中央者，其地平以湿，天地所以生万物也众，其民食杂而不劳，故其病多痿厥寒热，其治宜导引按跷，故导引按跷者，亦从中央出也。

《素问·异法方宜论》

脾病者，身重善肌肉痿，足不收行，善瘛脚下痛，虚则腹满肠鸣，飧泄食不化，取其经，太阴阳明少阴血者。

《素问·藏气法时论》

凡治消瘅仆击，偏枯痿厥，气满发逆，甘肥贵人，则高梁之疾也。

《素问·通评虚实论》

黄帝问曰：五藏使人痿何也……帝曰：如夫子言可矣，论言治痿者独取阳明何也？岐伯曰：阳明者，五藏六府之海，主润宗筋，宗筋主束骨而利机关也。冲脉者，经脉之海也，主渗灌溪谷，与阳明合于宗筋，阴阳揔宗筋之会，会于气街，而阳明为之长，皆属于带脉，而络于督脉。故阳明虚则宗筋纵，带脉不引，故足痿不用也。

故肺热叶焦，则皮毛虚弱急薄，著则生痿躄也。

帝曰：何以得之？岐伯曰：肺者，藏之长也，为心之盖也，有所失亡，所求不得，则发肺鸣，鸣则肺热叶焦。故曰：五藏因肺热叶焦，发为痿躄。此之谓也。

肾气热，则腰脊不举，骨枯而髓减，发为骨痿。

有所远行劳倦，逢大热而渴，渴则阳气内伐，内伐则热舍于肾，肾者水藏也，今水不胜火，则骨枯而髓虚，故足不任身，发为骨痿。故《下经》曰：骨痿者，生于大热也。脾气热，则胃干而渴，肌肉不仁，发为肉痿。

有渐于湿，以水为事，若有所留，居处相湿，肌肉濡渍，痹而不仁，发为肉痿。故《下经》曰：肉痿者，得之湿地也。

肝气热，则胆泄口苦，筋膜干，筋膜干则筋急而挛，发为筋痿……思想无穷，所愿不得，意淫于外，入房太甚，宗筋弛纵，发为筋痿，及为白淫。故《下经》曰：筋痿者，生于肝，使内也。

悲哀太甚，则胞络绝，胞络绝则阳气内动，发则心下崩，数溲血也。故《本病》曰：太经空虚，发为肌痹，传为脉痿。

《素问·痿论》

厥阴司天，风气下临，脾气上从……体重肌肉萎，食减口爽，风行太虚，云物摇动，目转耳鸣。

岁土太过，雨湿流行，肾水受邪。民病腹痛，清厥意不乐，体重烦冤，上应镇星。甚则肌肉萎，足痿不收，行善瘈，脚下痛，饮发中满食减，四支不举。岁水不及……民病腹满身重，濡泄寒疡流水，腰股痛发，腘腨股膝不便，烦冤足痿清厥，脚下痛，甚则跗肿，藏气不政，肾气不衡…

《素问·气交变大论》

阳明司天，燥气下临，肝气上从……胁痛目赤，掉振鼓栗，筋萎不能久立。

《素问·五常政大论》

凡此太阳司天之政……民病寒湿，发肌肉萎，足痿不收，濡泻血溢……四之气，风湿交争……民病大热少气，肌肉萎足痿，注下赤白。

太阳司天之政……民病大热少气，肌肉萎足痿，注下赤白。

《素问·六元正纪大论》

诸痿喘呕，皆属于上。

太阴在泉，客胜则足痿下重，便溲不时，湿客下焦，发而濡泻，及为肿隐曲之疾；主胜则寒气逆满，食饮不下，甚则为疝。

少阳之复……色变黄赤，少气脉萎，化而为水，传为胕肿，甚则入肺，咳而血泄。尺泽绝，死不治。

《素问·至真要大论》

诊有三常，必问贵贱，封君败伤，及欲侯王。故贵脱势，虽不中邪，精神内伤，身必败亡。始富后贫，虽不伤邪，皮焦筋屈，痿躄为挛。

《素问·疏五过论》

（肾脉）微滑为骨痿，坐不能起，起则目无所见。

（肺脉）微缓为痿瘘，偏风，头以下汗出不可止。

《灵枢·邪气藏府病形》

太阳为开，阳明为合，少阳为枢。故开折则肉节渎而暴病起矣，故暴病者取之太阳，视有余不足，渎者皮肉宛焦而弱也。合折则气无所止息而痿疾起矣，故痿疾者取之阳明，视有余不足，无所止息者，真气稽留，邪气居之也。

《灵枢·根结》

恐惧而不解则伤精，精伤则骨酸痿厥，精时自下。

《灵枢·本神》

足少阳之别，名曰光明，去踝五寸，别走厥阴，下络足跗。实则厥，虚则痿躄，坐不能起，取之所别也。

《灵枢·经脉》

是主肾所生病者，口热舌干，咽肿上气，嗌干及痛，烦心心痛，黄疸肠澼，脊股内后廉痛，痿厥嗜卧，足下热而痛。

《灵枢·经脉》

故邪之所在，皆为不足……下气不足，则乃为痿厥心悗。补足外踝下留之。

《灵枢·口问》

痿厥为四末束悗，乃疾解之，日二，不仁者十日而知，无休，病已止。

《灵枢·杂病》

热病面青脑痛，手足躁，取之筋间，以第四针，于四逆，筋躄目浸，索筋于肝，不得索之金，金者肺也。

《灵枢·热病》

血气皆少则无毛，有则稀枯悴，善痿厥足痹。

《灵枢·阴阳二十五人》

风从东南方来，名曰弱风，其伤人也，内舍于胃，外在肌肉，其气主体重。此八风皆从其虚之乡来，乃能病人。三虚相搏，则为暴病卒死。两实一虚，病则为淋露寒热。犯其雨湿之地，则为痿。故圣人避风，如避矢石焉。

《灵枢·九宫八风》

【参考文献】

［1］王庆其·内经临床医学，人民卫生出版社，2010.

［2］周仲瑛·中医内科学，中国中医药出版社，2007.

［3］王洪图·黄帝内经研究大成，北京出版社，1997.

［4］王庆其·内经选读，中国中医药出版社，2004.

［5］王洪图·内经讲义，人民卫生出版社，2002.

第十八章 痹病类

痹者，闭也。痹病是指感受风寒湿等邪气，引起脏腑、气血、经络、肢体痹阻不通而产生的各种疾病。《内经》之"痹"含义有四：一指以病机命名的疾病，凡因邪气导致机体闭阻不通的病机所致之病，皆谓之"痹"，如脏腑痹、食痹、喉痹、胸痹等（广义之"痹"）；二指病证特点，具有皮肉筋脉骨节疼痛、麻木、重着、酸楚、屈伸不利、拘急、变形等症状特点者，皆言"痹"，如五体痹、腰痹、颈痹、周痹、众痹、挛痹等（狭义之"痹"）；三指证候特点，据其病因病性的寒热虚实不同而有寒痹、热痹、血痹、著痹、行痹等；四是对发于阴分的病称为"阴痹"，即《素问·宣明五气》云"邪入于阴"和《灵枢·寿夭刚柔》云"病在阴者"之意。《内经》对痹病的病因病机、症状特点、传变、治疗、预后等方面做了较为系统而全面的论述，全书以痹命名的病证有50余个，有51篇论及痹病，并单列《素问·痹论》和《灵枢·周痹》专篇论痹，对痹病临床诊治具有指导意义。

【病证概论】

痹病是临床常见疾病，涉及的病种众多，症状特点各异，既有形体疾病，又有脏腑功能障碍的全身性多系统疾病。

1. 痹病的病因病机 痹病病因有内外两方面因素，外因在于六淫侵袭，如《素问·痹论》指出"风寒湿三气杂至合而为痹"；《素问·五藏生成》指出"卧出而风吹之，血凝于肤者为痹"，而"肾痹"得之"沐浴清水而卧"，于"肝痹"得之"寒湿"；《灵枢·周痹》指出"风寒湿气，客于外分肉之间"，皆提示痹病起于外感六淫痹阻肢体，尤以风寒湿三者相兼为著。

痹病内因较复杂，综合经文所述归纳有五。

（1）营卫亏虚 "营卫之气，亦令人痹乎？……逆其气则病，从其气则愈，不与风寒湿气合，故不为痹。（《素问·痹论》）"营气和调于五脏，洒陈于六腑，卫气温分肉，肥腠理，熏肓膜，营卫亏虚，脏腑肢体不荣，抗邪无力，易为外邪所中，多发为五体痹。

（2）脏腑内虚 "阴气者，静则神藏，躁则消亡"（《素问·痹论》），五脏阴精耗损，五体痹病久而不去，势必乘虚内传五脏，发为五脏痹，如《素问·五藏生成》提出肺痹得之于"醉而使内"，心痹得之于"外疾，思虑而心虚"。

（3）饮食不节 《素问·痹论》总结六腑痹病因为"饮食自倍，肠胃乃伤"，六腑泻而不藏，喜通降，若饮食不节，致水谷运化失常，六腑气机不通，传化失司，则发为六腑痹。

（4）瘀血、宿邪内阻 《灵枢·贼风》指出："此皆尝有所伤于湿气，藏于血脉之中，分肉之间，久留而不去，若有所堕坠，恶血在内而不去。……则血气凝结，与故邪相袭，则为寒痹。"即久宿之湿气与瘀血相合，凝滞血气，可致痹病。

（5）情志刺激，或生活起居不慎 《灵枢·贼风》论寒痹之发病除与湿气、瘀血相关外，亦受情志、生活起居因素的影响。文中提到"卒然喜怒不节，饮食不适，寒温不时，腠理闭而不通，其开而遇风寒"，再与内停之湿气、瘀血交结不解，内外相合，遂致寒痹。《素问·五藏生成》认为肾痹得之"沐浴清水而卧"，即生活调摄不当所致，心痹之因，虽得之外疾，而内因为思虑劳伤，《素问·痹论》也提示了"淫气忧思，痹聚在心"的情志致病因素。

此外，体质的强弱、生活环境的优劣及季节气候变化对痹病的发生、演变有重要影响。一般而言，肌肉壮实、腠理致密者不易患痹病，肌肉瘦削、腠理粗疏者则易感，正如《灵枢·五变》所说："黄帝曰：何以候人之善病痹者？少俞答曰：粗理而肉不坚者，善病痹。"而《灵枢·阴阳二十五人》指出，本病的易患体质为"足少阳之上……血气皆少则无髯，感于寒湿则善痹，骨痛爪枯也"。体质亦会影响痹病的证候变化与症状特点，《素问·痹论》里明确指出体质"阳气少，阴气多"者发为寒痹，"阳气多，阴气少"者发为热痹，且病证也随体质不同而带有明显个体化特征，因而有"或痛，或不痛，或不仁，或寒，或热，或燥，或湿"等不同表现。不良的生活环境也是本病的诱因之一，《素问·异法方宜论》指出："南方者，天地所长养，阳之所盛处也，其地下，水土弱，雾露之所聚也。民嗜酸而食胕，故其民皆致理而赤色，其病挛痹。"《素问·痿论》认为："有渐于湿，以水为事，若有所留，居处相湿，肌肉濡渍，痹而不仁，发为肉痿。"据此可知，久居潮湿或寒冷多风之地，易致风寒湿邪外侵而为痹。季节气候特点也对痹病的发生与病证表现相关，如《素问·痹论》所说："以冬遇此者为骨痹，以春遇此者为筋痹，以夏遇此者为脉痹，以至阴遇此者为肌痹，以秋遇此者为皮痹。"

综上所述，外感六淫是痹病发生的外在因素，然"邪不能独伤人，此必因虚邪之风，与其身形，两虚相得，乃客其形"（《灵枢·百病始生》），故营卫失和、脏腑内虚、饮食情志起居不调、瘀血宿邪等是本病发生、演变的内在因素，正是在内外因共同作用之下，加之体质、生活环境的影响，使外邪稽留，内舍脏腑，痹阻气血经脉，发生痹病。

2. 痹病的分类与临床表现 《内经》论"痹"，含义广泛，表现各异，类型多样，综合全文，大致可从五个方面分类，即以病因、症状特点、病性、病位、十二经筋分布区域并结合受病时间分类。其中最后一种分类法仅见于《灵枢·经筋》，根据疼痛部位所属经筋及受病时间，细分为仲春痹、孟春痹、季春痹、仲夏痹、孟夏痹、季夏痹等十二种痹，病证与筋痹类似，因后世较少采用此分类法，在此不详述。

（1）以病因分类 《素问·痹论》按感邪偏重的不同，分为行痹、痛痹、著痹三类。

①行痹：又称风痹，病因以风邪为主，临床以病位游走不定为特点。

②痛痹：又称寒痹，病因以寒邪为主，临床以疼痛剧烈、病位固定、遇寒加重、得温痛减为特点。

③著痹：又称湿痹，病因以湿邪为主，临床以肢体关节沉重、麻木、酸楚、病位固定不移、病程缠绵难愈为特点。

（2）以症状特点分类 不同的病因，或者同一邪气所伤部位不同，亦或同一疾病发生于不同类型的个性体质，症状特点有较大差异。除《素问·痹论》论及的行痹、痛痹、著痹症状特点有显著差异外，尚有以下几种痹病皆以症状特点命名。

①众痹：《灵枢·周痹》云："此各在其处，更发更止，更居更起，以右应左，以左应右，非能周也，更发更休也。"马莳注："盖众痹者，病在一处，即痛亦在一处，随发随止，随止随起，特以左右之脉相同，故左可应右，右可应左耳，非能周身而痛也。"众痹是风寒湿闭阻于肌肉之间，以阵发性疼痛、部位广泛且变换不定、左右对称为临床特征。

②周痹：《灵枢·周痹》云："周痹者，在于血脉之中，随脉以上，随脉以下，不能左右，各当其所。"张介宾注："能上能下，但随血脉而周遍于身，故曰周痹，非若众痹之左右移易也。"周痹是风寒湿邪侵袭血脉分肉之中，以疼痛环绕游走为临床特征。

③留痹：《灵枢·五变》称"留痹"，《灵枢·九针论》称"深痹"，《灵枢·九针十二原》称"远痹"，后世称"顽痹"，为病久气血周流不畅而致"血停为瘀，湿凝为痰"，痰瘀互结，并与风寒湿诸外邪相合，闭阻经络肢体而形成的顽固痹病。

（3）以病性分类　经文根据痹病的寒热性质分为寒痹、热痹两类。即使感受邪气相同，但因患者体质的差异，患病后亦有热化、寒化的区别，若为"阳气少，阴气多"的偏寒体质，邪易从阴化寒，发为寒痹；若为"阳气多，阴气少"的偏热体质，邪易从阳化热，发为热痹。

（4）以病位分类　按邪气侵犯部位可分为五体（皮肉筋骨脉）痹、脏腑痹、喉痹、胸痹等。

①皮痹：《素问·痹论》曰："以秋遇此者为皮痹……在于皮则寒。"《灵枢·刺节真邪》曰："虚邪之中人也……留而不去，则痹；卫气不行，则为不仁。"说明皮痹因肺虚卫表不固，外邪入侵，留于皮肤，营卫受阻而致，以皮寒不仁为临床特点。

②肌痹：《素问·痹论》曰："以至阴遇此者为肌痹……在于肉则不仁。"《素问·长刺节论》曰："病在肌肤，肌肤尽痛，名曰肌痹，伤于寒湿。"说明肌痹因寒湿侵犯肌肉，凝滞肌肉经络气血所致，以肌肉顽麻不仁或疼痛为临床特点。

③筋痹：《素问·痹论》曰："以春遇此者为筋痹……在于筋则屈不伸。"《素问·长刺节论》曰："病在筋，筋挛节痛，不可以行，名曰筋痹。"说明筋痹因肝虚筋膜失养，外邪痹阻，筋膜不舒所致，以筋脉挛急、关节疼痛为临床特点。

④骨痹：《素问·痹论》曰："以冬遇此者为骨痹……在于骨则重。"《素问·长刺节论》云："病在骨，骨重不可举，骨髓酸痛，寒气至，名曰骨痹。"《灵枢·五邪》云："邪在肾，则病骨痛阴痹。"《素问·逆调论》云："是人者，素肾气胜，以水为事，太阳气衰，肾脂枯不长，一水不能胜两火。肾者水也，而生于骨，肾不生，则髓不能满，故寒甚至骨也。所以不能冻栗者，肝一阳也，心二阳也，肾孤藏也，一水不能胜二火，故不能冻栗，病名曰骨痹，是人当挛节也。"说明骨痹因近水作业或入房太过导致肾虚，内不能生髓养骨，外为风寒湿邪所犯，邪气留于骨节而致，以骨节拘急、酸重、疼痛、屈伸不利为临床特点。

⑤脉痹：《素问·痹论》云："以夏遇此者为脉痹……在于脉则血凝而不流。"马莳注："心主夏，亦主脉，心气衰，则三气入脉，故名之曰脉痹。"《素问·四时刺逆从论》云："阳明有余，病脉痹，身时热。"说明脉痹因心气不足，风寒湿侵入血脉，使血脉凝滞而致，以肢体局部疼痛、痛处固定、遇寒加重或见局部冷痛青紫为临床特点，若邪郁化热则可见身热。

⑥肺痹：《素问·五藏生成》云："白脉之至也，喘而浮，上虚下实。惊，有积气在胸中，喘而虚，名曰肺痹寒热，得之醉而使内也。"《素问·痹论》云"肺痹者，烦满喘而呕""淫气喘息，病聚在肺"。《素问·玉机真藏论》云"肺痹，发咳上气"，说明肺痹由房劳或情志过极伤肺，肺气不足，皮痹之邪内传，使肺气壅滞而致，以喘息气逆、咳嗽、胸闷为临床特点。

⑦心痹：《素问·五藏生成》云："赤脉之至也，喘而坚，诊曰有积气在中，时害于食，名曰心痹，得之外疾，思虑而心虚，故邪从之。"《素问·四时刺逆从论》云："阳明……不足病心痹。"《素问·痹论》云"淫气忧思，痹聚在心"，又曰"心痹者，脉不通，烦则心下鼓，暴上气而喘，嗌干善噫，厥气上则恐。"张介宾注："心脉起于心中，其支者上夹咽，其直者却上

肺，故病此诸症。"《灵枢·邪气藏府病形》云："心脉……微大为心痹引背。"说明心痹由忧思过度耗伤心神，心气亏虚，或情志不畅气郁胸中，脉痹之邪内传，阻滞心脉所致，以咽干、心烦不宁、心悸、暴喘上气、甚则胸痛引背为临床特点。

⑧肝痹：《素问·玉机真藏论》云："弗治，肺即传而行之肝，病名曰肝痹，一名曰厥，胁痛出食。"《素问·四时刺逆从论》云"少阳有余病筋痹胁满，不足病肝痹"，《素问·痹论》云"淫气乏竭，痹聚在肝""肝痹者，夜卧则惊，多饮数小便，上为引如怀"。说明肝痹因肝虚，筋痹之邪内传，或肺受风寒之邪，病久不愈，传与所胜之肝而致，肝气闭阻，疏泄失职，津血不调，魂不守舍，以腹部胀满、胁痛、多饮、小便频数、夜卧惊悸不安为临床特点。

⑨脾痹：《素问·四时刺逆从论》云："太阴有余病肉痹，寒中，不足病脾痹。"《素问·痹论》云"淫气肌绝，痹聚在脾""脾痹者，四支懈惰，发咳呕汁，上为大塞"。张介宾注："脾主四肢，故令懈惰，其脉属脾络胃，上膈夹咽，今其气痹不行，故发咳呕汁，甚则上焦否隔，为大塞不通也。"说明脾痹因脾虚水谷精微不化，脏腑肌肉失养，肌痹之邪内传，脾气内壅所致，以四肢懈惰、肌肉瘦削、胸膈痞满、咳呕清水为临床特点。病久肌肉失荣，易致痿痹。

⑩肾痹：《素问·四时刺逆从论》云："太阳有余，病骨痹身重，不足病肾痹。"《素问·五藏生成》云："黑脉之至也，上坚而大，有积气在小腹与阴，名曰肾痹，得之沐浴清水而卧。"《素问·痹论》云："肾痹者，善胀，尻以代踵，脊以代头""淫气遗溺，痹聚在肾"。说明肾痹因肾亏，精髓不生，骨失所养，或生活起居不调，感受风寒湿邪，骨痹之邪内传，痹阻肾气，下焦壅滞所致，以脊骨伛偻不能直立、下肢骨痿不能行走、小腹胀满为临床特点。

⑪肠痹：《素问·痹论》云："肠痹者，数饮而出不得，中气喘争，时发飧泄。"说明肠痹因寒湿之邪闭阻大小肠，使小肠清浊不分，大肠传化失司，以肠鸣、腹泻、腹胀、饮水频数而小便不利为临床特点。

⑫胞痹：《素问·痹论》云："胞痹者，少腹膀胱，按之内痛，若沃以汤，涩于小便，上为清涕。"张介宾注："膀胱气闭，故按之则内痛，水闭不行，则蓄而为热，故若沃以汤，且涩于小便也。膀胱之脉从巅入络脑，故上为清涕。"说明胞痹是因风寒湿之邪闭阻膀胱，膀胱气化不利所致，以少腹膀胱按之胀痛、局部发热、小便不利、鼻出清涕为临床特点。

3. 痹病的传变　痹病的传变，经文提及的途径有二。其一，五体痹内传，发展为五脏痹，即《素问·痹论》所说："五藏皆有合，病久而不去者，内舍于其合也。故骨痹不已，复感于邪，内舍于肾；筋痹不已，复感于邪，内舍于肝；脉痹不已，复感于邪，内舍于心；肌痹不已，复感于邪，内舍于脾；皮痹不已，复感于邪，内舍于肺，所谓痹者，各以其时，重感于风寒湿之气也。"发生传变的原因，一是五体痹病久而邪不去，正气耗损，二是反复感受外邪，终致痹邪内传入脏。其二，脏腑痹互传，如《素问·玉机真藏论》里提及的肺痹失治，传于所克之脏，形成肝痹。

4. 痹病的治则治法　《内经》治痹以针刺为主，辅以灸熨汤液。总原则有三方面。

（1）辨证治疗　痹病的辨证治疗包括两个原则。其一，辨病之所在而刺，如《素问·痹论》所载"五藏有俞，六府有合，循脉之分，各有所发，各治其过，则病瘳也"；其二，辨病之性质而刺，如《灵枢·周痹》提出的"故刺痹者，必先切循其下之六经，视其虚实，及大络之血结而不通，及虚而脉陷空者而调之，熨而通之，其瘛坚转引而行之"。《灵枢·经筋》指出的"热则筋纵不收，无用燔针"，《灵枢·刺节真邪》指出的"寒痹益温"，《灵枢·寒热病》治痹厥采用的"取阴阳之络，视主病也，泻阳补阴经也"，《灵枢·九针十二原》指出的寒痹伤阳气者宜"微以久留之而养"，《灵枢·九针论》谓之"静以徐往，微以久留，正气因之，真邪俱往，出针而养者"等，皆提示针刺要辨寒热虚实的原则。

（2）痛处取穴　即《灵枢·经筋》所载"以知为数，以通为俞"。

（3）三因制宜　即针刺要依据不同体质、时令施行，如《素问·缪刺论》提出根据每月晦朔的不同决定刺灸的壮数，《灵枢·寿夭刚柔》提出体质如布衣壮盛者用较猛烈的焠刺法，体质如大人柔弱者用较缓和的药熨法等。

针对不同类型的痹病，经文给出了以下不同的针刺法。

脏腑痹：据《素问·痹论》，可循所病脏腑连接的经脉取穴，或者取所病脏腑正经的俞穴、合穴。若心痹，《灵枢·官针》还提出用"偶刺"，即当其痛处，一针刺胸前，一针刺背部，以通经活络止痛。

行痹：《素问·缪刺论》提出"凡痹往来行无常处者，在分肉间痛而刺之，以月死生为数用针者，随气盛衰以为痏数，针过其日数则脱气，不及日数则气不泻，左刺右，右刺左"，张介宾注为"据痛所在，求其络而缪刺之"。

痛痹：痛痹的治疗原则以"致气以温之"为法（《灵枢·阴阳二十五人》），针法以焠刺（火针），或可用火焠药熨法（《灵枢·寿夭刚柔》），目的在于温经脉、通营卫、散寒气、止痹痛。

著痹：《灵枢·四时气》提出针刺足三里穴，张志聪注云："盖湿流于关节，故久寒不已，当卒取其三里，取阳明燥热之气以胜其寒湿也。"

周痹：《灵枢·周痹》提出"痛从上下者，先刺其下以过之，后刺其上以脱之；痛从下上者，先刺其上以过之，后刺其下以脱之"，张介宾注云："先刺以过之，去其标也；后刺以脱之，拔其本也。"

众痹：因众痹为阵发性疼痛，《灵枢·周痹》提出"痛虽已止，必刺其处，勿令复起"，以防止复发。

留痹：留痹病久，有风寒湿邪与瘀血痰浊交结不解，故《灵枢·寿夭刚柔》倡导刺络放血法，《灵枢·官针》提出用傍针法，马莳注云："旁针刺，用针以直刺者一，用针以旁刺者一。"

皮痹：《灵枢·官针》用毛刺，张志聪注云："毛刺者，邪闭于皮毛之间，浮浅取之。"

肌痹：《素问·长刺节论》提出"刺大分小分，多发针而深之，以热为故，无伤筋骨"，即取分肉之间而刺之。《灵枢·官针》用合谷刺法，马莳注云："合谷刺，左右用针如鸡足然，针于分肉之间，以取肌痹。"

筋痹：《素问·长刺节论》提出针刺"筋上为故"，《灵枢·官针》用恢刺和关刺，马莳注云"恢刺，以针直刺其旁，复举其针前后，恢荡其筋之急者，所以治筋痹也""关刺，直刺左右手足，尽筋之上，正关节之所在，所以取筋痹也"。

骨痹：《灵枢·官针》用短刺法"稍摇而深之，致针骨所，以上下摩骨"，或输刺法"直入直出，深内之至骨"。因肾主骨，《灵枢·五邪》倡导取肾经之涌泉穴、膀胱经之昆仑穴针刺。

经文还指出，不同的痹病，病位深浅、病性虚实皆不同，当采用不同的针具，"病在经络痼痹者，取以锋针；病在脉，气少，当补之者，取以锃针于井荥分输；病为大脓者，取以铍针；病痹气暴发者，取以员利针；病痹气痛而不去者，取以毫针"（《灵枢·官针》），病留痹者当取以长针（《灵枢·九针论》），如此方能充分发挥针刺治疗效果。

5. 痹病的预后 《素问·痹论》篇论及本病预后，主要与感邪之性质、病位之深浅有关。从感邪性质而言，风邪轻扬，易袭阳位，故风气胜者易已；寒湿之邪阴凝入里，湿邪黏滞，故寒湿之气胜者难已。从病位深浅而言，"其入藏者死，其留连筋骨间者疼久，其留皮肤间者易已"，即邪在肌肤者，邪浅而病轻，易以；邪留连筋骨间者，阻塞气血经络，常与痰瘀交结，且病位较深，不易驱散，难已；邪入五脏者，损伤脏腑精神气血，病位更深，正虚邪盛，预后较差。如王冰注释："入脏者死，以神去也。筋骨疼久，以其定也。皮肤易已，以浮浅也。由斯深浅，故有是不同。"

【临证指要】

《内经》治痹以针刺为主，治法多针对五体痹，对脏腑痹只提出了针刺原则，而具体针刺法，除心痹外尚无记载。在《灵枢·经筋》里有"在内者熨引饮药"的内治提示，但没有其他内治法的记载，说明当时对痹病尤其是脏腑痹缺乏十分有效的治疗手段。然经文关于外内合邪致病的病因病机、各种痹病的临床特征、传变、预后、治疗大法的精辟论述，成为后世治痹的圭臬。

1. 调和营卫法的运用 《素问·痹论》明确指出营卫失调是发病的重要原因之一，无论禀赋不足，卫气虚弱，或起居不慎、寒温不适，或劳倦内伤，都易促使营卫失调，外邪乘虚而入。后世医家遵此经旨，治疗痹病皆十分重视调和营卫。张仲景在《金匮要略·中风历节病脉症并治第五》中指出历节病机在于"营卫不通，卫不独行，营卫俱微"，创制桂枝芍药知母汤治疗历节痛，黄芪桂枝五物汤治疗血痹。《类证治裁·痹证论治》亦说："诸痹，良由营卫先虚，腠理不密，风寒湿乘虚内袭，正气为邪气所阻，不能宣行，因而留滞，气血凝涩，久而成痹。"后世如《外台秘要》所载千金诸风痹方，《圣济总录》所载芍药汤等，均据此法而设。《临证指南医案·卷七·痹》指出："通阳宣行以通脉络，使气周流，亦却病之义也。"常用玉屏风散合桂枝汤固卫阳、通营络。营行脉中，卫行脉外，循皮肤腠理分肉之间，故营卫不和最易致皮痹、脉痹、筋痹、肌痹。营卫不和与气血失调的病机紧密相关，可发生于痹病的各个时期，前期邪浅病轻，使用此法多与行气活血、通经活络并行；后期正虚邪盛，常配合益气养血、滋补脏腑的扶正法，临床常用黄芪、白术、防风、桂枝、芍药、当归、川芎、羌活、生姜、大枣、甘草等药调营卫，和气血。

2. "三痹"治疗启示 《素问·痹论》已经认识到"风寒湿三气杂至合而为痹"的病因，说明外邪致痹中，以风寒湿三邪为著，且三邪多杂合侵入，后世虽然认识到热、燥致痹，但多半是随体质从化，因此，除痹必须紧紧围绕祛风、散寒、除湿三途，依据三邪的侧重组方。

（1）行痹 治疗以祛风宣痹法为主，代表方有防风汤、蠲痹汤等，疏散风邪的常用药物有防风、羌活、独活、秦艽、桑枝、荆芥、白僵蚕等。《圣济总录》中说："风为阳光，善行数变，故风气胜者为行痹，其证上下左右无所留止，随其所至气血不通也，治法虽通气血，宜多以治风之剂"，并首载防风汤治行痹。《普济方》中收录了三痹汤、增味五痹丸、升麻前胡汤、一醉散等祛风治痹方。《医宗必读·痹》则在主张散风的同时，佐以驱寒利湿，参以补血之剂，明确提出"治风先治血，血行风自灭"的治疗观点，为后世所推崇。《症因脉治·痹证论》认为在祛风的同时当分清寒热表里，风寒用防风汤，表里有邪用防风通圣散，风热痛用四物二妙丸，风湿用苍防二妙汤，临床可参。

（2）痛痹　治疗以辛温散寒法为主，代表方有《金匮要略》里的乌头汤、麻黄附子细辛汤、桂枝附子汤等，散寒通痹的常用药物有桂枝、附子、乌头、细辛、巴戟天、干姜、片姜黄等。《类证治裁·痹证论治》提出："治痛痹，温寒为主，兼疏风渗湿，参以益火，辛温解凝寒也，加减五积散。"《医宗必读·痹》提出治痛痹散寒的同时要分外内虚实，"治外者，散邪为急，治脏者，养正为先……治痛痹者，散寒为主，疏风燥湿仍不可缺，大抵参以补血之剂，非大辛大温不能释其凝寒之害也"，提示对虚证痛痹的治疗应散寒而不忘温补。《医学传心录·痹证寒湿与风乘》提出了因寒凝津血不行而夹的痰瘀变证"风寒湿气传入肌肤，流注经络，则津液未知不清，或变痰饮，或瘀血，闭塞隧道"，故痛痹宜配合活血利湿之法，疏通经隧，通则不痛。

（3）著痹　治疗以除湿蠲痹为主，代表方有薏苡仁汤、麻黄杏仁薏苡仁甘草汤、苓桂术甘汤等，除湿常用药物有薏苡仁、防己、苍术、茯苓、威灵仙、萆薢、蚕砂、木瓜等。《金匮要略·痉湿暍病脉证》指出"湿痹内湿较盛时，当利其小便"，用五苓散利湿除痹。《医学心悟·痹》认识到著痹与脾的关系"治着痹者，燥湿为主，而以祛风散寒佐之，大抵参以补脾之剂，盖土旺则能胜湿，而气足自无顽麻也。通用蠲痹汤加减主之，痛甚者，佐以松枝酒"，从而提出从内补脾以杜绝湿邪之法，《类证治裁·痹证论治》对此补充了川芎茯苓汤加芪、术，以及除湿蠲痹汤加蚕砂、防己、薏苡仁两方。《温病条辨·中焦》指出若著痹久羁，湿邪化热证，治当辅以清热法，用宣痹汤治疗，若因暑天夹湿而作的"暑湿痹者"，用加减木防己汤主之。

3. 脏腑痹治疗启示　脏腑痹多在五体痹不已的基础上发展而来，病位更深，正虚邪盛，病势较重，伴有脏腑功能失调或衰退，临床表现各异，治疗较五体痹更棘手。《内经》缺乏脏腑痹内治法的阐述，但后世医家通过其对病因及临床表现的分析，推断出脏腑痹的病机变化，从而制定了相应的治则治法和方剂。

（1）心痹　《内经》指出心痹由七情刺激，耗伤心神，脉痹内舍而致，从经文提出的症状推断，心痹基本病机是心脉痹阻，心气不足，治疗当以益气活血，温通心脉为主，根据兼症不同化裁组方，如补心气可选保元汤，活血通脉可选血府逐瘀汤、桃红饮、补阳还五汤，温阳利水可选真武汤、苓桂术甘汤，心痹急重症当回阳固脱者，可选参附龙牡汤等。《圣济总录·诸痹门》强调了心痹有心神不守的诸多症状，如忧思恍惚、神思昏塞等，治疗要重视养心安神之法，予茯神汤、秦艽汤治疗。《症因脉治·痹证论》则分心火亢盛以导赤各半汤，心神失守以安神丸，阴虚火旺以天王补心丹分别治之，亦符合临床。

（2）肺痹　肺痹由肺"虚"（《素问·五藏生成》）或"不足"（《素问·四时刺逆从论》），邪气内舍而致，基本病机是肺气闭阻，宣降失司，上逆为喘、满、烦、咳，治疗基本原则是宣降肺气，《圣济总录·诸痹门》用橘皮汤，《症因脉治·痹证论》根据寒热虚实的不同，分别选用家秘泻白散、生脉散加麦冬、天冬、知母、贝母、参橘煎、人参平肺散等，《辨证录·卷二》里用肺痹汤治疗气虚肺痹证，《临证指南医案·肺痹》中提出"清邪在上，必用轻清气药，如苦寒治中下，上结更闭"，故治痹以"轻开上"，对邪实之证可资借鉴。肺痹后期可有肺肾俱虚或夹痰夹瘀之变，临证可参考喘咳之病辨证论治。

（3）肝痹　肝痹由风寒湿邪或他脏（如肺痹）邪气内舍而致，主要病机变化在于肝失疏泄，气机不畅，影响血液和津液的输布，既有风寒湿邪和气、血、水的停滞之标，又有肝虚之本，故治疗在疏肝散邪的原则之下，当辨别寒热虚实气血，辨证用药。《圣济总录·诸痹门》根据肝痹的虚实寒热不同证候选方治疗，如湿重予薏苡仁汤，肝气虚予人参散，阳虚寒湿予补肝汤，肝虚气逆予细辛汤，头目昏塞、胸膈虚烦予防风汤，筋挛、肢体不随予牛膝汤，惊悸、神思不安予茯神散等。《辨证录·痹证门》指出治肝痹要注意调理气血："肝之所以成痹者，人知之乎，虽风寒湿三者成之，然亦气血不足而成也。肝之血不足，而湿邪乘之，肝之气血不足，而风邪乘之。有此三邪直入于肝经，而后肝之气血益亏……然治法多可徒治风寒湿三者之邪，而不顾肝之气血郁。方用肝痹散。"《类证治裁·痹证论治》用五痹汤加枣仁、柴胡以驱邪通痹、补益肝血。《症因脉治·痹证论》以脉别证，左关弦数，肝家有热，用泻青丸或泻肝汤；左关沉滞，肝家郁结，用柴胡疏肝散；脉见虚弦，肝家少血，用逍遥散或补肝散。

（4）脾痹　脾痹以脾虚为内因，外由肌痹之邪（尤其是湿邪）内舍而致，基本病机在于中焦痞塞，肌络瘀阻，气血不荣。治则当以健脾补其虚，以除湿散寒、化痰通瘀泻其实。《圣济总录·诸痹门》脾痹选方因病证而异，如虚滞用黄芪丸、白术汤，四肢怠惰、发咳用大半夏汤，寒湿化热用麻黄汤，虚寒的发咳呕汁用温中法曲丸等。《类证治裁·痹证论治》用五痹汤加厚朴、枳实、砂仁、神曲，以加强消食行气导滞之力。《症因脉治·痹证论》则辨病机选方，脾虚不能消谷者，选枳实消痞丸；脾胃积滞者，选保和丸；脾气亏者，选四君子汤；大便不实者，选异功散或参苓白术散。

（5）肾痹　肾痹因骨痹不已，寒湿内侵伤肾所致，核心病机在于肾之阳气虚衰、寒湿瘀阻，宜以温阳散寒、除湿通络为大法。《备急千金要方·卷七》引《深师方》之增损肾沥汤治疗"脚弱痹痛或不随，下焦虚冷"，《太平圣惠方》和《圣济总录》中用蚕蛾丸、天雄丸、肾附丸、败龟散等方治疗，倡用虫类药搜风通络，大大改善了对肾痹骨骼严重畸形的治疗效果。《证治要诀·痛痹》中指出："若因浴未解裙衫，身上未干，忽而熟睡，致湿干肾经，外肾肿痛，腰背弯曲，以五苓散一贴入真坯少许，下青木香丸。三服。脏腑才通，肿消腰直，其痛自止。"《医学入门·痹证》指出："肾脂枯涸不行，髓少筋弱，冻栗挛急者，十全大补汤、地仙丹，通用五痹擦痹法。"《辨证录·痹证门》认为"肾痹之成，非尽由于风寒湿也。……无奈人过于作强，将先天之水，日日奔泄，水去而火亦随流而去，使生气之原，竟成为藏冰之窟，火不能敌寒，而寒邪侵之矣。寒气直入于肾宫，以邪招邪，而风湿又相因而至，则痹症生矣。法不必去邪，惟在补正"，用肾痹汤补肾。

（6）肠痹　肠痹由饮食不节，内伤肠腑，风寒湿邪闭阻肠道所致，基本病机在于肠道传化失司，清浊相干，水气内停，治疗以行气利水或导滞散邪为主。《辨证录·痹证门》提出"治法必去此风寒湿三气之邪，使不留于大肠，而痹病可愈。然而徒治大肠之邪，而风寒湿转难去也，又宜益大肠之气，令气旺于肠中，而转输倍速，则风寒湿亦易祛诶"，方用逐痹丹、薏仁苓术汤。《医门法律·中风门》认为："寒湿之邪，先伤其太阴之脾，风邪先伤其阳明之胃。太阴伤故腹满，阳明伤故飧泄。……脾胃有病，三痹互结于肠，此宜以辛辣开之"，用吴茱萸散粥饮调下。《证治准绳·杂病》用五苓散加减治之。肠痹主要表现为胀满、腹泻者，可借鉴胀病、泄泻病的治疗方法。

（7）胞痹　胞痹由风寒湿邪或湿郁化热痹阻膀胱而致，病机为下焦气滞，膀胱气化不利，水气内停。《素问·痹论》指出其病膀胱"若沃以汤""上为清涕"，提示病性属下热上寒，治疗以利湿行气、清热通痹为法。后世据临床提出胞痹有寒化与热化之别，寒湿者，如《辨证录·痹证门》提出"小便艰涩，道涩如淋，而下体生疼，时而升上有如疝气"，为风寒湿入小肠和膀胱，用攻痹散除湿散寒、祛风通痹，《普济方·诸痹门》用茯苓丸，《张氏医通·痿痹门》用巴戟丸，后世医家多倡用《备急千金要方》之肾着汤（即《金匮要略》之甘姜苓术汤）或《外台秘要》之肾沥汤化裁；湿热者，可以仿《普济方》胞痹治法，肾沥汤加麦冬、犀角（现用水牛角代）、赤茯苓、泽泻等治之。

【病案举隅】

1. 行痹案 《素问·痹论》谓行痹病因为"风气胜"，《素问·缪刺论》谓"凡痹往来行无常处者"，说明其主症为病位游走不定，治疗首当祛风。

刘某，女，21 岁。头晕心悸，关节游走疼痛，时已 2 月，屡经西医诊治，据云为"风湿性关节炎"，注射针药稍见好转。迄未痊愈。近来腰腿酸痛更甚，月经少，色暗黑，舌苔薄白，六脉沉滞。

嫩桑枝 15g，左秦艽 4.5g，油松节 24g，酒当归 10g，春砂仁 3g，赤芍 10g，白芍 10g，生地黄 6g，熟地黄 6g，北细辛 3g，川桂枝 3g，酒川芎 4.5g，桑寄生 15g，醋柴胡 3g，金狗脊 15g，豨莶草 12g，功劳叶 12g，片姜黄 6g，乌梢蛇 18g，炙甘草节 10g。

药服 4 剂，疼痛稍减，仍头晕心悸，前方加重散风药羌活、独活，再进 3 剂，疼痛大为好转（《当代名医临证精华·痹证专辑》）。

2. 痛痹案 《素问·痹论》谓痛痹病因为"寒气胜"，主症为疼痛不已，《灵枢·贼风》谓其病机为"血气凝结，与故邪相袭"，《灵枢·邪客》谓其脉"大以涩"，治疗以散寒为主，据证候性质配合温阳益气、活血通络等法。

王某，女，35 岁，初诊 1973 年 3 月。从 1971 年春季开始，患风湿性关节炎，反复发作已经 2 年。髋膝关节疼痛，皮色不变，下肢膝关节特别怕冷，局部靠膝垫保暖，遇天冷下雨更难忍，步履艰难，不能上班已 4 个月，舌质淡红，苔薄白，脉弦细而紧。抗"O"1∶1600，血沉 30mm/h。方以乌头汤加减。

桂枝 30g，制川乌 10g，黄芪 15g，白术 12g，麻黄 6g，白芍 12g，豹皮樟 18g，豆豉姜 15g，服 7 剂。

关节疼痛大减，膝关节自觉转暖，能慢步行。复诊时，加猴骨 15g，蕲蛇 6g，再服 10 剂，抗"O"为 1∶300，血沉 10mm/h。嘱患者再服药 2 周，以巩固疗效。追访 1 年半无复发（《实用中医风湿病学》）。

3. 著痹案 《素问·痹论》谓著痹病因为"湿气胜"，湿邪重浊黏滞，故其主症以沉重、麻木、病位固定不移、病程缠绵为特点。治以除湿之法为主。

上洋秦齐之，劳欲过度，每于阴雨，左足麻木，有无可形容之状，历访名医，非养血为用，即补气立论，时作时止，终未奏效。戊戌春，病势大发，足不转舒，背心一片麻木而已，延余治之，左脉沉紧，右脉沉涩。方以黄芪、苍术、桂枝、半夏、羌活、独活、淫羊藿数剂，其病如失，终不复发（《实用中医风湿病学》）。

4. 筋痹案 《素问·痹论》曰"以春遇此者为筋痹……在于筋则屈不伸"，《素问·长刺节论》曰"病在筋，筋挛节痛，不可以行"，《灵枢·邪气藏府病形》曰"肝脉……微涩为瘛挛筋痹"，说明筋痹以筋脉挛急疼痛为临床特点，治疗以舒筋活络为大法。

顾某，女，27 岁，工人，1972 年 3 月 23 日初诊。患者 15 个月前生下双胞胎后，双下肢筋痛，从臀部痛至足跟，坐不痛，动则痛剧，多次治疗效果不显。近2天痛甚不能行走，由丈夫背来就诊。现症见双下肢稍事活动面部即现痛苦表情，纳差，神疲，二便自调，月经正常。右肾曾行切除术，脉沉、小、滑，舌质淡红，苔淡薄黄。处方予防己木瓜薏苡仁汤加减。

防己10g，木瓜10g，薏苡仁10g，鸡血藤10g，杭白芍10g，炙甘草6g，怀牛膝10g，熟地黄10g，丹参10g，桑枝10g。

患者服上药2剂痛减；服8剂能行走，但下肢无力。上方加减30余剂而愈。后用此方合圣愈汤加减善后。随访13年未复发（《当代名医临证精华·痹证专辑》）。

5. 肾痹案 《素问·痹论》指出主症为"善胀，尻以代踵，脊以代头"，因肾精不足，骨髓失养，渐至肢体关节肿胀、畸形等严重病变，治以补肾壮骨为大法。

朱某，男，42岁，工人，1993年8月24日就诊。患者罹患类风湿关节炎10余年，现四肢关节疼痛，变形僵硬，不能握物，无红肿，腰脊酸痛强硬不适，行则偻俯，不能屈伸，步履较难，阴天加重，遇寒痛甚，得热则缓，倦怠乏力，头晕多梦，小便频数，舌淡胖，苔薄腻，脉沉弦。

处方：独活、狗脊、桑寄生、怀牛膝各12g，杜仲、续断、炮穿山甲、淫羊藿、熟地黄、当归、白芍各15g，制川乌6g（久煎），羌活、乌梢蛇各10g，蜈蚣3条，薏苡仁、鸡血藤各30g，每日1剂，水煎服。

连服1个月后，手指关节疼痛明显消失，活动自如，能握物，腰脊酸痛大减，弯曲较前好转，能步履，自感柔和。按上方加减继服半月，诸症消失，活动自如，能参加劳动。追踪1年未复发。[傅陆，杜凯．尪痹的证治体会．新中医，1996，（4）：60.]

6. 心痹案 《素问·痹论》指出心痹主症为"脉不通，烦则心下鼓，暴上气而喘，嗌干善噫，厥气上则恐"，由脉痹不已传变而来，病机多属正虚血瘀的本虚表实，治宜标本兼顾，养心活血、通络止痛为大法。

张某，女，56岁，农民，1987年8月8日初诊。其患痹病20余年，平素易感冒，心慌气短，乏力，动则喘甚，在省某医院诊断为风湿性心脏病，合并房颤，异位心律，心肌缺血，病情逐渐加重，1年前偏瘫失语。现症见左胸前有紧迫跳动感，间断性隐痛，心烦急躁，阵发性自汗，头晕乏力，不思饮食，时而呕吐、咳嗽、咳黄白色黏痰，大便干，2～3天一行，小便少，失眠多梦，四肢怕冷，关节疼痛，两颧暗红，眼睑虚浮，双下肢水肿，嘴唇暗紫，舌质暗红，有紫斑，苔薄白，舌下静脉紫暗，语言謇涩，声音低怯。脉沉细数，促、结代脉反复出现。心电图提示异位心律，快速型房颤，心肌呈缺血性改变。

肉桂5g，熟附子6g，人参6g，茯苓20g，白术10g，陈皮10g，姜半夏10g，五味子10g，酸枣仁15g，川芎10g，炙甘草10g，麦冬15g，黄芪20g，炒麦芽12g。急服3剂。

二诊：患者精神好转，自觉诸症减轻，要求再服，效不更方继服6剂。

三诊：患者四肢转温，生活已能自理，关节疼止，心前区疼痛、紧、慌、自汗、呕吐已止，饮食有味，大小便如常，舌质暗红，苔薄白，脉细、促、结代。患者原有偏瘫失语，加天麻10g，丹参20g，继服6剂。

四诊：遵原旨加减继服，诸症基本消除，无明显不适感，已能操持家务，舌暗红，苔薄白，脉沉细。心电图检查示房颤消失，心率92次/分，窦性心律，心肌仍有缺血型改变。

1988年12月28日复诊。患者无不适感觉，精神较好，食欲增进，颜面红润，二便睡眠均可，活动量大时偶有胸闷，脉沉缓，舌质淡红，苔薄白，心电图检查示大致正常。嘱照原方加工制丸剂继服，以巩固疗效。[包正三.张海岑心痹验案举例.中医研究，1989，2（2）：31～32.]

7. 肝痹案 肝痹之证，《素问·玉机真藏论》提出"胁痛"，《素问·痹论》提出"夜卧则惊，多饮数小便，上为引如怀"，《素问·五藏生成》提出胁肋有积气胀闷。病机与肝失疏泄、气血痹阻、水饮内停有关，初病以疏肝散邪为主，久病正虚，宜养肝益气活血为主，辅以疏肝散邪法。

张某，女，48岁，农民，1992年11月25日初诊。患者全身多部位关节、肌肉疼痛伴情绪不稳，年余，去年冬月浇灌田后即感四肢疼痛麻木，肤痒，伴情绪不稳，爱发脾气，血压不稳，病情呈波浪式加重，经某省级医院按"风湿"以中西医治疗近1年，效果不明显。来诊时全身多部位关节肌肉酸困、疼痛、麻木，以下肢为重，呈游走性，双手晨僵3～10分钟，遇阴雨、寒冷、劳累及心情不畅时加重。重则全身不适，困倦乏力，盗汗，易怒，焦虑心烦，善太息，两胁胀满，纳呆，脘腹胀，头痛，耳鸣，失眠多梦，易惊，咽干，眼干涩，小便频，大便溏，腹部畏寒，素畏食生冷，遇冷则腹泻。近1年月经不规律，量少，白带多。无关节肿胀，无发热。舌质淡暗，苔薄白，脉弦细。

黄芪45g，生地黄30g，山萸肉15g，云茯苓20g，泽泻15g，牡丹皮20g，柴胡9g，当归20g，白芍15g，枳壳9g，陈皮9g，桂枝12g，甘草9g，水煎服。

二诊：上方服6剂，患者自觉身轻有力，心情畅，胁胀、多梦、易惊、心烦、咽干、眼涩、盗汗等症状减轻。时下仍肢体困难，头顶畏寒，便溏，脉沉细，舌质暗，苔薄白。嘱上方加白术15g，继服。

三诊：上方服10剂，时下，患者除劳倦后身困、畏寒外，无其他不适，舌脉正常。嘱上方继服6剂，以巩固疗效。1993年4月13日来述，停药4个月，自觉良好，身体无明显不适（《娄多峰论治痹病精华》）。

【内经原文】

故春善病鼽衄，仲夏善病胸胁，长夏善病洞泄寒中，秋善病风疟，冬善病痹厥。故冬不按跷，春不鼽衄，春不病颈项，仲夏不病胸胁，长夏不病洞泄寒中，秋不病风疟，冬不病痹厥飧泄，而汗出也。

《素问·金匮真言论》

一阴一阳结谓之喉痹。

《素问·阴阳别论》

故人卧，血归于肝，肝受血而能视，足受血而能步，掌受血而能握，指受血而能摄。卧出而风吹之，血凝于肤者为痹，凝于脉者为泣，凝于足者为厥。此三者，血行而不得反其空，故为痹厥也。

赤脉之至也，喘而坚，诊曰有积气在中，时害于食，名曰心痹，得之外疾，思虑而心虚，故邪从之。白脉之至也，喘而浮，上虚下实，惊，有积气在胸中，喘而虚名曰肺痹寒热，得之醉而使内也。青脉之至也，长而左右弹，有积气在心下支肤，名曰肝痹，得之寒湿，与疝同法，腰痛足清头痛。黄脉之至也，大而虚，有积气在腹中，有厥气名曰厥疝，女子同法，得之疾使四支汗出当风。黑脉之至也，上坚而大，有积气在小腹与阴，名曰肾痹，得之沐浴清水而卧。

《素问·五藏生成》

南方者，天地所长养，阳之所盛处也，其地下，水土弱，雾露之所聚也，其民嗜酸而食胕，故其民皆致理而赤色，其病挛痹，其治宜微针。

《素问·异法方宜论》

中古之治病，至而治之，汤液十日，以去八风五痹之病，十日不已，治以草苏草荄之枝，本末为助，标本已得，邪气乃服。

《素问·移精变气论》

搏脉痹躄，寒热之交。

《素问·玉版论要》

冬刺夏分，病不愈，气上，发为诸痹。

《素问·诊要经终论》

胃脉搏坚而长，其色赤，当病折髀；其软而散者，当病食痹。

按之至骨，脉气少者，腰脊痛而身有痹也。

《素问·脉要精微论》

人一呼脉三动，一吸脉三动而躁，尺热曰病温，尺不热脉滑曰病风，脉涩曰痹。

欲知寸口太过与不及……脉涩曰痹。

《素问·平人气象论》

是故风者百病之长也，今风寒客于人，使人毫毛毕直，皮肤闭而为热，当是之时，可汗而发也；或痹不仁肿痛，当是之时，可汤熨及火灸刺而去之。弗治，病入舍于肺，名曰肺痹，发咳上气。弗治，肺即传而行之肝，病名曰肝痹，一名曰厥，胁痛出食，当是之时，可按若刺耳。

《素问·玉机真藏论》

邪所乱：邪入于阳则狂，邪入于阴则痹，搏阳则为巅疾，搏阴则为喑，阳入之阴则静，阴出之阳则怒，是谓五乱。

《素问·宣明五气》

帝曰：人身非衣寒也，中非有寒气也，寒从中生者何。岐伯曰：是人多痹气也，阳气少，阴气多，故身寒如从水中出。

帝曰：人有身寒，汤火不能热，厚衣不能温，然不冻栗，是为何病。岐伯曰：是人者，素肾气胜，以水为事，太阳气衰，肾脂枯不长，一水不能胜两火。肾者水也，而生于骨，肾不生，则髓不能满，故寒甚至骨也。所以不能冻栗者，肝一阳也，心二阳也，肾孤藏也，一水不能胜二火，故不能冻栗，病名曰骨痹，是人当挛节也。

《素问·逆调论》

心咳之状，咳则心痛，喉中介介如梗状，甚则咽肿喉痹。

《素问·咳论》

黄帝问曰：痹之安生？岐伯对曰：风寒湿三气杂至，合而为痹也。其风气胜者为行痹，寒气胜者为痛痹，湿气胜者为著痹也。帝曰：其有五者，何也？岐伯曰：以冬遇此者为骨痹，以春遇此者为筋痹，以夏遇此者为脉痹，以至阴遇此者为肌痹，以秋遇此者为皮痹。帝曰：内舍五藏六府，何气使然？岐伯曰：五藏皆有合，病久而不去者，内舍于其合也。故骨痹不已，复感于邪，内舍于肾；筋痹不已，复感于邪，内舍于肝；脉痹不已，复感于邪，内舍于心；肌痹不已，复感于邪，内舍于脾；皮痹不已，复感于邪，内舍于肺，所谓痹者，各以其时，重感于风寒湿之气也。

凡痹之客五藏者，肺痹者，烦满喘而呕；心痹者，脉不通，烦则心下鼓，暴上气而喘，嗌干善噫，厥气上则恐；肝痹者，夜卧则惊，多饮数小便，上为引如怀；肾痹者，善胀，尻以代踵，脊以代头；脾痹者，四支解堕，发咳呕汁，上为大塞；肠痹者，数饮而出不得，中气喘争，时发飧泄；胞痹者，少腹膀胱，按之内痛，若沃以汤，涩于小便，上为清涕。

阴气者，静则神藏，躁则消亡。饮食自倍，肠胃乃伤。淫气喘息，痹聚在肺；淫气忧思，痹聚在心；淫气遗溺，痹聚在肾；淫气乏竭，痹聚在肝；淫气肌绝，痹聚在脾。诸痹不已，亦益内也，其风气胜者，其人易已也。帝曰：痹，其时有死者，或疼久者，或易已者，其故何也？岐伯曰：其入藏者死，其留连筋骨间者疼久，其留皮肤间者易已。

帝曰：其客于六府者，何也？岐伯曰：此亦食饮居处，为其病本也。六府亦各有俞，而食饮应之，循俞而入，各舍其府也。

帝曰：以针治之奈何？岐伯曰：五藏有俞，六府有合，循脉之分，各有所发，各随其过，则病瘳也。

帝曰：荣卫之气，亦令人痹乎？岐伯曰：荣者，水谷之精气也，和调于五藏，洒陈于六府，乃能入于脉也，故循脉上下，贯五藏络六府也。卫者，水谷之悍气也，其气慓疾滑利，不能入于脉也，故循皮肤之中，分肉之间，熏于肓膜，散于胸腹，逆其气则病，从其气则愈。不与风寒湿气合，故不为痹。帝曰：善。痹，或痛，或不痛，或不仁，或寒，或热，或燥，或湿，其故何也？岐伯曰：痛者，寒气多也，有寒故痛也。其不痛不仁者，病久入深，荣卫之行涩，经络时疏，故不通。皮肤不营，故为不仁。其寒者，阳气少，阴气多，与病相益，故寒也。其热者，阳气多，阴气少，病气胜阳遭阴，故为痹热。其多汗而濡者，此其逢湿甚也，阳气少，阴气盛，两气相感，故汗出而濡也。帝曰：夫痹之为病，不痛何也。岐伯曰：痹在于骨则重，在于脉则血凝而不流，在于筋则屈不伸，在于肉则不仁，在于皮则寒，故具此五者，则不痛也。凡痹之类，逢寒则虫，逢热则纵。帝曰：善。

《素问·痹论》

悲哀太甚，则胞络绝，胞络绝，则阳气内动，发则心下崩数溲血也。故《本病》曰：大经空虚，发为肌痹，传为脉痿。

有渐于湿，以水为事，若有所留，居处相湿，肌肉濡渍，痹而不仁，发为肉痿。

《素问·痿论》

手阳明少阳厥逆，发喉痹，嗌肿痉，治主病者。

《素问·厥论》

病在筋，筋挛节痛，不可以行，名曰筋痹，刺筋上为故，刺分肉闲，不可中骨也，病起筋炅，病已止。

病在肌肤，肌肤尽痛，名曰肌痹，伤于寒湿，刺大分小分，多发针而深之，以热为故，无伤筋骨，伤筋骨，痈发若变，诸分尽热，病已止。

病在骨，骨重不可举，骨髓酸痛，寒气至，名曰骨痹，深者刺无伤脉肉为故，其道大分小分，骨热病已止。

《素问·长刺节论》

阳明之阳，名曰害蜚，上下同法，视其部中有浮络者，皆阳明之络也，其色多青则痛，多黑则痹，黄赤则热，多白则寒，五色皆见，则寒热也，络盛则入客于经，阳主外，阴主内。

《素问·皮部论》

积寒留舍，荣卫不居，卷肉缩筋，肋肘不得伸，内为骨痹，外为不仁，命曰不足，大寒留于溪谷也。溪谷三百六十五穴会，亦应一岁。其小痹淫溢，循脉往来，微针所及，与法相同。

《素问·气穴论》

邪客于手少阳之络，令人喉痹舌卷，口干心烦，臂外廉痛，手不及头，刺手中指次指爪甲上，去端如韭叶各一痏，壮者立已，老者有顷已，左取右，右取左，此新病数日已。

凡痹往来行无常处者，在分肉间痛而刺之，以月死生为数用针者，随气盛衰以为痏数，针过其日数则脱气，不及日数则气不写，左刺右，右刺左，病已，止，不已，复刺之如法，月生一日一痏，二日二痏，渐多之，十五日十五痏，十六日十四痏，渐少之。

《素问·缪刺论》

厥阴有余病阴痹，不足病生热痹，滑则病狐疝风，涩则病少腹积气。少阴有余病皮痹，隐轸，不足病肺痹，滑则病肺风疝，涩则病积溲血。太阴有余病肉痹，寒中，不足病脾痹，滑则病脾风疝，涩则病积心腹时满。阳明有余病脉痹，身时热，不足病心痹，滑则病心风疝，涩则病积时善惊。太阳有余病骨痹身重，不足病肾痹，滑则病肾风疝，涩则病积善时巅疾。少阳有余病筋痹胁满，不足病肝痹，滑则病肝风疝，涩则病积时筋急目痛。

冬刺络脉，内气外泄，留为大痹。

《素问·四时刺逆从论》

冬刺夏分，病不愈，气上发为诸痹。

《素问·诊要经终论》

岁火不及……复则埃郁大雨且至，黑气乃辱，病鹜溏腹满，食饮不下，寒中肠鸣，泄注腹痛，暴挛痿痹，足不任身，上应镇星辰星，玄谷不成。

《素问·气交变大论》

三之气，天政布，炎暑至，少阳临上，雨乃涯。民病热中，聋瞑血溢，脓疮咳呕，鼽衄渴嚏欠，喉痹目赤，善暴死。

少阳所至，为喉痹耳鸣呕涌。

《素问·六元正纪大论》

帝曰：愿闻气交遇会胜抑之由，变成民病，轻重何如？岐伯曰：胜相会，抑伏使然。……久而化郁，即大风摧拉，折陨鸣紊。民病卒中偏痹，手足不仁。

是故子午之岁，太阴升天……民病风厥涎潮，偏痹不随，胀满。

是故丑未之年，少阳升天……以久成郁，即暴热乃生，赤风气瞳翳，化成郁疠，乃作伏热内烦，痹而生厥，甚则血溢。

是故卯酉之年，太阳升天……民病厥逆而哕，热生于内，气痹于外，足胫酸疼，反生心悸懊热，暴烦而复厥。

《素问·本病论》

岁太阴在泉，草乃早荣，湿淫所胜，则埃昏岩谷黄反见黑，至阴之交民病饮积心痛耳聋，浑浑焞焞，嗌肿喉痹。

太阴司天，湿淫所胜，则沉阴且布，雨变枯槁，胕肿骨痛阴痹，阴痹者按之不得，腰脊头项痛时眩，大便难，阴气不用，饥不欲食，咳唾则有血，心如悬，病本于肾，太溪绝，死不治。

太阴之胜，火气内郁，疮疡于中，流散于外，病在胠胁，甚则心痛热格，头痛喉痹项强。

厥阴之复，少腹坚满，里急暴痛，偃木飞沙，倮虫不荣，厥心痛，汗发呕吐，饮食不入，入而复出，筋骨掉眩，清厥，甚则入脾，食痹而吐，冲阳绝，死不治。

少阳司天，客胜则丹胗外发，及为丹熛疮疡，呕逆喉痹，头痛嗌肿，耳聋血溢，内为瘛疭……少阴在泉……主胜则厥气上行，心痛发热，鬲中众痹皆作，发于胠胁，魄汗不藏，四逆而起。

《素问·至真要大论》

毫针者，尖如蚊虻喙，静以徐往，微以久留之而养，以取痛痹；长针者，锋利身薄，可以取远痹。

《灵枢·九针十二原》

岐伯曰：臣请言五藏之病变也。心脉急甚者为瘛疭；微急为心痛引背，食不下。缓甚为狂笑；微缓为伏梁，在心下，上下行，时唾血。大甚为喉吤；微大为心痹引背，善泪出。小甚为善哕，微小为消瘅。滑甚为善渴；微滑为心疝引脐，小腹鸣。涩甚为喑；微涩为血溢，维厥，耳鸣，颠疾。

肺脉急甚为癫疾；微急为肺寒热，怠惰，咳唾血，引腰背胸，若鼻息肉不通。缓甚为多汗；微缓为痿瘘，偏风，头以下汗出不可止。大甚为胫肿；微大为肺痹，引胸背，起恶日光。小甚为泄；微小为消瘅。滑甚为息贲上气；微滑为上下出血。涩甚为呕血；微涩为鼠瘘，在颈支腋之间，下不胜其上，其应善酸矣。

肝脉急甚者为恶言；微急为肥气，在胁下，若复杯。缓甚为善呕，微缓为水瘕痹也。大甚为内痈，善呕衄；微大为肝痹，阴缩，咳引小腹。小甚为多饮；微小为消瘅。滑甚为㿉疝；微滑为遗溺。涩甚为溢饮；微涩为瘛挛筋痹。

《灵枢·邪气藏府病形》

少师答曰：阴中有阴，阳中有阳，审知阴阳，刺之有方。得病所始，刺之有理。谨度病端，与时相应。内合于五藏六府，外合于筋骨皮肤。是故内有阴阳，外亦有阴阳。在内者，五藏为阴，六府为阳，在外者，筋骨为阴，皮肤为阳。故曰，病在阴之阴者，刺阴之荣俞，病在阳之阳者，刺阳之合，病在阳之阴者，刺阴之经，病在阴之阳者，刺络脉。故曰，病在阳者名曰风，病在阴者名曰痹，阴阳俱病名曰风痹。

黄帝曰：刺之奈何？伯高答曰：病九日者，三刺而已；病一月者，十刺而已；多少远近，以此衰之。久痹不去身者，视其血络，尽出其血。

黄帝曰：余闻刺有三变，何谓三变？伯高答曰：有刺营者，有刺卫者，有刺寒痹之留经者。

黄帝曰：刺三变者奈何？伯高答曰：刺营者出血，刺卫者出气，刺寒痹者内热。黄帝曰：营卫寒痹之为病奈何？伯高答曰：营之生病也，寒热少气，血上下行。卫之生病也，气痛时来时去，怫忾贲响，风寒客于肠胃之中。寒痹之为病也，留而不去，时痛而皮不仁。黄帝曰：刺寒痹内热奈何？伯高答曰：刺布衣者，以火焠之；刺大人者，以药熨之。黄帝曰：药熨奈何？伯高答曰：用淳酒二十斤，蜀椒一斤，干姜一斤，桂心一斤，凡四种，皆㕮咀，渍酒中，用绵絮一斤，细白布四丈，并内酒中，置酒马矢煴中，封涂封，勿使泄。五日五夜，出布绵絮，曝干之，干复渍，以尽其汁。每渍必晬其日，乃出干。干，并用滓与绵絮，复布为复巾，长六七尺，为六七巾，则用之生桑炭炙巾，以熨寒痹所刺之处，令热入至于病所，寒复炙巾以熨之，三十遍而止。汗出以巾拭身，亦三十遍而止。起步内中，无见风。每刺必熨，如此病已矣，此所谓内热也。

《灵枢·寿夭刚柔》

病在经络痼痹者，取以锋针。病在脉，气少，当补之者，取以锓针于井荥分输。病为大脓者，取以铍针。病痹气暴发者，取以员利针。病痹气痛而不去者，取以毫针。

凡刺有九，以应九变。一曰输刺，输刺者，刺诸经荥输藏腧也；二曰远道刺，远道刺者，病在上，取之下，刺府腧也；三曰经刺，经刺者，刺大经之结络经分也；四曰络刺，络刺者，刺小络之血脉也；五曰分刺，分刺者，刺分肉之间也；六曰大泻刺，大泻刺者，刺大脓以铍针也；七曰毛刺，毛刺者，刺浮痹皮肤也；八曰巨刺，巨刺者，左取右，右取左；九曰焠刺，焠刺者，刺燔针则取痹也。

凡刺有十二节，以应十二经。一曰偶刺，偶刺者，以手直心若背，直痛所，一刺前，一刺后，以治心痹。刺此者傍针之也。二曰报刺，报刺者，刺痛无常处也。上下行者，直内无拔针，以左手随病所按之，乃出针复刺之也。三曰恢刺，恢刺者，直刺傍之，举之前后，恢筋急，以治筋痹也。四曰齐刺，齐刺者，直入一，傍入二，以治寒气小深者；或曰三刺，三刺者，治痹气小深者也。五曰扬刺，扬刺者，正内一，傍内四，而浮之，以治寒气之搏大者也。六曰直针刺，直针刺者，引皮乃刺之，以治寒气之浅者也。七曰输针，输刺者，直入直出，稀发针而深之，以治气盛而热者也。八曰短刺，短刺者，刺骨痹，稍摇而深之，致针骨所，以上下摩骨也。九曰浮刺，浮刺者，傍入而浮之，以治肌急而寒者也。十曰阴刺，阴刺者，左右率刺之，以治寒厥；中寒厥，足踝后少阴也。十一曰傍针刺，傍针刺者，直刺傍刺各一，以治留痹久居者也。十二曰赞刺，赞刺者，直入直出，数发针而浅之，出血是谓治痈肿也。

三曰关刺，关刺者，直刺左右，尽筋上，以取筋痹，慎无出血，此肝之应也，或曰渊刺，一曰岂刺。四曰合谷刺，合谷刺者，左右鸡足，针于分肉之间，以取肌痹，此脾之应也。五曰输刺，输刺者，直入直出，深内之至骨，以取骨痹，此肾之应也。

《灵枢·官针》

是动则病齿痛，颈肿。是主津液所生病者，目黄，口干，鼽衄，喉痹，肩前臑痛，大指次指痛不用，气有余则当脉所过者热肿；虚则寒栗不复。为此诸病，盛则泻之，虚则补之，热则疾之，寒则留之，陷下则灸之，不盛不虚，以经取之。盛者，人迎大三倍于寸口；虚者，人迎反小于寸口也。

是动则病洒洒振寒，善呻数欠颜黑，病至则恶人与火，闻木声则惕然而惊，心欲动，独闭户塞牖而处。甚则欲上高而歌，弃衣而走，贲响腹胀，是为骭厥。是主血所生病者，狂疟温淫汗出，鼽衄，口㖞唇胗，颈肿喉痹，大腹水肿，膝膑肿痛，循膺、乳、气街、股、伏兔、骭外廉、足跗上皆痛，中指不用。气盛则身以前皆热，其有余于胃，则消谷善饥，溺色黄；气不足则身以前皆寒栗，胃中寒则胀满。为此诸病，盛则泻之，虚则补之，热则疾之，寒则留之，陷下则灸之，不盛不虚，以经取之。盛者，人迎大三倍于寸口，虚者，人迎反小于寸口也。

是动则病耳聋浑浑焞焞，嗌肿喉痹。是主气所生病者，汗出，目锐眦痛，颊痛，耳后肩臑肘臂外皆痛，小指次指不用。为此诸病，盛则泻之，虚则补之，热则疾之，寒则留之，陷下则灸之，不盛不虚，以经取之。盛者，人迎大一倍于寸口，虚者，人迎反小于寸口也。

黄帝曰：诸络脉皆不能经大节之间，必行绝道而出入，复合于皮中，其会皆见于外。故诸刺络脉者，必刺其结上甚血者。虽无结，急取之，以泻其邪而出其血。留之发为痹也。凡诊络脉，脉色青，则寒，且痛；赤则有热。胃中寒，手鱼之络多青矣；胃中有热，鱼际络赤。其暴黑者，留久痹也。

手阳明之别，名曰偏历。去腕三寸，别入太阴；其别者，上循臂，乘肩髃，上曲颊偏齿；其别者，入耳合于宗脉。实则龋聋，虚则齿寒痹隔，取之所别也。

足阳明之别，名曰丰隆。去踝八寸。别走太阴；其别者，循胫骨外廉，上络头项，合诸经之气，下络喉嗌。其病气逆则喉痹瘁喑，实则狂巅，虚则足不收胫枯，取之所别也。

《灵枢·经脉》

足太阳之筋，起于足小趾，上结于踝，邪上结于膝，其下循足外侧，结于踵，上循跟，结于腘；其别者，结于腨外，上腘中内廉，与腘中并上结于臀，上挟脊上项；其支者，别入结于舌本；其直者，结于枕骨，上头，下颜，结于鼻；其支者，为目上网，下结于頄；其支者，从腋后外廉结于肩髃；其支者，入腋下，上出缺盆，上结于完骨；其支者，出缺盆，邪上出于頄。其病小指支，跟肿痛，腘挛，脊反折，项筋急，肩不举，腋支，缺盆中纽痛，不可左右摇。治在燔针劫刺，以知为数，以痛为输，名曰仲春痹也。

足少阳之筋，起于小指次指，上结外踝，上循胫外廉，结于膝外廉；其支者，别起外辅骨，上走髀，前者结于伏兔之上，后者结于尻；其直者，上乘䏚季胁，上走腋前廉，系于膺乳，结于缺盆；直者，上出腋，贯缺盆，出太阳之前，循耳后，上额角，交巅上，下走颔，上结于頄；支者，结于目眦为外维。其病小指次指支转筋，引膝外转筋，膝不可屈伸，腘筋急，前引髀，后引尻，即上乘䏚季胁痛，上引缺盆膺乳颈，维筋急，从左之右，右目不开，上过右角，并跷脉而行，左络于右，故伤左角，右足不用，命曰维筋相交。治在燔针劫刺，以知为数，以痛为输，名曰孟春痹也。

足阳明之筋，起于中三指，结于跗上，邪外上加于辅骨，上结于膝外廉，直上结于髀枢，上循胁属脊；其直者，上循骭，结于膝；其支者，结于外辅骨，合少阳；其直者，上循伏兔，上结于髀，聚于阴器，上腹而布，至缺盆而结，上颈，上挟口，合于頄，下结于鼻，上合于太阳。太阳为目上网，阳明为目下网；其支者，从颊结于耳前。其病足中指支胫转筋，脚跳坚，伏兔转筋，髀前踵，㿉疝，腹筋急，引缺盆及颊，卒口僻；急者，目不合，热则筋纵，目不开，颊筋有寒，则急引颊移口；有热则筋弛纵，缓不胜收故僻。治之以马膏，膏其急者，以白酒和桂，以涂其缓者，以桑钩钩之，即以生桑炭置之坎中，高下以坐等。以膏熨急颊，且饮美酒，啖美炙肉，不饮酒者，自强也，为之三拊而已。治在燔针劫刺，以知为数，以痛为输，名曰季春痹也。

足太阴之筋，起于大指之端内侧，上结于内踝；其直者，络于膝内辅骨，上循阴股，结于髀，聚于阴器，上腹结于脐，循腹里，结于肋，散于胸中；其内者，著于脊。其病足大指支内踝痛，转筋痛，膝内辅骨痛，阴股引髀而痛，阴器纽痛，上引脐两胁痛，引膺中脊内痛。治在燔针劫刺，以知为数，以痛为输，名曰孟秋痹也。

足少阴之筋，起于小指之下，并足太阴之筋，邪走内踝之下，结于踵，与太阳之筋合，而上结于内辅之下，并太阴之筋，而上循阴股，结于阴器，循脊内挟膂上至项，结于枕骨，与足太阳之筋合。其病足下转筋，及所过而结者皆痛及转筋。病在此者，主痫瘈及痉，在外者不能俯，在内者不能仰。故阳病者，腰反折不能俯，阴病者，不能仰。治在燔针劫刺，以知为数，以痛为输。在内者熨引饮药，此筋折纽，纽发数甚者死不治，名曰仲秋痹也。

足厥阴之筋，起于大指之上，上结于内踝之前，上循胫，上结内辅之下，上循阴股，结于阴器，络诸筋。其病足大指支内踝之前痛，内辅痛，阴股痛转筋，阴器不用，伤于内则不起，伤于寒则阴缩入，伤于热则纵挺不收，治在行水清阴气；其病转筋者，治在燔针劫刺，以知为数，以痛为输，名曰季秋痹也。

手太阳之筋，起于小指之上，结于腕，上循臂内廉，结于肘内锐骨之后，弹之应小指之上，入结于腋下；其支者，后走腋后廉，上绕肩胛，循颈出走太阳之前，结于耳后完骨；其支者，入耳中；直者，出耳上，下结于颔，上属目外眦。其病小指支肘内锐骨后廉痛，循臂阴，入腋下，腋下痛，腋后廉痛，绕肩胛引颈而痛，应耳中鸣痛引颔，目瞑良久乃得视，颈筋急，则为筋瘘颈肿，寒热在颈者。治在燔针劫刺之，以知为数，以痛为输。其为肿者，复而锐之。本支者，上曲牙，循耳前属目外眦，上额结于角，其痛当所过者支转筋。治在燔针劫刺，以知为数，以痛为输，名曰仲夏痹也。

手少阳之筋，起于小指次指之端，结于腕，中循臂，结于肘，上绕臑外廉、上肩、走颈，合手太阳；其支者，当曲颊入系舌本；其支者，上曲牙，循耳前，属目外眦，上乘颔，结于角。其病当所过者，即支转筋，舌卷。治在燔针劫刺，以知为数，以痛为输，名曰季夏痹也。

手阳明之筋，起于大指次指之端，结于腕，上循臂，上结于肘外，上臑，结于髃；其支者，绕肩胛，挟脊；直者，从肩髃上颈；其支者，上颊，结于頄；直者，上出手太阳之前，上左角，络头，下右颔。其病当所过者，支痛及转筋，肩不举，颈不可左右视。治在燔针劫刺，以知为数，以痛为输，名曰孟夏痹也。

手太阴之筋，起于大指之上，循指上行，结于鱼后，行寸口外侧，上循臂，结肘中，上臑内廉，入腋下，出缺盆，结肩前髃，上结缺盆，下结胸里，散贯贲，合贲下抵季胁。其病当所过者，支转筋，痛甚成息贲，胁急吐血。治在燔针劫刺，以知为数，以痛为输。名曰仲冬痹也。

手心主之筋，起于中指，与太阴之筋并行，结于肘内廉，上臂阴，结腋下，下散前后挟胁；其支者，入腋，散胸中，结于臂。其病当所过者，支转筋前及胸痛息贲。治在燔针劫刺，以知为数，以痛为输，名曰孟冬痹也。

手少阴之筋，起于小指之内侧，结于锐骨，上结肘内廉，上入腋，交太阴，挟乳里，结于胸中，循臂下系于脐。其病内急心承伏梁，下为肘网。其病当所过者，支转筋，筋痛。治在燔针劫刺，以知为数，以痛为输。其成伏梁唾血脓者，死不治。经筋之病，寒则反折筋急，热则筋弛纵不收，阴痿不用。阳急则反折，阴急则俛不伸。淬刺者，刺寒急也，热则筋纵不收，无用燔针，名曰季冬痹也。

《灵枢·经筋》

著痹不去，久寒不已，卒取其三里骨为干。

《灵枢·四时气》

邪在肾，则病骨痛阴痹。阴痹者，按之而不得，腹胀，腰痛，大便难，肩背颈项痛，时眩。取之涌泉、昆仑，视有血者，尽取之。

《灵枢·五邪》

骨痹，举节不用而痛，汗注烦心。取三阴（一本做三阳）之经补之。

厥痹者，厥气上及腹。取阴阳之络，视主病也，泻阳补阴经也。

阳迎头痛，胸满不得息，取之人迎。暴喑气鞭，取扶突与舌本出血。暴聋气蒙，耳目不明，取天牖。暴挛痫眩，足不任身，取天柱。暴瘅内逆，肝肺相搏，血溢鼻口，取天府。此为天牖五部。

《灵枢·寒热病》

喉痹舌卷，口中干，烦心，心痛，臂内廉痛，不可及头，取手小指次指爪甲下，去端如韭叶。

《灵枢·热病》

头痛不可取于腧者，有所击堕，恶血在于内，若肉伤，痛未已，可则刺，不可远取也。头痛不可刺者，大痹为恶，日作者，可令少愈，不可已。头半寒痛，先取手少阳阳明，后取足少阳阳明。

风痹淫泺，病不可已者，足如履冰，时如入汤中，股胫淫泺，烦心头痛，时呕时悗，眩已汗出，久则目眩，悲以喜恐，短气，不乐，不出三年死也。

《灵枢·厥病》

喉痹不能言，取足阳明；能言，取手阳明。

《灵枢·杂病》

黄帝问于岐伯曰：周痹之在身也，上下移徒随脉，其上下左右相应，间不容空，愿闻此痛，在血脉之中邪？将在分肉之间乎？何以致是？其痛之移也，间不及下针，其慉痛之时，不及定治，而痛已止矣。何道使然？愿闻其故。岐伯答曰：此众痹也，非周痹也。黄帝曰：愿闻众痹。岐伯对曰：此各在其处，更发更止，更居更起，以右应左，以左应右，非能周也，更发更休也。黄帝曰：善。刺之奈何？岐伯对曰：刺此者，痛虽已止，必刺其处，勿令复起。

帝曰：善。愿闻周痹何如？岐伯对曰：周痹者，在于血脉之中，随脉以上，随脉以下，不能左右，各当其所。黄帝曰：刺之奈何？岐伯对曰：痛从上下者，先刺其下以过之，后刺其上以脱之；痛从下上者，先刺其上以过之，后刺其下以脱之。黄帝曰：善。此痛安生？何因而有名？岐伯对曰：风寒湿气，客于外分肉之间，迫切而为沫，沫得寒则聚，聚则排分肉而分裂也，分裂则痛，痛则神归之，神归之则热，热则痛解，痛解则厥，厥则他痹发，发则如是。帝曰：善。余已得其意矣。此内不在藏，而外未发于皮，独居分肉之间，真气不能周，故名曰周痹。故刺痹者，必先切循其下之六经，视其虚实，及大络之血结而不通，及虚而脉陷空者而调之，熨而通之。其瘛坚转引而行之。黄帝曰：善。余已得其意矣，亦得其事也。九者，经巽之理，十二经脉阴阳之病也。

《灵枢·周痹》

阴阳相得而合为痹者，此为内溢于经，外注于络。如是者，阴阳俱有余，虽多出血而弗能虚也。

《灵枢·血络论》

黄帝问于少俞曰：余闻百疾之始期也，必生于风雨寒暑，循毫毛而入腠理，或复还，或留止，或为风肿汗出，或为消瘅，或为寒热，或为留痹，或为积聚。奇邪淫溢，不可胜数，愿闻其故。夫同时得病，或病此，或病彼，意者天之为人生风乎，何其异也？少俞曰：夫天之生风者，非以私百姓也，其行公平正直，犯者得之，避者得无殆，非求人而人自犯之。

黄帝曰：何以候人之善病痹者？少俞答曰：粗理而肉不坚者，善病痹。黄帝曰：痹之高下有处乎？少俞答曰：欲知其高下者，各视其部。

《灵枢·五变》

黄帝问于岐伯曰：人之血气精神者，所以奉生而周于性命者也；经脉者，所以行血气而营阴阳、濡筋骨，利关节者也；卫气者，所以温分肉，充皮肤，肥腠理，司开阖者也；志意者，所以御精神，收魂魄，适寒温，和喜怒者也。是故血和则经脉流行，营复阴阳，筋骨劲强，关节清利矣；卫气和则分肉解利，皮肤调柔，腠理致密矣；志意和则精神专直，魂魄不散，悔怒不起，五藏不受邪矣；寒温和则六府化谷，风痹不作，经脉通利，肢节得安矣，此人之常平也。

肺小则少饮，不病喘喝；肺大则多饮，善病胸痹、喉痹、逆气。肺高则上气，肩息咳；肺下则居贲迫肺，善胁下痛。肺坚则不病咳上气；肺脆则苦病消瘅易伤。肺端正则和利难伤；肺偏倾则胸偏痛也。

《灵枢·本藏》

人迎三倍，病在足阳明，三倍而躁，病在手阳明，盛则为热，虚则为寒，紧则为痛痹……寸口三倍，病在足太阴，三倍而躁，在手太阴。盛则胀满，寒中，食不化，虚则热中、出糜、少气、溺色变，紧则痛痹，代则乍痛乍止。盛则泻之，虚则补之，紧则先刺而后灸之，代则取血络，而后调之，陷下则徒灸之。

《灵枢·禁服》

雷公曰：小子闻风者，百病之始也；厥逆者，寒湿之起也，别之奈何？黄帝曰：常候阙中，薄泽为风，冲浊为痹。在地为厥。此其常也；各以其色言其病。

《灵枢·五色》

黄帝曰：夫子言贼风邪气之伤人也，令人病焉，今有其不离屏蔽，不出空穴之中，卒然病者，非不离贼风邪气，其故何也？岐伯曰：此皆尝有所伤于湿气，藏于血脉之中，分肉之间，久留而不去。若有所堕坠，恶血在内而不去，卒然喜怒不节，饮食不适，寒温不时，腠理闭而不通。其开而遇风寒，则血气凝结，与故邪相袭，则为寒痹。其有热则汗出，汗出则受风，虽不遇贼风邪气，必有因加而发焉。

《灵枢·贼风》

黄帝曰：何谓五逆？岐伯曰：热病脉静，汗已出，脉盛躁，是一逆也；病泄，脉洪大，是二逆也；著痹不移，䐃肉破，身热，脉偏绝，是三逆也；淫而夺形身热，色夭然白，及后下血衃，血衃笃重，是谓四逆也；寒热夺形，脉坚搏，是谓五逆也。

《灵枢·五禁》

黄帝曰：夫子之言，脉之上下，血气之候，以知形气奈何？岐伯曰：足阳明之上，血气盛则髯美长，血少气多则髯短，故气少血多则髯少，血气皆少则无髯，两吻多画。足阳明之下，血气盛则下毛美长至胸，血多气少则下毛美短至脐，行则善高举足，足指少肉，足善寒；血少气多则肉而善瘃；血气皆少则无毛，有则稀枯悴，善痿厥足痹。足少阳之上，气血盛则通髯美长；血多气少则通髯美短；血少气多则少髯；血气皆少则无须，感于寒湿则善痹，骨痛爪枯也。足少阳之下，血气盛则胫毛美长，外踝肥；血多气少则胫毛美短，外踝皮坚而厚；血少气多则胻毛少，外踝皮薄而软，血气皆少则无毛，外踝瘦无肉。

黄帝曰：刺其诸阴阳奈何？岐伯曰：按其寸口人迎，以调阴阳，切循其经络之凝涩，结而不通者，此于身皆为痛痹，甚则不行，故凝涩，凝涩者，致气以温之，血和乃止。

《灵枢·阴阳二十五人》

黄帝曰：持针纵舍奈何？岐伯曰：必先明知十二经脉之本末，皮肤之寒热，脉之盛衰滑涩。其脉滑而盛者，病日进；虚而细者，久以持；大以涩者，为痛痹。阴阳如一者，病难治。其本末尚热者，病尚在；其热以衰者，其病亦去矣。持其尺，察其肉之坚脆，大小滑涩，寒温燥湿。因视目之五色，以知五藏，而决死生。视其血脉，察其色，以知其寒热痛痹。

《灵枢·邪客》

爪苦手毒，为事善伤者，可使按积抑痹。

《灵枢·官能》

尺肤滑而泽脂者，风也。尺肤涩者，风痹也。
诊血脉者，多赤多热，多青多痛，多黑为久痹。

《灵枢·论疾诊尺》

黄帝曰：余闻刺有五邪，何谓五邪？岐伯曰：病有持痈者，有容大者，有狭小者，有热者，有寒者，是谓五邪。黄帝曰：刺五邪奈何？岐伯曰：凡刺五邪之方，不过五章，痈热消灭，肿聚散亡，寒痹益温，小者益阳，大者必去，请道其方。

黄帝曰：有一脉生数十病者，或痛，或痈，或热，或寒，或痒，或痹，或不仁，变化无穷，其故何也？岐伯曰：此皆邪气之所生也。黄帝曰：余闻气者，有真气，有正气，有邪气。何谓真气？岐伯曰：真气者，所受于天，与谷气并而充身也。正气者，正风也，从一方来，非实风，又非虚风也。邪气者，虚风之贼伤人也，其中人也深，不能自去。正风者，其中人也浅，合而自去，其气来柔弱，不能胜真气，故自去。虚邪之中人也，洒晰动形，起毫毛而发腠理。其入深，内搏于骨，则为骨痹；搏于筋，则为筋挛；搏于脉中，则为血闭，不通则为痈；搏于肉，与卫气相搏，阳胜者则为热，阴胜者则为寒，寒则真气去，去则虚，虚则寒；搏于皮肤之间，其气外发，腠理开，毫毛摇，气往来行，则为痒；留而不去，则痹；卫气不行，则为不仁。

《灵枢·刺节真邪》

六者律也。律者调阴阳四时而合十二经脉，虚邪客于经络而为暴痹者也。故为之治针，必令尖如氂，且员其锐，中身微大，以取暴气。七者星也，星者人之七窍，邪之所客于经，而为痛痹，合于经络者也。故为之治针，令尖如蚊虻喙，静以徐往，微以久留，正气因之，真邪俱往，出针而养者也。八者风也，风者人之股肱八节。八正之虚风，八风伤人，内舍于骨解腰脊节腠理之间，为深痹也。故为之治针，必长其身，锋其末，可以取深邪远痹。

六曰员利针，取法于氂，针微大其末，反小其身，令可深内也，长一寸六分，主取痛痹者也。七曰毫针，取法于毫毛，长一寸六分，主寒热痛痹在络者也。八曰长针，取法于綦针，长七寸，主取深邪远痹者也。

五邪：邪入于阳，则为狂；邪入于阴，则为血痹；邪入于阳，转则为癫疾；邪入于阴，转则为喑；阳入之于阴，病静；阴出之于阳，病喜怒。

《灵枢·九针论》

【参考文献】

［1］王庆其.内经临床医学.北京：人民卫生出版社，2010.

［2］王洪图.黄帝内经研究大成.北京：北京出版社，1997.

［3］路志正，焦树德.实用中医风湿病学.北京：人民卫生出版社，1996.

第十九章 积聚类

积聚是指以腹内结块，或痛或胀为主要临床表现的病证。积者有形，结块固定不移，痛有定处，病在血分，为脏病；聚则无形，包块聚散无常，痛无定处，病在气分，属腑病。因积与聚关系密切，故两者往往并称。《内经》中虽然未对积聚做详细的区分，但对其病因病机、证候、诊断及预后等有着诸多精辟的论述，为后世对本病的临床诊治奠定了基础。

【病证概论】

1. 积聚的病因病机 关于积聚的病因病机，《灵枢·百病始生》阐释得较为透彻，析其内容，主要涉及三个方面。

（1）外感寒邪 如经文所言"积之始生……得寒乃生，厥乃成积"，并进一步阐释为："厥气生足悗，悗生胫寒，胫寒则血脉凝涩，血脉凝涩则寒气上入于肠胃，入于肠胃则䐜胀，䐜胀则肠外之汁沫迫聚不得散，日以成积。"指出寒气循足之血脉上逆胃肠，导致脏气郁滞，汁沫迫聚不散而渐成积证。

（2）饮食居处失节 篇中指出："卒然多食饮则肠满，起居不节，用力过度，则络脉伤……阴络伤则血内溢，血内溢则后血。肠胃之络伤，则血溢于肠外，肠外有寒汁沫与血相抟，则并合凝聚，不得散而积成矣。"即指饮食不节，起居失宜，用力过度，会导致肠胃络脉损伤而血溢肠外，若肠外有冷津寒气，则瘀血与汁沫相搏就会凝聚成积。

（3）忧怒情志太过 篇中谓"卒然外中于寒，若内伤于忧怒，则气上逆，气上逆则六输不通，温气不行，凝血蕴里而不散，津液涩渗，着而不去，而积皆成矣"，指出内伤忧怒可导致脏腑气血逆乱，津液输布失常，加之外感寒邪，血、水、寒三者相互搏结，最终可留而成积。

综观《内经》关于积聚的产生，虽然病因涉及外感寒邪、七情内伤、饮食不节、起居失常、劳力过度等诸多方面，但其主要病机不离寒凝、血瘀、津停三方面的综合病理变化。

2. 积聚的分类及临床表现 《内经》主要根据积聚发生部位的不同进行分类，并结合病位或主症进行病证命名。概括而言，大致可分为脏腑积聚和经络积聚两大类。

（1）脏腑积聚

①伏梁：如《灵枢·邪气藏府病形》云"心脉……微缓为伏梁，在心下，上下行，时唾血。"为肿物在心下至脐，甚则至脐下，大如手臂，如桥梁之伏在腹中，故称伏梁。

②息贲：《素问·阴阳别论》云："二阳之病发心脾……其传为息贲者，死不治。"《灵枢·邪气藏府病形》进一步指出："肺脉……滑甚为息贲上气。"息贲为肺之积，其病以呼吸气逆、喘息气急为主症，故称"息贲"。

③肥气：《灵枢·邪气藏府病形》云："肝脉……微急为肥气，在胁下若覆杯。"肥气为肝之积，因突出在胁下，如肌肉肥盛之状，故为肥气。其积块在胁下，如覆着的杯子一样，查之有形。

④奔豚：《灵枢·邪气藏府病形》云："肾脉……微急为沉厥奔豚，足不收，不得前后。"奔豚为肾积，发自少腹，上至胸咽，如豚之奔突，故曰奔豚。本证多属于气聚，无固定形态。

⑤肠瘤：《灵枢·刺节真邪》云："虚邪之中人也……其入深……有所结，气归之，卫气留之，不得反，津液久留，合而为肠瘤，久者数岁乃成，以手按之柔。已有所结，气归之，津液留之，邪气中之，凝结日以易甚，连以聚居，为昔瘤，以手按之坚。"指出肠瘤系由于气血瘀滞，与津液搏，久留于肠胃之间而成。本证又分按之柔软和按之坚硬两种，后者为气血凝结日久，又称"昔瘤"。

⑥肠覃：《灵枢·水胀》云："肠覃何如？寒气客于肠外，与卫气相搏，气不得荣，因有所系，癖而内著，恶气乃起，息肉乃生。其始生也，大如鸡卵，稍以益大，至其成，如怀子之状，久者离岁，按之则坚，推之则移，月事以时下，此其候也。"肠覃亦为腹腔内肿物，多在少腹，因游离于腹腔而系于腹壁，故推之可移，按之坚硬。如女子发病，因不在子宫内，则不影响月经。

⑦血瘕：见于《素问·阴阳类论》云："二阳三阴，至阴皆在，阴不过阳，阳气不能止阴，阴阳并绝，浮为血瘕，沉为脓胕。"为血液积聚在内，局部有坚硬包块的病证。系由于阴阳不交通，阴阳隔绝，气血分离，阳浮于外则内成血瘕，阴沉于内则外成脓肿。

⑧石瘕：《灵枢·水胀》云："石瘕何如？石瘕生于胞中，寒气客于子门，子门闭塞，气不得通，恶血当泻不泻，衃以留止，日以益大，状如怀子，月事不以时下。"说明石瘕为寒邪侵及子门，气血凝聚而成的宫内肿块，伴有月经异常的一种病证。

（2）经络积聚　经络之积聚，见于《灵枢·百病始生》云："虚邪之中人也……留而不去，传舍于肠胃之外，募原之间，留著于脉，稽留而不去，息而成积。"此篇根据寒邪所客经络部位的不同，又将其分为孙络之积、阳明之积、缓筋之积、募原之积、伏冲之积、膂筋之积、输脉之积等，并分别论述了其病位和证候等。但因其描述较为简单，类似病证表现临床亦较少见，故并未受到后世广泛重视。

3. 积聚的诊法　《内经》着重从脉象和局部体征方面论述了积聚的诊断方法，并格外重视按诊在诊断中发挥的作用。具体阐述如下。

（1）脉诊　《内经》中关于积聚的脉诊论述较多，多通过脉诊而推测积聚所生的部位。如《素问·平人气象论》言："寸口脉沉而横，曰胁下有积，腹中有横积痛。"《素问·大奇论》言："肾脉小急，肝脉小急，心脉小急，不鼓皆为瘕。"王冰注："小急为寒甚，不鼓为血不流，寒薄血凝而为瘕也。"又如《素问·脉要精微论》言："推而外之，内而不外，有心腹积也。"《灵枢·经筋》言："手少阴之筋……其病内急，心承伏梁，下为肘网。"

（2）按诊　《内经》将按诊作为诊断积证必不可少的重要手段。如肠覃"按之则坚，推之则移"，与石瘕的推之固着、坚硬可相鉴别；昔瘤按之则坚，与肠瘤的按之柔软可相鉴别。同时，按诊也是临床鉴别积与聚的重要诊法之一。

（3）问诊　病程长短、主要证候等都需经过问诊而获得，如息积之证"二三岁不已"，石瘕所伴月经异常等。

（4）望诊　因聚证乃望之有形、按无形迹之病证，故望诊亦十分重要。如息积之证喘不已，石瘕、肠覃等可见腹大如怀子状等，都是通过望诊得到的。

NOTE

4. 积聚的治则治法及预后　《内经》提出"坚者削之，留者攻之，结者散之，客者除之""菀陈则除之"的积聚治疗总则，即用攻、削、散、逐等法祛除积留日久的病理产物。同时，又强调治疗积聚不可过用攻伐之品，否则易伤正气，即"大积大聚，其可犯也，衰其大半而止，过者死（《素问·六元正纪大论》）。"

关于具体的治法及禁忌，《内经》亦有一些论述。如石瘕"可导而下"；息积"不可灸针，积为导引服药，药不可独治也"，指出治积可用导引和服药的方法，同时禁用"灸刺"；积在少腹应"刺皮髓以下，至少腹而止，刺侠脊两傍四椎间，刺两髂髎季胁肋间，导腹中气热下已"，而不用针刺之法。

《内经》还以积之新久来推断积聚的预后，如《灵枢·卫气》云："有新积痛可移者，易已也，积不痛，难已也。"

【临证指要】

1."积之始生，得寒乃生，厥乃成积"的临床意义 《内经》中关于积证的论述与西医学中许多胃肠道和盆腔的良、恶性肿瘤及其慢性功能性疾患在发生发展和临床表现等方面甚为吻合，尤其是对临床多种良、恶性肿瘤的论治具有很好的指导意义。《灵枢·百病始生》中"积之始生，得寒乃生，厥乃成积"的论述为我们临床认识和治疗肿瘤提供了以下几点思路。

第一，肿瘤形成的原因。综观《内经》对积证病因病机的认识，病因虽有外邪、七情、劳伤、饮食等诸多因素，但仍以寒邪厥逆于上为其关键；病机虽有寒凝、血瘀、津停三方面的综合变化，但仍以寒凝为本。《内经》阐述了3种寒凝成积的机理：一为"厥气生足悗，悗生胫寒，胫寒则血脉凝涩，血脉凝涩则寒气上入于肠胃，入于肠胃则䐜胀，䐜胀则肠外之汁沫迫聚不得散，日以成积"，即寒凝痰聚成积。二为"卒然多食饮，则肠满，起居不节，用力过度，则络脉伤，阳络伤则血外溢，血外溢则衄血，阴络伤则血内溢，血内溢则后血。肠胃之络伤则血溢于肠外，肠外有寒，汁沫与血相抟，则并合凝聚不得散，而积成矣"，即寒凝血瘀成积。三为"卒然外中于寒，若内伤于忧怒，则气上逆，气上逆则六俞不通，温气不行，凝血蕴里而不散，津液涩渗，著而不去，而积皆成矣"，即寒痰瘀互结成积。《灵枢·水胀》中的"肠覃"与"石瘕"也皆为寒气内客，阳气内虚，气血、津液凝聚所致。《内经》对寒邪致病的重视，提示我们临床认识肿瘤的成因切不可拘泥于热毒一端。著名老中医李可认为，肿瘤产生的根本原因在于阳虚寒凝；另有学者认为癌症就是寒证，其致病因素皆属阴邪，潜伏体内令人不察，久则变为虚寒，侵蚀脏腑而死；现代医家孙秉严通过观察1000例肿瘤病人后总结分析指出"寒型体质多患痰食积滞或症瘕积聚""质属寒的人得肿瘤者居多"。可见寒可致积，寒可生瘤亦有其丰富的理论与临床依据。

第二，肿瘤形成的过程及早期表现。《灵枢·百病始生》描述了积证的形成过程，指出积证是由于厥逆之寒气由足下上逆而成，先有足部、小腿的症状，后因寒邪客于足阳明胃经，经络循行不畅、气血凝滞，又出现肠胀积生之候。其提示我们积聚的病变部位虽在脏腑，但临床表现可始于脏腑所属经络在四肢的循行之处。结合临床观察，许多胃肠道恶性病变开始之时，也常出现足部、小腿等处酸困、疼痛、活动不便等表现，如临床医生在病之初期不能明察而失治误治，久则积成而难愈矣。

第三，肿瘤的治疗。《内经》在病因上强调寒邪，这与重视阳气的阴阳学说密切相关，《素问·生气通天论》言："凡阴阳之要，阳密乃固……阳强不能密，阴气乃绝。"可见，虽然阴阳学说注重阴阳平衡，但更强调阳气在其中的主导地位。《素问·调经论》言："血气者，喜温而恶寒，寒则泣而不能流，温则消而去之。"汪机在《医学原理》中更概括性地提出了"散寒消积"的重要性："盖人之气血，热则流通，寒则凝滞而积聚之痛生焉。治法当以辛温之剂行气导积。"在肿瘤发生发展的过程中，其病机往往寒热夹杂，切不可在治疗中见到一两处热象就妄投清热解毒。虽然许多清热解毒中药经现代药理研究证实具有一定的抗肿瘤效果，临床使用对肿瘤或可一时取效，但长期应用就会不可避免损伤人体阳气。因此，作为临床医生应当坚持辨证论治的原则，有是证用是药，只有在方剂配伍上做到寒温并用，药不伤正，才能收到较好的疗效。

2. 按部位辨治积聚的启示　腹腔的积块，有部位之别，不同部位的积证其临床表现上各具特色，以及其移动度、进食前后的变化或其他兼证等也各具特征，故临证中应分别辨识，这是《内经》对积证进行治疗的重要着眼点。

（1）伏梁　伏梁为肿块在心下至脐，表现为脐旁或脐上突起一肿块，大如手臂，不能切按，环脐而痛或时有唾血，疑似西医学的胃、肝、胆、胰等脏器肿瘤。《内经》中据其病因病机和表现的不同，又细分为三种不同类型。

①气血化热成脓：《素问·腹中论》言："病有少腹盛，上下左右皆有根……病名曰伏梁，裹大脓血，居肠胃之外。"指出其病因病机主要是气血郁结化热，热腐成脓，治疗当以行气活血、排脓、清热解毒为法，可选用李东垣的伏梁丸加减。

②寒凝血瘀水停：《素问·腹中论》言："人有身体髀股胻皆肿，环脐而痛……病名伏梁，此风根也。""风根"指宿感寒邪，外寒入侵经脉，致气血运行不畅，血瘀成积于内，故环脐而痛，血积导致水津不布，溢于全身，故见肢体肿满。此证乃寒、瘀、水三者为患，故治疗当驱寒、活血、利水，方选桂枝茯苓丸加减。

③心热唾血：即《灵枢·邪气藏府病形》所言："微缓为伏梁，在心下，上下行，时唾血。"其病因病机为心经郁热成积，血热上溢则唾血。治疗当清心泄热凉血，可用泻心汤加减。

（2）息贲　息贲为积聚在肺，表现为呼吸不利、气机上逆的喘急之证，类似西医学的肺及上腹部肿瘤。《灵枢·经筋》言："手太阴之筋……其病当所过者，支转筋痛，甚成息贲，胁急吐血。手心主之筋……其病当所过者，支转筋前及胸痛，息贲。"其病因病机当属肺中痰热、络脉受损。治疗应以清肺降气化痰为法，可用陈无择的息贲汤或张仲景的小陷胸汤加味。

（3）肥气　肥气乃肝之积，表现为胁下若覆杯或胁下满气逆，其病机为肝气郁结、瘀血停聚。《素问·奇病论》指出："病胁下满气逆……不可灸刺，积为导引服药，药不能独治也。"明确指出治疗此病"不可灸刺"，且"药不能独治"，可用导引、药物等方法综合治疗。其药物治疗以疏肝解郁、行气活血为主，可选李东垣的肥气丸加减。

（4）奔豚　奔豚为肾之积，《灵枢·邪气藏府病形》虽言其病名却对主症描述不详，《灵枢集注》解释："肾为生气之原，正气虚寒，则为沉厥，虚气反逆，故为奔豚。阴寒在下，故足不收。肾开窍于二阴，气虚不化，故不得前后也。"指出奔豚病变在肾，肾寒气逆为其病机。《金匮要略·奔豚气病脉证并治》进一步描述："奔豚病，从少腹起，上冲咽喉，发作欲死，复还止，皆从惊恐得之。"并指出治当温肾平冲降逆，方选桂枝加桂汤。

（5）肠瘤　肠瘤主要指腹部肠道的肿瘤，临床表现以"（积块）按之或柔或硬"为特点。按之柔软者其病因病机为邪气传入肠中，气滞导致津停，久留肠胃之间而成，治以化气行水为主，方选茯苓桂枝甘草大枣汤；按之坚硬者为肠瘤日久，与血搏结而成，又称"昔瘤"，治当行气散瘀、软坚散结，方选鳖甲煎丸。

（6）肠覃　肠覃为肠外及子宫之外的肿块，表现为腹部肿块按之坚硬，推之能移，且有月事按时而来的特点，类似于西医学的肠道肿瘤、卵巢囊肿等疾病。其病机为"寒气客于肠外，与卫气相搏，气不得荣"，致瘀血内阻，逐渐成积。治疗总的原则以活血利湿、软坚散结为主。

（7）血瘕　血瘕为瘀血形成的肿块，当为妇女症瘕病的一种，临床表现为少腹有积气包块，急痛，阴道内有冷感，或见背脊痛，腰痛不能俯仰等。本病病位主要在胃、肺、脾三经，乃气血瘀结，阴阳经气阻绝不通而成。治当行气活血散结，方选桂枝茯苓丸等。

（8）石瘕　石瘕病位在胞宫，其肿块按之坚，推之不移，并伴有月事异常，类似西医学的子宫肌瘤等下腹部盆腔肿瘤。其病因病机为寒气入侵，使子门闭塞，瘀血郁结于内，当下不下，渐成积块。治疗当活血化瘀消症，方选张仲景的桂枝茯苓丸加减。

【病案举隅】

1. 活血化瘀消积案　《内经》认为，积聚的病机主要在于寒凝、气滞、血瘀、津停四者。这为临床治疗指明了方向。其对于有形之积，则有进一步论述，认为必以瘀血、痰饮等有形之邪相互裹结而成。因此，临床对于积之治疗，必主以活血化瘀攻坚之品，是为正治。

王某，男，24岁，1994年9月18日初诊。脐左侧有一肿物，大如鞋底，有明显压痛，痞而不舒，午后潮热盗汗，脉象弦滑。西医诊断为结核性腹膜炎（干性），历经抗结核药治疗无效。本证坚硬而不移，当属积证，必以活血化瘀、消坚化积为法。初用三棱、莪术、鸡内金等数剂，积块不缩，症状不减。因思此属陈久积血，营阴气血受阻，非寻常化积药所能治，必须用峻剂方能取效。故用生水蛭25g研面，每次2.5g，日2次。服药后自觉腹部有气体向下移动，硬痛减轻，继用前药硬块明显缩小，但连续常规服用此药则效不著。考虑此属药轻病重，需水蛭与虻虫合用方能进一步收效，遂拟抵当丸方。水蛭25g，虻虫15g，桃仁20g，大黄15g，研面制蜜丸为梧桐子大，每次服10g。服药后硬块逐渐缩小。从10月16日开始服本药，至11月8日，患者硬块完全消失而痊愈。［崔喜山，贾丽红．抵当丸治疗积聚举隅．吉林中医药，1997，17（1）：33.］

2. 扶正消积案　积聚之证临床多以实为主，主以温阳、行气、活血、化痰等攻逐之品，但不可过用，如《素问·六元正纪大论》指出："大积大聚，其可犯也，衰其大半而止，过者死。"另外，积聚日久，消耗正气，亦可出现以虚为主的表现，此时更不可偏执一味猛攻而忽略补养之法，正如后世《卫生宝鉴·腹中积聚》所言："养正积自除。譬之满座皆君子，纵有一小人，自无容地而出。今令真气实，胃气强，积自除矣。"

中洲吴仰泉夫人，年五旬，腹中积块如盘大，腹胀年余，后渐卧不倒床，腹响如雷，嗳气不透，口干吐白沫，下气通则腹中稍宽，五心烦热，不思饮食，肌瘦如柴。医更八人，并无寸效，一家哭泣，后事俱备，束手待毙而已。召余至，诊六脉涩数，气口紧盛。余知是前医误以寒凉杀伐之过，使真气不运而瘀血不行。余以八物汤，加半夏、陈皮、木香、厚朴、萝卜子、大腹皮、海金沙。服三剂后，小便下血块，如鸡肝状。服至十二剂，打下黑血块盆许，腹中仍有数块。又以八物汤，加枳实、香附，五剂而痊。正是养正而积自除也，信哉不诬（《杂病广要》）。

3. 脏腑积病案举例

（1）伏梁案　某患者脐以上有一条块，直攻心下作痛，痛连两胁。此属伏梁，为心之积，乃气血寒痰凝聚而成。背脊热而眩悸，营气内亏。法以和营化积。当归、半夏、瓦楞子、香附、丹参、茯神、陈皮、木香、川楝子、延胡索、砂仁。

再诊：投和营化积，伏梁之攻痛稍缓，而背脊之热亦减。久延络虚，当以图缓，无事更张，仍从前制。前方去茯神、瓦楞子、木香，加茯苓、玫瑰（《症瘕积聚专辑·环溪草堂医案》）。

（2）息贲案　周某，男，57岁。咳喘、痰血、胸痛半年多，诊断为右肺周围型肺癌，活检为鳞癌。肿块较大，已不能手术。患者逐渐消瘦食少，倦怠乏力，自觉无力以动，动则咳喘更甚。医以其证似"肾不纳气"，与都气丸作汤服。服药后更感胸闷、胸痛、痰稠不易咳出，剧咳则咯血。因思呼吸喘促，动则更甚，有属于久咳肾气不摄者，亦有由于肺中有积，肺气被阻者。晚期肺癌，因肿块压迫气道，故应属于后者。亦即《内经》所谓"息贲"之类。逐用泻白散合葶苈大枣泻肺汤加黄芩、橘络、瓜蒌壳、蒲公英等清热消肿，降肺通络之品。

服药五剂后，胸痛减，咳喘渐平，精神食欲转佳，改用大半夏汤调理。病情渐缓，2月左右反复一次，反复时仍采用上法，可缓解。如此挽留其生命2年，后终至不救（《中国现代名中医医案精华·肿瘤》）。

（3）肥气案　常某，女，30岁，工人。易怒多思，稍不如意，即愤愤不平，抑郁难解。数日食欲不振，常觉脘腹满闷，若有物内停，久而胀痛难忍，至今已2年余。诊见其面容消瘦，精神怠惰，触按腹部有块状物，消软，不移动，刺痛拒按，兼胸膈胀满，不思饮食。余诊其脉，六部搏指应手，沉弦有力，舌质紫暗，少苔。郁怒伤肝，肝气不舒，气滞血阻，脉络不和，积久成块。积块不移，此属实邪，故拒按刺痛；肝气乘脾则饮食少思，胸膈满闷；日久饮食精华无以充养肌肤，故面容消瘦，精神怠惰；舌紫、脉沉弦均为气滞血阻之积。治以疏肝破积、温经通络。

白芍12g，青皮10g，香附10g，桂枝6g，延胡索10g，木香6g，鸡血藤12g，三棱9g，莪术10g，陈皮9g。

服上方2剂，矢气频频，腹中作声，腹胀大减，惟积块疼痛，脉较前稍有缓象，再按原方加党参、白术兼扶正气。3剂后，精神好转，食纳增加，积块略消，痛减，脉转和缓。再服健脾理气、散寒消积10余剂，积块渐消，脘腹畅，面色好转，食欲增加，积年之疾，至此告愈（《徐玉山医案》）。

（4）奔豚案　周右，住浦东。初诊气从少腹上冲心，一日四五度发，发则白津出，此作奔豚论。

肉桂心一钱，川桂枝三钱，大白芍三钱，炙甘草二钱，生姜三片，大红枣八枚。

二诊：投桂枝加桂汤后，气上冲减为日二三度发，白津之出亦渐稀。下得矢气，此为邪之去路，佳。

肉桂心一钱半，川桂枝三钱，大白芍三钱，炙甘草三钱，生姜三片，红枣十枚，厚朴钱半，半夏三钱。

三诊：气上冲，白津出，悉渐除，盖矢气得畅行故也。今图其本，宜厚朴生姜甘草半夏人参汤加桂。

厚朴三钱，生姜四钱，半夏四钱，甘草三钱，党参三钱，桂心一钱，桂枝二钱（《经方实验录》）。

（5）肠瘤案 吴某，女，32岁，1973年2月初诊。1971年10月发现有黑粪，诊断为上消化道出血。用止血药，出血依然不止。1972年5月19日进行手术。术后病理切片报告为结肠腺癌，已侵及肌层。1972年9月复查，脐后下腹又触及一包块，约核桃大小。1973年2月来本院诊治。诊查右下腹肿块已发展到鸡蛋大小，质较硬，并伴有腹痛、腹泻、胃纳不佳、形体消瘦等症状。苔薄白，质淡，脉细无力。证为脾肾阳虚，湿浊凝聚。治以温补脾肾、佐以健运。待体力稍有恢复后，改用理气活血消肿为主，适当加一些益气补肾药物。

主要药物为党参、白术、当归、黄芪、茯苓、陈皮、木香、香附、枳壳、山药、白花蛇舌草、桂皮、茴香、淫羊藿、甘草、补骨脂、牛膝、八月札、肉苁蓉等。

加减药物：枸杞、山楂、丹参、赤芍、附块、苍术、薏苡仁、旱莲草、生地黄、橘叶、陈香橼、熟地黄、瓜蒌皮、没药、乳香、玫瑰花、寻骨风、青皮、三棱、山茱肉、肉桂、锁阳、桑寄生、蜈蚣、夏枯草等。

酌情加用成药人参鳖甲煎丸、归脾丸、六味地黄丸、天龙丸等。

经过3个月的治疗，肿块开始缩小而至逐渐消失。调理至1974年8月，患者恢复全天工作，至今身体情况良好（《中国现代名中医医案精华·肿瘤》）。

（6）肠覃案 赵某，女，32岁，1994年2月7日初诊。患者因工作环境不遂，精神抑郁，头晕胸闷，腹胀腹坠，近2月经期迟后，量少有块，经前情绪暴躁，现值经后。B超检查：左侧附件囊性肿物约3.4cm×2.6cm×3.5cm。望诊舌质暗紫，有点状瘀斑，苔薄白，脉沉弦有力。辨证属气滞血瘀型，治宜活血行气、散结消痛。用《圣济总录》之三棱丸加减。三棱15g，莪术15g，槟榔10g，青皮9g，川楝子15g，乌药12g，桃仁12g，丹参12g，薏苡仁12g。每日1剂，水煎服。服药后自觉症状好转，共服50剂，B超复查，左附件肿物消失。（于晓妹.妇科肠覃病90例临床观察.北京中医，1997，6：35-36.）

邢某，女，27岁，1995年7月15日初诊。主诉左下腹疼痛加重伴带黄量多1周。患者10日前外出调研工作，暑热赶路，当时即觉左下腹痛加重，坠胀拒按，周身乏力，带下色黄，质稠，有腥臭味。B超检查：左卵巢囊性肿物约3.4cm×4.2cm×4.4cm，右附件增厚约2.3cm×2.1cm×3.0cm。化验白细胞11×10⁹/L。舌质红，苔黄腻，脉滑数无力。辨证属湿热内结型，治宜清热解毒、利湿化瘀。方用金匮大黄牡丹汤加减。

大黄15g，牡丹皮15g，桃仁15g，芒硝9g（分冲），冬瓜子15g，败酱草30g，白花蛇舌草15g。用药后，患者腹痛明显减轻，仍觉体倦乏力。原方去芒硝，加生芪15g，土茯苓12g，再服20剂，复查B超，双侧附件正常。［于晓妹.妇科肠覃病90例临床观察.北京中医，1997，6：35-36.］

（7）石瘕案 黄某，女，28岁，已婚，工人，1972年9月24日初诊。左下腹痛，月经紊乱，阴道不规则流血半年，近月来，左下腹剧痛如针扎，漏下增多，血色黑褐，夹有瘀块，腰膝酸软，疲乏无力，小便频数，经某医院妇科检查，诊断为"子宫肌瘤"，曾用丙酸睾酮及云南白药等治疗，效果不佳。诊视舌质淡紫，苔薄白，脉象沉弦，左下腹扪及一鸭蛋大包块，质硬，压痛，推之不移，脉症合参，属石瘕之病，乃瘀停胞宫，凝结而成。其血不止者，其病不去故也，当下其瘀，仿《金匮要略》之桂枝茯苓丸治疗。

桂枝、茯苓、牡丹皮、芍药、桃仁（去皮尖）各等份，共研细末，炼蜜为丸，如黄豆大，每日早、晚饭前各服 10g。

复诊：服药 1 周后，流血渐止。患者前往某妇幼保健院检查，肿块变小，腰痛消失，月经正常。1974 年 5 月追访，诉停药后，病未复发（《言庚孚医疗经验集》）。

【内经原文】

二阳之病发心脾，有不得隐曲，女子不月；其传为风消，其传为息贲者，死不治。

《素问·阴阳别论》

推而外之，内而不外，有心腹积也。

《素问·脉要精微论》

胃之大络，名曰虚里，贯鬲络肺，出于左乳下，其动应衣，脉宗气也。盛喘数绝者，则病在中；结则横，有积矣；……寸口脉沉而横，曰胁下有积，腹中有横积痛。

《素问·平人气象论》

欲知寸口太过与不及……寸口脉沉而弱，曰寒热及疝瘕少腹痛。

《素问·平人气象论》

脾传之肾，病名曰疝瘕，少腹冤热而痛，出白，一名曰蛊，当此之时，可按可药。

《素问·玉机真藏论》

颊下逆颧为大瘕。

《素问·刺热》

肝移寒于心，狂隔中。

《素问·气厥论》

小肠移热于大肠，为虙瘕，为沉。

《素问·气厥论》

寒气客于小肠膜原之间，络血之中，血泣不得注于大经，血气稽留不得行，故宿昔而成积矣。

《素问·举痛论》

帝曰：病有少腹盛，上下左右皆有根，此为何病？可治不？岐伯曰：病名曰伏梁。帝曰：伏梁何因而得之？岐伯曰：裹大脓血，居肠胃之外，不可治，治之每切按之致死。帝曰：何以然？岐伯曰：此下则因阴，必下脓血，上则迫胃脘，生鬲，侠胃脘内痛，此久病也，难治。居脐上为逆，居齐下为从，勿动亟夺。论在《刺法》中。

《素问·腹中论》

帝曰：病胁下满气逆，二三岁不已，是为何病？岐伯曰：病名曰息积，此不妨于食，不可灸刺，积为导引服药，药不能独治也。

《素问·奇病论》

帝曰：人有身体髀股䯒皆肿，环脐而痛，是为何病？岐伯曰：病名曰伏梁，此风根也。其气溢于大肠而著于肓，肓之原在脐下，故环脐而痛也。不可动之，动之为水溺涩之病也。

《素问·奇病论》

肾脉小急，肝脉小急，心脉小急，不鼓皆为瘕。……三阳急为瘕。

《素问·大奇论》

任脉为病，男子内结七疝，女子带下瘕聚。

《素问·骨空论》

厥阴有余病阴痹，不足病生热痹，滑则病狐疝风，涩则病少腹积气。少阴有余病皮痹隐轸，不足病肺痹，滑则病肺风疝，涩则病积溲血。太阴有余病肉痹寒中，不足病脾痹，滑则病脾风疝，涩则病积心腹时满。阳明有余病脉痹身时热，不足病心痹，滑则病心风疝，涩则病积时善惊。太阳有余病骨痹身重，不足病肾痹，滑则病肾风疝，涩则病积善时巅疾。

《素问·四时刺逆从论》

病在中而不实不坚，且聚且散，奈何？岐伯曰：悉乎哉问也！无积者求其藏，虚则补之，药以祛之，食以随之，行水渍之，和其中外，可使毕已。

《素问·五常政大论》

少阴不退位，即温生春冬，蛰虫早至，草木发生，民病膈热咽干，血溢惊骇，小便赤涩，丹瘤疹疮疡留毒。

《素问·本病论》

尝富大伤，斩筋绝脉，身体复行，令泽不息。故伤败结，留薄归阳，脓积寒炅。

《素问·疏五过论》

二阳三阴，至阴皆在，阴不过阳，阳气不能止阴，阴阳并绝，浮为血瘕，沉为脓胕。阴阳皆壮，下至阴阳，上合昭昭，下合冥冥，诊决死生之期，遂合岁首。

《素问·阴阳类论》

心脉急甚者为瘛疭；微急为心痛引背，食不下。缓甚为狂笑；微缓为伏梁，在心下，上下行，时唾血。

肺脉……滑甚为息贲上气。

肝脉急甚者为恶言；微急为肥气，在胁下若复杯。……微缓为水瘕痹也。

脾脉急甚为瘛疭；微急为膈中，食饮入而还出，后沃沫。

肾脉急甚为骨癫疾；微急为沉厥奔豚，足不收，不得前后。

《灵枢·邪气藏府病形》

手太阴之筋……其病当所过者支转筋痛，甚成息贲，胁急吐血。治在燔针劫刺，以知为数，以痛为输。名曰仲冬痹也。

《灵枢·经筋》

肠中有虫瘕及蛟蛕，皆不可取以小针。

《灵枢·厥病》

黄帝曰：人之善病肠中积聚者，何以候之？少俞答曰：皮肤薄而不泽，肉不坚而淖泽，如此则肠胃恶，恶则邪气留止，积聚乃伤。脾胃之间，寒温不次，邪气稍至；稽积留止，大聚乃起。黄帝曰：余闻病形，已知之矣，愿闻其时。少俞答曰：先立其年，以知其时，时高则起，时下则殆，虽不陷下，当年有冲通，其病必起，是谓因形而生病，五变之纪也。

《灵枢·五变》

肝高则上支贲，切胁悗，为息贲。

《灵枢·本藏》

气在胫者，止之于气街，与承山踝上以下。取此者用毫针，必先按而在久应于手，乃刺而予之。所治者，头痛眩仆，腹痛中满暴胀，及有新积。痛可移者，易已也；积不痛，难已也。

《灵枢·卫气》

肠覃何如？岐伯曰：寒气客于肠外，与卫气相搏，气不得荣，因有所系，癖而内著，恶气乃起，瘜肉乃生。其始生也，大如鸡卵，稍以益大，至其成如怀子之状，久者离岁，按之则坚，推之则移，月事以时下，此其候也。

《灵枢·水胀》

石瘕生于胞中，寒气客于子门，子门闭塞，气不得通，恶血当泻不泻，衃以留止，日以益大，状如怀子，月事不以时下。皆生于女子，可道而下。

《灵枢·水胀》

虚邪之中人也……留而不去，传舍于肠胃之外，募原之间，留著于脉，稽留而不去，息而成积。

《灵枢·百病始生》

黄帝曰：愿尽闻其所由然。岐伯曰：其著孙络之脉而成积者，其积往来上下，臂手孙络之居也，浮而缓，不能句积而止之，故往来移行肠胃之间，水凑渗注灌，濯濯有音，有寒则腹膜满雷引，故时切痛。其著于阳明之经，则挟脐而居，饱食则益大，饥则益小。其著于缓筋也，似阳明之积，饱食则痛，饥则安。其著于肠胃之募原也，痛而外连于缓筋，饱食则安，饥则痛。其著于伏冲之脉者，揣之应手而动，发手则热气下于两股，如汤沃之状。其著于膂筋在肠后者，饥则积见，饱则积不见，按之不得。其著于输之脉者，闭塞不通，津液不下，孔窍干壅。此邪气之从外入内，从上下也。

黄帝曰：积之始生，至其已成奈何？岐伯曰：积之始生，得寒乃生，厥乃成积也。

《灵枢·百病始生》

黄帝曰：其成积奈何？岐伯曰：厥气生足悗，悗生胫寒，胫寒则血脉凝涩，血脉凝涩则寒气上入于肠胃，入于肠胃则膜胀，膜胀则肠外之汁沫迫聚不得散，日以成积。卒然多食饮则肠满，起居不节，用力过度，则络脉伤，阳络伤则血外溢，血外溢则衄血，阴络伤则血内溢，血内溢则后血，肠胃之络伤，则血溢于肠外，肠外有寒汁沫与血相搏，则并合凝聚不得散而积成矣。卒然外中于寒，若内伤于忧怒，则气上逆，气上逆则六输不通，温气不行，凝血蕴里而不散，津液涩渗，著而不去，而积皆成矣。

《灵枢·百病始生》

爪苦手毒，为事善伤者，可使按积抑痹。

《灵枢·官能》

有所疾前筋，筋屈不得伸，邪气居其间而不反，发于筋溜。有所结，气归之，卫气留之，不得反，津液久留，合而为肠溜，久者数岁乃成，以手按之柔。已有所结，气归之，津液留之，邪气中之，凝结日以易甚，连以聚居，为昔瘤，以手按之坚。

《灵枢·刺节真邪》

四者时也，时者四时八风之客于经络之中，为瘤病者也。

《灵枢·九针论》

【参考文献】

［1］王庆其.内经临床医学.北京：人民卫生出版社.2010.

［2］高怀杰.在《内经》积证篇启发下对几例病案证治的反省.陕西中医，2001，22（1）：55-56.

［3］王兵，侯炜，颜琳琳.从寒论治肿瘤若干问题探讨.湖北中医药大学学报，2013，15（1）：42-44.

［4］群伟，包剑锋.《医学原理》积聚论治经验.中华中医药学刊，2012，30（6）：1404-1406.

第二十章 胀病类

胀病是指因脏腑气机阻滞而引起的以机体胸、腹、胁下、皮肤等部位胀闷不适或胀满疼痛为主要表现的一类病证。《内经》论胀，既有"胀论""水胀"专篇，又有诸多内容散见于各个篇章之中，对于病证的名称、病因病机、病证分类、临床表现、诊断治疗及预后转归等诸多方面均有阐述，构建了胀病理论与临床辨治的基本体系，对后世医家学术思想具有深远影响。

【病证概论】

1. 关于病名 胀之病名，《内经》已有明确论断。《灵枢·胀论》云："夫胀者，皆在于藏府之外，排藏府而廓胸胁，胀皮肤，故命曰胀。"马莳注曰："夫胀不在于血脉之中，亦不在于藏府之内，乃在于藏府之外，胸胁之内，排其藏府，而以胸胁为郭，其皮肤亦为之胀。"按此论断，所谓胀，即胀闷、胀满、膨胀之意，是一种机体脏腑之外，胸廓皮肤受到压迫而产生的满闷不适或充塞难受的感觉。胀既是一种症状，也是一种病证。以症状而言，凡机体某一部位出现胀闷不适之感者皆可称之，可伴随其他症状出现在多种疾病之中；以病证而言，则胀病是指因脏腑气机运行阻滞或痰饮血水病理产物积聚而引起的，以机体胀闷不适或胀满疼痛为主要表现的一类病证。

《内经》论胀，也常称满，有时也胀满、满胀合称，或胀与满并论。如《素问·缪刺论》云"恶血留内，腹中满胀"，《灵枢·经脉》云"病肺胀满膨膨而喘咳……胃中寒则胀满"，以及《素问·厥论》云"太阴之厥，则腹满䐜胀"等。满，有痞满、充满之意，是一种机体满闷不舒的感觉，一般可理解为胀之程度较轻而浅者。临床上凡胀必兼满，所以也称胀满病。

2. 胀病的病因病机 《内经》对胀满的病因病机论述已较为全面，其内容涉及六淫外感病邪、七情内伤、饮食劳倦、痰饮瘀血及脏腑气机失调等，给后人以深刻启迪。

（1）外邪侵犯 《内经》中已较详细地论述了六淫外感病邪致胀满的病因病机，认为六淫外感病邪侵犯机体，引起脏腑经络气血运行失常，营卫失和，即可导致胀病发生。如《素问·热论》云："伤寒……四日，太阴受之，太阴脉布胃中络于嗌，故腹满而嗌干……两感于寒者……二日，则阳明与太阴俱病，则腹满身热。"论述了外感寒邪引起的腹满。《素问·刺热》云"脾热病者……腹满泄"，《素问·至真要大论》云"诸湿肿满，皆属于脾……诸胀腹大，皆属于热"论述了热邪、湿邪引起的胀满病证。其他如风、暑、燥邪侵犯者，均可导致气机不利而发胀病。

《内经》还认为，外邪致胀的主要病机在于邪犯营卫，正邪相搏，脏腑功能失常，厥逆之气不得正常运行，同时也与经脉气血失调密切相关。如《灵枢·胀论》云："厥气在下，营卫留止，寒气逆上，真邪相攻，两气相搏，乃合为胀也。"《灵枢·经脉》云："脾足太阴之脉……是动则病舌本强，食则呕，胃脘痛，腹胀善噫。"说明外感病邪侵袭引起脏腑经络功能失调是胀病发生发展的重要因素之一。

（2）情志失调　恼怒久郁，情志怫逆，或忧思过度，气机郁结，以致肝失条达，疏泄不利，气机阻滞；或肝木乘土，脾土之阴受伤，运化失职，清气不升，浊气不降；或悲伤过度，伤及肺气，清肃失司；或心神失养，血脉失畅，均可致五脏气机郁而不行，或气滞血瘀而致胸胁腹等部位胀满疼痛等。如《素问·阴阳别论》云："二阴一阳发病，善胀、心满、善气。"二阴，即手少阴心脉、足少阴肾脉之谓；一阳，主要指足少阳胆经。心胆气滞，善胀、胸闷、太息之症频作，也是临床常见表现。又如《灵枢·经脉》云："是肝所生病者，胸满、呕逆、飧泄。"肝主疏泄，调畅气机，若情志失调则气机不利，郁滞作胀，不仅胸满不舒，更可兼见胁胀、乳房胀、少腹胀、头胀及叹息等各种肝气郁结的症状。

（3）饮食不节　暴饮暴食，饥饱失节，温凉失宜，或误食不洁之物，过服寒凉药物，以致食积胃脘，浊气不降，清气不升，脾运不展，气机不利而生胀满。如《素问·太阴阳明论》云"食饮不节，起居不时者，阴受之。……阴受之则入五藏……入五藏则䐜满闭塞"，《素问·阴阳应象大论》云"清气在下，则生飧泄；浊气在上，则生䐜胀"。指出饮食不节，脾胃受伤，升降失司，胃不降浊是胀病发生的重要原因。又如《灵枢·邪气藏府病形》云"形寒、寒饮则伤肺"，《素问·阴阳应象大论》云"水谷之寒热，感则害人六府"等，也均指出寒饮、水谷伤及脏腑，以致气机不运，脏腑功能失常而致胀满的病机。

《内经》还认为，酗酒过度也是饮食不节的表现之一，也可能引发胀病。如《灵枢·论勇》云："酒者，水谷之精，熟谷之液也。其气慓悍，其入于胃中，则胃胀；气上逆，满于胸中。"饮酒过度，湿热留滞胃肠，中焦气化不利，脾胃升降失调，导致胃胀、胸闷等。若酒精伤肝，又可导致气机疏泄失常，引起腹胀，甚或影响血液津液的正常运行而引发腹胀等。

（4）病理产物积聚　六淫外感、饮食劳倦，或七情内伤，或外伤跌仆，影响气血津液运行而成痰饮、瘀血等病理产物。如痰饮积聚可使肺、脾、肾及三焦等脏腑气化功能失常，水液代谢障碍，以致水津停滞而成留积于肠胃、胸胁及肌肤，形成腹胀大、胸胁胀和皮肤肿胀等；同时，痰随气流行，留滞脏腑，又可加重脏腑气机紊乱，进一步加剧气机失调气滞程度，从而形成各种胀满病证。若瘀血留积，血瘀气滞，也可表现为气机运行阻滞而胀或痛。如《灵枢·五癃津液别》云"邪气内逆，则气为之闭塞而不行，不行则为水胀"，《素问·缪刺论》云"人有所堕坠，恶血留内，腹中满胀"。此提示机体内气血津液有形之邪气留积，滞碍气血津液循行，阻滞气机升降出入则可致胀病发生。例如，痰饮停肺，使肺失宣肃，可出现胸闷、胸胀；痰饮停胃，使胃失和降，可出现胃脘痞胀；病邪侵犯，水气内停，则可出现皮肤肿胀；跌打损伤、负重过度，可外伤肌肤，或内伤脏腑，使血离经脉，停留体内，出现瘀血停留部位的肿胀疼痛等。

（5）脏腑亏虚　病后体弱，或劳倦过度，或饮食情志所伤，脾胃后天失养，气血生化无源，五脏精气亏虚，以致脏腑功能不能正常发挥，气机运行乏力而成虚胀满闷之病。如《素问·厥论》云"阴气盛于上则下虚，下虚则腹满"，《素问·藏气法时论》云"虚则腹满肠鸣，飧泄食不化"，《灵枢·胀论》云"心胀者，烦心短气，卧不安。肺胀者，虚满而喘咳……肾胀者，腹满引背央央然"等，说明五脏亏虚，气机不运，气滞作胀是其病位所在和虚胀发生的病机所在。

3. 胀病的分类和临床表现　《内经》对于胀病的分类主要根据脏腑进行区分，其内容多见于《灵枢·胀论》。另外，则根据气血水有形病邪的性质及胀满发生的部位而区分为水胀、肤胀、膨胀等，见于《灵枢·水胀》和其他篇章中。

（1）五脏六腑胀

①心胀：指心脏功能失常而引起的胀满病证。《灵枢·胀论》云："心胀者，烦心短气，卧不安。"心为君主之官，五脏六腑之大主，主血脉，主神明，邪犯于心，心阳不振，气机郁滞，血运无力，神明被扰，故见气短、心中烦闷、夜卧不安、脉大坚以涩。临床上还可见心悸、胸闷、心前区闷胀疼痛，以及下肢、全身肿胀等。

②肺胀：指邪犯肺脏而引起的胀满病证。《灵枢·胀论》云"肺胀者，虚满而喘咳"，《灵枢·经脉》云"肺手太阴之脉……是动则病肺胀满，膨膨而喘咳"。肺为相傅之官，主气司呼吸，主宣发肃降，通调水道，主治节，朝百脉，邪犯于肺，或久病肺虚，宣降失司，肺气壅塞，不能吐故纳新而胸满闷胀，咳嗽气喘。临床上，多兼见气短、咳痰或烦躁等。

③脾胀：指脾脏功能失常而引起的胀满病证。《灵枢·胀论》云"脾胀者，善哕，四肢烦悗，体重不能胜衣，卧不安"，《素问·藏气法时论》云"虚则腹满肠鸣，飧泄食不化"，《素问·诊要经终论》云"太阴终者，腹胀闭不得息，善噫善呕，呕则逆，逆则面赤，不逆则上下不通，不通则面黑皮毛焦而终矣"。哕，指呃逆；烦悗，即烦闷，是指四肢困闷不舒。脾居中焦，为后天之本、气血生化之源，主四肢，主运化、升清、统血，是人体气机运行的枢纽，邪犯于脾，或脾虚湿困，气机升降失常，胃气上逆而呃逆、嗳气、呕吐，胃不和降而夜卧不安，脾不升清则四肢困闷不舒，脾虚湿阻，运化失常，外溢肌肤而体重肿胀不能胜衣。临床上多兼见脘腹胀满、面色无华、神疲乏力、纳呆或肠鸣泄泻等。

④肝胀：指肝脏功能失常而引起的胀满病证。《灵枢·胀论》云"肝胀者，胁下满而痛引小腹"，《素问·标本病传论》云"肝病，头目眩，胁支满"，《灵枢·经脉》云"肝足厥阴之脉……是肝所生病者，胸满呕逆"。胁下又名季肋，为肝经所布之处。肝为刚脏、将军之官，主疏泄、藏血，邪犯肝脏，或肝郁气滞，则气机失调，经脉不利而见胸胁胀满，甚则隐痛，或痛引小腹；肝木乘土，胃气上逆，则胃胀呕逆；升发太过，亢阳无制，又可见头胀目眩。临床上常多兼见乳房胀痛，急躁易怒，或忧郁寡欢，喜叹息，以及妇女月经不调、痛经等。

⑤肾胀：指肾脏功能失常而引起的胀满病证。《灵枢·胀论》云"肾胀者，腹满引背央央然，腰髀痛"，《素问·厥论》云"阴气盛于上则下虚，下虚则腹胀满……少阴之厥，则口干溺赤，腹满心痛"。央央，《甲乙》作"怏怏"，意为满闷不畅。肾为先天之本，主藏精，主水，主纳气，肾中阳气关系到全身水液的蒸腾气化，以及呼吸运动的正常发挥。邪犯肾脏，或肾中阳气亏虚，则气化失利，不能助脾运水，也不能助肺肃降，以致水液的运行输布及脏腑气化失司，关门不利而见腹部水肿胀满，寒客于肾，真阳被遏，下元虚寒，气滞水停而见精神困倦，腰髀胀疼。临床常兼见腰以下浮肿胀满，畏寒怕冷，腰膝冷胀，四肢不温，或心悸、胸闷、咳喘等。

⑥胃胀：指胃的功能失常所引起的胀满病证。《灵枢·胀论》云"胃胀者，腹满，胃脘痛，鼻闻焦臭，妨于食，大便难"，《灵枢·海论》云"胃者，水谷之海。水谷之海有余，则腹满"，《灵枢·经脉》云"胃中寒则胀满"。胃为水谷之腑，职司出纳。邪犯胃腑，或胃有阴寒之气内积，水谷不能运行，则胃脘胀满而疼痛；饮食积滞，水谷之气腐于胃中，则鼻闻焦臭，食少纳呆；胃不通降，则大便难。临床上，也常兼见嗳气吞酸、呕吐不消化食物、矢气频多等。

⑦大肠胀：指大肠功能失常所引起的胀满病证。《灵枢·胀论》云："大肠胀者，肠鸣而痛

濯濯，冬日重感于寒，则飧泄不化。"大肠为传道之官，居小肠之下，司变化而出糟粕，邪犯大肠，变化失度，故肠鸣腹痛而有水声；若重感于寒，大肠气化不利，则清浊俱下，故完谷不化。临床上，常多兼见腹胀而痛、脘闷不舒、饮食减少等。

⑧小肠胀：指小肠功能失常所引起的胀满病证。《灵枢·胀论》云："少腹䐜胀，引腰而痛。"小肠为受盛之官，受盛水谷而分清泌浊，水液渗于前，糟粕归于后。邪犯小肠，浊阴不降，阴寒之气阻滞于内，则化物不出，水液糟粕不能正常通降，故小腹胀、引腰而痛。临床上，常多兼见二便不通、纳食欠佳、甚则恶心呕吐等。

⑨膀胱胀：指膀胱功能失常所引起的胀满病证。《灵枢·胀论》云："膀胱胀者，少腹满而气癃。"膀胱为州都之官，主藏津液，气化则出。邪犯膀胱，开阖不利，寒气上逆，则水气窒塞不通，故见少腹满而小便癃。临床上，常多兼见小腹坠胀或疼痛、形寒畏冷、精神疲乏等。

⑩三焦胀：指三焦功能失常所引起的胀满病证。《灵枢·胀论》云："三焦胀者，气满于皮肤中，轻轻然而不坚。"轻轻，《甲乙》作"壳壳"，即有物囊中空虚如壳之意。三焦为决渎之官，主司水气运行。邪犯三焦，水道不利，气与水逆走皮下，溢于皮肤，故见皮肤水肿而胀，按之随手而起。与《内经》其他篇章所说的风水、水胀、肤胀等病证相似，临床上多见于水肿病，常兼见肌肤水肿胀满、小便不利、身体困重、胸闷、纳呆等。

⑪胆胀：指胆的功能失常所引起的胀满病证。《灵枢·胀论》云："胆胀者，胁下痛胀，口中苦，善太息。"胆为中正之官，内藏精汁，疏泄肝气，促进消化，其经脉循胸胁，属胆络肝。如邪犯胆腑或气郁不舒，肝胆疏泄不利，胆汁上溢口中，则见胁下痛胀、口苦、善太息。临床也多兼见胸闷不适、脘胀不舒、胃中嘈杂、恶心呕吐等。

（2）水胀、肤胀与鼓胀

①水胀：是阳气不达，水湿停聚的水肿病证。《灵枢·水胀》云："水始起也，目窠上微肿，如新卧起之状，其颈脉动，时咳，阴股间寒，足胫瘇，腹乃大，其水已成矣。以手按其腹，随手而起，如裹水之状，此其候也。"机体阳气不振，水液停聚成饮，水饮上泛面目，使人目窠微肿，如新卧起之状；水气上逆阳明，故人迎脉搏动明显；水气逆于肺，而有咳嗽；阳气不达，故阴股间寒；水流于下，故足胫肿；水聚腹腔，气滞水停于内，故腹部鼓大、腹壁无压痕，如按裹水皮囊。临床多见于水肿病，部分与三焦胀相似，是从阳气推动水液运行不利，水停气滞角度对面部浮肿、腹部胀大病证的描述。

②肤胀：是寒客皮肤，水气停聚的水肿病证，也指卫气阻滞皮肤的肿胀证。《灵枢·水胀》云"肤胀者，寒气客于皮肤之间，鼛鼛然不坚，腹大，身尽肿，皮厚，按其腹窅而不起，腹色不变，此其候也"，《灵枢·胀论》云"卫气并脉循分肉为肤胀"。由于寒邪所伤，阳气阻滞，水饮留而不行，积于腹部，则见腹部胀大，空软不实；溢于皮肤，积于皮下而见皮厚，全身肿；皮下有水，故以手按压腹壁，深陷不能随手而起，皮色无变化等。这与水胀之腹腔有水、皮下无水、按之不留压痕可行鉴别，常见于全身水肿较为严重的病例。或因邪气闭阻，卫气被遏，逆行于皮肤分肉之间，而见皮肤肿胀，多见于风邪外感病例。

③鼓胀：是肝脾不调，气滞血瘀水停而引起的腹部膨胀如鼓的病证。《灵枢·水胀》云"腹胀身皆大，大与肤胀等也，色苍黄，腹筋起，此其候也"，《素问·腹中论》云"有病心腹满，且食则不能暮食……名为鼓胀"。临床表现以腹部胀大，甚则青筋显露，脐心突起，面色苍黄或黧黑为特征。多因饮食不节、劳欲过度、情志所伤或染虫感毒，或黄疸、积聚日久转

化，以致肝脾不调，水、湿、热、瘀相互壅结所致。临证常多兼见胸脘闷胀、恶心呕吐、胁下胀满、疼痛、饮食减少、尿少、下肢浮肿等。

4. 胀病的治疗 《内经》对胀病的治疗提倡以针刺治疗为主，兼用刺络放血，也用单方药物，予后世临证以诸多启迪。

（1）五脏六腑胀病的治疗 对于五脏六腑胀的治疗，《内经》提倡以针刺治疗为主，首先确定其治疗原则，而后确立其治疗大法，再施以针刺手段，则病可痊愈。如《灵枢·胀论》云："补虚泻实，神归其室，久塞其空，谓之良工。……必审其胗，当泻则泻，当补则补，如鼓应桴，恶有不下者乎？"因五脏六腑胀的病机乃由于"厥气在下，营卫留止，寒气逆上，真邪相攻，两气相搏（《灵枢·胀论》）"所引起，所以用针刺治疗可畅通营卫，除寒散结。具体在应用时，则要遵守补虚泻实的治疗原则，同时在治疗大法上，针对胀病的特征重用泻的方法，宜选取足三里穴为主加以治疗。故《灵枢·胀论》又云："三里而泻，近者一下，远者三下，无问虚实，工在疾泻。"提示在胀病的治疗方面针刺泻法，特别是泻足三里是重要的治疗手段。

《内经》也对于胀病的治疗禁忌做了说明，如《灵枢·胀论》云："明知逆顺，针数不失，泻虚补实，神去其室，致邪失正，真不可定，粗之所败，谓之夭命。"提出如不能遵守补虚泻实的治疗原则，而错误地应用了泻虚补实的治疗，就可能导致神失其位，病不可愈，甚至夭亡生命，告诫医者临证治疗时毋犯虚虚实实之误。

此外，《内经》还针对应用三下足三里的常规治疗方法而不能如期取得疗效的原因及治疗方法的修正等进行了分析。如《灵枢·胀论》云："此言陷于肉肓而中气穴者也。不中气穴，则气内闭；针不陷肓，则气不行；上越中肉，则卫气相乱，阴阳相逐。……三而不下，必更其道，气下乃止，不下复始，可以万全。"指出针刺治疗的要点在于刺中气穴，抵达肓膜，使营卫之气恢复通行，从而达到消除胀满、营卫调畅、脏腑安和的目的。如果三刺而不能调动经脉气血，则必须认真辨证，重新选取其他穴位，再行刺泻，直至取得满意疗效。

（2）水胀、肤胀、鼓胀的治疗 水胀的治疗，《灵枢·水胀》篇未有明确记载。此篇论述水胀病名、症状及病机均较详细，而在论及治疗时却未加着笔，颇与体例不合。按水胀乃水气停滞之水肿病，由太阳膀胱之水溢于肌肤为患，与《素问·平人气象论》《灵枢·论疾诊尺》所论之"水"和"风水"相似，治疗可参考"水肿病类"。

肤胀与鼓胀的治疗，《灵枢·水胀》云："先泻其胀之血络，后调其经，刺去其血络也。"主张采用刺络放血的方法加以治疗，如张介宾注曰："谓无论虚实，凡有血络之外见者，必先泻之，而后因虚实以调其经也。"针刺行气和刺络放血疗法，能使经脉气血畅通，气行水行，促使体内瘀血、积饮等病理产物排除，恢复气血津液的正常输布运行，从而起到行气、活血、利水、除湿等作用，促使疾病尽快痊愈。

《内经》还提出了治疗鼓胀的具体方药，如《素问·腹中论》云："名为鼓胀……治之以鸡矢醴，一剂知，二剂已。"鸡矢醴方，多指用干羯鸡矢，炒焦，盛以清酒取汁而成，能消积下气，通利大小二便，攻伐有形实邪，可较快发挥对鼓胀病证的利水消肿作用。后世医家在临床运用时，又有参入木香、槟榔，或掺入桃仁、大黄等的不同炮制方法，以及鸡矢醴方、鸡矢醴散、鸡矢醴法等略不相同的解读，也有认为本方并可用以治疗肤胀等，均为《内经》方的临床运用提供了一定的参考。

【临证指要】

1. "诸湿肿满，皆属于脾"的临床意义　"诸湿肿满，皆属于脾"语出《素问·至真要大论》，为病机十九条内容之一。湿，为水湿邪气；肿，指肌肤浮肿；满，指脘腹胀满。《内经》认为，大凡临证中出现脘腹胀满、中焦痞塞、食少纳呆，肢体浮肿、水饮停滞之症，其病位多在于脾，乃湿困脾土或脾虚生湿所致。如张介宾《类经》注曰："脾属土，其化湿，土气实则湿邪盛行，如岁土太过，则饮发、中满、食减、四肢不举之类是也。土气虚则风木乘之，寒水侮之，如岁木太过，脾土受邪，民病肠鸣、腹支满；卑监之纪，其病留满、否塞；岁水太过，甚则腹大胫肿之类是也。脾主肌肉，故诸湿肿满等证，虚实皆属于脾。"脾位中焦，主运化水湿，又主肌肉四肢，为气机升降之枢纽，如外湿困脾，或脾虚生湿，则可致脾不运化，气滞水停，出现脘腹胀满、痞塞，肠鸣食少，甚则水肿等。提示我们，临证时对于脘腹胀满病证的诊治，宜从健脾助运、行气化湿立法，通过辨证虚实进行选方用药。

临床上，《内经》提出"诸湿肿满"所涉及的脘腹胀满病证，主要表现是患者自觉的一种闷胀症状，又称"中满"，一般多是因为湿邪为患，与饮食积滞所引起的胃脘撑胀、兼有嗳腐吞酸等表现有所不同。外湿困脾，脾失健运，临证多见脘腹痞闷胀痛，不思饮食，口中黏腻，大便溏泄，头重如裹，肢体困倦沉重，四肢面目浮肿，舌淡苔白腻，脉濡等，可予祛湿健脾、宽中理气法，用藿香正气散，或胃苓汤加减。脾虚湿盛，多由于饮食、劳倦、情志所伤后，脾虚失运，水湿不化，清阳不升所致，临证多见脘腹胀满、面色萎黄、四肢不温、神倦乏力、足跗时肿、舌淡、苔白腻、脉缓弱等，治宜健脾化湿、理气宽中，可用参苓白术散，或周慎斋和中丸（干姜、肉桂、吴茱萸）等。如周慎斋曾用和中丸治愈其本人脾虚湿滞的"中满"证（见赵晴初《存存斋医话稿·卷二》），清代曹仁伯又在和中丸的基础上，合用附子理中汤，并加厚朴、大腹皮、泽泻、猪苓等治疗脾阳不振，寒湿停滞的腹满，后人也有用和中丸加减用以治疗鼓胀等，也均有一定疗效。

《内经》所谓"诸湿肿满，皆属于脾"也提示在脾病发生的肿与满之间同样存在相互影响的密切关系，一方面脘腹胀满病证的发生是中焦气滞的表现，而气机阻滞则可影响水液的运化以致气滞水停，为肿为满；另一方面，脾阳不振，气化不利的水肿，既可表现为肌肤浮肿作胀，又可影响气机运行以致水停气滞，加剧胀满。因此，肿与满也可谓是病机相同的一类病证。如《医门法律·胀病论》云："胀病与水病非两病也，水气积而不行，必至于极胀，胀病亦不外水裹、气结、血凝所致。"唐宗海说："气生于水，即能化水……气之所至，水亦无不至焉。"又指出"病气即病水矣。"因而治疗脾土不制水的因肿而满者，宜采用急则治其标，缓则治其本的原则，治以利水消胀、温脾通阳之法，用实脾饮、温脾汤合五皮饮之类；或应用《素问·汤液醪醴论》提出的"去菀陈莝""洁净府"，以健脾通阳、利水活血方法，先消浮肿，减除胀满，再参以健脾理气，恢复升降，泻之于内而平复中满。如气郁不能化水而形成的肿满，则应以理气为主，方用香砂六君子汤、平胃散合五苓散等，提示在临床运用时要灵活辨证，治病求本。

2. "诸胀腹大，皆属于热"的临床意义　《素问·至真要大论》提出的"诸胀腹大，皆属于热"，是病机十九条中六气病机的重要内容。胀，指体内胀闷不适；腹大，指腹部膨大。《内经》认为，多种胀满病证，或腹部鼓胀者，其病机多属于热。这一观点，提示在临床辨治胀病和腹胀大病证时要重视因热致患的病机变化，对后世临证具有重要的参考意义。

　　考历代医家对于"诸胀腹大"的理解，其实也有两种不同的意见，主要源自于"胀腹大"三字句读的差异。其一，训为"胀、腹大"，谓此胀乃《内经》所谓之诸多胀病，如五脏六腑胀及水胀、肤胀、鼓胀等，可以理解为是广义的胀病。如张介宾《类经》注云："热气内盛者，在肺则胀于上，在脾胃则胀于中，在肝肾则胀于下，此以火邪所至，乃为烦满，故曰诸胀腹大，皆属于热。"其二，训为"胀腹大"，乃胀而腹大，指中焦胀满不适，如阳明腑实之痞满证等，也可以理解为是狭义的胀病。如高士宗《素问直解》注云："诸胀满而腹大，乃足太阴脾经之病。热湿相蒸，脾土受病，故皆属于热。"

　　临床上，《内经》所论的多种胀病，既包含五脏六腑胀，又包括气血水湿病理产物所致之水胀、肤胀、鼓胀等。胀有虚实，也有寒热，宜于临证之时详加辨证，施以对证治疗。如肺胀之属热者，多因肺气亏虚，痰郁化热，或复感受风热病邪所致，症见《灵枢·胀论》所言之"虚满喘咳"以外，可兼见痰黄而稠、烦躁口渴、便干溲黄等，治宜清肺化痰、降逆平喘。用越婢加半夏汤、桑白皮汤加减。中焦脾胀之属热者，多因饮食郁热，湿邪内蕴，脾胃升降失司所致，症见《灵枢·胀论》所云之"善哕，四肢烦悗，体重不能胜衣，卧不安"，并兼见胸脘痞闷、饮食减少、口渴口苦、尿黄便溏等，治宜健脾理气、清利湿热，用甘露消毒丹、平胃散加减。如见鼓胀属热者，多因浊水中阻，湿热上蒸，症见腹大坚满、脘腹撑急、烦热口苦、渴不欲饮、小便赤涩、大便溏垢等，治宜清热利湿、攻下逐水，用中满分消丸合茵陈蒿汤加减。提示在临床运用上，必须针对胀病发生的脏腑及其病因病机灵活辨治。

　　《内经》又云"胀腹大"，是胀满而腹大，是足太阴脾经湿热相蒸为患，病证虽较单一，而其病机则有虚实、标本、先后之变，如《素问·标本病传论》云："先热而后生中满者治其标……先病而后生中满者治其标；先中满而后烦心者治其本。"凡热邪为患，因热而生中满，或因饮食、痰饮致病，伤脾不运而生中满者，其病属实属热，宜当急则治标，理气消胀；如因脾虚日久，清气不升，浊气不降而生中满，则宜健脾理气，调畅气机，缓则治本。如张介宾《类经》注云："如先病热而后生中满者，是当治其中满。如先病中满而湿热之气，上乘于心以致心烦者，亦当治其中满而烦自解矣。夫先热而后生中满者，感天之热淫而致生中满也。先病而后生中满者，病吾身中之热而生中满也。"临证时无论是中焦气机不运之痞胀，或是脾不运湿之水胀，总以"泻之于内"消胀除满为先，应用健脾理气，清热化湿，参以消食导滞，选用温胆汤、大黄黄连泻心汤、茵陈五苓散、枳实导滞丸、三承气汤等加减，标本兼治，恢复平衡。

　　再则，对于《内经》云"诸胀腹大，皆属于热"病机的理解也应全面科学，不可拘泥于因热为患一种病理机制，而应当依据临床表现辨证求因，明确虚实寒热饮食劳倦等，从而在治疗时做到审因论治，有的放矢。如《素问·五常政大论》云"适寒凉者胀"，《灵枢·经脉》说"胃中寒则胀满"。指出腹胀中满可由脾胃虚寒，或胃中积冷所致，治当健脾运中，温胃散寒。张介宾《景岳全书·杂证谟》亦云："治胀当辨虚实，若察其果由饮食所停者，当专去其食积；因气而致者，当专理其气；因血逆不通而致者，当专清其血。其余热者寒之，结者散之，清浊混者分利之，或升降其气，或消导其邪。"可以说也是对《内经》胀病理论临床运用的发挥，具有较好的临证指导意义。

　　3. "浊气在上，则生䐜胀"的临床意义　《素问·阴阳应象大论》云："清气在下，则生飧泄；浊气在上，则生䐜胀。此阴阳反作，病之逆从也。"原文意在举例说明人体清阳与浊阴之气升降失常的病变。其中"浊气在上，则生䐜胀"是胀满病证发生的病机总括，对于指导临床诊治具有重要意义。

经文所指的浊气是相对于清气而言，主要指胃中宿食、水谷糟粕等。按天地阴阳升降理论，阳气轻清而上升，阴气重浊而下降，对应于人体，则脾之清阳上升，胃之浊阴下降。如脾虚失运，清阳之气衰于下而不能升，清浊俱下，可为飧泄；胃失通降，浊阴之气滞于上而不能降，则为胀为满。如高士宗《素问直解》注云："清气在下，则生飧泄，言轻清之气，不从于上，而逆于下，则生飧泄之病矣。浊气在上，则生䐜胀，言重浊之气，不从于下，而逆于上，则生䐜胀之病矣。"䐜，胀大之义，《广韵》云："䐜，肉胀起也。"䐜胀，指胸膈脘腹胀满，多指中焦脘胀。主要是指因邪犯中焦，升降失常，胃气失于降浊，宿食不化，糟粕不行，气机壅滞而不畅，从而导致脘腹胀满，甚或浊气上逆影响胸膈而出现胸脘痞胀，恶心、嗳气、呕吐等现象。

临床上，胃浊不降，浊气在上，不仅可见胸脘腹部胀满不舒，也可因胃不降浊、升降失常而致脾不升清，兼见泄泻、精神倦怠、清窍不利、耳目失聪、肢体乏力等。因此，在治疗此类胀满病证时，基于"浊气在上"的病机，总的治疗法则是健脾和胃、升清降浊，在此基础上结合病证表现，辨证寒热虚实加以灵活运用。如治疗《灵枢·胀论》《灵枢·海论》所提出的胃胀，多因饮食停滞，宿食不化，中气壅滞所引起，治宜和胃降浊，消食导滞，畅通中焦气机，可用保和丸合平胃散，或用枳实导滞丸加减，脾虚者参以健脾益气，如香砂六君等。如见《灵枢·师传》所说的"胃中寒则腹胀"，其病机在于胃中有寒，浊气在上，治疗宜以温中散寒、和胃降浊为法，方用厚朴温中汤、理中汤加减。若脾胃不和，清气不升，浊气上逆，如《灵枢·胀论》所云之"脾胀者，善哕"，症见胸脘痞胀、恶心、呃逆、呕吐等，则宜健脾和胃，降逆止呕，用四君汤合旋覆代赭汤，或理中汤合藿香正气散加减。另外，如对胃中郁热，浊气在上的脘腹胀满者，宜清热和胃，可选用白虎汤、麻子仁丸等；对胃阴不足、浊气不降的胀满者，宜养阴和胃，选用沙参麦冬汤、一贯煎加减等。这些都是在《内经》理论的指导下，结合临床实践的灵活运用，值得进一步总结与发挥。

【病案举隅】

1. 脾胃虚弱胀满案 陈（三八）诊脉右大而缓，左如小数促，冬季寒热身痛，汗出即解。自劳役饥饱嗔怒之后，病势日加。面浮足肿，呼吸皆喘，目泪鼻衄，卧着气冲欲起，食纳留中不运。时序交夏，脾胃主候，睹色脉情形，中满胀病日来矣，盖此证属劳倦致损，初病即在脾胃。东垣云："胃为卫之本，脾乃营之源，脏腑受病，营卫二气，昼夜循环失度为寒为热，原非疟邪半表半里之证，斯时若有明眼，必投建中而愈。"经言："劳者温之，损者温之。"建中甘温，令脾胃清阳自立，中原砥定，无事更迁。仲景亦谓："男子脉大为劳。"则知《内经》、仲景、东垣垂训，真规矩准绳至法，且汗泄积劳，都是阳伤。医药辛走劫阳，苦寒败胃。病患自述饮蔗即中脘不舒，顷之少腹急痛便稀。其胃阳为苦辛大伤明甚。又述咳频，冲气必自下上逆。夫冲脉隶于阳明，胃阳伤极，中乏坐镇之真气，冲脉动，则诸脉交动，浊阴散漫上布，此卧着欲起矣。愚非遥指其胀。正与《内经》云"浊气在上，则生䐜胀""太阴所至为腹胀"相符也。昔有"见痰休治痰，见血休治血"，当以病因传变推求，故辨证若此。厚朴、杏仁、人参、茯苓、蜜煨姜、南枣、厚朴、杏仁，取其能降气；参、苓、姜、枣，取其创建胃中之清阳，而和营卫也（《临证指南医案·肿胀》）。

2. 木侮土位肝胀案　秦，两年初秋发伤，脉络气血不为流行，而腹满重坠，卧则颇安，脐左动气，卧则尤甚，吐冷沫，常觉冷气，身麻语塞，肝风日炽，疏泄失职。《经》以肝病吐涎沫，木侮土位，自多胀。丹溪云："自觉冷者非真冷也。"两次溃疡之后，刚燥热药，似难进商，议以宣通肝胃为治，有年久恙，贵乎平淡矣。云茯苓三钱，三角胡麻三钱，浓橘红一钱，嫩钩藤一钱，熟半夏钱半，白旋覆花一钱。滤清，服一杯，四帖。又，接服大半夏汤：熟半夏二钱半，云苓五钱，姜汁四分，人参一钱（《临证指南医案·肿胀》）。

3. 中焦停食胃胀案　聂锦章乃郎八岁，体素坚实，荤腻杂进，以至面浮，腹胀，脚肿，喘促，犹然恃其强盛，惜金勿药。迨至鼻血谵语，便艰溺短，付医施治，屡用连翘、茯苓、枳壳之药，胸前愈紧，胀满愈加，四肢倦怠，奄奄一息，乃延余诊。知为停食中焦，转输未能，以至肺气壅塞。盖脾主运行，肺主治节，二脏俱病，势非轻渺，奈何医者病重药轻，全无相涉。今五实全具，非下不除，于是以小承气汤，推荡脏腑壅塞，加以疏肺泄热之药，数剂始消。后因误食索面，胀满复作，喘促仍加，与木香槟榔丸，数服即清，随以六君子汤加草果、枳壳，调理而愈。

熟军、厚朴、枳实（三味名小承汤）、苏子、芥子、杏仁、黄芩、栀仁、莱菔子。

木香槟榔丸：木香、槟榔、青皮、陈皮、枳壳、黄柏、黄连、莪术、三棱、大黄、丑牛、香附、芒硝（《得心集医案·肿胀门》）。

【内经原文】

清气在下，则生飧泄；浊气在上，则生䐜胀。

阳胜则身热，腠理闭，喘粗为俯仰，汗不出而热，齿干以烦冤腹满死，能冬不能夏。阴胜则身寒汗出，身常清，数栗而寒，寒则厥，厥则腹满死，能夏不能冬。

《素问·阴阳应象大论》

二阴一阳发病，善胀心满善气。

《素问·阴阳别论》

春刺冬分，邪气著藏，令人胀，病不愈，又且欲言语。

《素问·诊要经终》

夫脉者，血之府也……上盛则气高，下盛则气胀。

胃脉实则胀，虚则泄。

《素问·脉要精微论》

脉涩曰痹。缓而滑曰热中。盛而紧曰胀。

《素问·平人气象论》

冬脉……太过则令人解㑊，脊脉痛而少气不欲言；其不及则令人心悬如病饥，䏚中清，脊中痛，少腹满，小便变。

脉盛，皮热，腹胀，前后不通，闷瞀，此谓五实。

《素问·玉机真藏论》

脾病者，身重善肌肉萎，足不收行，善瘛脚下痛，虚则腹满肠鸣，飧泄食不化。

《素问·藏气法时论》

阳受之则入六府，阴受之入五藏……入五藏则䐜满闭塞。

《素问·太阴阳明论》

伤寒一日，巨阳受之……四日太阴受之，太阴脉布胃中络于嗌，故腹满而嗌干……两感于寒者，病一日则巨阳与少阴俱病，则头痛口干而烦满；二日则阳明与太阴俱病，则腹满身热，不欲食谵言。

《素问·热论》

脾热病者……热争则腰痛不可用俯仰，腹满泄，两颌痛，甲乙甚，戊己大汗，气逆则甲乙死，刺足太阴阳明。

《素问·刺热》

有病心腹满，旦食则不能暮食……名为鼓胀……治之以鸡矢醴，一剂知，二剂已……其时有复发者何也？……此饮食不节，故时有病也。虽然其病且已，时故当病，气聚于腹也。

《素问·腹中论》

太阴之厥，则腹满膜胀，后不利，不欲食，食则呕，不得卧。少阴之厥，则口干溺赤，腹满心痛。厥阴之厥，则少腹肿痛，腹胀泾溲不利，好卧屈膝，阴缩肿，箭内热。

阴气盛于上则下虚，下虚则腹胀满。

《素问·厥论》

形有余则腹胀泾溲不利，不足则四支不用。

《素问·调经论》

人有所堕坠，恶血留内，腹中满胀，不得前后，先饮利药。

《素问·缪刺论》

肺病喘咳，三日而胁支满痛，一日身重体痛，五日而胀，十日不已死，冬日入，夏日出。

胃病胀满，五日少腹腰脊痛箭酸，三日背膂筋痛小便闭，五日身体重，六日不已死，冬夜半后，夏日昳。

《素问·标本病传论》

岁水太过……病反腹满肠鸣，溏泄食不化，渴而妄冒，神门绝者死不治。

《素问·气交变大论》

阳明司天之政……初之气……其病中热胀，面目浮肿，善眠，鼽衄嚏欠呕，小便黄赤，甚则淋。

《素问·六元正纪大论》

土郁之发……故民病心腹胀，肠鸣而为数后。

《素问·六元正纪大论》

诸湿肿满，皆属于脾……诸胀腹大，皆属于热……诸病有声，鼓之如鼓，皆属于热。

岁厥阴在泉，风淫所胜……民病……饮食不下，鬲咽不通，食则呕，腹胀善噫，得后与气，则快然如衰，身体皆重……厥阴司天，风淫所胜……民病胃脘当心而痛，上支两胁，鬲咽不通，饮食不下，舌本强，食则呕，冷泄腹胀，溏泄瘕水闭。

阳明之复……病生胠胁……甚则心痛否满，腹胀而泄……太阴之复，湿变乃举，体重中满，食饮不化。

太阴之胜……少腹满，腰雕重强，内不便，善注泄，足下温……太阳之胜，腹满食减，热反上行。

《素问·至真要大论》

凡此十二原者，主治五藏六府之有疾者也。胀取三阳，飧泄取三阴。

《灵枢·九针十二原》

胃病者，腹䐜胀，胃脘当心而痛，上支两胁，膈咽不通，食饮不下，取之三里也。

《灵枢·邪气藏府病形》

脾气虚则四肢不用，五藏不安，实则腹胀经溲不利……肾气虚则厥，实则胀。

《灵枢·本神》

肺手太阴之脉……是动则病肺胀满膨膨而喘咳，缺盆中痛，甚则交两手而瞀，此为臂厥。胃足阳明之脉……气不足则身以前皆寒栗，胃中寒则胀满。脾足太阴之脉……是动则病舌本强，食则呕，胃脘痛，腹胀善噫，得后与气则快然如衰，身体皆重。

《灵枢·经脉》

风痎肤胀，为五十七痏，取皮肤之血者，尽取之。

《灵枢·四时气》

小腹满大，上走胃，至心，淅淅身时寒热，小便不利，取足厥阴。腹满，大便不利，腹大，亦上走胸嗌，喘息喝喝然，取足少阴。腹满食不化，腹向向然，不能大便，取足太阴。

《灵枢·杂病》

胃中寒，则腹胀；肠中寒，则肠鸣飧泄。胃中寒，肠中热，则胀而且泄；胃中热，肠中寒，则疾饥，小腹痛胀。

《灵枢·师传》

胃者水谷之海……水谷之海有余，则腹满。

《灵枢·海论》

膻中者为气之海……气海有余者，气满胸中，悗息面赤。

《灵枢·海论》

寸口脉大坚以涩者，胀也……夫胀者，皆在于藏府之外，排藏府而郭胸胁，胀皮肤，故命曰胀。

厥气在下，营卫留止，寒气逆上，真邪相攻，两气相搏，乃合为胀也。

夫心胀者，烦心短气，卧不安。肺胀者，虚满而喘咳。肝胀者，胁下满而痛引小腹。脾胀者，善哕，四肢烦悗，体重不能胜衣，卧不安。肾胀者，腹满引背央央然，腰髀痛。六府胀：胃胀者，腹满，胃脘痛，鼻闻焦臭，妨于食，大便难。大肠胀者，肠鸣而痛濯濯，冬日重感于寒，则飧泄不化。小肠胀者，少腹䐜胀，引腰而痛。膀胱胀者，少腹满而气癃。三焦胀者，气满于皮肤中，轻轻然而不坚。胆胀者，胁下痛胀，口中苦，善太息。

《灵枢·胀论》

邪气内逆，则气为之闭塞而不行，不行则为水胀。

《灵枢·五癃津液别》

盛则胀满、寒中、食不化，虚则热中。

《灵枢·禁服》

酒者，水谷之精，熟谷之液也，其气剽悍，其入于胃中，则胃胀，气上逆，满于胸中。

《灵枢·论勇》

肤胀者，寒气客于皮肤之间，鼕鼕然不坚，腹大，身尽肿，皮厚，按其腹，窅而不起，腹色不变，此其候也……鼓胀……腹胀身皆大，大与肤胀等也，色苍黄，腹筋起，此其候也……肤胀鼓胀可刺邪……先泻其胀之血络，后调其经，刺去其血络也。

《灵枢·水胀》

腹胀，身热，脉大，是一逆也；腹鸣而满，四肢清，泄，其脉大，是二逆也……其腹大胀，四末清，脱形，泄甚，是一逆也；腹胀便血，其脉大，时绝，是二逆也。

《灵枢·玉版》

厥气生足悗，悗生胫寒，胫寒则血脉凝涩，血脉凝涩则寒气上入于肠胃，入于肠胃则䐜胀，䐜胀则肠外之汁沫迫聚不得散，日以成积。

《灵枢·百病始生》

【参考文献】

[1] 龙伯坚，龙式昭.黄帝内经集解.天津：天津科学技术出版社，2006.

[2] 王庆其《内经临床医学》.北京：人民卫生出版社，2010.

[3] 叶天士.临证指南医案.北京：中国中医药出版社，2008.

[4] 谢映庐.得心集医案.北京：学苑出版社，2011.

[5] 张伯臾.中医内科学.上海：上海科技出版社，1985.

第二十一章　水病类

　　水肿，《内经》中称"水""水胀""风水""石水""溢饮""胕肿""浮肿"等。水病，即水肿，是因感受外邪，劳倦内伤，或饮食失调，使气化不利，津液输布失常，导致水液潴留，泛溢于肌肤，引起以头面、眼睑、四肢、腹背甚至全身浮肿等为临床特征的病证。《内经》对于水肿的论述，一直为后世学者所宗，直到现在仍具有很高的临床指导价值。

【病证概论】

　　1. 水肿的病因病机　《内经》对水肿病因已有了初步的认识，主要认为水肿是因过度劳作、感受风邪两个方面引起。如《素问·水热穴论》对水肿的成因，曾说："勇而劳甚则肾汗出，肾汗出逢于风，内不得入于藏府，外不得越于皮肤，客于玄府，行于皮里，传为胕肿，本之于肾，名曰风水。"认为劳作汗出，感受风邪，津液输布失常是水肿的病因之一。《内经》已经认识到水肿病因可有外感和内伤之分，如《素问·汤液醪醴论》所谓水肿"其有不从毫毛而生"，即提示水肿病因有从毫毛而生的外感，也有不从毫毛而生的内伤。

　　（1）"五藏阳以竭"　水肿的形成，由于五脏阳气郁遏，水无气化，致水液停潴而充溢肌肤。《素问·汤液醪醴论》提出"其有不从毫毛而出，五藏阳以竭也，津液充郭，其魄独居。""竭"解释为"遏"，即"阻遏"，五脏阳气阻遏导致水肿。

　　（2）"凝血蕴里不散"《内经》在生理方面详细论述了血与水的密切关系。血水相互影响，血脉瘀阻既是水肿的致病因素，又常发生在水肿的疾病过程中。血瘀水停可阻遏气机，影响脏腑的气化功能，而气机不畅又可导致水停血瘀，血瘀是脏腑气化功能失调的产物。故气行则血水俱行，气滞则血水俱滞，因此，血脉瘀阻、气失宣扬、水液潴留，而出现水肿。《灵枢·百病始生》说"凝血蕴里不散，津液涩渗，著而不去，而积皆成矣"，《张氏医通》云"血积则津液不布"，说明血瘀可导致津液输布失常。《灵枢·经脉》指出阳明为多气多血之经，本经主血所生的疾病，有因水停而腹肿大，"是主血所生病者……大腹水肿"。

　　（3）"关门不利"《素问·水热穴论》说："肾者胃之关也，关门不利，故聚水而从其类也。上下溢于皮肤，故为胕肿，胕肿者聚水而生病也。"又："勇而劳甚则肾汗出，肾汗出逢于风，内不得入于藏府，外不得越于皮肤，客于玄府，行于皮里，传为胕肿。本之于肾，名曰风水。"通过这些条文，可知水肿与肾的关系。一是肾脏不能协助脾胃运化，因而水湿停留为肿；二是卫气出于下焦，因肾虚而卫气不固，感受外邪，致肌表水湿停滞；也有因肾虚气化不及而水停下焦的。肾的温煦气化功能失常是脾、肺等脏腑功能失调的前提，故曰"其本在肾"。

　　（4）肺失通调水道　《素问·水热穴论》又说："其本在肾，其末在肺，皆积水也。"又："水病，下为胕肿大腹，上为喘呼，不得卧者，标本俱病。故肺为喘呼，肾为水肿，肺为逆，不得卧。"《素问·气厥论》又云："肺移寒于肾，为涌水。涌水者，按腹不坚，水气客于大肠，疾行则鸣濯濯，如囊裹浆，水之病也。"通过这些条文，可认识到水肿与肺的关系。由于肾不化水，水气上逆，可致肺气不能肃降及通调水道；同时肺脏受邪，亦能影响肾脏气化，致水湿停留。说明了从肺、肾来治疗水肿，也需分主次。

（5）"诸湿肿满，皆属于脾"《素问·至真要大论》上说："诸湿肿满，皆属于脾。"《素问·阴阳别论》又有："三阴结，谓之水。"《素问·脉要精微论》也说："脾脉奂而散，色不泽者，当病足胻肿若水状也。"《素问·六元正纪大论》认为："湿胜……甚则水闭胕肿。"通过这些条文，可认识到水肿与脾的关系。脾恶湿而司运化，脾脏功能衰弱能使水湿停留；另一方面，水湿停留也能影响脾脏功能。

此外，《内经》也认识到膀胱、三焦等在水液代谢中的作用。如《素问·灵兰秘典论》说"膀胱者，州都之官，津液藏焉，气化则能出焉""三焦者，决渎之官，水道出焉"。《灵枢·五癃津液别》说："阴阳气道不通，四海闭塞，三焦不泻，津液不化，水谷并行肠胃之中，别于回肠，留于下焦，不得渗膀胱，则下焦胀，水溢则为水胀。"通过这条文，充分说明了水肿与三焦、膀胱和肠胃的关系。三焦司决渎，膀胱司州都，肠胃司传化，这些内脏功能障碍，都能积水，治宜通利。

2. 水肿的分类及临床表现

（1）按症状表现分类

①风水：风水，为肾虚汗出，表气不固，风寒或风热犯表，致肺气闭郁，肺肾同病，水液输布失常而浮肿的一类病证。《素问·评热病论》曰："汗出手热，口干苦渴，小便黄，目下肿，腹中鸣，身重难以行，月事不来，烦而不能食，不能正偃，正偃则咳，病名曰风水。"《太平圣惠方·治石水肿诸方》提出："夫风水肿者，由脾肾气虚弱所为也，肾劳则虚，虚则汗出，汗出当风，风气内入，还客于肾，脾虚又不能制于水，故水散溢皮肤。又与风湿相搏，故云风水也。令人身体浮肿，如皮囊裹水之状，颈脉动，时咳，按肿上随手凹也，骨节疼痛，而恶风是也。"风水初起，症见目胞浮肿，继则面浮肿，随后"身重难以行"，进而全身皆肿，小便短少。风寒者，兼见恶寒，发热，肢节作痛，苔薄白舌质淡红，脉浮而紧；风热者，兼见发热恶风，咽痛红肿，咳，苔白舌尖红，脉浮而数。

②石水：《素问·阴阳别论》云"阴阳结斜，多阴少阳，曰石水，少腹肿"；《素问·大奇论》云"肾肝并沉为石水"；《灵枢·邪气藏府病形》说"肾脉……微大为石水，起脐已下至少腹腄腄然"。对此，《太平圣惠方·治石水肿诸方》有进一步的论述："夫肾主水，肾虚则水气妄行，不依经络，停在脐间，小腹肿大，结硬如石，故云石水。其候，引胁下胀痛而不喘是也，脉沉者名曰石水。尺脉微大，亦为石水。肿起脐以下至小腹，垂垂然，上至胃管则死也。治石水，四肢瘦细，腹独肿大，状如怀娠，心中妨闷，食即气急。"阐述了石水属于水在少腹，如石之沉于下，其脉沉的一类病证。

③涌水：《素问·气厥论》云："肺移寒于肾，为涌水；涌水者，按腹不坚，水气客于大肠，疾行则鸣濯濯，如囊裹浆，水之病也。"指出肺移寒于肾，阳气不化于下，则水泛为邪，客于大肠，肠鸣濯濯，如泉之涌乃为涌水。

（2）按脏腑分类

①脾病水肿：《素问·脉要精微论》云："脾脉……其奂而散，色不泽者，当病足胻肿，若水状也。"说明脾虚水肿症见"足胻肿"，或四肢肿，腹腰以下肿，水肿处按之凹陷不起，下肢沉重，腹胀满以食后为最，肠鸣，面"色不泽"。脾气虚见少气乏力，头晕身倦，四肢乏力

尤著，苔白腻舌质嫩，脉缓而无力；脾阳虚者，尚见畏寒，四肢手足不温，口淡不渴，喜热饮食，便溏，苔白滑而腻，舌质淡嫩，脉沉细而缓。

②肾病水肿：《素问·水热穴论》云："帝曰：肾何以能聚水而生病？岐伯曰：肾者，胃之关也，关门不利，故聚水而从其类也。上下溢于皮肤，故为胕肿。"关于肾病水肿的症状，《灵枢·邪气藏府病形》云："肾脉……微大为石水，起脐已下至少腹睡睡然，上至胃脘，死不治。"肾阳虚水肿，症见腰以下肿，甚者"脐以下至小腹睡睡然"，腰冷，小溲少，阴囊湿冷，畏寒肢冷，阳痿，苔白滑腻，舌质淡嫩且胖，脉沉迟或脉弱，或"肝肾并沉"而少力。水肿重者，兼见咳喘，不得卧，心悸。水肿消退或大消之后，亦有表现为肾阴虚者，症见口干心烦、手足心热、腰膝酸痛无力、大便干、苔少，舌质嫩红、脉细或细数。

肾主水。肾阳虚，使肾对水的气化、输布和排泄失职，致水潴留。轻者，水泛于腰以下，故腰以下肿；重者，水上积于脐，故"脐以下至小腹睡睡然"，水邪上犯，寒水射肺而咳喘，水气凌心则心悸，水蕴中焦升降失常而不得卧。肾居于腰，司二阴，肾阳温肢体。肾阳不足，阳虚阴盛，腰不得温而腰冷，前阴不得阳助则阳痿、阴囊湿冷。机体得不到肾阳温煦，故畏寒肢冷，水气内停膀胱，阳虚气化失常而小溲少；舌质淡嫩、脉沉迟或弱、脉沉少力皆为阳虚之象。

③肝病水肿：《灵枢·邪气藏府病形》云："肝脉……涩甚为溢饮。"《素问·脉要精微论》也说："肝脉……其耎而散，色泽者，当病溢饮。溢饮者，渴暴多饮，而易入肌皮肠胃之外也。"肝气虚或肝气郁若影响脾土运化，则脾湿内生，湿气流于四肢，则四肢沉困浮肿，湿阻中焦则脘腹胀满，此时再饮水则水泛易肿。

④肺病水肿：《灵枢·邪气藏府病形》云："肺脉……大甚为胫肿。"肺病水肿多见于肺之实证。一为外感风寒、风热，使肺气失宣而成，与风水水肿初期之症状相类；二为肺素有伏饮，外感风寒而致。

肺有伏饮外感风寒之水肿，症见浮肿、咳喘、恶寒发热、无汗、口不渴、脉浮。如《素问·水热穴论》说："水病，下为胕肿大腹，上为喘呼，不得卧者，标本俱病。故肺为喘呼，肾为水肿，肺为逆，不得卧。"已有伏饮加之风寒伤表，致肺气失宣，肺气上逆则咳喘；饮邪外溢于肌肤则浮肿，风寒伤于表，卫气郁则恶寒发热，腠理闭则无汗，脉浮为表受邪。

3. 水病的治疗原则

（1）权衡轻重缓急 《素问·汤液醪醴》云："平治于权衡。"是治疗水肿总的治疗原则，意指以平衡脏腑阴阳的偏盛、偏衰。平治于权衡有两层含义：一层意思是阴阳平治之法，即"观其阴阳所在而调之，以平为期"意；另一层意思是调其所病脏腑，使其功能恢复正常。

（2）疏涤五脏 水肿病的一个重要的病机是"五藏阳以竭"，故"疏涤五藏"，使"五阳以布"就是治疗水肿病的第二大治则。据上文，五脏之中，以肺、脾、肾最为重要。

《内经》重视肺、脾、肾理论，启发后人在治疗水肿中除驱逐水邪外，更要重视脏腑本身的气化功能的恢复。后人在此基础上，强调肺、脾、肾三脏在水液代谢过程中的重要作用，创立了相应施治方法。如《金匮要略》宣肺发汗的越婢汤、益气行水的防己黄芪汤、补脾肾之阳以利水消肿的真武汤、温肾阳以化气行水的肾气丸等，宣肺、健脾、温肾利水等法现今已广泛应用于临床。

4. 水病的治疗方法

（1）去宛陈莝 《灵枢·九针十二原》《灵枢·小针解》《灵枢·针解》都有"菀陈则除之"

之文句（《灵枢·九针十二原》为"宛陈则除之"）。据此"莝"与"去"同义，均作"除去"解。参《灵枢·小针解》云"菀陈则除去者，去血脉也"，故"去宛陈莝"除攻逐水邪外，还包括祛除瘀血在内，否则达不到疏涤五脏、宣布五阳的目的。《灵枢·水胀》还记有"刺去其血络"治疗腹水的方法。《素问·调经论》说"五藏之道，皆出于经隧，以行血气，血气不和，百病乃变化而生，是故守经隧焉"，这是通过调整气血来改善脏腑功能的最早论述。

（2）开鬼门 开鬼门，即发汗之法，如《素问集注》云："鬼门，毛孔也。开鬼门，发表汗也……鬼门开则肺窍通而水津布，所谓外窍开则里窍通，上窍通则下窍泄矣。"

（3）洁净府 "净府"指膀胱，《素问集注》云："膀胱者，津液之所藏，都府洁净。""洁净府"指利小便法。利尿是治疗水肿的基本方法，通过利尿，将潴留于体内的水湿排出体外。盖膀胱者，津液之府，气化则能出，与肾相表里，故利小便即有温通阳气之义，使水邪从膀胱而泄。所以《金匮要略》就有"腰以下肿，当利小便；腰以上肿，当发汗乃愈"。

（4）针刺疗法 《内经》针刺疗法主要分刺络、刺经、放血和放水等疗法。

刺络法："缪刺其处"，是水肿病的辅助治疗。缪刺，是病在左而取右、病在右而取左的刺络法。

刺经法：即针刺经脉俞穴之意。《素问·水热穴论》提出治水"五十七穴"均与肾之经脉有关，因其穴为阴气所积聚，水液所入出，若水气稽留则病水，通过针刺其俞穴可祛邪行水，故五十七穴均能治水。至于对五十七穴的认识，各家看法不一，尚待进一步研究。

放血法：就是《素问·汤液醪醴论》所谓"去宛陈莝"，即针刺放血法。因血与水关系密切，通过泻去其恶血，达到"祛瘀生新"以疗其肿的目的。

放水法：《内经》用针刺治疗水肿病的又一法是"筩"针法。如《灵枢·四时气》云："徒㽷先取环谷下三寸，以铍针针之，已刺而筩之，而内之，入而复之，以尽其㽷，必坚。"即用中有小孔的空心针具刺，达到使水外出的目的。故楼英在《医学纲目》中注曰："筩之，针中有空窍，如筩中出水。"说明此法与现代临床抽取胸水或腹水的原理相近。

（5）辅助疗法 "微动四极，温衣"，均为水肿病的护理措施。《类经·论治类》注："四极，四肢也。微动之，欲其流通而气易行也。温衣，欲助肌表之阳，阴凝易散也。"此虽为辅助之法，然其着眼于阳气，抓住了本病之根本。因为本病的基本病机是"五脏阳以竭"，所以治阳则是其本，正如《景岳全书·肿胀》云："盖水之与气，虽为同类，但阳王则气化而水即为精，阳衰则气不化而精为水。故凡病水者，本即身中之血气，但其为邪为正，总在化与不化耳。"所以治疗水肿应重视阳气，阳虚当温补，阳郁当宣通。仲景治水诸方，每有附子、桂枝、麻黄、白术、黄芪之类，以斡旋阳气。阳气振奋宣通，水肿自消，所以"微动四极，温衣"之义，即本于此。"五阳以布"也反证其理。

【临证指要】

1. "开鬼门，洁净府"的临床意义 语出《素问·汤液醪醴论》。文中论及水肿病之治则为"平治于权衡"，言治疗时当权衡轻重缓急、调整五脏阴阳，使水道通调，水去病除。何以才能祛除体内多余积水呢？又由此而提出了"开鬼门、洁净府"之治法。

通常医家都以"开鬼门"为发汗，以"洁净府"为利小便，其意图在于开通水液排泄的两条途径，从而使多余之水上从汗透、自皮毛外解，下从尿出、自膀胱而解。

临床如因风邪袭表，肺失通调，风水泛滥，可见眼睑浮肿，继而四肢及全身皆肿，多伴有恶风发热，肢节酸楚，小便不利，舌苔薄白，脉浮滑或紧等症状。治宜"开鬼门"，即疏风宣肺利水。常用方如越婢汤（麻黄、石膏、甘草、生姜、大枣）加减。水湿壅盛者，全身水肿，按之没指，小便短少，身体困重，可见胸闷纳差、苔白腻、脉沉缓等症。治宜"洁净府"，即燥湿利水为主，兼以行气运脾，常用方如五苓散（桂枝、白术、茯苓、猪苓、泽泻）加减。其他如脾阳不足者，则温运脾阳，以利水湿，常用方如实脾饮（附子、干姜、甘草、白术、厚朴、木香、草果、大腹皮、木瓜、生姜、大枣、茯苓）；脾肾阳虚水寒内聚者，宜温肾散寒化气行水，常用方如真武汤（附子、干姜、茯苓、白术、白芍）或金匮肾气丸（附子、桂枝、地黄、山茱萸、山药、茯苓、泽泻、牡丹皮）加减。

但是，"开鬼门、洁净府"的含义不仅于此。因肺主宣降而为水之上源，故发汗之中还寓有宣通肺气之意，以解肺气壅滞，如水肿病初起以越婢汤，方中麻黄不与桂枝配伍则重在宣肺，另有石膏以清肺热、生姜以解表，其治虽未发汗，却有宣肺利水之功。又因膀胱为津液之府，与肾相表里，二者气化司管水液之排泄，故利小便之中还寓有温通气化之意，如五苓散利水之中用桂枝即为此意，桂枝虽不利尿，却入足太阳膀胱经以通阳化气，用于阳气不行而致水肿。

总之，据本文所言，水肿病机乃五脏阳气阻遏所为，故治疗也当着眼于阳气，上则宣通阳气、下则温通阳气，阳气一振运化有权，则水肿自消。

2."去菀陈莝"对治疗的启示　后世医家对此句经文理解不一。一是荡浊逐水法，王冰认为："去菀陈莝，谓去积久之水物，有如草茎之不可久留于身中也。"《类经·论治类》亦同此说。二说是通便利水法，丹波元简《素问绍识》云："简按'鸡峰普济方'引初和甫曰：'去菀陈莝，是涤肠胃中腐败也。'"三是放血去瘀法，杨上善《黄帝内经太素·知汤药》曰："菀陈，恶血聚也。有恶血聚，刺去也。""菀陈"在《内经》的其他篇章亦有出现，如《灵枢·九针十二原》有"菀陈则除之"；《灵枢·小针解》云"菀陈则除之者，去血脉也"；《素问·针解》云"菀陈则除之者，出恶血也"。均指刺络放出络脉中的瘀血而言。水肿日久，阻滞气机，导致血行不畅，因此瘀血为水肿病患者常见的病理产物。"去菀陈"，则是一种针刺放血疗法。此法在水肿病中的应用在《内经》的其他篇章也有所记载。《灵枢·水胀》对肤胀、鼓胀的治疗，提出："先泻其胀之血络，后调其经，刺去其血络也。"《灵枢·四时气》云"风痝肤胀，为五十七痏，取皮肤之血者，尽取之。"结合《内经》的相关论述，三说可并存，在临床上均有指导意义。杨上善之说，后世从针刺放血演化为活血化瘀的方法，更有创新。张仲景提出活血化瘀利水以治疗水气病的方剂蒲灰散，针对"血不利则为水"的病理，取活血祛瘀之力，以疏通脉道，通利小便。

以后，用活血化瘀法治疗水肿被后世医家广泛采用。《医学入门·水肿》指出："水肿病除阳水、阴水外，又有瘀血肿者，皮间必有赤缕血痕，用四物汤加桃仁、红花或续断饮加味八味丸。"《血证论·阴阳水火气血论》指出："失血家往往水肿，瘀血化水亦发水肿，是血病而兼水也。"又有"瘀血流注，亦发肿胀者，乃成水之证……血既变水，即从水治之"，用五苓散加琥珀、三七、当归等治疗。邹云翔认为，慢性肾炎水肿长期不退，从肺、脾、肾治疗皆无效者，是由久病瘀阻所致，在辨证中应加用桃仁、红花等。赵锡武认为，慢性肾炎病久后出现瘀血征象，则与"水能病血，血能病水"的机制相关，瘀血即为肾炎之因，更为肾炎之果，用当归芍药散加味治疗。吴圣农认为，肾病水肿直接或间接与瘀血有关，活血可通利脉络，血行水行。

现代有许多临床应用活血化瘀法治疗各型水肿而取效的报道，其中包括肾源性水肿、心源性水肿等。如有学者报道，用利水益肾活血法治疗肾性水肿 79 例取得较好疗效，所用方药为泽泻、茯苓、大腹皮、丹参、益母草、附子、黄芪、生地黄等。对心源性水肿，活血化瘀更为首选之法。

3."三阴结谓之水"的临证启示　《素问·阴阳别论》曰："三阴结谓之水。"言肺脾阳气亏虚，寒湿郁结，气不布津，水湿内停，便成水肿之证。

三阴（即太阴）包括足太阴脾、手太阴肺。太阴之上，湿气主之。人体正常水液的代谢，有赖于肺气的通调，脾气的转输，肾气的开阖，从而使三焦能够发挥决渎作用，使膀胱气化畅行，小便通利。今肺脾亏虚，肺失通调，脾失健运，致使三焦决渎无权，膀胱气化不利，水湿内停，故成水肿等病。诚如马莳所说："肺为邪结，则不能生肾水，而肾水虚弱，泛溢四肢。脾为邪结，则不能胜水气，而水气泛溢，周身浮肿，故水证从是而作焉。"治宜调理肺脾、化气行水。临床因于肺脾功能失调所致的水湿内停证，又有偏肺与偏脾的不同。

（1）肺气失宣，通调受阻　肺为水之上源，又主一身之表，外合皮毛，如肺为风邪所袭，气失宣畅，不能通调水道，下输膀胱，以致风遏水阻，风水相搏，流溢于肌肤，发为水肿。临床表现为眼睑浮肿，继则四肢及全身皆肿，小便不利，多有恶寒发热，咳嗽而喘，舌苔薄白，脉浮等证。治宜祛邪散风、宣肺行水。方如越婢加术汤（麻黄、石膏、大枣、生姜、甘草、白术）。今人岳美中根据《内经》理论，结合自己临床实践，认为"仲景越婢汤证之风水，颇似急性肾炎之水肿，一般多为实证。症状为上半身肿甚，发热或不发热。临床上又可分以下几种情况，凡发热重、口渴、尿黄少、舌红、咽痛、脉数急等，方取越婢加术汤合金银花、连翘、牛蒡子、板蓝根、白茅根等清热解毒利尿之品；发热不重、余证基本同前者，用麻黄连翘赤小豆汤加五皮饮等；发热而口不渴、舌质淡、脉不数者，则以麻黄汤为主；如兼心下有水气、水入即吐，则以五苓散宣肺通阳利水治之。"

（2）脾虚失运，水湿内停　脾主运化，喜燥恶湿，为胃行其津液，散精于肺，以输布全身，如劳倦过度，饮食失调，或平素酒食不节，生冷太过，致脾气亏虚，健运失司，水湿不能蒸化，停聚不行，泛滥横溢，遂成水肿。临床多以全身水肿、按之投指、小便短少、困倦乏力、食欲不振、舌苔白腻、脉沉缓等为特点。治宜健脾化湿、通阳利水。方如五苓散（白术、桂枝、泽泻、茯苓、猪苓）。岳氏认为五苓散（张机方）治浮肿在半身以下者。泽泻120g、茯苓、白术、猪苓各90g，肉桂30g。共为细末，每服4.5～9g，米饮送下，水肿腹胀甚者，加木香、丁香、沉香、槟榔、豆蔻。本方用白术以补脾，脾实则水自能得除；用茯苓、猪苓、泽泻以利水，水自渗泻而可以不为患；更加肉桂以化膀胱之气，则水道益能通利。此散通治诸湿腹满、水饮、水肿。强调本方临床应用剂型以散剂为宜，待水肿清退后，主张用六君子汤健脾益气，以资巩固。

【病案举隅】

1."开鬼门，洁净府"案　邑北境刘氏妇，年过三旬，因受风得水肿证。

病因时当孟夏，农家忙甚，将饭炊熟，复自馌田间，因做饭时受热出汗，出门时途间受风，此后即得水肿证。

证候腹中胀甚，头面周身皆肿，两目之肿不能开视，心中发热，周身汗闭不出，大便干燥，小便短赤。其两腕肿甚不能诊脉，按之移时，水气四开，始能见脉。其左部弦而兼硬，右部滑而颇实，一息近五至。

诊断《金匮要略》辨水证之脉，谓风水脉浮，此证脉之部位肿甚，原无从辨其脉之浮沉，然即其自述，谓于有汗受风之后，其为风水无疑也。其左脉弦硬者，肝胆有郁热也，其右脉滑而实者，外为风束胃中亦生热也。至于大便干燥，小便短赤，皆肝胃有热之所致也。当用《金匮要略》之越婢汤加减治之。

生石膏一两捣细，滑石四钱，生杭芍四钱，麻黄三钱，甘草二钱，大枣四枚掰开，生姜二钱，西药阿司匹林一片。中药七味，共煎汤一大盅，当煎汤将成之时，先用白糖水将西药阿司匹林送下，候周身出汗（若不出汗仍可再服一片），将所煎之汤药温服下，其汗出必益多，其小便当利，肿即可消矣。

复诊如法将药服完，果周身皆得透汗，心中已不发热，小便遂利，腹胀身肿皆愈强半，脉象已近和平，拟再治以滋阴利水之剂以消其余肿。

生杭芍六钱，生薏米六钱捣碎，鲜白茅根一两。药共三味，先将前二味水煎十余沸，加入白茅根，再煎四五沸，取汤一大盅，温服。

效果将药连服十剂，其肿全消，俾每日但用鲜白茅根一两，煎数沸当茶饮之以善其后（《医学衷中参西录·肺胀门》）。

2. "其本在肾，其末在肺"案 薛某，女，56 岁，1967 年 7 月 6 日初诊。患者 1 年前患肾炎，因治疗不当，迁延为慢性肾炎，经常下肢浮肿，时轻时重，近因感冒加重，面目、下肢浮肿，并渐及全身，确诊为慢性肾炎急性发作，住某医院治疗半月余未见好转，后求治于柴氏。现症见：全身重度浮肿，皮色光亮，按之没指，脘腹膨胀，兼见恶寒无汗，食少神疲，大便溏薄，小便不利，舌质淡，舌体胖，苔白，脉沉弱。尿化验：蛋白（++++），上皮细胞（++），红细胞（+），每高倍视野白细胞 0～3 个、颗粒管型 2～4 个。证属脾肾阳虚，水气不化，复感风寒，表气闭塞，发为风水重证。治宜温经助阳、发汗解表。方用《金匮要略》之麻黄附子汤。

附子 10g，甘草 6g，麻黄 15g。水煎服，每天 1 剂，共 2 剂。同时配合应用葱浴疗法：用红皮葱根茎（带须）500g，水煎 2 次置浴盆中，令患者坐其上，用被单围至齐颈，借热气蒸浴以助药力。

二诊：服药及浴后，身汗徐徐透出，恶寒尽除，水肿明消退，小便渐畅，皮肤已现皱纹，脉转沉弦有力。治宜通阳宣肺、健脾利水。方用麻桂五皮饮加味。

麻黄 10g，桂枝 10g，茯苓皮 30g，大腹皮 30g，桑白皮 15g，陈皮 10g，生姜皮 10g，白术 30g。水煎服，每天 1 剂。

三诊：脘腹胀已除，惟面、足轻度浮肿，再拟五苓五皮饮加味。

白术 30g，桂枝 10g，猪苓 12g，茯苓 12g，茯苓皮 18g，泽泻 10g，大腹皮 15g，桑白皮 12g，陈皮 10g，生姜皮 10g，鸡内金 10g。5 剂。水煎服，每天 1 剂。

四诊：面、身、脘腹肿胀俱退，食欲增多，精神转佳，大便成形。小便清长，改用金匮肾气丸为汤，并重用白术 30g，善后治疗月余而愈。追访 1 年，尿化验正常，未复发（《古今名医临证金鉴·水肿关格卷上》）。

3. "三阴结谓之水"案 秦某，女，49 岁，工人，1975 年 6 月 21 日初诊。全身浮肿已八九年，腹胀食后更甚，身重无力，大便溏，小便甚多，每逢夏季加甚，冬日较舒，曾经中西医治疗，均未见效。舌质淡，苔灰厚腻，脉濡细。由于脾虚深重，气机运行失常，水湿充于肌肤，因而发生浮肿。治以健脾燥湿为主，用胃苓汤加减。

苍术 9g，白术 9g，川厚朴 4.5g，茯苓 12g，炙甘草 4.5g，桂枝 4.5g，木防己 12g，赤芍 12g，槟榔 4.5g，焦神曲 12g。14 剂。

二诊：1975 年 7 月 5 日。患者腹胀浮肿已减，舌苔厚腻微黄未化，二便通利。仍守原法。前方加藿香、佩兰各 9g。7 剂。

三诊：1975 年 8 月 2 日。患者服药时断时续，病情尚未稳定。近来浮肿减轻，二便通调。舌苔淡黄，脉濡细。仍守原法。前方去川厚朴。

四诊：1975 年 8 月 30 日。浮肿基本退尽，略有轻度腹胀，精神已振，纳食有时欠香。舌苔薄腻中黄，脉濡细，但已较有力。余湿未清，脾胃功能渐复，从初诊以来，单服中药治疗，病情已趋稳定，故仍拟前法加减。初诊方去槟榔，加陈皮 9g（《内经临证发微·病证篇》）。

4. "诸湿肿满，皆属于脾"案　郭某，女，60 岁，1991 年 3 月 27 日诊。2 个月来面部及四肢浮肿，按之凹陷，脘胀腹满，胸中嘈杂不适。口干不喜饮，食欲不振，大便不爽，2 日一行。脉沉缓，舌苔薄白腻，尿常规阴性，心脏听诊及心电图检查均未见异常。

证属脾阳不足，温化无力而水饮内停。治以温阳健脾、行气利水，用实脾饮加减。云茯苓 15g，炒白术 10g，木瓜 10g，草果仁 10g，广木香 5g，大腹皮 12g，制附片 8g，川厚朴 8g，砂仁 6g，炙甘草 6g。5 剂，水煎服，每日 1 剂。

1991 年 4 月 1 日再诊：腹胀已除，浮肿消退，口已不干。仍有胸中不舒，食欲较差。再以上方加减。云茯苓 15g，炒白术 10g，木香 5g，大腹皮 10g，炒枳壳 10g，荷叶 10g，广陈皮 6g，春砂仁 6g，苏梗 8g。5 剂，药后诸症悉除（《王洪图内经临证发挥·医案篇》）。

5. 温肾利水法案　李某，女，51 岁，1990 年 6 月初诊。患者因慢性肾炎 10 余年加重 1 月于 1990 年 5 月 30 日住院治疗。患者于 1980 年始患急性肾炎，经治浮肿消退，每遇外感或劳累后，浮肿即发，时轻时重，习以为常，并未介意。此次复发，浮肿严重，由下肢波及全身，尤以双下肢为甚，立即住某医院，确诊为慢性肾炎。经中西医治疗 7 日，浮肿无减，自动出院转郭氏医院住院治疗。现症见全身浮肿，下肢尤甚，压之如泥，伴神疲乏力腰酸腿软，全身觉胀，畏寒怕冷，少腹隐痛，食纳较差，尿黄量少。舌体微胖，质色暗淡，苔白略厚，脉沉迟细弱。尿常规镜检：蛋白（+++），红细胞（+），上皮细胞（++）。证属阳虚水泛，水瘀互结。治宜益气温阳、活血利水。投经验方肾病 4 号方增损。

附子 15g，焦白术 15g，白芍 15g，金樱子 15g，干姜 10g，红花 10g，桃仁 10g，木瓜 10g，槟榔 10g，鸡内金 10g，豆蔻 10g，鹿角胶 10g，生黄芪 30g，益母草 30g，白茅根 30g。水煎服，每天 1 剂。

二诊：服上方药 12 剂后，浮肿大减，尿量增多，饮食增加，腰酸腿软，畏寒怕冷等症亦减。药已中病，守原方加红参、白果仁各 10g，减豆蔻，益母草、白茅根改为 15g。继服 30 余剂后，浮肿消失，精神焕发，多次尿检蛋白阴性，病愈出院（《郭维一老中医临证实践录·医案集要》）。

6. 标本兼治法案　王某，男，24 岁，1969 年 7 月 25 日初诊。患者素体较差，复因盛夏炎热，贪凉露宿，夜寒外袭，次晨即感恶风畏寒，渐至全身浮肿。肚腹胀大，小便不畅。当地某医院投用甘遂等攻逐利水之品6剂，药后呕吐不止，肿势益增，旋即住某医院。尿常规镜检：蛋白（+++），颗粒管型（+++），脓细胞（+++），红细胞（++）。确诊为急性肾炎，求柴氏会诊。现症见面目、四肢皆肿，两足尤甚，触之不温，肚腹胀大，唇淡口和，食欲较差，小便不畅，虽值盛夏，非但不发热，且恶寒较甚，舌质淡，苔薄白，脉沉细，右寸浮弱，两尺细迟。

证属风水虚证，乃属风寒束表，肾阳不振，脾失健运，水气泛滥。治宜解肌和卫、温肾健脾、以化水气。方用桂枝汤加味。桂枝10g，白芍10g，炙甘草6g，茯苓30g，白术30g，熟附子15g，鲜生姜10g，大枣8枚。3剂。水煎服，每天1剂。

二诊：药后小便通畅，肿胀见消，食欲增加，而微恶寒继服原方3剂。

三诊：头面上肢浮肿尽消，仅两足轻度浮肿，恶寒除，纳食知味，二便正常，原方去附子，再服3剂。

四诊：浮肿尽退，四肢转温，余症皆平，尿化验正常，病告痊愈（《古今名医临证金鉴·水肿关格卷上》）。

7. 风水案 张从正治一风水患儿："郾之营兵秋家小儿，病风水。诸医用银粉、粉霜之药，小溲反涩，饮食不进，头肿如腹，四肢皆满，状如水晶。家人以为勉强，求治于戴人。戴人曰：此证不与壮年同。壮年病水者，或因留饮及房事。此小儿才七岁，乃风水证也，宜出汗。（《儒门事亲·风水》）"

8. 石水案 王旭高治吴姓妇人石水案，用通阳利水法得效。案云：《内经》有石瘕、石水之证，多属阳气不布，水道阻塞。少腹有块坚硬者为石瘕，水气上攻而腹满者为石水。此症初起小便不利，今反小便不禁，而腹渐胀满，是石水之象。考古石水治法，不越通阳利水，浅则治膀胱，深则治肾，久则治脾。兹拟一方备采。四苓散去猪苓，加大腹皮、陈皮、川厚朴、桑白皮、乌药、桂枝、鸡内金。朝服肾气丸三钱（《王旭高医案·妇人》）。

9. 水闭案 水闭，指小便不利，出自《灵枢·邪气藏府病形》《素问·至真要大论》。《黄帝内经太素·经脉第一》注：水闭"脾所生病，不营膀胱，故小便不利也。"《类经知要·病能》解释到："水闭者，土病不能治水也。"说明水闭是因为脾病失运，膀胱气化不利，至小便不利，甚至水肿的病证。由此可推断其治则为温运脾阳，助膀胱气化。

詹姓癃闭一案云：病自腹痛，连日服药未愈，一日偶用车前草煎服，须臾痛转加甚，小水紧迫，膨胀不出。延余诊时，痛闷于床，呼吸将危，四肢厥冷，脉得寸部浮弦时止，尺部沉迟而疾。潜思阳明实痛，热结膀胱，痛极必汗，今无汗，知非阳症也。又初无恶寒头痛，则于表里无涉，此必生冷伤脏，是为冷结关元，阳气不化。《经》曰：膀胱者，州都之官，津液藏焉，气化则能出矣。重用附、桂，加苓、草，佐以枳实，合为逐冷化气。1剂后，人事稍苏，小便紧急十余行，仅得半盏，再剂后，安睡一顷，下榻小水长行，痛止而安（《谢映庐得心集医案·癃闭门》）。

10. 溢饮案 溢饮，水饮病之一。语出《素问·脉要精微论》云："若奕而散色泽者，当病溢饮，溢饮者渴暴多饮，而易入肌皮肠胃之外也。"《黄帝内经太素·五脏脉诊》释曰："若脉奕散，色又光泽者，当因大渴暴饮，水溢肠胃之外，易入肌皮之中，名曰溢饮之病也。"说明溢饮的病因为大渴暴饮，病机为水溢皮下。

吴鞠通治一溢饮患者，用大青龙汤建功：周某，二十二岁。正月初七日六脉弦紧，右脉沉取洪大，先从腰以上肿例。舌白滑喘而咳无汗，从溢饮例之大青龙汤，去甘药，为其重而滞也。

麻黄（六钱，去节），细辛（二钱），生姜（三钱），杏仁（五钱，去皮留尖），生石膏末（一钱），炙甘草（二钱），桂枝（五钱），大枣（二枚，去核）。煮成三杯，先服一杯，覆被令微汗佳。得汗即止后服，不汗再服第二杯，如上法。

十一日溢饮，脉紧，无汗，喘咳，浮肿，昨用大青龙汗出，肿消，喘咳减，与开太阳阖阳明法。

半夏（五钱），苍术炭（二钱），桂枝（钱半），广皮（三钱），猪苓（三钱），茯苓块（五钱），薏苡仁（五钱），泽泻（三钱），飞滑石（五钱）。煮三杯，分三次服。已服十数帖，后加益智仁（二钱），莲子（五钱）（《吴鞠通医案·痰饮》）。

【内经原文】

因于气，为肿。

　　　　　　　　　　　　　　　　　　　　　　　　　　　　《素问·生气通天论》

结阳者，肿四支。结阴者，便血一升，再结二升，三结三升。阴阳结斜，多阴少阳曰石水，少腹肿。二阳结谓之消，三阳结谓之隔，三阴结谓之水，一阴一阳结谓之喉痹。

　　　　　　　　　　　　　　　　　　　　　　　　　　　　《素问·阴阳别论》

三焦者，决渎之官，水道出焉。膀胱者，州都之官，津液藏焉，气化则能出矣。

　　　　　　　　　　　　　　　　　　　　　　　　　　　　《素问·灵兰秘典论》

帝曰：其有不从毫毛而生，五藏阳以竭也，津液充郭，其魄独居，精孤于内，气耗于外，形不可与衣相保，此四极急而动中，是气拒于内，而形施于外，治之奈何？岐伯曰：平治于权衡，去宛陈莝，微动四极，温衣，缪刺其处，以复其形。开鬼门，洁净府，精以时服，五阳已布，疏涤五藏，故精自生，形自盛，骨肉相保，巨气乃平。

　　　　　　　　　　　　　　　　　　　　　　　　　　　　《素问·汤液醪醴论》

肝脉搏坚而长，色不青，当病坠若搏，因血在胁下，令人喘逆；其耎而散色泽者，当病溢饮，溢饮者渴暴多饮，而易入肌皮肠胃之外也。……脾脉搏坚而长，其色黄，当病少气；其耎而散色不泽者，当病足骭肿，若水状也。

　　　　　　　　　　　　　　　　　　　　　　　　　　　　《素问·脉要精微论》

颈脉动喘疾咳，曰水。目裹微肿如卧蚕起之状，曰水。溺黄赤安卧者，黄疸。已食如饥者，胃疸。面肿曰风。足胫肿曰水。目黄者曰黄疸。

　　　　　　　　　　　　　　　　　　　　　　　　　　　　《素问·平人气象论》

病水者，以夜半死。

　　　　　　　　　　　　　　　　　　　　　　　　　　　　《素问·三部九候论》

肾病者，腹大胫肿，喘咳身重，寝汗出憎风，虚则胸中痛，大腹小腹痛，清厥意不乐，取其经，少阴太阳血者。

　　　　　　　　　　　　　　　　　　　　　　　　　　　　《素问·藏气法时论》

五气所病：心为噫，肺为咳，肝为语，脾为吞，肾为欠为嚏，胃为气逆为哕为恐，大肠小肠为泄，下焦溢为水，膀胱不利为癃，不约为遗溺，胆为怒，是谓五病。

　　　　　　　　　　　　　　　　　　　　　　　　　　　　《素问·宣明五气》

帝曰：有病肾风者，面胕痝然壅，害于言，可刺不？岐伯曰：虚不当刺，不当刺而刺，后五日其气必至。帝曰：其至何如？岐伯曰：至必少气时热，时热从胸背上至头，汗出手热，口干苦渴，小便黄，目下肿，腹中鸣，身重难以行，月事不来，烦而不能食，不能正偃，正偃则咳甚，病名曰风水，论在《刺法》中。

帝曰：愿闻其说。岐伯曰：邪之所凑，其气必虚，阴虚者阳必凑之，故少气时热而汗出也。小便黄者，少腹中有热也。不能正偃者，胃中不和也。正偃则咳甚，上迫肺也。诸有水气者，微肿先见于目下也。帝曰：何以言？岐伯曰：水者阴也，目下亦阴也，腹者至阴之所居，故水在腹者，必使目下肿也。真气上逆，故口苦舌干，卧不得正偃，正偃则咳出清水也。诸水病者，故不得卧，卧则惊，惊则咳甚也。腹中鸣者，病本于胃也。薄脾则烦不能食，食不下者，胃脘隔也。身重难以行者，胃脉在足也。月事不来者，胞脉闭也。胞脉者属心而络于胞中，今气上迫肺，心气不得下通，故月事不来也。帝曰：善。

《素问·评热病论》

肺移寒于肾，为涌水，涌水者，按腹不坚，水气客于大肠，疾行则鸣濯濯如囊裹浆，水之病也。

《素问·气厥论》

帝曰：六府之咳奈何？安所受病？岐伯曰：五藏之久咳，乃移于六府。脾咳不已，则胃受之，胃咳之状，咳而呕，呕甚则长虫出。肝咳不已，则胆受之，胆咳之状，咳呕胆汁。肺咳不已，则大肠受之，大肠咳状，咳而遗失。心咳不已，则小肠受之，小肠咳状，咳而失气，气与咳俱失。肾咳不已，则膀胱受之，膀胱咳状，咳而遗溺。久咳不已，则三焦受之，三焦咳状，咳而腹满，不欲饮食，此皆聚于胃，关于肺，使人多涕唾而面浮肿气逆也。

帝曰：治之奈何？岐伯曰：治藏者治其俞，治府者治其合，浮肿者治其经。

《素问·咳论》

帝曰：病有少腹盛，上下左右皆有根，此为何病？可治不？岐伯曰：病名曰伏梁。帝曰：伏梁何因而得之？岐伯曰：裹大脓血，居肠胃之外，不可治，治之每切按之致死。帝曰：何以然？岐伯曰：此下则因阴，必下脓血，上则迫胃脘，生鬲，侠胃脘内痈，此久病也，难治。居脐上为逆，居齐下为从，勿动亟夺。论在《刺法》中。

帝曰：人有身体髀股胻皆肿，环脐而痛，是为何病？岐伯曰：病名伏梁，此风根也。其气溢于大肠而著于肓，肓之原在脐下，故环脐而痛也。不可动之，动之为水溺涩之病。

《素问·腹中论》

同阴之脉令人腰痛，痛如小锤居其中，怫然肿，刺同阴之脉，在外踝上绝骨之端，为三痏。阳维之脉令人腰痛，痛上怫然肿，刺阳维之脉，脉与太阳合腨下间，去地一尺所。

《素问·刺腰痛》

肾风之状，多汗恶风，面痝然浮肿，脊痛不能正立，其色炲，隐曲不利，诊在肌上，其色黑。

《素问·风论》

帝曰：有病痝然如有水状，切其脉大紧，身无痛者，形不瘦，不能食，食少，名为何病？岐伯曰：病生在肾，名为肾风。肾风而不能食善惊，惊已心气痿者死。帝曰：善。

《素问·奇病论》

肝满肾满肺满皆实，即为肿。肺之雍，喘而两胠满。肝雍，两胠满，卧则惊，不得小便。肾雍，脚下至少腹满，胫有大小，髀胻大跛，易偏枯。心脉满大，痫瘛筋挛。肝脉小急，痫瘛筋挛。肝脉骛暴，有所惊骇，脉不至若喑，不治自已。肾脉小急，肝脉小急，心脉小急，不鼓皆为瘕。

肾肝并沉为石水，并浮为风水。

《素问·大奇论》

阳明所谓洒洒振寒者，阳明者午也，五月盛阳之阴也，阳盛而阴气加之，故洒洒振寒也。所谓胫肿而股不收者，是五月盛阳之阴也，阳者衰于五月，而一阴气上，与阳始争，故胫肿而股不收也。所谓上喘而为水者，阴气下而复上，上则邪客于藏府间，故为水也。所谓胸痛少气者，水气在藏府也，水者阴气也，阴气在中，故胸痛少气也。所谓甚则厥，恶人与火，闻木音则惕然而惊者，阳气与阴气相薄，水火相恶，故惕然而惊也。所谓欲独闭户牖而处者，阴阳相薄也，阳尽而阴盛，故欲独闭户牖而居。所谓病至则欲乘高而歌，弃衣而走者，阴阳复争，而外并于阳，故使之弃衣而走也。所谓客孙脉则头痛鼻衄腹肿者，阳明并于上，上者则其孙络太阴也，故头痛鼻衄腹肿也。

《素问·脉解》

黄帝问曰：少阴何以主肾？肾何以主水？岐伯对曰：肾者至阴也，至阴者盛水也，肺者太阴也，少阴者冬脉也，故其本在肾，其末在肺，皆积水也。帝曰：肾何以能聚水而生病？岐伯曰：肾者胃之关也，关门不利，故聚水而从其类也。上下溢于皮肤，故为胕肿。胕肿者，聚水而生病也。帝曰：诸水皆生于肾乎？岐伯曰：肾者牝藏也，地气上者属于肾，而生水液也，故曰至阴。勇而劳甚则肾汗出，肾汗出逢于风，内不得入于藏府，外不得越于皮肤，客于玄府，行于皮里，传为胕肿。本之于肾，名曰风水。所谓玄府者，汗空也。

《素问·水热穴论》

帝曰：水俞五十七处者，是何主也？岐伯曰：肾俞五十七穴，积阴之所聚也，水所从出入也。尻上五行行五者，此肾俞。故水病下为胕肿大腹，上为喘呼，不得卧者，标本俱病，故肺为喘呼，肾为水肿，肺为逆不得卧，分为相输，俱受者水气之所留也。伏菟上各二行行五者，此肾之街也。三阴之所交结于脚也。踝上各一行行六者，此肾脉之下行也，名曰太冲。凡五十七穴者，皆藏之阴络，水之所客也。

《素问·水热穴论》

岁水太过，寒气流行，邪害心火。民病身热烦心躁悸，阴厥上下中寒，谵妄心痛，寒气早至，上应辰星。甚则腹大胫肿，喘咳，寝汗出憎风，大雨至，埃雾朦郁，上应镇星。上临太阳，则雨冰雪，霜不时降，湿气变物。病反腹满肠鸣，溏泄食不化，渴而妄冒，神门绝者死不治，上应荧惑、辰星。

岁水不及，湿乃大行，长气反用，其化乃速，暑雨数至，上应镇星。民病腹满身重，濡泄寒疡流水，腰股痛发，腘腨股膝不便，烦冤足痿清厥，脚下痛，甚则胕肿，藏气不政，肾气不衡，上应辰星，其谷秬。上临太阴，则大寒数举，蛰虫早藏，地积坚冰，阳光不治，民病寒疾于下，甚则腹满浮肿，上应镇星，其主黅谷。复则大风暴发，草偃木零，生长不鲜，面色时变，筋骨并辟，肉𥇦瘛，目视𥆧𥆧，物疏璺，肌肉胗发，气并鬲中，痛于心腹，黄气乃损，其谷不登，上应岁星。

《素问·气交变大论》

故风胜则动，热胜则动，燥胜则干，寒胜则浮，湿胜则濡泄，甚则水闭胕肿，随气所在，以言其变耳。

《素问·六元正纪大论》

少阳司天，火淫所胜，则温气流行，金政不平。民病头痛，发热恶寒而疟，热上皮肤痛，色变黄赤，传而为水，身面胕肿，腹满仰息，泄注赤白，疮疡咳唾血，烦心胸中热，甚则鼽衄，病本于肺。天府绝，死不治。

少阳之复，大热将至，枯燥燔热，介虫乃耗，惊瘛咳衄，心热烦躁，便数憎风，厥气上行，面如浮埃，目乃瞤瘛，火气内发，上为口糜呕逆，血溢血泄，发而为疟，恶寒鼓栗，寒极反热，嗌络焦槁，渴引水浆，色变黄赤，少气脉萎，化而为水，传为胕肿，甚则入肺，咳而血泄。尺泽绝，死不治。

诸湿肿满，皆属于脾。……诸转反戾，水液浑浊，皆属于热。诸病水液，澄澈清冷，皆属于寒。

《素问·至真要大论》

肺脉……大甚为胫肿。

肾脉……微大为石水，起脐已下至少腹腄腄然，上至胃脘，死不治。

三焦病者，腹气满，小腹尤坚，不得小便，窘急，溢则水，留即为胀，候在足太阳之外大络，大络在太阳少阳之间，亦见于脉，取委阳。膀胱病者，小腹偏肿而痛，以手按之，即欲小便而不得，肩上热若脉陷，及足小指外廉及胫踝后皆热若脉陷，取委中央。

《灵枢·邪气藏府病形》

病水肿不能通关节者，取以大针。

《灵枢·官针》

（胃足阳明之脉）是主血所生病者，狂疟温淫汗出，鼽衄，口喎唇胗，颈肿喉痹，大腹水肿。

《灵枢·经脉》

邪气内逆，则气为之闭塞而不行，不行则为水胀，余知其然也，不知其何由生，愿闻其道。……阴阳气道不通，四海闭塞，三焦不泻，津液不化，水谷并行肠胃之中，别于回肠，留于下焦，不得渗膀胱，则下焦胀，水溢则为水胀，此津液五别之逆顺也。

《灵枢·五癃津液别》

黄帝问于岐伯曰：水与肤胀、鼓胀、肠覃、石瘕、石水，何以别之？岐伯答曰：水始起也，目窠上微肿，如新卧起之状，其颈脉动，时咳，阴股间寒，足胫肿，腹乃大，其水已成矣。以手按其腹，随手而起，如裹水之状，此其候也。

黄帝曰：肤胀何以候之？岐伯曰：肤胀者，寒气客于皮肤之间，䪼䪼然不坚，腹大，身尽肿，皮厚，按其腹，窅而不起，腹色不变，此其候也。

鼓胀何如？岐伯曰：腹胀身皆大，大与肤胀等也，色苍黄，腹筋起，此其候也。

《灵枢·水胀》

视人之目窠上微痈，如新卧起状，其颈脉动，时咳，按其手足上，窅而不起者，风水肤胀也。

《灵枢·论疾诊尺》

【参考文献】

[1] 王庆其.内经临床医学.北京：人民卫生出版社，2010.

[2] 王琦.王琦临床医学丛书.北京：人民卫生出版社，2003.

[3] 王庆其.黄帝内经理论与实践.北京：人民卫生出版社，2009.

[4] 王庆其.内经临证发微.上海：上海科学技术出版社，2007.

第二十二章 消渴类

消渴是以多饮、多食、多尿、乏力、消瘦，或尿有甜味为主要临床表现的一种疾病。消渴之名，出自《素问·奇病论》。《内经》所论消渴，内涵丰富，散见于14篇之中。名称有"消瘅""消渴""膈消""肺消""中消"等。后世将消渴病分为三类，清代医家程文圃在《医述·三消》中曰："消病有三：曰消渴，曰消中，曰消肾。"即后世所谓的上消、中消、下消。根据消渴病的临床特征，其主要概括为西医学的糖尿病、尿崩症、甲亢等，但消渴病不一定全是糖尿病，而糖尿病不一定都属于消渴病。

【病证概论】

1. 消渴的病因病机 《素问·评热病论》曰："邪之所凑，其气必虚。"正气的强弱在疾病的发生中占据主导地位。消渴之发生，先天禀赋薄弱是其发病的内在根据。故《灵枢·五变》曰："五藏皆柔弱者，善病消瘅。"在此基础上，外感六淫、内伤七情、饮食不节等终致消渴的发生。

（1）五脏柔弱 《灵枢·五变》曰："黄帝曰：人之善病消瘅者，何以候之？少俞答曰：五藏皆柔弱者，善病消瘅。"消，津液消耗而瘦；瘅，内热也。消瘅乃热盛于内，津液消灼而成的多饮多食及消瘦的病证，属消渴类。五脏柔弱，先天禀赋不足，脏真无以充养，阴阳气血失衡，燥热内生，易致消瘅。《灵枢·五变》将其形象地比喻为匠人伐木，脏腑强弱犹如木之坚脆，"坚者不入，脆者皮弛……坚者则刚，脆者易伤"。《灵枢·本藏》则进一步指出："心脆则善病消瘅热中……肺脆则苦病消瘅易伤……肝脆则善病消瘅易伤……脾脆则善病消瘅易伤……肾脆，则善病消瘅易伤……"脆，即柔脆、脆弱。肝、心、脾、肺、肾五脏脆弱，精气皆虚，转而为热，热则消肌肉，口渴多饮，发为消瘅。《灵枢·邪气藏府病形》曰"心脉……微小为消瘅""肺脉……微小为消瘅""肝脉……微小为消瘅""脾脉……微小为消瘅""肾脉……微小为消瘅"。五脏微小之脉，乃气血俱少、阴津不足所致，如此则多内热，而成消瘅。

（2）感受外邪 《灵枢·五变》曰："余闻百疾之始期也，必生于风雨寒暑，循毫毛而入腠理……或为消瘅。"《素问·风论》则强调风邪为患："风气藏于皮肤之间，内不得通，外不得泄……闭则热而闷，其寒也则衰饮食，其热也则消肌肉。"凡风寒暑湿（雨）等外邪，客于肌肤腠理，不得入里，郁而不解，化热伤津耗液，或为消瘅或消肌肉。《素问·皮部论》则再次论述感受外邪化热后可致肌肉消烁："是故百病之始生也，必先于皮毛……热多则筋弛骨消，肉烁胭破。"百病之起，必先于皮毛，若病邪留连于筋骨之间，热邪盛时则筋脉迟缓，骨软无力，肌肉消烁。

（3）过食肥甘 《素问·奇病论》中载："帝曰：有病口甘者，病名为何？何以得之？岐伯曰：此五气之溢也，名曰脾瘅。夫五味入口，藏于胃，脾为之行其精气，津液在脾，故令人口甘也。此肥美之所发也。此人必数食甘美而多肥也。肥者令人内热，甘者令人中满，故其气上溢，转为消渴。"肥者味厚助阳，阳气滞而不畅，故内热；甘者性缓不散，留滞于中，故中满；内热熏蒸，脾失运化，精气独留于脾而不输五脏，脾气上溢，故口甘。过食肥甘，变生内热，热留不去，久必伤阴，发为消渴。

《素问·通评虚实论》曰："凡治消瘅……肥贵人，则高梁之疾也。"《素问·腹中论》亦云："夫子数言热中、消中，不可服高梁、芳草、石药……夫热中、消中者，皆富贵人也。今禁高梁，是不合其心。"两段文字都明确指出消瘅、热中、消中等消渴类疾病皆为高梁之疾。"高梁"即膏粱，肥甘厚味之品，表明导致消渴的原因是过食肥甘。

（4）情志失调 《灵枢·五变》曰："怒则气上逆，胸中畜积，血气逆留，髋皮充肌，血脉不行，转而为热，热则消肌肤，故为消瘅。"说明情志失调，怒则气上，血随气逆，积留胸中，使皮肤肌肉充胀，血脉不利，郁而化热，内热结滞，伤津耗液，形成消瘅。

（5）脏腑传变 《素问·气厥论》曰"心移寒于肺，肺消""心移热于肺，传为鬲消"。五脏六腑寒热相移，发为肺消和鬲消。如心火不足不能温养肺金，肺气不温则不能行化津液，水趋于下，发为肺消；如心火亢盛，烧灼肺金，上焦热盛伤津，发为鬲消。

2. 消渴的传变 消渴日久，气血阴阳俱损，五脏皆虚，可致血行不畅，痰浊阻滞，从而变生他证，如中风、云雾移睛、痈疽等。

《素问·通评虚实论》曰："凡治消瘅、仆击、偏枯、痿厥、气满发逆，肥贵人，则高梁之疾也。"仆击、偏枯、痿厥皆为消渴之变证。仆击、偏枯当是瘀阻脑络的中风、偏瘫；痿厥应为瘀阻脉络的肢体痿废不用。

消渴易生痈疽。《素问·生气通天论》云："高梁之变，足生大丁。"过食肥甘，化生内热，转为消渴，易生疔疮。隋代医家巢元方在《诸病源候论·消渴候》中指出消渴并发痈疽的机理为"以其内热，小便利故也。小便利则津液竭，津液竭则经络涩，经络涩则荣卫不行，荣卫不行，则由热气留滞，故成痈疽。"此外，五脏精气虚损，肾脆不荣于耳可致耳聋，肝脆不荣于目而成雀盲、云雾移睛等。

3. 消渴的分类与临床表现 消渴因其病邪的性质、发病的部位及证候的表现不一，有"消瘅""肺消""鬲消""消中""脾瘅""风消""消渴""食亦""肾热病"等不同名称，其中用得最多的是"消瘅"。

（1）消瘅 《素问·阴阳别论》曰："二阳结，谓之消。"王冰认为二阳是指胃及大肠，并注曰："谓胃及大肠俱热结也，肠胃脏热，则喜消水谷。"综合《内经》其他经文，如"热则消肌肤，故为消瘅"等内容，"消"有三个含义。一指善消水谷而善饥多饮；二指消灼津液而致津液不足，阴不胜阳，火热内生；三指肌肤消瘦。"瘅"者，热盛于内。《素问·脉要精微论》说："瘅成为消中。"消中者，"善食而瘦"。故消瘅的主症应为善饮多食、津少液燥、肌肤消瘦、小便多。

（2）肺消 系心肺阳气不足，不能行化水津，致水津降而不升，出现饮一溲二之重症。《素问·气厥论》云："心移寒于肺，肺消。肺消者，饮一溲二，死不治。"

（3）鬲消 为热熏胸膈，消灼津液，而为消渴，后世称之为上消。临床当以心烦、口渴、多饮为主要症状特点。《素问·气厥论》曰："心移热于肺，传为鬲消。"明代医家张介宾在《类经》中云："肺属金，其化本燥，心复以热移之，则燥愈甚而传为鬲消。鬲消者，膈上焦烦，饮水多而善消也。"

（4）消中　《内经》有"消中"和"热中"的称谓，当属后世中消的范畴。《素问·脉要精微论》云："瘅成为消中。"《灵枢·师传》亦云："胃中热则消谷，令人悬心善饥。"消中乃胃热炽盛，心血被灼，胃热则消谷，谷消则善饥，心伤则神扰，临床以多食易饥，心烦不安，肌肉消瘦为主要表现。

热中，《内经》中多见。如《素问·风论》曰："风气与阳明入胃……其人肥，则风气不得外泄，则为热中。"此因风邪侵入人体，因腠理致密，邪气不得外泄，表现为内热目黄的热中之证。《灵枢·五邪》曰："邪在脾胃，则病肌肉痛，阳气有余，阴气不足，则热中善饥。"《素问·脉要精微论》亦云："阴不足，阳有余，为热中也。"故热盛中焦，津液不足，善饥多食为热中。

（5）食亦　《素问·气厥论》曰："大肠移热于胃，善食而瘦，谓之食亦。胃移热于胆，亦曰食亦。"大肠与胃，皆属阳明燥气，大肠移热于胃，土气不濡，灌溉不力，善食而瘦；胃移热于胆，胆受火热，津液不布，亦善食而瘦。食亦以多食而肌肉消瘦为特征，亦属中消之范畴。

（6）脾瘅　《素问·奇病论》云："有病口甘者……名曰脾瘅……此肥美之所发也……其气上溢，转为消渴。"人之饮食入胃，赖脾阳以化之。今过食肥甘，酿生内热，脾热精气上溢，发为脾瘅，其主症为口甘。

（7）肾消　因肾水亏耗、肾精亏损所致的消渴，即肾消，后世称为下消。《内经》无肾消之名，有肾热病之描述。《素问·刺热》云："肾热病者……苦渴，数饮，身热。"《灵枢·邪气藏府病形》曰："肾脉……微小为消瘅。"肾热病苦渴数饮，是火热之邪耗伤肾水。肾脉微小，是肾精亏损所致。《素问·玉机真藏论》又云："脾风，发瘅，腹中热，烦心出黄……弗治，脾传之肾，病名疝瘕，少腹冤热而痛，出白，一名曰蛊。"疝瘕或蛊，病位在肾，病久日深，有如虫蚀而成，消及膏液，则少腹烦热疼痛，小便白浊。可见，肾消乃燥热内结，真阴消烁所致，症见身热，口渴多饮，小便黄赤或浑浊如膏脂，肾脉微小。

4. 消渴的治则治法　《素问·奇病论》明确指出消渴当"治之以兰，除陈气也"。兰，兰草。王冰曰："兰除陈久甘肥不化之气者，以辛能发散故也。"金代医家李杲在《用药法象》中载："兰草，其气清香，生津止渴，润肌肉，治消渴脾瘅。"兰草气味辛平芳香，能醒脾化湿，清暑辟浊，过食肥甘而致消渴者，可借此排除陈故郁热之气。后世常以佩兰代之。

然则，"治之以兰"不能涵盖消渴的全部治疗。《内经》所论消渴，病因病机多样，其余治则治法则蕴于《素问·阴阳应象大论》和《素问·至真要大论》等篇章之中。对消渴的治疗，应当遵循"有者求之，无者求之，盛者责之，虚者责之"的原则。其因胃肠结热，或过食芳草、石药所致者，可"热者寒之""燥者润之"；其因情志失调者，可"结者散之""惊者平之""木郁达之"；其因五脏脆弱者，可"虚则补之""损者温之"等。

5. 消渴的预后及禁忌　消渴预后的吉凶与正邪之盛衰关系密切。《素问·通评虚实论》曰："消瘅虚实何如？岐伯曰：脉实大，病久可治；脉悬小坚，病久不可治。"邪热在内的消瘅，有虚有实。脉实大者为脉证相符，故病虽久，正气未损，犹可治疗。若脉悬小坚，为真阴亏耗，燥热结滞，阳盛阴衰，脉证相逆也，故不可治。另，《素问·气厥论》云："肺消者，饮一溲二，死不治。"消渴一旦饮一溲二，入少出多，预后不良。

关于消渴之禁忌，《素问·腹中论》明示："热中、消中，不可服高粱、芳草、石药，石药发癫、芳草发狂。""高粱"为厚味之品，芳草为辛香之品，石药为煅炼金石之类。三者皆能助热，亦能消阴，热中、消中当禁用。芳草升散为阳，令人发狂，金石沉重为阴，使人发癫。故消渴类疾病患者勿过食肥甘厚味或辛燥太过的食物和药物。

【临证指要】

1. "治之以兰，除陈气也"的临床启迪　《素问·奇病论》中载："此人必数食甘美而多肥也……转为消渴。治之以兰，除陈气也。"清代医家高世栻在《素问直解》中注："兰，香草也，治之以兰，可以除陈气也。除陈者，推陈致新之意。"郭霭春先生认为"陈气"即"久食甘美所致陈积之气"。体内陈积之气，有湿浊、痰饮、瘀血等。故消渴之治疗，临床当视其病情，参以芳化湿浊、健脾化痰、活血化瘀之法。

消渴初起，常因久嗜肥甘，内伤脾胃所致。《素问·生气通天论》曰："味过于甘……脾气不濡，胃气乃厚。"脾不升清，清气不得上归于肺，胃失降浊，浊气不得下归六腑，清浊不分，停积而生湿痰。脾胃受损，痰湿内阻，则肺津不足而致口渴多饮；化源不足故日渐消瘦；水谷精微下流膀胱，小便频多而味甘，发为消渴。清代医家费伯雄在《医醇賸义》中提出化痰利湿法治疗消渴："上消者……当于大队清润药中，佐以渗湿化痰之品。盖火盛则痰燥，其消灼之力，皆痰为之助虐也，达原饮主之。中消者，痰入胃中与火相乘，为力更猛，食入即腐，易于消烁，清阳明之热，润燥化痰，除烦养胃汤主之。"

脾为生痰之源，治痰不治脾，非其治也。清代医家陈修园在《医学从众录》中提出："有脾不能为胃行其津液，肺不能通调水道而消渴。"临证常采用健脾燥湿法以生津，列七味白术散为主方。又如近代医家施今墨先生对于消渴之治疗除滋阴清热外，亦重视健脾燥湿法，其经验药对"苍术配玄参""黄芪与怀山"就是燥脾与生津并用，阴阳并调的典型范例，至今仍为许多医家所推崇。王庆其先生认为消渴临床辨证确属痰湿内阻型者，可遵循《内经》云"治之以兰"的思想，采用芳化痰湿之方药，如苍术、陈皮、藿香、佩兰、竹茹、枳实、茯苓、薏苡仁、通草等。

消渴病久，本元虚损，气虚则血瘀，阴虚则血涩，久病久虚皆可入络，导致血瘀。即《素问·痹论》所谓"病久入深，营卫之行涩"。《灵枢·五变》亦曰："怒则气上逆，胸中畜积，血气逆留，髋皮充肌，血脉不行，转而为热，热则消肌肤，故为消瘅。"即因多怒气逆而致因瘀化热转为消渴。瘀滞既成，陈腐难去，新血难生，瘀虚交互为患，终致阳气不得敷布，津血不得畅荣，使消渴之未病引发，已病更甚。唐容川《血证论·发渴》主张消渴从瘀而治："瘀血发渴者，以津液之生，其根出于肾水。水与血，交会转运，皆在胞中，胞中有瘀血，则气为血阻，不得上升，水津因不能随气上布。但去下焦之瘀，则水津上布，而渴自止。"近医祝谌予、任继学、刘树农等皆认为，消渴病程中每有血瘀的病理改变，临床常有舌下静脉怒张、舌质瘀斑、瘀点、肢体麻木疼痛、妇女月经不调等瘀血征象。治疗时必须采用活血化瘀的方法以活血通络，推陈致新。常用的药物有鬼箭羽、桃仁、红花、丹参、当归、赤芍等。

2. 消渴类病证的临床启示　消渴，《内经》多以"消瘅"概之。金代医家张从正在《儒门事亲》中云："消瘅者，众消之总名。"明·张介宾《景岳全书·杂证谟》曰："消瘅者，三消之总称，谓内热消中而肌肤消瘦也。"后世将消渴分为上、中、下三消，皆阴亏阳亢，津涸热淫所致，以阴虚为本，燥热为标。上消主肺，渴饮无度，即"膈消""肺消"；中消主胃，胃热善饥，能食而瘦，即"消中""热中""食亦"；下消主肾，虚阳烁阴，引水自救，尿浊如膏，即"肾热病"。治疗当以清热润燥，养阴生津为大法，《医学心悟》曰："三消之症，皆燥热结聚也。大法，治上消者，宜润其肺，兼清其胃，二冬汤主之；治中消者，宜清其胃，兼滋其肾，生地黄八物汤主之；治下消者，宜滋其肾，兼补其肺，地黄汤，生脉散主之。"

（1）上消　上消病位在上焦，横膈以上，涵盖心肺。故"心移热于肺"之"鬲消"和"心移寒于肺"之"肺消"皆属于上消之范畴。

①鬲消：《素问·气厥论》曰："心移热于肺，传为鬲消。"鬲消乃心移热于肺，热熏膈间，消灼津血，膈上焦烦，饮水自救。张介宾在《景岳全书》中曰："上消者，渴症也。大渴引饮，随饮随渴，以上焦之津液枯涸。古云，其病在肺，而不知心脾阳明之火，皆能熏炙而然，故又谓之鬲消。"

鬲消属上消的范畴，治疗重在清肺生津。《医醇賸义·三消》云："上消者，肺病也，肺气焦满，水源已竭，口燥烦渴，引饮不休，肺火炽盛，阴液消亡，当用大队清润。"在方药运用上，历代医家各抒己见。李杲主张用白虎加人参汤、生津甘露饮子；张洁古谓"不能食而渴者，钱氏白术散倍加葛根"；叶天士认为鬲消乃火刑金象，可予生地黄、天冬、酸枣仁、人参、柏子仁、知母、金石斛、生甘草、玄参诸药；林佩琴以天花粉散通治上消。《医学入门·万病衡要》提出："鬲消，由火盛克金，肺热叶焦，津液枯涸而然。人虚治以消渴方主之；人强用白虎加花粉、葛根、乌梅、杷叶及清肺药。"宋代医家骆龙吉在《增补内经拾遗方论》中提出："心经有热，移之于肺……熏蒸膈间，消渴而饮水也。用三和甘露饮（滑石、石膏、知母、人参、白术、泽泻、猪苓、赤茯苓、甘草）。"

②肺消：《素问·气厥论》曰："心移寒于肺，肺消，肺消者，饮一溲二，死不治。"明代医家张介宾在《类经》中释曰："心与肺，二阳藏也。心移寒于肺者，君火之衰耳。心火不足则不能温养肺金，肺气不温则不能行化津液，故饮虽一而溲则倍也。"《医学纲目·消瘅门》则曰："盖肺藏气，肺无病则气能管摄津液之精微，而津液之精微收养筋骨血脉，余者为溲。肺病则津液无气管摄，而精微者亦随溲下，故饮一溲二。"《类证治裁》认为肺消"症多阳虚，火多假火"。诸说说明，肺消之病，病在心肺，亦属上消之范畴，系心肺之阳气不足，阳虚生寒，不能行化水津，以致水津降而不升，出现饮一溲二之重症。

关于本证的治法，《医部全录·卷二百八十一》载刘完素用"黄芪汤（黄芪三两、五味、人参、桑白皮、麦冬各二两，枸杞子、熟地黄各一两半），治心移寒于肺，为肺消，饮水溲多"，乃"补肺平心"之法。明代医家戴元礼在《证治要诀》中提出"专补肺气，用黄芪饮"。赵献可认为命门火不归原，游于肺为上消，其治惟引火归元，宜八味丸，使火归釜底，水火既济，气上熏蒸，肺受津润，消渴自止。近人王进全《内经类证论治》提出肺消与《金匮要略》甘草干姜汤类似，其治当以甘草、干姜，甘辛合用，温肺益气，气复则津布。

（2）中消　中消病位在中焦脾胃。《灵枢·经脉》曰："足阳明之脉……气盛则身以前皆热，其有余于胃，则消谷善饥，溺色黄。"《灵枢·五邪》曰："邪在脾胃，则病肌肉痛，阳气有余，阴气不足，则热中善饥。"《素问·脉要精微论》云："瘅成为消中。"《素问·气厥论》曰："大肠移热于胃，善食而瘦，谓之食亦。胃移热于胆，亦曰食亦。"以上经文皆说明"消中""热中""食亦"等由热在中焦所致。中焦脾胃有热，消灼胃津，不荣肌肉，可见消谷善饥，身热溺黄，善食而瘦的中消之证。故"消中""热中""食亦"皆属中消之范畴。

①消中：消中，又称热中。《素问·脉要精微论》云："瘅成为消中。……阴不足，阳有

余，为热中也。"《灵枢·师传》曰："胃中热则消谷，令人悬心善饥。"明代医家吴崑注曰："瘅，热邪也，积热之久，善食而饥，名曰消中。"张介宾在《类经》中注曰："消谷者，谷食易消也。悬心者，胃火上炎，心血被灼而悬心不宁也。胃热消谷，故令人善饥。"《景岳全书》明确指出："中消者，中焦病也，多食善饥，不为肌肉而日加消瘦，其病在脾胃，又谓之消中也。"

据《素问·气厥论》所言，食亦的病机为大肠移热于胃或者胃移热于胆。胃为水谷之海，其气外养肌肉。食亦之证，胃中有热，热消水谷，又烁肌肉，故其症为善食而瘦。金代医家李杲在《脾胃论》中云："又有善食而瘦者，胃伏火邪于气分则能食，脾虚则肌肉削，即食亦也。"金代医家刘完素在《宣明论方》中云："胃中结热，消谷善食，不生肌肉，此名食亦。"清代医家沈金鳌在《杂病源流犀烛》中曰："食亦症，亦者易也。饮食移易而过，不生肌肉也。治之与消中同。"

治疗中消重在清胃泻火润燥。王叔和主张用调胃承气汤或三黄丸下之；李梴提出用四物汤加黄柏、知母、石膏、黄芩、滑石，以降火热。张介宾用玉泉散以清胃火。林佩琴以黄连猪肚丸通治中消；喻昌主张以大黄、甘草与人参合用，急缓互调，攻补兼施。此外，周慎斋还强调"专补脾阴之不足，用参苓白术散"。张介宾又创立益气生津的玉泉丸（人参、黄芪、麦冬、茯苓、乌梅、甘草、天花粉、粉葛根）。清代医家叶天士在《临证指南医案·三消》中详述："如病在中上者，膈膜之地，而成燎原之场，即用景岳之玉女煎，六味之加二冬龟甲旱莲，一以清阳明之热，以滋少阴，一以救心肺之阴，而下顾真液。"

②脾瘅：《素问·奇病论》指出："有病口甘者，病名为何……名曰脾瘅……此肥美之所发也……其气上溢，转为消渴。"高世栻认为脾瘅由脾热所致，其《黄帝素问直解》注："瘅，热也。土气泛溢，名曰脾瘅，言土虚脾热而口甘也。"《黄帝内经素问》王冰注："瘅，谓热也……生因脾热，故曰脾瘅。脾热内渗，津液在脾……是脾之湿。"故脾瘅"生因脾热"，亦合湿邪，脾瘅乃湿热蕴脾所致。叶天士《外感温热篇》则明确指出："舌上白苔腻黏，吐出浊厚涎沫，口必甜味也，为脾瘅病，乃湿热气聚与谷气相搏，土有余也。"因此，脾瘅的主要表现有口甘、苔白腻、口吐浊厚涎沫。

脾瘅的治法，《素问·奇病论》指出"治之以兰，除陈气也"。兰，其气芳香，能醒脾化湿，除脾胃中的湿热陈腐之气。明代医家张介宾在《类经·疾病类》中云："兰草性味甘寒……其气清香，能生津止渴，润肌肉，故可除陈积蓄热之气。"明代医家李时珍在《本草纲目·草部》中云："兰草走气道……而为消渴良药。"清代医家叶天士在《临证指南医案》中指出："口甜是脾胃伏热未清，宜用温胆汤法。"此外，清代医家陈念祖在《医学实在易》中提出"以燥脾之药治之"，用理中汤倍白术加瓜蒌根。而清代医家林佩琴在《类证治裁》中认为脾瘅是由于"膏粱酿热涸津，即消中之渐，宜地黄饮子、玉泉丸"。临证当灵活运用。

（3）下消　下消，其病位在下焦，即肾消，在《内经》中称为"肾热病"，其主症为"苦渴、数饮、身热"。《景岳全书》曰："下消者，下焦病也，小便黄赤，为淋为浊，如膏如脂，面黑耳焦，日渐消瘦，其病在肾，故又名肾消也。"清代医家喻昌在《医门法律·消渴》中又说："小便浑浊如膏，饮一溲一，肾消之证见矣。"可见肾消（下消）病机是燥热内结，病久日深，肾精亏虚，封藏失司，故尿多而浑浊，饮一溲一，状如膏液，伴见面黑耳焦，日渐消瘦等。

肾消一证，后世医家认为，临证有阴阳的不同。一为阴虚肾消，乃水不胜火。明代医家孙文胤在《丹台玉案·三消》中说："肾水一虚，则无以制余火，火旺不能扑灭，煎熬脏腑，火因水竭而益烈，水因火烈而益干，阳盛阴衰构成此证"。其症见口燥咽干，口渴尿频，小便黄赤或浑浊如膏脂，腰膝酸软，五心烦热，舌红脉细数。王叔和主张治以六味地黄丸，赵献可提出用六味地黄丸加五味子、肉桂。陈士铎《石室秘录》提出用合治汤（熟地黄、山茱萸、麦冬、车前子、玄参）。二为阴阳两虚之肾消，为阴损及阳，阳不化气，气不摄津。明代医家张介宾在《景岳全书·三消》中说："有阳不化气，则水精不布，水不得火，则有降无升，所以直入膀胱，而饮一溲二，以致泉源不滋，天壤枯涸者，是皆真阳不足，火亏于下之消症也。"其证小便频数，浑浊如膏，饮一溲一甚则饮一溲二，面色黧黑，形瘦耳焦，腰膝酸软，畏寒肢冷，舌淡，脉沉细。张仲景提出用肾气丸。陈士铎提出用引火升阴汤（玄参、肉桂、山茱萸、熟地黄、麦冬、北五味、巴戟天）。

【病案举隅】

1. 清热生津法治疗上消　《素问·气厥论》曰："心移热于肺，传为鬲消。"由于心火移热于肺，或胃火熏灼，肺阴耗伤，肺津不能输布则烦渴欲饮，口干舌燥，小便频多，故消之为病，燥热之气盛也。

高某，男，38岁。患者2个月来多饮、多食、多尿，形体逐渐消瘦。近10余天更为严重，每日饮水达12500mL左右，尿频量多，白天20～30分钟一行，夜间十数次。平素嗜酒，恣嗜肥甘。血糖测定16.6mmol/L，尿糖（++++），尿酮体阳性。刻诊大渴引饮，随饮随渴，小便频数，形瘦，面色不华，体倦自汗，口干舌燥，舌红少津，苔黄腻，脉滑数。肺胃热盛，化燥伤阴，证属消渴。治拟清胃、润肺、生津，白虎加人参汤加味。

生石膏一两五钱，知母四钱，党参五钱，麦冬五钱，生地黄五钱，玉竹四钱，花粉三钱，粳米三钱，甘草二钱。原方共进15剂，再从白虎加人参汤加减出入，共服药51剂，饮食、二便均正常，精神较振，体力日增。化验尿糖阴性，血糖8.2mmol/L。同意患者恢复上班，嘱忌酒、慎食、寡欲。以后经多次化验，尿糖一直阴性，血糖约为7.2 mmol/L。半年后随访，精神体力均佳，体重增加，渴饮未尝复发（《中医医案八十例》）。

2. 益气养阴法治疗气阴两伤之消渴　《素问·阴阳别论》曰："二阳结，谓之消。"二阳结，阳热内盛，阳盛则阴病，壮火食气，气阴两伤，发为消渴。《灵枢·五变》曰："五脏皆柔弱者，善病消瘅。"五脏柔弱，精气皆虚，转而为热，发为消渴。故后世医家常以益气养阴为治疗消渴之大法，如金代张元素《医学启源》之生脉散、明代龚延贤《万病回春》之玉泉丸、近代张锡纯《医学衷中参西录》之玉液汤等。

顾某，男，56岁。患者病已经年，口干思饮，食不知饱，小便如膏，精神不振，身倦乏力，在某医院检查血糖、尿糖均高，诊为糖尿病。舌质红不润，脉豁大三部皆然。辨证为燥热为害，三消全备，缘以平素恣欲，喜食膏腴。郁热上蒸，则口干欲饮，胃热则消谷善饥，病及下焦，则小便如膏。脉豁大，元气已伤，证属气阴两亏，治宜益气为主，佐以养阴生津。

西党参15g，生黄芪30g，绿豆衣12g，生地黄10g，熟地黄10g，怀山药60g，五味子10g，金石斛10g，天冬10g，南花粉18g，鲜石斛10g，麦冬10g。

二诊：服药7剂，诸症均减，小便已清，食量渐趋正常，仍易疲倦，大便时干燥，仍宗前法。

西党参 15g，生黄芪 60g，五味子 10g，怀山药 60g，晚蚕沙 10g，天冬 6g，瓜蒌仁 10g，火麻仁 12g，麦冬 10g，瓜蒌仁根 10g，油当归 12g，生地黄 10g，熟地黄 10g，肉苁蓉 18g，绿豆衣 12g。

三诊：服药 6 剂，诸症均减，血糖、尿糖均已恢复正常，精神健旺，但多劳则疲乏无力。改丸药金匮肾气丸，每日早晚各服 10g，大补阴丸，每日中午服 10g。[唐先平．施今墨治消渴医案赏析·中国中医药报，2006-12-20（6）．]

3. 清化湿热法治疗中消 消渴一证与湿热蕴结脾胃有密切的关系。《素问·奇病论》曰："此人必数食甘美而多肥也，肥者令人内热，甘者令人中满，故其气上溢，转为消渴。"《素问·通评虚实论》则谓其"肥贵人则高粱之疾也"。嗜食肥甘损伤脾胃，或脾胃素弱，加以嗜食膏粱厚味，脾胃运化失常，积湿生热，久则伤阴化燥，发为消渴。

张某，男，50 岁。阵发性心悸已 3 年，于绵阳某医院诊为冠心病、高脂血症，治疗未见好转。近 1 月来，多饮多尿，化验血糖 16.6mmol/L，尿糖（+++），诊断为糖尿病，曾口服降血糖药配合小剂量胰岛素，中医按消渴施治，投甘润养阴之玉泉丸、生脉散及白虎加人参汤等，证情未能控制，仍口渴异常，引饮频繁，昼夜饮水量超过 20 磅（约 9L），夜尿多达 4～6 次，小便起泡沫且浑浊不清，形体日渐消瘦，体重已减轻 5kg，时时惊悸，头昏失眠，口中黏腻发苦，心中懊恼，五心烦热，近来饮食锐减，脘腹闷胀，大便先干后溏，舌苔黄腻，脉濡缓。辨证为脾虚湿热困阻，气不化津，治必先令湿热分解，湿化热清，方可再进益脾转输，先拟三仁汤合栀子豉汤。

处方：藿香 10g，薏苡仁 24g，杏仁 10g，豆蔻 10g，法夏 10g，厚朴 10g，大腹皮 10g，陈皮 10g，焦栀子 10g，淡豆豉 10g，滑石 12g，通草 6g。

患者服上方 6 剂后，口渴、涎腻不舒及失眠等症减轻，脘腹闷胀亦好转，血糖降至 13.9mmol/L，尿糖（++），夜尿仍频而多泡沫，活动后心悸头昏，不耐烦劳，腻苔渐化，脉缓无力。治宜调理脾胃转输津液，用七味白术散健脾化湿，生津养胃以为治本之固。

潞党参 24g，焦术 10g，云茯苓 10g，藿香 10g，木香 10g，粉葛 12g，花粉 12g。

患者服药 7 剂后，精神爽，数日来口中干腻发苦已解，自觉舌上已有津液润泽，口渴大减，每日饮水 5 磅（约 2.5L）即可，腹胀轻微，饮食知味，已恢复至每餐 0.35kg 左右，活动后不觉心悸，小便次数减少，色仍黄浊而臭，有泡沫，晚间心烦，头面有小疖疮散发，苔黄中腻，化验血糖降至 6.7mmol/L，尿糖（++）。运脾输津已获效，下焦尚有湿热未清，再服七味白术散恐温燥太过，反伤津液，姑拟三仁汤加味宣化中焦兼佐清利，6 剂后消渴症状消失，尿糖亦转阴，心悸睡眠好转，病情基本告愈。[邬福昶，葛师言．宋鹭冰医案医话选．成都中医学院学报，1982，（4）：6-9．]

4. 温补肾阳法治疗下消 消渴日久，累及肾阳，或摄养失宜，肾水衰竭，龙雷之火不安于下，上熏于肺，肺热叶焦则消渴引饮；其饮入于胃，下无火化，直入膀胱，故饮一斗，小便一斗。《金匮要略》治以肾气丸。《名医类案》云："凡消者皆热症也，今以温补何哉？曰：病由下元不足，无气升腾于上，故渴而多饮，以饮多小便亦多也。今大补下元，使阳气充盛，熏蒸于上，口自不渴。譬之釜盖，釜虽有水，必釜底有火，盖乃润而不干也。"

石某，女，63 岁。其患糖尿病 1 年余，经治后空腹血糖下降至 7.2mmol/L，目前以美吡达 15mg/d 维持，但口渴尿多始终未控制。每天饮水约 4000mL，小便频多，夜间尤甚，腰部酸楚，齿浮怕冷，精神委靡，舌淡苔薄白，脉软。此口渴属肾阳不足，津不蒸腾；此尿频属肾气不足，固摄乏力。予仲景肾气丸。

生地黄 30g，熟地黄 30g，山萸萸 15g，怀山药 30g，云茯苓 15g，湖丹皮 10g，建泽泻 15g，淡附子 15g，上肉桂 3g，益智仁 10g，台乌药 6g，桑螵蛸 10g，天花粉 10g。服上方 10 剂，口渴已见改善，但小便仍频。上方加煅龙骨、煅牡蛎各 30g，又服 10 剂，口渴尿频基本控制，遂改用金匮肾气丸巩固疗效。［沈兆兄.仲景方治疗消渴举隅.江苏中医，1999，20（5）：30.］

5. 活血化瘀法治疗消渴　《灵枢·五变》曰："其心刚，刚则多怒，怒则气上逆，胸中畜积，血气逆留，腘皮充肌，血脉不行，转而为热，热则消肌肤，故为消瘅。"故消渴的病理机制中存在血脉不行。临床若症见"三多"症状及舌紫暗或淡暗，有瘀点、瘀斑，或舌下静脉怒张，或面部有瘀斑，或有刺痛、疼痛不移等血瘀征象，当配以活血化瘀之法。

谷某，男，53 岁。其素患"冠心病"，发现糖尿病 2 个多月，多饮（每日饮水 18L），多尿（每日尿 14 次），多食（每日进食 0.75kg 还感饥饿），体重减轻 12.5kg，未用西药治疗，限制食量每日 0.15kg，求治于中医。治疗前空腹血糖 9.3～16.4mmol/L，空腹尿糖（++++），餐后尿糖（++++），根据其"三多"症状，以及消瘦、乏力、胸闷、心慌、舌质红暗、苔薄白、脉沉细，辨证为气阴两伤，血脉不活，治以活血化瘀、益气养阴，方用补阳还五汤加味。

生黄芪一两，山药、苍术各五钱，玄参八钱，桃仁、红花、当归、川芎、赤芍、地龙各三钱，丹参、葛根、茯苓各五钱，五倍子二钱，生牡蛎一两。

服药 7 剂，饮水量减至每日 3 磅（约 1.4L），尿量每日 4～5 次，食量每日 0.3kg 左右。随症加减，治疗 1 个多月，服药 37 剂，"三多"症状明显减轻，胸闷、心慌均减，查空腹血糖 13.7mmol/L，餐后尿糖（+++），空腹尿糖（+）。［祝谌予.糖尿病的治验.新中医，1977，（6）：11–14.］

【内经原文】

二阳之病发心脾，有不得隐曲，女子不月；其传为风消，其传为息贲者，死不治。

二阳结谓之消，三阳结谓之隔，三阴结谓之水，一阴一阳结谓之喉痹。

《素问·阴阳别论》

风成为寒热；瘅成为消中，厥成为巅疾，久风为飧泄，脉风成为疠。

《素问·脉要精微论》

帝曰：消瘅虚实何如？岐伯曰：脉实大，病久可治；脉悬小坚，病久不可治。凡治消瘅仆击，偏枯痿厥，气满发逆，甘肥贵人，则高梁之疾也。

《素问·通评虚实论》

热气留于小肠，肠中痛，瘅热焦渴则坚干不得出，故痛而闭不通矣。

《素问·举痛论》

大肠移热于胃，善食而瘦人，谓之食亦。胃移热于胆，亦曰食亦……故得之气厥也。

心移寒于肺，肺消。

心移热于肺，传为鬲消。

肺消者饮一溲二，死不治。

《素问·气厥论》

帝曰：夫子数言热中消中，不可服高梁、芳草、石药，石药发癫，芳草发狂。夫热中消中者，皆富贵人也，令禁高梁，是不合其心，禁芳草石药，是病不愈，愿闻其说。岐伯曰：夫芳草之气美，石药之气悍，二者其气急疾坚劲，故非缓心和人，不可以服此二者。帝曰：不可以服此二者，何以然？岐伯曰：夫热气慓悍，药气亦然，二者相遇，恐内伤脾，脾者土也而恶木，服此药者，至甲乙日更论。帝曰：善。

《素问·腹中论》

帝曰：善。帝曰：有病口甘者，病名为何？何以得之？岐伯曰：此五气之溢也，名曰脾瘅。夫五味入口，藏于胃，脾为之行其精气，津液在脾，故令人口甘也，此肥美之所发也，此人必数食甘美而多肥也，肥者令人内热，甘者令人中满，故其气上溢，转为消渴。治之以兰，除陈气也。

《素问·奇病论》

黄帝曰：请问脉之缓、急、小、大、滑、涩之病形何如？岐伯曰：臣请言五藏之病变也。心脉……小甚为善哕，微小为消瘅……肺脉……小甚为泄，微小为消瘅……肝脉……小甚为多饮，微小为消瘅……脾脉……小甚为寒热，微小为消瘅……肾脉……小甚为洞泄，微小为消瘅。

《灵枢·邪气藏府病形》

胃足阳明之脉……其有余于胃，则消谷善饥，溺色黄……

《灵枢·经脉》

中热则胃中消谷，消谷则虫上下作，肠胃充郭故胃缓，胃缓则气逆，故唾出。

《灵枢·五癃津液别》

心坚则藏安守固；心脆则善病消瘅热中……肺脆则苦病消瘅易伤……肝脆则善病消瘅易伤……脾脆则善病消瘅易伤……肾脆则善病消瘅易伤……

《灵枢·本藏》

夫中热消瘅则便寒，寒中之属则便热。胃中热，则消谷，令人县心善饥，脐以上皮热……胃中热，肠中寒，则疾饥，小腹痛胀。

《灵枢·师传》

黄帝曰：何以候柔弱之与刚强？少俞答曰：此人薄皮肤而目坚固以深者，长冲直扬，其心刚，刚则多怒，怒则气上逆，胸中畜积，血气逆留，腕皮充肌，血脉不行，转而为热，热则消肌肤，故为消瘅，此言其人暴刚而肌肉弱者也。

黄帝问于少俞曰：余闻百疾之始期也，必生于风雨寒暑，循毫毛而入腠理，或复还，或留止，或为风肿汗出，或为消瘅，或为寒热，或为留痹，或为积聚，奇邪淫溢，不可胜数，愿闻其故。

黄帝曰：人之善病消瘅者，何以候之？少俞答曰：五藏皆柔弱者，善病消瘅。黄帝曰：何以知五藏之柔弱也？少俞答曰：夫柔弱者，必有刚强，刚强多怒，柔者易伤也。

《灵枢·五变》

四月已不暑，民多瘅病。

《灵枢·岁露论》

黄帝曰：人之善饥而不嗜食者，何气使然？岐伯曰：精气并于脾，热气留于胃，胃热则消谷，谷消故善饥。

《灵枢·大惑论》

【参考文献】

［1］王庆其．内经临床医学．北京：人民卫生出版社，2010：427-444.

［2］鞠宝兆．内经消渴证治探微．中医函授通讯，1996，7（4）：5-7.

［3］黄强．陈修园论治消渴．福建中医药，1990，21（6）：18-20.

［4］程汉桥．《内经》中有关消渴病的认识探析．山东中医杂志，2000，19（3）：134-135.

［5］沈浪泳．《内经》消渴病发病理论探要．中医药学刊，2004，22（2）：312-313.

［6］王芳芳．消渴病古代文献研究及近30年用柴胡类方治疗资料的分析．广州中医药大学，2011：4-23.

第二十三章 头痛类

头痛是指以头部疼痛为主要临床表现的一类病证。头痛既是一个常见症状，又是一种常见病证，既可单独出现，又可见于多种急慢性疾病过程之中，甚至是某些相关疾病加重或恶化的先兆。头痛，《内经》又称为"脑风""首风"（《素问·风论》）、"脑痛"（《灵枢·热病》）。因其病因、病机、病位与临床表现的不同，又有不同的名称。头痛由脏腑经络气逆所致者，称为"厥头痛"；由邪气上冲而见头目、项脊疼痛者，称为"冲头痛"（《灵枢·经脉》）；头痛剧烈而致四肢逆冷者，称为"真头痛"；头痛偏于一侧者，称为"头半寒痛"（《灵枢·厥病》）；头痛牵连后项者，称为"头项痛"（《素问·热论》）；全头痛者，称为"脑尽痛"（《灵枢·厥病》）。

头痛病是指由于外感或内伤等因素致使脑络拘急，脑络不通，清窍不利，或精气亏虚，髓海不足，脑络失养等所引起的以头部疼痛为主要临床表现的病证。《内经》没有对头痛进行专篇讨论，但从其散见于 20 余篇之中的相关内容来看，不难发现《内经》对于头痛的病名、分类、病因、病机、辨治等方面都有一定的认识。

【病证概论】

1. 病因病机 头为诸阳之会、精明之府，因此，既不容外感之邪的入侵，又不容内生之邪的干犯。故凡精气亏虚，无以上承，导致髓海不足，脑失所荣，或者外感六淫，内伤七情，导致经气逆乱，上逆于首，阻遏清阳，壅塞清窍，皆可引起头痛。

（1）病因 《内经》主要是从外感与内伤两个方面认识头痛的病因。

①六淫外感：头为精明之府，不容外邪侵犯。风、寒、暑（热）、湿、燥等外感之邪均可侵犯头部，袭扰清空，阻遏清阳，导致清窍不利，从而引起头痛；而且所感六淫之邪又与运气变化密切相关，如太阳之胜、太阳之复、太阳司天、少阳司天、太阴在泉、太阴司天、太阴之复之时，更易感受外邪而致头痛。如《素问·骨空论》说："风从外入，令人振寒，汗出头痛，身重恶寒，治在风府。"《素问·热论》说："伤寒一日，巨阳受之，故头项痛，腰脊强。"《素问·奇病论》说："帝曰：人有病头痛以数岁不已，此安得之，名为何病？岐伯曰：当有所犯大寒。"《素问·至真要大论》说："少阳司天，火淫所胜，则温气流行，金政不平，民病头痛，发热恶寒而疟。"又说"太阴之复，湿变乃举，体重中满，食饮不化……头项痛重"等。

②瘀血内停：头居人之高位，是人之髓海，为人之清窍，"十二经脉，三百六十五络，其血气皆上于面而走空窍（《灵枢·邪气藏府病形》）"，因此，头部需借此而获其充养。凡因外伤致瘀，或因寒凝致瘀，或因气滞致瘀，导致瘀血内停，阻滞脑络，脑络不通，不通则通；瘀阻脑络，血气不能通达于脑，脑失其养，不荣而痛，从而引起头痛。如《灵枢·厥病》说："头痛不可取于腧者，有所击堕，恶血在于内。"

（2）病机 《内经》对头痛病机的认识主要有以下三个方面。

①邪遏清阳：头为诸阳之会、清阳之府，"十二经脉，三百六十五络，其血气皆上于面而

走空窍"。足太阳膀胱经、足少阳胆经、足阳明胃经、足厥阴肝经、督脉经（足少阴肾经通过督脉经）等经均上循头部。若六淫之邪循经入脑，阻滞经气，导致经气不利；上干清阳，导致清阳被遏，均可引起头痛。如《素问·缪刺论》说"邪客于足太阳之络，令人头项肩痛"；《灵枢·厥病》说"风痹淫泺……烦心头痛"。

②气机上逆：经络脏腑之气以通为顺、以降为顺，反之则病。不论外感还是内伤因素，都可干犯经络之气，导致经气厥逆，上逆于头，清窍不利，则病头痛，如《素问·方盛衰论》说"气上不下，头痛巅疾"。《素问·五藏生成》之"头痛巅疾，下虚上实，过在足少阴、巨阳，甚则入肾"，则是因为少阴精气虚于下、太阳经气逆于上所致。

脏腑之气上逆于头，清窍不利，亦病头痛，如《素问·奇病论》说："脑逆，故令头痛。"《素问·通评虚实论》之"头痛耳鸣，九窍不利，肠胃之所生也"，就是胃肠食滞而浊气上逆所致；《素问·藏气法时论》之"肝病者……气逆则头痛"，则是肝失疏泄而肝气上逆所致；《素问·刺热》之"肝热病者……其逆则头痛员员，脉引冲头也"，则是肝郁化火而气火上逆所致。

③瘀阻脑络：《难经·二十二难》说："血主濡之。"说明全身各脏腑组织器官均需依靠血的营养和滋润作用而维持其正常的生理活动。凡能引起血液运行不畅，或致血离经脉而瘀积体内的内外因素，均可导致瘀血形成。血液瘀滞体内，不能正常运行全身，经脉阻滞不通，不通则痛；不能发挥滋养作用，脏腑组织失荣，失荣而痛，均可引起头痛。头为元神之府、髓海所在，既不能髓海失充，又不能清窍受阻，如果瘀血积聚头部，导致髓海失充，清窍不利，则必然引起头痛。故《灵枢·厥病》说："头痛不可取于腧者，有所击堕，恶血在于内。"

2. 分类与临床表现 《内经》对于头痛的分类缺乏系统的表述，根据经文所论，《内经》对头痛的分类方法有三种：一是根据致病邪气分类，二是根据头痛发生的部位及临床特征分类，三是根据头痛的产生机理分类。这三种分类方法个别部分有所重叠，如风寒头痛与太阳头痛就非常相似。

（1）按致病邪气分类

①风寒头痛：风性善行，变动不居，寒性凝敛，又主收引，风寒之邪伤于头部，导致经气不利，清阳受遏，从而引起头痛。

风寒头痛的临床特点是头痛常急起，头痛牵连项背，常伴恶风畏寒、遇风寒则剧等风寒证候。其风邪偏盛者，如《素问·风论》所说："头面多汗恶风，当先风一日则病甚，头痛不可以出内"；《素问·骨空论》又说"风从外入，令人振寒，汗出头痛，身重恶寒……大风颈项痛"。其寒邪偏盛者，如《素问·热论》说"伤寒一日，巨阳受之，故头项痛，腰脊强"；《素问·奇病论》说"当有所犯大寒，内至骨髓，髓者以脑为主，脑逆故令头痛，齿亦痛"；《素问·举痛论》说"痛者，寒气多也，有寒故痛也"。

②火热头痛：火热燔灼，又易结聚，火热结聚体内，阻滞经脉，导致经气不利，因而引起头痛。

热邪头痛的临床特点是具有头痛面赤、口渴喜饮、咽喉肿痛、尿赤衄血等火热证候。如《素问·至真要大论》说"太阴之胜，火气内郁……头痛，喉痹，项强"；《灵枢·热病》说"热病，头痛，颞颥目瘈脉痛，善衄，厥热病也"；《素问·刺热》说"肝热病者，小便先黄，腹痛，多卧，身热，热争则狂言及惊，胁满痛，手足躁，不得安卧……其逆则头痛员员，脉引冲头也。心热病者，先不乐，数日乃热，热争则卒心痛，烦闷善呕，头痛面赤无汗"。

③寒湿头痛：寒性凝敛，又主收引，湿性黏滞，易阻气机。寒湿属阴，易遏清阳，可导致清阳被困，清窍不利，从而引起头痛。

寒湿头痛的临床特点是头痛如裹，常伴肢体困重、唾吐清水、纳呆便溏、畏寒肢冷等寒湿证候。如《素问·至真要大论》说"太阴之复，湿变乃举，体重中满，食饮不化，阴气上厥，胸中不便……头项痛重，而掉瘛尤甚，呕而密默，唾吐清液，甚则入肾，窍泻无度"；《素问·五藏生成》说："得之寒湿……腰痛，足清，头痛。"

④血瘀头痛：瘀血内停，阻滞脑络，脑络不通，不通则痛，从而引起头痛。瘀血内停的因素，既可以是外伤所致，也可以是内伤所生。《灵枢·厥病》所说之"头痛不可取于腧者，有所击堕，恶血在于内"的血瘀头痛，则是由堕仆等外伤引起。

血瘀头痛的临床特点是头痛经久不愈，痛处固定不移，痛如锥刺，舌质紫暗或有瘀斑。

（2）按病变经脏分类

①太阳头痛："膀胱足太阳之脉，起于目内眦，上额交巅；其支者，从巅至耳上角；其直者，从巅入络脑，还出别下项，循肩髆内，挟脊抵腰中，入循膂，络肾属膀胱（《灵枢·经脉》）。"风寒等外邪入侵太阳，经气上逆，上干清窍，清窍不利，从而引起头项痛。

太阳头痛的临床表现是以头痛连及后项疼痛为特点。太阳头痛多属外感风寒、太阳经气不利所致。如《素问·缪刺论》说"邪客于足太阳之络，令人头项肩痛"；《灵枢·经脉》又说"膀胱足太阳之脉……是动则病冲头痛，目似脱，项似拔，脊痛，腰似折"；《灵枢·厥病》说"厥头痛，项先痛，腰脊为应"。明代医家秦景明在《症因脉治·头痛论》中说："若恶寒发热，头项巅脑发际作痛，太阳症也。"

②阳明头痛："胃足阳明之脉，起于鼻，交頞中，旁纳（约）太阳之脉，下循鼻外，入上齿中，还出挟口环唇，下交承浆，却循颐后下廉，出大迎，循颊车，上耳前，过客主人，循发际，至额颅（《灵枢·经脉》）。"六淫之邪入侵阳明，经气上逆，上扰清窍，清窍不利，从而引起前头痛。

阳明头痛的临床表现是头痛以前额、面颊及眉棱等处疼痛为特点，甚则兼见齿痛、面肿、心烦。如《灵枢·厥病》说："厥头痛，面若肿起而烦心。"明代医家秦景明在《症因脉治·头痛论》中说："咳唠烦心痞满，额前作痛，阳明症也。"

③少阳头痛："胆足少阳之脉，起于目锐眦，上抵头角，下耳后，循颈行手少阳之前，至肩上，却交出手少阳之后，入缺盆；其支者，从耳后入耳中，出走耳前，至目锐眦后；其支者，别锐眦，下大迎，合于手少阳，抵于𬳼，下加颊车（《灵枢·经脉》）。"六淫之邪入侵阳明，经气上逆，清窍不利，从而引起侧头痛。

少阳头痛的临床表现是其疼痛多在头之两侧及耳之前后，可伴有颔痛、目锐眦痛。如《灵枢·厥病》说"厥头痛，头痛甚，耳前后脉涌有热"；《灵枢·经脉》说："胆足少阳之脉……是主骨所生病者，头痛颔痛，目锐眦痛，缺盆中肿痛。"明代医家秦景明在《症因脉治·头痛论》中说："时寒时热，鬓边作痛，少阳症也。"

④太阴头痛：手足太阴经均不循行头部，因此，太阴头痛的临床表现没有与其经脉循行部位相应的特点。《灵枢·厥病》说："厥头痛，意善忘，按之不得。"金代医家李杲在《兰室秘藏·头痛门》中说："太阴头痛必有痰，体重或腹痛为痰癖，其脉沉缓"。据此，太阴头痛的病位在脾，其病机是脾虚不运，痰湿内生，湿困清阳，并且清气不升，髓海失荣，因而作痛。

太阴头痛的临床表现是头痛而痛无定处，按之不得，并伴有善忘、身重、腹痛、脉来沉缓等症。

⑤少阴头痛：手足少阴经均不循行头部（足少阴肾经通过督脉可以上联头部），因此，少阴头痛的临床表现也没有与其经脉循行部位相应的特点。《素问·五藏生成》说："头痛巅疾，下虚上实，过在足少阴、巨阳，甚则入肾。"《兰室秘藏·头痛门》说："少阴经头痛，三阴三阳经不流行，而足寒气逆为寒厥，其脉沉细。"据此，少阴头痛的病位在肾，其病机多属少阴精气虚于下而太阳经气实于上，具体来说就是精气不足，无以上承，髓海不足，脑失所养，或阳气不足，阴寒内盛，经脉失煦，经气不利，这些均可引起头痛。

少阴头痛的临床表现是以头痛为主症，但常伴有足寒、脉来沉细等症。《症因脉治·头痛论》说："心疼烦闷头痛，痛连胲（骸）骨，少阴症也。"

⑥厥阴头痛："肝足厥阴之脉，起于大指丛毛之际，上循足跗上廉……上腘内廉，循股阴入毛中，环阴器，抵小腹，挟胃属肝络胆，上贯膈，布胁肋，循喉咙之后，上入颃颡，连目系，上出额，与督脉会于巅。（《灵枢·经脉》）"不论是外感还是内伤，其邪郁遏肝经，导致肝失疏泄，气机上逆，干犯巅顶，清窍不利，这些均可引起头痛。

厥阴头痛的临床表现是头痛痛在头顶，常伴有情绪异常变化。如《素问·藏气法时论》说"肝病者……气逆则头痛"；《灵枢·厥病》说"厥头痛，头脉痛，心悲善泣"；《症因脉治·头痛论》说"干呕吐涎沫，痛在巅顶，厥阴症也"。

（3）按病变机理分类

①阴邪直中髓海之真头痛：真头痛是指寒邪深入留连于脑所致之剧烈头痛，是因阴邪直中髓海，真气式微、元阳败竭所致。

真头痛的临床特点是剧烈头痛，脑户尽痛，手足逆冷至肘膝关节，如《灵枢·厥论》说："真头痛，头痛甚，脑尽痛，手足寒至节，死不治。"

②厥气上干脑户之厥头痛：厥，气逆之意。凡经气厥逆于上，干犯脑户，清阳被扰，清窍不利所致的以头痛为主症者，皆称厥头痛。故《类经·针刺类》说："厥，逆也。邪逆于经，上干头脑而为痛者，曰厥头痛也。"

厥头痛的临床表现是除了头痛外，还随其不同经脉之气上逆而有不同的临床表现。如足太阳膀胱经气厥逆的临床表现是"厥头痛，项先痛，腰脊为应"，足厥阴肝经气厥逆的临床表现是"厥头痛，头脉痛，心悲善泣（《灵枢·厥病》）"等。

3. 针灸治疗 《内经》对于头痛的治疗主要采用针刺方法，总的治疗原则是"调其阴阳，不足则补，有余则泻"（《素问·骨空论》）。选穴常以头部局部取穴、相关经脉取穴、与表里经脉相配合取穴及与手足同名经脉相配合取穴等方法；针法则有缪刺法、刺血法等；针具则根据病情采用第三针（锋针）、第四针（锃针）或毫针等。

太阳头痛：太阳头痛病位在足太阳膀胱经，膀胱与肾为表里，督脉起于肾所主之胞宫，故针灸治疗太阳头痛常取足太阳膀胱经与督脉经的穴位。因此，可以先刺足太阳膀胱经至阴穴，再刺其金门穴，左取右，右取左，并于刺后艾灸（《素问·缪刺论》）；或先取足太阳膀胱经天柱穴，后取足太阳腧穴（《灵枢·厥病》）；或针刺督脉经风府穴（《素问·骨空论》）。

阳明头痛：阳明头痛病位在足阳明大肠经，阳明与太阴为表里，故针灸治疗阳明头痛常取足阳明大肠经与足太阴脾经的穴位。因此，可取足阳明、太阴表里两经的腧穴（《灵枢·厥病》）。故明代医家马莳在《黄帝内经灵枢注证发微·厥病第二十四》中注曰："有厥头痛者，面肿于外，心烦于内，当取足阳明胃经、足太阴脾经以刺之。"

少阳头痛：少阳头痛病位在足少阳胆经，故针灸治疗少阳头痛常取足少阳胆经的穴位。少阳经脉循行耳之前后，因此可以先取耳之前后穴位放血，后取少阳胆经有关穴位进行调理（《灵枢·厥病》）。

太阴头痛：太阴与阳明为表里，故针灸治疗太阴头痛常取太阴与阳明的穴位。因此，可以先取头面左右足阳明经穴位以泄其邪，后取足太阴经穴位以益其气（《灵枢·厥病》）。

少阴头痛：少阴头痛病位在足少阴肾经，肾与膀胱为表里，故针灸治疗少阴头痛常取足少阴肾经与足太阳膀胱经的穴位。因此，可以先取足太阳膀胱经位于头部的穴位，以散厥逆"上实"之邪，再取足少阴肾经穴位以调补"下虚"之气（《灵枢·厥病》）。

厥阴头痛：厥阴头痛病位在足厥阴肝经，足厥阴肝经上循颠顶，故针灸治疗厥阴头痛常取足厥阴肝经与颠顶部位的穴位。因此，可以先取颠顶穴位以刺尽去血，后取足厥阴肝经穴调理经气（《灵枢·厥病》）。

头半寒痛：头半寒痛病位在头部一侧，为少阳经脉所过，故针灸治疗半边头痛常取少阳经的穴位。《灵枢·厥病》说："头半寒痛，先取手少阳、阳明，后取足少阳、阳明。"张介宾在《类经·针刺类四十三》中说："头半寒痛者，偏头冷痛也。手足少阳、阳明之脉，皆循耳上行头角，故当先取手经以去其标，后取足经以去其本。"

热病头痛：厥阴肝经与督脉会于颠顶，热病头痛属肝经之病，因此针灸治疗此病常取此二经穴位。《灵枢·热病》说："热病面青脑痛，手足躁，取之筋间，以第四针于四逆……热病头痛颞颥目瘈脉痛，善衄，厥热病也，取之以第三针，视有余不足。"明代医家张介宾在《类经·针刺类四十》中说："脑痛，厥阴肝经与督脉会于巅也……皆肝经之病，故当取之筋结之间，用第四针曰锋针者，以泻其四逆等证。四逆者，肝邪盛而四肢厥也……厥热病，热逆于上也。取以第三针，锃针也。视有余不足，察所病之经脉虚实而为补泻也。"

血瘀头痛：由于血瘀头痛的病位在头，故针灸治疗血瘀头痛常是局部取穴。因此，《灵枢·厥病》说："头痛不可取于腧者，有所击堕，恶血在于内……不可远取也。"《类经·针刺类四十三》说："头痛因于击堕者，多以恶血在脉络之内……但当刺去其痛处之血，不可远取荥腧，徒伤正气，盖此非大经之病也。"

疟疾头痛：先刺头上及两额两眉间出血（《素问·刺疟》）。唐代医家王冰注曰："头上谓上星、百会，两额谓悬颅，两眉间谓攒竹等穴也。"

癫疾头痛：癫疾的形成原因复杂，病变经脉较多，因此，取穴经脉亦多。故《灵枢·癫狂》说："癫疾始生，先不乐，头重痛，视举目赤，甚作极，已而烦心，候之于颜，取手太阳、阳明、太阴，血变而止。"《类经·针刺类三十七》说："当取手太阳支正、小海，手阳明偏历、温溜，手太阴太渊、列缺等穴，泻去邪血，必待其血色变而后止针也。"

4. 预后

（1）真头痛者预后不良　真头痛者，症见剧烈头痛，牵连脑户尽痛，手足逆冷至肘膝关节，是因阴邪直中髓海，真气式微、元阳败竭所致，因其极易导致阴阳离决，故其预后不良。《灵枢·厥病》说："真头痛，头痛甚，脑尽痛，手足寒至节，死不治。"张介宾在《类经·针刺类》中说："盖头为诸阳之会，四肢为诸阳之本，若头痛甚而遍尽于脑，手足寒至节者，以元阳败竭，阴邪直中髓海，故最为凶兆。"清代医家张志聪在《黄帝内经灵枢集注·厥病》中注曰："头为诸阳之首，脑为精髓之海，手足寒至节，此真气为邪所伤，故死不治。"

（2）风痹头痛预后不良　头痛经久不愈，而且伴见亦寒亦热、时悗时眩、心烦郁怒、短气乏力等症，说明阴阳俱病，真气衰微，故其预后不良。《灵枢·厥病》说："风痹淫泺，病不可已者，足如履冰，时如入汤中，股胫淫泺，烦心头痛，时呕时悗，眩已汗出，久则目眩，悲以喜恐，短气不乐，不出三年死也。"马莳在《黄帝内经灵枢集注·厥病》中注曰："有病名风痹者，其邪气淫佚消烁，病难得愈，足如履冰之寒，又如入汤之热，寒热无常，下而股胫则消烁不宁，中而心则烦而不静，上而头则痛不能安，时呕时悗，眩晕既已汗出，久则又眩，悲哀既已则或喜或恐，或短气，或不乐，此其阴阳不和，脏腑不营，营卫不交，血气偏胜，其死当在三年之内耳。"

【临证指要】

1. 头痛的病名溯源　头痛，在左丘明《左传》中称其为"疾首"；此后，《内经》称其为"脑风""首风"（《素问·风论》）、"脑痛"（《灵枢·热病》）；巢元方在《诸病源候论》中称其为"头面风"；方隅在《医林绳墨》中又称为"头风"；陈士铎在《石室秘录》中又称为"头疼"。

头痛因其病因、病机、病位与发病急缓、临床表现的不同，又有不同的名称。头痛由脏腑经络气逆所致者，《内经》称其为"厥头痛"（《灵枢·厥病》）；由邪气上冲而见头目、项脊疼痛者，《内经》称其为"冲头痛"（《灵枢·经脉》）；头痛剧烈而致四肢逆冷者，《内经》称其为"真头痛"；头痛偏于一侧者，《内经》称其为"头半寒痛"（《灵枢·厥病》）。《儒门事亲》《兰室秘藏》称其为"偏头痛"；头痛牵连后项亦痛者，《内经》称其为"头项痛"（《素问·热论》）；整个头部均痛者，《内经》称其为"脑尽痛"（《灵枢·厥病》）；头痛偏于前额者，张从正在《儒门事亲》中称其为"攒竹痛"、朱震亨在《丹溪心法》中称其为"眉眶痛"、朱震亨在《脉因证治》中称其为"眉骨痛"、李梴在《医学入门》中称其为"眉棱骨痛"；头痛急起，伴发头面肿块、头中鸣响者，刘完素在《素问病机气宜保命集》中称其为"雷头风"。

2. 头痛的病因病机　《内经》认为外感与内伤是导致头痛发生的主要病因。在外感六淫中，主要是风寒湿热之邪为患；在内伤病因中，主要是瘀血及"下虚"为患；并且认为六经病变皆可导致头痛。

《伤寒论》论及太阳、阳明、少阳、厥阴病均有头痛的见证，如在论述厥阴头痛时指出："干呕，吐涎沫，头痛者，吴茱萸汤主之。"

隋代医家巢元方在《诸病源候论·膈痰风厥头痛候》中说"风痰相结，上冲于头，即令头痛"，明确指出了风痰病邪可以导致头痛。朱震亨在《丹溪心法·卷四·头痛》中补充了"痰厥头痛"，并且指出"头痛多主于痰，痛甚者火多。有可吐者，可下者"，进一步指出了因痰致痛的问题。

金代医家李杲在《东垣十书》中将头痛分为外感头痛和内伤头痛，并且根据其病因、症状的不同又分为"伤寒头痛""湿热头痛""偏头痛""真头痛""气虚头痛""血虚头痛""厥逆头痛"等，而且补充了"太阴头痛"和"少阴头痛"。李杲又在《兰室秘藏·头痛门》中指出"太阴头痛必有痰，体重或腹痛为痰癖，其脉沉缓，苍术、半夏、胆南星为主；少阴经头痛，三阴三阳经不流行，而足寒气逆为寒厥，其脉沉细，麻黄、附子、细辛为主"；并提出了各种内伤头痛的用药方法："血虚头痛，当归、川芎为主；气虚头痛，人参、黄芪为主；气血俱虚头痛，调中益气汤少加川芎、蔓荆子、细辛，其效如神；白术半夏天麻汤，治痰厥头痛药也。"

明代医家秦景明在《症因脉治·头痛论》中说："若恶寒发热，头项巅脑发际作痛，太阳症也。咳哕烦心痞满，额前作痛，阳明症也。时寒时热，鬓边作痛，少阳症也。心疼烦闷头痛，痛连胲骨，少阴症也。干呕吐涎沫，痛在巅顶，厥阴症也"，进一步明确了少阴头痛的临床表现。

明代医家王肯堂在《证治准绳·头痛》中说"医书多分头痛、头风为二门，然一病也，但有新久去留之分耳。浅而近者名头痛，其痛卒然而至，易于解散速安也。深而远者为头风，其病作止不常，愈后遇触复发也。皆当验其邪所以来而治之"，明确指出了头痛与头风是同一种病证，只是程度不同而已。

清代医家叶天士在《临证指南医案·头痛》中说"气血瘀痹而为头痛者，用虫蚁搜逐血络，宣通阳气为主"，认识到久病入络的头痛病机；王清任在《医林改错》中则进一步补充了血瘀头痛的治疗方药，并主张用血府逐瘀汤治疗。

林佩琴所著《类证治裁·头痛》，在论述头痛时说："条而列之，有因风、因寒、因湿、因痰、因火、因郁热、因伏暑、因伤食、伤酒、伤怒，与气虚、血虚及真头痛、偏头痛、内风扰巅、肾虚水泛、肾虚气逆诸症。"此后，中医学关于头痛病因病机的认识也日趋丰富。

3. 头痛的辨证治疗

（1）真头痛　真头痛，出自《灵枢·厥病》，其曰："真头痛，头痛甚，脑尽痛，手足寒至节。"由于寒邪直中于脑，清阳被遏，清窍不利，故"头痛甚，脑尽痛"；阴寒盛极，阳气衰微，故"手足寒至节"。《类经·针刺类》谓其为"元阳败竭，阴邪直中髓海，故最为凶兆"。《世医得效方·大方脉杂医科·头痛》说："真头痛者，其痛上窜风府，陷入于泥丸宫，不可以药愈，夕发旦死，旦发夕死！盖头中人之根，根气先绝也！"

《医学心悟·头痛》说："真头痛者，多属阳衰。头统诸阳而脑为髓海，不任受邪，若阳气大虚，脑受邪侵，则发为真头痛，手足青至节，势难为矣。速用补中益气汤，加蔓荆子、川芎、附子，并进八味丸，间有得生者，不可忽也。"《证治准绳·杂病·诸痛门·头痛》说："天门真痛，上引泥丸，夕发旦死，旦发夕死。脑为髓海，真气之所聚，卒不受邪，受邪则死，不可治。古方云与黑锡丹，灸百会，猛进参、沉、乌、附，或可生。然天柱折者，亦难为力矣。"清代医家唐海宗在《本草问答·卷下二》中说："寒入脑髓名真头痛，用细辛以引经上达，用附子以助阳上行，皆从督脉以上入于脑也。"以上均认为其治急当温壮元阳，药用参、附、黑锡，如此或有可救。

（2）厥头痛　厥头痛，出自《灵枢·厥病》。厥，气逆之意。厥头痛，即指经脉之气厥逆，上扰清窍所致的头痛。《内经》提出足之三阳三阴六经，均有厥头痛。根据《内经》原文，各经厥头痛的临床特征是：足太阳膀胱经厥头痛，项先痛，伴腰脊痛；足阳明胃经厥头痛，伴面若肿起而烦心；足少阳胆经厥头痛，头痛甚，耳前后脉涌有热；足太阴脾经厥头痛，伴意善忘，按之不得；足少阴肾经厥头痛，贞贞头重而痛；足厥阴肝经厥头痛，头脉痛，伴心悲善泣。

《内经》之厥头痛，主要是针对经气厥逆病机而归类的一类头痛，所以其病因既可以是外感，亦可能为内伤，凡是导致了经气厥逆，并以头痛为主症者，都称厥头痛。如在上述六经的临床特征中，足太阳膀胱经厥头痛表现为头项痛，多由外感之邪入侵太阳，引起太阳经气厥逆，上逆于脑，干犯清窍，清窍不利所致；而足太阴脾经厥头痛，伴意善忘，按之不得，则多由内伤因素损伤脾气，引起脾之运化失常，湿浊内生，浊气上扰，清窍不利所致。

《内经》治疗厥头痛，主要是采用针灸治疗，后世关于厥头痛的治疗，除了辨证施针治疗外，重点是辨证施药治疗。在药物治疗方面，如《丹溪心法·头痛》"头痛须用川芎，如不愈各加引经药：太阳川芎，阳明白芷，少阳柴胡，太阴苍术，少阴细辛，厥阴吴茱萸。如肥人头痛，是湿痰，宜半夏、苍术；如瘦人，是热，宜酒制黄芩、防风"，提出了辨经用药的问题，可供临床用药参考。《景岳全书·杂证谟·头痛》说"凡诊头痛者，当先审久暂，次辨表里。盖暂痛者必因邪气，久病者必兼元气。以暂病言之，则有表邪者，此风寒外袭于经也，治宜疏散，最忌清降；有里邪者，此三阳之火炽于内也，治宜清降，最忌升散，此治邪之法也。其有久病者，则或发或愈，或以表虚者，微感则发……所以暂病者当重邪气，久病者当重元气，此固其大纲也。然亦有暂病而虚者，久病而实者，又当因脉因证而详辨之，不可执也"，强调了治疗头痛需要首先明确病机，然后辨证施治。

（3）太阳头痛（冲头痛）　太阳头痛，《内经》本无此病名，但《内经》多处提及邪客太阳经脉，或太阳经气厥逆所致的头痛，如《素问·热论》有"伤寒一日，巨阳受之，故头项痛，腰脊强"；《素问·缪刺论》有"邪客于足太阳之络，令人头项肩痛"；《灵枢·厥病》有"厥头痛，项先痛，腰脊为应"；《素问·疟论》有"巨阳虚则腰背头项痛"等，故名。太阳头痛多因外感风寒所致。风寒侵袭太阳经脉，导致经气不利或经气逆乱所致，症见头痛项强，恶风，腰脊痛，苔薄脉浮等，故清代医家陆以湉在《冷庐医话·头痛》中说"头痛属太阳者，自脑后上至巅顶，其痛连项"；《兰室秘藏·头痛门》说"太阳头痛，恶风而脉浮紧，川芎、羌活、独活、麻黄之类为主"；《医学集成·卷三·头痛》说："头痛一证……宜分经用药……太阳头痛连后脑，有汗，桂枝、羌活、防风、川芎、白芍、甘草；无汗，麻黄、羌活、防风、川芎、蔓荆、甘草。"均认为太阳头痛治宜辛温解表、疏散风寒。

在太阳头痛中，有一类症状比较严重，表现为头痛较甚，以致目珠似脱，并伴颈项腰脊下肢疼痛，关节活动受限等，称为"冲头痛"。如《灵枢·经脉》说"膀胱足太阳之脉……是动则病冲头痛，目似脱，项似拔，脊痛，腰似折，髀不可以曲，腘如结，踹如裂，是为踝厥"；《素问·至真要大论》亦说"病冲头痛，目似脱，项似拔，腰似折，髀不可以回，腘如结，踹如别"。

冲头痛是因足太阳膀胱经邪气上冲头巅所致，故《类经·十四卷·疾病类》说："本经脉（足太阳膀胱经）上额交巅，入络脑，故邪气上冲而为头痛。"后世有将"冲头痛"称为"正头痛者"，如朝鲜医家许浚在《东医宝鉴·外形篇》中说："足太阳之脉，上额交巅，直入络脑，别下项。其病冲头痛，目似脱，项似拔，即正头痛也。"

（4）阳明头痛　阳明头痛，《内经》本无此病名，但《内经》多处提及邪客阳明经脉，或阳明经气厥逆所致的头痛，如《素问·通评虚实论》说"五脏不平，六腑闭塞之所生也。头痛耳鸣，九窍不利，肠胃之所生也"；《素问·脉解》亦说"所谓客孙脉则头痛鼻鼽腹肿者，阳明并于上，上者则其孙络太阴也，故头痛鼻鼽腹肿也"；《灵枢·厥病》则说"厥头痛，面若肿起而烦心，取之足阳明、太阴"，故名之。阳明头痛多因阳明热盛、邪热阻滞、上扰头面、清窍不利所致，症见前额或眉棱骨疼痛，甚则兼见齿痛、面肿、心烦，常伴身热口渴、腹胀便结、苔黄脉数等。故《冷庐医话·头痛》说："头痛……属阳明者，上连目珠，痛在额前。"

关于阳明头痛的治疗，《兰室秘藏·头痛门》说"阳明头痛，自汗，发热恶寒，脉浮缓长实者，升麻、葛根、石膏、白芷为主"；清代医家刘清臣在《医学集成·卷三·头痛》中说"头痛一证……宜分经用药……阳明头痛在前额，表证，葛根汤，见伤寒，加芎、芷；里证，白虎汤加硝、黄"；清·张璐《张氏医通·诸痛门》较详论述了由肠胃病所致之头痛的治法方药："或劳役动作则痛，此气虚火动也，补中益气汤加川芎、蔓荆子；胃热火炎者，动作则痛，烦渴引饮，面赤便秘者，川芎茶调散加酒炒芩、连及栀子、石膏；热盛脉实者，酒炒大黄末五钱，浓茶调服。"以上均认为阳明头痛治宜清泻阳明、通泄里热。

（5）少阳头痛　少阳头痛，《内经》本无此病名，但《内经》多处提及邪客少阳经脉，或少阳经气厥逆所致的头痛，如《灵枢·经脉》说"胆足少阳之脉……是主骨所生病者，头痛颌痛，目锐眦痛，缺盆中肿痛，腋下肿"；《灵枢·厥病》说"厥头痛，头痛甚，耳前后脉涌有热，泻出其血，后取足少阳"，故名之。少阳头痛多由热郁少阳胆经，经气逆乱，上冲于头所致，症见头痛在头之两侧及耳之前后，目锐眦痛，口苦，苔薄脉弦等。故《冷庐医话·头痛》说："头痛……属少阳者，上至两角，痛在头角。"

少阳头痛的治疗，《兰室秘藏·头痛门》说"少阳经头痛，脉弦细，往来寒热，柴胡为主"；《医学集成·卷三·头痛》说"头痛一证……宜分经用药……少阳头痛在两侧，小柴胡汤加川芎、薄荷，或小柴胡汤加芎、芍、芩"。以上均认为少阳头痛，治宜和解少阳、调理肝胆。

（6）太阴头痛　太阴头痛，《内经》本无此病名，但《内经》多处提及邪客太阴经脉，或太阴经气厥逆所致的头痛，如《灵枢·厥病》说"厥头痛，意善忘，按之不得，取头面左右动脉，后取足太阴"，故名之。太阴头痛多由痰湿困于足太阴脾经，导致湿浊内生、浊气上扰、清阳不升、清窍失养所致，症见头痛如裹而重，身重纳呆，腹满便溏，舌苔白腻，脉沉缓等。

太阴头痛的治疗，《兰室秘藏·头痛门》说"太阴头痛，必有痰，体重或腹痛，脉沉缓，苍术、半夏、南星为主"；《医学集成·卷三·头痛》说"头痛一证……宜分经用药……太阴湿痰壅塞胸膈头痛，苍白二陈汤加南星，或砂半理中汤"。以上均认为太阴头痛治宜燥湿健脾、理中和胃。

（7）少阴头痛　少阴头痛，《内经》本无此病名，但《内经》多处提及邪客少阴经脉，或少阴经气厥逆所致的头痛，如《素问·五藏生成》说"是以头痛巅疾，下虚上实，过在足少阴、巨阳，甚则入肾"；《素问·示从容论》说"头痛筋挛骨重，怯然少气……夫浮而弦者，是肾不足也"；《灵枢·厥病》说"厥头痛，贞贞头重而痛"，故名之。少阴头痛多由寒邪入侵少阴，或少阴肾气亏虚，导致经气厥逆所致。症见头痛而重，四肢厥冷，苔白，脉沉细。

少阴头痛的治疗，《兰室秘藏·头痛门》说"少阴头痛……其脉沉细，麻黄、附子、细辛为主"；《医学集成·卷三·头痛》说"头痛一证……宜分经用药……少阴中寒，阻截真阳头痛，附子理阴煎加麻黄、细辛，或大温中饮加附子"。以上均认为少阴头痛治宜温补肾阳、消散阴寒。

（8）厥阴头痛　厥阴头痛，《内经》本无此病名，但《内经》多处提及邪客太阴经脉，或太阴经气厥逆所致的头痛，如《灵枢·厥病》说"厥头痛，头脉痛，心悲善泣"；《素问·藏气法时论》说"肝病者……气逆则头痛"，故名之。厥阴头痛多因寒邪入侵厥阴，或情志郁怒，肝失疏泄，厥阴气逆所致。症见痛在巅顶，搏动而痛，干呕吐涎沫，或内连目系，常伴有情绪的异常变化，苔薄，脉弦。

厥阴头痛的治疗，《兰室秘藏·头痛门》说"厥阴头顶痛者，或吐痰沫厥冷，其脉浮缓，吴茱萸汤主之……羌活附子汤治厥阴头痛药也"；《医学集成·卷三·头痛》说"头痛一证……宜分经用药……厥阴头痛在脑顶，济川饮：焦术四钱，附子、藁本、花椒各三钱，吴萸、肉桂各一钱；或桂枝汤加参、附、吴萸、花椒、饴糖"。以上均认为厥阴头痛治宜温肝散寒、理气降逆。

（9）头半寒痛（偏头痛）《灵枢·厥病》说："头半寒痛，先取手少阳、阳明，后取足少阳、阳明。"李东垣认为此即"偏头痛"，其曰"如头半边痛者，先取手少阳阳明，后取足少阳阳明，此偏头痛也"；李中梓、王肯堂则称此为"偏头风"，张从正则以额角头痛为偏头痛，其云："额角上痛，俗呼为偏头痛者，是少阳经也。"头半寒痛的病因病机主要是风寒之邪入侵少阳经脉，头面清阳被遏所致。症见痛在头侧，苔薄，脉弦。

关于偏头痛的治疗，《医学心悟·头痛》说："偏头风者，半边头痛，有风热，有血虚。风热者，筋脉抽搐，或鼻塞，常流浊涕，清空膏主之；血虚者，昼轻夜重，痛连眼角，逍遥散主之。"认为偏头痛证有虚实，治有补泻。

（10）风寒头痛　风寒头痛，《内经》本无此病名，《兰室秘藏》称"伤寒头痛"，《医学从众录》称"风寒头痛"，然《内经》对其病因病机、临床证候已有基本认识。如《素问·风论》云"头面多汗恶风，当先风一日则病甚，头痛不可以出内"；《素问·骨空论》又说"风从外入，令人振寒，汗出，头痛，身重，恶寒""大风颈项痛"。若寒邪偏盛，内至骨髓，则可以导致脑逆头痛，症见头痛反复，遇寒痛甚，数年不愈，并伴牙齿疼痛等，如《素问·奇病论》说"当有所犯大寒，内至骨髓，髓者以脑为主，脑逆故令头痛，齿亦痛，病名曰厥逆"，故名之。风寒头痛由感受风寒之邪郁遏头面清阳所致。症见头痛急起，常伴恶风寒、发热、颈项痛、骨节酸痛，甚者头痛连齿，苔薄，脉浮紧等。

关于风寒头痛的治疗，薛立斋说："头风多汗，当先风一日则痛甚，至其风日则病少愈者，半夏苍术汤……大寒犯脑，内至骨髓，则头痛齿亦痛，羌活附子汤"（《张氏医通·卷五·诸痛门·头痛》）；《医学集成·卷三·头痛》说："风寒头痛，羌活、防风、川芎、白芷、蔓荆、藁本、薄荷、细辛、甘草；或蔓荆、防风、羌活、荆芥、川芎、白芷、细辛、姜、葱。"以上均认为风寒头痛治宜辛温解表、疏风散寒。

（11）热病头痛　热病头痛，出自《灵枢·热病》，其曰："热病头痛颞颥目瘈脉痛，善衄，厥热病也。"热病头痛是由于热邪炽盛，经气上逆，干犯清窍，清窍不利所致的一类头痛，其临床特点为头痛较剧，伴有发热、尿赤、舌苔黄等实热之症。《景岳全书·杂证谟·头痛》有"火邪头痛"，《医林绳墨·头痛》有"火热头痛"、《兰室秘藏·头痛门》有"热厥头痛"、《医宗必读》有"郁热头痛"等称谓。

《素问·刺热》具体论述了肝、心、脾、肺、肾五脏热病头痛的不同特点，其中肝热头痛者，其痛员员，脉引冲头，兼见眩晕、胁满痛；心热头痛者，头痛面赤无汗；脾热头痛者，头重作痛，或颊痛，欲呕，腹满泄泻；肺热头痛者，头痛不堪，伴有喘咳痛走胸膺背，不得太息；肾热头痛者，项痛员员，伴腰痛珩酸、苦渴数饮、身热等症。

关于热病头痛的治疗，《景岳全书·杂证谟·头痛》说"火邪头痛者，虽各经皆有火证，而独惟阳明为最。正以阳明胃火，盛于头面而直达头维，故其痛必甚，其脉必洪，其证必多内热，其或头脑振振，痛而兼胀，而绝无表邪者，必火邪也。欲治阳明之火，无如白虎汤加泽泻、木通、生地黄、麦冬之类，以抑其至高之势，其效最速。至若他经之火，则芍药、天花、芩、连、知、柏、龙胆、栀子之类，无不可择而用之"；《医碥·卷之三·杂症·头痛》说"热厥头痛，虽严寒犹喜风寒，在暖处或见烟火则甚，宜清上泻火汤，后用补气汤"；《医学集成·卷三·头痛》说"风热头痛，菊花散：菊花、旋覆、羌活、防风、蔓荆、石膏、枳壳、甘草；或清空膏：羌活、防风、柴胡、黄芩、黄连、川芎、细辛、炙草。内热头痛，茶调散：川芎、白芷、荆芥、黄芩、石膏、薄荷、茶叶、生姜，便闭加大黄；或白虎汤加生地黄、麦冬、木通、泽泻"。以上均认为热病头痛治宜清热泻火，表热者兼以发表，里热者兼以清里。

（12）寒湿头痛 寒湿头痛，《内经》本无此病名，但《素问·五藏生成》有"得之寒湿……腰痛，足清，头痛"，《素问·至真要大论》有"太阴之复，湿变乃举……头项痛重"之论，故名之。寒湿头痛为寒湿阴邪上干脑户，困遏清阳、清窍不利所致。症见头痛，以头蒙如裹、重痛不移为特点，常伴有唾吐清水、泄泻、腰痛、肢冷、舌苔白腻、脉缓等寒湿之症。

寒湿头痛的治疗，清代医家翁藻在《医钞类编·卷五》中说："寒湿头痛，首如裹，面如蒙，恶风恶寒，拘急不仁……宜苍、朴、紫苏之属；寒湿头痛，眩晕，渗湿汤；湿气在表，头重，羌活胜湿汤。"认为寒湿头痛治宜散寒祛湿、恢复脾运。

（13）血瘀头痛 血瘀头痛，又称"瘀血头痛"，《内经》本无此病名，但《内经》对此已有初步认识，如《灵枢·厥病》说"头痛不可取于腧者，有所击堕，恶血在于内"，故名之。瘀血阻络而致头痛，多由外伤或堕仆所致，也可见于久病入络之证。其临床特点为疼痛持久不愈，痛点固定，呈刺痛或隐痛，或夜间痛甚，舌质暗滞或有瘀斑，脉涩。

血瘀头痛的治疗，《医林改错·上卷·血府逐瘀汤所治症目》在论述血府逐瘀汤证时说："查患头痛者无表证、无里证、无气虚、痰饮等，忽犯忽好，百方不效，用此方一剂而愈。"对血瘀头痛的治疗主张活血化瘀，药用血府逐瘀。

【病案举隅】

1. 真头痛案 《灵枢·厥病》说："真头痛，头痛甚，脑尽痛，手足寒至节，死不治。"

吴孚先治一人，患头病，痛不可禁，脉短而涩。吴曰：头为诸阳之首，若外邪所乘，脉当浮紧而弦，今反短涩，短则阳脱于上，涩则阴衰于下，更加手足厥冷，名为真头痛，与真心痛无异，法在不治。为猛进参、附，或冀挽回万一。如法治之，果愈（《续名医类案·头》）。

2. 太阳头痛案 《素问·热论》说"伤寒一日，巨阳受之，故头项痛，腰脊强"；《素问·疟论》有"巨阳虚则腰背头项痛"；《灵枢·厥病》有"厥头痛，项先痛，腰脊为应，先取天柱，后取足太阳"；《素问·缪刺论》说"邪客于足太阳之络，令人头项肩痛，刺足小指爪甲上，与肉交者各一痏，立已；不已，刺外踝下三痏，左取右，右取左，如食顷已"；《素问·骨空论》说："风从外入，令人振寒，汗出头痛，身重恶寒，治在风府，调其阴阳，不足则补，有余则泻。"

葛某。头为诸阳之会，惟风可到，风邪客于阳位，袭入太阳之经，头脉胀痛，痛引后脑，连及项背，恶风，鼻流清涕，胸闷，纳少，脉浮，苔白。治以辛温解散。荆芥穗一钱，青防风一钱，川桂枝五分，生甘草五分，江枳壳一钱，苦桔梗一钱，炒赤芍一钱五分，炒薄荷八分，广陈皮一钱，荷叶一角（《丁甘仁医案·内伤杂病案·头痛眩晕案》）。

3. 阳明头痛案 《灵枢·厥病》说："厥头痛，面若肿起而烦心，取之足阳明、太阴。"

张子和治南卿陈君，将赴秋试，头痛偏肿，连一目，状若半壶，其脉洪大。张出视《内经》，面肿者风，此风乘阳明经也。阳明气血俱多，风肿宜汗。乃与通圣散入生姜、葱根、豆豉，同煎一大盏服之，微汗。次日以草茎入鼻中，大出血，立消（《续名医类案·头》）。

4. 少阳头痛案　《灵枢·厥病》说："厥头痛，头痛甚，耳前后脉涌有热，泻出其血，后取足少阳。"

聂某，女，36岁，2004年7月18日初诊。其诉反复右侧头面部疼痛2年，加重3天。患者近2年来常发生右侧头面部疼痛，痛如锥刺，昼轻夜重，时作时止，平日心烦易怒，无头部外伤史。西医诊断为"三叉神经痛"。此次又因情志刺激（大怒）后发病，伴口干口苦，大便秘结。诊见舌红，苔薄黄，脉细弦。辨证为肝阳上亢。治则为镇肝息风、潜阳止痛。主方以镇肝熄风汤加减。

赭石15g，炒龟甲20g，玄参10g，天冬10g，川牛膝15g，白芍30g，生龙骨20g，钩藤20g，酒大黄3g，甘草10g。10剂，水煎服。另加羚羊角片20片，研末装胶囊40个，每天早、晚各服2个。

2004年7月29日二诊：服上方后诸症悉减，舌红，苔薄黄，脉细弦。考虑患者病已2年，久病入络，拟上方加入僵蚕20g，全蝎6g，以息风通络。再进15剂而病愈，半年后随访，未再发作（《熊继柏临证医案实录·头痛案》）。

5. 太阴头痛案　《灵枢·厥病》说："厥头痛，意善忘，按之不得，取头面左右动脉，后取足太阴。"

叶某，女，59岁，2004年10月28日初诊。患者头痛时作，睡眠不佳，便秘，有结肠炎病史，胃脘痞闷，面部生火，手足麻木，舌苔厚腻，脉弦。

生地黄30g，赤芍12g，白芍12g，川芎12g，延胡索12g，天冬12g，麦冬12g，当归12g，柏子仁15g，茯苓15g，茯神15g，炒白术12g，苏梗12g，佛手9g，地骨皮12g，知母12g，夜交藤30g，酸枣仁30g，麻仁30g，枳实12g，郁李仁9g。

2004年11月4日二诊：服上方7剂后，大便次数增多，头痛减轻，舌苔薄腻。上方去柏子仁、郁李仁、佛手，加黄柏12g，制军9g。连服20余剂而安（《内经临证发微·病证篇》）。

6. 少阴头痛案　《灵枢·厥病》说"厥头痛，贞贞头重而痛，泻头上五行，行五，先取手少阴，后取足少阴"；《素问·五藏生成》说"头痛巅疾，下虚上实，过在足少阴、巨阳，甚则入肾"。

武某，男，34岁，1972年6月30日诊。头痛数载，每10～15天必发一二次。痛作则面浮、腰酸，苔薄，脉沉小。治用温阳法。生麻黄3g，熟附块3g，细辛1.5g，茯苓9g。4剂。

患者仅诊一次，未再复诊。1973年3月来信，述服药后头痛宿恙显见好转，痛转轻，面肿退。惟开春以来，头痛又作二三次，因在外地，要求转方，又予原方4剂（《上海老中医经验选编·刘鹤一医案医话·偏头痛》）。

7. 厥阴头痛案　《灵枢·厥病》说："厥头痛，意善忘，按之不得，取头面左右动脉，后取足太阴。"

宋某，女，28岁，2005年11月初诊。主诉：偏头痛10余年，伴左侧颈部疼痛2周。患者患偏头痛10余年，每于冬季发作，牵掣左头部，痛甚则肢冷，恶寒，恶心呕吐，时有下肢青紫，舌淡红稍暗，苔薄白，脉弱尺沉。中医诊为厥阴头痛，证属寒凝厥阴，肝寒犯胃，浊阴循经上逆。治宜温肝散寒、降逆止痛。方用吴茱萸汤合当归四逆汤加减。处方：吴茱萸7g，党参、赤芍、葛根、藁本、茯苓各 15g，黄连 5g，龙骨、牡蛎各 30g，川芎 20g，当归、桂枝、甘草、仙茅各 10g。6 剂，每天 1 剂，水煎，分 3 次服。

二诊：患者 1 周内头痛发作 2 次，痛甚肢冷、恶寒及下肢青紫均明显减轻，呕吐未作，仍恶心，左侧头痛时面部有灼热感，眼花，舌淡红，苔白黄，脉弱。续以上方合清空膏加减。处方：吴茱萸 7g，川芎、葛根各 20g，甘草、仙茅、桑枝、黄芩各 10g，黄连 5g，柴胡、蔓荆子、党参、藁本、赤芍、川牛膝各 15g。以此方加减治疗 21 天，诸症消失而未再发。［宋军 . 曹洪欣教授治疗头痛验案 3 则 . 新中医，2008；40（5）：114.］

8. 热毒头痛案 《素问·至真要大论》说"太阴之胜，火气内郁……头痛，喉痹，项强"；《灵枢·热病》说"热病，头痛，颞颥目瘈脉痛，善衄，厥热病也"；《素问·刺热》说"肝热病者，小便先黄，腹痛，多卧，身热，热争则狂言及惊，胁满痛，手足躁，不得安卧……其逆则头痛员员，脉引冲头也。心热病者，先不乐，数日乃热，热争则卒心痛，烦闷善呕，头痛面赤无汗"。

周某，女，45 岁，1999 年 4 月 5 日初诊。头痛 10 余年，终日前额昏痛，记忆力下降，服药无数，少有疗效。10 年来，患者为治疗头痛遍访各地名医，头痛仍时好时坏，无显著改善，亦未继续恶化。查阅患者服用过的药方计有羌活胜湿汤、益气聪明汤、清上蠲痛汤、川芎茶调散、麻黄附子细辛汤等，均服头二三剂时似乎有效，后来就恢复原状。笔者正在感到无计可施之际，患者偶然提到多年前西医曾诊断他患有"额窦炎"，但从不流涕。

处方：土茯苓 120g，川芎 10g，辛夷 5g，玄参 24g，蔓荆子 10g，天麻 10g，防风 10g，黑豆 15g，灯心草 3g，金银花 15g，细茶 5g。

服 10 剂后，患者头痛基本痊愈，以后每遇发作时，均以本方加减，服 7～10 剂，治疗大约 3 个月，一如常人，至今未发。［彭坚 . 头痛的辨治思路与验案解析 . 湖南中医杂志，2010；26（6）：31.］

9. 寒湿头痛案 《素问·至真要大论》说"太阴之复，湿变乃举，体重中满，食饮不化，阴气上厥，胸中不便……头项痛重，而掉瘈尤甚，呕而密默，唾吐清液，甚则入肾，窍泻无度"；《素问·五藏生成》说"得之寒湿……腰痛，足清，头痛"。

某患者，1979 年初春在某水库劳动时，连遭雨淋，嗣后头顶时有疼痛，感寒遇冷则加剧，入冬尤甚。若熨烤头部，或晒于日光之下，其痛乃减。每逢病发则双目作胀，泛恶欲呕，为此曾求治多处，所服去痛片数以千计，卒莫能愈。刻诊患者脉象沉迟兼弦，舌苔薄白多津，四肢肘、膝关节以下均欠温，小便清，大便自可，口淡不渴。诊察所得断为阳虚，拟四逆汤三剂与之。自意药证相宜，服必有验，殊知药尽效爽。窃谓沉痛之疾必非数药可愈，守方再投五剂以观动静。三诊，患者病情毫无改善。余遂反复审视，逐症推敲，从"双目作胀，泛恶欲呕"一症得解疑窦。知为寒邪郁于肝经，试投吴茱萸汤数剂，更宗《内经》云"除陈气"之旨，采用芳香除秽之品加温熨贴局部治疗，即获良效。熨贴方药物组成：陈艾叶 60g，白酒 150g。将陈艾叶切碎，或搓揉成绒状，置锅内微火炒至淡黄色，同时将白酒盛入磁缸内，加热至沸，再将艾叶入酒拌匀，索绢包裹备用。修短患处头发，使熨囊充分接触表皮，日熨次数与时间不限，注意勿熨伤患处皮肤。［张志勇 . 寒湿头痛医话一则 . 湖北中医杂志，1985；（4）：34.］

10. 血瘀头痛案 《灵枢·厥病》说："头痛不可取于腧者，有所击堕，恶血在于内，若肉伤，痛未已，可即刺，不可远取也。"

吴某，女，27 岁，2006 年 2 月 27 日初诊。主诉：左侧头痛反复发作 3 年余。头痛时有针刺、胀感，乳房胀痛，睡眠易醒，视物昏花，舌淡红有瘀点，苔白，脉弦。中医诊为血瘀头痛，治宜行气活血、通络止痛。方用血府逐瘀汤加减。

处方：生地黄、当归、桃仁、红花、川牛膝、桔梗、甘草各 10g，枳壳、川芎、柴胡、赤芍各 15g，珍珠母、龙骨、牡蛎各 30g。7 剂，每天 1 剂，水煎，分 3 次服。

二诊：服药后头痛发作 1 次，乳房胀痛好转，余症未见明显好转，舌暗红，苔白，脉弦细。守法加减治疗。

处方：甘草、红花各 10g，桃仁、赤芍、白芷、茯苓各 15g，川芎、藁本、葛根、鸡血藤各 20g，夜交藤、龙骨、牡蛎、炒麦芽各 30g。7 剂，水煎服。此后，患者继续以本方加减调理而愈。[宋军.曹洪欣教授治疗头痛验案 3 则.新中医，2008；40（5）：114.]

11. "肠胃所生" 头痛案 《素问·通评虚实论》说："头痛耳鸣，九窍不利，肠胃之所生也。"

一妇人年四十余，病额角上耳上痛，俗呼为偏头痛。如此五七年，每痛大便燥结如弹丸，两目赤色，眩晕昏涩，不能远视。世之所谓头风药、饼子风药、白龙丸、芎犀丸之类，连进数服。其痛虽稍愈，但大便稍秘，两目转昏涩。其头上针灸数千百矣。连年着灸，其两目且将失明，由病而无子。一日问戴人。戴人诊其两手脉，急数而有力，风热之甚也。余识此四五十年矣，遍察病目者，不问男子妇人，患偏正头痛，必大便涩滞结硬，此无他。头痛或额角，是三焦相火之经及阳明燥金胜也。燥金胜，乘肝则肝气郁，肝气郁则气血壅，气血壅则上下不通，故燥结于里，寻至失明。治以大承气汤，令河水煎三两，加芒硝一两，煎残顿令温，合作三五服，连服尽。荡涤肠中垢滞结燥，积热下泄如汤，二十余行。次服七宣丸、神功丸以润之，菠菱葵菜，猪羊血为羹以滑之。后五七日、十日，但遇天道晴明，用大承气汤，夜尽一剂，是痛随利减也，三剂之外，目豁首轻，燥泽结释，得三子而终。（《儒门事亲·卷七·燥形·偏头痛》)"

12. "下虚上实" 头痛案 《素问·五藏生成》说："头痛巅疾，下虚上实，过在足少阴、巨阳，甚则入肾。"

患者，男性，61 岁，2010 年 3 月 2 日初诊。患者 5 年前开始头痛，并伴有头昏，头痛减则昏亦轻，头昏重则痛亦甚；痛无定处，但以巅顶疼痛为多；有时隐隐作痛，有时跳动作痛，有时锥刺样痛；上午多痛轻，下午多痛重；遇风寒则痛增，避风寒则痛减；劳累后多痛甚，休息后多痛缓；睡眠中多不痛，醒来后则又痛。西医诊断为神经性头痛、血管性头痛、高血压病等，治以镇静止痛、扩管降压等西药，以及祛风散寒、镇肝息风等中药，虽偶有微效，但旋即又发。舌苔薄白，舌质淡白，脉来弦涩。中医辨证为肝肾不足，风寒外袭，瘀阻脑络，不通则痛，下虚上实，治以补益肝肾、祛风散寒、活血通络。

药用：熟地黄 20g，制首乌 20g，黄精 20g，当归 20g，川芎 20g，延胡索 30g，丹参 30g，三七粉 10g，白芷 15g，藁本 15g，甘草 10g。14 剂。

2010 年 3 月 16 日二诊：患者自诉药后头痛大减。效不更方，仍处上方 14 剂。

2010 年 3 月 30 日三诊：患者自诉药后头痛已除，头昏亦去，上方去白芷、藁本，14 剂，以善其后。2 个月后电话随访，患者头痛未发。[陈好远等.周安方教授治疗杂病验案举隅.国际中医中药杂志，2013；35（10）：949.]

【内经原文】

是以头痛巅疾，下虚上实，过在足少阴巨阳，甚则入肾。

心烦头痛，病在鬲中，过在手巨阳少阴。

青脉之至也，长而左右弹，有积气在心下支肤，名曰肝痹，得之寒湿，与疝同法，腰痛足清头痛。

《素问·五藏生成》

推而上之，上而不下，腰足清也。推而下之，下而不上，头项痛也。

《素问·脉要精微论》

欲知寸口太过与不及，寸口之脉中手短者，曰头痛。

《素问·平人气象论》

肝病者，两胁下痛引少腹，令人善怒；虚则目䀮䀮无所见，耳无所闻，善恐如人将捕之，取其经，厥阴与少阳，气逆，则头痛、耳聋不聪、颊肿，取血者。

《素问·藏气法时论》

黄疸暴痛，癫疾厥狂，久逆之所生也。五藏不平，六府闭塞之所生也。头痛耳鸣，九窍不利，肠胃之所生也。

《素问·通评虚实论》

伤寒一日，巨阳受之，故头项痛腰脊强……其不两感于寒者，七日巨阳病衰，头痛少愈……两感于寒者，病一日则巨阳与少阴俱病，则头痛口干而烦满。

《素问·热论》

肝热病者，小便先黄，腹痛多卧身热，热争则狂言及惊，胁满痛，手足躁，不得安卧；庚辛甚，甲乙大汗，气逆则庚辛死，刺足厥阴少阳。其逆则头痛员员，脉引冲头也。心热病者，先不乐，数日乃热，热争则卒心痛，烦闷善呕，头痛面赤无汗；壬癸甚，丙丁大汗，气逆则壬癸死，刺手少阴太阳。

肺热病者，先淅然厥，起毫毛，恶风寒，舌上黄身热，热争则喘咳，痛走胸膺背，不得大息，头痛不堪，汗出而寒；丙丁甚，庚辛大汗，气逆则丙丁死，刺手太阴阳明，出血如大豆，立已。

《素问·刺热》

黄帝问曰：夫痎疟皆生于风，其蓄作有时者何也？岐伯对曰：疟之始发也，先起于毫毛，伸欠乃作，寒栗鼓颔，腰脊俱痛，寒去则内外皆热，头痛如破，渴欲冷饮。帝曰：何气使然？愿闻其道。岐伯曰：阴阳上下交争，虚实更作，阴阳相移也。阳并于阴，则阴实而阳虚，阳明虚则寒栗鼓颔也；巨阳虚则腰背头项痛；三阳俱虚则阴气胜，阴气胜则骨寒而痛；寒生于内，故中外皆寒；阳盛则外热，阴虚则内热，外内皆热则喘而渴，故欲冷饮也。

《素问·疟论》

刺疟者，必先问其病之所先发者，先刺之。先头痛及重者，先刺头上及两额两眉间出血。

《素问·刺疟》

帝曰：病热而有所痛者何也？岐伯曰：病热者，阳脉也，以三阳之动也，人迎一盛少阳，二盛太阳，三盛阳明，入阴也。夫阳入于阴，故病在头与腹，乃䐜胀而头痛也。

《素问·腹中论》

风气循风府而上，则为脑风……新沐中风，则为首风。

首风之状，头面多汗恶风，当先风一日则病甚，头痛不可以出内，至其风日则病少愈。

《素问·风论》

帝曰：人有病头痛以数岁不已，此安得之，名为何病？岐伯曰：当有所犯大寒，内至骨髓，髓者以脑为主，脑逆故令头痛，齿亦痛，病名曰厥逆。

《素问·奇病论》

所谓客孙脉则头痛鼻鼽腹肿者，阳明并于上，上者则其孙络太阴也，故头痛鼻鼽腹肿也。

《素问·脉解》

刺家不诊，听病者言，在头头疾痛，为藏针之，刺至骨病已，上无伤骨肉及皮，皮者道也。

《素问·长刺节论》

风从外入，令人振寒，汗出头痛，身重恶寒，治在风府，调其阴阳，不足则补，有余则泻。

《素问·骨空论》

邪客于足太阳之络，令人头项肩痛，刺足小指爪甲上，与肉交者各一痏，立已；不已，刺外踝下三痏，左取右，右取左，如食顷已。

《素问·缪刺论》

岁金不及，炎火乃行……民病肩背瞀重，鼽嚏血便注下，收气乃后，上应太白星，其谷坚芒。复则寒雨暴至，乃零冰雹霜雪杀物，阴厥且格，阳反上行，头脑户痛，延及囟顶发热，上应辰星，丹谷不成，民病口疮，甚则心痛。

《素问·气交变大论》

凡此太阳司天之政……初之气，地气迁，气乃大温，草乃早荣，民乃厉，温病乃作，身热头痛呕吐，肌腠疮疡。

凡此少阳司天之政……初之气，地气迁，风胜乃摇，寒乃去，候乃大温，草木早荣。寒来不杀，温病乃起，其病气怫于上，血溢目赤，咳逆头痛，血崩胁满，肤腠中疮。二之气，火反郁，白埃四起，云趋雨府，风不胜湿，雨乃零，民乃康。其病热郁于上，咳逆呕吐，疮发于中，胸嗌不利，头痛身热，昏愦脓疮。

不远热则热至，不远寒则寒至，寒至则坚否腹满，痛急下利之病生矣；热至则身热，吐下霍乱，痈疽疮疡，瞀郁注下，瞤瘛肿胀，呕鼽衄头痛，骨节变肉痛，血溢血泄，淋闭之病生矣。帝曰：治之奈何？岐伯曰：时必顺之，犯者治以胜也。

《素问·六元正纪大论》

岁太阴在泉，草乃早荣，湿淫所胜，则埃昏岩谷，黄反见黑，至阴之交。民病饮积心痛，耳聋浑浑焞焞，嗌肿喉痹，阴病血见，少腹痛肿，不得小便，病冲头痛，目似脱，项似拔，腰似折，髀不可以回，腘如结，腨如别。

少阳司天，火淫所胜，则温气流行，金政不平。民病头痛，发热恶寒而疟，热上皮肤痛，色变黄赤，传而为水，身面胕肿，腹满仰息，泄注赤白，疮疡咳唾血，烦心胸中热，甚则鼽衄，病本于肺。

太阴之胜，火气内郁，疮疡于中，流散于外，病在胠胁，甚则心痛热格，头痛喉痹项强，独胜则湿气内郁，寒迫下焦，痛留顶，互引眉间，胃满，雨数至，燥化乃见，少腹满，腰脽重强，内不便，善注泄，足下温，头重足胫胕肿，饮发于中，胕肿于上。

太阳之胜，凝栗且至，非时水冰，羽乃后化，痔疟发，寒厥入胃，则内生心痛，阴中乃疡，隐曲不利，互引阴股，筋肉拘苛，血脉凝泣，络满色变，或为血泄，皮肤否肿，腹满食减，热反上行，头项囟顶脑户中痛，目如脱，寒入下焦，传为濡泻。帝曰：治之奈何？岐伯曰：厥阴之胜，治以甘清，佐以苦辛，以酸泻之。

太阴之复，湿变乃举，体重中满，食饮不化，阴气上厥，胸中不便，饮发于中，咳喘有声，大雨时行，鳞见于陆，头顶痛重，而掉瘛尤甚，呕而密默，唾吐清液，甚则入肾，窍泻无度。

阳明之复，清气大举，森木苍干，毛虫乃厉，病生胠胁，气归于左，善太息，甚则心痛否满，腹胀而泄，呕苦咳哕烦心，病在鬲中头痛，甚则入肝，惊骇筋挛。

太阳之复，厥气上行，水凝雨冰，羽虫乃死，心胃生寒，胸膈不利，心痛否满，头痛善悲，时眩仆，食减，腰脽反痛，屈伸不便，地裂冰坚，阳光不治，少腹控睾，引腰脊，上冲心，唾出清水，及为哕噫，甚则入心，善忘善悲。

少阴司天，客胜则鼽嚏颈项强，肩背瞀热，头痛少气，发热耳聋目瞑，甚则胕肿血溢，疮疡咳喘；主胜则心热烦躁，甚则胁痛支满。

少阳司天，客胜则丹胗外发，及为丹熛疮疡，呕逆喉痹，头痛嗌肿，耳聋血溢，内为瘛疭；主胜则胸满咳仰息，甚而有血，手热。

《素问·至真要大论》

雷公曰：于此有人，头痛筋挛骨重，怯然少气，哕噫腹满，时惊不嗜卧，此何藏之发也？脉浮而弦，切之石坚，不知其解，复问所以三藏者，以知其比类也。帝曰：夫从容之谓也。夫年长则求之于府，年少则求之于经，年壮则求之于藏。今子所言皆失，八风菀熟，五藏消烁，传邪相受。夫浮而弦者，是肾不足也。沉而石者，是肾气内著也。怯然少气者，是水道不行，形气消索也。咳嗽烦冤者，是肾气之逆也。一人之气，病在一藏也。若言三藏俱行，不在法也。

《素问·示从容论》

问曰：有余者厥耶？答曰：一上不下，寒厥到膝，少者秋冬死，老者秋冬生。气上不下，头痛巅疾，求阳不得，求阴不审，五部隔无征，若居旷野，若伏空室，绵绵乎属不满日。

《素问·方盛衰论》

是故寅申之岁，少阴降地……久而不降，伏之化郁，寒胜复热，赤风化疫，民病面赤心烦，头痛目眩也，赤气彰而温病欲作也。

是故辰戌之岁，少阳降地……久而不降，伏之化郁，冷气复热，赤风化疫，民病面赤心烦，头痛目眩也，赤气彰而热病欲作也。

厥阴不退位，即大风早举，时雨不降，湿令不化，民病瘟疫，疵废风生，民病皆肢节痛，头目痛，伏热内烦，咽喉干引饮。

《素问·本病论》

膀胱足太阳之脉……是主筋所生病者，痔疟狂癫疾，头囟项痛，目黄泪出鼽衄，项背腰尻腘踹脚皆痛，小指不用。

胆足少阳之脉……是主骨所生病者，头痛颌痛，目锐眦痛，缺盆中肿痛，腋下肿，马刀侠瘿，汗出振寒，疟，胸胁肋髀膝外至胫绝骨外踝前及诸节皆痛，小指次指不用。

《灵枢·经脉》

颈侧之动脉人迎。人迎，足阳明也，在婴筋之前。婴筋之后，手阳明也，名曰扶突。次脉，足少阳脉也，名曰天牖。次脉，足太阳也，名曰天柱。腋下动脉，臂太阴也，名曰天府。阳迎头痛，胸满不得息，取之人迎。

足太阳有通项入于脑者，正属目本，名曰眼系，头目苦痛取之，在项中两筋间，入脑乃别。

《灵枢·寒热病》

癫疾始生，先不乐，头重痛，视举目赤，甚作极已，而烦心，候之于颜，取手太阳、阳明、太阴，血变而止。

《灵枢·癫狂》

热病面青脑痛，手足躁，取之筋间，以第四针，于四逆，筋躄目浸，索筋于肝，不得索之金，金者肺也。

热病头痛颞颥目瘛脉痛，善衄，厥热病也，取之以第三针，视有余不足，寒热痔。

《灵枢·热病》

厥头痛，面若肿起而烦心，取之足阳明、太阴。厥头痛，头脉痛，心悲善泣，视头动脉反盛者，刺尽去血，后调足厥阴。厥头痛，贞贞头重而痛，泻头上五行，行五，先取手少阴，后取足少阴。厥头痛，意善忘，按之不得，取头面左右动脉，后取足太阴。厥头痛，项先痛，腰脊为应，先取天柱，后取足太阳。厥头痛，头痛甚，耳前后脉涌有热（一本云有动脉），泻出其血，后取足少阳。真头痛，头痛甚，脑尽痛，手足寒至节，死不治。头痛不可取于腧者，有所击堕，恶血在于内，若肉伤，痛未已，可则刺，不可远取也。头痛不可刺者，大痹为恶，日作者，可令少愈，不可已。头半寒痛，先取手少阳、阳明，后取足少阳、阳明。

风痹淫泺，病不可已者，足如履冰，时如入汤中，股胫淫泺，烦心头痛，时呕时悗，眩已汗出，久则目眩，悲以喜恐，短气不乐，不出三年死也。

《灵枢·厥病》

请言气街：胸气有街，腹气有街，头气有街，胫气有街。故气在头者，止之于脑。气在胸者，止之膺与背腧。气在腹者，止之背腧，与冲脉于脐左右之动脉者。气在胫者，止之于气街，与承山踝上以下。取此者用毫针，必先按而在久应于手，乃刺而予之。所治者，头痛眩仆，腹痛中满暴胀，及有新积。痛可移者，易已也；积不痛，难已也。

《灵枢·卫气》

【参考文献】

[1] 王庆其.内经临床医学.北京：人民卫生出版社，2010：444-456.

[2] 周安方.痛证的辨治思路与经验.天津中医药大学学报，2013；32（1）：1-7.

第二十四章　心痛类

　　心痛，是指心脉不畅或阻闭而以心胸疼痛为特征的一类病证。其起病迅疾者，又称"卒心痛"。由于心经"起于心中，出属心系……复从心系却上肺，下出腋下，下循臑内后廉，行太阴心主之后，下肘内，循臂内后廉。(《灵枢·经脉》)"故心痛除见心胸疼痛以外，还可见"胁支满，胁下痛，膺背肩胛间痛，两臂内痛(《素问·藏气法时论》)""心痛引喉(《素问·厥论》)"等。即心痛发作的部位主要在胸中，亦可见于胁下，并扩散到肩胛间、两臂内侧、甚至咽喉。《内经》除论述了心痛的病因病机外，还对心痛类病证进行了分类，并提示其预后转归及治疗思路，具有重要的临床参考价值。

【病证概论】

　　1. 心痛的病因病机　《素问·举痛论》指出："经脉流行不止，环周不休，寒气入经而稽迟，泣而不行，客于脉外则血少，客于脉中则气不通，故卒然而痛。"提示疼痛的机理与经脉不通或失养有关。心位于胸中，主血脉，其脉出属心系，若心之本脏本经发生病变，或其他脏腑及经脉病变累及于心，均可导致心脉运行不畅而发心痛。《素问·标本病传论》曰："心病先心痛。"说明心痛是心系疾病的主要病候。《素问·痹论》曰："心痹者，脉不通。"可见，心痛的基本病机是心系受损，心脉阻滞，不通则痛。根据《内经》记载，导致心脉受损的原因主要有以下几方面。

　　（1）外邪侵犯，损伤心脉　外邪直接或间接侵犯于心，可致心脉受损，阻滞不通而发心痛。故《灵枢·五邪》曰："邪在心，则病心痛。"易致心脉阻滞的外邪，最常见的是寒邪、热邪。

　　寒邪侵袭，可收引血脉，使心脉拘急，牵引而痛。如《素问·举痛论》云："寒气客于脉外则脉寒，脉寒则缩踡，缩踡则脉绌急，绌急则外引小络，故卒然而痛。"心属火，以阳气为用，寒邪最易损伤或阻遏心阳而发生心痛，如《素问·气交变大论》云："岁水太过，寒气流行，邪害心火。民病身热烦心躁悸，阴厥上下中寒，谵妄心痛。"若心火不及或肾水太过，加之寒邪侵袭，则心之阳气更加虚弱，则心脉凝滞收引，不通、不荣而导致心痛，故《素问·气交变大论》又曰："岁火不及，寒乃大行……则阳气不化……民病胸中痛，胁支满，两胁痛，膺背肩胛间及两臂内痛，郁冒朦昧，心痛暴喑。"《素问·六元正纪大论》亦有"寒雨降，病暴仆，振栗谵妄，少气嗌干引饮，及为心痛""水郁之发，阳气乃辟，阴气暴举，大寒乃至……故民病寒客心痛"的论述。

　　热邪犯心也是心痛的病因之一。火热外邪侵袭，或暴热太过而暑热流行，或肺金燥热之气助长心火，或脾土郁热太过，心火太过而导致火热心痛。如《素问·五常政大论》曰："暴热至，土乃暑，阳气郁发，小便变，寒热如疟，甚则心痛。"又曰："热气妄行……善忘，甚则心痛。"《素问·气交变大论》云："岁金不及，炎火乃行……民病口疮，甚则心痛。"《素问·至真要大论》亦云："热客于胃，烦心心痛。"

（2）五志化火，灼伤心脉　七情过用、五志化火，也可导致火热内盛，灼伤脉络，使心脉不畅而心痛。《素问·血气形志》曰："形乐志苦，病生于脉。"王冰注："志谓心志……志苦，谓结虑深思。"思虑过度则气机郁结，血脉不畅，郁久化火，则变生邪热。故《素问·五藏生成论》云："心痹，得之外疾，思虑而心虚，故邪从之。"《素问·刺热》又说："心热病者，先不乐，数日乃热，热争则卒心痛。"《灵枢·热病》也有"热病……口中干，烦心心痛"的论述。此言邪热扰动心神，损伤心脉，可见情绪变化、发热、卒然心痛。

（3）病气逆乘，心脉失和　脏腑相关，经脉相连。心为五脏六腑之大主，其他脏腑皆通过经络连属于心，本经逆乱或其他脏腑经络之病气逆乘于心，可使气血逆乱，心脉失和，发为心痛。

经气逆乱乘心可致心痛。如《灵枢·经脉》曰："心手少阴之脉……是动则病……心痛。"《素问·厥论》曰："手心主少阴厥逆，心痛引喉。"此为心之本经发生厥逆而引发的心痛。《素问·厥论》又曰："少阴之厥，则口干溺赤，腹满心痛……太阴厥逆，䯒急挛，心痛引腹。"《素问·缪刺论》曰："邪客于足少阴之络，令人卒心痛。"《素问·至真要大论》也说："厥阴之复，少腹坚满……厥心痛。"此为他经发生病变，致使经气厥逆而引发的心痛。

脏腑有病影响心脉可致心痛。如《素问·咳论》曰："心咳之状，咳则心痛。"心咳为心病所致的咳嗽，可伴发心痛。《灵枢·厥病》记载了"真心痛"与"厥心痛"，皆与脏腑阴阳气血逆乱有关，《诸病源候论·心病诸候》谓："心为诸脏主而藏神，其正经不可伤，伤之而痛为真心痛。"《难经·六十难》则谓："其五脏气相干，名厥心痛。"可见，前者属心本脏病变之心痛，后者为他脏病气逆乘心脉所致之心痛。

（4）施针误刺，心脉受损　《素问·刺要论》曰："病有浮沉，刺有浅深，各至其理，无过其道。过之则内伤……刺肉无伤脉，脉伤则内动心，心动则夏病心痛。"即言针刺须深浅得宜，若操作不当，刺伤于脉，内传伤心，则致心痛。

2. 心痛的分类与临床表现　《内经》根据心痛的严重程度及临床特点，将其分为真心痛、厥心痛两大类，厥心痛又分为肾心痛、胃心痛、脾心痛、肝心痛、肺心痛五个类型。

（1）真心痛　真心痛，是邪气直接伤于心脉所致的危重心痛病证。《灵枢·厥病》曰："真心痛，手足清至节，心痛甚，旦发夕死，夕发旦死。"指出了真心痛三大特点：一伴发休克（手足青至节）；二痛的程度严重；三短期内死亡。即西医学的心肌梗死。真心痛，为心病死证。除表现为亡阳特征的寒性证候外，《内经》还记载了真心痛之属热证者，如《素问·厥论》所论："手心主少阴厥逆，心痛引喉，身热。死不可治。"

（2）厥心痛　厥心痛，是脏腑病气逆乘于心所致的心痛。《灵枢·厥病》根据其脏腑兼证将厥心痛分为肾心痛、胃心痛、脾心痛、肝心痛、肺心痛五种。

①肾心痛：肾心痛，是肾之邪气厥逆，上犯于心所致的心痛病证。《灵枢·厥病》曰："厥心痛，与背相控，善瘈，如从后触其心，伛偻者，肾心痛也。"论述了肾心痛的主要表现。张介宾注曰："足少阴之经，由股内后廉贯脊属肾，其直者，从肾上贯肝膈入肺中。凡疼痛如从脊后触其心而伛偻者，以肾邪干心。"从经络的角度阐明了肾邪逆乘犯心致痛的机理。

②胃心痛：胃心痛，是胃气厥逆上犯于心所致的心痛病证。《灵枢·厥病》云："厥心痛，腹胀胸满，心尤痛甚，胃心痛也。"张志聪注："胃气上逆，故腹胀胸满，胃气上通于心，故心痛尤甚。"阐明了胃心痛是由胃气上逆所致。

③脾心痛：脾心痛，是脾之邪气厥逆犯心所致的心痛病证。《灵枢·厥病》云："厥心痛，痛如以锥针刺其心，心痛甚者，脾心痛也。"张介宾注曰："脾之支脉，注于心中。若脾不能运而逆气攻心，其痛必甚。"此从经脉联系及脾运失常两方面阐释了脾心痛的病机。

④肝心痛：肝心痛，是肝之邪气厥逆犯心所致的心痛病证。《灵枢·厥病》云："厥心痛，色苍苍如死状，终日不得太息，肝心痛也。"张介宾注曰："苍苍，肝色也。如死状，肝气逆也。终日不得太息，肝系急，气道约而不利也。是皆肝邪上逆。"认为其病机为肝逆犯心，气血逆乱而郁阻。

⑤肺心痛：肺心痛，是肺气厥逆犯心所致的心痛病证。《灵枢·厥病》云："厥心痛，卧若徒居，心痛间，动作痛益甚，色不变，肺心痛也。"张介宾注："徒，空也。卧若徒居，无倚傍也。间或动作则益甚者，气逆不舒，畏于动也。色不变，不在血也。是皆病在气分。"认为肺心痛的病机是肺气虚弱，不能助心行血。

3. 心痛的治疗　《内经》对于心痛的治疗，从治则治法以及针灸、按摩、药物疗法方面均有论述。

（1）治则治法　《灵枢·经脉》在论述十二经脉的"是动病""所生病"时，多次提到"心痛"一症，如"心手少阴之脉……是动则病嗌干心痛，渴而欲饮，是为臂厥""是主肾所生病者，口热舌干，咽肿上气，嗌干及痛，烦心心痛""心主手厥阴心包络之脉……是主脉所生病者，烦心心痛，掌中热"等。虽然以上"心痛"由不同脏腑经脉失调引起，但都需遵循"盛则泻之，虚则补之，热则疾之，寒则留之，陷下则灸之，不盛不虚，以经取之"的治则治法。故《灵枢·五邪》指出："邪在心，则病心痛喜悲，时眩仆，视有余不足而调之其腧也。"即治心痛当辨明虚、实、寒、热，针对具体病情，扶正祛邪，调整阴阳。

（2）治疗手段

①针刺疗法：《内经》治疗心痛，主要选择针次疗法。由于心痛的基本病机是心脉阻滞，根据《素问·阴阳应象大论》云"从阴引阳，从阳引阴""血实宜决之"的原则，通过针灸可起到调整阴阳、疏通经络气血的作用。根据心痛的原因，针刺取穴的原则有二：

第一，心痛之由本经、本脏病变而致者，取本经或相表里之经穴位。如《素问·藏气法时论》曰："心病者，胸中痛，胁支满，胁下痛，膺背肩胛间痛，两臂内痛……取其经，少阴太阳，舌下血者。其变病，刺郄中血者。"少阴太阳，指心经及小肠经。心主舌，故取舌下血。郄中，手少阴之郄穴，若有其他兼症则取郄中血以泻邪。《素问·刺热》也有："心热病者……热争则卒心痛……刺手少阴太阳。"亦如此。

第二，心痛之由他经、他脏逆乘而致者，取"治主病者"经脉及穴位。因其逆气所从来之脏腑不同，证候各异，也需辨证论治，取不同经穴进行治疗。对此，《素问·厥论》提出了"治主病者"的原则，其治疗均取病气所在脏腑之经脉腧穴，或与之相表里之经脉之穴，以降逆气。如《灵枢·厥病》指出：肾心痛，先取足太阳膀胱经之京骨、昆仑，若发针心痛不止，则取足少阴肾经之然谷；胃心痛，取足太阴脾经之大都、大白；脾心痛，取足少阴肾经之然谷、太溪，张介宾注云："盖湿因寒滞，则相挟乘心，须泄肾邪。"故取穴舍脾从肾；肝心痛，取足厥阴肝经之行间、太冲；肺心痛，取手太阴肺经之鱼际、太渊。《灵枢·杂病》则根据兼症诊断病气所来，取治相应之经脉，故曰："心痛引腰脊，欲呕，取足少阴。心痛，腹胀啬啬然，大便不利，取足太阴。心痛引背不得息，刺足少阴；不已，取手少阳。心痛引小腹满，上下无常处，便溲难，刺足厥阴。心痛，但短气不足以息，刺手太阴。心痛，当九节刺之，按已刺按之，立已；不已，上下求之，得之立已。"九节，即督脉之筋缩穴。此为"治主病者"的具体应用。

②按摩疗法：由于"血气者，喜温而恶寒，寒则泣不能流，温则消而去之血"（《素问·调经论》），因而治疗寒性心痛，可以选用"寒者热之"之法，如《素问·举痛论》指出："寒气客于背俞之脉则脉泣，脉泣则血虚，血虚则痛，其俞注于心，故相引而痛，按之则热气至，热至则痛止矣。"可用按摩心胸、背俞之法，使阳热之气来复以祛寒邪。

③药物疗法：《素问·举痛论》曰"寒气客于脉外则脉寒，脉寒则缩蜷，缩蜷则脉绌急，绌急则外引小络，故卒然而痛，得炅则痛立止。"炅，热也。此虽独论"心痛"，但提示可以用温通散寒法治疗心痛。故《灵枢·五味》有"心病者，宜食麦羊肉杏薤"的论述，这是现存文献中最早关于薤白治疗心病的记载。薤为辛温之品，为后世治疗心痛的常用药物。

4. 心痛的预后及护理　心痛为临床常见病证，有些类型预后较差，如《灵枢·厥病》之真心痛"旦发夕死，夕发旦死"，且难以用针刺治疗，如篇中所云："心痛不可刺者，中有盛聚，不可取于腧。"另有《素问·厥论》云："手心主少阴厥逆，心痛引喉，身热，死不可治。"《内经》根据当时的医疗水平，对心痛的预后做出了客观的判断。

《内经》还非常重视心病的护理，如《灵枢·五味》云："心病禁咸。"《素问·藏气法时论》曰："心苦缓，急食酸以收之……病在心……禁温食热衣。"

需告诫心病患者饮食应禁咸、宜酸、慎寒凉，同时注意保暖以护心阳。

【临证指要】

1. 心痛病名内涵演变　"心痛"最早见于《山海经》，其云："其草有萆荔，状如乌韭，而生于石上，亦缘木而生，食之已心痛。"马王堆汉墓出土的《足臂十一脉灸经》也有记载："足少阴脉……其病……心痛，烦心。"《内经》则对心痛有了较详细的论述。《内经》中的"心痛"既是症状，又是病名，其内涵指心脉阻滞所致之心胸痛，主要指西医学之心血管疼痛性疾病，不包括胃脘痛。《素问·五常政大论》云："风行于地……心痛胃脘痛，厥逆膈不通。"在同一句经文中心痛与胃脘痛并见，说明《内经》中心痛不包括胃脘痛。张仲景《金匮要略·胸痹心痛短气病脉证治》认为心痛是胸痹的主要临床表现，将"胸痹心痛"合为一病论述。篇后附"九痛丸"治疗"九种心痛"，说明心痛不仅见于胸痹，还可由其他疾病引起。由此引出后世的歧义，如宋陈无择《三因极一病证方论·九痛叙论》云："夫心痛者，在方论则曰九痛，《内经》则曰举痛，一曰卒痛，种种不同，以其痛在中脘，故总而言之曰心痛，其实非心痛也。"金元至明代许多医家认为心痛除真心痛外都是胃脘痛，如朱丹溪在《金匮钩玄·心痛》中称："心痛即胃脘痛。"张介宾在《景岳全书·杂证谟》中云："凡病心腹痛者，有上中下三焦之别。上焦者痛在膈上，此即胃脘痛也。《内经》曰胃脘当心而痛者即此。时人以此为心痛，不知心不可痛也，若病真心痛者，必手足冷至节，爪甲青，旦发夕死，夕发旦死，不可治也。"

与此同时，自明代始，另有一些医家认为心痛、胃痛应有明确区分。如王肯堂在《证治准绳·杂病》中云："心与胃各一脏，其病形不同，因胃脘痛处在心下，故有当心而痛之名，岂胃脘痛即心痛者哉。历代方论将二者混叙于一门，误自此始。"直至清代，诸家的看法才得以统一，即心痛与胃脘痛当区分开来。如徐灵胎评《临证指南医案》云："心痛、胃脘痛确是二病，然心痛绝少，而胃痛极多，亦有因胃痛及心痛者，故此二症，古人不分两项，医者细心求之，自能辨其轻重也。"

综上可知，古人对"心痛"的概念内涵经历了一个拨乱反正的过程，与此同时，中医学对"心痛"病因病机、临床表现及鉴别的认识也逐渐得到明确和统一，为临床治疗方法的丰富和发展提供了理论基础。

2.《内经》心痛分类对后世辨证论治的启示 根据《内经》的论述及"心痛"的病机，心痛可分真心痛和厥心痛两大类。《难经》根据《灵枢·厥病》的论述，认为"真心痛"是病邪直犯心脉而引起，"厥心痛"是由于五脏病变影响于心所致，"真心痛"的疼痛程度较"厥心痛"为剧，可伴有手足青冷，死亡迅速，预后极差等。如《难经·第六十难》云："头心之病，有厥痛，有真痛，何谓也？……其五脏气相干，名厥心痛；其痛甚，但在心，手足青者，即名真心痛，其真心痛者，旦发夕死，夕发旦死。"杨玄操注云："诸经络皆属于心，若一经有病，其脉逆行，逆则乘心，乘心则心痛，故曰厥心痛。是五脏气冲逆致痛，非心家自痛也。心者，五脏六腑之大主，法不受病，病即神去气竭，故手足为之青冷也。心痛，手足冷者，为真心痛；心痛，手足温者，为厥心痛也。"其从病机及临床特点上阐明了真心痛、厥心痛的区别。《内经》从五脏相关的整体思维论心痛诊治的理念，启发后人提出了心痛"不止于心，不离乎心"的观点，为从五脏论治心痛奠定了理论基础。中华全国中医学会内科学会于 1987 年将以心痛为主要表现的病证统一称为"心痹"，并拟定了《心痹诊断及疗效评定标准》（以下简称《心痹标准》），对《内经》心痛的临床表现进行了补充。

对于心痛的治疗，《内经》主要记载了针刺疗法。《内经》以降，随着中药方剂学的发展，历代医家在丰富《内经》针刺疗法的同时，主要在药物治疗及其相关病机方面进行探索，拓展了心痛的证候类型，并确立了相应的治法及方药，对临床论治心痛类病提供了参考。

（1）真心痛 《内经》明确指出真心痛具有"旦发夕死，夕发旦死"的特点，说明在《内经》时代，真心痛属不治之证。明代以前医家多崇《内经》之说，认为真心痛不可救治。而自明代开始，陆续有医家认识到真心痛并非不可救治。如明代医家方隅在《医林绳墨·心痛》中指出："真心痛者，手足青不至节，或冷未至厥，此病未深，犹有可救，必借附子理中汤加桂心、良姜，挽回生气可也。"明代医家王肯堂在《证治准绳·杂病》中也说："真心痛者，心脏自病而痛，故夕发旦死，旦发夕死，无治也。然心脏之经络有病，在标者，其心亦痛而有治。"清代医家喻昌在《医门法律·中寒门》中云："《经》曰：真心痛者，寒邪伤其君也……必大剂甘草、人参中少加姜、附、豆蔻以温之。"清代医家何梦瑶在《医碥·心痛》中亦曰："真心痛……用猪心煎取汤，入麻黄、肉桂、干姜、附子服之，以散其寒，或可死中求生。"以上明清医家主要针对真心痛的亡阳表现及病机，提出了益气回阳救逆的治疗方法及方药。清代医家陈士铎在此基础上，证分寒热辨治，《辨证录·心痛门》云："人有真正心痛……原有两症，一寒邪犯心，一火邪犯心也。寒犯心者……倘家存药饵，用人参一二两，附子三钱，急煎救之，可以望生，否则必死……倘辨其为火热之心痛，即用救真汤投之，炒栀子（三钱）、炙甘草（一钱）、白芍（一两）、广木香末（二钱）、石菖蒲（一钱），水煎服。一剂而痛止矣，不必更用二剂。但痛止后必须忍饥一日，断不再发。"即真心痛属寒者急服参附汤，属热者用救真汤。根据《心痹标准》，真心痛的临床表现为心痛剧烈、面色苍白、冷汗淋漓、手足逆冷、凉至肘膝、脉微欲绝、可旦发夕死、夕发旦死、甚或卒死，此为心阳暴脱的危候，病情发展迅速，可于短时间内死亡。

现代中医临床治疗真心痛通常选择中西医结合的方法，在继承前人的基础上，分期辨证论治，大大提高了生存率。根据国医大师任继学教授的经验，真心痛发病初期，多表现为卒然心刺痛，左胸背肩胛酸闷痛，气短，脘腹痞痛或恶心，呕吐涎或酸涎，恐惧不安，汗出，发热，颜面两颧红，四肢厥冷，口唇暗红，舌赤，苔白，脉多数疾或三五不调。治以活络行瘀、清心解毒为法。方用《验方新编》之四妙勇安汤，金银花、玄参、当归、甘草。初期是治疗关键阶段，因为病情易变，合并症多，要整体综合治疗。若症见四肢厥冷，汗出，脉见虚数无力或沉伏之象者，用参附注射液静脉点滴，并服《医宗粹言》之生脉附子汤，生晒人参、附子、大麦冬、五味子、甘草。症见心动悸、脉结代者，加服《伤寒论》炙甘草汤，药用生姜、红参、生地黄、桂枝、阿胶、麦冬、火麻仁、大枣；症见心动悸、口燥咽干、神倦欲眠、舌红、苔黄、脉结代甚者则两至者，加服《温病条辨》加减复脉汤，药用炙甘草、干地黄、生白芍、麦冬、阿胶、火麻仁；中期病程已逾15天，症见心胸隐痛，时作时止，或胸中灼热，心悸烦热，气息短促，语声低短，乏力汗出，夜间显著，手足心热，口舌少津干而不润，小便色黄，舌红，苔薄黄，脉多虚数或结、代、促。治以益气养阴、活络和营为法。方用《医宗粹言》之滋阴生脉散，大麦冬、生地黄、全当归、甘草（生）、白芍（任老用赤芍）、五味子（任老加生晒人参、阿胶）。恢复期多在发病35天以后，症见全身倦怠，动则气短胸闷，心动悸，纳呆，心胸时有隐痛，自汗，颜面多见黄红白三色外现，舌淡红隐青，苔薄白，脉多见虚弦或沉虚、结、代之象。治以益气和中、养心和营为法。方用《伤寒大白》之生脉建中汤，生晒参、大麦冬、五味子、白芍（任老用赤芍）、桂枝、生甘草。

（2）厥心痛　厥心痛，病位在心，但由其他脏腑病变引发。现代临床在《内经》心痛分类的框架下，形成了较为系统的辨证论治体系。

①肾心痛：心与肾，精血互化，水火既济。若心肾阴阳互助互制的关系失常，则会相互影响，心肾同病。从病机而言，肾虚是导致肾心痛的主要原因，少阴经脉失调，是心脉阻滞的关键所在。因而，肾心痛的发作部位多与手足少阴经脉的分布相关，多可兼见肾虚之征象。根据《心痹标准》，肾心痛的临床表现为心痛彻背，背痛彻心，胸背拘急，畏寒肢冷，腰膝酸软，伛偻不伸，足跗下肿，舌体胖，质淡，或紫暗有瘀斑，苔白滑润，脉沉涩、细弱、弦紧、结代无力，或兼见口渴咽干，五心烦热，夜热盗汗，舌红苔少，或有裂纹，脉沉细小数，或虚大无力。《心痹标准》在《内经》论述基础上，证分阴阳，并补充了舌脉以示辨别。可见，肾心痛实为肾阴肾阳虚衰，水火不能相济，致使手足少阴经气失调、心阴心阳失于濡养温煦，心脉痹阻引起心痛的病证。其病位在心，病本在肾。

国医大师路志正规纳肾心痛辨治为肾气虚证，治宜补肾气、滋肾阴、壮肾阳，方用右归丸（熟地黄、山药、山茱萸、枸杞子、菟丝子、鹿角胶、杜仲、当归、肉桂、制附子）加生黄芪、人参、丹参、桃仁等益气活血之品；肾阴虚证，治宜壮水滋肾、清热降火，方用左归丸（熟地黄、山药、山茱萸、枸杞子、菟丝子、鹿角胶、龟甲胶、川牛膝）合知柏天地煎（知母、黄柏、天冬、生地黄）加减应用，适当加丹参、川芎、赤芍、桃仁、郁金等养血活血药物；肾阳虚证，治宜温肾壮阳、益气活血，方用金匮肾气丸（干地黄、山药、山茱萸、泽泻、茯苓、牡丹皮、桂枝、炮附子）合保元汤（人参、甘草、肉桂、黄芪、糯米）加减；属心肾阳衰、水气凌心者，选用真武汤、人参汤、五苓散等方加减；肾精虚证，治宜填补肾精、养血活血，方用还少丹（熟地黄、山药、牛膝、枸杞子、山茱萸、茯苓、杜仲、远志、五味子、楮实子、小茴香、巴戟天、肉苁蓉、石菖蒲）合四物汤（当归、川芎、白芍、熟地黄）加减；心肾不交证，治宜交通心肾、养血通络，方用黄连阿胶鸡子黄汤合交泰丸（黄连、肉桂）或天王补心丹（生地黄、五味子、当归、天冬、麦冬、柏子仁、酸枣仁、人参、玄参、丹参、茯苓、远志、桔梗、朱砂）；惊恐伤肾证，务使病人消除顾虑，避免情绪紧张及暗示性语言，再治以补益肾气、安神定志。方用茯神散（茯神、熟地黄、白芍、川芎、白茯苓、桔梗、远志、人参、大枣）酌加珍珠粉、琥珀粉、生龙齿、灵磁石等活血安神药。

②胃心痛：心与胃由经脉相连，《灵枢·经别》云："足阳明之正，上至髀……属胃，散之脾，上通于心。"《素问·平人气象论》云："胃之大络，名曰虚里，贯膈络肺，出于左乳下。"胃之大络属胃，上出左乳下心尖搏动处，将胃与心相互连接。故胃的功能异常可影响于心，导致心脉不利而为胃心痛。胃心痛病位在心，然由胃的病变引发。胃心痛的表现以心痛伴有胃气不和或胃气上逆之症为特征。根据《心痹标准》，胃心痛表现为胸腹胀满，心痛尤甚，食后加重，恶心欲呕，嗳气吞酸，舌质淡或晦滞，脉沉细小滑或沉迟，或胃中灼热隐痛，知饥纳少，舌红少津，脉细数无力。胃心痛可分成胃寒及胃阴虚两证。

胃心痛常见的证型、治法及方药：寒凝气滞证，治以温胃散寒、活血止痛，药用姜半夏、延胡索、川楝子、干姜、肉豆蔻、吴茱萸、川芎、薤白、瓜蒌、生薏苡仁、桃仁、杏仁、刀豆、柏子仁等；肝气犯胃证，治以疏肝理气、和胃止痛，药用柴胡、川芎、八月札、香附、延胡索、川楝子、枳实、炒白芍、黄连、半夏、瓜蒌等；食滞胃脘证，治以健脾和胃、消食导滞，药用炒枳实、炒莱菔子、厚朴、瓜蒌、薤白、槟榔、丹参、山楂、半夏、陈皮、焦三仙等；胃中虚寒证，治以温胃散寒，健脾益气，药用西洋参、竹节参、黄芪、薤白、高良姜、降香、干姜、桂枝、丹参、芍药、甘草、陈皮、半夏等；胃阴不足证，治以养阴益胃、清降虚热，药用太子参、沙参、麦冬、玉竹、白芍、女贞子、生地黄、怀牛膝、丹参、知母、黄连、桃仁、生石膏、川楝子等；湿热中阻证，治以和胃化浊、清利湿热，药用瓜蒌、石见穿、姜半夏、胆南星、炒枳实、决明子、川芎、虎杖、八月札、醋延胡索、土茯苓、石菖蒲、郁金、泽泻等。

③脾心痛：心和脾通过经脉相连，《灵枢·经脉》云："脾足太阴之脉……其支者，复从胃别上膈，注心中。"心为火脏主血，脾为土脏生气，脾得心阳温煦而健运，心得脾精方能主血。若脾失健运，或气血阴阳不足、心脉失养，或水湿痰浊阻滞、心脉不畅，可导致心痛的发生。脾心痛的临床表现，以心痛伴发脾失健运为特征。根据《心痹标准》，脾心痛表现为心痛剧烈，如刀割锥刺，胸闷气短，心中动悸，纳后脘胀，头晕恶心，倦怠乏力，肠鸣泄泻，素盛今瘦，舌淡而胖，苔白滑或厚腻，脉濡缓、细弱、结代无力或沉伏、弦滑，或兼见知饥不食，食后腹胀，消瘦乏力，唇干口燥，尿黄便结，舌红少苔，脉细数、结代。

脾心痛常见的证型、治法及方药：心脾两虚证，治以益气健脾、补血宁心，药用黄芪、太子参、白术、茯苓、木香、当归、酸枣仁、丹参、炒谷麦芽等；宗气痹乏证，治以补益宗气、健脾和胃，药用黄芪、人参、白术、茯苓、半夏、山药、木香、砂仁、丹参、炒枳壳、升麻等；脾虚湿困证，治以芳香化浊、和胃降逆，药用藿香、藿梗、荷梗、茯苓、苍术、白术、清半夏、厚朴花、杏仁、薏仁、枳实、生谷芽、生麦芽等；痰热壅阻证，治以清热涤痰、和胃降逆，药用清半夏、竹茹、茯苓、旋覆花、厚朴、枳实、杏仁、薏苡仁、黄连、石菖蒲、郁金等；脾胃虚寒证，治以温中祛寒、通阳散结，药用瓜蒌、半夏、干姜、桂枝、人参、白术、茯苓、高良姜、肉豆蔻等；肝气乘脾证，治以疏肝解郁、健脾通络，药用当归、白芍、柴胡、佛手、八月札、香附、木香、丹参、枳实、川芎等；脾肾阴虚证，治以滋阴补脾肾、养胃生津，药用太子参、麦冬、沙参、黄精、女贞子、旱莲草、生石膏、淡竹叶、焦栀子、川牛膝、柏子仁等。

④肝心痛：肝主疏泄，调畅气机，可促进心血的运行。若肝失疏泄，气机失调，可影响心脉气血的调畅，甚者心脉阻滞发为心痛。肝心痛的临床表现以心痛伴发肝经不利或肝功能失常为特征。根据《心痹标准》，肝心痛表现为心痛面青，两胁胀满，不得太息，情志不遂则心痛加重，脉弦、涩、结代，或滑数。或兼见头晕目涩，虚烦不寐，多梦易惊，爪甲不荣，月经不调，舌红少苔或无苔，脉弦细小数或结代。

肝心痛常见的证型、治法及方药：肝气郁结证，治以疏肝解郁法，方用柴胡疏肝散（《景岳全书》）加味，药用柴胡、枳壳（炒）、白芍、香附、川芎、甘草、郁金、延胡索、鸡血藤、茯神、石菖蒲等；肝气横逆证，治以抑木降逆法，方用化肝煎（《景岳全书》）加味，药用青皮、陈皮、白芍、牡丹皮、栀子、泽泻、贝母、蒲黄、五灵脂、木瓜、降香、甘草等；肝火上炎证，治以泄肝降逆法，用泻青丸（《小儿药证直诀》）合小陷胸汤（《伤寒论》），药用当归、川芎、冰片、栀子、大黄、羌活、防风、黄连、半夏、瓜蒌等；肝火夹痰证，治以清肝化痰法，用小陷胸汤（《伤寒论》）加味，药用全瓜蒌、半夏、黄连、青黛、石菖蒲、郁金、白僵蚕、天竺黄、胆南星、苏子等；肝风内动证，治以平肝潜阳息风法，用天麻钩藤饮（《杂病证治新义》）加减，药用天麻、钩藤、生石决明、川牛膝、桑寄生、杜仲、栀子、黄芩、益母草、茯神、夜交藤等；肝肾阴虚证，治以补肝益肾法，方用一贯煎（《续名医类案》）加味，药用生地黄、北沙参、枸杞子、麦冬、山茱萸、牡丹皮、当归、白芍、白蒺藜、丹参、白僵蚕、炙龟甲等；肝血不足证，治以滋补肝血、缓急止痛，方用补肝汤（《医宗金鉴·杂病心法》）合芍甘汤加减，药用当归、川芎、熟地黄、白芍、炒酸枣仁、丹参、西洋参、山茱萸、鸡血藤、炙甘草等；肝寒血凝证，治以暖肝散寒、温通止痛法，方如暖肝煎（《景岳全书》）加味，药用肉桂、小茴香、茯苓、乌梅、枸杞子、当归、沉香、生姜、白蒺藜、丹参等；胆火扰心证，治以清胆宁心，投以黄连温胆汤（《六因条辨》），药用半夏、陈皮、茯苓、甘草、枳实、竹茹、黄连、大枣，若兼气滞者，酌加延胡索、丹参等；胆气虚怯证，治以宁胆安神，方用宁胆汤（自拟方），药用茯神、胆南星、枳实、竹茹、熟地黄、白芍、磁石、龙齿、酸枣仁，酌加丹参、川芎、石菖蒲、夜交藤。

⑤肺心痛：肺与心由手少阴心经相连，《灵枢·经脉》云："心手少阴之脉，起于心中，出属心系……其直者，复从心系却上肺。"肺与心同居上焦，为"心之盖"（《素问·痿论》），为"相傅之官"（《素问·灵兰秘典论》），主气，助心行血。肺病则气不帅血，心脉不行，发为心痛。肺心痛的临床表现，以心痛伴咳喘等肺失宣降之象为特征。根据《心痹标准》，肺心痛表现为心痛喜卧，时轻时重，劳作痛甚，胸闷气急，咳喘时作，汗出恶风，甚至咳逆倚息不得卧，舌体胖大有齿痕，或舌质紫暗有瘀斑，脉细、滑、结代或浮大无力，或兼见干咳少痰，咯血失音，潮热盗汗，舌红少苔或无苔，脉细数结代。证分心肺气虚或肺阴虚证。

肺心痛常见的证型、治法及方药：肺气不足证，治以补肺益气通脉，药用黄芪、人参、升麻、当归、川芎、丹参、三七、檀香、延胡索、杏仁、桔梗、炙甘草等；寒邪袭肺证，治以温通胸阳、宣痹止痛，药用瓜蒌、薤白、半夏、制附子、川乌、川芎、高良姜、檀香、桂枝等；

痰湿阻肺证，治以宣肺化痰、通络宣痹，药用瓜蒌、薤白、郁金、陈皮、杏仁、丹参、川贝母、枳实、葶苈子等；肺闭腑实证，治以降气平喘、通腑降浊，药用苏子、白芥子、莱菔子、半夏、降香、陈皮、葶苈子、杏仁、浙贝母、茯苓、炒枳实等；痰热壅肺证，治以清化痰热、活血化瘀，药用瓜蒌、炒枳实、桑白皮、生石膏、鱼腥草、金银花、陈皮、半夏、天竺黄、石菖蒲、郁金等；肺肾气虚证，治以补肺益肾、清降虚热，药用人参、冬虫夏草、胡桃肉、蛤蚧、枸杞子、五味子、川牛膝、山茱萸、丹参、益智仁等。

【病案举隅】

1. 真心痛案 薛某，女，75岁。患者心前区绞痛突然发作历1小时，头晕，随即昏倒，面色苍白，神志不清，小便自遗，冷汗湿衣，四肢厥冷。血压70/60mmHg；心电图示急性下壁心肌梗死，脉细欲绝，舌淡苔薄白。证属心阳不振，血行失常，厥脱重证，危在旦夕，急拟参附龙牡汤回阳救逆，配合西药共同抢救。

红参15g，熟附片15g，山萸肉18g，全瓜蒌12g，薤白头6g，当归18g，红花6g，降香4.5g，龙骨、牡蛎各30g。

二诊：胸痛已除，血压未稳定，汗出减少，四肢转温，胃脘痞满不舒，脉细，舌质暗，苔灰腻。高龄心阳心气两亏，湿瘀痹阻，再拟温通心阳而化湿瘀。

红参15g，熟附片15g，山萸肉18g，川厚朴6g，枳实15g，制半夏9g，当归18g，红花6g，焦山楂9g，焦神曲9g，稍加减服4剂。

三诊：左胸稍闷无痛，寐安，纳减，二便如常，脉细，舌转稍红。心脏损伤渐复，血行仍未通畅，再拟养心活血。

党参12g，麦冬12g，五味子4.5g，全瓜蒌9g，薤白头6g，丹参15g，当归15g，炒枣仁9g，郁金9g，茺蔚子9g，稍加减20余剂出院（《张伯臾医案·真心痛案》）。

2. 肾心痛案 吴某，男，59岁，1994年7月29日初诊。患者原有冠心病、不稳定型心绞痛8年，失眠、阳痿5年余。每年因心绞痛反复发作住院治疗。本年6月24日患者出院后，坚持服用消心痛等药物，但病情如故。近2月发作次数逐日频繁，发作时服用硝酸甘油、消心痛尚能缓解。但不能根除，遂来求治。就诊时见胸闷气短，胸膺刺痛，固定不移，有时突然发作，胸痛彻背，心痛如绞，心悸不宁，肢冷汗出，昼轻夜甚，面色㿠白，少气懒言，夜寐不安或不寐，唇甲色暗，手足麻木，腰酸膝软，尿频量少，大便不成形，下肢轻度浮肿，舌质紫暗，边有瘀点，苔薄白，脉左沉细小数，右沉细小滑，尺部弱。血压158/98mmHg；心电图示心房纤颤，呈心肌缺血型ST-T改变。四诊合参，诊为厥心痛之肾心痛，治宜温肾阳、益心气。

予自拟肾心痛方。淡附子6g，淫羊藿15g，肉苁蓉10g，熟地黄12g，紫丹参15g，太子参12g，白术12g，茯苓20g，芍药12g，麦冬10g，五味子4g，生牡蛎20g。

一二煎药汁混合，频频温服。发作时即刻温服。忌辛辣刺激、肥腻及不易消化食物。经2月余治疗，胸膺疼痛消失，偶有心悸，四肢欠温，舌质暗，苔薄白，脉沉细小数。根据古人"命门动气为生生不息之根"的理论，既见效机。守原方再调治月余，肾心痛之症状完全消失，未再发作，失眠及阳痿亦随之恢复如常。［杨丽苏，路志正.路志正从肾论治心痛的经验.安徽中医临床杂志，1998，10（5）：299–300.］

3. 胃心痛案 巴某，男，54岁，蒙古族干部，1974年3月初诊。冠心病心绞痛发作频繁，胸闷气短，呃逆腹胀，痛时呕恶较剧，口苦，病人主要以憋气、腹胀、呕恶为苦，大便少而不爽，舌苔薄黄根腻，脉滑略数。根据其症状、舌苔、脉象，以及体态丰腴的特点，以胃心痛论治。用橘枳姜和半夏泻心汤治疗6个月后，症情平稳，心电图也有明显改善。患者于1975年3月回内蒙古工作，1980年4月再次来北京检查，情况良好。[李天太.宋孝志老中医治疗冠心病心绞痛的经验.中医教育，1996，15（2）：39-40.]

4. 脾心痛案 谭（三五）心痛引背，口涌清涎，肢冷，气塞脘中。此为脾厥心痛，在络脉，例用辛香。脾寒厥。

高良姜，片姜黄，生茅术，公丁香柄，草果仁，厚朴。

厥心痛一证，古人辨论者，多且精矣，兹不复赘。但厥心痛与胃脘痛情状似一，而证实有别。世人因《内经》胃脘当心而痛一语，往往混而视之，不知厥心痛为五脏之气，厥而入心胞络，而胃实与焉，则心痛与胃痛，不得不各分一门。

脾厥心痛者，用良姜、姜黄、茅术、丁香、草果、厚朴治之。以其脾寒气厥，病在脉络。为之辛香以开通也……方案虽未全备，然其审病之因，制方之巧，无不一一破的。果能举一反三，其义宁有尽乎（《临证指南医案·心痛》）。

5. 肝心痛案 简某，男，56岁，干部，1990年3月12日初诊。患者出现发作性胸闷胸痛已5年，经某医院诊为"冠心病""心绞痛"。今晨因事未从心愿而急躁恚怒，突觉胸膺憋闷疼痛，心慌，头晕头痛，左半身麻木，大便干燥。舌质红，苔稍黄，脉弦数。查心电图提示心率94次/分，S-T段下移，T_{V_3}倒置。β脂蛋白3.7mmol/L，胆固醇21.4mmol/L。血压170/110mmHg。确诊为冠心病（心绞痛），高血压病。中医辨证为肝心痛，为肝阳暴张，虚风内动所致。治以平肝潜阳、凉肝息风。以天麻钩藤饮加减。

天麻10g，钩藤15g，僵蚕10g，生石决明30g，珍珠母30g，栀子6g，天竺黄10g，益母草9g，生大黄6g，牛膝10g，茯神10g。

服药3剂，发作次数减少，左半身恢复正常，血压150/100mmHg。上方去生大黄、珍珠母；加降香6g，石菖蒲9g，连服6剂。心痛发作得到控制，血压140/90mmHg，改用疏肝理气、活血通脉法。药用：柴胡10g，当归10g，桃仁10g，制香3g，制没药3g，丹参15g，全瓜蒌15g，降香6g，白僵蚕9g，石菖蒲6g，郁金10g。后以上方随症加减，选用天麻、土鳖虫、地龙、枳实、沉香等，续服30余剂，自觉已无异常，心电图大致正常。[路志正.肝心痛证治.北京中医杂志，1994，（1）：17-20.]

6. 肺心痛案 某男，51岁，2000年9月1日初诊。其患高血压病10年，冠心病5年，心前区闷痛加重半月，每日发作2～3次，每次持续5～10分钟，同时伴咳吐白痰、咽部窒塞、呼吸欠畅，舌质暗红，脉弦。心电图示Ⅱ、Ⅲ、aVF导联ST段下移0.15mV，V4～V6导联T波低平。服用速效救心丸等疗效不著，遂来求诊。综合脉症，辨证为肺气不宣，心脉壅滞。

前胡12g，炒杏仁12g，茯苓15g，瓜蒌皮30g，丹参15g，醋延胡索15g，赤芍12g，川芎15g，半夏12g，甘草6g。6剂，日1剂，水煎服。

二诊：心痛程度较前减轻，持续时间缩短，胸闷及咽部窒塞感明显缓解。嘱患者继上方再进6剂。

三诊：心痛已不再发作，诸症基本消失，复查心电图恢复正常，以通宣理肺丸、复方丹参滴丸调理善后，以防复发。[袁成民，魏陵博，尉小慧.丁书文从五脏论治心痛经验.山东中医

杂志，2003，22（4）：237-239.]

【内经原文】

有积气在中，时害于食，名曰心痹，得之外疾，思虑而心虚，故邪从之。

《素问·五藏生成》

涩则心痛。

《素问·脉要精微论》

心病者，胸中痛，胁支满，胁下痛，膺背肩胛间痛，两臂内痛，虚则胸腹大，胁下与腰相引而痛。取其经，少阴太阳，舌下血者。其变病，刺郄中血者。

《素问·藏气法时论》

心热病者，先不乐，数日乃热，热争则卒心痛，烦闷善呕，头痛面赤无汗，壬癸甚，丙丁大汗，气逆则壬癸死，刺手少阴太阳。

《素问·刺热》

心咳之状，咳则心痛，喉中介介如梗状，甚则咽肿喉痹。

《素问·咳论》

帝曰：其痛……或心与背相引而痛者……寒气客于背俞之脉则脉泣，脉泣则血虚，血虚则痛，其俞注于心，故相引而痛，按之则热气至，热气至则则痛止矣。

《素问·举痛论》

少阴之厥，则口干溺赤，腹满心痛。

太阴厥逆，胻急挛，心痛引腹，治主病者。

手心主少阴厥逆，心痛引喉，身热。死不可治。

《素问·厥论》

病有浮沉，刺有浅深，各至其理，无过其道。过之则内伤……刺肉无伤脉，脉伤则内动心，心动则夏病心痛。

《素问·刺要论》

邪客于足少阴之络，令人卒心痛暴胀，胸胁肢满，无积者，刺然骨之前出血，如食顷而已，不已，左取右，右取左，病新发者，取五日已。

《素问·缪刺论》

夫病传者，心病先心痛，一日而咳，三日胁支痛，五日闭塞不通，身痛体重，三日不已死，冬夜半，夏日中。

《素问·标本病传论》

岁水太过，寒气流行，邪害心火。民病身热烦心躁悸，阴厥上下中寒，谵妄心痛，寒气早至。

岁火不及，寒乃大行……则阳气不化……民病胸中痛，胁支满，两胁痛，膺背肩胛间及两臂内痛，郁冒朦昧，心痛暴喑，胸腹大，胁下与腰背相引而痛，甚则屈不能伸，髋髀如别。

岁金不及，炎火乃行……民病肩背瞀重，鼽嚏血便注下……阴厥且格，阳反上行，头脑户痛，延及囟顶发热……民病口疮，甚则心痛。

《素问·气交变大论》

少阳司天，火气下临，肺气上从……大暑以行，咳嚏鼽衄鼻窒，日疡，寒热胕肿……心痛

NOTE

胃脘痛，厥逆鬲不通，其主暴速。

阳明司天，燥气下临，肝气上从……胁痛目赤，掉振鼓栗，筋痿不能久立。暴热至，土乃暑，阳气郁发，小便变，寒热如疟，甚则心痛。

太阳司天，寒气下临，心气上从……心热烦，嗌干善渴，鼽嚏，喜悲数欠，热气妄行……善忘，甚则心痛……中满不食，皮㿛肉苛，筋脉不利，甚则胕肿身后痈。

《素问·五常政大论》

凡此阳明司天之政……四之气，寒雨降。病暴仆，振栗谵妄，少气嗌干引饮，及为心痛痈肿疮疡疟寒之疾，骨痿血便。

少阳之政……寅申之纪也……其运暑……其病上热郁血溢血泄心痛。

凡此少阳司天之政……终之气……其病关闭不禁，心痛，阳气不藏而咳。

凡此少阴司天之政……民病咳喘，血溢血泄鼽嚏，目赤眦疡，寒厥入胃，心痛腰痛，腹大嗌干肿上……民病气厥心痛，寒热更作，咳喘目赤。

五运之气……土郁之发……故民病心腹胀，肠鸣而为数后，甚则心痛胁䐜，呕吐霍乱，饮发注下，胕肿身重……水郁之发，阳气乃辟，阴气暴举，大寒乃至……故民病寒客心痛，腰脽痛，大关节不利，屈伸不便，善厥逆，痞坚腹满。

《素问·六元正纪大论》

岁厥阴在泉，风淫所胜……民病洒洒振寒，善伸数欠，心痛支满，两胁里急，饮食不下，鬲咽不通，食则呕，腹胀善噫，得后与气，则快然如衰，身体皆重。

岁太阴在泉……民病饮积，心痛，耳聋浑浑焞焞，嗌肿喉痹，阴病血见，少腹痛肿，不得小便，病冲头痛，目似脱，项似拔，腰似折，髀不可以回，腘如结，腨如别。

岁阳明在泉……民病喜呕，呕有苦，善太息，心胁痛不能反侧，甚则嗌干面尘，身无膏泽，足外反热。

岁太阳在泉……民病少腹控睾，引腰脊，上冲心痛，血见，嗌痛颔肿。

少阴司天，热淫所胜……民病胸中烦热，嗌干，右胠满，皮肤痛，寒热咳喘，大雨且至，唾血血泄，鼽衄嚏呕，溺色变，甚则疮疡胕肿，肩背臂臑及缺盆中痛，心痛肺䐜，腹大满，膨膨而喘咳，病本于肺。尺泽绝，死不治。

阳明司天，燥淫所胜……民病左胠胁痛，寒清于中，感而疟，大凉革候，咳，腹中鸣，注泄鹜溏……心胁暴痛，不可反侧，嗌干面尘腰痛，丈夫㿗疝，妇人少腹痛，目昧眦，疡疮痤痈，蛰虫来见，病本于肝。太冲绝，死不治。

太阳司天……发为痈疡，民病厥心痛，呕血血泄鼽衄，善悲时眩仆……胸腹满，手热肘挛掖肿，心淡淡大动，胸胁胃脘不安，面赤目黄，善噫嗌干，甚则色炲，渴而欲饮，病本于心。神门绝，死不治。

太阴之胜，火气内郁，疮疡于中，流散于外，病在胠胁，甚则心痛热格，头痛喉痹项强，独胜则湿气内郁，寒迫下焦，痛留顶，互引眉间，胃满……少腹满，腰脽重强，内不便，善注泄，足下温，头重足胫胕肿，饮发于中，胕肿于上。

少阳之胜，热客于胃，烦心心痛，目赤欲呕，呕酸善饥，耳痛溺赤，善惊谵妄，暴热消烁……少腹痛，下沃赤白。

太阳之胜，凝栗且至……痔疟发，寒厥入胃，则内生心痛，阴中乃疡，隐曲不利。

厥阴之复，少腹坚满，里急暴痛……厥心痛，汗发呕吐，饮食不入，入而复出，筋骨掉眩清厥，甚则入脾，食痹而吐。冲阳绝，死不治。

少阴之复，燠热内作，烦躁鼽嚏……咳，皮肤痛，暴喑心痛，郁冒不知人。

阳明之复……病生胠胁，气归于左，善太息，甚则心痛否满，腹胀而泄，呕苦咳哕烦心，病在鬲中头痛，甚则入肝，惊骇筋挛。太冲绝，死不治。

太阳之复……心胃生寒，胸膈不利，心痛否满，头痛善悲，时眩仆，食减，腰脽反痛，屈伸不便，地裂冰坚，阳光不治，少腹控睾，引腰脊，上冲心，唾出清水，及为哕噫，甚则入心，善忘善悲。神门绝，死不治。

少阴在泉，客胜则腰痛，尻股膝髀腨胻足病，瞀热以酸，胕肿不能久立，溲便变；主胜则厥气上行，心痛发热，鬲中，众痹皆作，发于胠胁，魄汗不藏，四逆而起。

少阳在泉，客胜则腰腹痛而反恶寒，甚则下白溺白；主胜则热反上行而客于心，心痛发热，格中而呕。

《素问·至真要大论》

岐伯曰：臣请言五藏之病变也。心脉急甚者为瘈疭；征急为心痛引背，食不下。

《灵枢·邪气藏府病形》

心手少阴之脉，起于心中，出属心系……复从心系却上肺，下出腋下，下循臑内后廉，行太阴心主之后，下肘内，循臂内后廉……是动则病嗌干心痛，渴而欲饮，是为臂厥。是主心所生病者，目黄胁痛，臑臂内后廉痛厥，掌中热痛。为此诸病，盛则泻之，虚则补之，热则疾之，寒则留之，陷下则灸之，不盛不虚，以经取之。盛者寸口大再倍于人迎，虚者寸口反小于人迎也。

肾足少阴之脉……是动则病饥不欲食，面如漆柴，咳唾则有血，喝喝而喘，坐而欲起，目䀮䀮如无所见，心如悬若饥状，气不足则善恐，心惕惕如人将捕之，是为骨厥。是主肾所生病者，口热舌干，咽肿上气，嗌干及痛，烦心心痛，黄疸肠澼，脊股内后廉痛，痿厥嗜卧，足下热而痛。

心主手厥阴心包络之脉……是动则病手心热，臂肘挛急，腋肿，甚则胸胁支满，心中憺憺大动，面赤目黄，喜笑不休。是主脉所生病者，烦心心痛，掌中热。为此诸病，盛则泻之，虚则补之，热则疾之，寒则留之，陷下则灸之，不盛不虚，以经取之。

手心主之别，名曰内关，去腕二寸，出于两筋之间，循经以上系于心，包络心系。实则心痛，虚则为头强，取之两筋间也。

《灵枢·经脉》

邪在心，则病心痛喜悲，时眩仆，视有余不足而调之其输也。

《灵枢·五邪》

热病……喉痹舌卷，口中干，烦心心痛，臂内廉痛，不可及头，取手小指次指爪甲下，去端如韭叶。

《灵枢·热病》

厥心痛，与背相控，善瘈，如从后触其心，伛偻者，肾心痛也，先取京骨、昆仑，发狂不已，取然谷。厥心痛，腹胀胸满，心尤痛甚，胃心痛也，取之大都、大白。厥心痛，痛如以锥针刺其心，心痛甚者，脾心痛也，取之然谷、太溪。厥心痛，色苍苍如死状，终日不得太息，肝心痛也，取之行间、太冲。厥心痛，卧若徒居，心痛间，动作痛益甚，色不变，肺心痛也，取之鱼际、太渊。真心痛，手足清至节，心痛甚，旦发夕死，夕发旦死。心痛不可刺者，中有盛聚，不可取于腧。

《灵枢·厥病》

心痛引腰脊，欲呕，取足少阴。心痛，腹胀啬啬然，大便不利，取足太阴。心痛引背不得息，刺足少阴；不已，取手少阳。心痛引小腹满，上下无常处，便溲难，刺足厥阴。心痛，但短气不足以息，刺手太阴。心痛，当九节刺之，按已刺按之，立已；不已，上下求之，得之立已。

《灵枢·杂病》

第二十五章　胁痛类

胁痛是指以一侧或两侧胁肋部疼痛为主要表现的病证。《内经》中对其虽无专篇论述，但却有着"胁痛""胁下痛""季胁痛""胠胁疼痛"等多个相近的称谓，并对其病因病机、证候和治疗等有着较为详细的论述。

【病证概论】

1. 胁痛的病因病机　在《内经》之前的古籍中，胁痛多作为一个简单的症状出现。然《内经》明确指出了胁痛发生的基本病机在于邪气侵犯和留滞肝胆或其经脉，导致气机阻滞不通或气滞血瘀，不通则痛。就病因而言，本病主要涉及外邪侵袭、情志内伤、跌仆瘀血和胆病胁痛等。

（1）外邪侵袭　外感胁痛多因脏腑素虚，感邪后不解，邪气传入厥阴所致，如《素问·举痛论》指出："寒气客于厥阴之脉……故胁肋与少腹相引痛矣。"即寒邪客于经脉引起的胁痛；《素问·刺热论》指出："肝热病者，小便先黄……胁满痛，手足燥，不得卧。"即湿热之邪客于经脉引起的胁痛。《素问·至真要大论》指出："燥淫所胜……民病左胠胁痛"指出了燥邪可引起胁痛。

（2）情志内伤　肝乃将军之官，主调畅气机，若情志内伤如郁闷伤肝或忧思积虑肝胆气机壅滞，疏泄失调，经气郁结导致胁痛。《灵枢·邪气藏府病形》云："若有所大怒，气上而不下，积于胁下则伤肝。"

（3）跌仆瘀血　凡跌仆闪挫，强力负重，气滞日久成结，血滞日久成瘀，"恶血必归于肝"，瘀阻肝之经脉导致胁痛。如《灵枢·五邪》所言："邪在肝，则两胁中痛……恶血在内。"

（4）胆病胁痛　《内经》认为，各种原因引起的胆腑病变亦是导致胁痛的原因之一，如《灵枢·胀论》言："胆胀者，胁下痛胀，口中苦，善太息。"

对于胁痛一证，《内经》虽没有明确提出虚证作痛，但在《素问·举痛论》中已有将疼痛基本病机分为虚实的经典论述，为后世认识虚证胁痛提供借鉴。

2. 胁痛的证候　《内经》对胁痛有30多种不同的表述形式，分别体现了不同的临床意义。对其证候，包括疼痛的部位、性质、程度、牵引部位、兼症等，也做出了非常丰富而详细的描述。

（1）根据疼痛部位　胸胁痛、胁下痛、心胁痛、右胁下痛、两胁下痛、胁痛、左胠胁痛、胠胁痛、两胁中痛等均是对疼痛部位的描述，常提示病变脏腑的不同。如左胁疼痛提示病变在肝，右胁部疼痛提示病变在脾；右胠满，病在肺，左胠胁痛，病在大肠；左胁痛有块为肝积，右胁痛有块为肺积。

（2）根据疼痛特点　胁满痛、胁支满痛、胁痛支满、胁下痛胀、支痛、胁支痛、两胁支痛、心胁暴痛、胸胁暴痛等均是对疼痛特点的描述，常提示病性、病势的差异。如满痛、支痛、胀痛提示气滞；暴痛提示发病急骤。

（3）根据伴随兼证　胁痛而吐、胁痛出食、心胁痛不能反侧、胁痛不得息等均是对胁痛伴随兼证的描述，常提示病变脏腑及病机的差异。如胁痛出食、胁痛而吐提示肝气犯胃；胁痛不得息提示木火刑金。

（4）根据牵引部位　胁下与腰相引而痛、两胁下痛引少腹、胁肋与少腹相引痛、胁络季胁引少腹而痛胀、胁下与腰背相引而痛、两胁下少腹痛、胁引季胁而痛、胁下满而痛引小腹、两胁满且痛引少腹、下引少腹等均是对胁痛牵引部位的描述，常提示病位的差别。如胁下与腰相引而痛提示心部病变影响胁部；两胁下痛引少腹提示病在肝胆；胁络季胁引少腹而痛提示病变在脾。

3. 胁痛的治疗　《内经》之前的医籍中未见专门论治胁痛的相关记载，《内经》虽然阐发了胁痛的基本病机，但对其治疗原则和方法的相关记载较少，在治疗上主要限于针刺和按摩等手段。

【临证指要】

从病因辨识胁痛，是《内经》给后人的启示。

辨证论治为中医学的基本特点之一，一般认为其源于张仲景的《伤寒杂病论》。《内经》在对胁痛的辨识上，就已经非常注重从病因辨析的角度入手，而辨证论治的精髓，正在于辨证求因、审因论治。《内经》在这方面的理论与实践，可看作是辨证论治思维的导源，更为后世对胁痛的辨治奠定了重要的基础。

（1）肝热胁痛　胁痛属肝热者，常兼见身热、小便黄赤、手足躁动，甚至狂言谵语等症。《素问·刺热》描述为："肝热病者……热争则狂言及惊，胁满痛，手足躁，不得安卧。"《素问·刺热》言："热病先胸胁痛，手足躁，刺足少阳，补足太阴，病甚者为五十九刺。"提出了治疗当以刺足厥阴、少阳，补足太阴为原则。具体可取足厥阴肝经之期门、行间等穴以疏肝清热；取足少阳胆经之阳陵泉助泄肝热；取足太阴脾经之三阴交、阴陵泉健脾扶土。

（2）寒气胁痛　胁痛属寒凝者，常兼见痛引少腹、小便清长、遇寒加重等症。相较于热邪，《内经》对寒邪导致胁痛给予了更多的重视，如《素问·举痛论》言："寒气客于厥阴之脉，厥阴之脉者，络阴器，系于肝，寒气客于脉中，则血泣脉急，故胁肋与少腹相引痛矣。"认为寒邪侵犯足厥阴肝经导致寒凝肝脉是引起胁痛的重要原因，治疗可用暖肝煎加减以暖肝散寒止痛。

（3）燥气胁痛　胁痛属燥盛者，常兼见五窍干燥、皮肤干燥、大便干、目赤等症。因燥气属金，为敛降肃杀之气，木之所畏，故燥盛则病在肝，表现为胁痛、目赤等，即《素问·五常政大论》所言："阳明司天，燥气下临，肝气上从……胁痛目赤。"燥邪伤肝，既可化热化火成实，也可伤阴耗液致虚。前者治疗可用大柴胡汤加减；兼见肝阴不足者，可加用一贯煎或大补阴丸。

（4）肝气胁痛　胁痛属肝郁者，常兼见胁部胀痛、胸闷纳呆、烦躁易怒等症。《素问·藏气法时论》言："肝病者，两胁下痛引少腹，令人善怒。"因肝主疏泄，喜条达而恶抑郁，情志抑郁、悲哀恼怒，皆可导致肝气不疏，不通则痛。各种内外因素所致胁痛，根本亦是影响肝气疏泄功能，治疗可用柴胡疏肝散、逍遥散等加减以疏肝理气。

（5）瘀血胁痛　胁痛属瘀阻者，常以疼痛持久、刺痛固定、入夜尤甚为特点。《灵枢·五邪》言："邪在肝，则两胁中痛，寒中，恶血在内，行善掣节，时脚肿，取之行间以引胁下，补三里以温胃中，取血脉以散恶血，取耳间青脉以去其掣。"既指出了"恶血在内"的病机，又提出针刺治疗应"取血脉以散恶血"，取行间穴以调气机。另可用血府逐瘀汤以活血行气。

（6）胆病胁痛　胁痛属胆病者，常兼见胸胁胀痛、胸闷纳呆、恶心呕吐、目黄等胆经郁热或湿热的表现。因肝胆互为表里，足少阳经和足厥阴经相互络属，故胆经经气不利，亦可导致胁痛，如《素问·缪刺论》言："邪客于足少阳之络，令人胁痛不得息。"治疗可用大柴胡汤、龙胆泻肝汤等以疏肝利胆。

【病案举隅】

1. 阴虚胁痛案　马某，男，38岁。患者自述有肝病病史10年，肝胁隐痛夹胀年余，肝功能检查一直异常，劳累后，胁痛加剧，休息后好转，伴头晕耳鸣、腰膝酸软、阳事不举、纳食不香、夜寐不安。诊见面部两颧、鼻准部隐现血丝缕缕，形瘦面青紫，肝胁下扪及2指，脾胁下扪及1指，肝脾质地均偏硬，B超回声增强、增粗。舌质暗红、少苔，脉弦细带涩，曾去沪、杭等地多处求治，中西药屡治未效，患者忧心忡忡，情绪更低，肝气更郁，此证显属虚痛，但证见寒热夹杂，虚中夹实，阴阳失衡，当于敛肝舒脾、补养肝阴、养血柔肝的同时兼顾健脾益胃、扶土抑肝，此所谓肝病治本之法，方选"滑氏补肝散（汤剂）"。

炒枣仁、生白术、制首乌各20g，熟地黄、山萸肉、怀山药、当归各10g，川芎、木瓜、独活、五味子各3g，日1剂，水煎服。

患者服药5剂，胁痛并诸症消失，嘱其正常上班工作，续投消症复肝丸，服2月复查肝功能全部正常，再守服4月，B超回声全部正常，肝胁下、脾胁下均已回缩至稍有扪及，眠、食、精神、体力一切正常。追访5年无复发。［邱志济，邱江东，邱江峰.朱良春治疗肝病顽固胁痛的廉验特色发挥.辽宁中医杂志，2004，31（11）：892-893.］

2. 血虚胁痛案　薛立斋治一妇人，饮食后因怒患疟，呕吐，用藿香正气散，二剂而愈。后复怒，吐痰甚多，狂言热炽，胸胁胀痛，手按少止，脉洪大无伦，按之微细。此属肝脾二经血虚，以加味逍遥散加熟地黄、川芎，二剂脉证顿退。再用十全大补而安。此证若用疏通之剂，是犯虚虚之戒矣（《肝胆病古今名家验案全析》）。

3. 寒凝胁痛案　寿四郎右胁痛，小便赤少，脉少弦不数。此内有久积痰饮，因为外感风寒所遏，不能宣散，所以作痛。以龙荟丸三十五粒，细嚼姜皮，以热汤下。服后胁痛已安，小便尚赤少。再与白术三钱，陈皮、白芍各二钱，木通一钱，半条芩一钱，甘草五分，姜三片，煎热饮之。龙荟丸方出《沈氏尊生书》，为清泻肝火而设。本案患者病在肝而热不甚，故虽用其方，却以服法制其寒凉。细嚼姜皮，并以热汤服下，则其苦寒之性稍折（《肝胆病古今名家验案全析》）。

4. 燥邪胁痛案　蔚兄来诊云：病初右胁刺痛，皮肤如烙，渐致大便闭结，坐卧不安，每便努挣，痛剧难耐，理气清火、养血润肠，药皆不应。切脉弦急欠柔，谓曰易治耳，一剂可愈。蔚兄云：吾病日久，诸药无灵，何言易治？予曰：此乃燥证。肺苦燥，其脉行于右，与大肠相表里，方书论胁痛以左属肝，右属肺，今痛在右胁而便闭结，肺病显然。但肝虽位于左，而其脉索于两胁，内经言邪在肝，则两胁中痛。今痛虽在右胁，不得谓其专属肺病已也。夫金制木，忧伤肺，金失其刚，转而为柔，致令木失其柔，转而为刚，辛香益助其刚，苦寒愈资其燥，润肠养血，缓不济急。订方用瓜蒌一枚，甘草二钱，红花五分。蔚兄见方称奇，乃询所以。予曰：方出《赤水元珠》。夫瓜蒌柔而润下，能治插胁之痛，合之甘草缓中濡燥，稍入红花，流通血脉，肝柔肺润，效可必矣。服药便通痛减，能以定卧，随服复渣，微溏两次，其痛如失（《杏轩医案》）。

5. 肝气胁痛案 徐某，女，35 岁，2011 年 11 月 24 日就诊。患者前日情志不舒后出现两胁肋针刺样疼痛，常欲蹈其胸口。刻下症见两胁肋刺痛，纳差，大便不成形，舌质边暗、舌胖有齿痕，苔薄白，脉弦。中医诊断为胁痛。辨证为肝气瘀滞。治益疏肝理气止痛。予旋覆花汤加减。

旋覆花 20g，茜草 30g，香附 10g，玫瑰花 15g，代代花 15g，川楝子 15g，郁金 15g，延胡索 20g，炒蒲黄 20g，厚朴 15g，佛手 6g，葱白 2 段。日 1 剂，水煎取汁 300mL，分早晚 2 次口服。

患者服用 3 剂后胁痛消失，仍纳差，大便不成形，舌略暗，舌胖有齿痕，苔薄白，脉滑。原方去旋覆花、葱白，加炒白术 20g，生黄芪 20g，茯苓 15g 补气健脾利湿，续服 3 剂而愈。［纪璇，王耀光.王耀光教授临床验案举隅.长春中医药大学学报，2013，29（1）：79-80.］

6. 瘀血胁痛案 虞天民治一人，年四十余，因骑马跌仆，次年左胁胀痛，医与小柴胡汤加青皮、龙胆等药，不效。诊其脉，左手寸尺皆弦数而涩，关脉芤而急数，右三部惟数而虚，虞曰："明是死血证。"用抵当丸一剂，下黑血二升许，后以四物汤加减，调理而安（《肝胆病古今名家验案全析》）。

7. 少阳胁痛案 患者，男，40 岁，农民，1994 年 8 月 28 日就诊。患者于 8 月 20 日晚发热恶寒，头痛，四肢酸痛，至第四天转为寒热往来，热多寒少，两胁胀痛，双期门穴有压痛，呻吟不安，胸闷心烦，咳嗽多痰，口苦而渴，小便黄，舌质红，苔黄滑，脉弦滑数。证属邪居少阳，痰热内阻；法宜和解清热、疏肝散结。用小柴胡汤去陈皮，加半夏、郁金、杏仁各 9g，全瓜蒌 15g，服 3 剂，胁痛止，寒热罢，但仍咳嗽吐痰，胸脘闷满，饮食乏味，口干，苔黄滑，脉滑，证为痰热未尽，肺胃不和。法宜清热化痰、肃肺健胃，用止嗽散加瓜蒌皮、贝母、建曲、茯苓各 10g，服 3 剂而安。［高文武.胁痛辨治经验.中华中西医杂志.2004，5（9）：34-35.］

【内经原文】

今风寒客于人……弗治，病入舍于肺，名曰肺痹，发咳上气。弗治，肺即传而行之肝，病名曰肝痹，一名曰厥，胁痛出食，当是之时，可按若刺耳。

《素问·玉机真藏论》

肝病者，两胁下痛引少腹，令人善怒，虚则目䀮䀮无所见，耳无所闻，善恐如人将捕之，取其经，厥阴与少阳，气逆，则头痛耳聋不聪颊肿。取血者。心病者，胸中痛，胁支满，胁下痛，膺背肩胛间痛，两臂内痛，虚则胸腹大，胁下与腰相引而痛，取其经，少阴太阳，舌下血者。其变病，刺郄中血者。

《素问·藏气法时论》

伤寒一日，巨阳受之……三日少阳受之，少阳主胆，其脉循胁络于耳，故胸胁痛而耳聋。

《素问·热论》

肝热病者，小便先黄，腹痛多卧身热，热争则狂言及惊，胁满痛，手足躁，不得安卧，庚辛甚，甲乙大汗，气逆则庚辛死，刺足厥阴少阳，其逆则头痛员员，脉引冲头也。

《素问·刺热》

　　热病先胸胁痛，手足躁，刺足少阳，补足太阴，病甚者为五十九刺。……热病先眩冒而热，胸胁满，刺足少阴少阳。

《素问·刺热》

　　热病气穴：三椎下间主胸中热，四椎下间主鬲中热，五椎下间主肝热，六椎下间主脾热，七椎下间主肾热，荣在骶也。项上三椎，陷者中也。颊下逆颧为大瘕，下牙车为腹满，颧后为胁痛。

《素问·刺热》

　　肝咳之状，咳则两胁下痛，甚则不可以转，转则两胠下满。脾咳之状，咳则右胁下痛阴阴引肩背，甚则不可以动，动则咳剧。

《素问·咳论》

　　寒气客于厥阴之脉……则血泣脉急，故胁肋与少腹相引痛矣。

《素问·举痛论》

　　愿闻六经脉之厥状病能也。岐伯曰：……少阳之厥，则暴聋颊肿而热，胁痛，胻不可以运。

《素问·厥论》

　　少阳所谓心胁痛者，言少阳盛也，盛者心之所表也，九月阳气尽而阴气盛，故心胁痛也。

《素问·脉解》

　　邪客于足少阳之络，令人胁痛不得息，咳而汗出，刺足小指次指爪甲上，与肉交者各一痏。

《素问·缪刺论》

　　岁木太过，风气流行，脾土受邪。民病飧泄食减，体重烦冤，肠鸣腹支满，上应岁星。甚则忽忽善怒，眩冒巅疾。……反胁痛而吐甚，冲阳绝者死不治，上应太白星。

　　岁火太过，炎暑流行，肺金受邪。民病疟，少气咳喘，血溢血泄注下，嗌燥耳聋，中热肩背热……甚则胸中痛，胁支满胁痛，膺背肩胛间痛，两臂内痛，身热骨痛而为浸淫。

　　岁金太过，燥气流行，肝木受邪。民病两胁下少腹痛，目赤痛眦疡，耳无所闻。肃杀而甚，则体重烦冤，胸痛引背，两胁满且痛引少腹，上应太白星。

《素问·气交变大论》

　　阳明司天，燥气下临，肝气上从……胁痛目赤，掉振鼓栗，筋痿不能久立。……少阴司天，热气下临，肺气上从……喘呕寒热，嚏鼽衄鼻窒……甚则疮疡燔灼……胁痛善太息。

《素问·五常政大论》

　　土郁之发……故民病心腹胀，肠鸣而为数后，甚则心痛胁膜，呕吐霍乱，饮发注下，胕肿身重。云奔雨府，霞拥朝阳，山泽埃昏，其乃发也，以其四气。云横天山，浮游生灭，怫之先兆。金郁之发……故民病咳逆，心胁满引少腹，善暴痛，不可反侧，嗌干面尘色恶。山泽焦枯，土凝霜卤；怫乃发也，其气五。夜零白露，林莽声凄，怫之兆也。

《素问·六元正纪大论》

　　岁阳明在泉……民病喜呕，呕有苦，善大息，心胁痛不能反侧，甚则嗌干面尘，身无膏泽，足外反热。

　　阳明司天，燥淫所胜……民病左胠胁痛，寒清于中，感而疟，大凉革候，咳，腹中鸣，注

NOTE

泄鹜溏……病本于肝。太冲绝，死不治。

阳明之胜，清发于中，左胠胁痛溏泄，内为嗌塞，外发颓疝……胸中不便，嗌塞而咳。

厥阴司天，客胜则耳鸣掉眩，甚则咳；主胜则胸胁痛，舌难以言。少阴司天，客胜则鼽嚏颈项强，肩背瞀热，头痛少气，发热耳聋目瞑，甚则胕肿血溢，疮疡咳喘；主胜则心热烦躁，甚则胁痛支满。

《素问·至真要大论》

是主心所生病者，目黄胁痛，臑臂内后廉痛厥，掌中热痛。

胆足少阳之脉……是动则病口苦，善太息，心胁痛不能转侧，甚则面微有尘，体无膏泽，足外反热，是为阳厥。

《灵枢·经脉》

足少阳之筋……其病小指次指支转筋，引膝外转筋，膝不可屈伸，腘筋急，前引髀，后引尻，即上乘䏚季胁痛，上引缺盆膺乳颈……名曰孟春痹也。

足太阴之筋……其病足大指支，内踝痛，转筋痛，膝内辅骨痛，阴股引髀而痛，阴器纽痛，下引脐两胁痛，引膺中脊内痛。治在燔针劫刺，以知为数，以痛为轮，命曰孟秋痹也。

《灵枢·经筋》

邪在肝，则两胁中痛，寒中，恶血在内，行善掣，节时脚肿。取之行间以引胁下，补三里以温胃中，取血脉以散恶血，取耳间青脉，以去其掣。

《灵枢·五邪》

肝胀者，胁下满而痛引小腹。……胆胀者，胁下痛胀，口中苦，善太息。

《灵枢·胀论》

肝小则藏安，无胁下之病；肝大则逼胃迫咽，迫咽则苦膈中，且胁下痛。肝高则上支贲，切胁悗，为息贲；肝下则逼胃，胁下空，胁下空则易受邪。肝坚则藏安难伤；肝脆则善病消瘅易伤。肝端正则和利难伤；肝偏倾则胁下痛也。

《灵枢·本藏》

【参考文献】

王庆其.内经临床医学.北京：人民卫生出版社，2010，471-476.

第二十六章　腹痛类

腹痛是指胃脘以下、耻骨毛际以上的部位发生疼痛为主要表现的病证。《症因脉治·腹痛论》指出："痛在胃之下，脐之四旁，毛际之上，名曰腹痛。若痛在胁肋，曰胁痛。痛在脐上，则曰胃痛，而非腹痛。"腹痛一词，最早见于《山海经·北山经》云："有鸟焉……食之已腹痛。"马王堆出土的《足臂十一脉灸经》论述了腹痛与经脉疾病的关系，曰："足泰（太）阴温（脉）……其病……腹痛、腹张（胀）。"《内经》首次较为详细地论述了腹痛的病因病机、分类、诊断和治疗等，相关内容散见于30多篇之中。根据《内经》的论述，腹痛不仅是一个独立的病证，还是许多疾病的症状之一。本病以疼痛部位命名，除"腹痛"之名外，《内经》还称其为少腹痛、小腹痛、腹内痛、环脐而痛、夹脐急痛、肠中痛、心腹痛等。《内经》关于腹痛的记载，为后世医家认识和治疗腹痛奠定了理论及应用基础。

【病证概论】

1. 腹痛的病因病机　《内经》认为疼痛的机理与经脉"不通"与"不荣"有关，如《素问·举痛论》指出："经脉流行不止，环周不休，寒气入经而稽迟，泣而不行，客于脉外则血少，客于脉中则气不通，故卒然而痛。"举寒邪为例，说明气血阻滞不通或气血不足失养是导致疼痛的病机关键。

腹部是脾胃、小肠、大肠、膀胱、胞宫、肾、肝等内脏之所居，也是足三阴经、足阳明经、任脉、冲脉、带脉循行之处，上述相关脏腑经络失常皆可出现腹痛。

《内经》所论腹痛的病因可归纳为外感、内伤两端，外感如风、寒、热、湿、燥等，内伤如饮食失宜、情志过激、劳倦损伤等，皆可导致气滞、血瘀、水结、虫积、阳虚、寒凝等，进而损害相应脏腑、影响经脉气血运行而出现腹痛。常见病机有三方面。

（1）外邪侵入，阻滞气血　寒、热、燥、湿的邪气侵入，伤及腹内脏腑，可导致气血阻滞而见腹痛。

寒邪侵犯，凝滞气血，经脉受阻，不通则通。如《素问·气交变大论》曰："岁火不及，寒乃大行……病骛溏腹满，食饮不下，寒中肠鸣，泄注腹痛，暴挛痿痹，足不任身。"《素问·举痛论》亦曰："寒气客于厥阴之脉，厥阴之脉者，络阴器系于肝，寒气客于脉中，则血泣脉急，故胁肋与少腹相引痛矣。"前者为寒邪困遏脾阳，气机凝结；后者为寒凝肝脉，经气不利。

感受火热之邪，或寒湿郁而化热，可致气机阻滞，腑气不通而见腹痛。《素问·至真要大论》曰："少阳之胜，热客于胃，烦心心痛，目赤欲呕，呕酸善饥，耳痛溺赤，善惊谵妄，暴热消烁，草萎水涸，介虫乃屈，少腹痛，下沃赤白。"少阳相火太过之年，气候炎热，热邪侵犯，胃肠热盛，气血败坏不通故痛。《素问·举痛论》曰："热气留于小肠，肠中痛，瘅热焦渴则坚干不得出，故痛而闭不通矣。"此为寒邪化热，热邪侵犯小肠，耗伤津液，阻滞腑气，也会出现腹痛。

燥邪侵犯，最易损伤津液，胃肠失润，运化功能失常，出现各种干涩表现，以及腹痛、腑气不利的症状。如《素问·气交变大论》曰："岁木不及，燥乃大行，生气失应，草木晚荣，肃杀而甚，则刚木辟著，柔萎苍干，上应太白星，民病中清，胠胁痛，少腹痛，肠鸣溏泄。"

湿邪侵犯，阻滞气机，影响脾胃气机升降，腑气不通而见腹痛。如《素问·至真要大论》指出："湿淫所胜……民病饮积……少腹痛肿，不得小便。"

（2）邪气内积，不通则痛　情志不舒、饮食失宜，起居不节，劳倦过度、邪客不去等原因，可导致体内或水停，或虫积，或寒凝，或气滞，或血瘀，致使经脉气血运行不畅，从而发为痛满肿胀。

邪犯膀胱，可致膀胱气化不利，水停膀胱，小便潴留，阻滞气机则小腹痛胀。如《灵枢·邪气藏府病形》言："膀胱病者，小腹偏肿而痛，以手按之，即欲小便而不得。"

饮食不洁，肠虫滋生，或积于肠道、阻滞气机，或攻动窜扰、腑气不利，故致腹痛。《灵枢·厥病》曰："心腹痛，憹作痛肿聚，往来上下行，痛有休止，腹热喜渴涎出者，是蛟蛕也。"蛟蛕，即蛔虫。

邪客于小肠，小肠气滞，常致小腹胀痛，并牵引睾丸疼痛。《灵枢·邪气藏府病形》说："小肠病者，小腹痛，腰脊控睾而痛，时窘之后。"

根据《灵枢·百病始生》的论述，腹痛是积的主要见症之一，故曰："其著于缓筋也，似阳明之积，饱食则痛，饥则安。其著于肠胃之募原也，痛而外连于缓筋，饱食则安，饥则痛。"缓筋，即阳明经之筋，位于腹内。《灵枢·百病始生》论述了积的病因病机，病因涉及"得寒""多食饮""起居不节""用力过度""忧怒"等，病机是"气不行"及"汁沫与血相抟，则并合凝聚不得散"诸因素导致邪积阻滞、气血水结聚，"六俞不通"。不通则痛，故腹痛见于积病在所难免。

（3）脏腑失调，气机不利　无论外感、内伤，只要伤及腹部相关脏腑，导致脏腑气机不利则可发生腹痛。如《素问·标本病传论》所述肝病、脾病、肾病、胃病等，皆有腹痛症状。另有阳虚生寒，寒凝经脉所致之腹痛，如《灵枢·五邪》言："邪在脾胃……阳气不足，阴气有余，则寒中肠鸣腹痛。"素体脾阳亏虚，虚寒内生，经脉失去温养，不荣则痛。

肝气乘袭脾土，脾失健运，气机郁滞，可见腹痛。《素问·气交变大论》曰："岁土不及，风乃大行……民病飧泄霍乱，体重腹痛……胸胁暴痛，下引少腹，善太息，虫食甘黄，气客于脾，䏝谷乃减，民食少失味。"此虽言外感风气，但风气伤肝使肝脾失调，故张介宾注曰："土衰木亢……胸胁暴痛、下引少腹者，肝胆病也……土衰者脾必弱。"此为肝气乘脾所致之腹痛。

综上所述，腹痛的发生，与多个脏腑及其经络相关，其中与脾、胃、大小肠、膀胱、肝、肾的关系最为密切。主要病机有寒凝、热蕴、湿困、虫积、水停、气滞、血瘀、阳虚等。概而言之，实为经脉气血郁滞，不通则痛；脏腑经脉失养，不荣则痛。

2. 腹痛的分类及临床表现　根据腹痛的主要病机，大致可分为如下类型。

（1）寒凝腹痛　寒性凝滞，最易导致经脉阻滞而出现疼痛，《素问·痹论》云："痛者寒气多也，有寒故痛也。"故《内经》所述由寒邪导致的腹痛较为多见。《素问·长刺节论》云："病在少腹，腹痛不得大小便，病名曰疝，得之寒……尽炅病已。"指出寒凝腹痛得热则缓的特点。又《灵枢·邪气藏府病形》云："大肠病者，肠中切痛而鸣濯濯，冬日重感于寒即泄，当脐而痛，不能久立。"说明寒凝腹痛的临床表现为脐腹冷痛，疼痛较剧，畏寒喜暖，遇寒加重，得温痛减，可伴有二便不利，或腹泻、肠鸣等。

（2）热蕴腹痛　火热之邪易伤津液，扰动心神，结聚于局部易败血腐肉，影响胃肠之气的通降。《素问·至真要大论》曰"火淫所胜……民病注泄赤白，少腹痛溺赤，甚则血便""热客于胃，烦心心痛，目赤欲呕，呕酸善饥，耳痛溺赤，善惊谵妄……少腹痛，下沃赤白"。《素问·举痛论》亦说："热气留于小肠，肠中痛，瘅热焦渴则坚干不得出，故痛而闭不通矣。"诸论描述了热性腹痛的临床表现。综合各篇论述，热蕴腹痛表现为腹痛、腹泻、便下赤白，或腹部痞满胀痛拒按、大便不通，可伴有恶心欲呕、消谷善饥、泛吐酸水等胃肠症状，以及目赤、烦躁、口干、尿赤等火热之象。

（3）湿困腹痛　湿邪易阻滞气机，重浊黏滞，最易困遏脾阳，导致脾失健运。《素问·气交变大论》曰："岁土太过，雨湿流行，肾水受邪。民病腹痛，清厥意不乐，体重烦冤……甚则肌肉痿，足痿不收，行善瘛，脚下痛，饮发中满食减，四肢不举。"清厥，即手足厥冷。可见，湿困腹痛的临床表现可归纳为腹痛，伴有脘腹胀满、纳呆食少、四肢肌肉失养等脾胃运化失常及身体沉重等湿邪停滞的症状。

（4）虫积腹痛　虫为有形之邪，积聚肠道则阻滞气机。《内经》多次提到蛔虫及其所致疾病，称其为"蛟蛕""长虫"或"虫"，如《素问·脉要精微论》曾记载蛔虫具有"相击毁伤"的习性，《素问·咳论》也描述了"呕甚则长虫出"的情形，说明蛔虫是《内经》时代常见的寄生虫病。《灵枢·厥病》曰："心腹痛，憹作痛肿聚，往来上下行，痛有休止，腹热喜渴涎出者，是蛟蛕也。"说明蛔虫有攻窜之性，虫动则腹痛，虫静则不痛。关于虫动及"涎出"的机理，《素问·口问》曰："人之涎下者，何气使然？岐伯曰：饮食者，皆入于胃，胃中有热则虫动，虫动则胃缓，胃缓则廉泉开，故涎下。"明确了蛔虫的活动与胃热有关。其临床特点是腹痛时作时休，虫聚成团则肿聚往来上下，行无定处。虫积阻滞气机，郁而化热，故腹热喜渴；胃热虫动廉泉开，故涎下。

（5）水停腹痛　膀胱为水腑，藏津液，气化则小便出。若膀胱受邪，气化不行，开阖不得，则小便不出，停聚膀胱，阻滞气机而见小腹痛。《灵枢·邪气藏府病形》言："膀胱病者，小腹偏肿而痛，以手按之，即欲小便而不得。"《素问·痹论》亦曰："胞痹者，少腹膀胱按之内痛，若沃以汤，涩于小便，上为清涕。"胞，这里指膀胱，张介宾注曰："膀胱气闭，故按之则内痛。水闭不行，则蓄而为热，故若沃以汤，且涩于小便也。膀胱之脉从巅入络脑，故上为清涕。"可见，水停腹痛的临床表现主要有小腹痛，或有压痛，伴小腹胀满，小便不利，化热者可有小便痛、涩、灼热等。

（6）气结腹痛　脏腑或经络气机郁结，牵及腹部则见腹痛。《灵枢·邪气藏府病形》说："小肠病者，小腹痛，腰脊控睾而痛，时窘之后。"此为小肠气滞引起的腹痛；《灵枢·胀论》的"肝胀者，胁下满而痛引小腹"与《素问·气交变大论》的"岁土不及，风乃大行……胸胁暴痛，下引少腹"，属肝气郁滞、木不疏土之腹痛；《素问·骨空论》云"胗络季胁引少腹而痛胀""从少腹上冲心而痛，不得前后，为冲疝"，以及《素问·厥论》云"厥阴之厥，则少腹肿痛，腹胀泾溲不利，好卧屈膝，阴缩肿，胻内热……太阴厥逆，胻急挛，心痛引腹"等，是经气逆乱，郁结不畅所致。可见，气结腹痛的临床表现以腹胀满、牵引作痛为特点。

（7）血瘀腹痛　寒凝、气结等因素皆可导致气血不畅，日久成瘀。瘀血形成则进一步影响血脉运行而出现瘀血腹痛。《灵枢·百病始生》所论积之腹痛即如此，故曰："气上逆则六俞不通，温气不行，凝血蕴里而不散，津液涩渗，著而不去，而积皆成矣。"《素问·腹中论》述："帝曰：人有身体髀股胻皆肿，环脐而痛，是为何病？岐伯曰：病名曰伏梁，此风根也。其气溢于大肠而著于肓，肓之原在脐下，故环脐而痛也。"张介宾注："风根，即寒气也。如《灵枢·百病始生》曰：积之始生，得寒乃生，厥乃成积。"即伏梁是因寒邪结伏肠道，阻滞气血运行，瘀血留滞成积，以腹痛，腹泻，腹部包块为主要表现的积聚类疾病。故血瘀腹痛，以腹痛伴有症积为临床特征。

（8）阳虚腹痛　脾阳不足，虚寒内生，运化无力，气机不利，加之气血生化不足，脉络失养，故腹痛。《灵枢·五邪》言："邪在脾胃，则病肌肉痛……阳气不足，阴气有余，则寒中肠鸣腹痛。"《素问·刺疟》曰："脾疟者，令人寒，腹中痛，热则肠中鸣，鸣已汗出。"《扁鹊心书·脾疟》有云："凡疟病由于暑月多吃冰水冷物，伤其脾胃……脾疟原属正虚。"说明脾疟为虚寒之证，得热则缓。可见，阳虚腹痛以腹中时痛或绵绵不休，喜温恶冷，肠鸣腹泻为临床特征。

在《内经》中，腹痛既是一个单独的病证，又可作为一个症状，见于多种相关病证中，如疝瘕、疝、伏梁、胞痹、脾疟等，皆以腹痛为主症。

3. 腹痛的治疗　由于腹痛的病机关键在于气血不通，因而疏通气血则是治疗各种腹痛的基本原则。《素问·调经论》指出："血气者喜温而恶寒，寒则泣（涩）不能流，温则消而去之。"因而，《内经》治疗腹痛主要采用针刺、艾灸和按摩等调经温经的疗法，可单独使用，也可配合施治。

治疗腹痛的穴位选取，《内经》采用了两种方法。

一是循经取穴以"治主病者"。如《素问·厥论》指出："太阴厥逆，胻急挛，心痛引腹，治主病者。"《素问·缪刺论》曰："邪客于足厥阴之络，令人卒疝暴痛，刺足大指爪甲上，与肉交者各一痏，男子立已，女子有顷已，左取右，右取左。"《素问·刺疟》曰："脾疟者，令人寒，腹中痛……刺足太阴。"《灵枢·邪气藏府病形》亦曰："膀胱病者，小腹偏肿而痛……取委中央。"由于腹痛多与脾、胃、肠病变有关，而足阳明胃经之上、下巨虚及足三里穴，皆是调理脾、胃、肠功能的常用穴位，故病在脾、胃、肠可选上述穴位，如《灵枢·邪气藏府病形》有"大肠病者，肠中切痛而鸣濯濯，冬日重感于寒即泄，当脐而痛，不能久立，与胃同候，取巨虚上廉""小肠病者，小腹痛，腰脊控睾而痛……手太阳病也，取之巨虚下廉"的记载。《灵枢·五邪》曰："邪在脾胃……则寒中肠鸣腹痛……皆调于三里。"

二是局部取穴以痛为俞。如《灵枢·杂病》曰："腹痛，刺脐左右动脉，已刺按之，立已。"《素问·举痛论》有"寒气客于肠胃之间，膜原之下，血不得散，小络急引故痛，按之则血气散，故按之痛止"的记载，取其按摩生热驱寒的作用。

《内经》也常两法兼用，即取"主病"穴，也取局部穴。如《灵枢·卫气》曰："气在腹者，止之背腧，与冲脉于脐左右之动脉者……取此者用毫针，必先按而在久应于手，乃刺而予之。所治者……腹痛中满暴胀，及有新积。"张介宾注："腹之背腧，谓自十一椎膈膜以下，太阳经诸脏之腧皆是也。其行于前者，则冲脉并少阴之经行于腹与脐之左右动脉，即肓腧、天枢等穴，皆为腹之气街也。"十一椎膈膜下，是脾腧穴。《素问·长刺节论》亦曰："病在少腹，腹痛不得大小便，病名曰疝，得之寒，刺少腹两股间，刺腰髁骨间，刺而多之，尽炅病已。"

寒疝腹痛，既于少腹局部取穴，也在腰、髁骨间等处循经取穴，使腹部发热病即愈。

【临证指要】

1.《内经》腹痛的辨证治疗　根据《内经》所论腹痛的主要病机，后世医家在发挥经旨的基础上，补充了腹痛的辨证论治。《伤寒论》中述及腹痛者有 29 条，载方 14 首。仲景通过实践，对腹痛的辨证论治进行了总结，按其病机大致分为热实结胸、阳明热实、寒热夹杂、少阴寒化、太阴腹痛和肝脾不和六大类证，在理法方药各方面在《内经》的基础上有了较大的突破。《金匮要略》对腹痛已有了较为全面的论述，所及治法已包括行气除满、清热泻下、泄热解毒、行气活血、温经散寒、破积止痛、镇潜固涩、温脾建中、温补肾阳、温中蠲饮、养血柔肝、疏肝和中、养血散寒、涌吐泄邪等十几种，且理法方药已成系统。《诸病源候论》将腹痛专立单独病候，以病为纲，将腹痛作为一个独立的病名而加以论述，将腹痛分为急腹痛和久腹痛，对病因、证候描述较之前人为详。张介宾从表里、阴阳、寒热、虚实八纲来对腹痛的辨证特征进行阐述，初步将胃脘痛、心痛、腹痛区分开来，为后来秦景明《症因脉治》对腹痛进行明确定义打下了基础。李中梓提出了腹痛的阴阳辨证要点，对腹痛部位采用三分法，指出腹痛在肚脐以上者属太阴，脐周者为少阴，脐下少腹者为厥阴及冲、任、大肠、小肠。秦景明明确提出了腹痛的部位，并指出其与胁痛、胃痛的区别所在，并从外感、内伤两大类分述各种腹痛的症、因、脉、治。清代医家继承前人的经验，而不拘于前人"痛无补法"的定法，对腹痛证治遵循通则不痛的原则，灵活辨治，并且提出了一些有见地的认识，如《临证指南医案·腹痛》论腹痛先辨有形无形，治法上以"通"为主，但"通"的范围不惟泻下，还包括通阳泄浊、清火泻郁、开通气分等；《医林改错》认为腹痛与瘀血有关，创制了膈下逐瘀汤及少腹逐瘀汤，丰富了腹痛的治法，对临床具有重要应用价值。

基于《内经》对腹痛的病因病机、临床表现及分类的认识，结合后世医家的发展，对腹痛的辨证论治分述如下。

（1）**寒凝腹痛**　寒凝腹痛，是临床最为常见的证型之一。若寒邪直中太阴，症见腹部冷痛，伴有腹泻或呕吐，治以温中散寒，方用《伤寒论》之理中丸或《太平惠民和剂局方》的附子理中丸加味；若腹痛剧烈，或少腹痛，或绕脐痛，伴恶寒、不欲食、手足厥冷、自汗出、二便不利、脉弦而紧，遇寒即发，此为寒疝，是寒邪结聚于腹中或厥阴肝经。治以温经散寒、活络通下，可用《伤寒论》之大乌头煎、乌头桂枝汤；若寒疝腹痛及胁、腹内拘急者，是寒凝血虚，可用《金匮要略》之当归生姜羊肉汤治疗。

（2）**热蕴腹痛**　热蕴腹痛，可由寒邪、食积化热引起，也可感受湿热或热积成毒，蕴结大肠所致。若腹痛拒按，脘腹痞满，手足汗出，潮热谵语，舌苔黄燥起刺或焦黑燥裂，脉沉实。是阳明实热与宿积相结，化燥成实，腑气不通，治以泄热荡积、通腑泻下，方用《伤寒论》之大承气汤加减。若少腹肿痛、拒按，伴发热、大便秘结、舌苔黄腻，脉弦紧或滑数。是火毒郁结肠腑，阻滞气血，血败肉腐，腑气不通。治以泄热逐瘀、消肿散结，方用《金匮要略》的大黄牡丹皮汤加减；若腹痛里急后重，伴下痢脓血、赤多白少、发热口渴、舌红苔黄、脉弦数者，是热毒深陷血分，下迫大肠熏灼气血，血败肉腐。治宜清热解毒，凉血止痢，方用《伤寒论》之白头翁汤加味。若腹痛腹胀，身热烦躁，或嗳腐吐酸，泻下黏滞臭秽，舌红苔厚，是膏粱酒热或多食过饱，停积化热，阻滞气机。治以清胃理气、消食导滞，方用《症因脉治》之栀连平胃散合保和丸化裁。

（3）湿困腹痛　湿困腹痛，可因外湿困脾引起，也可由脾虚运化无力而湿浊内生所致。湿浊阻滞气机故腹痛，但病本在于脾虚，故治疗湿困腹痛既要除湿行气，又要健脾益气。若湿浊偏重，症见腹痛腹胀，伴身体困重、恶心呕吐、胸膈满闷、肠鸣泄泻，或发热恶寒，舌苔白腻等，治以祛湿化浊、理气和中，方用《千金翼方》的藿香正气散。若兼暑邪，则用《症因脉治》之黄连香薷散或清热胜湿汤；若脾虚偏重，症见腹痛隐隐、食少便溏、四肢乏力、形体消瘦、腹胀肠鸣、面色萎黄、舌苔白腻、脉细缓。治以健脾益气、理气渗湿，方用《张氏医通》的参苓白术散（又名参术饮）酌加理气之品。

（4）虫积腹痛　虫积腹痛，主要是指蛔虫积聚所致的腹痛。《内经》论述了虫积腹痛的临床表现及部分病机，但尚不完整。《症因脉治·腹痛论》予以补充，曰："腹中有块，块或耕起，痛而能食，时吐清水，或下长虫，面见白点，唇无血色，或爱食一物，肚大青筋，此虫积腹痛之症也……脾为太阴，专主于腹，喜燥恶湿。若脾胃湿热，则水谷停留，湿热化生，虫积易成，而腹痛矣。"主张先治以杀虫消积，后健脾燥湿调理，方用秘方万应丸或追虫丸。若腹部阵痛，时发时止，得食则吐，甚至吐蛔，手足厥冷，或久泻不止，脉沉细或弦紧。此为蛔厥，是由胃热肠寒，蛔动不安所致。治以清热散寒、温脏安蛔，方用《伤寒论》之乌梅丸。

（5）水停腹痛　水停腹痛，多由外邪影响膀胱气化导致水停下焦引起。《伤寒论》之太阳蓄水证即是。《伤寒论·辨太阳病脉证并治》17条曰："若脉浮，小便不利，微热消渴者，五苓散主之。"本条虽未言腹痛，但172条指出："太阳病，小便利者，以饮水多，必心下悸，小便少者，必苦里急也。"说明蓄水证有少腹胀满、急迫疼痛之感。与《内经》所述基本一致，均以腹痛伴小便不利为特征。治疗方用五苓散，以化气行水、通利膀胱，待水液得泄，气机得畅，痛、满即消。若热象明显，症见尿涩、尿痛、尿热者，治以清热泻火、利水通淋，方用《太平惠民和剂局方》之八正散；由于膀胱的气化依赖于肾的气化，故平素肾阳虚衰者，极易招致邪入膀胱，导致水气不化，泛溢为患。故《伤寒论·辨少阴病脉证并治》316条曰："少阴病，二三日不已，至四五日，腹痛，小便不利者，四肢沉重疼痛，自下利者，此为有水气……真武汤主之。"本条乃肾阳虚惫，膀胱气化不利，阴寒水气为患，故治疗以真武汤温阳、化气、利水。

（6）气结腹痛　气结腹痛，多与七情过用、邪气阻滞等导致气机郁结所致。《症因脉治·腹痛论》认为："怒则气逆，思则气结。若人忧愁思虑，恼怒悲哀，皆能郁结成病。或气食相凝，用力劳动，起居不慎，则气亦伤结而痛作矣。"根据《内经》所论，气结腹痛多表现为胀痛或牵引痛，《症因脉治·腹痛论》对其特征进行了补充，认为："胸腹胀满，痛应心背，失气则痛减，气闭则痛甚；服破气之药稍减，服补气之药则愈痛，此气结腹痛之症也。"治疗方法以行气散结解郁为主，同时根据不同病因及病位，给予相应的方剂，《症因脉治·腹痛论》分述道："心腹胀者，枳朴香砂汤。痛应背心，气结痰凝者，二陈四七汤。痛攻胁肋者，枳壳青皮饮。气食相凝，脾家中气郁结，调气散。恼怒伤肝，木气不得条达，柴胡清肝饮。气结便实，脉数应下者，浓朴大黄汤。脉迟应下者，煮黄丸。气寒而结，当归散。"

根据临床所见，气结腹痛最为常见的证型为脾胃（胃肠）气滞及肝气郁滞，前者多用越鞠丸、半夏厚朴汤、乌药汤等，后者可用芍药甘草汤、逍遥散、柴胡疏肝散、四逆散、痛泻药方等。

（7）血瘀腹痛　血瘀腹痛，多由邪气阻滞、气血郁滞日久所致。一般病程较长，痛处固定或有症积、拒按喜温、舌暗有瘀斑瘀点、脉涩。无论何种病因导致的血瘀腹痛，总以活血化瘀为治。若外邪入里，热邪与血瘀结于下焦，出现少腹结急、下血、神志如狂、发热等症状者，为《伤寒论》之蓄血证，可用桃仁承气汤、抵挡丸、抵挡汤等；若腹痛固定，或有积块，或月经失调，经色或紫或黑，或有血块，或漏，选用《医林改错》之膈下逐瘀汤或少腹逐瘀汤；若外伤腹痛，夜甚，拒按，可用《医学发明》之复元活血汤；若见腹痛且腹内症积，是痰瘀互结，治宜活血化瘀、化痰消症，方选《金匮要略》之桂枝茯苓丸加味。

（8）阳虚腹痛　阳虚腹痛，主要由脾阳不足，虚寒内生，气血不能荣养所致。治以健脾温中、调和气血，方用《金匮要略》之小建中汤，若气虚明显者，用黄芪建中汤。小建中汤在《伤寒杂病论》中凡五见，其中三条分别言及"腹中急痛""腹中痛""妇人腹中痛"，是仲景创制的治疗虚寒腹痛的代表方剂。

2. 关于腹痛治疗"通"与"补"的讨论　腹痛是《内经》论述的诸痛病证之一。《内经》认为疼痛与经脉"不通"与"不荣"有关。"不荣"者，不外阴阳气血的不足，正气不足则推动运化无力，故经脉的"不荣"往往伴有"不通"。李杲总结道："通则不痛，痛则不通。"腹痛亦是如此。

《内经》虽然没有"痛则不通，通则不痛"的表述，但对此思想亦有明确的阐述。如《素问·举痛论》曰："经脉流行不止，环周不休，寒气入经而稽迟，泣而不行，客于脉外则血少，客于脉中则气不通，故卒然而痛。"提示血脉不通是引起疼痛的原因。又说："血不得散，小络急引故痛。按之则血气散，故按之痛止。"说明止痛的机制是"血气散"，即气血运行流畅则疼痛自止。

后世医家在治疗腹痛的实践中，秉承经旨，并有所发挥。如李杲于《医学发明·本草十剂》明确提出："通则不痛，痛则不通。痛随利减，当通其经络，则疼痛去矣……行其气血，气血通利则愈矣。"不仅阐释了疼痛的机理，还明确提出痛证治疗的基本法则，成为后世治疗痛证的圭臬。王好古《此事难知·痛随利减》提出"诸痛为实，痛随利减"的观点，并称："'利'字训作'通'字，或训作'导'字。"强调"通则不痛"之论，并对"利"的治法做出界定，曰："世皆以利为下之者，非也。假令痛在表者实也，痛在里者实也，痛在血气者亦实也。在表者汗之，则痛愈；在里者下之，则痛愈；在血气者散之行之，则痛愈。岂可以利字，只作下之乎……是以诸痛为实，痛随利减。汗而通导之利也，下而通导之亦利也。散气行血皆通导而利之也。"指出通法含义广泛，形式多样，临床当灵活应用。此观点得到朱丹溪的赞同，丹溪对疼痛提出痰湿致痛论，开从痰论治痛证治法之先河，指出气、血、痰、郁皆与疼痛有关。对于腹痛的治疗，《丹溪心法·腹痛》说："凡心腹痛者，必用温散，此是郁结不行，阻气不运，故痛。"同时认为："痰因气滞而聚，既聚则碍其路，道不得运，故作痛也。诸，不可用参、芪、白术，盖补其气，气旺不通而痛愈甚。"提出"诸痛不可补气"（《丹溪心法·心脾痛》）之说，此说既不合经旨，也不符合临床实际，故引起后世的争议。

明代汪机将"痛则不通"法则运用于腹痛，指出："凡腹痛之症，多是气血涩泣不通而作。"（《医学原理·肚腹门》）治疗必以疏散窒郁为主。同时，汪机还在分析腹痛验案时指出："所谓诸痛不可用参芪者，以暴病形实者言耳。（《石山医案》）"提示医者不应被"诸痛不可补气"之说所局限。张介宾将前人治疗痛证的观点进行了全面总结，在《类经·诸卒痛》指出："后世治痛之法，有曰痛无补法者，有曰通则不痛、痛则不通者，有曰痛随利减者，人相传诵，皆以此为不易之法，凡是痛证无不执而用之。"又在《质疑录·论诸痛不宜补气》中分析道："是痛病当先治气。顾气有虚有实。实者，邪气实。虚者，正气虚。邪实者，以手按之而痛，痛则宜通。正虚者，以手按之则止，止则宜补。丹溪云：诸痛不宜补气。夫实者，固不宜补，岂有虚者而亦不宜补乎？故凡痛而胀闭者多实，不胀不闭者多虚；痛而喜寒者多实热，喜热者多虚寒；饱而甚者多实，饥则甚者多虚；脉实气粗者多实，脉虚气少者多虚；新病壮年者多实，愈攻愈剧者多虚。痛在经者脉弦大，痛在脏者脉沉微，兼脉症以参之，而虚实自辨。是以治表虚痛者，阳不足也，非温经不可；里虚痛者，阴不足也，非养荣不可；上虚而痛者，心脾受伤也，非补中不可；下虚而痛者，脱泄亡阴也，非速救脾肾温补命门不可。凡属诸痛之虚者，不可以不补也。有曰'通则不痛'，又曰'痛随利减'。人皆以为不易之法，不知此为治实痛者言也。故王海藏解'痛利'二字，不可以'利'为'下'，宜作'通'字训。此说甚善。明哲如丹溪徒曰'诸痛不可补气'，则失矣。"

综上，腹痛治疗中常用的活血、行气、祛湿、消症、散寒、泄热、利水、驱虫诸法都可以归为通法范畴，上述诸法的作用皆是祛除邪气，促使气血通畅，用于腹痛实证。诸法不一，但最终的作用机理和治疗目的是一样的。临床上，可根据具体情况灵活运用。对于腹痛虚证，则当补则补，属虚者用通法，反而损伤人体元气，带来不良后果。因此，治疗腹痛不可拘泥于"痛无补法"的古训。

由于腹痛情况复杂，需要详辨其虚实。属实者可通利，属虚者不可通，实证者不可妄补，虚证者不可不补，对于虚实夹杂者则要分清主次先后，通补兼施。所以，对腹痛的辨证论治而言，证候的诊断尤为重要。

【病案举隅】

1. 寒凝腹痛案　王某，男，35岁。绕脐腹痛，上连胃脘，痛则阵发，发则四肢厥逆，冷汗淋漓，口噤齿龄，痛极乱滚，索取重物压其腹，口干便秘，日发十数次。诊视脉象沉紧有力，痛甚时，脉不应指，舌苔白厚。此寒实而痛。沉则为实，紧则为寒，寒实相搏，腹痛拘急。阴寒所结，痛欲重按，大便反秘，实为寒结之证。法当温下。

熟附子7g，炮干姜3g，草豆蔻3g，广陈皮5g，泡吴茱萸3g，杭白芍10g（酒炒），炒枳实10g，油肉桂3g，炙甘草3g，锦纹黄10g（酒润）。

1剂呕吐痰涎甚多，再剂所下燥屎如弹丸十余枚，随下溏黑粪便，霍然而愈（《李聪甫医案》）。

2. 热蕴腹痛案　黄左湿热滞郁于肠胃，气机流行窒塞，腹痛痢下鲜血，里急后重，纳谷减少，苔黄脉数，症势沉重。拟白头翁汤加味，苦寒清热，和中涤肠。

白头翁一钱五分，北秦皮一钱五分，全当归三钱，银花炭四钱，酒炒黄芩三钱，川黄柏一钱五分，炒青皮、炒陈皮各一钱五分，炒黑荆芥一钱五分，炒赤芍二钱，地榆炭一钱，春砂壳五分，荠菜花炭三钱，枳实导滞丸四钱（包煎）（《丁甘仁临证医集》）。

3. 湿困腹痛案　徐左气虚脾弱生痰。脾为湿土，喜温恶寒，燕窝清肺养阴，清肺则伤脾土，养阴愈助脾湿，所以服食既久，而得腹痛便泻之证。拟和中温运、清利水湿，以善其后。

台白术、制半夏、生薏苡仁、熟薏仁、川厚朴、煨姜、云茯苓、木猪苓、土炒陈皮、泽泻（张聿青医案）。

4. 虫积腹痛案　苏州黄四房女，年十二，患腹痛，愈医愈甚。余偶至其家，昏厥一夕方苏。舌具咬破，流血盈口，唇白而目犹直视，脉参错无常。余曰：此虫痛也。贯心则死，非煎药所能愈，合化虫丸与之，痛稍缓，忽复更痛，吐出虫二十余条，长者径尺，紫色，余长短不齐，淡红色，亦有白者，自此而大痛不复作，小痛未除，盖其窠未去也。复以杀虫之药，兼安胃补脾之方调之，而虫根遂绝（《洄溪医案·虫痛》）。

5. 水停腹痛案　先腹痛数日，遂至小便不利，少腹胀满如鼓。今已半月，屡用通利之药，小便虽通不爽，少腹胀满益甚。诊脉弦紧，舌苔白腻，饮食少纳，身无寒热，大便频泄，黏腻如痰。此中阳不足，水湿泛溢，膀胱气化无权。法当温土以御水寒，通阳以化湿浊。

干姜（炒黄）、肉桂、茯苓、泽泻、茅术、木香、小茴香。

因舌腻便痰，故知其为寒湿。惟先曾腹痛，则方中又宜兼通气分。拟再加牛膝、乌药。

再诊：张先生用平胃化胃中之湿浊，五苓通膀胱之气化，简净得当，无从增损。愚意复入半夏一味，暗合通彻阴阳之路，使水湿痰涎从小便出，是亦古人加减成方之心法也。

半夏、茅术、川厚朴、陈皮、甘草、茯苓、猪苓、肉桂、泽泻（《柳选四家医案》）。

6. 气结腹痛案　赵某，男，47 岁，1984 年 7 月 2 日初诊。左下腹疼痛半年，时痛剧，平时则隐痛不舒，腹痛常与小溲刺痛交替，每月余发作 1 次，约 10 小时，疼痛方解。经检查疑为结石或前列腺炎，而来求医。初诊症状同上，舌淡红，苔前薄白根黄，脉六部沉数，证属气郁失宣之挛急性腹痛，需以柔肝缓急、理气止痛为治，故处方予芍药甘草汤加味。

白芍 30g，甘草、木香各 10g，川芎、桂枝、当归各 15g，香附、茯苓各 20g。5 剂。水煎服。

二诊：腹痛减轻，然小溲不利伴涩痛。原方加车前子 15g，续服 3 剂。

三诊：腹痛再减，却增畏寒之感，小溲频且刺痛。原方再加乌药 15g，肉桂 10g。续服 5 剂。

四诊：腹痛大减，5 日前尿出豆粒大结石一枚，小溲疼痛已有缓解。据此，再以前方化裁，利尿通淋、导石下行。

茯苓 15g，当归 15g，白芍 20g，甘草 10g，栀子 10g，海金沙 15g，石韦 10g，车前子 15g，滑石 15g，生地黄 10g，木香 15g。连服 5 剂。腹痛已平。[杨容青，朱朝阳.何宏邦老中医腹痛证治验案拾萃.辽宁中医杂志，1992，（1）：10.]

7. 血瘀腹痛案　治一人仲秋夜归坠马，腹内作痛，饮酒数杯。翌早，大便自下瘀血即安，此元气充实，夹酒势而行散也。一男子跌伤，腹痛作渴，食梨子二枚益甚，大便不通，血欲逆上，用当归承气汤加桃仁，瘀血下而瘥，此因元气不足，瘀血得寒而凝聚也。故产妇金疮不宜食此。一男子孟冬坠梯，腹停瘀血，用大黄等药，而其血不下，更加胸膈胀肿，喘促短气。用肉桂、木香末各三钱，温酒调服，即下黑血，及前所服之药而苏。此因寒凝滞而不行，故用辛温之剂散之。一老人坠马，腹作痛，以复元通气散，用童便调进二服，少愈。更以四物汤加柴胡、桃仁、红花，四剂而安。一男子坠马伤作痛，以桃仁承气汤加苏木、红花下之顿愈。更以四物汤加花粉、柴胡，二剂而愈（《续名医类案·第三十六卷·瘀血腹痛》）。

8. 阳虚腹痛案　穆某，女，1984 年 9 月 13 日初诊。腹痛已 1 年，隐隐作痛，绵绵不断，右侧为重，夜间加剧。痛时喜温喜按，伴腰痛，而色失华，神疲怯寒，五心烦热，心悸不宁，纳少，大便溏，舌红，苔薄白，脉沉小数。四诊所察，证属虚劳腹痛，当以温中补虚、养阴和营为治。方取黄芪建中汤合当归建中汤加减。

　　黄芪、白芍各30g，香附、白术、饴糖各15g，党参20g，甘草、陈皮、桂枝、当归各10g，川芎5g。3剂。水煎服。

　　二诊：服上方后，腹痛止，烦热减，胃纳转佳，仍时腰痛、脉沉缓，苔薄黄。原方减饴糖加续断、茯苓、木瓜各15g。再进3剂。服后，诸症消失，病获痊愈。[杨容青、朱朝阳.何宏邦老中医腹痛证治验案拾萃.辽宁中医杂志，1992，（1）；9-10.]

【内经原文】

　　寸口脉沉而弱，曰寒热及疝瘕少腹痛。寸口脉沉而横，曰胁下有积，腹中有横积痛……脉急者，曰疝瘕少腹痛。

《素问·平人气象论》

　　脾传之肾，病名曰疝瘕，少腹冤热而痛，出白，一名曰蛊，当此之时，可按可药。

　　大骨枯槁，大肉陷下，胸中气满，腹内痛……真藏见，目不见人，立死，其见人者，至其所不胜之时则死。

《素问·玉机真藏论》

　　肝病者，两胁下痛引少腹，令人善怒，虚则目䀮䀮无所见，耳无所闻，善恐如人将捕之。
　　肾病者，腹大胫肿，喘咳身重，寝汗出憎风，虚则胸中痛，大腹小腹痛，清厥意不乐。

《素问·藏气法时论》

　　肝热病者，小便先黄，腹痛多卧身热，热争则狂言及惊，胁满痛，手足躁，不得安卧。

《素问·刺热》

　　脾疟者，令人寒，腹中痛，热则肠中鸣，鸣已汗出，刺足太阴。

《素问·刺疟》

　　愿闻人之五藏卒痛，何气使然？岐伯对曰：经脉流行不止，环周不休，寒气入经而稽迟，泣而不行，客于脉外则血少，客于脉中则气不通，故卒然而痛……寒气客于脉外则脉寒，脉寒则缩踡，缩踡则脉绌急，绌急则外引小络，故卒然而痛，得炅则痛立止，因重中于寒，则痛久矣。寒气客于经脉之中，与炅气相薄则脉满，满则痛而不可按也，寒气稽留，炅气从上，则脉充大而血气乱，故痛甚不可按也。寒气客于肠胃之间，膜原之下，血不得散，小络急引故痛，按之则血气散，故按之痛止。寒气客于侠脊之脉，则深按之不能及，故按之无益也。寒气客于冲脉，冲脉起于关元，随腹直上，寒气客则脉不通，脉不通则气因之，故喘动应手矣。寒气客于背俞之脉则脉泣，脉泣则血虚，血虚则痛，其俞注于心，故相引而痛，按之则热气至，热气至则痛止矣。寒气客于厥阴之脉，厥阴之脉者，络阴器系于肝，寒气客于脉中，则血泣脉急，故胁肋与少腹相引痛矣。厥气客于阴股，寒气上及少腹，血泣在下相引，故腹痛引阴股。寒气客于小肠膜原之间，络血之中，血泣不得注入大经，血气稽留不得行，故宿昔而成积矣。寒气客于五藏，厥逆上泄，阴气竭，阳气未入，故卒然痛死不知人，气复反则生矣。寒气客于肠胃，厥逆上出，故痛而呕也……热气留于小肠，肠中痛，瘅热焦渴则坚干不得出，故痛而闭不通矣。

《素问·举痛论》

　　帝曰：人有身体髀股䯒皆肿，环脐而痛，是为何病？岐伯曰：病名伏梁，此风根也。其气溢于大肠而著于肓，肓之原在脐下，故环脐而痛也。不可动之，动之为水溺涩之病。

《素问·腹中论》

胞痹者，少腹膀胱按之内痛，若沃以汤，涩于小便，上为清涕。

《素问·痹论》

厥阴之厥，则少腹肿痛，腹胀泾溲不利，好卧屈膝，阴缩肿，骱内热。

太阴厥逆，骱急挛，心痛引腹，治主病者。

《素问·厥论》

帝曰：人有身体髀股骱皆肿，环脐而痛，是为何病？岐伯曰：病名曰伏梁，此风根也。其气溢于大肠而著于肓，肓之原在脐下，故环脐而痛也。不可动之，动之为水溺涩之病。

《素问·奇病论》

病在少腹，腹痛不得大小便，病名曰疝，得之寒，刺少腹两股间，刺腰髁骨间，刺而多之，尽炅病已。

《素问·长刺节论》

肭络季胁引少腹而痛胀，刺谚谚。

此生病，从少腹上冲心而痛，不得前后，为冲疝。其女子不孕，癃痔遗溺嗌干。

《素问·骨空论》

邪客于足厥阴之络，令人卒疝暴痛，刺足大指爪甲上，与肉交者各一痏，男子立已，女子有顷已，左取右，右取左。

《素问·缪刺论》

肝病头目眩胁支满，三日体重身痛，五日而胀，三日腰脊少腹痛胫酸，三日不已死，冬日入，夏早食。脾病身痛体重，一日而胀，二日少腹腰脊痛胫酸，三日背胛筋痛小便闭，十日不已死，冬入定，夏晏食。肾病少腹腰脊痛骱酸，三日背胛筋痛小便闭，三日腹胀，三日两胁支痛，三日不已死，冬大晨，夏晏晡。胃病胀满，五日少腹腰脊痛骱酸，三日背胛筋痛小便闭，五日身体重，六日不已死，冬夜半后，夏日昳。

《素问·标本病传论》

岁土太过，雨湿流行，肾水受邪。民病腹痛，清厥意不乐，体重烦冤，上应镇星。甚则肌肉萎，足痿不收，行善瘛，脚下痛，饮发中满食减，四支不举。

岁金太过，燥气流行，肝木受邪。民病两胁下少腹痛，目赤痛眦疡，耳无所闻。肃杀而甚，则体重烦冤，胸痛引背，两胁满且痛引少腹，上应太白星。岁木不及，燥乃大行，生气失应，草木晚荣，肃杀而甚，则刚木辟著，柔萎苍干，上应太白星，民病中清，胠胁痛，少腹痛，肠鸣溏泄。

岁火不及，寒乃大行，长政不用，物荣而下，凝惨而甚，则阳气不化，乃折荣美，上应辰星，民病胸中痛，胁支满，两胁痛，膺背肩胛间及两臂内痛，郁冒朦昧，心痛暴暗，胸腹大，胁下与腰背相引而痛，甚则屈不能伸，髋髀如别，上应荧惑、辰星，其谷丹。复则埃郁，大雨且至，黑气乃辱，病骛溏腹满，食饮不下，寒中肠鸣，泄注腹痛，暴挛痿痹，足不任身。

岁土不及，风乃大行，化气不令，草木茂荣，飘扬而甚，秀而不实，上应岁星，民病飧泄霍乱，体重腹痛，筋骨繇复，肌肉瞤酸，善怒，藏气举事，蛰虫早附，咸病寒中，上应岁星、镇星，其谷黅。复则收政严峻，名木苍雕，胸胁暴痛，下引少腹，善太息，虫食甘黄，气客于脾，黅谷乃减，民食少失味。

《素问·气交变大论》

地乃藏阴，大寒且至，蛰虫早附，心下痞痛，地裂冰坚，少腹痛，时害于食，乘金则止水增，味乃咸，行水减也。

《素问·五常政大论》

火郁之发……故民病少气，疮疡痈肿，胁腹胸背，面首四支，䐜愤胪胀，疡痱呕逆，瘛疭骨痛，节乃有动，注下温疟，腹中暴痛，血溢流注，精液乃少，目赤心热，甚则瞀闷懊㑊，善暴死。

《素问·六元正纪大论》

岁少阴在泉，热淫所胜，则焰浮川泽，阴处反明。民病腹中常鸣，气上冲胸，喘不能久立，寒热皮肤痛，目瞑齿痛颐肿，恶寒发热如疟，少腹中痛腹大，蛰虫不藏。岁太阴在泉，草乃早荣，湿淫所胜，则埃昏岩谷，黄反见黑，至阴之交。民病饮积，心痛，耳聋浑浑焞焞，嗌肿喉痹，阴病血见，少腹痛肿，不得小便，病冲头痛，目似脱，项似拔，腰似折，髀不可以回，腘如结，腨如别。岁少阳在泉，火淫所胜，则焰明郊野，寒热更至。民病注泄赤白，少腹痛溺赤，甚则血便。

阳明司天，燥淫所胜，则木乃晚荣，草乃晚生，筋骨内变，民病左胠胁痛，寒清于中，感而疟，大凉革候，咳，腹中鸣，注泄鹜溏，名木敛，生菀于下，草焦上首，心胁暴痛，不可反侧，嗌干面尘腰痛，丈夫㿉疝，妇人少腹痛，目昧眦，疡疮痤痈，蛰虫来见，病本于肝。

厥阴之胜，耳鸣头眩，愦愦欲吐，胃鬲如寒，大风数举，倮虫不滋，胠胁气并，化而为热，小便黄赤，胃脘当心而痛，上支两胁，肠鸣飧泄，少腹痛，注下赤白，甚则呕吐，鬲咽不通。少阴之胜，心下热善饥，脐下反动，气游三焦，炎暑至，木乃津，草乃萎，呕逆躁烦，腹满痛溏泄，传为赤沃……少阳之胜，热客于胃，烦心心痛，目赤欲呕，呕酸善饥，耳痛溺赤，善惊谵妄，暴热消烁，草萎水涸，介虫乃屈，少腹痛，下沃赤白。

厥阴之复，少腹坚满，里急暴痛，偃木飞沙，倮虫不荣，厥心痛，汗发呕吐，饮食不入，入而复出，筋骨掉眩清厥，甚则入脾，食痹而吐……少阴之复，燠热内作，烦躁鼽嚏，少腹绞痛，火见燔焫，嗌燥，分注时止，气动于左，上行于右，咳，皮肤痛，暴喑心痛，郁冒不知人，乃洒淅恶寒，振栗谵妄，寒已而热，渴而欲饮，少气骨痿，隔肠不便，外为浮肿哕噫。

厥阴在泉，客胜则大关节不利，内为痉强拘瘛，外为不便；主胜则筋骨繇并，腰腹时痛……少阳在泉，客胜则腰腹痛而反恶寒，甚则下白溺白……阳明在泉，客胜则清气动下，少腹坚满而数便泻，主胜则腰重腹痛，少腹生寒，下为鹜溏，则寒厥于肠，上冲胸中，甚则喘不能久立。

《素问·至真要大论》

大肠病者，肠中切痛而鸣濯濯，冬日重感于寒即泄，当脐而痛，不能久立，与胃同候，取巨虚上廉……小肠病者，小腹痛，腰脊控睾而痛，时窘之后……手太阳病也，取之巨虚下廉……膀胱病者，小腹偏肿而痛，以手按之，即欲小便而不得，肩上热若脉陷，及足小趾外廉及胫踝后皆热若脉陷，取委中央。

《灵枢·邪气藏府病形》

肝足厥阴之脉……是动则病腰痛不可以俯仰，丈夫㿉疝，妇人少腹肿，甚则嗌干，面尘脱色。

《灵枢·经脉》

饮食不下，膈塞不通，邪在胃脘，在上脘则刺抑而下之，在下脘则散而去之。小腹痛肿，不得小便，邪在三焦约，取之太阳大络，视其络脉与厥阴小络结而血者，肿上及胃脘，取三里。

《灵枢·四时气》

邪在脾胃，则病肌肉痛。阳气有余，阴气不足，则热中善饥；阳气不足，阴气有余，则寒中肠鸣腹痛……皆调于三里。

《灵枢·五邪》

热病挟脐急痛，胸胁满，取之涌泉与阴陵泉，取以第四针，针嗌里。

《灵枢·热病》

肠中有虫瘕及蛟蛕，皆不可取以小针。心腹痛，侬作痛肿聚，往来上下行，痛有休止，腹热喜渴涎出者，是蛟蛕也，以手聚按而坚持之，无令得移，以大针刺之，久持之，虫不动，乃出针也。悲腹侬痛，形中上者。

《灵枢·厥病》

腹痛，刺脐左右动脉，已刺按之，立已；不已，刺气街，已刺按之，立已。

《灵枢·杂病》

肝胀者，胁下满而痛引小腹……大肠胀者，肠鸣而痛濯濯，冬日重感于寒，则飧泄不化。小肠胀者，少腹䐜胀，引腰而痛。

《灵枢·胀论》

黄帝曰：何谓夜瞑？岐伯曰：暗乎其无声，漠乎其无形，折毛发理，正气横倾，淫邪泮衍，血脉传溜，大气入藏，腹痛下淫，可以致死，不可以致生。

《灵枢·病传》

男子色在于面王，为小腹痛，下为卵痛，其圜直为茎痛，高为本，下为首，狐疝㿗阴之属也。

《灵枢·五色》

请言气街：胸气有街，腹气有街，头气有街，胫气有街。故气在头者，止之于脑。气在胸者，止之膺与背腧。气在腹者，止之背腧，与冲脉于脐左右之动脉者。气在胫者，止之于气街，与承山踝上以下。取此者用毫针，必先按而在久应于手，乃刺而予之。所治者，头痛眩仆，腹痛中满暴胀，及有新积。痛可移者，易已也；积不痛，难已也。

《灵枢·卫气》

黄帝曰：愿闻逆顺。岐伯曰：以为伤者，其白眼青黑，眼小，是一逆也；内药而呕者，是二逆也；腹痛渴甚，是三逆也；肩项中不便，是四逆也；音嘶色脱，是五逆也。除此五者为顺矣。

《灵枢·玉版》

其著孙络之脉而成积者，其积往来上下，臂手孙络之居也，浮而缓，不能句积而止之，故往来移行肠胃之间，水凑渗注灌，濯濯有音，有寒则䐜胀满雷引，故时切痛。其著于阳明之经，则挟脐而居，饱食则益大，饥则益小。其著于缓筋也，似阳明之积，饱食则痛，饥则安。其著于肠胃之募原也，痛而外连于缓筋，饱食则安，饥则痛。

黄帝曰：积之始生，至其已成奈何？岐伯曰：积之始生，得寒乃生，厥乃成积也。黄帝曰：其成积奈何？岐伯曰：厥气生足悗，悗生胫寒，胫寒则血脉凝涩，血脉凝涩则寒气上入于肠胃，入于肠胃则䐜胀，䐜胀则肠外之汁沫迫聚不得散，日以成积。卒然多食饮，则肠满，起居不节，用力过度，则络脉伤，阳络伤则血外溢，血外溢则衄血，阴络伤则血内溢，血内溢则后血，肠胃之络伤则血溢于肠外，肠外有寒汁沫与血相抟，则并合凝聚不得散而积成矣。卒然外中于寒，若内伤于忧怒，则气上逆，气上逆则六输不通，温气不行，凝血蕴里而不散，津液涩渗，著而不去，而积皆成矣。

《灵枢·百病始生》

第二十七章　腰痛类

腰痛，是指以腰部疼痛为主要症状的一类病证。《内经》有《素问·刺腰痛》专篇论述。腰，上连背脊，下连尻尾，中为脊柱，其两侧平脐部位即为腰部，是身体屈伸转动的枢纽，故《灵枢·刺节真邪》认为腰脊者为身之大关节。《内经》论腰痛，根据临床体征与疼痛部位进行详细分类，比较全面详细地讨论了诸脉发生病变时引起腰痛的各种症状特点和针刺治疗方法。《内经》关于腰痛的病因病机、症状分类、辨证论治、病证特点、治则治法论述较为丰富。其中"腰者肾之府，转摇不能，肾将惫矣（《素问·脉要精微论》）""北风生于冬，病在肾，俞在腰股（《素问·金匮真言论》）"等著名观点，说明肾与腰的关系密切，对临床具有深刻的指导意义。

【病证概论】

1. 腰痛的病因病机　肾藏精，主骨生髓，腰为肾之府，腰部乃藏精之本——肾所居之处。肾与膀胱相表里，腰部是足少阴经、足太阳膀胱经所过之处，且督、任、冲、带、阳维诸脉亦布其间，故腰痛的病因病机内伤则不离乎肾虚、经脉空虚，外感则多由风寒湿热外邪阻滞经络，另外跌仆、闪挫、持重等损伤脉络，以致气滞血瘀，也能引起腰痛。综合《内经》关于腰痛在病因病机方面的诸多论述，并结合其所采用的治疗措施，归纳腰痛的病因病机主要有如下几个方面。

（1）外感六淫，气血凝滞　六淫外邪侵袭腰部，从皮毛传入，引起经络气血凝滞，而致腰痛。外感有寒、湿、热、燥及湿热合邪、寒湿合邪六种；如"是故虚邪之中人也，始于皮肤，皮肤缓则腠理开，开则邪从毛发入，入则抵深，深则毛发立，毛发立则淅然，故皮肤痛。留而不去，则传舍于络脉，在络之时，痛于肌肉，故痛之时息，大经乃代，留而不去，则传舍于络脉，在络之时，痛于肌肉，故痛之时息，大经乃代，留而不去，传舍于经，在经之时，洒淅喜惊。留而不去，传舍于输，在输之时，六经不通，四肢则肢节痛，腰脊乃强"（《灵枢·百病始生》）。

（2）肾精不足，腰脊失养　肾精不足，则骨髓空虚，腰脊失养可致腰部酸软疼痛，此外肾脏自身疾病也可引起腰痛。如"五谷之津液，和合而为膏者，内渗入于骨空，补益脑髓，而下流于阴股。阴阳不和，则使液溢而下流于阴，髓液皆减而下，下过度则虚，虚故腰背痛而胫酸（《灵枢·五癃津液别》）"；再如《素问·痿论》指出："肾气热，则腰脊不举，骨枯而髓减，发为骨痿。"

（3）邪入经腧，阻滞经络　《内经》论述了不同经络为病，均可引起腰痛，由此奠定了经络学说与腰痛关系的理论基础，并将针刺作为治疗腰痛的主要方法。指出："足太阳脉令人腰痛，引项脊尻背如重状，刺其郄中。太阳正经出血，春无见血。少阳令人腰痛，如以针刺其皮中，循循然不可以俯仰，不可以顾，刺少阳成骨之端出血，成骨在膝外廉之骨独起者，夏无见血。阳明令人腰痛，不可以顾，顾如有见者，善悲，刺阳明于斯前三痏，上下和之出血，秋无见血。足少阴令人腰痛，痛引脊内廉，刺少阴于内踝上二痏，春无见血，出血太多，不可复也。厥阴之脉令人腰痛，腰中如张弓弩弦，刺厥阴之脉，在腨踵鱼腹之外，循之累累然，乃刺之，其病令人善言默默然不慧，刺之三痏。解脉令人腰痛，痛引肩，目䀮䀮然，时遗溲，刺解脉，在膝筋肉分间郄外廉之横脉出血，血变而止。(《素问·刺腰痛》)"

历代医家在《内经》理论指导下，对于腰痛病证的病因病机各有总结发挥，汉代张机认为腰痛是寒湿内侵所致，《诸病源候论》和《圣济总录》认为腰痛原因和少阴阳虚、风寒着于腰部、劳役伤肾、坠堕伤腰、寝卧湿地五种情况有关。

《三因极一病证方论》在论述腰痛病证时，强调要详别"三因"，随因而治，如《三因极一病证方论·腰痛叙论》云："夫腰痛，虽属肾虚，亦涉三因所致。在外则脏腑经络受邪，在内则忧思恐怒，以致房劳坠堕，皆能致之。"

《丹溪心法·腰痛》指出"腰痛主湿热、肾虚、瘀血、挫闪、有痰积"，《七松岩集·腰痛》指出："然痛有虚实之分，所谓虚者，是两肾之精神气血虚也，凡言虚证，皆两肾自病耳。所谓实者，非肾家自实，是两腰经络血脉之中，为风寒湿之所浸，闪肭锉气之所得，腰内空腔之中，为湿痰瘀而凝滞不通而为痛，当依据脉动证辨悉而分治之。"此对腰痛常见的病因和分类进行了概括，为临证辨证治疗腰痛提供了有力依据。

2. 腰痛的分类与临床表现 《内经》对于腰痛的分类方法，主要是根据腰痛的部位、临床特征、外邪的性质、经络循行与运气特点等方面来进行分类的。

（1）按照部位分类

①腰背痛：指腰痛引及背部。如《素问·疟论》所说："巨阳虚则腰背头项痛。"又如《灵枢·五癃津液别》说："阴阳不和，则使液溢而下流于阴，髓液皆减而下，下过度则虚，虚故腰背痛而胫酸。"

②腰脊痛：指腰痛引及脊柱。《素问·标本病传论》云："肾病少腹腰脊痛。"《素问·疟论》云"疟之始发也，先起于毫毛，伸欠乃作，寒栗鼓颌，腰脊俱痛"，邪"中于腰脊者，气至腰脊而病"。《素问·刺疟》云："肾疟者，令人洒洒然，腰脊痛宛转，大便难。"《素问·至真要大论》云："太阳之复，厥气上行，水凝雨冰……腰脽反痛，屈伸不便，地裂冰坚，阳光不治，少腹控睾，引腰脊。"

③腰脽痛：指疼痛引及臀部。如《素问·六元正纪大论》云："感于寒，则病人关节禁固，腰脽痛，寒湿推于气交而为疾也。"又如《素问·至真要大论》云："太阳之胜……雨数至……燥化乃见，少腹满，腰脽重强。"

④腰尻痛：指腰痛引及脊骨之末端即引及尾骶部疼痛。《灵枢·本藏》云"肾下则腰尻痛，不可以俯仰，为狐疝""肾偏倾，则苦腰尻痛也"。《素问·至真要大论》云："太阳在泉，寒复内余，则腰尻痛。"

⑤腰股痛：指腰痛引及股部。《素问·气交变大论》说："岁水不及，湿乃大行……腰股痛发，腘腨股膝不便。"

⑥腰腹痛：腰痛引及腹部，如《素问·至真要大论》说"少阳在泉，客胜则腰腹痛而反恶寒""厥阴在泉……主胜则筋骨繇并，腰腹时痛"。

⑦腰胁痛：腰痛引及季胁部。《素问·藏气法时论》说："心病者，胸中痛，胁支满，胁下

痛，膺背肩胛间痛，两臂内痛。虚则胸腹大，胁下与腰相引而痛。"《素问·气交变大论》云："岁火不及，寒乃大行……胁下与腰背相引而痛，甚则屈不能伸，髋髀如别。"

⑧腰脚痛：腰痛引及下肢。《灵枢·邪客》云："脾有邪，其气留于两髀；肾有邪，其气留于两腘。"《素问·刺热》说："肾热病者，先腰痛胻酸，苦渴数饮，身热，热争则项痛而强，胻寒且酸，足下热。"

（2）按照经络分类

①太阳腰痛：多因外感起病，以"项如拔，夹脊痛，腰似折"为特点。如《素问·热论》云："伤寒一日，巨阳受之，故头项痛腰脊强。"《素问·疟论》云："巨阳虚则腰背头项痛。"《素问·刺腰痛》云："足太阳脉令人腰痛，引项脊尻背如重状。"《灵枢·经脉》云："膀胱足太阳之脉……其直者从巅入络脑……挟脊抵腰中……其支者从腰中下挟脊贯臀……是动则病……脊痛腰似折。"

②阳明腰痛：阳明腰痛以疼痛"不可以顾"为特点。如《素问·刺腰痛》云："阳明令人腰痛，不可以顾，顾如有见者，善悲。"《素问·至真要大论》云："阳明在泉……主胜则腰重腹痛。"

③少阳腰痛：少阳经脉循于身侧，疼痛"不可以俯仰，不可以顾"，并常累及胯部。如《素问·厥论》有云："少阳厥逆，机关不利，机关不利者，腰不可以行。"《素问·刺腰痛》载："少阳令人腰痛，如以针刺其皮中，循循然不可以俯仰，不可以顾，刺少阳成骨之端出血，成骨在膝外廉之骨独起者，夏无见血。"

④太阴腰痛：病多由于湿邪侵袭，表现为"目似脱，项似拔，腰似折，髀不可以回，腘如结，腨如别"。如《素问·五常政大论》云"太阴司天，湿气下临，肾气上从，当其时反腰椎痛，动转不便也"，又"岁太阴在泉，民病冲头痛，目似脱，项似拔，腰似折，髀不可以曲，腘如结，腨如别"。《素问·本病论》云："太阴司天之政，气化运行后天……终之气，寒大举，湿大化……感于寒，则病人关节禁固。腰脽痛，寒湿推于气交而为疾也。"

⑤少阴腰痛：症见俯仰不利，多见伴有肾虚不足症状。《素问·刺腰痛》云："足少阴令人腰痛，痛引脊内廉，刺少阴于内踝上二痏。春无见血。出血太多，不可复也。"《素问·脉解》云："少阴所谓腰痛者，少阴者，肾也，十月万物阳气皆伤，故腰痛也。"又《素问·本病论》云："少阴司天之政，气化运行先天……寒厥入胃，心痛腰痛腹大……初之气……民反周密，关节禁固，腰脽痛。"《素问·至真要大论》载："少阴在泉，客胜则腰痛。"《灵枢·经筋》载足少阴之筋病"在外者不能俯，在内者不能仰。故阳病者腰反折不能俯，阴病者不能仰"。

⑥厥阴腰痛：腰痛局部腰脊疼痛痉挛明显，"腰中如张弓弩弦"，常伴有情绪的异常变化。如《素问·刺腰痛》云："厥阴之脉令人腰痛，腰中如张弓弩弦。"又《素问·厥论》云："厥阴厥逆，挛腰痛。"《素问·至真要大论》云："厥阴在泉……主胜则……腰腹时痛。"《灵枢·经脉》云："肝足厥阴之脉……是动则病腰痛，不可以俯仰。"

（3）按照运气特点分类

①岁运不及腰痛：在岁运不及的年份，如果气候特点以寒气盛行或湿气盛行为主，则易发腰痛病。如《素问·气交变大论》所论"岁火不及，寒乃大行……民病胸中痛……胁下与腰背相引而痛，甚则屈不能伸""岁水不及，湿乃大行……民病腹满身重……腰股痛发，腘腨股膝不便"。指出在岁运为火运不及之年，由于"寒乃大行"，所以在气候上会有较严重的寒气盛

行，寒邪外侵则发生腰痛，特点是腰背相引而痛，甚则屈伸不利；在岁运为水运不及之年，由于"湿乃大行"，气候上多阴云雨湿天气盛行，湿邪偏盛侵袭人体导致腰痛，特点是腰腿疼痛、下肢关节活动不便。并指出："水不及……其脏肾，其病内舍腰脊骨髓，外在溪谷踹膝。"在岁运为水运不及的年份，受到气候不利影响的脏腑是肾，病邪容易侵犯腰脊骨髓和下肢的大小肌肉与关节。

②司天腰痛：凡属太阴湿土司天的年份，其所主司的上半年气候特点是湿气偏盛，湿邪侵犯人体导致腰脽疼痛。如《素问·五常政大论》所说："太阴司天，湿气下临……当其时反腰脽痛，动转不便也。"《素问·六元正纪大论》也说："凡此太阴司天之政……民病寒湿……终之气，寒大举，湿大化……感于寒，则病人关节禁固，腰脽痛，寒湿推于气交而为疾也。"

在属少阴君火司天的年份，《素问·六元正纪大论》云："凡此少阴司天之政……湿化乃行，时雨乃降……民病咳喘，血溢血泄鼽嚏，目赤眦疡，寒厥入胃，心痛腰痛……初之气……关节禁固，腰脽痛。"指出多雨湿的天气可引发腰痛，尤其在初之气的时段里因为是太阳寒水加临于厥阴风木之上，寒始风至，阳气被郁，人多病关节僵硬，腰脽疼痛。

在阳明司天的年份，《素问·至真要大论》指出："阳明司天，燥淫所胜……民病左胠胁痛……嗌干面尘腰痛……病本于肝。"强调燥邪偏胜，则金胜乘木，出现左胁痛、咽干面垢、腰痛等病证。

③诸气在泉腰痛：《内经》十分重视在泉之气对腰痛的影响，强调诸气在泉均可导致腰痛病发生。正如《素问·至真要大论》所论"岁太阴在泉……项似拔，腰似折""厥阴在泉，客胜则大关节不利……主胜则筋骨繇并，腰腹时痛""少阴在泉，客胜则腰痛""太阳在泉，寒复内余，则腰尻痛，屈伸不利""少阳在泉，客胜则腰腹痛而反恶寒""阳明在泉……主胜则腰重腹痛"，一一列举了诸气在泉导致腰痛的病因病机与症状特点，突出了下半年寒湿偏盛气候特征与腰痛的发病密切相关。

④水郁之发腰痛：《素问·六元正纪大论》指出"水郁之发，阳气乃辟，阴气暴举，大寒乃至……腰脽痛，大关节不利，屈伸不便"，阐述在水郁之发的年份，阴寒大盛，霜雪暴行，易生腰脽痛，伴全身关节屈伸不利的病证。

⑤太阳复气腰痛：《素问·至真要大论》说："太阳之复，厥气上行……腰脽反痛，屈伸不便……少腹控睾，引腰脊……神门绝，死不治。"指出当太阳寒水来复之时，气候突然转寒，会引发腰脽痛病证，严重者也会出现危象。

⑥少阴不迁正腰痛：《素问·本病论》中有"少阴不迁正，即冷气不退，春冷后寒，暄暖不时。民病寒热，四肢烦痛，腰脊强直"的论述，指出二之气到来时，少阴君火不迁正，气候应温而反寒，属于至而未至的反常气候变化，此时天气寒热反常，也会引发腰部疾病，以腰脊强直为特点。

3. 腰痛的针刺治疗　《内经》有关腰痛的治疗主要采用针刺方法，总结了古代针刺治疗腰痛的经验，奠定了针刺治疗腰痛的理论和临床应用基础。《内经》认为腰痛与诸经络病变相关，论述了足太阳脉、少阳、阳明、少阴、厥阴之脉等经络病变引起腰痛、邪在肾而致腰痛及小肠病、疟疾、脾热病、肾热病所引起腰痛的辨证论治。并且列举了针刺治疗腰痛的具体原则，即泻实、补虚，要求明辨虚实，以泻其有余，补其不足。

（1）实者泻之　腰痛属实者可按此法治疗，如对瘀血不通，经络瘀滞所致的腰痛，可行

"宛陈则除之"的泻血法治疗。如《素问·刺腰痛》云："解脉令人腰痛如引带，常如折腰状，善恐，刺解脉，在郄中结络如黍米，刺之血射以黑，见赤血而已。"

（2）以经取之　对于虚实不甚明显的腰痛，即邪气未盛，真气未虚，多取有关经脉以调整之。如《素问·厥论》指出："盛者泻之，虚者补之，不盛不虚，以经取之。"《内经》治疗腰痛多循经取穴，如《素问·刺腰痛》云："足太阳脉令人腰痛，引项脊尻背如重状，刺其郄中。太阳正经出血，春无见血。"此即足太阳腰痛取本经经血治疗之例。

（3）表里经选穴　《内经》根据脏腑经脉的阴阳表里关系，选取相表里之经的腧穴治疗，如《灵枢·五邪》曰："邪在肾，则病骨痛，阴痹，阴痹者，按之不得，腹胀，腰痛，大便难，肩背项强痛，时眩，取之涌泉、昆仑，视有余者尽取之。"

（4）近处取穴　《内经》针刺治疗腰痛，常可采用近部取穴法，如《灵枢·背腧》云："肾俞在十四焦（椎）之傍，皆挟脊相去三寸所，则欲得而验之，按其处，应在中而痛解，乃其俞也。"

4. 腰痛病证的预后　关于腰痛的预后，《素问·脉要精微论》指出："腰者肾之府，转摇不能，肾将惫矣。"又如《素问·大奇论》云："肾雍，脚下至少腹满，胫有大小，髀胻大跛，易偏枯。"肾雍可致肾脉及冲脉雍塞，脚下至少腹两侧胫部大小不同，髀和胫部行走不便，而成跛行，其预后多为日久而成半身不遂等。

《素问·至真要大论》云："阳明司天，燥淫所胜……则木乃晚荣，草乃晚生……筋骨内变……心胁暴痛，不可反侧，嗌干面尘腰痛……病本于肝。太冲绝，死不治。"嗌干面尘腰痛皆属肝经之病，盖金淫于上，故病在于肝。太冲，是肝经之腧穴，金胜乘木，肝气内绝，正不胜邪，故预后不良，甚则死不治。

【临证指要】

1."腰者，肾之府"的临床意义　《素问·脉要精微论》指出："腰者，肾之府，转摇不能，肾将惫矣。"肾的经脉贯腰脊，肾的经筋循脊柱两侧过腰，故肾病多见腰痛。《素问·生气通天论》说："因而强力，肾气乃伤，高骨乃坏。"即过于勉强用力会造成肾气损伤，使腰间的脊骨损坏而致腰痛，甚至严重变形。《素问·刺腰痛》言："肾动则冬病胀腰痛。"《灵枢·经脉》亦云："足少阴之别……虚则腰痛。"由于肾为封藏之本，主藏精，其病多虚，故肾病腰痛也多为虚证，病机则以肾虚为本。因此，《证治准绳·杂病·腰痛》说："（腰痛）有风、有湿、有寒、有热、有挫闪、有瘀血、有滞气、有痰积，皆标也，肾虚，其本也。"故中医临床治疗腰痛多从肾入手，针刺可据《素问·刺腰痛》取复溜穴，药物治疗则根据"虚则补之"的原则，或温补肾阳或滋补肾阴，历代医家创立许多著名方剂，如肾气丸、六味丸、滋肾丸、补阴丸、补虚利腰汤、青娥丸、茴香丸等，可供临证选择。

2. 腰痛的辨证治疗

（1）肾虚腰痛辨治　《内经》强调肾与腰痛的关系，认为肾精不足与肾脏的病变都可引起腰痛，疼痛以腰疼胫酸，软弱无力为特点。如《灵枢·五癃津液别》说"阴阳不和，则使液溢而下流于阴，髓液皆减而下，下过度则虚，虚故腰背痛而胫酸"，指出由于房事不当导致阴精下流，髓减液少，肾精亏虚而致腰背痛、腿酸软。《素问·痿论》指出："肾气热，则腰脊不举，骨枯而髓减，发为骨痿。"肾气热则肾精受损，不能主骨生髓，故骨枯髓减，出现腰脊酸软、无力抬举、肢体萎弱不用的骨痿病。《灵枢·经脉》说："其病气逆则烦闷，实则闭癃，虚则腰痛。"指出肾气虚则病腰痛。如果肾虚严重，肾精竭绝，则出现难治的危证，如《素问·脉要精微论》说："腰者，肾之府，转摇不能，肾将惫矣。"《灵枢·本神》也有："肾盛怒而不止则伤志，志伤则喜忘其前言，腰脊不可以俛仰屈伸，毛悴色夭，死于季夏。"肾虚腰痛危证的症状特点为腰脊部运动功能丧失，不能转侧屈伸。

后世医家继承并发展了这一学术思想。如王叔和《脉经·肾足少阴缢病证》云："肾病，其色黑，其气虚弱，吸吸少气，两耳苦聋，腰痛，时时失精，饮食减少，膝以下清，其脉沉滑而迟，此为可治。宜服内补散，建中汤，肾气丸，地黄煎。"而唐代孙思邈认为肾虚腰痛多因劳倦过度，或久病失养，耗伤精气；或老年精气衰弱等，致肾气虚衰，或阴精不足，不能充实腰肾，故能腰腿酸痛绵绵而无力，因而治疗以补肾为主。《丹溪心法·腰痛》认为："肾虚者，用杜仲、龟甲、黄柏、知母、枸杞、五味，一加补骨脂，猪脊髓丸服。"《东垣试效方·腰痛门》认为："阳气虚弱宜肾气丸、茴香丸之类；肾气热髓减骨枯，宜六味地黄丸、滋肾丸、封髓丹之类，以补阴之不足也。"张介宾在前人的基础上提出："腰痛多为肾虚，久腰痛必为肾虚。"在治疗上主张用"当归地黄饮"、左归丸、右归丸和"煨肾散"等方药。至《临证指南医案·腰痛证治》载："有老年腰痛者，他人但撮几味通用补肾药以治，先生独想及奇经之脉隶于肝肾，用血肉有情之品。鹿角、当归、苁蓉、薄桂、小茴以温养下焦。"使肾虚腰痛的治疗更加丰富，发展到运用"血肉有情之品"的动物类药物来填补肾精，强腰壮肾。

（2）寒湿腰痛辨治　《内经》认为腰痛可由外邪侵犯经络而引起，尤以寒湿之邪为重。寒邪起自北方，应于冬，内通于肾，寒为阴邪易伤阳气，其性凝滞，主收引，寒犯经络可致拘挛疼痛病证；湿邪起于中央，应于长夏，内通于脾，湿亦为阴邪，具有重着黏腻、易于下注而不易去除之特点，湿邪侵袭经络则致顽麻不仁或僵硬强直、屈伸不利等。寒湿二邪常夹杂为病，寒湿结合侵犯机体，则阻滞经脉，气血运行不畅，发为寒湿腰痛。《素问·金匮真言论》说"北风生于冬，病在肾，俞在腰股"，指出寒邪是来自北方的冬季主气，易伤骨，常从腰腿部的俞穴侵入体内伤人。《素问·至真要大论》说："岁太阴在泉，草乃早荣，湿淫所胜，则埃昏岩谷，黄反见黑，至阴之交。民病饮积，心痛，耳聋浑浑焞焞，嗌肿喉痹，阴病血见，少腹痛肿，不得小便，病冲头痛，目似脱，项似拔，腰似折，髀不可以回，腘如结，腨如别。"又说："太阴司天，湿淫所胜，则沉阴且布，雨变枯槁，胕肿骨痛阴痹，阴痹者按之不得，腰脊头项痛，时眩，大便难，阴气不用，饥不欲食，咳唾则有血，心如悬，病本于肾。""太阴之胜，火气内郁，疮疡于中，流散于外，病在胠胁，甚则心痛热格，头痛喉痹项强，独胜则湿气内郁，寒迫下焦，痛留顶，互引眉间，胃满，雨数至，燥化乃见，少腹满，腰脽重强，内不便，善注泄，足下温，头重足胫胕肿，饮发于中，肿于上。"强调太阴湿土司天或在泉时，以及太阴湿土偏盛时，湿邪容易侵犯人体经络肌肉，导致腰痛如折，腰脊头项僵痛，腰椎强直等病证。还指出："岁太阳在泉，寒淫所胜，则凝肃惨栗。民病少腹控睾，引腰脊，上冲心痛，血见，嗌痛颔肿。""太阳在泉，寒复内余，则腰尻痛；屈伸不利，股胫足膝中痛。""太阳之复，厥气上行，水凝雨冰，羽虫乃死，心胃生寒，胸膈不利，心痛痞满，头痛善悲，时眩仆，食减，腰脽反痛，屈伸不便，地裂冰坚，阳光不治，少腹控睾，引腰脊，上冲心，唾出清水，及为哕噫，甚则入心，善忘善悲。"强调太阳寒在泉时，寒邪偏盛，易伤腰脊，导致腰脊尻骶部内连大腿内侧及膝胫足中痛，腰椎及下肢关节拘急屈伸不利。当太阳寒水来复时，寒与湿邪夹杂为病，导致腰脽疼痛、屈伸不便，甚则寒凝肝脉，出现少腹连睾部牵引腰脊疼痛。

后世医家对于寒湿与湿热腰痛的诊治有较多发挥。如《脉因证治·腰痛》认为腰胯重痛乃"风寒湿流注经络，凝结骨节，气血不和而痛"，指出了寒湿入侵、阻滞经络是腰痛的病机所在；《东垣试效方·腰痛门》论"夫邪者，是风热寒湿燥皆能为病，大抵寒湿多而风热少"，指出寒湿腰痛发病较多。《医林正印·腰痛》论："凡湿者，从腰以下如坐水中，状若希钱，冷痛，所谓肾著也。肾著汤、独活寄生汤之属……凡寒者，腰间如水冷，逢寒则重，遇热则轻，肾脉必紧，五积散、吴茱萸、桂、附之属。"又《医宗必读·腰痛》云："寒：感寒而痛，其脉必紧，腰间如冰，得热则减，得寒则增，五积散去桔梗加吴茱萸，或姜附汤加肉桂、杜仲，外用摩腰膏。兼寒湿者，五积散加苍术、麻黄。"可见，寒湿腰痛的治疗需要散寒除湿、通经活络。宜用内服药物配合外用膏摩的方法进行治疗。

（3）湿热腰痛辨治　关于湿热腰痛，《素问·刺热》说："脾热病者，先头重颊痛，烦心颜青，欲呕身热。热争则腰痛不可用俛仰，腹满泄，两颔痛。""肾热病者，先腰痛胻酸，苦渴数饮身热。热争则项痛而强，胻寒且酸，足下热，不欲言。其逆则项痛，员员淡淡然"，指出脾肾内热为湿热腰痛的主要病机。在《素问·刺腰痛》也有"散脉令人腰痛而热，热甚生烦，腰下如有横木居其中，甚则遗溲，刺散脉，在膝前骨肉分间，络外廉，束脉为三痏"和"腰痛上寒，刺足太阳阳明；上热，刺足厥阴；不可以俛仰，刺足少阳；中热而喘，刺足少阴，刺郄中出血。腰痛上寒不可顾，刺足阳明；上热，刺足太阴；中热而喘，刺足少阴。大便难，刺足少阴"等相关论述，从针刺治疗的角度阐明湿热腰痛当用泄热除湿通络的方法。

《丹溪手镜·腰痛》认为："有湿热为病，亦因肾虚而生，肾虚水涸，相火而炽，无所荣制，故湿热相搏而成。亦有虚劳外感湿气，内热不行而成党痛。湿热者，四肢缓，足寒腰冷如水汗，精滑扇痛。"认为湿热是腰痛的病因之一，并在《金匮钩玄》中云："湿热者用苍术、杜仲、黄柏、川芎。"提出治疗湿热腰痛的方药。李杲《脾胃论·随时加减用药法》云："如腰脚痿软，行步乏力或疼痛，乃肝肾中伏湿热。"并在《兰室密藏》中记载了治疗湿热腰痛的方剂——拈痛汤。

【病案举隅】

1. 肾虚腰痛案　《灵枢·五癃津液别》在论述肾虚腰痛时指出："阴阳不和，则使液溢而下流于阴，髓液皆减而下，下过度则虚，虚故腰背痛而胫酸。"说明性生活不当，房劳过度，会导致精伤髓减，出现肾虚腰痛。孙思邈认为肾虚腰痛多因劳倦过度，或久病失养或老年精气衰弱导致肾气虚衰，阴精不足，腰肾失养而腰腿疼痛、酸软无力，治疗创无比山药丸以补肾益精。张介宾认为"腰痛之虚证，十居八九"，多是由于年衰劳苦，或酒色斫丧，或七情忧郁所致，都属于真阴虚证，宜用当归地黄饮、左归丸、右归丸治疗。

龚子才治一人跌后腰痛，用定痛等药不效，气血日衰，面耳黧黑，龚曰：腰为肾之腑，虽曰闪伤，实肾经虚弱所致也，遂用杜仲、补骨脂、五味子、山楂、苁蓉、山药空心服，又以六君、当归、白术、神曲各二钱食远服，不月而瘥（《续名医类案·腰痛》）。

2. 寒湿腰痛案　《素问·六元正纪大论》曰："民病寒湿……感于寒，则病人关节禁固，腰脽痛，寒湿推于气交而为疾也。"认为寒湿阴邪侵袭腰部，阻塞经络，气血不畅，加之寒性凝滞收引，湿性重着黏腻，所以导致腰部疼痛，以冷痛重着、难以转侧为特点，病重日久，可致腰部关节强直。

东垣治一人，露宿寒湿之地，腰痛不能转侧，胁搐急作痛月余。《医灯续焰》云：皆足太阳、足少阴，血络有凝血作痛。间有一二证属少阳胆经外络脉病，皆去血络之凝乃愈。《经》云冬三月禁针，只宜服药通其经络，破血络中败血。以汉防己、防风各三分，炒曲、独活各五分，川芎、柴胡、肉桂、当归、炙草、苍术各一钱，羌活一钱五分，桃仁五粒，酒煎服（《古今医案按·腰痛》）。

3. 湿热腰痛案 《素问·刺腰痛论》说："散脉令人腰痛而热，热甚生烦，腰下如有横木居其中，甚则遗溲。"《医学四要》言："亦有下部湿热太盛，迫水妄行者。"湿邪偏盛伤于腰部，日久化热，湿热互结，可导致湿热腰痛。

韩某，女，35岁，1956年3月17日初诊。黄白带多，小腹及腰痛，月经来潮前更甚，月经周期先后无定，胃纳欠佳，大便时干时溏，小便黄。舌苔黄白，有时灰黑，脉上盛下虚，两关濡弱。属湿困脾胃，下注胞宫，治宜调理脾胃、清利湿热。

连皮茯苓二钱，泽泻二钱，薏苡仁五钱，山茵陈三钱，豆卷五钱，黄芩（炒）二钱，萆薢四钱，苍术（炒）二钱，金毛狗脊（炮）三钱，海螵蛸五钱，白通草一钱，晚蚕沙三钱。5剂。每剂水煎2次，共取250mL，分早晚2次温服。

1956年3月31日复诊：患者药后带色转白，量亦减少，饮食增加，精神好转。舌苔转薄，脉迟有力，仍以前法。

萆薢四钱，黄柏（酒炒）一钱，泽泻二钱，连皮茯苓二钱，苍术（炒）二钱，薏苡仁五钱，豆卷五钱，山茵陈三钱，川楝子二钱，金毛狗脊（炮）四钱，晚蚕沙四钱，白通草一钱，海螵蛸五钱。5剂。煎服法同前。

1956年4月4日复诊：患者月经25天来潮，少腹及腰痛显著减轻，但经色不正常，内夹黑色血块。精神、食欲、睡眠继续好转，脉弦迟，苔白。治宜温经利湿。

茯苓五钱，桂枝三钱，泽泻二钱，薏苡仁五钱，苍术（炒）二钱，当归二钱，川芎一钱半，桃仁一钱半，萆薢四钱，川楝子（打）二钱，白通草一钱（《历代名医医案选讲·现代医案选讲·蒲辅周医案》）。

4. 因而强力肾伤骨坏案 杨某，男，37岁，商店售货员，1991年2月27日诊治。春节前工作繁忙，进出货物甚多，一日因搬一箱啤酒用力不当，出现腰痛不可以俯仰，右下肢从髋至足酸麻疼痛。腰、骶椎X线片未见异常。检查：以双拇指交叉，循按患者腰、骶椎之两侧发现，其第4腰椎棘突向右侧微有突出，且有明显压痛。诊为"腰椎小关节紊乱"。治宜推拿疗法。

其法：令患者坐一方凳上，全身放松；助手在患者左前方，按住其两腿，勿使移动。

医生站在患者右侧偏后位置，以左手拇指按定其脊突压痛处，右臂从患者腋下伸过，手掌抚其项部，并以右手臂带动患者前俯后仰数次，以使其背部肌肉及脊椎各关节放松；以右手臂带动患者上身向其右侧旋转，旋至极点时再着力向右上方提拉，以使脊椎间松弛；同时左手拇指借势推按其突出之脊突，此时可听到其腰痛处发出一声微响。治疗结束，患者当即腰腿疼痛消除，嘱其数日内勿过劳累（《黄帝医术临证切要·临证发挥篇》）。

【内经原文】

因而强力，肾气乃伤，高骨乃坏。

《素问·生气通天论》

北风生于冬，病在肾，俞在腰股。

《素问·金匮真言论》

青脉之至也，长而左右弹，有积气在心下支肤，名曰肝痹。得之寒湿，与疝同法。腰痛，足清，头痛。

《素问·五藏生成》

腰者，肾之府，转摇不能，肾将惫矣。

肾脉搏坚而长，其色黄而赤者，当病折腰。

按之至骨，脉气少者，腰脊痛而身有痹也。

《素问·脉要精微论》

心病者，胸中痛，胁支满，胁下痛，膺背肩胛间痛，两臂内痛。虚则胸腹大，胁下与腰相引而痛。取其经，少阴太阳舌下血者。其变病，刺郄中血者。

《素问·藏气法时论》

伤寒一日，巨阳受之。故头项痛，腰脊强。

《素问·热论》

脾热病者，先头重颊痛，烦心颜青，欲呕身热。热争则腰痛不可用俯仰，腹满泄，两颔痛。甲乙甚，戊己大汗，气逆则甲乙死，刺足太阴阳明。

肾热病者，先腰痛胻酸，苦渴数饮身热。热争则项痛而强，胻寒且酸，足下热，不欲言。其逆则项痛，员员淡淡然。戊己甚，壬癸大汗，气逆则戊已死，刺足少阴太阳。

此邪气客于头项循膂而下者也，故虚实不同，邪中异所，则不得当其风府也。故邪中于头项者，气至头项而病；中于背者，气至背而病；中于腰脊者，气至腰脊而病；中于手足者，气至手足而病。卫气之所在，与邪气相合则病作。故风无常府，卫气之所发，必开其腠理，邪气之所合，则其府也。

《素问·刺热》

疟之始发也，先起于毫毛，伸欠乃作，寒栗鼓颔。腰脊俱痛，寒去则内外皆热，头痛如破，渴欲冷饮。

《素问·疟论》

足太阳之疟，令人腰痛头重，寒从背起。先寒后热，熇熇暍暍然。热止汗出，难已，刺郄中出血。

足厥阴之疟，令人腰痛少腹满，小便不利如癃状，非癃也，数便，意恐惧气不足，腹中悒悒，刺足厥阴。

肾疟者，令人洒洒然，腰脊痛宛转，大便难，目眴眴然，手足寒，刺足太阳少阴。

刺疟者，必先问其病之所先发者，先刺之。先头痛及重者，先刺头上及两额两眉间出血。先项背痛者，先刺之。先腰脊痛者，先刺郄中出血；先手臂痛者，先刺手少阴阳明十指间。先足胻酸痛者，先刺足阳明十指间出血。

《素问·刺疟》

肾咳之状，咳则腰背相引而痛，甚则咳涎。

《素问·咳论》

足太阳脉令人腰痛，引项脊尻背如重状，刺其郄中。太阳正经出血，春无见血。少阳令人腰痛，如以针刺其皮中，循循然不可以俯仰，不可以顾。刺少阳成骨之端出血，成骨在膝外廉之骨独起者，夏无见血。阳明令人腰痛，不可以顾，顾如有见者，善悲，刺阳明于骱前三痏，上下和之出血，秋无见血。足少阴令人腰痛，痛引脊内廉，刺少阴于内踝上二痏，春无见血，出血太多，不可复也。厥阴之脉令人腰痛，腰中如张弓弩弦，刺厥阴之脉，在腨踵鱼腹之外，循之累累然，乃刺之，其病令人善言默默然不慧，刺之三痏。

解脉令人腰痛，痛引肩，目䀮䀮然，时遗溲，刺解脉，在膝筋肉分间郄外廉之横脉出血，血变而止。解脉令人腰痛如引带，常如折腰状，善恐，刺解脉，在郄中结络如黍米，刺之血射以黑，见赤血而已。

同阴之脉令人腰痛，痛如小锤居其中，怫然肿，刺同阴之脉，在外踝上绝骨之端，为三痏。

阳维之脉令人腰痛，痛上怫然肿。刺阳维之脉，脉与太阳合腨下间，去地一尺所。

衡络之脉令人腰痛，不可以俯仰，仰则恐仆，得之举重伤腰，衡络绝，恶血归之，刺之在郄阳筋之间，上郄数寸，衡居为二痏出血。

会阴之脉令人腰痛，痛上漯漯然汗出，汗干令人欲饮，饮已欲走，刺直阳之脉上三痏，在跻上郄下五寸横居，视其盛者出血。

飞阳之脉令人腰痛，痛上拂拂然，甚则悲以恐，刺飞阳之脉，在内踝上五寸，少阴之前，与阴维之会。

昌阳之脉令人腰痛，痛引膺，目䀮䀮然，甚则反折，舌卷不能言，刺内筋为二痏，在内踝上大筋前太阴后，上踝二寸所。

散脉令人腰痛而热，热甚生烦，腰下如有横木居其中，甚则遗溲，刺散脉在膝前骨肉分间，络外廉，束脉为三痏。

肉里之脉令人腰痛，不可以咳，咳则筋缩急，刺肉里之脉为二痏，在太阳之外，少阳绝骨之后。

腰痛侠脊而痛至头几几然，目䀮䀮欲僵仆，刺足太阳郄中出血。腰痛上寒，刺足太阳阳明；上热，刺足厥阴；不可以俯仰，刺足少阳；中热而喘，刺足少阴，刺郄中出血。

腰痛，上寒不可顾，刺足阳明。上热，刺足太阴。中热而喘，刺足少阴。大便难，刺足少阴。少腹满，刺足厥阴。如折不可以俯仰，不可举，刺足太阳。引脊内廉，刺足少阴。腰痛引少腹控䏚，不可以仰。刺腰尻交者，两髁胂上，以月生死为痏数，发针立已。左取右，右取左。

《素问·刺腰痛》

肾痹者，善胀，尻以代踵，脊以代头。

《素问·痹论》

肾气热，则腰脊不举，骨枯而髓减，发为骨痿。

《素问·痿论》

太阴厥逆，骱急挛，心痛引腹，治主病者。少阴厥逆，虚满呕变，下泄清，治主病者。厥阴厥逆，挛腰痛，虚满前闭谵言，治主病者。三阴俱逆，不得前后，使人手足寒，三日死。

少阳厥逆，机关不利，机关不利者，腰不可以行，项不可以顾。发肠痈不可治，惊者死。

手太阳厥逆，耳聋泣出，项不可以顾，腰不可以俯仰，治主病者。

《素问·厥论》

帝曰：有病厥者，诊右脉沉而紧，左脉浮而迟，不然，病主安在？岐伯曰：冬诊之，右脉固当沉紧，此应四时，左脉浮而迟，此逆四时，在左当主病在肾，颇关在肺，当腰痛也。帝曰：何以言之？岐伯曰：少阴脉贯肾络肺，今得肺脉，肾为之病，故肾为腰痛之病也。

《素问·病能论》

太阳所谓肿腰脽痛者，正月太阳寅。寅太阳也。正月阳气出在上而阴气盛，阳未得自次也，故肿腰脽痛也。病偏虚为跛者，正月阳气冻解地气而出也，所谓偏虚者，冬寒颇有不足者，故偏虚为跛也。

少阴所谓腰痛者，少阴者肾也，十月万物阳气皆伤，故腰痛也。

所谓腰脊痛不可以俯仰者，三月一振荣华，万物一俯而不仰也。

《素问·脉解》

刺筋无伤骨，骨伤则内动肾，肾动则冬病胀腰痛。

《素问·刺要论》

黄帝问曰：余闻风者百病之始也，以针治之奈何？岐伯对曰：风从外入……腰痛不可以转摇，急引阴卵，刺八髎与痛上，八髎在腰尻分间。鼠瘘寒热，还刺寒府，寒府在附膝外解营。取膝上外者使之拜，取足心者使之跪。

《素问·骨空论》

邪客于足太阴之络，令人腰痛引少腹控䏚，不可以仰息。刺腰尻之解，两胂之上，是腰俞，以月死生为痏数，发针立已，左刺右，右刺左。

《素问·缪刺论》

肝病头目眩胁支满，三日体重身痛，五日而胀，三日腰脊少腹痛胫酸，三日不已死，冬日入，夏早食。脾病身痛体重，一日而胀，二日少腹腰脊痛胫酸，三日背膂筋痛小便闭，十日不已死，冬人定，夏晏食。肾病少腹腰脊痛骭酸。三日背膂筋痛小便闭，三日腹胀，三日两胁支痛，三日不已死，冬大晨，夏晏晡。胃病胀满，五日少腹腰脊痛骭酸，三日背膂筋痛小便闭，五日身体重，六日不已死，冬夜半后，夏日昳。膀胱病小便闭，五日少腹胀腰脊痛骭酸，一日腹胀，一日身体痛，二日不已死，冬鸡鸣，夏下晡。

《素问·标本病传论》

岁火不及，寒乃大行，长政不用，物荣而下，凝惨而甚，则阳气不化，乃折荣美，上应辰星。民病胸中痛，胁支满，两胁痛，膺背肩胛间及两臂内痛，郁冒朦昧，心痛暴喑，胸腹大，胁下与腰背相引而痛，甚则屈不能伸，髋髀如别，上应荧惑辰星，其谷丹。

岁水不及，湿乃大行，长气反用，其化乃速，暑雨数至，上应镇星。民病腹满身重，濡泄寒疡流水，腰股痛发，腘腨股膝不便，烦冤足痿清厥，脚下痛，甚则胕肿。藏气不政，肾气不衡，上应辰星，其谷秬。

水不及，四维有湍润埃云之化，则不时有和风生发之应，四维发埃昏骤注之变，则不时有飘荡振拉之复，其眚北，其藏肾，其病内舍腰脊骨髓，外在谿谷踹膝。

《素问·气交变大论》

太阴司天，湿气下临，肾气上从，黑起水变。埃冒云雨，胸中不利，阴痿，气大衰而不起不用。当其时反腰脽痛，动转不便也，厥逆。

《素问·五常政大论》

凡此太阴司天之政，气化运行后天……终之气，寒大举，湿大化，霜乃积，阴乃凝，水坚冰，阳光不治。感于寒，则病人关节禁固，腰脏痛，寒湿推于气交而为疾也。

凡此少阴司天之政，气化运行先天……民病咳喘，血溢血泄鼽嚏，目赤眦疡，寒厥入胃，心痛腰痛，腹大嗌干肿上。初之气，地气迁，燥将去，寒乃始，蛰复藏，水乃冰，霜复降，风乃至，阳气郁，民反周密，关节禁固，腰脏痛，炎暑将起，中外疮疡。

水郁之发，阳气乃辟，阴气暴举，大寒乃至，川泽严凝，寒雾结为霜雪。甚则黄黑昏翳，流行气交，乃为霜杀，水乃见祥。故民病寒客心痛，腰脏痛，大关节不利，屈伸不便，善厥逆，痞坚腹满。

厥阴所至为支痛，少阴所至为惊惑恶寒战栗谵妄，太阴所至为稸满，少阳所至为惊躁瞀昧暴病，阳明所至为鼽尻阴股膝髀腨胻足病，太阳所至为腰痛，病之常也。

《素问·六元正纪大论》

少阴不迁正，即冷气不退，春冷后寒，暄暖不时。民病寒热，四肢烦痛，腰脊强直。

《素问·本病论》

岁太阴在泉，草乃早荣，湿淫所胜，则埃昏岩谷，黄反见黑，至阴之交。民病饮积，心痛，耳聋浑浑焞焞，嗌肿喉痹，阴病血见，少腹痛肿，不得小便，病冲头痛，目似脱，项似拔，腰似折，髀不可以回，腘如结，腨如别。

岁太阳在泉，寒淫所胜，则凝肃惨栗。民病少腹控睾，引腰脊，上冲心痛，血见，嗌痛颌肿。

太阴司天，湿淫所胜，则沉阴且布，雨变枯槁，胕肿骨痛阴痹，阴痹者按之不得，腰脊头项痛，时眩，大便难，阴气不用，饥不欲食，咳唾则有血，心如悬，病本于肾。

阳明司天，燥淫所胜，则木乃晚荣，草乃晚生，筋骨内变，民病左胠胁痛，寒清于中，感而疟，大凉革候，咳，腹中鸣，注泄鹜溏，名木敛，生菀于下，草焦上首，心胁暴痛，不可反侧，嗌干面尘腰痛，丈夫癞疝，妇人少腹痛，目昧眦，疡疮痤痈，蛰虫来见，病本于肝。

太阴之胜，火气内郁，疮疡于中，流散于外，病在胠胁，甚则心痛热格，头痛喉痹项强，独胜则湿气内郁，寒迫下焦，痛留顶，互引眉间，胃满。雨数至，燥化乃见，少腹满，腰脏重强，内不便，善注泄，足下温，头重足胫胕肿，饮发于中，胕肿于上。

太阳之复，厥气上行，水凝雨冰，羽虫乃死，心胃生寒，胸膈不利，心痛否满，头痛善悲，时眩仆，食减，腰脏反痛，屈伸不便，地裂冰坚，阳光不治，少腹控睾，引腰脊，上冲心，唾出清水，及为哕噫，甚则入心，善忘善悲。

厥阴在泉，客胜则大关节不利，内为痉强拘瘛，外为不便，主胜则筋骨繇并，腰腹时痛。

少阴在泉，客胜则腰痛，尻股膝髀腨胻足病，瞀热以酸，胕肿不能久立，溲便变。

少阳在泉，客胜则腰腹痛而反恶寒，甚则下白溺白。

阳明在泉，客胜则清气动下，少腹坚满而数便泻。主胜则腰重腹痛，少腹生寒，下为鹜溏，则寒厥于肠，上冲胸中，甚则喘不能久立。

太阳在泉，寒复内余，则腰尻痛，屈伸不利，股胫足膝中痛。

《素问·至真要大论》

肺脉急甚为癫疾；微急为肺寒热，怠惰，咳唾血，引腰背胸，若鼻息肉不通。

小肠病者，小腹痛，腰脊控睾而痛，时窘之后，当耳前热，若寒甚，若独肩上热甚，及手小指次指之间热，若脉陷者，此其候也。手太阳病也，取之巨虚下廉。

《灵枢·邪气藏府病形》

肾盛怒而不止则伤志，志伤则喜忘其前言，腰脊不可以俯仰屈伸，毛悴色夭，死于季夏。

《灵枢·本神》

病在头者，取之足；病在腰者，取之腘。

《灵枢·终始》

膀胱足太阳之脉……其支者，从膊内左右别下……循京骨至小指外侧。是动则病冲头痛，目似脱，项如拔，脊痛，腰似折，髀不可以曲，腘如结，踹如裂，是为踝厥。是主筋所生病者，痔疟狂癫疾，头囟项痛，目黄泪出鼽衄，项背腰尻腘踹脚皆痛，小指不用。

肝足厥阴之脉……其支者，复从肝别贯膈上注肺。是动则病腰痛不可以俯仰，丈夫㿗疝，妇人少腹肿，甚则嗌干，面尘脱色。

足少阴之别，名曰大钟，当踝后绕跟，别走太阳；其别者，并经上走于心包，下外贯腰脊。其病气逆则烦闷，实则闭癃，虚则腰痛。取之所别也。

《灵枢·经脉》

足少阴之筋，起于小指之下……与足太阳之筋合。其病足下转筋，及所过而结者皆痛，及转筋病在此者，主痫瘛及痉，在外者不能俯，在内者不能仰。故阳病者腰反折不能俯，阴病者不能仰。

《灵枢·经筋》

小腹控睾，引腰脊，上冲心，邪在小肠者，连睾系，属于脊，贯肝肺，络心系。

《灵枢·四时气》

邪在肾，则病骨痛阴痹。阴痹者，按之而不得，腹胀腰痛，大便难，肩背颈项痛，时眩。取之涌泉、昆仑，视有血者，尽取之。

《灵枢·五邪》

热病不可刺者有九：一曰，汗不出，大颧发赤哕者死；二曰，泄而腹满甚者死；三曰，目不明，热不已者死；四曰，老人婴儿，热而腹满者死；五曰，汗不出，呕下血者死；六曰，舌本烂，热不已者死；七曰，咳而衄，汗不出，出不至足者死；八曰，髓热者死；九曰，热而痉者死。腰折，瘛疭，齿噤齘也。凡此九者，不可刺也。

男子如蛊，女子如怚，身体腰脊如解，不欲饮食，先取涌泉见血，视跗上盛者，尽见血也。

《灵枢·热病》

厥头痛，项先痛，腰脊为应，先取天柱，后取足太阳。

《灵枢·厥病》

厥挟脊而痛至顶，头沉沉然，目𥇀𥇀然，腰脊强，取足太阳腘中血络。
腰痛，痛上寒，取足太阳阳明；痛上热，取足厥阴；不可以俯仰，取足少阳。
心痛，引腰脊，欲呕，取足少阴。

《灵枢·杂病》

肾胀者，腹满引背，央央然腰髀痛。
小肠胀者，少腹䐜胀，引腰而痛。

《灵枢·胀论》

　　五谷之精液，和合而为膏者，内渗入于骨空，补益脑髓，而下流于阴股。阴阳不和，则使液溢而下流于阴，髓液皆减而下，下过度则虚，虚故腰背痛而胫酸。

《灵枢·五癃津液别》

　　肝气盛则梦怒，肺气盛则梦恐惧、哭泣、飞扬，心气盛则梦善笑恐畏，脾气盛则梦歌乐、身体重不举，肾气盛则梦腰脊两解不属。

《灵枢·淫邪发梦》

　　肾小则藏安难伤；肾大则善病腰痛，不可以俯仰，易伤以邪。肾高则苦背膂痛，不可以俯仰；肾下则腰尻痛，不可以俯仰，为狐疝。肾坚则不病腰背痛；肾脆则苦病消瘅易伤。肾端正则和利难伤；肾偏倾则苦腰尻痛也。

《灵枢·本藏》

　　留而不去，传舍于输，在输之时，六经不通，四肢则肢节痛，腰脊乃强。

《灵枢·百病始生》

　　八正之虚风，八风伤人，内舍于骨解腰脊节腠理之间为深痹也。故为之治针，必长其身，锋其末，可以取深邪远痹。

《灵枢·九针论》

【参考文献】

［1］王庆其.内经临床医学.北京：人民卫生出版社，2010.

［2］王琦.王琦临床医学丛书.北京：人民卫生出版社，2003.

［3］王庆其.黄帝内经理论与实践.北京：人民卫生出版社，2009.

［4］王庆其.内经临证发微.上海：上海科学技术出版社，2007.

第二十八章　前阴及小便病类

前阴，是男女外生殖器及尿道口的总称，是排尿及男子排出精液、女子排出经血、娩出胎儿和行性事的器官。如《灵枢·刺节真邪》云："茎垂者，身中之机，阴精之候，津液之道也。"前阴与内在脏腑经脉的关系十分密切，所以，前阴的病证大多因为脏腑经脉的病变所致。

一般而言，女性生殖器官疾患归为妇科疾病，男性生殖器官疾患归为前阴疾患或者男科疾病。由于《内经》中关于妇科的内容较少，故本教材将男女生殖器官类病证及小便类病证一并归在本章中进行讨论。

在《内经》中，没有论述前阴及小便病类的专门篇章，其学术思想散在于各篇之中，但内容却已初成体系，对后世临床具有重要的指导意义。

【病证概论】

前阴主要有泌尿和生殖两个功能。但因男女前阴的结构、功能、与内在脏腑的联属关系等有不同，故而分别表现出两类不同的病证。如明代医家翟良撰在《经络汇编·脏腑联络分合详说》中说："玉茎亦有二窍，上则溺管，下则精管。妇人牝漏之内，亦有二窍，其溺孔在上，小便从此而生，或病淋浊，亦从此出；其行经旋精，或崩漏遗泄，皆从下管而出。妇人下管，又名庭孔、血室、子宫。知此，则知淋浊、遗泄、崩带，不一源矣。"前阴类病证与小便类病证的病因、病机、病变部位及所导致的病证都不同，治疗也有所不同，所以临床上一定要认真分辨清楚而后进行论治，方能取得确切的疗效。正如唐宗海在《中西汇通医精精义·五脏九窍》中说："前阴是膀胱下口，主出溺。膀胱者，肾之腑也。肾主水，化气化水，从前阴而出，故前阴为肾之窍。又前阴有精窍，与溺窍相附，而各不同。溺窍内通于膀胱，精窍则内通于胞室，女子受胎、男子藏精之所，尤为肾之所司。故前阴有病溺窍者，有病精窍者，不可不详辨也。"

下面分为小便病类病证和前阴类病证两个部分分别进行介绍和讨论。

一、小便病类病证

1. 小便病类病证的病因病机　小便的生成与排泄与多因素有关。五脏六腑病变、外感六淫、内伤七情等因素都可以影响小便的生成与排泄，从而表现出小便病类病证。

（1）膀胱气化失常　《素问·灵兰秘典论》云："膀胱者，州都之官，津液藏焉，气化则能出矣。"因溺窍内通于膀胱，膀胱气化方能小便，所以小便类病证发生的最常见原因是膀胱气化失常。清代医家谢映庐更为明确地指出："小便之通与不通，全在气之化与不化。(《谢映庐医案·癃闭》)"所以，不论何种原因，只要是影响了膀胱的气化功能，即能见到小便病变。如膀胱气化失常，不能约束而止则为遗尿，不能化气而出则为癃闭。《素问·宣明五气》曰："膀胱不利为癃，不约为遗溺。"《灵枢·胀论》云："膀胱胀者，少腹满而气癃。"《灵枢·邪气藏府病形》云："膀胱病者，小便偏肿而痛，以手按之，即欲小便而不得，肩上热若脉陷，及足小指外廉及胫踝后皆热若脉陷，取委中央。"

（2）邪在三焦　三焦是水液流行的通道，有运行水液的功能。《素问·灵兰秘典论》云："三焦者，决渎之官，水道出焉。"张介宾注："决，通也。渎，水道也。上焦不治则水泛高原，中焦不治则水留中脘，下焦不治则水乱二便。三焦气治，则脉络通而水道利，故曰决渎之官。"《灵枢·本输》云："三焦者，中渎之府也，水道出焉，属膀胱，是孤之府也。"《灵枢·营卫生会》云："下焦如渎。"张介宾注："渎者，水所注泄。言下焦主出而不纳，逝而不反，故曰下焦如渎也……大肠膀胱象江河怀泗而在下，故司川渎之化也。"如果邪入三焦，致使三焦运行水液的功能失常，水道不利，实则见癃闭，虚则见遗溺。

（3）邪伤肾　因肾主水，开窍于二阴，肾与膀胱为表里，所以尿液的生成与排泄活动，从五脏而论主要为肾所主。或感受外邪，或他脏邪气乘侮，或七情内伤，邪伤于肾，可导致膀胱气化不利，而见小便失常之症。如《素问·五常政大论》云："其病癃闷，邪伤肾也。"《素问·痹论》云："淫气遗溺，痹聚在肾。"恐伤肾，肾虚不固则遗尿。张介宾注："恐则精却，故伤肾。凡猝然恐者多遗尿，甚则阳痿，是其征也。"《素问·玉机真藏论》云："冬脉……其不及则令人……小便变。"张介宾注："肾脉贯脊属肾络膀胱，故为脊痛腹满小便变等证。变者，谓或黄或赤，或为遗淋，或为癃闭之类，由肾水不足而然。"《素问·水热穴论》云："肾者胃之关也，关门不利，故聚水而从其类也。"

（4）肝病气逆　肝病气逆，疏泄失常，可见癃闭、淋浊、遗尿等小便异常的病变。如《素问·大奇论》云："肝雍，两胠满，卧则惊，不得小便。"由于肝气壅滞，阻塞不通，气机运行受阻而致小便不通。《素问·厥论》云："厥阴厥逆，挛腰痛，虚满前闭。"前闭指癃闭。《素问·厥论》云："厥阴之厥，则少腹肿痛，腹胀，泾溲不利。"情志不舒，肝失条达，气机阻滞则疏泄失司，三焦运行不畅，水道通调受阻，膀胱气化失常，故小便不能正常排泄，或淋沥不尽，或频急涩痛。所以《灵枢·经脉》云："肝足厥阴之脉……是主肝所生病者……遗溺，闭癃。"

（5）肺失宣降　《素问·经脉别论》云："饮入于胃，游溢精气，上输于脾，脾气散精，上归于肺，通调水道，下输膀胱，水精四布，五经并行。"如果肺气闭塞，水道不通，不能下输膀胱，则见癃闭等证。《灵枢·经脉》云，手太阴肺经"是主肺所生病者，咳上气，喘咳……气盛有余则……小便数而欠。气虚则……溺色变，为此诸病"。肺病，不论气盛或气虚，一旦导致水道失常，均可引发多种小便病变。

（6）脾气不足　脾主运化水湿，如果脾病，则水湿运行失常，可见小便异常的病变。如《素问·标本病传论》云："脾病……小便闭。"《灵枢·口问》云："中气不足，溲便为之变。"张介宾注："水由气化，故中气不足，则溲便变常，而或为黄赤，或为短涩，多有情欲劳倦、过伤精气而然。昧者概认为火，鲜不误矣。"《素问·调经论》云："形有余，则腹胀泾溲不利。"张介宾注："溲，溺也。脾湿胜则气壅不行，故腹胀而泾溲不利。"《灵枢·本神》云："脾气……实则腹胀，经溲不利。"脾虚不运，可导致多种小便病变。

（7）心火下移　《素问·至真要大论》云："少阴之胜，心下热善饥，脐下反动，气游三焦……呕逆躁烦，腹满痛溏泄，传为赤沃。"心与小肠为表里，心火盛，热乘小肠，故小便黄赤而痛。张介宾注："少阴之胜，君火盛也。少阴之脉起心中，出属心系，故心下热而善饥。

少阴之脉络小肠，而热乘之，故齐下反痛。心火盛则热及心包络，包络之脉历络三焦，故气游三焦……火在上焦则呕逆躁烦，在中焦则腹满痛，在下焦则溏泄传为赤沃。赤沃者，利血尿赤也。"心主血。情绪抑郁，郁而化火，火迫血下崩，故见数溲血。

（8）奇经八脉病变 督脉、任脉、冲脉发生病变，均可导致小便病变。《素问·骨空论》云："督脉者，起于少腹以下骨中央，女子入系廷孔，其孔，溺孔之端也，其络循阴器合篡间，绕篡后，别绕臀，至少阴与巨阳中络者，合少阴上股内后廉，贯脊属肾，与太阳起于目内眦，上额交巅上，入络脑，还出别下项，循肩髆内，挟脊抵腰中，入循膂络肾；其男子循茎下至篡，与女子等；其少腹直上者，贯脐中央，上贯心入喉，上颐环唇，上系两目之下中央。此生病，从少腹上冲心而痛，不得前后，为冲疝。其女子不孕，癃痔遗溺嗌干。督脉生病治督脉。"

（9）湿热下注 湿热邪气，影响三焦膀胱，气化不利，可致小便病变。如《素问·本病论》云："热至则身热……淋閟之病生矣。"《素问·评热病论》云："小便黄者，少腹中有热也。"《素问·气厥论》云："胞移热于膀胱，则癃，溺血。"邪热内干，故小便病变；热在下焦，伤及阴络，故溺血。《素问·六元正纪大论》云："初之气，地气迁，阴始凝，气始肃，水乃冰，寒雨化。其病中热胀，面目浮肿，善眠，鼽衄，嚏欠，呕，小便黄赤，甚则淋。"外感湿热，或房事不当，湿热邪毒从下窍而入，蕴结下焦；或饮食不当，嗜食肥甘，湿热内生，下注膀胱，导致膀胱气化不利，可变生淋证、癃闭、小便黄赤、溺白、溺赤等多种小便疾患。《素问·玉机真藏论》云："脾传之肾……少腹冤热而痛，出白。"出白，指尿中有白浊之物。脾之湿热传于肾，湿热蕴于下焦，故溺白。因脾虚不运水谷，酒食之气相合化热，故见小便黄赤。素体脾虚，或劳倦伤脾，或饮食失节伤及脾胃，脾气不足，不能为胃行其津液，以致水湿内停，清阳不升，浊阴不降，湿热内蕴，下注膀胱，导致小便疾患。

2. 小便病类病证分类与临床表现 《内经》对小便的异常变化大约分五方面进行了论述。

一是从小便量少量多来分类。小便量少，点滴而出，甚至闭塞不通的病证，称为癃闭。其中，小便不利，点滴而短少，病势较缓者为癃；小便闭塞，点滴不通，病势较急者为闭。《证治汇补·癃闭》载："暴病为溺闭，小便点滴，内急，胀满而难通；久病为溺癃，欲解不解，屡出而短少。"在《内经》中还有诸如不得小便、前闭、癃、闭、闭癃、小便闭、小便不利、便溲难、小便不利如癃状等不同表述，皆为小便量少不利的病证。引起癃闭的原因，一般与膀胱气化不利有关。如《素问·宣明五气》云："膀胱不利为癃。"诸多脏腑病变都可以引起小便癃闭，如《素问·标本病传论》云"脾病……小便闭""肾病……小便闭""胃病……小便闭""膀胱病，小便闭"。张介宾说："有邪实膀胱，气不通利而为癃者；有肾气下虚，津液不化而为癃者，此癃闭之有虚实也。"

在《素问·气厥论》有"饮一溲二"之说，指饮量少而尿量多。其因是水饮直入膀胱。如《王九峰医案·三消》云："阳不化气，水精四布，水不得火，有降无升，直入膀胱，饮一溲二。"仲景《金匮要略》云："男子消渴，小便反多，以饮一斗，小便一斗，肾气丸主之。"一般而言，小便量多大都与肺、肾、脾三脏病变有关。如张介宾说："《气厥论》曰：心移寒于肺为肺消，饮一溲二死不治。此言元阳之衰而金寒水冷，则为肺肾之消也。"

二是从小便色泽异常来分类。小便的色泽异常在《内经》中称为小便黄、小便黄赤、小便清、溲血、溺白、出白等。一般而言，小便颜色黄赤大多主热。如《素问·刺热》云："肝热病者，小便先黄。"《素问·评热病论》云"小便黄者，少腹中有热也""内热而溺赤也"。因火热主化物，火热熏蒸津液，故小便色赤、质浊。张介宾《类经》说："小便浑浊者，天气热则水浑浊，寒则清洁，水体清而火体浊故也。"《素问·平人气象论》云："溺黄赤，安卧者，黄疸。"湿热内盛，故见溺黄赤，安卧者，黄疸。《素问·至真要大论》云："岁少阳在泉，火淫所胜……民病注泄赤白，少腹痛溺赤，甚则血便，少阴同候。"张介宾注："热伤血分则注赤，热伤气分则注白。热在下焦，故少腹痛溺赤血便。其余诸病，皆与前少阴在泉同候。"《素问·至真要大论》云："少阳之胜，热客于胃，烦心心痛，目赤欲呕，呕酸善饥，耳痛溺赤，善惊谵妄，暴热消烁，草萎水涸，介虫乃屈，少腹痛，下沃赤白。"此外，《内经》认为，小便黄赤还可因肺虚、津液不足所致。如《灵枢·经脉》云：肺"气虚则……溺色变。"

据《素问·至真要大论》所云："诸病水液，澄澈清冷，皆属于寒。"故小便清白多属寒。但小便白也有属热者，如《素问·至真要大论》云："岁少阳在泉，火淫所胜，则焰明郊野，寒热更至；民病注泄赤白，少腹痛溺赤，甚则血便，少阴同候。"所以临床上一定要详细辨明，方能治病无误。

尿血一般属热，因热邪迫血妄行所致。《素问·气厥论》云："胞移热于膀胱，则癃，溺血。"火热邪气入于膀胱，气化不利则癃；迫血妄行，故小便出血。《灵素节注类编·六腑移热》云："膀胱热结气分，则小便癃闭；热伤血分，则溺血。"情绪抑郁，郁而化火，心主血，火迫血下崩，故见数溲血。《素问·痿论》云："悲哀太甚则胞络绝，胞络绝则阳气内动，发则心下崩，数溲血也。"张介宾注："悲哀太甚，则心系急而胞络绝，上下不交，亢阳内动，逼血下崩，令人数为溺血也。"

三是从能否自主控制排尿来分类。"排尿不受意识控制为遗溺。遗尿有两种情况，睡眠中小便遗出，醒后方知；清醒状态下不能控制小便，尿液自行排出。"［王倩蕾，陈晓．试论《内经》关于小便异常的辨治．上海中医药大学学报，2013，27（1）：18.］

遗尿，在《黄帝内经》中多称为"遗溺"，也有称为"小便遗""遗溲""水泉不止"者等。遗尿指入夜睡后小便自遗的病证，后世也称为"尿床"，另外遗尿也指小便不能自制而流出的症状，又称"小便失禁""小便不禁"。《简明医彀·遗溺》说："遗溺者，睡中遗出而不自知；不禁者，时常欲溺而不能制。"引发遗尿的原因，一般与膀胱不能约束有关，且属虚者为多。《素问·宣明五气》云："膀胱不利为癃，不约为遗溺。"《灵枢·本输》云："虚则遗溺。"后世大都沿用此说。《诸病源候论·遗尿候》云："遗尿者，此由膀胱虚冷，不能约于水故也。"张介宾说："若下焦不能约束而为遗溺者，以膀胱不固，其虚可知。"但是，从《内经》有关思想来看，遗尿的病因除膀胱自身的病变外，还与多脏腑病变影响有关。

四是从排尿时有无疼痛感和频率变化来分类。排尿时伴随疼痛的多为淋证，《黄帝内经》有"淋""淋溲""淋满"等称谓，是指小便频数短涩，滴沥刺痛，欲出未尽，小腹拘急疼痛。淋证的病因多与湿热下注有关。不伴随疼痛的有溺白、遗溺、癃闭、小便黄、溲血等。

五是从小便的味觉来分类。一般而言，小便的味觉当咸。《神农本草经疏·人溺》说："人溺，乃津液之浊者渗入膀胱而出，其味咸。"如果小便味变，或呈甘甜之味，这表明发生了病变。如《素问·奇病论》云："帝曰：有病口甘者，病名为何？何以得之？岐伯曰：此五气之溢也，名曰脾瘅。夫五味入口，藏于胃，脾为之行其精气，津液在脾，故令人口甘也。此肥美之所发也。此人必数食甘美而多肥也，肥者令人内热，甘者令人中满，故其气上溢，转为消渴。"五气溢于口，则口中甘；如果五气尽下为小便，则小便多而甘。

3. 小便病类病证的治疗

（1）治疗原则

①小大不利治其标：《素问·标本病传论》云"小大不利治其标，小大利治其本""先小大不利而后生病者治其本"。《黄帝内经》认为，先病为本，后病为标。一般而言，治病必求其本，但出现大小不利时，病情危急，不论其病为本为标，皆要先行治疗大小便不利。此时治疗大小便异常所反映的是急则治其标的基本原则。但实际上，治疗大小便的不利，既属标病，也属本病。如《景岳全书·标本论》说："小大不利则下焦不通，此不得不为治标以开通道路，而为升降之所由。是则虽曰治标，而实亦所以治本也。"

②实者泻之，虚者补之：《灵枢·本输》云："实则闭癃，虚则遗溺。遗溺则补之，闭癃则泻之。"治疗小便异常的原则是实者泻之、虚者补之。在治疗小便病变时，一定要分清虚实，如有湿热，则当清利；如有气滞，则当行气；如有脾虚，则当健脾益气；如有肾虚，则当补肾。同时也要考虑虚实夹杂的情况，以补泻兼施。

③腑以通为用：《素问·五藏别论》云："六府者，传化物而不藏，故实而不能满。"三焦、膀胱者属腑，六腑以通为用。治疗小便病类病证，一定要畅通三焦、膀胱气机。以通为用表现为以泻为通、以补寓通。根据小便异常的病因病机以辨证论治。如有实邪，宜清热利湿，祛邪外出，调畅气机，从而小便通畅，以泻为通；如因脾肾亏虚，宜补益脾肾，以助气化，气化得行则膀胱得通，以补为通。

（2）治疗方法　《内经》对小便病类病证的治疗方法主要采用的是针刺疗法，没有明确提到其他治疗方法。后世使用的中药汤剂和其他治疗方法是在《黄帝内经》有关理论的基础上建立和形成起来的。

①脏腑经络施治：《内经》采用针刺治疗小便病类病证，多从足太阳、足少阴、足太阴和足厥阴脏腑经脉入手进行施治。其理有二，一是依据于这些脏腑经脉的有关生理功能。如《灵枢·杂病》言："便溲难，取足太阴。"因脾主运化，脾运功能失常可导致小便异常，故取足太阴经。《灵枢·热病》说："癃，取之阴跷及三毛上及血络出血。"阴跷代指足少阴照海穴，乃阴跷脉气所发。因肾主水，与膀胱相表里，肾虚则膀胱气化无权，故取足少阴主治小便病候。《灵枢·癫狂》曰："内闭不得溲，刺足少阴、太阳与骶上以长针。"下焦肾与膀胱的气化功能失常，可见小便不通，当取刺足少阴经和足太阳经的穴位，再在尾骨端的长强穴，用长针刺之，以复膀胱气化。二是依据有关脏腑经络所循行的部位。如《灵枢·杂病》云："小便不利，取足厥阴。"《灵枢·热病》提及"癃，取之阴跷及三毛上及血络出血"，其中"三毛上"即足厥阴之大敦穴。取足厥阴主治小便病候，是依据于足厥阴肝经的循行部位。因肝经循于前阴，主疏泄，故治前阴小便病变可从肝论治。

②下合穴施治：《素问·咳论》说："治府者治其合。"下合穴是治疗六腑病证的主要穴位。因此，《灵枢·邪气藏府病形》说："三焦病者，腹气满，小腹尤坚，不得小便，窘急，溢则水，留即为胀，候在足太阳之外大络，大络在太阳少阳之间，亦见于脉，取委阳。膀胱病者，小腹偏肿而痛，以手按之，即欲小便而不得，肩上热若脉陷，及足小指外廉及胫踝后皆热若脉陷，取委中央。"太阳少阳之间是委阳，是三焦之下合穴；膀胱的下合穴为委中，即委中央，两者皆为腑病，治疗取下合穴。

③局部取穴：《素问·长刺节论》说："病在少腹，腹痛不得大小便，病名曰疝，得之寒，

刺少腹两股间，刺腰髁骨间，刺而多之，尽炅病已。"少腹两股间是冲门穴，刺腰髁骨间，是背部外劳、肓门穴。这种局部取穴的治疗方法，对针刺治病配穴方法的形成有重要影响。

④刺络放血疗法：《灵枢·热病》云："癃，取之阴跷及三毛上及血络出血。"刺络放血是根据"宛陈则除之"的原则，在某些穴位或特定部位针刺，得气后出针令其出血，或用锋利三棱针刺入络脉，具有泄热、祛瘀生新之效。张介宾说："小便不通曰癃……若其有血络者，仍当刺之出血。"［王倩蕾，陈晓．试论《内经》关于小便异常的辨治．上海中医药大学学报，2013，27（1）：18.］

二、前阴类病证

1. 前阴类病证的病因病机　前阴是身体的一个部位，但《内经》认为，前阴与全身多个脏腑经脉有联系，故《素问·厥论》曰："前阴者，宗脉之所聚也。"宗，众也。即许多经（筋）脉汇聚在前阴部位上。张介宾说："前阴者，阴器也。宗筋者，众筋之所聚。如足之三阴、阳明、少阳及冲、任、督、跷，筋脉皆聚于此。"前阴与诸多经脉有联属关系，因此，全身诸多脏腑经脉的病变都可以影响前阴这一局部病位而发为多种病证。

（1）肝病气逆　肝之经络联属于前阴。如《灵枢·经脉》云："肝足厥阴之脉……循股阴，入毛中，过阴器。"又前阴为多条筋脉汇聚之处，但肝主筋，故肝病则见前阴病变。如《灵枢·经脉》云："肝者，筋之合也；筋者聚于阴器。"《增补病机沙篆·遗精》释云："盖阴器者，宗筋之所系也，而脾胃肝肾之筋，皆结聚于阴器。然厥阴主筋，故诸筋统属于肝也。"张介宾说："足三阴、阳明之筋皆聚于阴器，故曰前阴者，宗筋之所聚，此又筋之大会也。然一身之筋，又皆肝之所生，故惟足厥阴之筋络诸筋，而肝曰罢极之本。"因此，肝病气逆，即多种致病因素引起肝之阴阳气血虚实寒热之变，可以导致前阴发为诸如阳痿、强中、阴挺、阴缩、阴囊肿胀等多种病证。

（2）精少肾藏衰　肾与前阴有密切关系。其一，因足少阴肾经联属于前阴。如足少阴肾经从"肾上贯肝"，与肝相络；"足少阴之筋，起于足小趾之下，斜趋涌泉，上循阴股，结于阴器"。其二，因"肾藏精"（《灵枢·本神》），肾"开窍于二阴"（《素问·金匮真言论》）。肾藏盛，则有生殖能力，如《素问·上古天真论》说："二八，肾气盛，天癸至，精气溢泻，阴阳和，故能有子。"肾中阳气阴精充盛，则能产生并维持生殖与性功能正常。《素问·灵兰秘典论》云："肾者，作强之官，伎巧出焉。""作强"指包括性功能、生殖功能在内的能力。王冰注："强于作用，故曰作强。造化形容，故云伎巧。在女则当其伎巧，在男则正曰作强。"高士宗注："肾藏精，男女媾精者，鼓气，鼓力，故肾者犹作强之官，造化生人，使巧由之出焉。"《灵枢·刺节真邪》曰："茎垂者，身中之机，阴精之候，津液之道也。"张介宾说："茎垂者，前阴宗筋也。命门元气盛衰，具见于此，故为身中之机。精由此泄，故可以候阴精而为津液之道。"通过对前阴状况的观察，可以反映肾中阳气阴精的盛衰。因此，或因年事高而肾精不足，肾藏气衰，则见前阴疾患，如阳痿、早泄、无子等。

《素问·腹中论》云："病名血枯，此得之年少时，有所大脱血，若醉入房中，气竭肝伤，故月事衰少不来也。"《灵素节注类编·血枯》说："此名血枯，而男女皆有是病，后世名劳损也。"张介宾注："血枯者，月水断绝也。致此之由，其源有二：一则以少时有所大脱血，如胎产既多及崩淋吐衄之类皆是也；一则以醉后行房，血盛而热，因而纵肆，则阴精尽泄，精去则气去，故中气竭也。夫肾主闭藏，肝主疏泄，不惟伤肾，而且伤肝，及至其久，则三阴俱亏，所以有先见诸证如上文所云，而终必至于血枯，则月事衰少不来也。此虽以女子为言，若丈夫有犯前证，亦不免为精枯之病，则劳损之属皆是也。"血枯即精血枯竭，月经闭止不来的病证。因少年时有大脱血，失血过多，或因醉后行房，阴精尽泄，精血两伤，肝主藏血，肾主藏精，血亡精竭，肝肾俱伤。治疗可用乌鲗骨、蘆茹研末，以雀卵和丸，鲍鱼汤送下，补养精血，强壮肝肾，活血通经。

（3）二阳之病发心脾　《素问·阴阳别论》云："二阳之病发心脾，有不得隐曲，女子不月。"历代医家对"二阳之病发心脾"主要有两种解释意见。第一种以王冰解释为代表。二阳，谓阳明大肠及胃之脉也。发，是影响、波及之意。认为阳明胃肠发病可以影响心、脾。由于心主血，脾主运化，心脾受损，则气血生化不足，无余可下，形成女子不月。第二种以张介宾注解为代表。言二阳之病发于心脾，是说胃肠的病变来源于心脾，是心脾有病而波及胃肠。

因阳明受纳水谷，化生气血，供养全身脏腑。脏腑经脉气血充足，血海有余，则月经经量、经色、经质等正常，男子性事正常。倘若劳倦太过、饮食不节、情志抑郁等，导致阳明亏虚，气血生化不足，血海无余，可致女子不月、不得隐曲等病证。

（4）心气不得下通与心下崩　《素问·评热病论》云："月事不来者，胞脉闭也，胞脉者属心而络于胞中。今气上迫肺，心气不得下通，故月事不来也。"心主神明、心主血，心血下行则能为月经。胞脉，一般指胞宫之脉，也有指冲任脉，如杨上善注："胞者，任冲之脉，起于胞中，为经络海，故曰胞脉也。"由于冲任之脉起于胞中，胞脉与冲任脉关系十分密切，这里所说的胞脉除胞宫之脉外，还包含冲任之脉。

如果胞脉通畅，心血得以下通，则能有月经。如果胞脉闭阻，心气不得下通，则女子不月。反之，如果心血下达太过，则经血妄行。如《素问·痿论》云："心下崩，数溲血也。"张介宾注："胞络者，子宫之络脉也。《评热病论》曰：胞脉者属心而络于胞中。故悲哀太甚，则心系急而胞络绝，上下不交，亢阳内动，逼血下崩，令人数为溺血也。"由心气的下、不下或下之太过，与月经的行、不月与崩下的相关关系，可知心之气血是否下通与月经有密切关系。

（5）情志异常　肝主疏泄，肝主筋，故情志异常，肝气不舒，多见前阴病变。如《素问·痿论》："思想无穷，所愿不得，意淫于外，入房太甚，宗筋弛纵，发为筋痿，乃为白淫。"思想无穷，所愿不得，情志不舒，肝气郁结，损伤精气，水不涵木，精气不能濡养肝木，则致宗筋弛纵，因肝主筋，影响前阴则表现为阳痿。《灵枢·本神》曰："肝悲哀动中则伤魂，魂伤则狂妄不精，不精则不正，当人阴缩而挛筋。"张介宾注："肝藏魂，悲哀过甚则伤魂，魂伤则为狂为忘而不精明，精明失则邪妄不正，其人当阴缩挛筋。"

情志异常也能影响心肾，导致前阴病变。如《灵枢·本神》云"恐惧而不解则伤精，精伤则骨酸痿厥，精时自下""怵惕思虑者则伤神，神伤则恐惧流淫而不止"。张介宾注："此节言情志所伤之为害也。怵，恐也。惕，惊也。流淫，谓流泄淫溢，如下文所云恐惧而不解则伤精、精时自下者是也。思虑而兼怵惕，则神伤而心怯，心怯则恐惧，恐惧则伤肾，肾伤则精不固。盖以心肾不交，故不能收摄如此。"

（6）六淫所伤　导致前阴病变的六淫邪气，最主要的是湿、热、寒邪。湿热下注，阻滞筋脉，筋脉弛纵，故致阴痿，阳事不举。如《素问·五常政大论》曰："太阴司天，湿气下临，肾气上从……阴痿，气大衰而不起不用。"《素问·生气通天论》曰："湿热不攘，大筋缓短，小筋弛长，缓短为拘，弛长为痿。"《素问·痹论》曰："有渐于湿，以水为事……肌肉濡渍，痹而不仁，发为肉痿。"

气候多湿，湿邪下注，可引起阳痿诸症。如《素问·本病论》说："遇土运太过，先天而至。土运承之，降而不入，即天彰黑气，暝暗凄惨才施，黄埃而布湿，寒化令气，蒸湿复令。久而不降，伏之化郁，民病大厥，四肢重怠，阴萎少力；天布沉阴，蒸湿间作。"张介宾注："寒郁于上而湿制之，则脾肾受邪，故民为寒厥、四肢重怠、阴痿等病，而沉阴蒸湿间作也。"《素问·本病论》曰："太阴不退位而取，寒暑不时，埃昏布作，湿令不去；民病四肢少力，食饮不下，泄注淋满，足胫寒，阴痿闭塞，失溺小便数。"

因寒主收引，热主纵弛，故伤于寒或伤于热，前阴会有不同表现。《灵枢·经筋》曰："热则筋弛纵不收，阴痿不用。"《灵枢·经筋》云："阴器不用，伤于内则不起，伤于寒则阴缩入，伤于热则纵挺不收。"阴缩多寒，纵挺多热。纵挺不收，主要指男性玉茎的纵挺不收，也可指女子阴中有物脱出，正如杨上善所注："妇人挺长为病，丈夫挺不收为病。"

（7）奇经八脉病变　奇经八脉是督、任、冲、带、阴维、阳维、阴跷、阳跷八条经脉的总称，与宗筋有密切的关系。《素问·骨空论》曰："督脉者……其络循阴器，合篡间。"李时珍《奇经八脉考》指出："其脉起于肾下胞中，至于少腹，乃下行于横骨围之中央，系孔溺之端，男子循茎下至篡。"张介宾在《类经》中说："宗筋者，众筋之所聚也，始之足二阴、阳明、少阳及冲任督跷九脉皆聚于此，故曰宗筋。"《医宗必读·遗精》云："盖阴器者，宗筋之所聚也，而足太阴、阳明、少阴、厥阴之筋皆结聚于阴器，与冲任督三脉之所会。"林佩琴《类证治裁·阳痿论治》说："盖前阴为肝脉、督脉之所经，又为宗筋之所会。"故奇经八脉的病变多引发前阴病证。

2. 前阴类病证的分类与临床表现　关于前阴类病证的分类与临床表现，后世医家中如清代汪宏在《望诊遵经·阴茎望法提纲》中说的详明，且最有参考意义："夫前阴者，宗筋之所聚，太阴阳明之所合也。其精窍通于肾，溺窍通于胻，阴器属于肝，督脉络之，带脉束之，冲任渗灌之，阳明主润而为之长，动乎情，宰乎心，而其病则生于房事。诊之之法，如经言宗筋纵者，阳明虚；宗筋痿者，肝气弱；纵挺不收者，足厥阴之经伤于热；缩入不用者，足厥阴之经伤于寒。阳强则有肾热强中之证，阴痿则有魂伤骨极之因。阴气不起者，伤于内；囊茎肿胀者，属于疝；阴囊及茎俱肿者，水病之死证；阴囊及卵俱缩者，肝经之绝候；痦疮者，淫秽之毒；肿痛者，湿热之征。凡此诸候，当参四诊，辨其寒热虚实，察其轻重浅深，庶可识常通变矣。"

（1）阴痿　张志聪说："阴痿者，阴器痿而不举。"阴痿指男子阴器痿软不举，阳事不用的病证。在《素问·阴阳应象大论》《素问·五常政大论》《素问·本病论》《灵枢·经筋》以及《灵枢·小针解》等篇均以"阴痿"为名。此外，在《黄帝内经》中还有"阴器不用""不起""筋痿"等名称。《史记·五宗世家》云："胶西王端阴痿。"《正义》曰："不能御妇人。"春秋战国时期名"不起"，秦汉至金元时期以"阴痿"为名占主导地位并杂以其他名称，明代始以"阳痿"为名，后至民国之间，以"阳痿"命名为主。[秦国政.阳痿病名与归属及辨病演变考.中华医史杂志，2000，30（1）：28.]

秦国政认为，阴痿的命名是一种定位法则，因痿病有多种，只有加上脏腑脏器来加以定位才能限制痿病所指内涵。阴痿即指发生于阴器的痿病，也即言阴茎痿软不用。阳痿是从功能活动来加以命名。在中医学中，阳可指代脏腑的功能活动，因此阳痿的含义应该是指阴茎的功能活动低下不能坚举以行房事。但他提出，从"阴痿"到"阳痿"的一字之差，将本病的治疗思路从全面引向了片面，在治疗上产生了错误的导向。阳痿本是一个病因病机极为复杂的疾病，但从表象上易将"阳痿"与"阳虚"对等，因此，致使许多医家虽言阳痿的病因多端，但治疗上往往偏重于温肾壮阳一法。[秦国政．阳痿病名与归属及辨病演变考．中华医史杂志，2000，30（1）：28．]

根据我们对《黄帝内经》有关经文的分析和认识，如《素问·阴阳应象大论》云"年四十而阴气自半也，起居衰矣。年五十，体重，耳目不聪矣"，《素问·上古天真论》云"七八，肝气衰，筋不能动。八八，天癸竭，精少，肾脏衰，形体皆极"，可知年事已高，阴精不足，肾藏气衰，可见阳痿等症。这里的阴痿，在内指阴精不足，在外指阳事不举。故年六十，阴精虚少，而阳事不举。如《素问·阴阳应象大论》曰："年六十，阴痿气大衰，九窍不利。"《灵枢·邪气藏府病形》云：肾"大甚为阴痿。"杨上善注："大甚，多气少血。太阳气盛，少阴血少，精血少故阴痿不起也。"所以，定名为阴痿，更有一层深意，即以阴精为材料，以阳气为动力。阴精不足，所以阳事不举。治疗阴痿，更应重视补益阴精。

现今有人提出，将"男子阴茎痿软、阳事不举"称之为阳痿病，而将"女性性欲淡漠，厌恶男女交媾，或同房困难，无快感，严重者出现经少、停经、乳房萎缩、阴唇干萎等症状者"称为阴痿病，这似乎也有一定道理，但还需要达成中医学认识与实践的共识。[王琦．论阴痿病的证治．中医药学报，1989，（2）：22．]

（2）不月 不月指女子月经不能正常按时而来的病证。在《内经》还有"月事不来""月事衰少不来""月事不以时下""血枯（景岳谓，血枯者，月水断绝也）"等名称。正常女子经血当以月为期，定期而潮。若不以月潮，谓之不月或月事不来，它包括闭经和月经后期等病证。

章楠《灵素节注类编·男女禀气衰旺各异》说："循月而至，故称月事，亦名月经。经者，谓常而有准也。"张介宾《类经》说："月事者，言女子经水按月而至，其盈虚消长应于月象。经以应月者，阴之所生也。"王清源《医方简义·妇人辨论》说："且夫经者，常也，运行有常。一月一行，故名月信，信，约信也，如约信之有定期也。又曰癸水，即天一生水之谓也，故曰天癸。又名月事，每月中之事也。妇人以血为主，血盛则溢，以象月盈则亏也。失其常度，则为病矣。故调经为妇科所首重也。"

《素问·上古天真论》云："二七而天癸至，任脉通，太冲脉盛，月事以时下，故有子。"这其中的"通"与"盛"二字，最能表明调经的两个重点。女子月经，以血为本。心主血，脾统血，肝藏血，肾藏精，精血同源，阳明化生气血，任主胞胎，冲为血海。脏腑精气血津液充盛，血海满溢则经行。《释名·释天》曰："月，阙也，满则阙也。"陈修园《金匮方歌括·土瓜根散》载："血满则行，血尽复生，如月之盈亏，海之潮汐。"

如果脏腑发生病变，精气血津液不足，均可引起女子不月等病变。

（3）白淫 白淫指从男女前阴排出来的分泌物，因其色多呈白色，故谓之"白淫"。王冰说："白淫，谓白物淫衍，如精之状，男子因溲而下，女子阴器中绵绵而下也。"少数医家认为白淫只属女子所生之病，如杨上善云："妇人发为白淫。"而大多医家认为男女皆可导致白淫。如《素问悬解·痿论》说："白淫者，白物淫衍，流溢而下，即男女带浊之疾也。"现代一般认为，白淫，一指男子尿出白物如精及女子带下病，二指滑精，三指精浊症之严重阶段，四指蛊病。[李经纬，余瀛鳌，蔡景峰，等.中医大辞典.第 2 版.北京：人民卫生出版社，2010，492.]

《内经》认为，引起白淫的主要病因病机是情志不遂，房事不节，导致肝肾精亏，虚火内扰。如《素问·痿论》曰："思想无穷，所愿不得，意淫于外，入房太甚，宗筋弛纵，发为筋痿，及为白淫。"

（4）隐曲　隐曲一词，在《内经》中约有五见，指隐蔽难言之前阴疾患，其中主要是指男性生殖器官疾病。张介宾说："隐曲二字，本经见者凡五，皆指阳道为言，以类察之，可得其义。"

风、湿、寒、热等邪下注，皆可导致隐曲之疾。如《素问·风论》云："肾风之状，多汗恶风，面庞然胕肿，腰脊痛不能正立，其色炲，隐曲不利。"《素问·至真要大论》曰："太阳之胜，凝栗且至，非时水冰，羽乃后化，痔疟发，寒厥入胃则内生心痛，阴中乃疡，隐曲不利，互引阴股。"《素问·至真要大论》曰："太阴在泉，客胜则足痿下重，便溲不时，湿客下焦，发而濡泻，及为肿，隐曲之疾；主胜则寒气逆满，食饮不下，甚则为疝。"张介宾注："甚则为疝，即隐曲之疾。盖前阴者，太阴阳明之所合，而寒湿居之，故为是证。"

阳明气血亏虚，脏腑不和，也可导致隐曲不利。如《素问·阴阳别论》曰："二阳之病发心脾，有不得隐曲。"张介宾注："不得隐曲，阳道病也。夫胃为水谷气血之海，主化营卫而润宗筋。如厥论曰：前阴者，宗筋之所聚，太阴阳明之所合也。痿论曰：阴阳总宗筋之会，会于气街而阳明为之长。然则精血下行，生化之本，惟阳明为最。今化原既病，则阳道外衰，故为不得隐曲。"又如《素问·阴阳别论》曰："三阴三阳俱搏……不得隐曲。"《素问吴注》云："三阴，脾及肺也。三阳，小肠及膀胱也。四经皆无阳和之气。"张介宾《类经》注："三阴三阳，脾肺小肠膀胱也。四脏俱搏则上下俱病，故……在下则不得隐曲，阴道不利也。四脏俱病，惟以胃气为主。"

（5）阴缩　阴缩又有囊缩、卵缩等名称。阴缩，既指男子阴茎、阴囊内缩，也指女子阴户内缩。

《内经》认为阴缩主要是因肝经病变所致。如《素问·厥论》云："厥阴之厥，则少腹肿痛……阴缩肿。"高士宗注："厥阴之厥，则厥阴经脉不和，其脉过阴器，抵小腹，故少腹肿痛……阴缩肿，前阴萎缩而囊肿也。《灵枢·邪气藏府病形》云：肝脉……微大为肝痹阴缩。"如因寒邪客于肝经，寒主收引，故阴缩。如《灵枢·经筋》云："足厥阴之筋……伤于寒则阴缩入。"如因情志不舒，肝气郁结，筋脉不和而阴缩。如《灵枢·本神》云："肝悲哀动中则伤魂，魂伤则狂妄不精，不精则不正，当人阴缩而挛筋。"张介宾注："肝藏魂，悲哀过甚则伤魂，魂伤则为狂为忘而不精明，精明失则邪妄不正，其人当阴缩、挛筋。""囊"是形容其状似囊袋而能盛物者，这里指阴囊。《内经》认为，囊缩也是肝经病变所致。如《素问·热论》云："六日厥阴受之，厥阴脉循阴器而络于肝，故烦满而囊缩。"又云："三日则少阳与厥阴俱病，则耳聋囊缩而厥，水浆不入，不知人，六日死。"

（6）控睾而痛　控，引也。睾，阴丸。控睾而痛指少腹牵引睾丸而痛。该症主要与寒邪侵袭小肠，寒主收引有关。如《灵枢·邪气藏府病形》云："小肠病者，小腹痛，腰脊控睾而痛，时窘之后。"张介宾注："小肠气化于小腹，后附腰脊，下引睾丸，故为诸痛及不得大小便而时窘之后，盖即疝之属也。"《灵枢·四时气》曰："小腹控睾，引腰脊，上冲心，邪在小肠者，连睾系，属于脊。"张介宾注："控，引也。睾，阴丸也。小肠连于小腹，若其邪盛，则厥逆自下上冲心肺，熏于肝胃，引于腰脊，下及肓脐睾系之间也。"此外，邪伤足太阴之筋，也能病前阴疼痛。如《灵枢·经筋》曰："足太阴之筋……其病……阴器纽痛。"

【临证指要】

一、小便类病证

1. 膀胱气化不利的临证意义 膀胱气化不利，则小便异常。《素问·灵兰秘典论》云："膀胱者，州都之官，津液藏焉，气化则能出矣。"小便病类病证发生的最常见原因是膀胱气化失常。张介宾注："膀胱为津液之腑，其利与不利皆由气化。"多种致病因素导致膀胱气化功能不利，即可引起小便病变。如膀胱气化失常，不能约束则为遗尿，不能化气而出则为癃闭。所以治疗小便病变，常从调理膀胱气化入手。

《伤寒论》第 76 条："若脉浮，小便不利，微热，消渴者，五苓散主之。"膀胱为太阳经之府，太阳病不解，邪热随经入府，膀胱气化不行，与水相结，而成蓄水证，主症有小便不利，口渴或渴欲饮水，水入即吐等。《伤寒论》还有 4 条、71 条、156 条、127 条等多条原文都提到了蓄水证证治，治疗用五苓散通阳化气、行水解表。《伤寒论类方·五苓散》说："小便不利而欲饮，此蓄水也，利水则愈。"方中用桂枝通阳化气兼解表邪，用猪苓、茯苓、泽泻利小便，导水下行，白术健脾，合为通阳化气行水，表里同治。服用五苓散后强调要"多饮暖水，汗出愈"，即配合桂枝以取发汗解表作用，通过解表可以宣通肺气以促进膀胱的气化功能。《本草求真·猪苓》说："仲景用茯苓泽泻白术与桂，名五苓散，为治水之总剂。方中用以肉桂，盖以膀胱津液，赖气以化，则能以出，用肉桂辛热，所以化其气也。"后世医家根据五苓散化气利水功效，将其广泛应用于治疗多种水液运行失调之证，如肾病综合征、急慢性肾炎、泌尿系结石、心力衰竭、外伤性尿潴留、尿崩症、早期肾功能不全、胃肠炎等。《医方考·五苓散》云，五苓散"伤寒小便不利而渴者，此方主之。水道为热所秘，故令小便不利；小便不利，则不能运化津液，故令渴；'水无当于五味'，故用淡以治水。茯苓、猪苓、泽泻、白术，虽有或润或燥之殊，然其为淡则一也，故均足以利水。桂枝辛热，辛热则能化气。经曰：膀胱者，州都之官，津液藏焉，气化则能出矣。此用桂之意也。桂有化气之功，故并称曰五苓。浊阴既出下窍，则清阳自出上窍，又热随溺而泄，则渴不治可以自除"。

2. 肝主小便的临证意义 肝与小便有密切关系。一因肝主疏泄，肝病气逆，疏泄失常，水液代谢不利，则见诸如癃闭、淋浊等小便异常的病变。《素问·大奇论》曰："肝雍，两胠满，卧则惊，不得小便。"由于肝气壅滞，阻塞不通，气机运行受阻而致小便不通。张志聪说："盖肝主疏泄，结在厥阴之络，亦不得小便矣。"《黄帝内经灵枢集注·终始》云："肝主疏泄，喜溺者，肝气下泄也。"二是从经脉循行来看，肝脉环阴器，布胁肋抵少腹，故肝与阴器在生理和病理上密切关联。若肝失疏泄，气机阻滞，影响膀胱气化功能，可引起排尿异常，所以《灵枢·经脉》曰："肝足厥阴之脉……是主肝所生病者……遗溺，闭癃。"《灵枢·邪气藏府病形》曰，肝脉"微滑为遗溺"。张介宾注，肝脉"若其微滑而为遗溺，以肝火在下而疏泄不禁也"。肝脉出现微滑之象，乃火热邪气影响肝经，肝气疏泄太过，导致膀胱失于约束而致遗溺。

肝主疏泄，畅达气机，调节水液代谢，因而作用于尿液的排泄。主要表现有四，一是肝主疏泄对三焦气化、水液运行的影响。《难经·三十难》曰："三焦者，水谷之道路。"肝主疏泄，气机条畅，三焦水道畅利，气化正常，则水液正常升降上下。若肝之疏泄不及，气机不畅，三焦水道不利，则小便排泄异常。二是肝对膀胱气化功能的影响。膀胱气化与肝的疏泄功能有关。朱丹溪将肝肾生理与病理的联系归纳为"主闭藏者肾也，司疏泄者肝也"（《格致余论·阳有余阴不足论》）。若疏泄不及，也可影响膀胱，引起开阖失司，以致排尿异常。其三，肺主气，肝主疏泄，肝气可影响肺气通调水道的功能。其四，脾主运化水湿，肝易伤脾土，致土不制水。正因为肝与小便有密切的关系，所以薛己说："肝主小便。（《女科准绳》）"

肝主小便的理论在临床上应用广泛。如《校注妇人良方·妇人中风诸症方论》说："一妇人因怒仆地，语言謇涩，口眼㖞斜，四肢拘急，汗出遗尿，六脉洪大，肝脉尤甚，皆由肝火炽盛。盖肝主小便，因热甚而自遗也，用加味逍遥散加钩藤，及六味丸寻愈。"《古今医案按·瘛疭》载："一妇人发瘛遗尿，自汗面赤，或时面青，饮食如故，肝脉弦紧。立斋曰：此肝经血燥，风热瘛疭也。肝主小便，肝色青，入心则赤。法当滋阴血，清肝火，遂用加味逍遥散，不数剂诸证悉退。"

3. 肺通调水道下输膀胱的临证意义　《素问·经脉别论》云："饮入于胃，游溢精气，上输于脾，脾气散精，上归于肺，通调水道，下输膀胱，水精四布，五经并行。"肺通调水道，下输膀胱，据此后世喻肺为水之上源。如《神农本草经疏·芦根》云："肺为水之上源。脾气散精，上归于肺，始能通调水道，下输膀胱。"如果肺气闭塞，水道不通，不能下输膀胱，则见癃闭等证。《灵枢·经脉》曰，手太阴肺经"是主肺所生病者，咳上气，喘喝……气盛有余则……小便数而欠。气虚则……溺色变，为此诸病"。肺病，不论气盛气虚，导致水道失常，均可致多种小便病变。《素问·六元正纪大论》说："民病咳嗌塞，寒热发，暴振栗癃闭。"热壅于肺，而致肺气失于宣降，宣发失职，上窍闭塞，则不能通调水道，水道闭塞。《灵枢·经脉》云："手太阴之别，其病……小便遗数。"指出肺气虚，宣肃失常，可导致小便遗或小便数。《素问·四气调神大论》曰："云雾不精，则上应白露不下。"张介宾注："雾者云之类，露者雨之类。《素问·阴阳应象大论》曰：地气上为云，天气下为雨；雨出地气，云出天气。若上下痞隔，则地气不升，而云雾不得精于上，天气不降，而白露不得应于下，是即至阴虚天气绝，至阳盛地气不足之谓也。吴氏曰：人身膻中之气，犹云雾也。膻中气化则通调水道，下输膀胱。若膻中之气不化，则不能通调水道，下输膀胱，而失降下之令，犹之白露不降矣。"肺气不得开宣，则不能通调水道，下输膀胱，膀胱气化不利，或见癃闭，或见遗溺。

所以，《素问·气厥论》曰："心移寒于肺，肺消者，饮一溲二，死不治。"《医学读书记·肺消》云："肺居上焦，而司气化。肺热则不肃，不肃则水不下；肺寒则气不化，不化则水不布。不特所饮之水直趋而下，且并身中所有之津，尽从下趋之势，有降无升，生气乃息，故曰：饮一溲二，死不治。"正是由于上焦肺气不能宣发，则水道不利。

肺主气，主治节，肺气肃降，通调水道，对三焦水道有治理调节的作用。若肺气虚弱，上源失制，不能收摄、约束水之上源，而使水液过度下趋，表现为小便清长、小便频数或小便失禁。正如《脾胃论·分经随病制方》指出："小便遗失者，肺气虚也。"肺气能助膀胱气化，助膀胱贮尿和排尿。若肺中阳气虚衰，能影响膀胱气化，失却对膀胱的制约，所谓"上虚不能制下"，则上见咳喘无力、少气短息之症，下见小便色白量多、遗失或失禁等表现。

陈树森用炙麻黄 10g，五味子 10g，益智仁 10g 组成麻黄益智汤，治疗小儿遗尿，效果良好。他认为，儿童禀赋不足，肾气未充，气化不及州都，膀胱约束无力，故有尿床之证。方中麻黄辛散，五味子酸敛，辛散收敛则气机调畅，开阖有度。肺为水之上源，肾为水之大主，且肺肾精气互生，麻黄入肺宣通，五味子入肾敛补，肺肾通畅水道，气化正常，则膀胱约束有力，排尿自能控制。益智仁功专暖肾固精缩泉。全方药少力专，开阖有度，升降有序，夜尿得止。［陈树森.麻黄益智汤.中医杂志，1989，（5）46.］

4. 中气不足溲便为之变的临证意义　脾对人体津液的吸收、转输和布散都有重要的作用。若脾气亏虚，化源不足，则津液不能上输于肺，上源无水，不能下输膀胱，造成少尿、无尿。脾为气机升降之枢，如果脾气亏虚、脾不升清不能转运水液上达而直驱下焦，可导致尿液增多或不禁。

脾胃之气与膀胱的气化开阖功能也有着密切的关系。《灵枢·口问》曰："中气不足，溲便为之变。"言中气虚弱，可导致大小便异常。中气即脾胃之气，居中焦，主升降，维持着清阳出上窍、浊阴出下窍的正常生理状态。中气健旺则膀胱气化功能有所主。若中气不足，清阳不升，浊阴不降，可导致小便失常，见诸尿少、尿闭、尿频、尿失禁等症。《医学心悟·小便不禁》云："中气虚则不能统摄，以致遗溺，十全大补汤方之。"中气不足可使膀胱气化不利或气失摄纳之职而致癃闭或遗溺，或引起小便次数及量的改变。后世临床多用健脾补气方药如补中益气汤、参苓白术散加减治疗小便异常的病证。

二、前阴类病证

1. 肝病气逆导致前阴病证的临证意义　因肝与前阴病证有密切关系，因而前阴病证可从肝论治。如阳痿病从肝论治。因情志不遂，郁怒伤肝，肝失疏泄；又肝主筋，阴器为宗筋所聚，肝之疏泄失司，阳气不舒，宗筋所聚无能，治则疏肝解郁。如《杂病源流犀烛·前阴后阴源流》曰："又有失志之人，抑郁伤肝，肝木不能舒达，亦致阴痿不起。宜达郁汤加菖蒲、远志、杞子、菟丝子。"阳痿从肝论治，治疗上要把握两点：一则舒肝气，二则和肝血。《广嗣纪要·协期》说："阳道奋昂而振者，肝气至也……若痿而不举者，肝气未至也。"阴茎为足厥阴肝脉所过，肝气行于宗筋，气至则血至，阴茎则勃起刚劲。肝主筋，阴茎为宗筋所聚，肝血不能濡养筋脉，血少不充，阴茎不怒，怒而不大，大而不坚，坚而不热，故酌加川芎、丹参、红花等活血之品更臻全面。［王琦.宗筋论.中华中医药杂志，2006，21（10）：579.］

再如阴缩从肝论治。《杂病源流犀烛·前阴后阴病源流》说："凡人一身之筋，皆以宗筋为主，宗筋在毛际，系阴器，寒邪乘之，则宗筋急而阴必缩，经故曰：足厥阴之筋，伤于内则不起，伤于寒则阴缩也（宜茱黄内消散）。阴囊之缩，亦由于寒，与伤寒热病之热入厥阴囊卵缩者有异，盖彼由于热，此由于寒也。夫知阴囊之缩亦由寒，则可知阴囊之纵亦由热矣。妇人亦有阴缩之病，则阴户急，痛引入小腹是也（宜加味逍遥散加知母、地骨皮、车前子）。"

又如白淫从肝论治。张志聪说："肝者将军之官，谋虑出焉。思想无穷，所愿不得，则肝气伤矣。前阴者，宗筋之所聚。足厥阴之脉，循阴股，入毛中，过阴器。意淫于外则欲火内动，入房太甚则宗筋纵弛，是以发为阴痿及为白淫。"情志不舒，久郁化火，扰动精室，故见遗精滑精。肝火乘土，脾不胜湿，脾湿与郁火相结形成湿热，湿热下注，肾失闭藏，故见女子带下。临床上可用龙胆泻肝汤、丹栀逍遥散等加减治疗。如薛己《校注妇人良方·妇人白浊白淫方论》说："一妇人善怒，或小腹痞闷，或寒热往来，或小便频数，时下白淫，药久不愈，面青口苦。余以为积愤而不能发散所致，用龙胆泻肝汤而愈，用加味逍遥散、八珍汤而安。"

2. 肾虚导致前阴病证的临证意义　因肾藏精，主生殖，开窍于二阴。肾中精气不足，常可导致前阴病变，因而前阴病证多从肾论治。如阳事不举，精神委靡，头晕耳鸣，腰膝酸软，多因年高肾虚，或先天羸弱，恣情纵欲，肾精亏虚，阳气萎弱所致，治宜补肾。在补肾时需辨明属水衰还是火衰。正如《类证治裁·阴痿论治》所指出的："须辨水衰火衰。水衰真阴亏乏，归肾丸、还少丹、地黄汤。火衰精气虚寒，右归丸、八味丸，甚者加人参、鹿茸，或加肉苁蓉、杞子。"

3. 阳明病与前阴病证关系的临证意义　阳明受纳水谷，化生气血，主润养宗筋，为月经之本，为阳事之基，因而前阴病证可从阳明论治。《内经知要·病能》说："阳明为二阳，胃伤而心脾受病者，何也？脾与胃为夫妻，夫伤则妻亦不利。心与胃为子母，子伤则母亦不免焉。不得隐曲，阳事病也。胃为水谷气血之海，化营卫而润宗筋。《厥论》曰：'前阴者，宗筋之所聚，太阴，阳明之所合也。'《痿论》曰：'阴阳总宗筋之会，而阳明为之长。'故胃病则阳事衰也。女子不月者，心主血，脾统血，胃为血气之海，三经病而血闭矣。"《素问·痿论》曰："治痿独取阳明何也？岐伯对曰：阳明者，五脏六腑之海，主润宗筋。宗筋主束骨而利机关……故阳明虚，则宗筋纵。"机关，《说文》云"主发谓之机""关以木横持门户也"。《辞源》对机关的解释是："机所以发，关所以闭。"马莳注："屈伸所司，故曰机关。"由此可见，凡能作伸缩活动，又具有启闭功能的，可称"机关"。男子阴茎具有勃起与疲软的活动，又有启闭排精排尿的功能，也可列入"机关"之类。张介宾说："前阴者，足之三阴、阳明、少阳及冲、任、督、跷九脉所会也。九者之中，则阳明为五脏六腑之海，冲为经脉之海，此一阴一阳总乎其间，故曰阴阳总宗筋之会也。"盖阳明主水谷精微之生成，为多气多血之经，主润宗筋而为十二经之长，故在治疗痿证中具有重要的意义。

阳明受纳水谷，化生气血。冲脉血海为月经之本，但冲脉之血主要来源于阳明。张介宾在《景岳全书·妇人归》中对此分析透彻，阐述清楚："经本阴血，何脏无之？惟脏腑之血皆归冲脉，而冲为五脏六腑之血海，故经言太冲脉盛，则月事以时下，此可见冲脉为月经之本也。然血气之化，由于水谷，水谷盛则血气亦盛，水谷衰则血气亦衰，而水谷之海，又在阳明。……可见冲脉之血，又总由阳明水谷之所化，而阳明胃气又为冲脉之本也。故月经之本，所重在冲脉，所重在胃气，所重在心脾生化之源耳。"历代医家有"冲脉隶于阳明"之说。唐容川《血证论·吐血》说："冲脉丽于阳明。治阳明即治冲也。"冲脉与阳明的关系主要体现在月经的质与量上，如果脾胃化生的气血少，则血海无余，可致月经量少或不月。故治疗冲脉血海不足之经闭，当治取阳明。《景岳全书·血证》说："故凡血枯经闭者，当求生血之源，源在胃也。"《黄帝内经太素·风水论》载："月事不来，病本于胃也。"杨上善注："月事不来之病，由于胃气不和。"经闭之病本于阳明。其中有阳明燥热，津气不足者。阳明本属燥金，喜润恶燥，阳明病变后，易阴伤津燥。所以唐笠山在《吴医汇讲·二阳之病发心脾解》中指出："此二阳之病，当以燥火之证言。"导致阳明燥热、津气不足的原因，或为阳明虚，或为脾胃虚致肺中津液不足，或为脏腑气机闭郁化火所致。

4. 心气不得下通导致女子不月的临证意义　《素问·评热病论》云："今气上迫肺，心气不得下通，故月事不来也。"由于情绪抑郁等原因，导致肺气闭郁，则心血不得下于胞中，故见女子不月。心肺之气闭郁，可见胸闷；心气闭郁，郁而化火，心火上炎，可见舌尖红，心烦，失眠，小便不利。正因为心火上炎，则心之气血不得下通，从而导致女子不月。所以治疗当从心论治，以泻心火为主，使心之气血下通，则经水自行。

5. 湿热下注导致前阴病证的临证意义 由于恣食醇酒炙煿、膏粱厚味，或外感湿热邪气，湿热阻遏宗筋可致不起不用。《景岳全书·阳痿》说："有湿热炽盛，以致宗筋弛缓，而为痿弱者。譬以暑热之极，则诸物绵萎。经云：壮火食气。亦此谓也。"《类证治裁·阳痿论治》说："有湿热下注，宗筋弛纵而致阳痿者。"《医碥·阴痿》云："一则湿热太盛，下注宗筋，弛纵不收也。"又"其症多有阴汗臊臭，两股热者，或反冷，阴头两丸如冰者，不可误认为寒，盖湿热在脏腑，热亲上而湿流下，故证如此也。"治宜清热利湿。《证治准绳·阴痿》说："此肝经湿热，宜固真汤（升麻、柴胡、羌活、炙甘草、泽泻、龙胆、知母、黄柏）、柴胡胜湿汤（生甘草、酒黄柏、柴胡、当归尾、红花、龙胆、麻黄根、羌活、汉防己、五味子、升麻、泽泻、茯苓），以及龙胆泻肝汤等。"

【病案举隅】

1. 苓桂术甘汤合葶苈大枣泻肺汤加味治癃闭验案 孙某，女，35 岁，1982 年 5 月 10 日入院。患者患慢性肾炎已 10 年。入院前 4 天因外感发热，导致尿量减少（每日 300mL），大便干结（3 ～ 4 日一行），伴胸闷憋气，难以平卧，心慌气短，呕恶频频，纳食不香。入院时查：患者精神委靡，面色萎黄，语音低微，口中溺臭，舌淡润、边有齿痕，苔薄白，右脉弦细，左脉细弱。体温正常；尿素氮 8mmol/L，二氧化碳结合力 38.1mmol/L，血红蛋白 38g/L；肾图报告双肾无功能；胸片提示尿毒症性心包炎；心脏各部位均可闻及广泛、明显、粗糙的心包摩擦音。诊为慢性肾炎合并尿毒症、尿毒症性心包炎、继发性贫血。中医辨证：肾气衰败，气化无权，湿浊上泛导致关格之证。住院期间，仅予中药，未曾配合血液透析。初予气血注射液和生脉散注射液静点以益气养阴，患者仅心慌略减；尔后又投用和胃通腑之剂，便虽暂通，但病情仍无起色，患者危在旦夕。经深入剖析病机，我们认为水凌心肺是本病的重点，当务之急宜温阳蠲饮行水，遂改拟苓桂术甘汤合葶苈大枣泻肺汤加味治之。

茯苓 15g，桂枝 15g，白术 15g，甘草 6g，东北人参 10g（另煎兑入），葶苈子 12g，大枣 5 枚，泽泻 20g，苏梗 10g。

药进 6 剂，尿量渐增至每日 1000mL 以上，随之心悸气憋、呕恶诸症亦顿然见轻，患者能够平卧。复查胸片，心影较前明显缩小。同时，心包摩擦音也消失；尿素氮降至 3.6mmol/L，血红蛋白升至 59g/L，二氧化碳结合力升至 56mmol/L。又予生脉散合苓桂术甘汤，以益气养阴与化饮兼顾，诸症续有好转，患者神振、纳佳、眠安、便调，尿量每日在 1500mL 左右，调治 3 月余，病情明显好转，于 1982 年 8 月 20 日出院。[时振声，房定亚，聂莉芳.关格验案一则.中医杂志，1984，（9）：63.]

2. 补中益气汤合五苓散治溲淋失禁案 钟某，女，29 岁，1992 年 12 月 1 日诊。4 月前，患者怀妊 3 月胎死腹中，即行人工流产及清宫术。术后数日，出现尿频、尿急、尿痛等证，就诊于某医院，先诊为"尿路感染"，治疗无效。继经肾图、肾盂造影检查，诊为"双肾中度下垂""肾积水"，予中西药治疗数月，仍不效。转诊于江老。刻诊见尿频、尿急而痛，伴前阴收闭无力（尿道口括约肌松弛）而时有尿失禁，小腹坠胀隐痛，饮水后尤甚，且即欲溲而不可忍。常伴腰酸痛，大便稀溏。舌苔薄白而腻，脉细弦滑。江老诊为中气下陷，湿聚三焦，气化失司，拟健脾升清、化气利水，予补中益气汤合五苓散加减。

党参 15g，黄芪 30g，白术 10g，炙甘草 3g，当归 6g，陈皮 10g，升麻 10g，柴胡 10g，杜

仲 15g，茯苓 12g，泽泻 10g，猪苓 10g，益智仁 12g，白芍 10g，桂枝 6g。

1992 年 12 月 29 日复诊：服上方加减 15 剂，前阴收闭无力、尿不禁、小腹隆胀明显好转。惟小便仍频，昼夜 10 余次；腰酸痛胀，睡卧加重，活动缓解；大便溏，时伴欲解不尽之感。因愈病心切，情志略显不畅，伴脘胁不舒、嗳气、食欲不佳，舌体稍胖，舌边齿印，苔薄白，脉细弦。仍守前法，予补中益气汤合循环痛胀方、逍遥散。

党参 15g，黄芪 30g，白术 10g，甘草 6g，当归 10g，陈皮 10g，升麻 6g，柴胡 10g，白芍 12g，茯苓 12g，延胡索 10g，杜仲 15g，续断 12g，小茴香 6g，沉香 3g，木香 10g。

1993 年 3 月 28 日再诊：上方加减续服 20 剂，小便频急、失禁及小腹隆胀疼痛等证若失，惟劳作过度，则偶有反复。因症状不著，患者暂不愿复查。仍予补中益气汤加减，嘱间时服之，巩固疗效。〔江长康．江尔逊治疗溲便异常的经验．光明中医杂志，1994，（4）：13.〕

3. 补中益气汤治小便遗失案　某男，47 岁，2010 年 5 月 9 日初诊。尿频伴小腹坠胀半年余，白天小便 10 余次，夜尿三四次，小腹坠胀。外院检查前列腺液常规和培养均正常，诊断为慢性非细菌性前列腺炎，经中西医治疗疗效不满意。刻下症见大便溏，日 2 次，睡眠一般，左脉虚弦，右脉虚大，苔根腻。拟东垣法治之，予补中益气汤加味。

党参 20g，黄芪 20g，炒白术 10g，炙甘草 5g，陈皮 6g，炒当归 10g，升麻 6g，柴胡 5g，鸡内金 10g，大枣 15g，白芍 12g，山药 30g，茯苓 15g，芡实 15g。14 剂，日 1 剂，水煎服。

2010 年 5 月 23 日复诊：服上药后，尿频明显减少，白天小便五六次，夜尿一二次，小腹坠胀不明显，大便成形，日 1 次，睡眠改善；右脉虚大已敛，左关小弦，苔根略腻，效不更方，予原方 14 剂善后。〔谢作钢．连建伟治疗小便异常验案．山东中医杂志，2012，31（4）：288.〕

4. 补中益气汤合黄芪健中汤加减治愈阳痿案　潘某，32 岁，工人，1980 年 2 月 27 日初诊。病胃脘痛已久，西医诊为十二指肠溃疡，年余前又发阴茎不举或临房不坚，渐至一蹶不振，伴纳少乏力，气少神疲，形体消瘦、舌淡苔少，脉缓弱。曾服滋腻填补之药，服后阳痿未见好转，而反增胃脘胀闷，纳呆呕恶等腻脾败胃、碍阻中洲之症。今苦于胃脘疼痛，日而前起就医。证属胃病日久，阳明亏伤，脾胃失健，气血不荣，发为胃痛。治宜温补阳明、缓急止痛之法。方用补中益气汤合黄芪健中汤加减。

黄芪 25g，党参 25g，白术 10g，白芍 15g，炙甘草 15g，桂枝 10g，当归 10g，饴糖 20g，（烊化），陈皮 10g，柴胡 5g，九香虫 10g，大枣 5 枚，生姜 3 片。

服药半月余复诊，胃痛大减，患者喜言之，阳痿亦有好转之象，仍宗前法而加桑螵蛸 20g，补骨脂 15g，以增强壮阳起痿之功。又服 20 余剂，胃痛若失，阳痿亦愈。〔石志超，樊友平．论阳痿治从阳明．河北中医，1989，11（1）：33.〕

5. 小柴胡汤合柴胡疏肝饮治愈阳痿案　邱某，男，24 岁，1974 年秋初诊。患者结婚年余，婚后性生活和谐，因婆媳不和引起夫妻矛盾，诱发阳痿。多方延医，均用温阳之品及雄性激素治疗，半年未愈。诊其脉弦而有力，视其舌质淡，苔白腻，细问其病，尚有胸胁闷胀不适、纳差、口苦、便秘等症状。此乃精神抑郁，木不疏达，肝胆气郁，阳气受阻所致。小柴胡汤有疏利三焦、调理上下、宣通内外、和畅气机的作用，能解少阳之郁、疏阳气之结。投小柴胡汤加大黄、海浮石，3 剂。

二诊时诸症悉减，但时作腹痛，知为大黄作祟，仍守舒肝通阳法，改投小柴胡汤合柴胡疏肝饮。

柴胡 10g，黄芩 10g，半夏 10g，党参 10g，炙甘草 7g，白芍 12g，枳壳 7g，川芎 7g，香附 10g，陈皮 7g，生姜 5g，大枣 10g。3 剂。

三诊时已获效，更进上方（去川芎、陈皮，加山萸肉、枸杞子各 10g），5 剂续治而愈。［刘业义．阳痿从肝论治经验．中医杂志，1987，28（7）：17.］

6. 归脾汤加附子吴茱萸治愈女性阴缩案　祁某，女，27 岁，农民，1976 年 7 月 28 日初诊。患者半月前曾发热 1 周，服中药泻剂而愈，继之出现阴道内缩感，病情日渐严重，伴有下腹部冷痛，心慌，气短，四肢倦怠，大便稀溏，小便清白，起病约 1 周竟呈现大小阴唇内缩至阴道中，时感前阴内缩，有轻度抽掣，略有紧痛。但病人精神好，行动自如。吾请母亲查之阴门已形成凹陷的边缘整齐光滑的大孔洞。症见形体瘦弱，面色萎黄，唇舌色淡，舌苔白腻，双目昏暗，脉沉细弦，两尺尤甚，诊断为阴缩病。证乃病后失摄，房劳复伤，又寒邪乘于厥阴肝经，寒滞肝脉，则造成脾肾两虚，气血不足，经脉失温。予归脾汤，生姜易干姜，加附子、吴茱萸。

潞党参 20g，白术 15g，茯神 20g，炙甘草 5g，炒枣仁 15g，炙远志 10g，广木香 6g，当归 15g，黄芪 25g，龙眼肉 15g，大枣 4 枚，附子 6g，干姜 10g，吴茱萸 9g。

复诊：服上方 4 剂，患者精神甚好，疲乏、心慌等症明显减轻，食欲增加，大便稀溏，阴道紧缩、掣痛症状减轻过半，小阴唇复出，大阴唇仍略有内缩，阴道凹陷之洞口样完全消失，房事恢复正常。诊见舌淡红，苔白，六脉弦缓。效不更方，原方续服 3 剂。阴道紧缩疼痛均已消除，阴道恢复如常，病人神爽，精神振作。巩固疗效，又继服 2 剂。［王作林．妇科阴缩病验案二则．河南中医药学刊，1994，9（4）37.］

【内经原文】

北方黑色，入通于肾，开窍于二阴，藏精于肾，故病在溪，其味咸，其类水，其畜彘。其谷豆。其应四时，上为辰星，是以知病之在骨也。

《素问·金匮真言论》

二阳之病发心脾，有不得隐曲，女子不月。

三阴三阳俱搏，心腹满。发尽不得隐曲，五日死。

三阳为病发寒热，下为痈肿，及为痿厥腨痟，其传为索泽，其传为颓疝。

《素问·阴阳别论》

青脉之至也，长而左右弹，有积气在心下支胠，名曰肝痹，得之寒湿，与疝同法，腰痛足清头痛。黄脉之至也，大而虚，有积气在腹中，有厥气，名曰厥疝，女子同法，得之疾使四支汗出当风。

《素问·五藏生成》

厥阴终者，中热嗌干，善溺心烦，甚则舌卷，卵上缩而终矣。

《素问·诊要经终论》

帝曰：诊得心脉而急，此为何病？病形何如？岐伯曰：病名心疝，少腹当有形也。帝曰：何以言之？岐伯曰：心为牡藏，小肠为之使，故曰少腹当有形也。

《素问·脉要精微论》

寸口脉沉而弱，曰寒热及疝瘕少腹痛。

脉小实而坚者，病在内。脉小弱以涩，谓之久病。脉滑浮而疾者，谓之新病。脉急者，曰疝瘕少腹痛。

《素问·平人气象论》

弗治，脾传之肾，病名曰疝瘕，少腹冤热而痛，出白，一名曰蛊，当此之时，可按可药。

帝曰：冬脉太过与不及，其病皆何如？岐伯曰：……其不及，则令人心悬如病饥，眇中清，脊中痛，少腹满，小便变。

《素问·玉机真藏论》

肺病者，喘咳逆气，肩背痛，汗出尻阴股膝髀腨胻足皆痛，虚则少气不能报息，耳聋嗌干，取其经，太阴足太阳之外厥阴内血者。

《素问·藏气法时论》

下焦溢为水，膀胱不利为癃，不约为遗溺。

《素问·宣明五气》

六日厥阴受之，厥阴脉循阴器而络于肝，故烦满而囊缩。

三日则少阳与厥阴俱病，则耳聋囊缩而厥，水浆不入，不知人，六日死。

十二日厥阴病衰，囊纵少腹微下，大气皆去，病日已矣。

《素问·热论》

肝热病者，小便先黄，腹痛，多卧，身热。

《素问·刺热》

帝曰：有病肾风者，面胕疮然壅，害于言，可刺不？岐伯曰：虚不当刺。不当刺而刺，后五日其气必至。帝曰：其至何如？岐伯曰：至必少气时热，时热从胸背上至头，汗出手热，口干苦渴，小便黄，目下肿，腹中鸣，身重难以行，月事不来，烦而不能食，不能正偃，正偃则咳，病名曰风水。

邪之所凑，其气必虚。阴虚者阳必凑之，故少气时热而汗出也。小便黄者，少腹中有热也。不能正偃者，胃中不和也。

《素问·评热病论》

足厥阴之疟，令人腰痛，少腹满，小便不利，如癃状，非癃也，数便，意恐惧，气不足，腹中悒悒，刺足厥阴。

《素问·刺疟》

胞移热于膀胱，则癃溺血。

黄帝问曰：五藏六府，寒热相移者何？岐伯曰：肾移寒于脾，痈肿，少气。脾移寒于肝，痈肿，筋挛。肝移寒于心，狂隔中。心移寒于肺，肺消，肺消者饮一溲二，死不治。肺移寒于肾，为涌水，涌水者，按腹不坚，水气客于大肠，疾行则鸣濯濯如囊裹浆，水之病也。

《素问·气厥论》

肾咳不已，则膀胱受之，膀胱咳状，咳而遗溺。

《素问·咳论》

帝曰：其痛或卒然而止者，或痛甚不休者，或痛甚不可按者，或按之而痛止者，或按之无益者，或喘动应手者，或心与背相引而痛者，或胁肋与少腹相引而痛者，或腹痛引阴股者，或痛宿昔而成积者，或卒然痛死不知人有少间复生者，或痛而呕者，或腹痛而后泄者，或痛而闭不通者，凡此诸痛，各不同形，别之奈何？

寒气客于厥阴之脉，厥阴之脉者，络阴器，系于肝，寒气客于脉中，则血泣脉急，故胁肋与少腹相引痛矣。厥气客于阴股，寒气上及少腹，血泣在下相引，故腹痛引阴股。

《素问·举痛论》

其气溢于大肠而著于肓，肓之原在脐下，故环脐而痛也。不可动之，动之为水溺涩之病。

《素问·腹中论》

解脉令人腰痛，痛引肩，目䀮䀮然，时遗溲。

散脉令人腰痛而热，热甚生烦，腰下如有横木居其中，甚则遗溲，刺散脉，在膝前骨肉分间，络外廉，束脉为三痏。

《素问·刺腰痛》

淫气遗溺，痹聚在肾。

肝痹者，夜卧则惊，多饮，数小便，上为引如怀。

肠痹者，数饮而出不得，中气喘争，时发飧泄。胞痹者，少腹膀胱按之内痛，若沃以汤，涩于小便，上为清涕。

《素问·痹论》

悲哀太甚，则胞络绝，胞络绝则阳气内动，发则心下崩数溲血也。

《素问·痿论》

此人必数醉若饱以入房，气聚于脾中不得散，酒气与谷气相薄，热盛于中，故热遍于身内热而溺赤也。

少阴厥逆，虚满呕变，下泄清，治主病者。厥阴厥逆，挛腰痛，虚满前闭谵言，治主病者。

少阴之厥，则口干溺赤，腹满心痛。厥阴之厥，则少腹肿痛，腹胀泾溲不利，好卧屈膝，阴缩肿，䯒内热。

前阴者，宗筋之所聚，太阴阳明之所合也。

厥阴之厥，则少腹肿痛，腹胀泾溲不利，好卧屈膝，阴缩肿，䯒内热。

《素问·厥论》

帝曰：有癃者，一日数十溲，此不足也。

岐伯曰：病名曰伏梁，此风根也。其气溢于大肠而著于肓，肓之原在脐下，故环脐而痛也。不可动之，动之为水溺涩之病也。

《素问·奇病论》

肝雍，两胠满，卧则惊，不得小便。

肾肝并沉为石水，并浮为风水，并虚为死，并小弦欲惊。肾脉大急沉，肝脉大急沉，皆为疝。心脉搏滑急为心疝，肺脉沉搏为肺疝。三阳急为瘕，三阴急为疝，二阴急为痫厥，二阳急为惊。

《素问·大奇论》

所谓癞癃疝肤胀者，曰阴亦盛而脉胀不通，故曰癞癃疝也。

厥阴所谓癞疝，妇人少腹肿者，厥阴者，辰也，三月阳中之阴，邪在中，故曰癞疝少腹肿也。

所谓腰脊痛不可以俯仰者，三月一振荣华，万物一俯而不仰也。所谓癫癃疝肤胀者，曰阴亦盛而脉胀不通，故曰癫癃疝也。

《素问·脉解》

刺阴股下三寸内陷，令人遗溺。

刺少腹中膀胱溺出，令人少腹满。

《素问·刺禁论》

病在少腹，腹痛不得大小便，病名曰疝，得之寒。刺少腹两股间，刺腰髁骨间，刺而多之，尽炅病已。

《素问·长刺节论》

其女子不孕，癃痔遗溺嗌干。督脉生病治督脉，治在骨上，甚者在脐下营。

任脉为病，男子内结七疝，女子带下瘕聚。

此生病，从少腹上冲心而痛，不得前后，为冲疝。

《素问·骨空论》

邪客于足厥阴之络，令人卒疝暴痛，刺足大指爪甲上，与肉交者各一痏，男子立已，女子有顷已。

《素问·缪刺论》

形有余不足奈何？岐伯曰：形有余则腹胀泾溲不利，不足则四支不用。

《素问·调经论》

少阴有余病皮痹隐轸；不足，病肺痹；滑则病肺风疝，涩则病积溲血。

《素问·四时刺逆从论》

脾病身痛体重，一日而胀，二日少腹腰脊痛胫酸，三日背膂筋痛，小便闭十日不已，死，冬人定，夏晏食。肾病少腹腰脊痛酸，三日背膂筋痛小便闭，三日腹胀，三日两胁支痛，三日不已死，冬大晨，夏晏晡。胃病胀满，五日少腹腰脊痛酸，三日背膂筋痛小便闭，五日身体重，六日不已死，冬夜半后，夏日昳。膀胱病小便闭，五日少腹胀腰脊痛酸，一日腹胀，一日身体痛，二日不已，死，冬鸡鸣，夏下晡。

《素问·标本病传论》

厥阴有余病阴痹，不足病生热痹；滑则病狐疝风；涩则病少腹积气。少阴有余病皮痹隐轸；不足病肺痹；滑则病肺风疝；涩则病积溲血。太阴有余，病肉痹寒中；不足病脾痹；滑则病脾风疝，涩则病积，心腹时满。阳明有余病脉痹身时热，不足病心痹，滑则病心风疝，涩则病积时善惊。太阳有余病骨痹身重，不足病肾痹，滑则病肾风疝，涩则病积，善时巅疾。少阳有余，病筋痹胁满，不足病肝痹，滑则病肝风疝，涩则病积时筋急目痛。

《素问·四时刺逆从论》

岁金太过，燥气流行，肝木受病……甚则喘咳逆气，肩背痛，尻阴股膝髀腨·足皆病，上应荧惑星。

《素问·气交变大论》

静顺之纪……其藏肾，肾其畏湿，其主二阴，其谷豆，其果栗，其实濡，其应冬，其虫鳞，其畜彘，其色黑，其养骨髓，其病厥，其味咸，其音羽，其物濡，其数六。

太阴司天，湿气下临，肾气上从，黑起水变，埃冒云雨，胸中不利，阴痿，气大衰而不起不用。

《素问·五常政大论》

其病癃闷，邪伤肾也。

阳明司天，燥气下临，肝气上从，苍起木用而立，土乃眚，凄沧数至，木伐草萎，胁痛目赤，掉振鼓栗，筋痿不能久立。暴热至，土乃暑，阳气郁发，小便变，寒热如疟，甚则心痛，火行于槁，流水不冰，蛰虫乃见。

《素问·五常政大论》

初之气，地气迁，阴始凝，气始肃，水乃冰，寒雨化。其病中热胀，面目浮肿，善眠，鼽衄，嚏欠呕，小便黄赤，甚则淋。

阳明司天之政……其政切，其令暴，蛰虫乃见，流水不冰，民病咳嗌塞，寒热发，暴振栗癃闷。

《素问·六元正纪大论》

太阳之胜……寒厥入胃，则内生心痛，阴中乃疡，隐曲不利，互引阴股，筋肉拘苛，血脉凝泣，络满色变，或为血泄，皮肤否肿，腹满食减，热反上行，头项囟顶脑户中痛，目如脱，寒入下焦，传为濡泻。

阳明司天，燥淫所胜，则木乃晚荣，草乃晚生，筋骨内变。民病左胠胁痛……心胁暴痛，不可反侧，嗌干面尘，腰痛，丈夫㿉疝，妇人少腹痛，目昧眦，疡疮痤痈，蛰虫来见，病本于肝。

太阴在泉，客胜则足痿下重，便溲不时，湿客下焦，发而濡泻，及为肿隐曲之疾；主胜则寒气逆满，食饮不下，甚则为疝。

岁少阳在泉，火淫所胜，则焰明郊野，寒热更至。民病注泄赤白，少腹痛溺赤，甚则血便。

少阴司天，热淫所胜，怫热至，火行其政。民病胸中烦热，嗌干，右胠满，皮肤痛，寒热咳喘，大雨且至，唾血血泄，鼽衄嚏呕，溺色变，甚则疮疡胕肿，肩背臂臑及缺盆中痛，心痛肺䐜，腹大满，膨膨而喘咳，病本于肺。

少阳之胜，热客于胃，烦心心痛，目赤欲呕，呕酸善饥，耳痛溺赤，善惊谵妄，暴热消烁，草萎水涸，介虫乃屈，少腹痛，下沃赤白。

少阳在泉，客胜则腰腹痛而反恶寒，甚则下白溺白。

少阴在泉，客胜则腰痛，尻股膝髀腨胻足病，瞀热以酸，胕肿不能久立，溲便变。

太阴在泉，客胜则足痿下重，便溲不时，湿客下焦，发而濡泻，及为肿隐曲之疾；主胜则寒气逆满，食饮不下，甚则为疝。

民病饮积，心痛，耳聋浑浑焞焞，嗌肿喉痹，阴病血见，少腹痛肿，不得小便，病冲头痛，目似脱，项似拔，腰似折，髀不可以回，腘如结，腨如别。

厥阴之胜，耳鸣头眩，愦愦欲吐，胃膈如寒，大风数举，倮虫不滋，胠胁气并，化而为热，小便黄赤，胃脘当心而痛，上支两胁，肠鸣飧泄，少腹痛，注下赤白，甚则呕吐，膈咽不通。

《素问·至真要大论》

太阴不退位，而取寒暑不时，埃昏布作，湿令不去，民病四肢少力，食饮不下，泄注淋满，足胫寒，阴萎闭塞，失溺小便数。

厥阴不迁正，即风暄不时，花卉萎瘁，民病淋溲，目系转，转筋喜怒，小便赤。

《素问·本病论》

三焦者，足少阳、太阴之所将，太阳之别也，上踝五寸，别入贯腨肠，出于委阳，并太阳之正，入络膀胱，约下焦，实则闭癃，虚则遗溺。遗溺则补之，闭癃则泻之。

《灵枢·本输》

肝脉……微大为肝痹阴缩，咳引小腹。小甚为多饮，微小为消瘅。滑甚为㿗疝，微滑为遗溺。

脾脉……微小为消瘅；滑甚为㿗癃。

肾脉……微急为沉厥奔豚，足不收，不得前后。……微小为消瘅；滑甚为癃㿗。

三焦病者，腹气满，小腹尤坚，不得小便，窘急，溢则水，留即为胀，候在足太阳之外大络，大络在太阳少阳之见，亦见于脉，取委阳。微滑为心疝引脐，小腹鸣；

小甚为多饮；微小为消瘅；滑甚为㿗疝；

微大为疝气，腹里大脓血，在肠胃之外。

《灵枢·邪气藏府病形》

肝悲哀动中则伤魂，魂伤则狂妄不精，不精则不正当人，阴缩而挛筋，两胁骨不举，毛悴色夭，死于秋。

脾藏营，营舍意，脾气虚则四肢不用，五藏不安；实则腹胀，经溲不利。

《灵枢·本神》

厥阴终者，中热嗌干，喜溺心烦，甚则舌卷卵上缩而终矣。

厥阴终者，中热嗌干，喜溺心烦，甚则舌卷卵上缩而终矣。

《灵枢·终始》

是主肝所生病者，胸满呕逆飧泄，狐疝遗溺闭癃。

其病气逆则烦闷，实则闭癃，虚则腰痛。取之所别者也。足厥阴之别，名曰蠡沟。

肺……气盛有余，则肩背痛，风寒汗出中风，小便数而欠。气虚则肩背痛寒，少气不足以息，溺色变。

胃……气盛则身以前皆热，其有余于胃，则消谷善饥，溺色黄。

手太阴之别，名曰列缺，起于腕上分见，并太阴之经直入掌中，散入于鱼际。其病实则手锐掌热，虚则欠㰦，小便遗肝足厥阴之脉，起于大指丛毛之际，上循足跗上廉，去内踝一寸，上踝八寸，交出太阴之后，上腘内廉，循股阴入毛中，过阴器，抵小腹，挟胃属肝络胆，上贯膈，布胁肋，循喉咙之后，上入颃颡，连目系，上出额，与督脉会于巅。

是动则病腰痛不可以俯仰，丈夫㿗疝，妇人少腹肿，甚则嗌干，面尘脱色。是主肝所生病者，胸满呕逆飧泄，狐疝，遗溺闭癃。

其病气逆则睾肿卒疝，实则挺长，虚则暴痒。

足厥阴之别，名曰蠡沟，去内踝五寸，别走少阳；其别者，径胫上睾，结于茎。其病气逆则睾肿卒疝，实则挺长，虚则暴痒，取之所别也。

《灵枢·经脉》

足厥阴之筋，起于大指之上，上结于内踝之前，上循胫，上结内辅之下，上循阴股，结于阴器，络诸筋。其病足大指支，内踝之前痛，内辅痛，阴股痛转筋，阴器不用，伤于内则不起，伤于寒则阴缩入，伤于热则纵挺不收。

足阳明之筋，起于中三指，结于跗上，邪外上加于辅骨，上结于膝外廉，直上结于髀枢，上循胁，属脊；其直者，上循骭，结于膝；其支者，结于外辅骨，合少阳；其直者，上循伏兔，上结于髀，聚于阴器，上腹而布，至缺盆而结，上颈，上挟口，合于頄，下结于鼻，上合于太阳，太阳为目上网，阳明为目下网。

足少阴之筋，起于小指之下，并足太阴之筋，邪走内踝之下，结于踵，与太阳之筋合而上结于内辅之下，并太阳之筋而上循阴股，结于阴器，循脊内挟膂，上至项，结于枕骨，与足太阳之筋合。

《灵枢·经筋》

跷脉者，少阴之别，起于然骨之后，上内踝之上，直上循阴股入阴，上循胸里入缺盆，上出人迎之前，入頄属目内眦，合于太阳、阳跷而上行，气并相还则为濡目，气不荣则目不合。

《灵枢·脉度》

黄帝曰：人饮酒，酒亦入胃，谷未熟而小便独先下，何也？岐伯答曰：酒者熟谷之液也，其气悍以清，故后谷而入，先谷而液出焉。

《灵枢·营卫生会》

小腹痛肿，不得小便，邪在三焦约，取之太阳大络，视其络脉与厥阴小络结而血者，肿上及胃脘，取三里。

《灵枢·四时气》

内闭不得溲，刺足少阴、太阳与骶上以长针，气逆则取其太阴、阳明、厥阴，甚取少阴、阳明动者之经也。

《灵枢·癫狂》

热病七日八日，脉微小，病者溲血，口中干，一日半而死，脉代者，一日死。

癃，取之阴跷及三毛上及血络出血。男子如蛊，女子如怚，身体腰脊如解，不欲饮食，先取涌泉见血，视跗上盛者，尽见血也。

《灵枢·热病》

厥而腹向向然，多寒气，腹中谷（榖去木改水）谷（榖去木改水），便溲难，取足太阴。

小腹满大，上走胃，至心，淅淅身时寒热，小便不利，取足厥阴。

《灵枢·杂病》

中气不足，溲便为之变，肠为之苦鸣。

《灵枢·口问》

膀胱胀者，少腹满而气癃。

《灵枢·胀论》

水谷入于口，输于肠胃，其液别为五。天寒衣薄则为溺与气，天热衣厚则为汗，悲哀气并则为泣，中热胃缓则为唾。

五谷之津液和合而为膏者，内渗入于骨空，补益脑髓，而下流于阴股。阴阳不和，则使液溢而下流于阴，髓液皆减而下，下过度则虚，虚故腰背痛而胫酸。阴阳气道不通，四海闭塞，三焦不泻，津液不化，水谷并行肠胃之中，别于回肠，留于下焦，不得渗膀胱，则下焦胀，水溢则为水胀。此津液五别之逆顺也。

《灵枢·五癃津液别》

客于股肱，则梦礼节拜起；客于胞膹，则梦溲便。

《灵枢·淫邪发梦》

盛则胀满、寒中、食不化，虚则热中、出糜、少气、溺色变，紧则痛痹，代则乍痛乍止。

《灵枢·禁服》

男子色在于面王，为小腹痛，下为卵痛，其圜直为茎痛，高为本，下为首，狐疝、癫阴之属也。女子在于面王，为膀胱、子处之。散为痛，抟为聚，方员左右，各如其色形。

《灵枢·五色》

岐伯答曰：水始起也，目窠上微肿，如新卧起之状，其颈脉动，时咳，阴股间寒，足胫瘇，腹乃大，其水已成矣。

《灵枢·水胀》

咳且溲血脱形，其脉小劲，是四逆也；咳，脱形身热，脉小以疾，是谓五逆也。如是者，不过十五日而死矣。其腹大胀，四末清，脱形，泄甚，是一逆也；腹胀便血，其脉大，时绝，是二逆也；咳溲血，形肉脱，脉搏，是三逆也；呕血，胸满引背，脉小而疾，是四逆也；咳呕腹胀，且飧泄，其脉绝，是五逆也。

《灵枢·玉版》

黄帝问于少俞曰：五味入于口也，各有所走，各有所病。酸走筋，多食之，令人癃；咸走血，多食之，令人渴；辛走气，多食之，令人洞心；苦走骨，多食之，令人变呕；甘走肉，多食之，令人悗心。余知其然也，不知其何由，愿闻其故。少俞答曰：酸入于胃，其气涩以收，上之两焦，弗能出入也，不出即留于胃中，胃中和温，则下注膀胱，膀胱之胞薄以懦，得酸则缩绻，约而不通，水道不行，故癃。

《灵枢·五味论》

面色微黄，齿垢黄，爪甲上黄，黄疸也，安卧，小便黄赤，脉小而涩者，不嗜食。

《灵枢·论疾诊尺》

膀胱不约为遗溺，下焦溢为水。

《灵枢·九针论》

第二十九章　神志病类

神志病是指人在精神、意识、思维、情感、记忆、智力等方面功能活动出现异常的病证。从临床症状上看，中医神志病证基本涵盖了西医学中的各种独立的精神类疾病，如精神分裂症、抑郁症、焦虑症、自主神经功能紊乱、癔病、失眠、痴呆等，也包括了各种内科疾病中病变波及中枢神经系统时所导致的精神异常症状，如乙脑极期出现的烦乱、神志模糊，心梗发作时出现的神志不清、意识模糊等。《内经》中所论的神志病，主要有狂、癫疾、烦、善惊、善怒、善恐等。

第一节　狂

狂是以精神亢奋，躁扰喧狂不宁，毁物打骂，动而多怒，狂乱奔走，不避水火，不辨亲疏等精神失常为特征的疾病。狂，散在于《内经》各篇，并有《灵枢·癫狂》专篇论述。

对于狂的病名，《内经》有"狂""狂颠""狂癫疾"等，《甲乙经》作"颠狂"。狂，常与癫病并论，《难经》提出"阳狂""阴癫"之名，成为后世癫狂分类的准绳。《内经》论狂，根据患者临床的症状表现及神志状况，比较详细地论述了狂病的病因病机、症状分类、辨证论治、病证特点、治则治法等。

【病证概论】

1. 狂的病因病机　《内经》关于狂的病因病机方面的论述，主要有如下三个方面。

（1）阳邪并入阳分，火热内扰神明　《素问·生气通天论》说："阴不胜其阳，则脉流薄疾，并乃狂。"《素问·宣明五气》中也有相关的论述，即："五邪所乱，邪入于阳则狂。"指出阳邪并入阳分，导致阳盛为发狂的病机。吴崑《素问吴注》云："若阴不胜其阳，则阳用事，将见脉流薄疾而急数。若重阳相并，则为狂。"张介宾《类经》云："邪入阳分，则为阳邪，邪热炽盛，故病为狂。"而阳邪的产生，可由内而生，也可从外而入，正如《素问·至真要大论》所说"诸躁狂越，皆属于火"，明确指出狂病所表现出的神志狂乱、烦躁不宁、言行举止超越常态等症状，是由于火热内盛扰乱神明所致。

引起火热内盛的病因有二：其一，七情内伤，五志化火。如《灵枢·本神》所述："盛怒者，迷惑而不治……肝悲哀动中则伤魂，魂伤则狂妄不精……肺喜乐无极则伤魄，魄伤则狂，狂者意不存人，皮革焦，毛悴色夭，死于夏。"盛怒、暴喜、大悲等五志过极，皆能化火，资助心火，使心火亢盛，上扰神明清窍，使人头脑思维混乱、理智不清、精神失常。其二，外感暑热，内扰心神。在炎暑时令感受暑热阳邪或在"岁火太过，炎暑流行"的年份感受火热阳邪，阳邪并入阳分，内扰心神，使心火暴亢，则上扰神明清窍而作狂。

（2）水亏火旺，虚火上炎扰神　阴不胜阳而阳偏盛，如《素问·阴阳类论》所说："二阴二阳皆交至，病在肾，骂詈妄行，巅疾为狂。"张介宾《类经》注云："二阴之至，邪在肾也；二阳之至，邪在胃也。水土之邪交至，则土胜水亏。水亏则阴不胜阳，故病在肾；土胜则阴阳邪实，故骂詈妄行，巅疾为狂。"指出肾水不足，则水亏火旺，虚火上扰心胃二阳，神明失清则发为狂。

（3）肝寒传心，木火气郁　《素问·气厥论》指出："肝移寒于心，狂，隔中。"论述肝受寒邪内传于心，导致心神被扰而发狂的病机。姚止庵《素问经注节解》注云："狂者热病，寒亦何以致狂也?《六元正纪大论》曰：'木郁达之，火郁发之。'木火之性，喜发达而恶抑郁。肝受寒而传于心，木火之气郁而不能遂其发达之性，于是神明乱而为狂矣。是其狂也，实由于火气闭隔于中而然也。"指出阴寒之邪伤肝传心致狂，其实质是木火气郁，气机内闭，扰乱神明为狂病。

狂的病机主要为火热阳邪亢盛，扰乱心神，神明失清。狂的发病多在仓促之间。病位在心，与肝胆关系密切，多属阳证、热证、实证。最初心肝郁火，阳明腑热，痰热气郁内闭阻滞；继而煎熬阴精，痰火交结，阻塞机窍，气血运行不畅，血瘀脑络；病情迁延，阴虚阳越，虚实夹杂，阴阳俱损，进而转为癫疾。

2. 狂的临床表现与分类　狂的临床表现为突发精神错乱，哭笑无常，妄见、妄闻、妄语高歌，狂躁不安，不避亲疏，打人毁物等精神、言语、举止失常状态。

《内经》对于狂病的分类，除了症状表现、临床特征外，着重阐明了疾病的诱发因素，并以此作为分析病因病机、辨证治疗的依据。

（1）按情志所伤分类

①得之忧饥：《灵枢·癫狂》曰："狂始生，先自悲也，喜忘、苦怒、善恐者得之忧饥，治之取手太阳、阳明，血变而止，及取足太阴、阳明。"《灵枢·本神》有"肝悲哀动中则伤魂，魂伤则狂妄不精"的论述。指出狂发之时，病人先表现出独自悲伤，不能自持，伴有好忘事、易发怒、多恐惧等症状，多是由于悲愤忧思过度导致情志过激而化火，扰乱神明；或不幸陷入困境、饥饿时间过长，水谷未入，脾胃化源不足，心脑失养所导致。病在心、肺、脾、胃，可取手太阳小肠经泻心火，取手阳明大肠经泻肺火；取足太阴脾经、足阳明胃经调整脾胃功能。

②得之大恐：《灵枢·癫狂》曰："狂，善，惊，善笑，好歌乐，妄行不休者，得之大恐，治之取手阳明太阳太阴。"因大恐而导致肾精衰退，肾水不足，心火亢盛，扰乱神明而发狂，症状特点见狂躁不安，惊扰不宁，多笑嬉，高声歌唱，多动妄行。

③得之大喜：《灵枢·癫狂》曰："狂者多食，善见鬼神，善笑而不发于外者，得之有所大喜，治之取足太阴太阳阳明，后取手太阴太阳阳明。"《灵枢·本神》云："肺喜乐无极则伤魄，魄伤则狂，狂者意不存人，皮革焦，毛悴色夭死于夏。"因过喜伤心，导致心气伤，神明失养，出现多笑不止，多食易饥，产生幻觉则见鬼神非常之物。肺藏魄，喜乐过度伤心及肺，导致伤魄，则出现目光直视、旁若无人等精神失常的症状。

（2）按外邪所伤分类

①温热火邪：《素问·评热病论》说："有病温者，汗出辄复热，而脉躁疾，不为汗衰，狂言不能食。"《素问·刺热》说："热争则狂言及惊、胁满痛、手足躁、不得安卧。"《素问·至真要大论》说："诸躁狂越，皆属于火。"说明温邪、热邪、火邪伤人，扰乱神明，都

可致发狂。

②五邪所乱：《素问·宣明五气》指出："五邪所乱，邪入于阳则狂。"五邪是指病邪侵入或搏结阴阳所引起的气机逆乱，因此，五邪所乱又称为"五乱"。气机逆乱，神明失清，则发狂。

③药石误用：《素问·腹中论》说："夫子数言热中、消中不可服高粱、芳草、石药。石药发癫，芳草发狂……灸之则喑，石之则狂……石之则阳气虚，虚则狂。"指出热中、消中等病证当禁用芳草、石药治疗，若误用则会引发气机逆乱，神明被扰而狂，或导致阳气虚，神明失养而发狂。

3. 治疗　《内经》对狂的治疗有两大方法，一为针刺配合灸法，二为药物。尤其以针刺放血方法的运用更为多见。

《灵枢·癫狂》论述狂的治疗时，指出"狂始生……治之取手太阴、阳明；血变而止，及取足太阴、阳明""治之取手阳明太阳太阴舌下少阴，视之盛者，皆取之，不盛，释之也""狂而新发，未应如此者，先取曲泉左右动脉，及盛者见血，有顷已，不已，以法取之，灸骨骶二十壮"。主要提出了本病宜采用针刺放血的治疗方法，以泻法为主，以祛阳热有余之邪为原则，并提出可根据不同病情配合灸法。同时对狂发作的不同阶段和症状，采用不同的经脉穴位进行针刺，体现了辨证论治的原则。

在药物上，创生铁落饮方，用以清心下气，重镇安神。正如《素问·病能论》所说："帝曰：治之奈何？岐伯曰：夺其食即已，夫食入于阴，长气于阳，故夺其食即已。使之服以生铁落为饮。夫生铁落者，下气疾也。"

在服药的同时，还要配合"夺其食"，即减少病人的饮食量，让病人低热量清淡饮食或适当运用饥饿疗法，以防止饮食物助热加重病情。这种饮食调护的主张，对后世治疗狂产生了重要的影响。

4. 狂的预后　关于狂的预后，《素问·评热病论》说："有病温者，汗出辄复热，而脉躁疾，不为汗衰，狂言不能食。病名为何？岐伯对曰：病名阴阳交，交者死也。"指出温病后，汗出而复热，出现脉数、发狂，这种情况叫做"阴阳交"，预后不良。《灵枢·本神》指出"肝悲哀动中则伤魂，魂伤则狂妄不精，不精则不正当人，阴缩而挛筋，两胁骨不举，毛悴色夭，死于秋""肺喜乐无极则伤魄，魄伤则狂，狂者意不存人，皮革焦，毛悴色夭，死于夏"。论述五志过极伤及精神魂魄，日积月累，出现皮毛干枯无泽、面色枯槁无华，则在病脏的所不胜时节，预后凶险。

《素问·气交变大论》说："岁火太过，炎暑流行……上临少阴少阳，火燔焫，冰泉涸，物焦槁。病反谵妄狂越，咳喘息鸣，下甚血溢泄不已。太渊绝者死不治，上应荧惑星。"指出在岁火太过的年份，如果司天之气是少阴君火或少阳相火，为运气同化，乃属于天符之年，将会出现火邪偏盛的反常气候变化，火盛极伤人扰乱心神则"谵妄狂越"而发狂病，此时若出现"咳喘息鸣，下甚血溢泄不已"是火邪盛极刑伤肺金的表现。太渊，是肺经的腧穴。"太渊绝"，说明火盛乘金，肺气内绝，正不胜邪，故预后不良，甚则死不治。

【临证指要】

1. "诸躁狂越，皆属于火"病机的启示　无论是外在的自然界火热过盛，还是人内生的五志化火，狂的病机重在火盛内扰心神，使神明失清，发狂谵妄，骂詈不休，神志不清；火盛于四肢，则逾垣上屋，登高而歌，弃衣而走，甚至殴人毁物。

火热内盛，易煎熬津液成痰，使痰火互结。《赤水玄珠全集·癫狂痫门》云"狂为痰火盛实……"，指出痰火是狂的病因。火热内扰入血，如《丹溪手镜·狂》中说"又狂见蓄血，下焦蓄血亦狂也"，将蓄血证的精神狂躁症状归为热入血分致狂。若热入阳明，则可成阳明腑实证，如《济众新编》认为"胃、大肠实热燥火郁结成狂"，论述阳明腑实可致狂。

2. "怒狂者"对于狂病机治疗的启发 《内经》论狂，指出："有病怒狂者……生于阳也……因暴折而难决，故善怒也……阳明者常动，巨阳少阳不动，不动而动，大疾，此其候也。(《素问·病能论》)"还说："肝移寒于心，狂，隔中。(《素问·气厥论》)"说明盛怒大怒或肝郁肝寒等，均与狂病有关。对于后世分析狂的病因病机辨证论治，具有重要指导意义。

《素问玄机原病式·火类》中有"多怒为狂"，指出了狂与精神因素密切相关。

《明医掌指·癫狂证》有："或因大怒，动其肝风；或因大惊，动其心火；或素有痰，卒为火升，升而不降，壅塞心窍，神明不得出入，主宰失其号令，心反为痰所役，一时发越。若逾垣上屋，持刃杀人，裸体骂詈，不避亲疏，飞奔疾走，涉水如路者，此肝气太旺，木土乘心，名之曰狂，又谓之大癫。"说明狂的病因虽多，但与肝气太旺密切相关。

《景岳全书·杂证谟》说："凡狂病多因于火。此或以谋为失志，或以思虑郁结，屈无所伸，怒无所泄，以致肝胆气逆，木火合邪，是诚东方实证也。此其邪乘于心，则为神魂不守；邪乘于胃，则为暴横刚强。故治此者，当以治火为先，而或痰或气，察其甚而兼治之。"指出肝胆气逆，木火合邪是引发狂病的主因。

《古今医统大全·癫狂门》记载："戴人谓：肝屡谋，胆屡不决，屈无所伸，怒无所泄，肝木胆火随炎入心，心火炽亢，神不守舍，久逆而成癫狂。"从脏腑辨证角度说明肝木胆火过盛，导致心火过亢是狂的病因病机。

3. 生铁落饮对狂证治疗的启示 《内经》中治疗狂证的"生铁落饮"，是后世治疗狂的根据，成为指导临床辨证治疗狂的重要方剂。

《灵素节注类编》说："夫食入于阴，长气于阳，故夺其食即已。使之服以生铁落饮。夫生铁落者，下气疾也。此言怒狂之病，因阳气暴折难决，暴折者，过激而致郁逆也，难决者，如水之壅遏，不能决之使流也，故病怒狂而名阳厥也。所以然者，阳明人迎之脉，本常动不休，若太阳、少阳经脉，本来不动，不动而动，且大且疾，此三阳之气亢极，而逆可见矣。治之当夺其食而使气衰，服以生铁落饮。生铁者，打铁飞落之屑，煎汤饮之，下气最疾也。盖怒狂由阳亢，阳由肝胆而升，木邪炽盛，铁落以金制木也。然此怒狂与上条之狂，其虚实相反也。"

张锡纯治狂以泻火逐痰为首务。治癫狂有荡痰汤、荡痰加甘遂汤及调气养神汤。荡痰加甘遂汤中甘遂与赭石配伍，又以人参、赭石并用，"不但能纳气归原也，设于逆气上干，填塞胸臆，或兼呕吐，其证上盛下虚者，皆可参赭并用以治之"。

《卫生宝鉴·补遗》云："发狂，如肌表虽或热，以手按之则冷透手，或肩背胸膈有斑十数点，脉弦沉细，治用干姜附子汤加人参（干姜一两，附子一枚，人参半两）。"

《医学入门·癫狂》治疗心火独盛，阳气有余，神不守舍，痰火壅盛之狂证，用小调中汤、三黄丸、单苦参丸。并指出："狂则专于下痰降火，癫则兼乎安神养血。经年心经有损者，不治。"

《伤寒标本心法类萃·发狂》云："伤寒，发狂奔走，骂詈不避亲疏，此阳有余、阴不足，三一承气加当归、姜、枣，名当归承气汤，以利数行，候微缓以三圣散吐之。后用凉膈散、黄连解毒汤调之。谵妄发狂，逾垣上屋，赴井投河，皆为阳热极甚，用三一承气合解毒下之。惊癫狂，三一承气汤。发狂极甚，投河入井者，三下不过，不可攻下，便当涌之，以瓜蒂散，吐出痰涎、宿物，一扫而愈，后以甘露饮三十四之类调之。"

《类证活人书·问阳证》中治疗阳盛阴绝之狂证亦有记载："若阳气独盛，阴气暴绝，必发躁狂走，妄言面赤，咽痛身斑，斑若锦文，或下利赤黄，脉洪实，或滑促。宜用酸苦之药，令阴气复而大汗解矣。葶苈苦酒汤、阳毒升麻汤、大黄散、栀子仁汤、黑奴丸，可选而用之。"

【病案举隅】

1. 生铁落饮加味治阳厥怒狂案　《内经》认为，五脏六腑的功能相互协调，共同维护着人的正常生命活动与精神意识思维活动，如《素问·灵兰秘典论》云："肝者，将军之官，谋虑出焉……胆者，中正之官，决断出焉。"肝胆的功能正常，人对事物的谋虑思索与判定决断能力才能维持正常。《素问·病能论》在论及"怒狂"病证时指出此病是"生于阳也"，病因病机是由于情志不遂，导致肝胆气机逆乱，即"因暴折而难决，故善怒也，病名曰阳厥"，明确指出阳厥病的症状特点是善怒、发狂，病机是阳气暴折而气逆，因此用"生铁落为饮"，用生铁落为主药，以"下气"、重镇安神。

许叔微《本事方》云："又黄山沃巡检妻狂厥愈年，更十余医，不愈。亦授其方，去附子，加铁粉，不终剂而愈。铁粉非但化痰镇守，至如推抑肝邪特异。若多恚怒，肝邪太盛，铁粉能制之。《素问》言：阳厥狂怒，治以铁落。金制木之意（《名医类案·癫狂心疾》）。"

2. 足阳明胃受邪导致阳明腑实发狂案　《灵枢经·经脉》中指出："胃足阳明之脉……是主血所生病者：狂疟，温淫，汗出，鼽衄……中指不用。"又说："足阳明之别，名曰丰隆……其病气逆则喉痹卒喑。实则狂巅，虚则足不收，胫枯。"阐述足阳明胃经及其经别受邪发病，可致气逆发狂。《伤寒论》有"阳明病，初欲食……其人骨节疼，翕翕如有热状，奄然发狂"的论述，说明饮食不当，可导致胃热里实而发狂。

朱远齐治从祖近湖公。少年，因房劳食犬肉伤寒，诸医以其虚也，攻补兼施，至发狂登屋，奔走号呼，阳明腑症实热。日夜令壮夫看守，几月余矣。急走使延朱。朱先令煎人参膏二斤以待，用润字号丸药数钱下之，去黑粪无算，热遂定，奄奄一息，邻于死矣。徐以参膏灌之，至一百二十日全瘳（《续名医类案》）。

3. 阳虚发狂案　《内经》论发狂，虽多属实热病证，但也有阳虚致狂者。如《素问·腹中论》中说"石之则阳气虚，虚则狂。"《灵枢·九针十二原》说："夺阴者死，夺阳者狂。"《灵枢·小针解》也有"夺阴者死，言取尺之五里，五往者也。夺阳者狂，正言也"的论述。

杨乘六族弟患热症，六七日不解，口渴便秘，发狂逾墙上屋，赤身驰骤，谵妄骂詈，不避亲疏，覆盖尽去，不欲近衣，如是者五日矣。时杨以岁试自苕上归，尚未抵岸。病患曰：救人星至矣。问是谁？曰：云峰大兄回来也。顷之，杨果至，家人咸以为奇。视之良久，见其面若无神，两目瞪视，其言动甚壮劲有力。意以胃中热甚，上乘于心，心为热冒，故神昏而狂妄耳。不然，何口渴便秘，白虎凉膈等症悉具耶？及诊其脉，豁大无伦，重按则空。验其舌，黄上加黑而滋润不燥。乃知其症由阴盛于内，逼阳于外。虽壮劲有力，乃外假热而内真寒也。其阳气大亏，神不守舍，元神飞越，故先遇人于未至之前。遂以养荣汤加附子、倍枣仁、五味、白芍，浓煎与之。一剂狂妄悉除，神疲力倦，熟睡周时方寤，渴止食进而便通矣。继用补中益气加白芍、五味而痊（《续名医类案》）。

4. 阴不胜其阳为狂 《素问·生气通天论》云："阴不胜其阳，则脉流薄疾，并乃狂。"言阴不足而阳过亢，火热内扰心神，而出现狂乱不安之证。

案1：高某，女，28岁，于1986年12月18日诊。家属代诉，患者于11月18日产第一胎，难产，行侧切术。术后感染发高热10余日。2周前，其突然话语增多，无故发怒，哭笑无常，高声骂詈，夜不能寐，说自己有两个大脑，食饮不入。12月11日某精神病院诊为产后精神障碍，给予妥明当、氯氮平、氯丙嗪、非那根等药治疗，无效。因床位不足，不能收住院。家属要求中药治疗。症见言语不休而零乱，时而高声骂詈，并称有密探偷听与跟踪，哭笑无常，躁动不安，需左右两人挟持，方能切脉。脉象弦细而数，舌质红瘦，苔根部黄腻。此为阴血大伤，阳热内扰之证。予黄连阿胶汤加味。

黄连8g，黄芩10g，阿胶12g（烊冲），赤芍12g，牡丹皮12g，淡竹叶3g，麦冬12g，鸡子黄2枚。3剂，水煎温服，每日1剂。

1周后，医院通知其住院，家属回说服上药3剂后，病人已能安卧，精神正常，不必住院（《黄帝医术临证切要·临证发挥篇》）。

案2：张子和治一狂人，阴不胜阳，则脉流薄厥，阳并乃狂。《难经》曰：阳极则狂，阴极则颠。阳为腑，阴为脏，非阳热而阴寒也。热并于阳则狂，狂则生寒，并于阴则颠，颠则死。《内经》曰：足阳明有实则狂，故登高而歌，弃衣而走，无所不为，是热之极也。以调胃承气汤，下数十行，三五日复上涌一二升，三五日又复下之。凡五六十日，下百余行，吐亦七八度。如吐时，暖室置火，以助其热汗，数汗方平（《续名医类案》）。

5. 忧愤久郁，痰血互结发狂 《素问·癫狂》云："狂始生，先自悲也，喜忘、苦怒、善恐者，得之忧饥，治之取手太阴、阳明，血变而止及取足太阴、阳明。"指出忧郁日久，气结则血滞不畅为瘀；化热则煎熬津液为痰，痰瘀互结，阻塞气机，蒙蔽清窍则发狂。

张锡纯（用荡痰加甘遂汤）曾治一少年癫狂，医者投以大黄六两，连服两剂，大便不泻。后愚诊视，为开此方，惟甘遂改用三钱。病家谓，从前服如许大黄，未见行动，今方中止用大黄两许，岂能效乎？愚曰：但服，无虑也。服后，大便连泻七八次，降下痰涎若干，癫狂顿愈……盖此证，由于忧思过度，心气结而不散，痰涎亦即随之凝结。又加以思虑过则心血耗，而暗生内热。痰经热炼，而胶黏益甚，热为痰锢，而消解无从。于是痰火充溢，将心与脑相通之窍络，尽皆瘀塞，是以其神明淆乱也。其初微露癫意者，痰火犹不甚剧也，迨痰火积而益盛，则发狂矣。是以狂之甚者，用药下其痰，恒作红色，痰而至于红，其热可知。迨病久，则所瘀之痰，皆变为顽痰（《医学衷中参西录·医方》）。

【内经原文】

阴不胜其阳，则脉流薄疾，并乃狂。

《素问·生气通天论》

衣被不敛，言语善恶不避亲疏者，此神明之乱也。

《素问·脉要精微论》

五邪所乱，邪入于阳则狂，邪入于阴则痹，搏阳则为巅疾，搏阴则为暗，阳入之阴则静，阴出之阳则怒。是谓五乱。

《素问·宣明五气》

黄帝曰：黄疸、暴痛、癫疾、厥狂，久逆之所生也。五藏不平，六府闭塞之所生也。头痛、耳鸣、九窍不利，肠胃之所生也。

《素问·通评虚实论》

肝热病者，小便先黄、腹痛、多卧、身热。热争则狂言及惊、胁满痛、手足躁、不得安卧。

《素问·刺热》

黄帝问曰：有病温者，汗出辄复热，而脉躁疾，不为汗衰，狂言不能食，病名为何？岐伯对曰：病名阴阳交，交者死也。

《素问·评热病论》

肝移寒于心，狂，隔中。

《素问·气厥论》

帝曰：夫子数言热中、消中不可服高粱、芳草、石药。石药发瘨，芳草发狂。夫热中、消中者，皆富贵人也，今禁高粱是不合其心，禁芳草石药，是病不愈，愿闻其说。岐伯曰：夫芳草之气美，石药之气悍，二者其气急疾坚劲，故非缓心和人，不可以服此二者。

灸之则喑，石之则狂，须其气并乃可治也。

阳气重上，有余于上，灸之则阳气入阴，入则喑，石之则阳气虚，虚则狂。

《素问·腹中论》

帝曰：有病怒狂者，此病安生？岐伯曰：生于阳也。

帝曰：阳何以使人狂？岐伯曰：阳气者，因暴折而难决，故善怒也，病名曰阳厥。

帝曰：何以知之？岐伯曰：阳明者常动，巨阳少阳不动，不动而动，大疾，此其候也。

帝曰：治之奈何？

岐伯曰：夺其食即已，夫食入于阴，长气于阳，故夺其食即已。使之服以生铁洛为饮。夫生铁洛者，下气疾也。

《素问·病能论》

所谓甚则狂巅疾者，阳尽在上而阴气从下，下虚上实，故狂巅疾也。

《素问·脉解》

病在诸阳脉，且寒且热，诸分且寒且热，名曰狂。刺之虚脉，视分尽热，病已止。

《素问·长刺节论》

血并于阴，气并于阳，故为惊狂。

《素问·调经论》

岁火太过，炎暑流行……上临少阴少阳，火燔焫，冰泉涸，物焦槁。病反谵妄狂越，咳喘息鸣，下甚血溢泄不已。太渊绝者死不治，上应荧惑星。

《素问·气交变大论》

赫曦之纪，是谓蕃茂。阴气内化，阳气外荣。炎暑施化，物得以昌……其藏心肺，其虫羽鳞，其物脉濡，其病笑、疟、疮疡、血流、狂妄、目赤。

《素问·五常政大论》

诸躁狂越，皆属于火。

《素问·至真要大论》

若夫以为伤肺者，由失以狂也，不引比类，是知不明也。

《素问·示从容论》

二阴二阳，皆交至，病在肾，骂詈妄行，巅疾为狂。

《素问·阴阳类论》

夺阴者死，夺阳者狂，针害毕矣。

《灵枢·九针十二原》

夺阴者死，言取尺之五里，五往者也。夺阳者狂，正言也。

《灵枢·小针解》

心脉急甚者为瘛疭。微急为心痛引背，食不下。缓甚为狂笑。

《灵枢·邪气藏府病形》

肝悲哀动中则伤魂，魂伤则狂妄不精，不精则不正当人，阴缩而挛筋，两胁骨不举，毛悴色夭死于秋。

肺喜乐无极则伤魄，魄伤则狂，狂者意不存人，皮革焦，毛悴色夭死于夏。

《灵枢·本神》

胃足阳明之脉……是主血所生病者：狂疟，温淫，汗出，鼽衄，口㖞，唇胗，颈肿，喉痹，大腹水肿，膝膑肿痛，循膺、乳、气街、股、伏兔、骭外廉、足跗上皆痛，中指不用。

膀胱足太阳之脉……是主筋所生病者：痔、疟、狂、癫疾，头囟项痛，目黄、泪出，鼽衄，项、背、腰、尻、腘、踹、脚皆痛，小指不用。

足阳明之别，名曰丰隆。去踝八寸。别走太阴；其别者，循胫骨外廉，上络头项，合诸经之气，下络喉嗌。其病气逆则喉痹卒喑。实则狂巅，虚则足不收，胫枯。取之所别也。

《灵枢·经脉》

狂始生，先自悲也，喜忘、苦怒、善恐者，得之忧饥，治之取手太阴、阳明，血变而止及取足太阴、阳明。

狂始发，少卧不饥，自高贤也，自辨智也，自尊贵也，善骂詈，日夜不休，治之取手阳明、太阳、太阴、舌下少阴。视之盛者，皆取之，不盛，释之也。

狂言、惊、善笑、好歌乐、妄行不休者，得之大恐，治之取手阳明、太阳、太阴。

狂，目妄见、耳妄闻、善呼者，少气之所生也。治之取手太阳、太阴、阳明、足太阴、头、两颔。

狂者多食，善见鬼神，善笑而不发于外者，得之有所大喜，治之取足太阴、太阳、阳明，后取手太阴、太阳、阳明。

狂而新发，未应如此者，先取曲泉左右动脉，及盛者见血，有顷已。不已，以法取之，灸骨二十壮。

《灵枢·癫狂》

热病数惊，瘛疭而狂，取之脉，以第四针，急泻有余者，癫疾毛发去，索血于心，不得，索之水，水者，肾也。

《灵枢·热病》

太阳之人，多阳而少阴，必谨调之，无脱其阴，而泻其阳。阳重脱者易狂，阴阳皆脱者，暴死，不知人也。

《灵枢·通天》

大热遍身，狂而妄见妄闻妄言，视足阳明及大络取之，虚者补之，血而实者泻之。

《灵枢·刺节真邪》

五邪：邪入于阳，则为狂；邪入于阴，则为血痹；邪入于阳，转则为癫疾；邪入于阴，转则为喑；阳入之于阴，病静；阴出之于阳，病喜怒。

《灵枢·九针论》

第二节　癫　疾

癫疾是指由禀赋不足、七情内伤等因素导致脏腑功能失调、气滞痰结血瘀，蒙塞心神，神明失用而引起的情志失常类疾病。

古代"癫""巅""颠"字通用，故《内经》中称"癫疾"，又作"巅疾""颠疾"。

《素问·脉要精微论》云："厥成为巅疾。"吴崑注："巅，癫同，古通用。气逆上而不已，则上实而下虚，故令忽然癫仆，今所谓五痫是也。"张介宾云："癫疾者，即癫痫也。"王冰云："巅，谓身之上，巅疾，则头首之疾也。"巅，虽然通"癫"，但有时当指头上巅顶，需结合原文加以详辨。由于《内经》对癫证与癫痫的症状、病机、治疗等基本上是不予区别的，因此，《内经》中"癫疾"的概念，实际上包含了癫证和癫痫。

【病证概论】

1. 癫疾的病因病机　《内经》对癫疾病因的阐述，综合归纳有如下四个方面。

（1）禀赋不足，胎气受惊　《素问·奇病论》中有关于癫疾的论述："病名为胎病，此得之在母腹中时，其母有所大惊，气上而不下，精气并居，故令子发为颠疾也。"认为癫疾是由于在胎孕期间，孕妇受到严重惊吓，"惊则气乱"，此逆乱之气影响胎儿的孕育，使胎气受损，引发癫疾。

（2）喜怒不节，气机逆乱　《素问·玉机真藏论》中说"（春脉）太过则令人善怒，忽忽眩冒而巅疾"，指出春节肝郁多怒，则见脉弦实有力、健忘、眩晕昏冒而病癫疾。王冰注《素问·腹中论》云："多喜曰癫，多怒曰狂。"《医学正传·癫狂痫证》也有论述："癫为心血不足，多为求望高远不得志者有之。"可见癫疾的发作与喜怒不节相关。情志所伤可导致体内脏腑气机失调而发癫疾。

（3）下虚上实，厥逆成癫　《素问·通评虚实论》说："癫疾厥狂，久逆之所生也。"《素问·脉解》亦指出："所谓甚则狂巅疾者，阳尽在上而阴气从下，下虚上实，故狂巅疾也。"《素问·方盛衰论》说："气上不下，头痛巅疾。求阳不得，求阴不审，五部隔无征，若居旷野，若伏空室，绵绵乎属不满日。"认为阳气耗散于上，阴气虚衰于下，阴阳气不相接续，则气厥而为癫疾。因此，《金匮要略·五脏风寒积聚病脉证并治》说："阴气衰者为癫，阳气衰者为狂。"《丹溪心法·癫狂》说："癫属阴，狂属阳，癫多喜而狂多怒，脉虚者可治，实则死。大率多因痰结于心胸间，治当镇心神、开痰结。亦有中邪而成此疾者，则以治邪法治之，《原病式》所论尤精。盖为世所谓重阴者癫，重阳者狂是也。"都是从阴阳相互关系的角度来论述癫疾的病因病机。

（4）风邪偏盛，乘虚入经　《素问·气交变大论》指出，在木运太过的年份，则"风气流行，脾土受邪。民病飧泄……甚则忽忽善怒，眩冒巅疾"。《素问·五常政大论》也指出，在木运太过的"发生之纪""土疏泄，苍气达，阳和布化，阴气乃随……其动掉眩巅疾，其德鸣靡启坼，其变振拉摧拔"。即在木运太过的年份，由于风邪偏盛，人的血气虚，风邪就会乘虚侵入人体阴经。因此，《诸病源候论·风癫候》说："风癫者，由血气虚，邪入于阴经故也。人有血气少，则心虚而精神离散，魂魄妄行，因为风邪所伤，故邪入于阴为癫疾。"

《类经》在《内经》论癫疾的基础上进一步发挥，认为："癫病多由痰气，凡气有所逆，痰有所滞，皆能壅闭经络，格塞心窍，故发为眩、晕、僵仆、口眼相引，目睛上视、手足搐搦、腰脊强直、食顷更延，此其病候已者，正由气之倏逆倏顺也。"提出癫疾与痰的关系，痰闭经络，发为癫疾。

《三因极一病证方论·癫痫叙论》总结了癫疾的病因病机，概括为："夫癫痫病，皆由惊动，使脏气不平，郁而生涎，闭塞诸经，厥而乃成；或在母胎中受惊，或少小感风寒暑湿，或饮食不节，逆于脏气，详而推之，三因备具。风寒暑湿得之外，惊恐震慑得之内，饮食饥饱属不内外。三因不同，忤气则一，传变五脏，散及六腑，溢诸络脉。但一脏不平，诸经皆闭，随其脏气，证候殊分。"此从内、外、不内外的三因角度，阐释癫疾的病因病机。

2. 癫疾的临床表现与分类　《内经》专设《灵枢·癫狂》一篇讨论癫疾病证，对其临床表现的描述非常详尽，指出："癫疾始生，先不乐，头重痛，视举目赤，甚作极已，而烦心，候之于颜……癫疾始作而引口啼呼喘悸者……癫疾始作先反僵，因而脊痛……"

癫疾的临床表现主要是精神抑郁，表情淡漠，沉默寡言，自觉头重，或口中喃喃，语无伦次，或忽然发作惊呼、气喘、心悸、脊痛等。

《诸病源候论·癫狂候》中有云："癫者，卒发仆地，吐涎沫，口喝，目急，手足缭戾，无所觉知，良久乃苏。狂者，或言语倒错，或自高贤，或骂詈，不避亲疏，亦有自定之时。皆由血气虚，受风邪所为。人禀阴阳之气而生，风邪入并于阴则为癫，入并于阳则为狂。阴之与阳，更有虚有实，随其虚时，为邪所并则发，故发癫又发狂。"描述了癫疾发病的临床表现，并阐明癫与狂的区别。

根据癫疾的临床表现，《灵枢·邪气藏府病形》将其分为五类。

（1）骨癫疾　《灵枢·邪气藏府病形》说："肾脉急甚为骨癫疾；微急为沉厥奔豚，足不收，不得前后。缓甚为折脊；微缓为洞，洞者，食不化，下嗌还出。"《灵枢·癫狂》中说："骨癫疾者，颛齿诸腧分肉皆满而骨居，汗出烦悗，呕多沃沫，气下泄，不治。"

骨癫疾是癫疾中的一种重症，伴有汗出烦闷、呕吐白沫、肾脉急甚等症。若气虚下泄，预后不良，是邪气深入脏腑、胃气将绝的不治之症。

肾主藏精，主骨生髓，在体为骨。骨癫疾的病因主要是阴寒在肾，随肾气而上，致上实下虚之证。清代医家章楠在《灵素节注类编》中提出"寒气乘肾阳气走骨而上，上实下虚，故骨癫也""邪深入骨而遍满于表里，本元已败"。清代医家黄元御在《灵枢悬解》中说："骨癫疾者，肾主骨，水旺而木陷，故脉急而病癫也。"可见骨癫疾与肾的关系密切。

（2）筋癫疾　《灵枢·癫狂》中有云："筋癫疾者，身倦挛急，脉大，刺项大经之大杼。呕多沃沫，气下泄，不治。"论述了筋癫疾的症状特点、治疗方法以及预后转归。

筋癫疾是癫疾的一种，是邪气侵犯足太阳膀胱经，病在筋的重症。主要临床表现为身体蜷缩挛急，脉急大，严重者可见呕吐白沫。若"呕多沃沫，气下泄"并见，则预后不良，说明病邪已经深入脏腑，为阴阳之气耗脱的危重之症，不易治愈。正如《类经》中所说："筋癫疾者，病在筋也。其身倦怠拘挛，其脉急大，当刺项下足太阳经之大杼穴。若上而呕沫，下而泄气，亦不治之证。"《灵素节注类编》亦有"筋癫疾者，身蜷挛，急大，刺项大经之大杼脉。呕多沃沫，气下泄，不治。邪伤筋，故身蜷挛，急大者，言脉无和缓之气也。刺之而不效，呕沫，气下泄，其脏伤而死，不可治矣"的论述。

治疗筋癫疾可运用针刺治疗的方法，主要取足太阳经上的大杼穴。《黄帝内经灵枢集注》云："病在筋，故身蜷挛而脉急大。足太阳主筋，故当刺膀胱经之大杼。"

大杼穴，别名背俞。属足太阳膀胱经的穴位，是足太阳、手太阳之会，八会穴之骨会。功用强筋骨、清邪热。主治肺病、头痛、癫痫、颈腰背肌肉痛、关节痛等病证。

（3）脉癫疾 《灵枢·癫狂》中有："脉癫疾者，暴仆，四肢之脉皆胀而纵。脉满，尽刺之出血；不满，灸之挟项太阳，灸带脉于腰相去三寸，诸分肉本腧。呕多沃沫，气下泄，不治。"《类经·刺灸癫狂》有注曰："脉癫疾者，病在血脉也。暴仆，卒倒也。纵，弛纵也。"指出脉癫疾的病因是邪在血脉，病位在心。

脉癫疾属于癫疾的一种，是邪犯血脉、病入于心的重症。临床表现主要是突然昏仆倒地，四肢脉胀而弛缓无力、不能随意运动。

脉癫疾的论治，主要是根据病情采取针灸并用的方法。若脉充盈，可用针刺放血；若脉不充盈，则采用灸法。灸太阳经颈项部穴位，灸带脉在腰间相距3寸的穴位。《黄帝内经素问集注》对此有较详尽的阐释："十二经脉皆出于手足之井荥，是以四肢之脉，皆胀而纵。脉满者，病在脉，故当尽刺之，以出其血，不满者，病气下陷也。夫心主脉，而为阳中之太阳，不满者，陷于足太阳也。十二脏腑之经俞，皆属于太阳。故当灸太阳于项间，以启陷下之疾。带脉起于季胁之章门，横束诸经脉于腰间，相去季胁3寸，乃太阳经俞之处也。诸分肉本俞，谿谷之俞穴也。盖使脉内之疾，仍从分肉气分而出。"

（4）头痛巅疾 《素问·五藏生成》中有："是以头痛巅疾，下虚上实，过在足少阴、巨阳，甚则入肾。"《素问·方盛衰论》中亦有："气上不下，头痛巅疾，求阳不得，求阴不审，五部隔无征，若居旷野，若伏空室，绵绵乎属不满日。"

由于古代"癫""巅""颠"通用，因此《内经》中有将头痛、眩晕、昏冒等巅上之疾称为巅疾，这些应当与情志失常、精神错乱的"癫疾"相区别。

3. 癫疾的治疗 对于癫疾的治疗主要以针刺治疗为主。《内经》中论取手太阳、阳明、太阴的穴位，如《灵枢·癫狂》指出："左强者攻其右，右强者功其左，血变而止。"本着实证当泻，虚证当补的原则，在辨证论治的基础上，可采用针刺放血之法，或针、灸单用，或针、灸并用。现代临床治疗癫疾亦首选针刺方法，取穴多取肝俞、脾俞、神门、百会、内关、足三里等分组选用。

《针灸资生经·癫疾》对于治疗癫疾的诸穴有较为详细的阐发，指出："解溪，治癫疾烦心悲泣。哑门，治癫疾头重。完骨，治癫疾头面浮肿，齿龋。天冲，治头痛，癫疾风痉，牙龈肿，善惊。筋缩，治癫疾脊强。申脉、后溪、前谷，治癫疾……曲池等，主癫疾。"取穴多偏重于手太阳、手阳明、手太阴、手少阴、足太阳诸经及督脉上的穴位。

4. 癫疾的预后 关于癫疾的预后，《素问·通评虚实论》中有所论及："帝曰：癫疾何如？岐伯曰：脉搏大滑，久自已；脉小坚急，死不治。帝曰：癫疾之脉，虚实何如？岐伯曰：虚则可治，实则死。"指出癫疾的预后吉凶可通过脉象虚实来判断。

《灵枢·癫狂》在论述骨癫疾、筋癫疾、脉癫疾时指出，如果临床症状出现"呕多沃沫，气下泄"，即在上呕吐痰涎，在下气虚下泄，说明中焦脾胃之气衰败，治疗困难，预后多死。并指出"癫疾者，疾发如狂者，死不治"，即癫疾突然发作如狂，说明五脏精衰不能藏神，则病情危重，预后不良。

【临证指要】

1. "阳尽在上而阴气从下，下虚上实"的病机启示及临床意义　《素问·脉解》说："所谓甚则狂癫疾者，阳尽在上而阴气从下，下虚上实，故狂癫疾也。"《素问·五藏生成》说："是以头痛癫疾，下虚上实，过在足少阴、巨阳，甚则入肾。"指出癫疾的病机是阴气衰于下，阳气阻塞于上，导致下虚上实，阴阳气之间不相接续而"厥成为癫疾"，出现突然昏仆，神志不清，口吐涎沫，四肢痉挛，发作无常的病证。后世医家据此，多以补下虚泻上实、滋肾水泻心火的方法辨证治疗癫疾，选药常用熟地黄、天冬、牛膝、远志、菖蒲、龟甲等（《临证指南医案》）。

2. 化瘀消痰治疗癫疾的启示　《素问·方盛衰论》说："气上不下，头痛巅疾。"认为癫疾多由情志不遂，或悲哀忧思气结，或多怒肝郁气滞，或多恐伤善惊心肾不交，导致体内气机失调，化生成痰瘀，结于心胸之间，阻蒙心窍，发为癫疾。治当镇心神、开郁结、消痰凝、化瘀血。如《青霞医案》以郁矾丸（川郁金、生明矾、薄荷）去郁痰，化痰开窍；《竹亭医案》以紫雪丹消痰平癫，治疗痰涎蒙阻包络心窍而导致的癫疾。

《医学正传·癫狂痫证》认为："五志之火，因七情而起，郁而成痰，故为癫痫狂妄之证，宜以人事制之，非药石所能疗也。"强调药物之外，还要运用"以情胜情"的情志疗法，进行心理疏导、心理治疗。并提出"癫则宜乎安神养血，兼降痰火"的治法，可用《普济方》龙脑安神丸（茯神三两、人参、地骨皮、甘草、麦冬、桑白皮各二两，马牙硝二钱，龙脑、麝香各三分，牛黄五钱，朱砂二钱五分，乌犀角一两，金箔三十五片），神应丹（辰砂）、牛黄清心丸等方药治疗。

《医林改错·痹证有瘀血说》中活血化瘀以通脏腑之气治疗癫疾，指出："癫狂一症，哭笑不休，詈骂歌唱，不避亲疏，许多恶态，乃气血凝滞，脑气与脏腑气不接，如同做梦一样。"并创立癫狂梦醒汤（桃仁八钱、柴胡三钱、香附二钱、木通三钱、赤芍三钱、半夏二钱、腹皮三钱、青皮二钱、陈皮三钱、桑皮三钱、苏子四钱、甘草五钱）一方，对启迪后世采用活血化瘀法治疗癫疾具有重要的指导意义。

3. "其母有所大惊"对惊风类胎病的临床启示　《素问·奇病论》云："帝曰：人生而有病癫疾者，病名曰何？安所得之？岐伯曰：病名为胎病，此得之在母腹中时，其母有所大惊，气上而不下，精气并居，故令子发为癫疾也。"明确指出新出生的小儿患有癫疾，是源于母亲妊娠时遭受大惊。这对于临床辨证论治惊风类胎病，具有重要的指导意义。

惊风类胎病主要指惊风、抽搐一类的疾患，涉及癫痫（胎搐、癫痫），高热引起的急性抽搐（胎风、胎惊），慢性吐泻或发育不良及佝偻病引起的慢性病抽搐等。

宋代医家钱乙在《小儿药证直诀》中指出：小儿发癫疾惊痫，因血气未充，神气未实，或为风邪所伤，或为惊悸所触，或因妊娠七情惊怖所致。可见，胎风、胎惊等小儿慢性病引起的抽搐，多与禀赋强弱及妊娠期养护是否得当关系密切。并创制五色丸，方中朱砂（五钱研）、水银（一两）、雄黄（一两）、铅（三两，同水银熬）、珍珠末（一两研），上炼蜜丸，如麻子大，每服三四丸，金银、薄荷汤下。共奏镇心肝、安魂魄、止惊痫之效，用以治疗五痫病证。

【病案举隅】

1. 阳明热盛癫疾案 《素问·厥论》说："阳明之厥，则癫疾欲走呼，腹满不得卧，面赤而热，妄见而妄言。"指出阳明经有实热，则发癫疾，并伴有面赤身热、欲奔走呼号、腹部胀满、不得安卧等症状表现。

方印山治休宁泰塘一童子，十二岁，患癫症，口渴发热，不能睡，常赤身行走，命人重手拍击其两股，稍拍轻则不快。时当六月，方至，先用白虎汤，不效，继用抱龙丸、至宝丹，亦不效，渴不止。乃用泉水调牛胆、天花粉，加蜜少许，调一大碗，作二次服之，使人以手揉其胸，自上而下，一时许妙法，乃安卧而愈（《名医类案·癫狂心疾》）。

2. 清心安神治癫疾案 曾治一少妇癫狂，强灌以药，不能下咽。遂俾以朴硝代盐，每饭食之，病患不知，月余而愈。诚以朴硝咸寒属水，为心脏对宫之药，以水胜火，以寒胜热，能使心中之火热消解无余，心中之神明，自得其养，非仅取朴硝之能开痰也（《医学衷中参西录·医方》）。

3. 厥成为巅疾案 《素问·脉要精微论》云："厥成为巅疾。"厥，言气逆。巅疾，历来有两种解释：一曰颠顶之疾，如头晕、头痛之类；一曰"癫""巅"二字互通，故指癫痫之疾。两说皆可通，今取第二说，以释气逆上冲所引起的癫痫之病。如《素问吴注》所说："巅，癫同，古通用。气逆上而不已，则上实则下虚，故令忽然癫仆，今世所谓五癫是也。"

詹某，男，26岁，河北省保定市人，1989年3月2日初诊。其姐代诉：6年前开始发癫痫，初时每月一发，后渐频繁，近1年来几乎每天发作1～2次。临发前自觉有气从小腹上冲，经胸至咽喉时则眩晕昏仆，两目上翻，口流涎液，发出哼哼之声。发作时面色先见苍白，后呈紫青，发作数分钟至半小时，醒后困倦乏力。经用中药、针刺多方治疗无效，遂来京就医。患者就诊时面色苍白，手足不温，舌质淡苔薄白，脉细弱。

投以调理脾胃兼化痰开窍中药，20剂。

1989年4月6日再诊：药后病情无变化，仍每日发病，脉舌同前。本次就诊始注意到其发病的前兆症状有气从小腹上冲的特点，结合舌脉，改用温阳化水、降冲逆之法，选用仲景苓桂剂进治。

茯苓30g，猪苓30g，炒白术12g，桂枝12g，泽泻10g，炙甘草10g，大枣10枚，干姜6g。7剂，水煎分2次温服，每日1剂。

1989年4月13日三诊：患者自述前几天仍发病，后数日未发，脉舌同前。

效不更方，原方再进18剂。

1月后就诊：患者云，服药后1月来，癫痫始终未发。脉象渐有力，舌质渐转正色，苔薄白。

仍用上方，嘱隔日1剂，服药1月。

半年后，患者姐姐专程来我院，告知其弟病已愈，健康状况良好（《黄帝医术临证切要·临证发挥篇》）。

4. 痰瘀互结癫狂案 张某，女，26岁，内蒙古多伦县炮台村人，农民，1994年11月11

日初诊。其家人代述：半月前与其爱人发生口角，发现近10余日不思饮食，发呆少语，沉默寡言，时有语无伦次，睡眠差，喃喃自语，自述头晕不适、头痛、多梦。舌苔薄白，脉弦数。

该病人因思虑太过、情志不遂，使肝气被郁，脾失健运，治以活血解郁、化痰开窍、镇静安神。

礞石15g，天南星15g，磁石15g，半夏10g，陈皮10g，川芎9g，丹参10g，赤芍10g，珍珠母10g，炒香附15g，枳壳15g，柴胡10g，云苓15g，白术15g。水煎服。

服药6剂后，上述症状基本消失，能自己叙述病情。自述睡眠不佳，时有失眠、多梦、心悸。

菖蒲10g，炒柏子仁15g，麦冬15g，生地黄15g，桃仁10g，枳壳15g，柴胡10g，龙骨20g，牡蛎20g，枣仁15g，木香5g，赤芍15g，珍珠母20g。

服药6剂后，上述症状消失，随访2年未见复发。[赵慧英.癫狂病的辨证治疗体会.内蒙古中医药，2006，（1）：19.]

以活血方法治疗癫证，是后世对《内经》的发展，本案以活血化郁、豁痰开窍的方法，治疗癫证取得理想疗效，说明只要充分认识癫疾复杂病机的本质，在明确标本缓急的前提下，融合多种治则治法进行辨证治疗，即能取得良好的治疗效果。

【内经原文】

是以头痛巅疾，下虚上实，过在足少阴巨阳，甚则入肾。

《素问·五藏生成》

帝曰：病成而变何谓？岐伯曰：风成为寒热，瘅成为消中，厥成为巅疾，久风为飧泄，脉风成为疠。病之变化，不可胜数。

粗大者，阴不足阳有余，为热中也。来疾去徐，上实下虚，为厥巅疾；来徐去疾，上虚下实，为恶风也。

《素问·脉要精微论》

帝曰：春脉太过与不及，其病皆何如？岐伯曰：太过则令人善忘，忽忽眩冒而巅疾，其不及则令人胸痛引背，下则两胁胠满。

《素问·玉机真藏论》

五邪所乱，邪入于阳则狂，邪入于阴则痹，搏阳则为巅疾，搏阴则为喑，阳入之阴则静，阴出之阳则怒。是谓五乱。

《素问·宣明五气》

帝曰：癫疾何如？岐伯曰：脉搏大滑，久自已；脉小坚急，死不治。帝曰：癫疾之脉，虚实何如？岐伯曰：虚则可治，实则死。

黄帝曰：黄疸、暴痛、癫疾、厥狂，久逆之所生也。五藏不平，六府闭塞之所生也。头痛、耳鸣、九窍不利，肠胃之所生也。

《素问·通评虚实论》

帝曰：夫子数言热中、消中不可服高梁、芳草、石药。石药发瘨，芳草发狂。夫热中、消中者，皆富贵人也，今禁高梁，是不合其心，禁芳草石药，是病不愈，愿闻其说。岐伯曰：夫芳草之气美，石药之气悍，二者其气急疾坚劲，故非缓心和人，不可以服此二者。

《素问·腹中论》

阳明之厥，则癫疾欲走呼，腹满不得卧，面赤而热，妄见而妄言。

《素问·厥论》

帝曰：人生而有病巅疾者，病名曰何？安所得之？岐伯曰：病名为胎病，此得之在母腹中，时其母有所大惊，气上而不下，精气并居，故令子发为巅疾也。

《素问·奇病论》

所谓甚则狂巅疾者，阳尽在上而阴气从下，下虚上实，故狂巅疾也。

《素问·脉解》

病初发，岁一发不治，月一发不治，月四五发，名曰癫病，刺诸分诸脉，其无寒者以针调之，病止。

《素问·长刺节论》

太阳有余，病骨痹身重。不足，病肾痹。滑则病肾风疝，涩则病积，善时巅疾。

《素问·四时刺逆从论》

帝曰：五运之化，太过何如？岐伯曰：岁木太过，风气流行，脾土受邪。民病飧泄，食减体重，烦冤肠鸣，腹支满，上应岁星。甚则忽忽善怒，眩冒巅疾。

《素问·气交变大论》

发生之纪，是谓启陈。土疏泄，苍气达，阳和布化，阴气乃随，生气淳化，万物以荣，其化生，其气美，其政散，其令条舒，其动掉眩巅疾，其德鸣靡启坼，其变振拉摧拔。

《素问·五常政大论》

雷公曰：三阳莫当，请闻其解。帝曰：三阳独至者，是三阳并至，并至如风雨，上为巅疾，下为漏病。外无期，内无正，不中经纪，诊无上下，以书别。

《素问·著至教论》

二阴二阳，皆交至，病在肾，骂詈妄行，巅疾为狂。

《素问·阴阳类论》

问曰：有余者厥耶？答曰：一上不下，寒厥到膝，少者秋冬死，老者秋冬生。气上不下，头痛巅疾。求阳不得，求阴不审，五部隔无征，若居旷野，若伏空室，绵绵乎属不满日。

《素问·方盛衰论》

心脉急甚者为瘛疭。微急为心痛引背，食不下。缓甚为狂笑……微涩为血溢，维厥耳鸣，颠疾。

肺脉急甚为癫疾。

肾脉急甚为骨癫疾。

《灵枢·邪气藏府病形》

膀胱足太阳之脉……是主筋所生病者：痔、疟、狂、癫疾，头囟项痛，目黄、泪出，鼽衄，项、背、腰、尻、腘、腨、脚皆痛，小指不用。

足阳明之别，名曰丰隆。去踝八寸。别走太阴；其别者，循胫骨外廉，上络头项，合诸经之气，下络喉嗌。其病气逆则喉痹卒喑。实则狂巅，虚则足不收，胫枯。取之所别也。

《灵枢·经脉》

癫疾始生，先不乐，头重痛，视举目赤，甚作极已而烦心，候之于颜，取手太阳、阳明、太阴，血变而止。

癫疾始作而引口啼呼喘悸者，候之手阳明、太阳，左强者攻其右，右强者攻其左，血变而止。

癫疾始作先反僵，因而脊痛，候之足太阳、阳明、太阴、手太阳，血变而止。

治癫疾者，常与之居，察其所当取之处。病至，视之有过者泻之，置其血于瓠壶之中，至其发时，血独动矣。不动，灸穷骨二十壮。穷骨者，骶骨也。

骨癫疾者，颅齿诸腧分肉皆满，而骨居，汗出烦悗。呕多沃沫，气下泄，不治。

筋癫疾者，身倦挛急脉大，刺项大经之大杼脉。呕多沃沫，气下泄，不治。

脉癫疾者，暴仆，四肢之脉皆胀而纵。脉满，尽刺之出血；不满，灸之挟项太阳，灸带脉于腰相去三寸，诸分肉本腧。呕多沃沫，气下泄，不治。

癫疾者，疾发如狂者，死不治。

《灵枢·癫狂》

热病数惊，瘛疭而狂，取之脉，以第四针，急泻有余者，癫疾毛发去，索血于心，不得，索之水，水者，肾也。

《灵枢·热病》

五邪：邪入于阳，则为狂；邪入于阴，则为血痹；邪入于阳，转则为癫疾；邪入于阴，转则为喑；阳入之于阴，病静；阴出之于阳，病喜怒。

《灵枢·九针论》

【参考文献】

［1］王庆其.内经临床医学.北京：人民卫生出版社，2010.

［2］王琦.王琦临床医学丛书.北京：人民卫生出版社，2003.

［3］王庆其.黄帝内经理论与实践.北京：人民卫生出版社，2009.

［4］王庆其.内经临证发微.上海：上海科学技术出版社，2007.

［5］刘霁.《黄帝内经》神志病证及其与经脉关系的研究，2008.